脳神経外科学は"ワシ"にまかせて

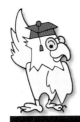

究める
脳腫瘍

鈴木 慶やすらぎクリニック

窪田 惺 著

ぱーそん書房

序にかえて

　本書は、2004 年 10 月に永井書店より「脳神経外科バイブルⅣ　脳腫瘍を究める」として刊行された書籍です。発行以来、多くの読者の方々から好評を頂きました。この 15 年の歳月の中で、2016 年には中枢神経系腫瘍の WHO 分類が改訂され、従来の光学顕微鏡による組織診断名に遺伝子型が組み合わさった診断名（統合診断）が用いられるようになるなど、時世とともに変わってきたこともあります。そこで、令和の時代を迎えた年に、新版としてより内容を充実させた 900 頁の大書として、ぱーそん書房より題名も新たに「究める脳腫瘍」として出版することになりました。

　レイアウトに変更はありません。すなわち、第 1 章は、脳腫瘍を理解するのに必要な解剖、生理や症候群で、第 2 章は、基本的な事項や実施臨床で遭遇する機会の多い疾患を中心に記述し、第 3 章は、各疾患をさらに深く掘り下げるとともに、稀な疾患についても記載しました。そして、第 4 章は、第 2 章や第 3 章のまとめのほか、有用な情報を取りあげ、記載してあります。

　以前にも書きましたが、筆者は脳腫瘍の専門家ではなく、ましてや遺伝子については門外漢です。本書を読まれて何かお気づきの点があれば是非編集室までご意見をお寄せ頂ければ幸いです。

　なお、本書で、「本邦」と記載のあるものは、最近の脳腫瘍全国集計［The committee of brain tumor registry of Japan：Report of brain tumor registry of Japan（2005-2008）14th edition］を使用しましたが、必要に応じて以前の全国集計も参考にしました。また、用語については、主として、「脳神経外科学用語集　改訂第 2 版」（日本脳神経外科学会用語委員会編、南江堂、2006）に準じました。

　最後に、今回の本書の出版を快くお引き受け頂いた、ぱーそん書房の山本美惠子社長、および近野さくら様に心より御礼申し上げます。

　　令和元年（2019 年）9 月吉日

　　　　　　　　　　　　　　　　　　　　　　　　　　　　　　　窪田　惺

● CONTENTS

第1章 脳腫瘍へのプロローグ

❶脳腫瘍に必要な解剖と機能 ——— 3

1．脳神経 ——— 3
  1）視神経 …………………………… 3
  2）三叉神経 ………………………… 3
  3）顔面神経 ………………………… 7
  4）内耳神経（聴神経）（第8脳神経）… 9
  5）舌咽神経 ………………………… 9
  6）迷走神経 ………………………… 11
  7）副神経 …………………………… 13
  8）舌下神経 ………………………… 14
2．くも膜、くも膜下槽と脳室 ——— 15
  1）Liliequist膜 …………………… 15
  2）くも膜下槽（脳槽）……………… 15

  3）脳室 ……………………………… 19
3．海綿静脈洞の解剖 ——— 20
4．頚静脈孔 ——— 22
5．トルコ鞍と下垂体 ——— 23
  1）トルコ鞍 ………………………… 23
  2）下垂体 …………………………… 24
6．脳葉、錐体路および内包 ——— 31
7．補足運動野 ——— 34
8．視床 ——— 34
9．視床下部 ——— 36
10．松果体 ——— 37
11．小脳 ——— 37

❷脳腫瘍に必要な病態生理 ——— 40

1．頭蓋内圧 ——— 40
2．頭蓋内圧亢進 ——— 40
3．脳浮腫 ——— 43
4．脳ヘルニア ——— 44
5．血液脳関門 ——— 46

6．脳死と植物状態 ——— 51
  1）脳死 ……………………………… 51
  2）植物状態 ………………………… 56
7．小脳性無言症候群 ——— 56
8．中枢性尿崩症 ——— 58

❸脳腫瘍に関連する症候群・徴候 ——— 61

1．Aicardi症候群 ——— 61
2．Argyll Robertson徴候 ——— 61
3．Bálint症候群 ——— 62
4．Benedikt症候群 ——— 62
5．Bruns症候群 ——— 63
6．Castleman病 ——— 63
7．中枢性塩分喪失症候群 ——— 65
8．Collet-Sicard症候群 ——— 67
9．Cowden症候群 ——— 67
10．大後頭孔（大孔）症候群 ——— 69
11．Down症候群 ——— 70
12．Foster Kennedy症候群 ——— 71
13．Foville症候群 ——— 72
14．Fröhlich症候群 ——— 72
15．眼窩尖端症候群 ——— 72
16．Garcin症候群 ——— 73
17．Gardner症候群 ——— 74
18．原発性トルコ鞍空洞症候群 ——— 75
19．Gerstmann症候群 ——— 76
20．Gorlin-Goltz症候群 ——— 76
21．播種性血管内凝固症候群 ——— 77
22．非ケトン性高浸透圧性糖尿病性昏睡 ——— 83
23．Horner症候群 ——— 84

24．Jackson症候群 ——— 86
25．上眼窩裂症候群 ——— 86
26．海綿静脈洞症候群 ——— 87
27．間脳症候群 ——— 88
28．家族性腫瘍症候群 ——— 89
29．Klinefelter症候群 ——— 90
30．抗利尿ホルモン分泌異常症候群 ——— 91
31．Korsakoff（Korsakov）症候群 ——— 97
32．Li-Fraumeni症候群 ——— 98
33．鉱質コルチコイド反応性低ナトリウム
　　血症 ——— 99
34．Millard-Gubler症候群 ——— 100
35．MLF（内側縦束）症候群 ——— 101
36．Nelson症候群 ——— 101
37．Pallister-Hall症候群 ——— 102
38．Parinaud症候群 ——— 104
39．Peillon-Racadot症候群 ——— 105
40．Raeder症候群 ——— 105
41．離断症候群 ——— 106
42．Rosai-Dorfman病 ——— 106
43．Sheehan症候群 ——— 108
44．視交叉症候群 ——— 110
45．失外套症候群 ——— 110

i

46. 小脳橋角部症候群	111
47. Sturge-Weber 症候群	112
48. 他人の手徴候	113
49. Tolosa-Hunt 症候群	116
50. Turcot 症候群	119

51. Vernet 症候群	121
52. Villaret 症候群	122
53. von Hippel-Lindau 症候群	122
54. ワニの涙症候群	125
55. Weber 症候群	126

第2章　脳腫瘍ヘズ～ムイン

❶エントランス ——————————————————— 129

1. 定義 —— 129
2. 発生頻度と種類 —— 129
  1) 全体 129
  2) 年齢別発生頻度 129
  3) 原発性脳腫瘍の部位別発生頻度 131
3. 分類 —— 132
4. Vital sign(生命徴候) —— 136
5. 主要症状 —— 139
6. 脳腫瘍と頭蓋内出血—腫瘍内出血を呈する脳腫瘍— —— 140
7. 脳腫瘍と脳動脈瘤の合併 —— 144
8. 石灰化をきたす腫瘍 —— 146
9. 髄腔内播種 —— 147
10. 転移 —— 147
11. 混合腫瘍 —— 149
12. 多発性脳腫瘍と多中心性脳腫瘍 —— 150
13. 二次性腫瘍 —— 151
14. 腫瘍マーカー —— 152
  1) 免疫組織化学的腫瘍マーカー 152
  2) 血清学的腫瘍マーカー 153
  3) 細胞増殖能マーカー 153
15. 脳腫瘍関連遺伝子 —— 154
16. 細胞周期 —— 155
17. 細胞死 —— 156
18. 画像検査 —— 156

  1) 頭部エックス線単純撮影 156
  2) 脳血管造影 158
  3) エックス線CT 158
  4) 磁気共鳴画像(MRI) 159
  5) 磁気共鳴スペクトロスコピー(MRS) 160
  6) 単一フォトン断層撮影(SPECT) 162
  7) ポジトロン断層撮影(PET) 163
19. 生理学的検査 —— 165
  1) 脳波(EEG) 165
  2) 体性感覚誘発電位(SEP)による運動野の同定 166
  3) 運動誘発電位(MEP)—術中の運動機能評価法— 166
20. Performance status(全身状態) —— 167
  1) Karnofsky's performance scale 167
  2) ECOG performance status 168
21. 治療 —— 168
  1) 頭蓋内腫瘍に対する治療 168
  2) 頭蓋内圧亢進(脳浮腫)に対する治療 175
22. 組織学的悪性度を示唆する所見 —— 178
23. 治療効果の判定 —— 178
  1) 腫瘍摘出率 178
  2) 脳腫瘍の治療効果判定基準(案) 178
24. 治癒の判定 —— 179

❷神経膠腫 ——————————————————— 180

❸びまん性神経膠腫 ——————————————— 182

1. 総説 —— 182
2. びまん性星細胞系および乏突起膠細胞系腫瘍 —— 184
  1) びまん性星細胞腫 184
  2) 各部位の星細胞腫 190
  3) 退形成性星細胞腫 193
  4) 膠芽腫 197

  5) 乏突起膠腫 205
  6) 退形成性乏突起膠腫 208
3. その他の星細胞系腫瘍 —— 210
  1) 毛様細胞性星細胞腫 210
  2) 毛様類粘液性星細胞腫 213
  3) 多形黄色星細胞腫 214
  4) 上衣下巨細胞性星細胞腫 217

❹上衣系腫瘍 ——————————————————— 221

1. 総説 —— 221

2. 上衣腫 —— 221

❺脈絡叢乳頭腫 ——————————————————— 231

❻胎児性脳腫瘍 — 236

1．総説 ———— 236
2．髄芽腫 ———— 236
3．中枢神経系原始神経外胚葉性腫瘍 ———— 246
4．中枢神経系神経芽腫 ———— 246

❼髄膜腫 — 248

1．総説 ———— 248
2．各部位の髄膜腫 ———— 267
　1）大脳円蓋部髄膜腫 ………… 267
　2）大脳鎌髄膜腫 ………… 268
　3）傍矢状洞髄膜腫 ………… 269
　4）蝶形骨縁髄膜腫 ………… 269
　5）鞍結節部髄膜腫 ………… 272
　6）嗅溝髄膜腫 ………… 273
　7）脳室内髄膜腫 ………… 273
　8）後頭蓋窩髄膜腫 ………… 275

❽孤立性線維性腫瘍/血管周皮腫 — 280

❾下垂体および下垂体近傍腫瘍 — 284

1．下垂体前葉から発生する腫瘍 ———— 284
　1）下垂体腺腫 ………… 284
　2）下垂体癌 ………… 329
2．頭蓋咽頭腫 ———— 332
3．神経下垂体部ジャーミノーマ ———— 341

❿囊胞および腫瘍類似病変 — 346

1．類上皮腫 ———— 346
　1）概説 ………… 346
　2）各部位の類上皮腫 ………… 351
2．類皮腫 ———— 353
3．ラトケ囊胞 ———— 356
4．第3脳室コロイド囊胞 ———— 361
5．トルコ鞍部顆粒細胞腫（神経下垂体部顆粒細胞腫） ———— 362
6．視床下部過誤腫 ———— 362

⓫松果体部腫瘍 — 363

1．総説 ———— 363
2．各腫瘍 ———— 369
　1）Germinoma ………… 369
　2）成熟奇形腫 ………… 370
　3）胎児性癌 ………… 371
　4）絨毛癌 ………… 371
　5）卵黄囊腫瘍 ………… 371
　6）松果体実質細胞より発生する腫瘍 … 371
　7）神経膠腫 ………… 376
　8）松果体囊胞 ………… 377

⓬シュワン細胞腫（神経鞘腫） — 379

1．総説 ———— 379
2．前庭神経鞘腫（第8脳神経鞘腫） ———— 381
3．三叉神経鞘腫 ———— 390

⓭頭蓋内胚細胞腫瘍 — 393

1．総説 ———— 393
2．各腫瘍 ———— 400
　1）Germinoma ………… 400
　2）奇形腫 ………… 403
　3）胎児性癌 ………… 405
　4）絨毛癌 ………… 406
　5）卵黄囊腫瘍 ………… 407

⓮血管芽腫 — 409

⓯頭蓋内脊索腫 — 416

⓰頭蓋内脂肪腫 — 423

⓱脳原発悪性リンパ腫 — 426

⓲転移性脳腫瘍 — 436

1．総説 ———— 436

２．各癌別による転移性腫瘍————— 444
 １）肺癌 ………………………… 444
 ２）乳癌 ………………………… 445
 ３）食道癌 ……………………… 446
 ４）胃癌 ………………………… 447
 ５）大腸癌 ……………………… 447
 ６）肝癌 ………………………… 448
 ７）甲状腺癌 …………………… 448
 ８）腎癌 ………………………… 449
 ９）前立腺癌 …………………… 450
 10）絨毛癌 ……………………… 451
 11）悪性黒色腫 ………………… 452

第3章　バージョンアップ編

❶びまん性星細胞系腫瘍———————————————— 455

１．びまん性星細胞腫、*IDH* 変異のバリアント— 455
 １）概説 ………………………… 455
 ２）肥胖細胞性星細胞腫、*IDH* 変異 …… 455

２．膠芽腫———————————— 456
 １）小脳の膠芽腫 ……………… 456
 ２）膠芽腫のバリアント ……… 457

❷上衣系腫瘍——————————————————————— 461

１．上衣腫のバリアント————— 461
 １）乳頭状上衣腫 ……………… 461
 ２）明細胞上衣腫 ……………… 461
 ３）伸長細胞性上衣腫 ………… 462

２．粘液乳頭状上衣腫—————— 463
３．上衣下腫——————————— 464
４．退形成性上衣腫——————— 466

❸その他の神経膠腫———————————————————— 469

１．第3脳室脊索腫様膠腫——— 469
２．血管中心性膠腫——————— 471

３．星芽腫———————————— 472

❹混合神経膠腫—————————————————————— 475

１．総説————————————— 475

２．乏突起星細胞腫——————— 475

❺脈絡叢に発生する腫瘍————————————————— 476

１．総説————————————— 476
２．各腫瘍———————————— 476
 １）脳室外脈絡叢乳頭腫 ……… 476

２）脈絡叢癌 —————————— 479
３）脈絡叢への転移性腫瘍 …………… 481

❻由来不明の神経上皮性腫瘍—————————————— 483

１．星芽腫———————————— 483

２．大脳神経膠腫症——————— 483

❼脳幹部神経膠腫————————————————————— 484

１．総説————————————— 484
２．小児の脳幹部神経膠腫と成人の脳幹部
　神経膠腫
 １）小児例 ……………………… 492
 ２）成人例 ……………………… 493

３．各部位の特徴———————— 495
 １）頸髄・延髄の神経膠腫 ………… 495
 ２）橋の神経膠腫 ……………… 495
 ３）中脳蓋の神経膠腫 ………… 497

❽びまん性正中膠腫、*H3 K27M* 変異————————————— 499

❾胎児性腫瘍——————————————————————— 502

１．髄芽腫—組織学的分類— ———— 502
 １）古典的髄芽腫 ……………… 502
 ２）線維形成性/結節性髄芽腫 …… 502
 ３）高度結節性髄芽腫 ………… 503
 ４）大細胞/退形成性髄芽腫 ……… 505
 ５）髄芽筋芽腫（筋性分化髄芽腫）…… 505

 ６）メラニン性髄芽腫（メラニン性分化髄芽
 　腫）………………………… 506
２．多層ロゼット性胎児性腫瘍、*C19MC* 異状— 507
３．非定型奇形腫様/ラブドイド腫瘍———— 508
４．髄上皮腫——————————— 512

目 次

⓾嗅神経芽腫 ————————————————————————————————— 514

⓫髄膜腫 ——————————————————————————————————— 518

1．髄膜腫の栄養血管 ————————— 518
2．小児の髄膜腫 ——————————— 518
3．多発性髄膜腫 ——————————— 521
4．囊胞性髄膜腫 ——————————— 522
5．悪性髄膜腫 ———————————— 523
6．無症候性(偶発性)髄膜腫 ————— 528
7．特殊な部位の髄膜腫 ——————— 531
　1）錐体斜台部髄膜腫 ················· 531
　2）シルビウス裂深部髄膜腫 ········· 533
　3）頚静脈孔髄膜腫 ···················· 533
　4）視神経鞘髄膜腫 ···················· 535

8．組織学的亜型による髄膜腫 ———— 535
　1）微小囊胞性髄膜腫 ················· 535
　2）分泌性髄膜腫 ······················ 536
　3）リンパ球形質細胞豊富性髄膜腫 ······· 538
　4）化生性髄膜腫 ······················ 539
　5）脊索腫様髄膜腫 ···················· 539
　6）明細胞髄膜腫 ······················ 541
　7）異型性髄膜腫 ······················ 543
　8）乳頭状髄膜腫 ······················ 543
　9）ラブドイド髄膜腫 ················· 544
　10）退形成性髄膜腫 ···················· 545
9．髄膜腫の頭蓋外(神経管外)転移 —— 545

⓬頭蓋内(脳)原発悪性黒色腫 ————————————————————————— 547

⓭下垂体腫瘍とその他の類似疾患 ———————————————————————— 551

1．下垂体腺腫 ———————————— 551
　1）小児の下垂体腺腫 ················· 551
　2）成人男性のプロラクチン産生腺腫 ····· 554
　3）異所性下垂体腺腫 ················· 554
　4）偶発性(無症候性)下垂体腺腫 ·········· 556
2．Thyroid transcription factor-1(TTF-1)
　陽性トルコ鞍部腫瘍 ——————— 558
　1）概説 ································· 558
　2）トルコ鞍部顆粒細胞腫(神経下垂体部

　　　顆粒細胞腫) ···················· 559
　3）下垂体細胞腫 ······················ 561
　4）下垂体の紡錘形細胞オンコサイトーマ ··· 563
3．リンパ球性下垂体炎—下垂体の慢性炎
　症性疾患— ———————————— 565
　1）概説 ································· 565
　2）各原発性リンパ球性下垂体炎 ········· 569
4．トルコ鞍空洞症候群 ——————— 577

⓮シュワン細胞腫(神経鞘腫) —————————————————————————— 579

1．総説 —————————————— 579
2．脳神経から発生するシュワン細胞腫 — 580
　1）感覚神経から発生するシュワン細胞腫 580
　2）混合神経から発生するシュワン細胞腫

　　　—舌咽・迷走神経鞘腫— ········· 582
　3）運動神経から発生するシュワン細胞腫 ··· 582
3．頭蓋内シュワン細胞腫(脳神経に由来し
　ないシュワン細胞腫) ——————— 588

⓯頭蓋内胚細胞腫瘍 ————————————————————————————— 591

1．基底核・視床の胚細胞腫瘍 ———— 591
2．トルコ鞍内ジャーミノーマ ———— 593

3．小脳および小脳橋角部の胚細胞腫瘍 — 594
4．延髄の胚細胞腫瘍 ———————— 595

⓰神経細胞および混合神経細胞・膠細胞系腫瘍 ————————————————— 597

1．総説 —————————————— 597
2．小脳異形成性神経節細胞腫 ———— 597
3．神経節細胞腫 ——————————— 600
4．神経節膠腫 ———————————— 601
5．線維形成性乳児星細胞腫および線維形成
　性乳児神経節膠腫 ————————— 605

6．胚芽異形成性神経上皮腫瘍 ———— 607
7．ロゼット形成性グリア神経細胞腫瘍 — 610
8．びまん髄膜性グリア神経細胞腫瘍 —— 613
9．中枢性神経細胞腫 ———————— 614
10．脳室外神経細胞腫 ———————— 618
11．傍神経節腫 ———————————— 619

⓱悪性リンパ腫 ——————————————————————————————— 622

1．リンパ系腫瘍全体を対象とした分類 —— 622
　1）Revised European-American
　　Lymphoma(REAL)分類 ············· 622
　2）国際分類(WF分類) ············· 623

　3）新WHO分類 ······················ 623
2．非ホジキンリンパ腫の病理組織学的分類
　 ——————————————————— 624
　1）米国がん研究所分類 ················· 624

V

2）Lymphoma-Leukemia Study Group
　（LSG）分類 ················· 625
3）表面マーカーによる分類（免疫組織学
　的分類） ··················· 625
3．ホジキン病の病期分類─────── 625
1）Ann Arbor 病期分類 ········· 625
2）Cotswolds 分類 ············ 626
4．予後予測モデルと成績─────── 626
1）非ホジキンリンパ腫における国際予後

指数と成績 ················· 626
2）進行期ホジキン病における国際予後点
　数と成績 ··················· 629
5．非ホジキンリンパ腫における治療効果
　判定基準─────────────── 630
6．特殊な悪性リンパ腫───────── 630
1）T 細胞性非ホジキンリンパ腫 ·········· 630
2）原発性軟膜リンパ腫 ············· 631
3）血管内リンパ腫 ············· 632

⓲後天性免疫不全症候群と中枢神経系合併症────────────────── 636
1．後天性免疫不全症候群─────── 636
2．中枢神経系合併症─────────── 637
1）AIDS 関連悪性リンパ腫 ········ 637
2）脳トキソプラズマ症 ············· 641

⓳小児の脳腫瘍──────────────────────────────────── 643
1．総説──────────────── 643
2．小児の各脳腫瘍──────────── 645
1）髄芽腫 ··············· 645
2）小脳星細胞腫 ············ 645
3）視神経膠腫 ············· 647
4）脳幹部神経膠腫 ············· 647
5）視床腫瘍 ················· 647
6）頭蓋内脊索腫 ············· 647
7）下垂体腺腫 ················· 648
8）髄膜腫 ··················· 648

⓴視床下部過誤腫───────────────────────────────────── 649

㉑高齢者の脳腫瘍──────────────────────────────────── 657
1．総説────────────── 657
2．各脳腫瘍の特徴─────────── 658
1）原発性脳腫瘍 ············· 658
2）転移性脳腫瘍 ············· 660

㉒部位別の脳腫瘍──────────────────────────────────── 661
1．視路の腫瘍───────────── 661
1）概説 ··················· 661
2）各腫瘍 ················· 661
2．視床腫瘍───────────── 673
3．視床下部腫瘍──────────── 674
1）概説 ··················· 674
2）各腫瘍の特徴 ············ 674
4．トルコ鞍（下垂体）近傍病変 ─── 675
5．海綿静脈洞部腫瘍─────────── 677
6．松果体部腫瘍──────────── 678
7．脳幹部神経膠腫─────────── 678
8．小脳橋角部腫瘍─────────── 679
1）概説 ··················· 679
2）各腫瘍 ················· 680
9．頚静脈孔腫瘍──────────── 681
1）概説 ··················· 681
2）各腫瘍 ················· 681
10．大脳半球腫瘍────────────── 690
11．小脳腫瘍────────────── 690
12．大孔部腫瘍────────────── 690
13．脳室内腫瘍────────────── 693
1）概説 ··················· 693
2）側脳室内腫瘍 ············ 693
3）第 3 脳室内腫瘍 ··········· 695
4）第 4 脳室内腫瘍 ··········· 696
14．頭蓋底腫瘍────────────── 696

㉓家族性脳腫瘍──────────────────────────────────── 697
1．総説──────────────── 697
2．遺伝性疾患・症候群に伴う脳腫瘍─── 697
1）神経線維腫症（広義の von Reckling-
　hausen 病） ············· 697
2）von Hippel-Lindau 症候群 ········ 705
3）結節性硬化症 ············· 705
4）Turcot 症候群 ·············· 710
5）Cowden 症候群 ············ 710
6）Li-Fraumeni 症候群 ········· 710
7）Gorlin-Goltz 症候群 ········· 710
8）多発性内分泌腫瘍症候群 ········· 711
3．遺伝性疾患を伴わない家族性脳腫瘍─── 713

㉔無症候性（偶発性）脳腫瘍──────────────────────────── 714

㉕転移性脳腫瘍 ——— 715

1. 転移性下垂体腫瘍（下垂体への転移）—— 715
2. 脈絡叢への転移 ———————————— 717
3. 髄膜癌腫症 ———————————————— 718

㉖脳の放射線障害 ——————————————————————————————————————— 722

1. 分類 ——————————————————— 722
2. 一般的事項 ————————————————— 722
3. 一次障害 ————————————————— 723
　1）急性障害 ………………………………… 723
　2）遅発性障害 ……………………………… 724
4. 放射線誘発腫瘍—二次障害— ————— 732
5. 放射線照射による石灰化 ———————— 735

㉗囊胞および腫瘍類似病変 ————————————————————————————————— 736

1. 総説 ——————————————————— 736
2. 上皮性囊胞 ————————————————— 738
　1）概説 ……………………………………… 738
　2）Ependymal cyst（上衣囊胞）………… 738
　3）内胚葉囊胞 ———————————————— 739
3. 非上皮性囊胞 ————————————————— 741

㉘腫大性脱髄病変 ——————————————————————————————————————— 742

第4章　便　利　編

Ⅰ. 重症度および機能評価分類 ——————————————————————————————— 749

1. 意識レベルの評価法 ————————————— 749
　1）成人の意識障害評価法 ………………… 749
　2）乳幼児の日本式昏睡尺度 ……………… 750
2. 体表面積のノモグラム ————————— 750
3. 徒手筋力テストの評価法 ———————— 751
4. 髄芽腫の病期分類 ——————————— 751
5. 下垂体腺腫の海綿静脈洞浸潤に関する病
　期分類 ———————————————————— 751
6. Performance status ——————————— 752
　1）Karnofsky's performance scale ……… 752
　2）ECOG performance status …………… 753
7. Barthel index（Barthel 指数）————— 753
8. 片麻痺機能テスト—Brunnstrom's
　recovery stage ——————————————— 757
　1）肩と肘（上肢）の回復段階 ……………… 757
　2）手指の回復段階 ………………………… 758
　3）下肢の回復段階 ………………………… 759
9. 日常生活動作（ADL）————————————— 759
10. 顔面神経機能の評価法 ———————— 760
11. 治療効果の判定—有効度の表現法 ——— 760

Ⅱ. なまけもの編 ——————————————————————————————————————— 761

1. びまん性星細胞腫 ——————————— 761
2. 退形成性（悪性）星細胞腫 ——————— 761
3. 膠芽腫 ——————————————————— 761
4. 毛様細胞性星細胞腫 —————————— 762
5. 毛様類粘液性星細胞腫 ————————— 763
6. 多形黄色星細胞腫 ——————————— 763
7. 上衣下巨細胞性星細胞腫 ——————— 764
8. 乏突起膠腫 ————————————————— 764
9. 退形成性乏突起膠腫 —————————— 765
10. 上衣腫 —————————————————— 765
11. 退形成性上衣腫 ——————————— 766
12. 上衣下腫 ————————————————— 766
13. 脈絡叢乳頭腫 ———————————————— 766
14. 脈絡叢癌 ————————————————— 766
15. 第3脳室脊索腫様膠腫 ———————— 767
16. 血管中心性膠腫 ——————————— 767
17. 星芽腫 —————————————————— 767
18. びまん性正中膠腫、*H3 K27M* 変異—— 768
19. 髄芽腫 —————————————————— 768
20. 多層ロゼット性胎児性腫瘍、*C19MC* 異状— 771
21. 非定型奇形腫様/ラブドイド腫瘍 ——— 771
22. 髄上皮腫 ————————————————— 771
23. 嗅神経芽腫 ————————————————— 772
24. 中枢神経系神経芽腫 —————————— 772
25. 髄膜腫 —————————————————— 772
26. 囊胞性髄膜腫 ———————————————— 774
27. 悪性髄膜腫 ————————————————— 775
28. 特殊な部位の髄膜腫 —————————— 775
29. 小児の髄膜腫 ———————————————— 775
30. 偶発性髄膜腫 ———————————————— 775
31. 孤立性線維性腫瘍/血管周皮腫 ———— 776
32. 下垂体腺腫 ————————————————— 776
33. 小児の下垂体腺腫 ——————————— 777
34. 異所性下垂体腺腫 ——————————— 778

35. 偶発性下垂体腺腫 ———— 778
36. TTF-1 陽性トルコ鞍部腫瘍 ———— 779
  1）概説 ……………………………… 779
  2）トルコ鞍部顆粒細胞腫（神経下垂体部顆粒細胞腫）…………………………… 779
  3）下垂体細胞腫 …………………… 779
  4）下垂体の紡錘形細胞オンコサイトーマ … 780
37. 下垂体癌 ———— 780
38. リンパ球性下垂体炎―下垂体の慢性炎症性疾患 ———— 780
  1）概説 ……………………………… 780
  2）リンパ球性下垂体前葉炎 ……… 781
  3）リンパ球性漏斗・下垂体後葉炎 … 782
  4）リンパ球性汎下垂体炎 ………… 782
39. トルコ鞍空洞症候群 ———— 783
40. 頭蓋咽頭腫 ———— 783
41. ラトケ嚢胞 ———— 784
42. 第3脳室コロイド嚢胞 ———— 785
43. シュワン細胞腫（神経鞘腫） ———— 785
  1）概説 ……………………………… 785
  2）前庭神経鞘腫（聴神経鞘腫） ……… 786
  3）三叉神経鞘腫 …………………… 786
  4）顔面神経鞘腫 …………………… 787
  5）頚静脈孔シュワン細胞腫 ……… 787
  6）動眼神経鞘腫 …………………… 788
  7）滑車神経鞘腫 …………………… 788
  8）外転神経鞘腫 …………………… 788
  9）副神経鞘腫 ……………………… 788
  10）舌下神経鞘腫 …………………… 788
  11）頭蓋内シュワン細胞腫（脳神経に由来しないシュワン細胞腫）…………… 789
44. 頭蓋内胚細胞腫瘍 ———— 789
  1）概説 ……………………………… 789
  2）松果体部の胚細胞腫瘍 ………… 790
  3）神経下垂体部の胚細胞腫瘍 …… 791
  4）基底核・視床部の胚細胞腫瘍 … 791
  5）原発性トルコ鞍内ジャーミノーマ … 791
  6）延髄の胚細胞腫瘍 ……………… 791
45. 松果体部腫瘍 ———— 792
  1）概説 ……………………………… 792
  2）Germinoma ……………………… 793
  3）成熟奇形腫 ……………………… 793
  4）胎児性癌 ………………………… 793
  5）絨毛癌 …………………………… 793

  6）卵黄嚢腫瘍 ……………………… 793
  7）松果体細胞腫 …………………… 793
  8）中間型松果体実質腫瘍 ………… 794
  9）松果体芽腫 ……………………… 794
  10）神経膠腫 ………………………… 794
  11）松果体嚢胞 ……………………… 794
46. 血管芽腫 ———— 795
47. 類上皮腫 ———— 795
48. 類皮腫 ———— 796
49. 脊索腫 ———— 796
50. 脳原発悪性リンパ腫 ———— 797
  1）概説 ……………………………… 797
  2）T細胞性非ホジキンリンパ腫 … 797
  3）原発性軟膜リンパ腫 …………… 798
  4）血管内悪性リンパ腫 …………… 798
  5）AIDS関連悪性リンパ腫と非AIDS悪性リンパ腫 …………………………… 799
51. 小脳異形成性神経節細胞腫（Lhermitte-Duclos病）———— 799
52. 神経節細胞腫 ———— 800
53. 神経節膠腫 ———— 800
54. 線維形成性乳児星細胞腫および線維形成性乳児神経節膠腫 ———— 801
55. 胚芽異形成性神経上皮腫瘍 ———— 801
56. ロゼット形成性グリア神経細胞腫瘍 ———— 801
57. びまん髄膜性グリア神経細胞腫瘍 ———— 802
58. 中枢性神経細胞腫 ———— 803
59. 脳室外神経細胞腫 ———— 803
60. 傍神経節腫 ———— 803
61. 頚静脈グロムス腫瘍（頚静脈球腫瘍）———— 804
62. 原発悪性黒色腫 ———— 805
63. 神経腸嚢胞 ———— 805
64. 頭蓋内脂肪腫 ———— 805
65. 視床下部過誤腫 ———— 806
66. 大孔部腫瘍 ———— 807
67. 家族性脳腫瘍 ———— 807
68. 転移性脳腫瘍 ———— 808
69. 下垂体への転移 ———— 808
70. 脈絡叢への転移 ———— 808
71. 髄膜癌腫症 ———— 809
72. 放射線障害 ———— 809
73. トルコ鞍（下垂体）近傍病変の鑑別診断 ———— 810
74. 小脳橋角部腫瘍の鑑別診断 ———— 811

Ⅲ．耳よりな情報編 ———————————— 812

viii

第1章

脳腫瘍へのプロローグ

この章は、脳腫瘍を理解するのに
必要な基本的な解剖、病態生理や症候群などを
中心に述べてあります。
読者の方々に理解しやすいように、
簡潔、かつ興味をもって読んでもらえるように
種々工夫を凝らしてあります。

第1章／脳腫瘍へのプロローグ

❶脳腫瘍に必要な解剖と機能

1．脳神経 Cranial nerve

1）視神経 Optic nerve

❶視神経は網膜神経節細胞の軸索から起こる純感覚性の神経で、特殊体性求心性神経（special somatic afferent；SSA）に属する。

❷視神経は中枢神経系の神経路である。

❸視神経線維の微細構造は、脊髄や脳の白質の神経線維のそれに似ている。

すなわち、

（ⅰ）Schwann 細胞や神経内膜は存在しない。

（ⅱ）視神経の軸索の間には神経膠細胞がある。

❹視神経に含まれている神経線維の数は、片側で約 120 万である。

（ⅰ）視神経は、視覚を伝達するのみならず、瞳孔反射を調節する求心性インパルスも伝達する。

（ⅱ）視神経は、視神経乳頭の高さで起こり、視交叉の前外側角で終わる。

（ⅲ）眼球内、眼窩内、視神経管内および頭蓋内の 4 つの部分に分けられる。

（ⅳ）視神経の軸索は**網膜内**（眼球内）では**無髄**であるが、**篩状板を通ると**（視神経乳頭より後方）**有髄**になる。

➡**髄鞘を構成するのは** Schwann 細胞ではなく、乏突起膠細胞（oligodendroglia）である。

（ⅴ）視神経は眼窩内のまん中でやや内側にカーブし、眼球に入る前に外側にカーブする。

（ⅵ）視神経の形状は頭蓋側では楕円形で、眼窩側では円形である。

（ⅶ）頭蓋内（intracranial portion）の視神経

ⓐ頭蓋内の視神経は、蝶形骨の小翼にある視神経管を出てから視交叉までで、その長さは 10〜15 mm。

ⓑ視神経管を出た視神経はくも膜下腔を後上方、やや内側に走り、第 3 脳室底にある視神経交叉に達する。

❺視神経の血管分布

（ⅰ）視神経管内部の視神経➡眼動脈からの回帰枝。

（ⅱ）頭蓋内の視神経➡内頸動脈の枝である上下垂体動脈と眼動脈からの枝。

❻視神経の中で血管分布の乏しい領域

（ⅰ）視神経管内の視神経が最も血管分布の乏しい領域。

（ⅱ）視神経の中心部は、辺縁部よりも血管分布は少ない。

➡したがって、黄斑線維は傷害を受けやすい。

2）三叉神経 Trigeminal nerve

❶三叉神経は、顔面、眼窩、鼻腔や口腔の知覚を司る知覚根（大部）と咀嚼筋の運動を司る運動根

（小部）からなり、脳神経の中で最大の混合神経。

❷三叉神経には、主感覚核、脊髄路核、中脳路核および運動核の4つの神経核がある。

（ⅰ）主感覚核（主知覚核）

　　ⓐ主感覚核は橋背側部（橋被蓋）に位置し（運動核の外側）、下方は脊髄路核に連続している。

　　ⓑ主感覚核には触覚と圧覚に関する線維が入り、触覚と圧覚を司る。

（ⅱ）脊髄路核

　　ⓐ脊髄路核は、橋背側部にある主感覚核から下方に延び、延髄側索を下行して頸髄上部（第2頸髄）の後角まで存在する。

　　ⓑ脊髄路核は温覚と痛覚を司る。

　　ⓒ脊髄路核の上方は、橋にある主感覚核と連続している。

（ⅲ）中脳路核

　　ⓐ中脳路核は、三叉神経運動核の下端より少し下方の高さから中脳上端に至る細長く延びた核で、下方は橋の主感覚核に達している。

　　ⓑ中脳路核は、顔面領域の筋（外眼筋、咀嚼筋）や歯根膜の深部感覚（運動覚や位置覚）を司る。

　　　➡深部感覚は、固有感覚や自己受容感覚（自己固有感覚）とも呼ばれる。

　　ⓒ三叉神経中脳路核は、本来、末梢神経系に属する知覚性神経節に相当する神経核（寺島, 2013）。

　　　㋐したがって、本来ならば三叉神経節内にニューロンの細胞体があるべきであるが、例外的に脳内にある。

　　　㋑中脳路核のニューロンは単極性ニューロンで、その軸索は1本であるが、細胞体を離れたところで中枢枝と末梢枝とに分かれる。

　　　　ⓘ末梢枝は、三叉神経知覚根を経て、眼神経、上顎神経、下顎神経に入り、外眼筋、咀嚼筋や歯根膜に分布し、固有感覚を司る。

　　　　ⓘ中枢枝は、三叉神経運動核に終わり、咀嚼に関する反射に関与する。

（ⅳ）運動核

　　ⓐ橋の第4脳室底にあり、主感覚核の内側に存在する。

　　ⓑ運動核は、背外側部と腹内側部に分けられる（船越, 2005）。

　　　㋐背外側部

　　　　ⓘ運動核の大部分を占める。

　　　　ⓘ咬筋、側頭筋、内側翼突筋などの閉口運動を司る筋と外側翼突筋を支配するニューロンからなる。

　　　㋑腹内側部

　　　　ⓘ小さい部分。

　　　　ⓘ顎舌骨筋、顎二腹筋前腹の開口筋と、口蓋帆張筋を支配するニューロンからなる。

❸三叉神経節（trigeminal ganglion）

（ⅰ）三叉神経節はガッセル神経節（Gasserian ganglion）、あるいは半月神経節（semilunar ganlion）とも呼ばれる。

（ⅱ）三叉神経の細胞体は三叉神経節にある。

（ⅲ）大部（portio major）は、三叉神経圧根で膨大して三叉神経節をつくる。

　　➡三叉神経節は、錐体骨先端上部にある小さな溝、すなわち三叉神経圧根（trigeminal

第1章／脳腫瘍へのプロローグ

impression)の上にある。

（ⅳ）三叉神経節は、三叉神経腔（trigeminal cave）（Meckel 腔）という硬膜の袋に収まっている。

➡すなわち、中頭蓋窩に連続する硬膜の両葉に包まれている。

（ⅴ）三叉神経節には、感覚線維の細胞体である偽単極性細胞がある。

（ⅵ）三叉神経節の末梢枝は、第1枝（眼神経）、第2枝（上顎神経）、第3枝（下顎神経）の終枝に分かれ、触覚、圧覚や温・痛覚の受容器に行く。

ⓐ第1枝および第2枝は知覚性、第3枝には咀嚼筋を支配する運動神経が含まれていて混合性。

ⓑ3本の末梢枝を通る神経線維は、顔面の各々の部位にある感覚受容器から出て三叉神経節で合流し、三叉神経根（大部）と呼ばれる神経束（知覚根）となって小脳橋槽（小脳橋角槽）内を走行したのち、橋にある三叉神経主感覚核や脊髄路核に終わる。

❹走行

（ⅰ）運動根の走行

ⓐ運動核は、橋の三叉神経主感覚核の内側にある。

ⓑ運動核を出た運動根（小部）は、橋と中小脳脚との移行部で知覚根（大部）の頭側より脳を出て、小脳橋槽内（小脳橋角槽内）を通る。

ⓒ運動根は、知覚根の内側を走行して Meckel 腔に入り、三叉神経節の下面（裏側）の内側を斜め前方に走って第3枝（下顎神経）に合流し、卵円孔を通って頭蓋内を出る。

㋐運動根は、卵円孔を出てすぐに下顎神経から分かれる（平川, 2013）。

㋑ちなみに、運動根は三叉神経節には参加しない。

ⓓ運動根は特殊臓性遠心性神経（special visceral efferent；SVE）に属する。

ⓔ咀嚼筋（咬筋、側頭筋、外側翼突筋、内側翼突筋）などの運動を司る。

㋐閉口に関与する筋

①側頭筋（temporal muscle）

②咬筋（masseter muscle）

③内側翼突筋（medial pterygoid muscle）

④外側翼突筋（lateral pterygoid muscle）（上頭）

㋑開口に関与する筋*

①顎舌骨筋（mylohyoid muscle）

②顎二腹筋前腹（anterior belly of digastric muscle）**

③外側翼突筋（lateral pterygoid mucle）（下頭）

ⓕ運動根は両側性支配（対側優位）なので、一側のみの麻痺は核以下の障害。

ⓖ運動根と知覚根との間に吻合がある。

```
 *舌骨下筋群（胸骨舌骨筋、肩甲舌骨筋や甲状舌骨筋など）も開口に関与しているが、
  これらは頚神経支配。
**顎二腹筋後腹は顔面神経支配。
```

5

（ⅱ）知覚根

ⓐ知覚根（大部）は三叉神経節の偽単極性細胞に由来し、その中枢枝は小脳橋槽内を通り、橋と中小脳脚の移行部（中小脳脚の前）から橋に入り、三叉神経主感覚核および脊髄路核に終わる。

ⓑ顔面領域の皮膚や粘膜、筋肉（外眼筋、咀嚼筋）や歯根膜からの感覚は、三叉神経の知覚根を介して主感覚核、脊髄路核や中脳路核に伝えられる。

➡触覚や圧覚は主感覚核、温・痛覚は脊髄路核、固有感覚は中脳路核に伝えられる。

ⓒ知覚根は一般体性求心性神経（general somatic afferent；GSA）に属する。

ⓓMeckel 腔（Meckel's cave）にある三叉神経節は、第1枝（眼神経）、第2枝（上顎神経）、および第3枝（下顎神経）に分かれる。

㋐第1枝（眼神経）

①第1枝（眼神経）は三叉神経節の前中央部から起こる。

➡第1枝は、3枝の中で最小の神経。

②前方に進み海綿静脈洞の外側壁に入り、その後**上眼窩裂を通って**眼窩内に至る。

◆海綿静脈洞内では滑車神経の下で、動眼神経・外転神経の外側を前進する。

❷第1枝は、海綿静脈洞外側壁内で動眼神経、滑車神経、外転神経に知覚神経を、また硬膜（大脳鎌と小脳テント）にテント枝（知覚枝）を出す。さらには、交感神経と交通している。

③第1枝は、上眼窩裂から眼窩内に入る直前で、鼻毛様体神経、前頭神経や涙腺神経を分岐する。

◆鼻毛様体神経（nasociliary nerve）は最内側にある枝で、滑車下神経として終わる。

❷前頭神経（frontal nerve）は眼窩の天井で上眼瞼挙筋の上を走る。そして、眼窩内で眼窩上神経（supraorbital nerve）と滑車上神経（supratrochlear nerve）を分岐する。

◆涙腺神経（lacrimal nerve）は眼窩の天井を走り、涙腺に達する。

④第1枝は、前頭部、眼瞼、内眼角および鼻背の皮膚と、眼球、涙腺、結膜、鼻粘膜や小脳テントに分布。

➡これらの分布領域からの感覚情報は、第1枝（眼神経）を介して、各神経核に伝えられる。

㋑第2枝（上顎神経）

①第2枝（上顎神経）は海綿静脈洞の外側壁の下方を走行する。

②第2枝は正円孔のすぐ手前で硬膜枝を出し、中頭蓋窩の硬膜に分布する。

➡硬膜枝は第3枝（下顎神経）の硬膜枝と吻合する。

③第2枝は正円孔を通って頭蓋内から出て翼口蓋窩に入る。

④その後、外前方を走り、下眼窩裂を経て眼窩内に入る。

⑤第2枝は、下眼瞼、前頬骨部、上唇、鼻翼、頤部の皮膚と、口蓋、鼻腔（一部）、上歯肉の粘膜、上顎の歯などに分布（佐藤ら，1989）。

➡これらの分布領域からの感覚情報は、第2枝（上顎神経）を介して、各神経核に伝えられる。

　　　　ⓒ第3枝（下顎神経）

　　　　　①第3枝（下顎神経）は硬膜枝を出す。

　　　　　②第3枝は卵円孔を通って頭蓋内から出て、側頭下窩に至る。そして、側頭下窩で耳
　　　　　　介側頭神経、下歯槽神経や舌神経に分かれる。

　　　　　　　❶耳介側頭神経は、外耳道の知覚を司る。

　　　　　　　❷舌神経（lingual nerve）は舌の前2/3を支配するが、走行途中で顔面神経の枝であ
　　　　　　　　る鼓索神経（chorda tympani）を受け入れる。

　　　　　③第3枝は、側頭部（後部）、耳介、外耳道、頬（後部）、下唇、頤部の皮膚と、舌、歯肉
　　　　　　の粘膜、下顎の歯などに分布する(佐藤ら、1989)。

　　　　　　　➡これらの分布領域からの感覚情報は、第3枝（下顎神経）を介して、各神経核に伝
　　　　　　　　えられる。

　　　　　④第3枝は、三叉神経のすべての運動線維をもつ。

3）顔面神経 Facial nerve

　　❶顔面神経は、顔の表情筋に行く運動線維（固有顔面神経）と中間神経（味覚線維、分泌線維およ
　　　び知覚線維）の混合神経。

　　　➡固有顔面神経と中間神経は、それぞれ独立した神経鞘に包まれている。

　　❷走行

　　（ⅰ）運動枝（固有顔面神経）の走行

　　　　ⓐ運動枝（固有顔面神経）は、橋被蓋の腹外側にある**顔面神経核**から出る。

　　　　　➡中間神経の分泌線維（副交感性）は延髄の上唾液核から出る。

　　　　ⓑ運動枝は、橋背側にある外転神経核を弧を描いて周り、橋下端（延髄・橋境界部）の腹外側
　　　　　より脳幹を出る。

　　　　　➡菱形窩に小さい隆起を形成する（顔面神経丘）。

　　　　ⓒ橋下端の腹外側より出た運動枝（と中間神経）は、第8脳神経とともに内耳孔から内耳道
　　　　　内に入る。

　　　　ⓓ運動枝（と中間神経）は内耳道内でまとまって1本の神経幹となり、第8脳神経と分かれ
　　　　　て顔面神経管内に入る。

　　　　　ⓐ顔面神経が屈曲するところ（顔面神経膝）に膝神経節（geniculate gangalion）（偽単極性
　　　　　　細胞）がある。

　　　　　　①この膝神経節に向かう部分で、顔面神経管は急に下方に屈曲している。

　　　　　　②その後、顔面神経管は鼓室の上を走り、尾方に向きを変え、茎乳突孔に達する。

　　　　　ⓘ顔面神経管の中で、大錐体神経、アブミ骨筋神経および鼓索神経を出す。

　　　　　　①大錐体神経

　　　　　　　❶膝神経節から分かれる。

　　　　　　　❷大錐体神経は翼口蓋神経節に行き、そこから涙腺および鼻粘膜内の腺に分布し、
　　　　　　　　涙や鼻汁を分泌する（分泌線維）。

　　　　　　②アブミ骨筋神経

　　　　　　　❶中耳のアブミ骨筋の運動を支配。

❷アブミ骨の動きを抑制することにより、過大な音による内耳障害を防ぐ。

➡したがって、顔面神経のアブミ骨筋神経が麻痺すると、聴覚過敏が生じる。

③鼓索神経

◆鼓索神経は舌の前 2/3 に分布する味覚線維。

➡味覚枝は特殊臓性求心性神経(special viceral afferent；SVA)に属する。

❷鼓索神経は顎下神経節に行き、そこから顎下腺や舌下腺に分布し、唾液の分泌を司る(分泌線維)。

ⓔ顔面神経は茎乳突孔を通って頭蓋外に出る。

ⓕ茎乳突孔を出たのち、顔面表情筋(口輪筋や眼輪筋など)、広頚筋や顎二腹筋などに枝を出す。

（ⅱ）中間神経(intermediate nerve)の走行

ⓐ分泌線維(副交感神経性、遠心性)は、延髄にある上唾液核から出る。

ⓑ味覚線維は膝神経節にある偽単極性細胞の突起である。

ⓒ中間神経は外転神経核を周らないで、運動枝(固有顔面神経)と第 8 脳神経との間から脳幹(橋の腹外側)を出る。

ⓓ橋下端の腹外側より出た中間神経(と運動枝)は、第 8 脳神経とともに内耳孔から内耳道内に入る。

ⓔ中間神経と運動枝は内耳道内でまとまって 1 本の神経幹となり、第 8 脳神経と分かれて顔面神経管内に入る〔➡その後の走行は前頁の(ⅰ)ⓓを参照〕。

❸各神経線維

（ⅰ）運動枝(固有顔面神経)

ⓐ運動枝は顔面表情筋、広頚筋、胸骨舌骨筋、顎二腹筋を支配する。

ⓑ運動枝は特殊臓性遠心性神経(special visceral efferent；SVE)に属する。

（ⅱ）感覚線維

ⓐ体性感覚

㋐耳介後部の一部、外耳道の後壁、鼓膜外面の体性感覚を伝える。

➡外耳道や鼓膜などからの求心性線維は、膝神経節を経て中間神経を通って三叉神経脊髄路核に終わる。

㋑一般体性求心性神経(general somatic afferent；GSA)に属する。

ⓑ味覚

㋐味覚線維は膝神経節にある偽単極性細胞の突起である。

㋑この求心性線維の一部は(鼓索神経 chorda tympani)、舌の前 2/3 の味蕾に由来する。

㋒味覚線維は三叉神経の枝である舌神経(lingual nerve)とともに走り、鼓索神経(顔面神経の枝)を通って膝神経節に行く。

㋓そして、**孤束核**(solitary tract nucleus)の吻側部(頭側)に終わる(後藤ら，2011)。

㋔味覚は 3 つの神経(中間神経、舌咽神経と迷走神経)により、両側性に中枢へ伝えられる。

㋕味覚枝は特殊臓性求心性神経(SVA)に属する。

（ⅲ）副交感神経線維(分泌線維、遠心性)

ⓐ大錐体神経と鼓索神経に分泌線維を送る。
　　　ⓑ顎下腺、舌下腺、涙腺や鼻腺に分布する。
　　　ⓒ一般臓性遠心性神経（general viceral efferent；GVE）に属する。

4 ）内耳神経 Vestibulocochlear nerve（聴神経 Acoustic nerve）（第 8 脳神経）

　❶内耳神経は、聴覚器に分布する蝸牛根と平衡覚器に行く前庭根の 2 つからなる純感覚性神経
　　で、特殊体性求心性神経（special somatic afferent；SSA）に属する。
　　➡内耳神経はコルチ器の内有毛細胞を有する運動線維を含むが、微量なので通常無視され、
　　　求心性線維として扱われる（松村, 2003）。
　❷内耳神経は蝸牛神経と前庭神経の 2 つからなるが、蝸牛神経は聴覚、前庭神経は平衡感覚を
　　司る。
　（ⅰ）**蝸牛神経（cochlear nerve）**
　　　ⓐコルチ器官内の蝸牛神経節（ラセン神経節）の双極細胞の中枢枝が蝸牛神経となる。
　　　　➡末梢枝はコルチ（ラセン）器の有毛細胞に終わる。
　　　ⓑ前庭神経とともに内耳孔を通って下小脳脚の後方で脳幹に入り、蝸牛神経腹側核および
　　　　背側核に達する。ここでニューロンを変える。
　　　　㋐蝸牛神経背側核
　　　　　➡ここより下丘、内側膝状体へと向かう。
　　　　㋑蝸牛神経腹側核
　　　　　①この腹側核からの軸索は台形体線維となり、反対側の台形体背側核や外側毛帯核に
　　　　　　向かう。
　　　　　②下丘、内側膝状体へと向かう。
　　　ⓒ内側膝状体からは、内包後脚を通る聴放線を経て横側頭回（Brodmann area 41）の第一次
　　　　皮質野（Heschl 横回）に向かう。
　（ⅱ）**前庭神経（vestibular nerve）**
　　　ⓐ内耳道内の前庭神経節の双極細胞の中枢枝が前庭神経となる。
　　　　➡末梢枝は半規管、球形嚢および卵形嚢の感覚上皮に終わる。
　　　ⓑ蝸牛神経とともに内耳孔を通り延髄と橋の移行部で脳幹に入り、菱形窩底の外側陥凹の
　　　　下にある前庭神経核に行き、ニューロンを変える。
　　　ⓒ脳幹に入る際には、蝸牛神経は背側に、前庭神経は腹側に位置するようになる。

5 ）舌咽神経 Glossopharyngeal nerve

　❶舌咽神経は、その名の如く、舌と咽頭の運動、感覚（味覚を含む）、および副交感神経機能（耳
　　下腺の分泌機能など）を有する混合神経。
　❷各機能を司る神経核
　（ⅰ）運動；疑核（11 頁）
　（ⅱ）知覚；三叉神経主知覚核や三叉神経脊髄路核
　（ⅲ）味覚および内臓感覚（13 頁）；孤束核
　（ⅳ）副交感；下唾液核

❸走行

（ⅰ）舌咽神経は延髄から起こり、迷走神経および副神経とともに頚静脈孔（jugular foramen）（22頁）から頭蓋外に出る。

（ⅱ）頚静脈孔内で**上（舌咽）神経節**（superior gangalion）をつくり、頚静脈孔を出て（頭蓋外）**下（舌咽）神経節**（inferior gangalion）をつくる（金子，1961）。

❹各神経線維

（ⅰ）運動線維

　ⓐ運動線維は延髄にある**疑核**（ambiguus nucleus）（11頁）の上部ニューロンから起こる（寺島，2013）。

　ⓑ茎突咽頭筋（stylopharyngeal muscle）を支配する。

　　㋐茎突咽頭筋は、嚥下時に咽頭や喉頭を挙上させ、嚥下を補助している。

　　㋑茎突咽頭筋は**両側性支配**なので、片側性の核上性障害では嚥下障害は生じない。

　　　🖊疑核は両側の大脳皮質より支配されているため、中枢線維が一側性に傷害されても脱落症状は出ない（半田ら，1983）。

　　　🖊疑核より出る神経線維は、軟口蓋、咽喉頭の筋および食道上部の横紋筋を支配している（半田ら，1983）。

　ⓒ特殊臓性遠心性神経（SVE）に属する。

（ⅱ）感覚線維

　ⓐ体性感覚

　　㋐舌の後1/3、咽頭上部、軟口蓋、耳管や鼓室の体性感覚を伝える。

　　㋑体性感覚神経の細胞体は**上神経節**にある。

　　㋒痛・温覚は上神経節を通って同側の三叉神経脊髄路核に、触覚は上神経節を通って同側の三叉神経主知覚核に至り、反対側の大脳皮質感覚野に伝えられる（半田ら，1983）。

　　㋓一般体性求心性神経（GSA）に属する。

　ⓑ味覚

　　㋐舌咽神経は舌の後方1/3や軟口蓋の味覚を司る。

　　㋑味覚線維の細胞体は**下神経節**にあり、味覚情報は**孤束核**（吻側）に伝わる。

　　㋒味覚は両側性支配なので、孤束核より中枢側の味覚路が損傷された場合には、味覚障害は起こらない（中間神経の味覚枝も同様に両側性支配）。

　　㋓特殊臓性求心性神経（SVA）に属する。

　ⓒ内臓感覚（13頁）

　　㋐舌咽神経は、咽頭後壁、軟口蓋、口蓋垂、扁桃、舌根部や耳管からの内臓感覚を伝える。

　　　◊これらの情報は下神経節を通って孤束核（尾側部）に伝えられる。

　　　◊催吐反射、咽頭反射、悪心や嚥下の誘発に関与している。

　　㋑内臓感覚を伝える神経の細胞体は**下神経節**にあり（寺島，2013）、情報は下神経節を通って**孤束核**に伝えられる（後藤ら，2011）。

　　㋒頚動脈洞や頚動脈小体からの内臓感覚を伝える。

　　　◊頚動脈洞の壁には圧受容器があり動脈圧の調整に関与し、また頚動脈小体には化学受容器があり、血中の酸素分圧や二酸化炭素分圧を調整している。

第1章／脳腫瘍へのプロローグ

　　②頚動脈洞の壁にある圧受容器および頚動脈小体にある化学受容器からの情報は、頚
　　　動脈洞神経(carotid sinus nerve)(舌咽神経の枝)、舌咽神経本幹を経て延髄の**孤束核**
　　　(中央部)に伝えられる(後藤ら, 2011)。
　ⓔ一般臓性求心性神経(GVA)に属する。
（ⅲ）副交感神経線維（運動性）
　　ⓐ舌咽神経の副交感神経線維は、下唾液核から出て唾液の分泌を司る。
　　　⑦すなわち、口腔領域からの興奮刺激は、副交感神経刺激として**下唾液核**(inferior sali-
　　　　vatory nucleus)から舌咽神経→下神経節→鼓室神経(tympanic nerve)→鼓室神経叢→
　　　　小錐体神経→耳神経節を経て**耳下腺**(唾液腺)に伝わる。
　　　④情報が耳下腺に伝わると唾液が分泌される。
　　ⓑ一般臓性遠心性神経(GVE)に属する。

チョットお耳を拝借

【疑核 Ambiguus nucleus】(半田ら, 1983)
①疑核は舌咽神経、迷走神経および副神経延髄根（頭蓋根）の運動
　神経核で、両側の大脳皮質より支配されている。
②疑核には三叉神経脊髄路核および孤束核からの求心性線維が
　入っており、呼吸器路および消化器路よりの粘膜から生じて、咳
　や悪心、嘔吐を生じさせる反射弓の一部となっている。

6）迷走神経 Vagus nerve

❶迷走神経は、咽頭や喉頭の運動、感覚（味覚を含む）および副交感神経機能を有する混合神経
　であるが、主な成分は副交感神経で、心臓、肺や消化器系の自律神経機能に関与。
❷各機能を司る神経核
　（ⅰ）知覚および副交感；背側核
　（ⅱ）運動；疑核
　（ⅲ）味覚および内臓感覚(13頁)；孤束核
❸走行
　（ⅰ）迷走神経は延髄から起こり、下オリーブ核の背側（境界溝）から延髄外に出る。
　（ⅱ）延髄外に出たあと、舌咽神経および副神経とともに頚静脈孔(22頁)から頭蓋外に出る。
　（ⅲ）頚静脈孔内で**上神経節**(頚静脈神経節 jugular ganglion)をつくり、頚静脈孔の下（頭蓋
　　　外）で**下神経節**(節状神経節 ganglion nodosum)をつくる(金子, 1961)。
❹各神経線維
　（ⅰ）運動線維
　　ⓐ運動線維は延髄にある**疑核**の中部ニューロンから起こる(寺島, 2013)。
　　ⓑ口蓋（口蓋帆挙筋、口蓋咽頭筋や口蓋垂筋）、咽頭（咽頭収縮筋）、喉頭（輪状甲状筋や甲状
　　　披裂筋など）や食道上部の横紋筋を支配。
　　　⑦嚥下運動の中心的役割を担うとともに発声にもかかわっている。
　　　　①発声に関する喉頭筋は**反回神経**により支配されている。

11

　　　　ⓒちなみに**反回神経**（recurrent laryngeal nerve）であるが、迷走神経が左側では大動脈弓を、右側では鎖骨下動脈を越えたのちに、胸郭内で枝分かれして反回神経を出す。
　　　　　　➡反回神経は、輪状甲状筋以外のすべての喉頭筋の運動（発声に関与）を支配している。
　　　ⓘ特殊臓性遠心性神経（SVE）に属する。
　　ⓒ両側性支配である。
（ⅱ）感覚線維
　　ⓐ体性感覚
　　　㋐体性感覚神経の細胞体は**上神経節**にある。
　　　㋑咽頭（下半部）、喉頭蓋、耳介後面と乳様突起の間の一部分、外耳道（後下壁）、鼓膜の後半部、後頭蓋窩の硬膜（横静脈洞および後頭静脈洞）の体性感覚を伝える。
　　　　①迷走神経で外耳道の知覚を司るのは耳介枝（Arnold 神経）。
　　　　②外耳道の知覚は、迷走神経耳介枝のほかに、三叉神経の耳介側頭神経（第3枝の枝）や中間神経も関与している。
　　　㋒触覚は上神経節を通って同側の三叉神経主知覚核に、痛・温覚は上神経節を通って同側の三叉神経脊髄路核に至り（半田ら, 1983）、そして反対側の大脳皮質感覚野に伝えられる。
　　　㋓一般体性求心性神経（GSA）に属する。
　　ⓑ味覚
　　　㋐迷走神経は喉頭蓋や咽頭上部の味覚を司る。
　　　㋑味覚線維の細胞体は**下神経節**にあり、味覚情報は**孤束核**（吻側）に伝わる。
　　　㋒特殊臓性求心性神経（SVA）に属する。
　　ⓒ内臓感覚（13頁）
　　　㋐迷走神経は、咽頭、喉頭蓋、気管、食道、その他の胸腔や腹腔の内臓器官からの内臓感覚を伝える。
　　　　➡これらの情報は下神経節を通って孤束核（尾側部）に伝えられる。
　　　㋑内臓感覚を伝える神経の細胞体は**下神経節**にあり（廣瀬, 2000；寺島, 2013）、情報は下神経節を通って**孤束核**に伝えられる（後藤ら, 2011）。
　　　㋒大動脈弓からの内臓感覚を伝える。
　　　　①大動脈弓の壁には圧受容器があり動脈圧の調整に関与し、また大動脈小体には化学受容器があり、血中の酸素分圧や二酸化炭素分圧を調整している。
　　　　②大動脈弓の壁にある圧受容器および大動脈小体にある化学受容器からの情報は、大動脈神経（aortic nerve）（減圧神経 depressor nerve）（迷走神経の枝）、迷走神経本幹を経て延髄の孤束核（中央部）に伝えられる（Peele, 1977）。
　　　㋓一般臓性求心性神経（GVA）に属する。
（ⅲ）副交感神経線維（運動性）
　　ⓐ迷走神経の副交感神経線維は、**迷走神経背側核**から出る。
　　ⓑ迷走神経背側核からの副交感神経線維は、心臓、下部食道以下の消化管、気管・気管支などの分泌腺や平滑筋に分布し、内臓の運動を司る。

第1章／脳腫瘍へのプロローグ

➡気管・気管支平滑筋の収縮や気管・気管支腺からの分泌、消化管の平滑筋の運動（蠕動運動）や消化腺からの分泌（例；胃液の分泌）の促進、および心臓の抑制（徐脈）を引き起こす。

ⓒ一般臓性遠心性神経（GVE）に属する。

━━━━━━━━━━━━━━━（チョット役に立つお話）━

【臓器感覚と内臓痛覚】

　内臓から起こる感覚（内臓感覚）には、臓器感覚と内臓痛覚とがある。

1．臓器感覚

　①臓器感覚には、満腹感、空腹感、渇き、悪心、便意や尿意などがあり、そのほか、血中の酸素分圧や炭酸ガス分圧の感知、血液浸透圧の感知がある。

　②内臓からの求心性神経は、一部大脳皮質まで達するが、大部分は脊髄および脳幹で遠心性神経に切り替えられて臓器に戻り、自律反射を起こす。

　　◌̇1例えば、心臓反射、嘔吐反射、咳反射や排尿反射など。

　　◌̇2反射の求心性神経は例外なく副交感神経と一緒に走っている。

　③臓器感覚には、それぞれの臓器に起こる刺激が直接関与しているが、求心性インパルスが視床下部や大脳辺縁系などに達すると情動（快、不快）や欲求（満足、不満足）を伴う。

　④受容器としては、自由神経終末、血管壁にある圧受容器、頸動脈小体などにある化学受容器などがある。

2．内臓痛覚

　①内臓痛覚は、内臓の病的状態（過度の伸展や収縮、炎症）によって、侵害受容器が刺激されて生じる。

　②内臓痛覚は、局在のはっきりしない、持続性のうづく痛みである。

　③悪心や自律神経反射を伴う。

　④腹部臓器は切ったり、熱を加えたりしても痛みは生じないが、腸間膜が伸展されたり、胃や胆嚢、尿管などの管腔臓器の過度な伸展や拡張、急激な強い収縮が生じた際に痛みが生じる。

　⑤胸部および腹部内臓の感覚情報は、自律神経の中に含まれる求心性神経線維によって、大脳皮質感覚野に伝えられて痛覚が生じる。この際、大脳辺縁系にも伝えられ、情動反応が引き起こされる。

7）副神経 Accessory nerve

❶副神経は、胸鎖乳突筋および僧帽筋を支配している純運動性の神経で、特殊臓性遠心性神経（SVE）に属する。

　➡副神経は、本来、迷走神経の運動性成分の一部が独立したもので（したがって、'副 accessory'と呼ばれる）、特殊臓性遠心性神経（SVE）に属する（松村. 2003）。

❷走行

➡2 つの神経根、すなわち延髄根と脊髄根とがある。

（ⅰ）延髄根（頭蓋根）

ⓐ延髄根は延髄にある**疑核**(11 頁)の下部ニューロンから起こる(寺島. 2013)。

ⓑ延髄根は頚静脈孔のところで脊髄根と分かれて迷走神経に合流し、咽頭や喉頭の横紋筋に分布する。

（ⅱ）脊髄根

ⓐ脊髄根は、第 2 頚髄から第 5 頚髄（あるいは第 6 頚髄）にある脊髄前角の前外側部の細胞柱から始まる(黒島ら. 2000)。

ⓑ神経線維は前根と後根の間（歯状靱帯の背側）の頚髄側面から出て、合して 1 本の脊髄根となる。

ⓒくも膜下腔内を通り、大孔（大後頭孔）を通って頭蓋内腔に入る。

ⓓここで延髄根と合して副神経幹となり、頚静脈孔(22 頁)から再び頭蓋外に出る。

ⓔ頚静脈孔を出た副神経幹は、次の 2 枝に分かれる。

㋐内枝；延髄根（疑核からの運動線維）は内枝として迷走神経と合流し、軟口蓋、咽頭や喉頭に分布する。

㋑外枝；脊髄根（頚髄からの運動線維）は外枝となり、胸鎖乳突筋と僧帽筋（胸鎖乳突筋を貫いて僧帽筋に達する）を支配する（同側性支配）。

➡副神経脊髄根は僧帽筋の上半分を支配し、下半分は第 3〜第 4 頚神経が支配(後藤ら. 2011)。

❸胸鎖乳突筋は頭部を対側に向ける運動に関与し、僧帽筋は肩の挙上に関与する。

❹副神経延髄根は両側の大脳皮質から支配を受ける。

8 ）舌下神経 Hypoglossal nerve

❶舌下神経は菱形窩底で、延髄の下 1/3 の正中近くにある**舌下神経核**から起こる。

（ⅰ）舌下神経核は菱形窩下部で、延髄の下 1/3 の正中近くにある。

（ⅱ）舌下神経核は、脳幹にある各運動神経核の中で、最も正中に位置している。

（ⅲ）舌下神経核は、主として対側の大脳皮質運動野から支配されているが、一部は両側性に支配されている(半田ら. 1983)。

➡したがって、一側性の核上性障害ではほとんど症状を呈さない。

❷舌下神経は、舌筋の運動を司る純運動性の神経で、一般体性遠心性神経(general somatic efferent；GSE)に属する。

（ⅰ）舌筋は鰓弓由来ではないので、「一般(general)」である。

（ⅱ）ちなみに、魚のエラ（鰓）に相当する部位から形成される口腔や咽頭を中心とした領域の器官は、鰓弓と呼ばれる(松村. 2003)。

❸走行

（ⅰ）舌下神経核から出た舌下神経線維は下オリーブと錐体との間の前外側溝から脳幹を出て 2 本の束となり、やがて合して 1 本の神経幹となる。

（ⅱ）その後、舌下神経管を通って頭蓋腔より出、迷走神経と内頚動脈の外側を下行し、茎突舌

第1章／脳腫瘍へのプロローグ

筋、舌骨舌筋、オトガイ舌筋および舌体の諸筋を支配する。

2．くも膜、くも膜下槽と脳室 Arachnoid、Subarachnoid cistern and Ventricle

1）Liliequist 膜（Liliequist membrane）

❶Liliequist 膜は、鞍背および後床突起を包んでいるくも膜から生じ、脚間槽と鞍上槽とを分離するくも膜である。

➡すなわち、テント上下の脳槽を隔てているくも膜梁。

❷鞍背から上方に拡がっている。

❸Liliequist 膜は血管を含まない構造物(宮嶋ら, 2003)。

❹Diencephalic leaf と Mesencephalic leaf からなる。

（ⅰ）Diencephalic leaf(membrane)

ⓐDiencephalic leaf は鞍背から乳頭体(mamillary body)に至る吻側にあるくも膜梁で、灰白隆起(tuber cinererum)や乳頭体(第3脳室底)に付着している。

ⓑDiencephalic leaf の中央部は2枚の膜よりなり(2層構造)、第3脳室底への付着部の手前で盲端となっている(宮嶋ら, 2003)。

ⓒ外縁は、動眼神経を囲んでいるくも膜鞘に付着している。

ⓓ鞍上槽(視交叉槽 chiasmatic cistern)と脚間槽(interpeduncular cistern)とを分けている。

ⓔDiencephalic leaf の方が Mesencephalic leaf より厚い。

（ⅱ）Mesencephalic leaf(membrane)

ⓐMesencephalic leaf は Diencephalic leaf の中ほどより分かれ、上小脳動脈と脳底動脈の側壁や、動眼神経を囲んでいるくも膜鞘に付着している。

ⓑ脚間槽と橋前槽とを分けている。

ⓒMesencephalic leaf は正中部には存在しない。

ⓓ通常、開口部を有しており、そこを脳底動脈が通過する。

2）くも膜下槽 Subarachnoidal cistern（脳槽 Cistern）

❶定義・概説

（ⅰ）くも膜下槽(脳槽)とは、くも膜と軟膜との間にあるくも膜下腔(subarachnoid space)の拡大した部分をいう。

（ⅱ）各脳槽を血管や神経が走行している。

❷各脳槽と通過する主要構造物（表1-1）

（ⅰ）脳槽は、テント上とテント下のグループに分けられる。

（ⅱ）テント下の脳槽とは、Liliequist 膜およびテント切痕より下の部分をいう。

❸脳底槽（basal cistern）

➡臨床的に使用される用語であるが、その定義は曖昧である(後藤ら, 2011)。

（ⅰ）橋前槽、視交叉槽、脚間槽をまとめて脳底槽と呼ぶ場合

（ⅱ）視交叉槽と脚間槽を脳底槽と呼ぶ場合

（ⅲ）後頭蓋窩、中頭蓋窩の脳槽の総称として用いる場合
とがある。
（ⅳ）また、脚間槽と同義語として用いていることもある。

表 1-1. 各脳槽と通過する主要構造物(主として、佐伯, 1996；岡ら, 1991；小野ら, 1991；松野ら, 1991 を参考にして作成)
各脳槽の境界や名称は、報告者により必ずしも一致していない。

テント上の脳槽	
Ⓐ頚動脈槽 (carotid cistern)	①頭蓋内の内頚動脈周囲の脳槽をいう。 ②前方は嗅槽(olfactory cistern)、外側は Sylvius 槽、外側後方は大脳脚槽(crural cistern)、内側は鞍上槽(視交叉槽 chiasmatic cistern)、下後方は脚間槽(interpeduncular cistern)と連絡している。 ③内側の鞍上槽とは、くも膜梁が膜状に発達した Medial carotid membrane で境され、後下方の脚間槽とは Liliequist 膜により境されている。 ④通過する血管と脳神経 ⓐ内頚動脈、眼動脈(起始部)、後交通動脈(起始部)および前脈絡叢動脈(起始部)。 ⓑ通過する脳神経は存在しない。
Ⓑ鞍上槽 (suprasellar cistern)	①さらに、前視交叉槽(prechiasmatic cistern)と後視交叉槽(post-chiasmatic cistern)とに分けることがある。 ②側方は Medial carotid membrane により頚動脈槽と、後方は乳頭体から下垂体茎後面に膜を張っている Diencephalic membrane により脚間槽と境されている。 ③視交叉槽(chiasmatic cistern)ともいう。 ④水平断像で五角形、あるいは六角形を呈することから、**五角槽**(pentagon or 5 pointed star)、あるいは**六角槽**(ダビデの星；Solomon's seal or 6 pointed star)とも称される。 ⑤前上方では終板槽、後方では橋前槽または脚間槽、外方では Sylvius 槽と連絡している。 ⑥通過する構造物 ⓐ前大脳動脈(起始部)、および前交通静脈。 ⓑ視神経、視交叉および下垂体茎。
Ⓒ嗅槽 (olfactory cistern)	①嗅溝(olfactory sulcus)よりなる、ほとんど隙間ぐらいの脳槽。 ②前方は篩板で、後方は鞍上槽と頚動脈槽へと連続する。 ③通過する血管と脳神経 ⓐ嗅動脈(olfactory artery)の一部、前頭眼窩動脈(frontoorbital artery)、嗅静脈および眼窩静脈(orbital vein)。 ⓑ嗅神経
Ⓓ終板槽 (lamina terminalis cistern)	①終板の前に存在し、前下方は視交叉上面に始まる。 ②前方は鞍上槽、上方は脳梁槽と連続する。 ③通過する血管と脳神経 ⓐ前大脳動脈(A 1 部と A 2 近位部)、前交通動脈、視床下部動脈、Heubner 動脈、前頭極動脈(起始部)、前頭眼窩動脈(起始部)、嗅動脈(起始部)、および前交通静脈。 ⓑ通過する脳神経は存在しない。
Ⓔ脳梁槽 (callosal cistern)	①半球間裂の下端、帯状回と脳梁との間で、脳梁膝から脳梁膨大まで、脳梁上面に沿って存在する。 ②3 つの部分、すなわち脳梁膝部周囲の前部、脳梁幹部周囲の中央部および脳梁膨大部周囲の後部に分けられる。 ③脳梁周囲槽(pericallosal cistern)とも呼ばれる。 ④前部は終板槽と、後部は四丘体槽と交通する。 ⑤通過する血管と脳神経 ⓐ前部 ⅰ前大脳動脈(末梢)、脳梁周囲動脈(pericallosal artery)、脳梁辺縁動脈(callosomarginal artery)(起始部)、前頭極動脈(frontopolar atery)、および前大脳静脈。 ⅱ通過する脳神経は存在しない。 ⓑ後部 ⅰ脳梁周囲動脈、脳梁周囲静脈および後頭静脈。 ⅱ通過する脳神経は存在しない。

⒡Sylvius槽 (Sylvian cistern)	①前頭葉、頭頂葉、側頭葉および島との間の脳槽をいう。 ②大脳外側窩槽 (cistern of lateral cerebral fossa) とも呼ばれる。 ③内側は頚動脈槽 (carotid cistern) と、外側上方は脳表くも膜下腔と連絡している。 　➡頚動脈槽との境界は、前頭葉眼窩面嗅三角部から側頭葉内側面に膜を張っている Lateral carotid membrane と称されるくも膜梁である。 ④通過する血管と脳神経 　ⓐ中大脳動脈 (M 1) とその分岐部、中大脳動脈の M 2 部、中大脳動脈の前側頭枝、レンズ核線条体動脈、浅中大脳静脈 (superficial middle cerebral vein＝superficial sylvian vein)、深部中大脳静脈 (deep middle cerebral vein＝deep sylvian vein)。 　ⓑ通過する脳神経は存在しない。
⒢中間帆槽 (cistern of velum interpositum)	①上方は脳梁、側方は視床、下方は第3脳室上壁で囲まれる脳槽をいう。すなわち、四丘体槽から連続して脳梁の下に沿って前方に伸びる、上方から見て頂点を前方に向けた三角形の部分。 ②上方は脳梁周囲槽と、後方は四丘体槽と連絡している。 ③通過する血管と脳神経 　ⓐ内側後脈絡叢動脈 (medial posterior choroidal artery)、後脳梁動脈 (posterior callosal artery)、および内大脳静脈。 　ⓑ通過する脳神経は存在しない。

テント上・下にわたる脳槽

迂回槽 (ambient cistern)	①迂回槽の大きな部分 (larger part) はテント下に、小さい部分 (smaller part) はテント上にある。 　ⓐテント上迂回槽 　　➡海馬傍回 (parahippocampal gyrus) と中脳に挟まれた部分である。 　ⓑテント下迂回槽 　　➡小脳と中脳および橋に挟まれた部分である。 ②前方は脚間槽、大脳脚槽、橋前槽と、下方は小脳橋槽、後方は四丘体槽と交通している。 ③通過する血管と脳神経 　ⓐテント上部 　　①後大脳動脈とその穿通枝、前脈絡叢動脈、外側および内側脈絡叢動脈 (起始部)、および Rosenthal 脳底静脈。 　　②視索 　ⓑテント下部 　　①上小脳動脈とその穿通枝。 　　②滑車神経

テント下の脳槽

⒜四丘体槽 (quadrigeminal cistern)	①松果体領域を取り囲む脳槽で、テント切痕後部にある。 ②ガレン大静脈槽 (cistern of great vein of Galen) とも呼ばれる。 ③四丘体は、この脳槽の前壁中央にある。 ④天井部分は、脳梁膨大の下面により形成される。 ⑤前方は中間帆槽と、後方は上小脳槽、上方は脳梁槽 (後部)、下外側は迂回槽と連絡している。 ⑥通過する血管と脳神経 　ⓐ後脳梁周囲動脈、後大脳動脈、内側および外側後脈絡叢動脈、上小脳動脈、Rosenthal 脳底静脈、Galen 静脈および中心前小脳静脈 (precentral cerebellar vein)。 　ⓑ滑車神経 (起始部)
⒝大脳脚槽 (crural cistern)	①大脳脚に面した部分をいう。 ②外側は鉤 (uncus) により、内側は大脳脚、上方は視索により境界されている。 ③後下方で迂回槽と連絡している。 ④通過する血管と脳神経 　ⓐ前脈絡叢動脈、内側後脈絡叢動脈、および Rosenthal 脳底静脈。 　ⓑ通過する脳神経は存在しない。

©脚間槽 (interpeduncular cistern)	①大脳脚の間に存在する。 ②後縁は後有孔質、吻側および尾側は Liliequist 膜により境界されている。 ③前方は鞍上槽と、尾側（下方）は橋前槽と、外側は大脳脚槽と連絡している。 ④通過する血管と脳神経 　ⓐ脳底動脈（上端）、後交通動脈、後大脳動脈（起始部）、後視床穿通動脈（posterior thalamoperforating artery）、内側後脈絡叢動脈（起始部）、上小脳動脈（起始部）、および Rosenthal 脳底静脈、前橋中脳静脈（anterior ponto-mesencephalic vein）。 　ⓑ動眼神経
⑩上小脳槽 (superior cerebellar cistern)	①小脳虫部上面と小脳テントとの間にある。 ②前方は四丘体槽に開口し、後方は、静脈洞交会の下で大槽と交通する。外方は、小脳半球上面のくも膜下腔に移行する。 ③通過する血管と脳神経 　ⓐ上小脳動脈の枝、中心前小脳静脈（precentral cerebellar vein）および上小脳虫部静脈（superior vermian vein）。 　ⓑ通過する脳神経は存在しない。
⑥小脳橋槽 (cerebello-pontine cistern)	①左右の小脳橋角部、すなわち錐体骨後面、小脳および橋の前外側面と小脳テントで囲まれた部位で、橋前槽の外側に位置する。 ②小脳橋角槽（cerebellopontine angle cistern）とも呼ばれる。 ③上方はテント切痕を経て迂回槽に、下方は大槽と延髄槽、内方は橋前槽に連続している。 ④通過する血管と脳神経 　ⓐ上小脳動脈、前下小脳動脈、上錐体静脈（superior petrosal vein）、および横橋静脈（transverse pontine vein）。 　ⓑ三叉神経、外転神経、顔面神経および聴神経。
⑥小脳延髄槽 (cerebellomedullary cistern)	①延髄外側で、橋・延髄移行部より尾側にある。すなわち、小脳橋槽の下方、延髄前槽の側方にある。 ②後方はオリーブ後縁から小脳二腹小葉にまで拡がり、下縁は大孔まで。 ③前方で、延髄前槽と交通する。 ④通過する血管と脳神経 　ⓐ後下小脳動脈 　ⓑ舌咽神経、迷走神経および副神経。
⑥橋前槽 (prepontine cistern)	①斜台と橋前面との間に位置する。 ②橋槽（pontine cistern）とも呼ばれる。 ③脚間槽とは、Liliequist 膜の Mesencephalic leaf により隔離されている。 ④本脳槽の下縁は、橋延髄溝（pontmedullary sulcus）のレベル。 ⑤下方は延髄前槽に、上方は脚間槽を介して迂回槽に、両外側は小脳橋槽に、前方は鞍上槽に連続している。 ⑥通過する血管と脳神経 　ⓐ前下小脳動脈（起始部）、上小脳動脈（起始部）、脳底動脈および穿通枝、および横橋静脈（transverse pontine vein）。 　ⓑ「通過する脳神経は存在しない」との報告(松野ら, 1991)、「外転神経が通過する」との報告(佐伯, 1996)とがある。
⑪延髄前槽 (premedullary cistern)	①橋前槽の下方で、延髄前面（腹側）と斜台下部との間にある。 　ⓐ上縁は、橋・延髄移行部である。 　ⓑ外側は、小脳延髄槽（cerebellomedullary cistern）で境される。 ②延髄槽（medullary cistern）とも呼ばれる。 ③上方は前方の橋前槽と後外方の小脳橋角槽と、後方は大槽と、下方は前脊髄槽（anterior spinal cistern）と連続している。 ④通過する血管と脳神経 　ⓐ椎骨動脈、後下小脳動脈（起始部）および前脊髄動脈。 　ⓑ舌下神経
①大槽 (cisterna magna)	①小脳と延髄の背側、すなわち小脳下面と後頭骨との間に存在する。 ②前方は小脳谷（小脳扁桃の間）と連続し、また Magendie 孔を通じ第4脳室と交通している。また下方では、後脊髄槽（posterior spinal cistern）と交通している。 ③通過する血管と脳神経 　ⓐ後下小脳動脈、および下小脳虫部静脈（inferior vermian vein）。 　ⓑ脳神経は通らないが、頸神経（C1、C2）が通過する。

3 ）脳室 Cerebral ventricle

❶脳室は、胎生期の神経管(neural tube)の内腔から形成される。

❷脳室は脊髄中心管と、また小孔(Luschka 孔、Magendie 孔)によってくも膜下腔と連絡している。

❸脳室は髄液で満たされている。

　➡髄液は、主として脳室の脈絡叢でつくられる。

❹側脳室、第 3 脳室および第 4 脳室とがある。

（ⅰ）**側脳室**(lateral ventricle)

　ⓐ左右の大脳半球の内部にあり、大脳基底核や脳梁などに取り囲まれている。

　ⓑ左右の側脳室と第 3 脳室を連絡しているのが、1 対の室間孔(Monro 孔)。

　　➡Monro 孔は視床前端部と脳弓柱の隙間で、自然孔である。

　ⓒ前角、体部、後角、側(下)角、および三角部に分ける。

　　㋐前角

　　　①前頭葉内にある。

　　　②室間孔より前方の部分をいう。

　　　③外側は尾状核頭、内側は透明中隔、上方は脳梁で、また前方は脳梁膝、下方は脳梁吻で境されている。

　　㋑体部(中心部)

　　　①主として頭頂葉内にある。

　　　②室間孔後端から脳梁膨大部のレベルまでに相当する。

　　　③外側は尾状核体部、内側は透明中隔、上方は脳梁幹、下方は視床および脳弓体で境されている。

　　㋒後角；後頭葉内にある。

　　㋓側(下)角

　　　①側頭葉内にある。

　　　②内側は脈絡紐や海馬采、下方は側副隆起や海馬、前方は扁桃体で境されている。

　　㋔三角部

　　　①体部の後 1/3 と下角の後部が合する部分をいう。

　　　　➡側角と後角とが合して体部に移行する。

　　　②脈絡叢糸球(脈絡叢組織の塊)がある。

　　　　➡脈絡叢は脈絡組織および脳室壁の上衣細胞より形成される。

　　　③上方は脳梁、内側は鳥距、前方は視床枕、下方は側副三角で境されている。

　　　④三角部は放射線学的区分。

　ⓓ島回を目印とすると、島回は概ね三角形をしているので、それぞれの頂点が側脳室前角、三角部や下角に近接している。

（ⅱ）**第 3 脳室**(third ventricle)

　ⓐ間脳(視床と視床下部)の内部にある。

　ⓑ側脳室と第 3 脳室とを隔てているのは、脳弓と脈絡組織(tela choroidea)である。

　　➡脈絡組織は、軟膜に由来する 2 層の膜様構造物で、この中を内大脳静脈、内側後脈絡叢

動脈が走行している。

ⓒ第3脳室底前半に漏斗陥凹（infundibular recess）と乳頭体、後部に中脳水道、後交連および手綱交連を認める。

ⓓ中脳水道（Sylvius 水道）を経て第4脳室につながる。

ⓔ上壁、前壁、下壁、後壁、および側壁から形成されている（本郷ら，1994）。

　　㋐上壁

　　　　①Monro 孔から上松果体陥凹（suprapineal recess）まで。

　　　　②最上層は脳弓、2層の脈絡組織、そして血管層（vascular layer）の4層からなる。

　　㋑前壁；視交叉、終板、前交連を経由して Monro 孔まで。

　　㋒下壁

　　　　①視交叉から中脳水道まで。

　　　　②前半部は間脳、後半部は中脳により形成されている。

　　㋓後壁

　　　　①上松果体陥凹から中脳水道まで。

　　　　②外側は松果体が四丘体槽に突出し、上方からは脳梁膨大（splenium）、側方からは視床枕、下方からは四丘体と小脳虫部に被われている。

　　㋔側壁；上半部は視床、下半部は視床下部により形成されている。

（ⅲ）**第4脳室（fourth ventricle）**

　　ⓐ橋・小脳の部分にある。

　　ⓑ底（菱形窩）と上壁（第4脳室蓋）とに分けられる。

　　　㋐菱形窩の上方 2/3 は橋の背側部で、下方 1/3 は延髄の背側部により形成されている。

　　　㋑菱形窩の外側縁は、上・下小脳脚および第4脳室紐により形成されている。

　　　㋒第4脳室蓋の上半分は、上髄帆と上小脳脚によってつくられている。

　　　㋓第4脳室蓋の下半分は、下髄帆と第4脳室脈絡組織によってつくられている。

　　ⓒ第4脳室は、底面の橋・延髄以外はすべて小脳半球に囲まれている。

　　ⓓ前外側にある Luschka 孔、後方正中にある Magendie 孔でくも膜下腔とつながっている。

　　ⓔ室頂（fastigium）；第4脳室蓋の最も高い部分。

3．海綿静脈洞 Cavernous sinus の解剖

❶トルコ鞍外壁に相当する部位に位置する。

❷海綿静脈洞とは、頭蓋底の固有硬膜（硬膜内層）と、蝶形骨とその近傍の大翼の内骨膜（硬膜外層）によって囲まれた腔（cavernous space）の中を通る静脈路をいう。

　➡海綿静脈洞の外側壁は、明らかな2枚の膜で構成されている（西澤，2008）。

　すなわち、

（ⅰ）外側は比較的厚い固有硬膜、内側は線維性の薄い膜からなっている。

（ⅱ）内側の薄い線維性の膜は、本来の海綿静脈洞の外側の壁に相当する。

（ⅲ）固有硬膜と内側の薄い線維性の膜の間は比較的疎に結合していて、その間を動眼神経、滑車神経、三叉神経の枝が走行している。

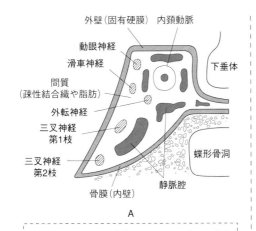
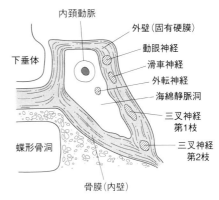

図 1-1. 海綿静脈洞の前額断面図

海綿静脈洞の連絡路は、①海綿間静脈洞(intercavernous sinus)(トルコ鞍の前後で両側の海綿静脈洞を連絡する)、②蝶形頭頂静脈洞(sphenoparietal sinus)(浅中大脳静脈が流入する)、③上錐体静脈洞(superior petrosal sinus)、④下錐体静脈洞(inferior petrosal sinus)、⑤脳底静脈叢(basal plexus)、⑥上眼静脈(ophthalmic vein)、である。

❸海綿静脈洞の構造については、大きく分けて2つの意見がある。
　(ⅰ)海綿静脈洞は静脈叢(venous plexus)から発生したもので、連続した1つの大きな腔ではない。すなわち、海綿静脈洞は個別の静脈腔が散在したものであり、その間を間質である結合織と脂肪が埋め、その中を動脈や脳神経が走行している(岡村ら, 1998)(**図1-1 A**)。
　(ⅱ)海綿静脈洞は1つの連続した腔であり、この中を内頚動脈および外転神経が走行し、外壁(硬膜)内を動眼神経、滑車神経、三叉神経第1枝および第2枝が走行している(classical cavernous sinus)(**図1-1 B**)。

❹海綿静脈洞の連絡路
　(ⅰ)上眼静脈(superior ophthalmic vein)
　(ⅱ)上錐体静脈洞(superior petrosal sinus)
　(ⅲ)下錐体静脈洞(inferior petrosal sinus)
　(ⅳ)蝶形頭頂静脈洞(sphenoparietal sinus)
　(ⅴ)脳底静脈叢(basilar plexus)
　(ⅵ)海綿間静脈洞(intercavernous sinus)；左右の海綿静脈洞を連絡する。

❺海綿静脈洞の内容積(一側)➡0.5〜1 cc

4．頸静脈孔 Jugular foramen

❶頸静脈孔（jugular foramen）は錐体と後頭骨により形成される管で、頭蓋外に開口している。
❷側頭骨と後頭骨の頸静脈孔内突起により、前内方の Pars nervosa（神経部）と後外方の Pars venosa（静脈部）とに分けられる（図1-2）。
❸左右非対称性で、右側が優位。

Pars nervosa（神経部）	Pars venosa（静脈部）
舌咽神経が通る。	①迷走神経と副神経が通る。 ②内頸静脈と後硬膜動脈（上行咽頭動脈の枝）が通る。 ③静脈部は右側が左側より大きい（Rhotonら，1975）。

◆下錐体静脈洞は両部を横切って内頸静脈に流入するが、
　➡半数は舌咽神経と迷走神経との間を通り、内頸静脈（頸静脈上球）に注ぐ。
　➡30％は舌咽神経の前を通る。

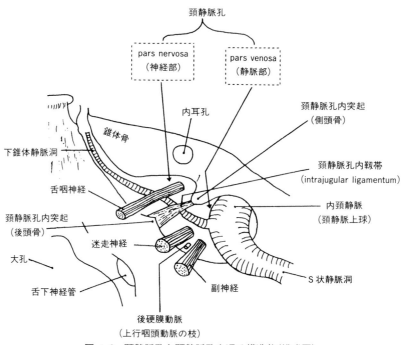

図1-2．頸静脈孔と頸静脈孔を通る構造物（模式図）

「舌咽神経、迷走神経および副神経は、すべてPars nervosaを通る」との報告や、「頸静脈孔内には明確な分画はない」など異なる報告があるが、「舌咽神経はPars nervosaを、迷走神経および副神経はPars venosa（pars vasculosa）を通る」という意見が、一般的には受け入れられている。

第1章／脳腫瘍へのプロローグ

5．トルコ鞍と下垂体

1）トルコ鞍 Sella turcica

❶蝶形骨体部にある。

❷その中央部は著しく陥凹しており、下垂体窩(pituitary fossa)と呼ばれる。

　💡下垂体窩には下垂体が入っている。

❸下垂体窩の前方

　（ⅰ）前方にある小突起を**鞍結節**(tuberculum sella)という。

　（ⅱ）鞍結節の前方を横走する溝を視交叉溝(chiasmatic sulcus)という。

❹下垂体窩の後方

　（ⅰ）鞍背(dorsum sellae)がある。

　（ⅱ）鞍背の上縁の両端には左右に突出した後床突起がある。

　（ⅲ）鞍背の上面は後頭骨底部の上面とともに斜台(clivus)を形成する。

　　ⓐ斜台を形成する骨

　　　㋐鞍背と斜台上部は蝶形骨の一部よりなる。

　　　㋑斜台下部は後頭骨の Basilar part(底部)よりなる。

　　ⓑ斜台は、鞍背から大孔前縁までのやや前方に凹の斜面で、側方の境界は Petro-occipital fissure(錐体後頭裂)より頸静脈結節上を通り、舌下神経管の内側および後頭顆内側である。

　　ⓒ3 領域に分ける(宜保, 1996)。

　　　㋐上部斜台

　　　　①錐体骨先端部より上方、三叉神経と外転神経の交点より上方の部分。

　　　　②鞍背、後床突起、海綿静脈洞、および天幕切痕を含む。

　　　㋑中部斜台

　　　　①外転神経の下方より頸静脈孔の Pars nervosa までの領域。

　　　　②脳底動脈とその分枝、椎骨脳底動脈合流部、橋が関係する。

　　　　③そのほかに下錐体静脈洞、顔面神経、聴神経や鼻咽頭がある。

　　　㋒下部斜台

　　　　①下位脳神経より下方の部分。

　　　　②後頭顆、大孔、舌下神経管を含む。

　　　　③椎骨動脈、橋延髄移行部、延髄、延髄脊髄移行部、頸静脈、鼻咽頭が関係する。

　　ⓓ斜台硬膜の動脈支配(**図 1-3**)

　　　㋐上半部；内頸動脈海綿静脈洞部から分岐する硬膜枝。

　　　㋑下半部；上行咽頭動脈の斜台硬膜枝と椎骨動脈からの斜台への硬膜枝。

❺下垂体窩の両側で蝶形骨大翼の根部に移行する部位に、前後に走る頸動脈溝がある。

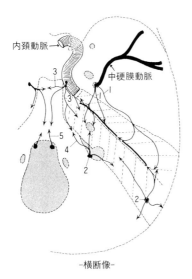

1. 中硬膜動脈錐体部硬膜枝
2. 上行咽頭動脈および後頭動脈の錐体部硬膜枝
3. 内頸動脈海綿静脈洞部より斜台への内側・外側硬膜枝
4. 上行咽頭動脈斜台硬膜枝
5. 椎骨動脈からの斜台への硬膜枝

図 1-3．斜台硬膜の動脈支配（Djindjian ら，1978．一部改変）

2）下垂体 Hypophysis（Pituitary gland）

❶下垂体は、下垂体茎（下垂体柄）により視床下部の正中隆起（median eminence）に連絡している。

❷発生[*]（瀬口，2001）

（ⅰ）下垂体は外胚葉から発生する。
  ⓐ口腔外胚葉
    ㋐口窩（胚の原始口腔 stomodeum）の天蓋（ectodermal roof）が上方に発育した部分。
    ㋑この部分から腺下垂体（adenohypophysis；腺部）が形成される。
  ⓑ神経外胚葉
    ㋐間脳の神経外胚葉が下方に発育した神経下垂体芽（neurohypophyseal bud）。
    ㋑この部分から神経下垂体（neurohypophysis；神経部）が形成される。
（ⅱ）発生第4週中期
    ➡下垂体囊（hypophyseal pouch）（ラトケ囊 Rathke's pouch[**]）と呼ばれる憩室が口窩の天蓋部から突出して、間脳の腹側壁である床部に隣接する。
（ⅲ）発生第5週までラトケ囊は伸長する。また、この発生段階までにラトケ囊は、発育した神経下垂体芽由来の漏斗（infundibulum）に接着する。
（ⅳ）発生第6週の間に、ラトケ囊と口腔との連絡部は退行し消失する。
（ⅴ）その後、ラトケ囊の**前壁細胞**が増殖して下垂体の**前葉**を形成する。
（ⅵ）ラトケ囊の**後壁細胞**は増殖しない。
    ➡薄くて不明瞭な**中間部**（pars intermedia）として残る。
（ⅶ）神経外胚葉から発生する下垂体領域（間脳の漏斗 infundibulum）は、神経下垂体と呼ばれる。
    ➡漏斗の遠位端、神経上皮細胞が増殖するにつれて塊状になる。そして、後に分化して

第1章／脳腫瘍へのプロローグ

神経膠細胞に似た**後葉細胞**(pituicyte)になる。

――――――――――――――――――――――――――――（チョット役に立つお話）―

*【下垂体の発生】

　下垂体の発生過程は、従来信じられてきたような、下垂体前葉原基が咽頭蓋から頭蓋咽頭管を「上昇」して視床下部に「接触するようになり」発育するのではなく、脳底視床下部に「はじめから接触」していた下垂体原基が下降して発育するとされている（堀ら，2003）。

――――――――――――――――――――――――――――（チョット役に立つお話）―

**【ラトケ囊とラトケ囊胞】

①**ラトケ囊**(Rathke's pouch)は、胎生4週頃に原始口窩背側から間脳方向に突出する外胚葉性の憩室様組織である。

　　①途中の管状構造を**頭蓋咽頭管**と呼ぶ。

　　　➡頭蓋咽頭管は胎生9週頃、遅くとも12週までに閉鎖し、口腔との連続性を失う。

　　②ラトケ囊は、下垂体前葉、中間葉および隆起部(tuberal part)の前駆物である。

　　③ラトケ囊は、前壁、後壁およびその中心に裂隙をもっている。

　　　➡前壁は増殖して下垂体の前葉と隆起部を形成する。そして後壁は中間葉となり、残りの腔は狭い裂隙(Rathke's cleft)となり、退化する。

　　　　📖ラトケ裂隙は、線毛を有する円柱上皮によって被われ、この上皮には粘液産生能を有する杯細胞(goblet cell)が認められる。

②**ラトケ囊胞**(Rathke's cleft cyst)は、ラトケ裂隙(Rathke's cleft)が遺残し、その裂隙に粘液が貯留し増大したものである。多くは無症候性であるが、囊胞の直径が7mm以上になると症候性のラトケ囊胞(symptomatic Rathke's cleft cyst)となる（356頁）。

❸下垂体前葉および下垂体茎（柄）***の大きさや形態

（ⅰ）正常下垂体前葉の大きさおよび形態（金柿ら，2002）

　　ⓐ男性；思春期で最大となるが、最大でも8mm以内。

　　ⓑ女性

　　　㋐思春期

　　　　①大きさは、最大10mmほどになる。

　　　　②形態；上方に凸になることが多い。

　　　㋑妊娠後期や産褥期➡大きさが、最大12mmほどになる。

（ⅱ）下垂体茎の太さ➡4.0mm以上は異常（佐藤，1991）。

25

───（チョット役に立つお話）─

***【下垂体茎（下垂体柄）】

①下垂体茎（下垂体柄）(hypophysial stalk, or pituitary stalk)は漏斗茎（漏斗）と隆起部（腺下垂体の漏斗部）からなるが、隆起部は薄い細胞層なので、下垂体茎は概ね、漏斗茎（漏斗）と同じと考えて差し支えない。

②漏斗は漏斗状に下方へ突出している第3脳室を取り囲む部位で、漏斗の起始部は正中隆起(median eminence)と呼ばれ、漏斗陥凹に向かって反り出している。

 Ⓓ漏斗は下降して漏斗茎(infundibular stalk, or infundibular stem)となり、下垂体とつながっている。

  ➡したがって、漏斗は正中隆起と漏斗茎からなる。

 Ⓔちなみに、正中隆起は神経系と内分泌系とが接触している機能的に重要な領域。

③神経下垂体は、後葉と漏斗茎とに分けられる。

❹下垂体の分類

➡口腔上皮由来の腺下垂体(adenohypophysis)と神経外胚葉由来の神経下垂体(neurohypophysis)とからなる。

（ⅰ）腺下垂体(adenohypophysis)

 ⓐ下垂体の前腹側部を占める。

 ⓑ分類

  ㋐前葉(anterior lobe)****

   ➡腺下垂体の大部分を占め、各種の前葉ホルモンを分泌する腺細胞からなる。

   Ⓓ主部（前部、遠位部 pars distalis）

   Ⓔ隆起部(tuberal part)

    ◈漏斗葉(infundibular lobe)とも呼ばれる。

    ❷下垂体茎（柄）の下部を取り囲むように存在している部分。

  ㋑中間葉(middle lobe)

   Ⓓ神経下垂体に接する狭い部分。

   Ⓔ主として、メラニン細胞刺激ホルモン(melanocyte stimulating hormone；MSH)を産生する細胞からなる。

   Ⓕ前葉と中間葉との境界は明確ではない。

 ⓒ下垂体神経部と視床下部とは結合織により明瞭に境界されている。

チョットお耳を拝借

①下垂体前葉のホルモン分泌細胞は、前葉内に均一に分布しているのではない。すなわち、

 Ⓓ成長ホルモン(growth hormone；GH)およびプロラクチン(prolactin；PRL)分泌細胞は外側に分布する。

 Ⓔ甲状腺刺激ホルモン(thyroid stimulating hormone；TSH)、副腎皮質刺激ホルモン(adrenocorticotropic hormone；ACTH)、卵胞刺激ホルモン/黄体形

成ホルモン(follicle stimulating hormone/luteinizing hormone；FSH/LH)
分泌細胞は内側部に分布する。
② この分布が微小腺腫の局在診断に役立つことがある。
③ 前葉ホルモン分泌細胞―好色素性細胞(chromophilic cell)―
　㋑好酸性細胞(acidophil cell)
　　➡成長ホルモンとプロラクチンを分泌する。
　　❶Somatotroph(成長ホルモン分泌細胞)；成長ホルモンを分泌する大型で細
　　　胞質顆粒の豊富な細胞。
　　❷Mammotroph(乳腺刺激ホルモン分泌細胞)；小型でプロラクチンを分泌
　　　する細胞。
　㋺好塩基性細胞(basophil cell)
　　➡ACTH、TSH、Gonadotropin を分泌する。
　　❶Corticotroph(副腎皮質刺激ホルモン分泌細胞)；ACTH を分泌する細胞。
　　❷Thyrotroph(甲状腺刺激ホルモン分泌細胞)；TSH を分泌する細胞。
　　❸Gonadotroph(性腺刺激ホルモン分泌細胞)；LH と FSH を分泌する細胞。
④ ACTH、MSH、GH、PRL は単純タンパク質ホルモンに属し、TSH、LH およ
び FSH は糖タンパク質ホルモンに属する。
　㋑糖タンパク質ホルモンは、α、β の 2 つの鎖よりなる。
　㋺ホルモン作用を発揮するのは β 鎖で、β-サブユニットによりホルモンの生
　　理作用の性質が決定される。
　㋩α 鎖は種属差に関係したサブユニットで、TSH、LH、FSH に共通である。

（ⅱ）**神経下垂体**(neurohypophysis)（**後葉** posterior lobe****）
　ⓐ神経外胚葉から発生する下垂体領域は、神経下垂体と呼ばれる。
　　㋐神経下垂体は視床下部の続きで、視床下部の突起として発生する。
　　㋑神経下垂体は、後葉と漏斗茎からなる。
　ⓑ下垂体は、漏斗茎によって視床下部と連絡している。
　ⓒ後葉はホルモンの貯留部位で、分泌腺ではない。

<hr>（チョット役に立つお話）

****【下垂体の前葉と後葉】
　下垂体は腺下垂体と神経下垂体とに分かれるが、前葉(anterior lobe)、後葉(posterior lobe)というときには、トルコ鞍隔膜より下の部分で、下垂体茎(pituitary stalk)を含まない(武内ら，1983)。

❺妊娠に伴う下垂体の生理的肥大
（ⅰ）正常の 1.4～1.7 倍に増大する。
（ⅱ）前葉の Prolactin(プロラクチン)産生細胞の肥大と増大によるとされている。
（ⅲ）妊娠中の血中 Prolactin 値は、非妊娠時の 10～20 倍にも増加する。

❻下垂体の血管支配
（ⅰ）動脈系（表 1-2）（図 1-4）
　　ⓐ下垂体は、主に内頚動脈（床突起上部 supraclinoid portion および海綿静脈洞部）とその枝（後交通動脈、眼動脈）の分枝から血流を受けている。
　　　➡下垂体後葉は、これらの動脈から直接血流を受ける。
　　ⓑ上記の動脈は正中隆起において血管吻合網により下垂体門脈一次叢を形成し、下垂体前葉は主にこの門脈から視床下部ホルモンを含む血流を受ける。
　　ⓒ下垂体の血流は、直接、海綿静脈洞に流入する。

表 1-2. 下垂体に分布する動脈

前葉	①上下垂体動脈（superior hypophyseal artery） 　①前葉への主な血流。 　②内頚動脈床突起上部より分岐。 ②被膜動脈（capsular artery）；内頚動脈海綿静脈洞部の分枝。 ③Artery of the inferior cavernous sinus；内頚動脈海綿静脈洞部の分枝。 ④Prechiasmal artery；眼動脈の分枝。
下垂体茎	①上下垂体動脈（superior hypophyseal artery） ②漏斗動脈（infundibular artery）
後葉	①下下垂体動脈（inferior hypophyseal artery） 　①後葉への主な血流。 　②内頚動脈海綿静脈洞部より分岐する髄膜下垂体動脈幹（meningohypophyseal trunk）の枝。 ②漏斗動脈（infundibular artery）；後交通動脈の分枝。

・両側の上下垂体動脈、漏斗動脈（infundibular artery）および Prechiasmal artery（視交叉前動脈）は、下垂体や下垂体茎の周辺で密に吻合している。これを Circuminfundibular anastomosis（漏斗周囲吻合）という。
・上下垂体動脈は下垂体茎の上部の周囲に1つの動脈輪をつくり、また、下下垂体動脈は下垂体後葉の回りに1つの動脈輪をつくって、漏斗下部にいくつかの枝を与える。
・手術で視神経と内頚動脈との間（optico-carotid space）からアプローチする場合、内頚動脈から分岐している上下垂体動脈を損傷しないように留意する必要がある。
・中間葉への血管の分枝は、ほとんど認められない。

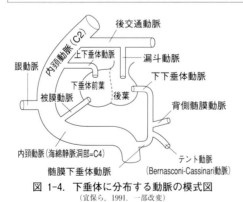

図 1-4. 下垂体に分布する動脈の模式図
（宜保ら，1991．一部改変）

下垂体前葉は上下垂体動脈、後葉は下下垂体動脈が主に灌流する。
その他、被膜動脈は前葉に、漏斗動脈は後葉に分布する。

（ⅱ）上および下下垂体動脈の枝は下垂体茎に入り、類洞（sinusoid）を形成する。
　　➡類洞（洞様血管）（sinusoid）からの血液は、門脈を経て下垂体前葉に達する。
（ⅲ）下垂体門脈血管（hypophyseal portal vessels）
　　ⓐ正中隆起（median eminence）の毛細血管床と腺下垂体の毛細血管床との間を走るので、門脈と呼ばれる。

第1章／脳腫瘍へのプロローグ

　　　　ⓑLong portal vessel と Short portal vessel とがある。

　　　　ⓒ神経ホルモンは、門脈を経て腺下垂体に達する。

　　　　ⓓ門脈は、下垂体前葉の二次毛細血管叢（secondary capillary plexus）のもとをなしている。

　（ⅳ）静脈系

　　　　➡前葉からの静脈は後下方に集まり、後葉からの静脈とともに下垂体静脈（pituitary vein）となって海綿静脈洞へ流れる。

❼正常下垂体の MRI 所見

　（ⅰ）下垂体前葉(佐藤, 2013)

　　　　ⓐ通常、Ｔ１強調画像、Ｔ２強調画像で、脳実質と等信号。

　　　　ⓑしかし、新生児期、妊娠や産褥期には高信号。

　（ⅱ）下垂体後葉；Ｔ１強調画像で、著明な高信号(佐藤, 2013)。

　（ⅲ）下垂体茎（下垂体柄）；FLAIR（フレア）画像で高信号(佐藤, 2013)。

　　　　➡FLAIR は Fluid Attenuated Inversion Recovery の略で、FLAIR 画像は水の信号を抑制したＴ２強調画像。

　（ⅳ）造影 MRI

　　　　ⓐ正常下垂体と下垂体茎（柄）には血液脳関門（blood-brain barrier；BBB）がないため、均一に増強される(佐藤, 1991)。

　　　　ⓑDynamic study では、下垂体前葉は下垂体柄の付け根の上方から扇状に徐々に増強されてくる(佐藤, 2013)。

　　　　➡ちなみに、Dynamic study とは、造影剤を速い速度で注入したのち、ある一定の時間に同じ部分を撮影する検査法をいう。

❽分泌されるホルモン

　（ⅰ）**下垂体前葉ホルモン**

　　　　ⓐ下垂体前葉ホルモンは、視床下部からの放出ホルモンあるいは抑制ホルモンの支配下にある。

　　　　ⓑまた、標的器官と下垂体および視床下部との間には Negative feedback 機構がある。

　　　　➡すなわち、標的器官から分泌されるホルモンの血中濃度が低下すると、視床下部放出ホルモンおよび下垂体前葉ホルモンの分泌が増加し、常に血中のホルモン濃度を一定の範囲内に保つようになっている。

　　　　ⓒ各種ホルモン

　　　　　㋐**成長ホルモン**（growth hormone；**GH**）

　　　　　　①GH は、視床下部の成長ホルモン放出ホルモン（GH releasing hormone；GHRH）によって促進的に、成長ホルモン分泌抑制ホルモン（GH inhibiting hormone；GHIH＝somatotropin releasing inhibiting hormone；**somatostatin**）によって抑制的に制御されている。

　　　　　　②GHRH は弓状核（arcuate nucleus）の神経細胞で、Somatostatin（ソマトスタチン）は第３脳室周囲にある室周囲核（periventricular nucleus）で産生される。

　　　　　　③GH は、下垂体前葉の成長ホルモン分泌細胞（somatotroph）から分泌される。

　　　　　　④GH は、睡眠時、運動や食事などで分泌が増加する。

⑤GH は 3～4 時間ごとにパルス状（脈動性）に分泌され、それ以外の時間は低値となる（上松，2010）。

➡したがって、任意の採血では GH 分泌能を正確に評価することは困難で、分泌試験を行う必要がある（高橋，2016）。

⑥加齢とともに GH の分泌は減少する。

⑦GH の作用は Somatomedin C（ソマトメジン）（インスリン様成長因子 insulin-like growth factor-1；IGF-1）を介して発現されるが、IGF-1 は下垂体において GH 分泌を抑制し、視床下部からの Somatostatin の分泌を促す。

◆ちなみに、IGF-1 は、GH の刺激により肝臓から分泌され、日内変動はほとんどない（上松，2010）。

❷血中 IGF-1 濃度は GH 分泌とよく相関し、任意の採血でも判断可能（高橋，2016）。

➡ただし、年齢や性別ごとの正常値があるので、それを参照することが必要。

㋑乳腺刺激ホルモン（prolactin；PRL）

①PRL は、視床下部のプロラクチン放出促進因子（prolactin releasing factor；PRF）とプロラクチン分泌抑制因子（prolactin inhibiting factor；PIF）によって調節されているが、**PIF が主になって PRL 分泌を調節**している。

🖐したがって PRL は、視床下部が障害されると分泌が増加する唯一の下垂体ホルモンである。

②PRL の分泌は、睡眠によって増強し、覚醒前に頂値となる。

③PRL 分泌は、睡眠のほか、けいれん、ストレス、運動、妊娠や種々の薬剤でも増強される。

④PRL は乳腺の発育と乳汁分泌の役割を担っている。

⑤PRL は脈動性に分泌される（通常、1 日に 4～14 個のピークをもつ）。

⑥PRL は摂食後 1 時間以内に急激な上昇が起こる。

⑦PRL は妊娠中に次第に増加し、満期で最高となり、出産後 4～6 カ月で正常に戻る。

⑧Estrogen は、PRL の分泌を促進させる。

㋒甲状腺刺激ホルモン（thyroid stimulating hormone；TSH）

①TSH の分泌は、視床下部の甲状腺刺激ホルモン放出ホルモン（thyrotropin releasing hormone；TRH）と甲状腺ホルモンによって制御されている。

②TSH は室傍核の神経細胞で産生される。

③糖タンパク質（glycoprotein）ホルモンである。

④TSH は夜間に軽度増加するが、食事、運動やストレスの影響は受けない。

㋓副腎皮質刺激ホルモン（adrenocorticotropic hormone；ACTH）

①ACTH の分泌は、視床下部の ACTH 放出ホルモン（副腎皮質刺激ホルモン放出ホルモン corticotropin releasing hormone；CRH）により促進される。

②CRH は室傍核の小細胞群で産生される。

③ACTH の分泌はストレス刺激により増加する。

④ACTH の分泌は早朝から起床時に上昇し、夜間睡眠時に低値になる（上松，2010）。

➡すなわち、日内変動がある。

㋔**性腺刺激ホルモン**（gonadotropin）
　　　　　①性腺刺激ホルモンは、黄体形成ホルモン（luteinizing hormone；LH）と卵胞刺激ホル
　　　　　　モン（follicle stimulating hormone；FSH）の２つからなる糖タンパク質ホルモンである。
　　　　　②性腺刺激ホルモンは、視床下部の性腺刺激ホルモン放出ホルモン（gonadotropin re-
　　　　　　leasing hormone；GnRH）によって促進される。
　　　　　　　　◆性腺から分泌される Inhibin（インヒビン）（糖タンパク質ホルモン）は、Negative Feedback 機構
　　　　　　　　により下垂体前葉に作用して FSH の分泌を抑制する。Estrogen も FSH の分泌を
　　　　　　　　抑制する。
　　　　　　　　❷Progesterone は、Negative Feedback 機構により下垂体前葉に作用して LH の分
　　　　　　　　泌を抑制する。また、Somatostatin や Androgen も LH の分泌を抑制する。
　（ⅱ）**中間葉から分泌されるホルモン➡メラニン細胞刺激ホルモン**
　（ⅲ）**下垂体後葉から分泌されるホルモン**
　　　ⓐ**抗利尿ホルモン**（antidiuretic hormone；ADH＝vasopressin）
　　　　　㋐主に、視床下部の視索上核でつくられる。
　　　　　㋑ADH の分泌は、血漿浸透圧の低下により浸透圧受容体を介して、また急激な循環血液
　　　　　　量の低下は圧受容体を介して促進される。
　　　ⓑ**Oxytocin**
　　　　　㋐主に、視床下部の室傍核でつくられる。
　　　　　㋑子宮収縮作用や乳汁分泌作用を有する。

6．脳葉、錐体路および内包

❶**脳葉 Cerebral lobe**
（ⅰ）脳は、前頭葉、頭頂葉、側頭葉および後頭葉の４領域に大別される。
（ⅱ）各脳葉は、脳溝によって区切られている。
　　　ⓐ前頭葉；下方は Sylvius 裂（外側溝）により側頭葉と、後方は中心溝（Rolando 溝）により頭
　　　　頂葉と境されている。
　　　ⓑ頭頂葉；前方は中心溝と、後方は頭頂後頭溝により境されている。
　　　ⓒ側頭葉；Sylvius 裂以下の部分。
　　　ⓓ後頭葉；頭頂後頭溝より後方の部分。
❷**錐体路 Pyramidal tract**（図 1-5）
（ⅰ）皮質脊髄路（corticospinal tract）を意味する。
（ⅱ）大脳皮質運動野からの線維が中心になる。
　　　➡Brodmann 4 野からの線維のほかに、Brodmann 6 野（運動前野、補足運動野）、さらに
　　　　は頭頂葉（Brodmann 3、1、2 野）からの線維もきている。
（ⅲ）内包後脚を通る。
（ⅳ）中脳の大脳脚の中 1/3 を走行する。
（ⅴ）70～90％の線維が延髄下部あるいは頚髄上部で交叉（→錐体交叉）して反対側へ行き、外
　　　側皮質脊髄路となって脊髄側索を下行する。

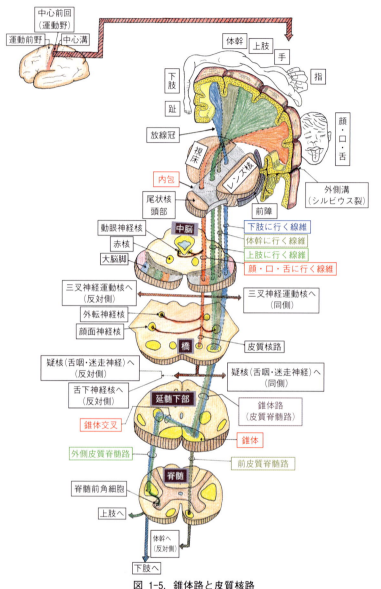

図 1-5. 錐体路と皮質核路
(川北ら, 1979；半田ら, 1983；佐藤ら, 1989；平田, 2013 を参考にして作成)

1. **錐体路**
   ⓐ 錐体路(皮質脊髄路)は、大脳皮質の運動野(大多数は一次性運動野の中心前回と、その前方にある運動前野)から出て内包後脚に集まり、大脳脚(中脳)のほぼ中1/3を走行し、橋を経て延髄に行く。
   ⓑ 延髄下端の錐体で大部分(75～90%)は交叉し、反対側の脊髄側索内を**外側皮質脊髄路**(錐体側索路)となって下行し、脊髄前角細胞に至る。
   ⓒ 残りの線維(非交叉線維)は同側の脊髄前索内側を**前皮質脊髄路**(錐体前索路)として下行し、脊髄前角細胞に至る。前皮質脊髄路は、これらの線維が終わる脊髄の高さで下位ニューロンと連絡する直前に反対側へ向かう(交叉する)。

2. **皮質核路**
   ⓐ 皮質核路は、前頭葉の中心前回(一次性運動野)の下方約1/3(顔面部)から起こり脳幹の脳神経の運動核に至る神経路で、内包の膝を通るが、延髄の錐体は通らない。
   ⓑ 皮質核路のうち、両側性に脳幹の脳神経運動核に終わるのは動眼神経核、三叉神経運動核、顔面神経核の吻側部(上半部)(顔面筋の上半分を支配)および疑核(舌咽神経、迷走神経)で、交叉して反対側の運動核に終わるのは外転神経核、顔面神経核の尾側部(下半部)(顔面筋の下半分を支配)および舌下神経核。
   (※) 中心前回(一次性運動野)には体部位局在があり、図(最上部)のように、大脳半球の内側～背側～腹外側に向かって、趾、下肢、体幹、上肢、手、指、顔面(頭部)の順に並んでいる。

❸内包 Internal capsule（図 1-6）

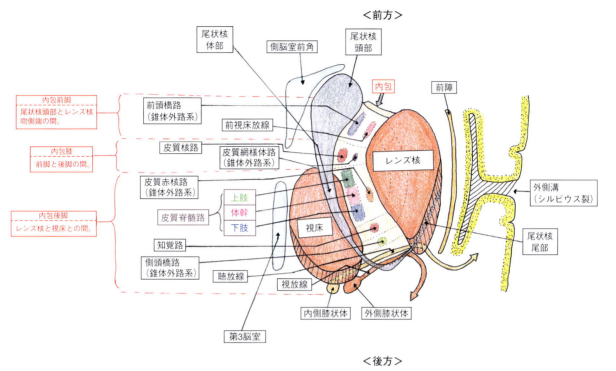

図 1-6．内包を通る神経路―水平断図―

1．内包は3つの部分に分かれる。
　ⓐ前脚は尾状核頭部とレンズ核吻側端の間で、前頭橋路（錐体外路系）や前視床放線（前視床脚）が通っている。
　ⓑ膝は前脚と後脚の移行部で、皮質核路や皮質網様体路（錐体外路系）が通っている。
　ⓒ後脚はレンズ核と視床との間で、皮質脊髄路、皮質赤核路（錐体外路系）、感覚路、側頭橋路（錐体外路系）、聴放線や視放線が通っている。
2．内包における皮質脊髄路にも身体部位の局在がある。すなわち、上肢へ行く皮質脊髄路は後脚の前部、体幹へ行く線維は後脚の中部、そして下肢へ行く線維は後脚の後部を通る。

（ⅰ）大脳皮質と脳幹や脊髄とを連絡する投射線維が、レンズ核、尾状核および視床によって挟まれる部分をいう。
（ⅱ）多数の神経路が通っており、錐体路はその代表的な伝導路。
（ⅲ）水平断では、「く」の字形を呈している。
　　ⓐ前脚（anterior limb）；前頭橋路が通る。
　　ⓑ膝（genu）；皮質核路（皮質延髄路）が通る。
　　ⓒ後脚（posterior limb）；皮質赤核線維、皮質脊髄路（錐体路）、視床放線、皮質橋線維、聴放線や視放線が通る。
（ⅳ）動脈支配
　　ⓐ前脚；内側線条体動脈（medial striate artery）と Heubner 動脈（ホイブナー）。
　　ⓑ膝および後脚（前1/3）；レンズ核線条体動脈
　　ⓒ後脚（後部）；前脈絡叢動脈

7．補足運動野 Supplementary motor area

❶運動前野（premotor area；Brodmann's area 6）の一部である。

❷前頭葉内側面の一次運動野下肢領域の前方に位置する。

❸視床前腹側核（ventral anterior nucleus；VA）からの連絡がある。

❹両側の前部帯状回と相互に線維連絡がある。

❺機能

（ⅰ）発言の開始に重要。

（ⅱ）随意運動の企画（planning）、開始（initiation）や制御に関与。

❻支配動脈；脳梁周囲動脈または脳梁辺縁動脈の枝。

❼補足運動野の損傷の原因

（ⅰ）脳腫瘍（神経膠腫や髄膜腫）

（ⅱ）脳血管障害（梗塞や皮質下出血）

❽補足運動野の症状（森, 1995）

（ⅰ）一過性の運動無視（麻痺によらない肢の無使用現象）

（ⅱ）運動の開始が困難。

（ⅲ）Alien hand sign（113頁）

（ⅳ）一過性の運動保続

　　　🖑運動保続とは、単純な動作を不随意に反復し意図的に止められない状態をいう。

（ⅴ）発語の減少、自発言語の減少や発語開始困難。

8．視床 Thalamus

❶視床は、多数の神経細胞が形成する視床核が集まってできた灰白質塊で、間脳の最大の部分である。

❷室間孔と後交連との間にある。

❸視床の内側面の一部分が、第3脳室の両側で癒合している。

　　🖑この部分を視床間橋（中間質 massa intermedia）という。

❹機能

（ⅰ）感覚の中継核（嗅覚を除く）。

（ⅱ）運動野や小脳などと連絡があり、運動を制御。

（ⅲ）上行性網様体賦活系の中継核。

❺視床の諸核（図 1-7 A）

　➡Y字型の白質板である内側髄板（internal medullary lamina）により、視床前核群、内側核群、および外側核群に分けられる。

（ⅰ）前核群（anterior nucleus group）

　➡前核（anterior nucleus；A）で、乳頭体から線維を受ける（乳頭体視床束＝ Vicq d'Azyr 路）。大脳辺縁系と関連している。

（ⅱ）内側核群（medial nucleus group）

➡背内側核（dorsomedial nucleus；DM）で、前頭葉と連絡している。
（ⅲ）正中核群（midline nuclear group）
（ⅳ）髄板内核群➡正中中心核（centromedian nucleus；CM）で、網様体から線維を受ける。
（ⅴ）外側（背側）核群（lateral nucleus group）
　ⓐ背側外側核（lateral dorsal nucleus；LD）；辺縁系と関連。
　ⓑ後外側核（lateral posterior nucleus；LP）；視床の他の核から線維を受け、頭頂連合野に連絡する。
　ⓒ視床枕（pulvinar）
（ⅵ）腹側核群（ventral nucleus group）
　ⓐ前腹側核（ventral anterior nucleus；VA）；淡蒼球、大脳皮質運動前野と連絡。
　ⓑ外側腹側核（ventral lateral nucleus；VL）；小脳核から線維を受け、大脳皮質運動野に投射。
　ⓒ後腹側核（ventral posterior nucleus；VP）
　　➡体性感覚の中継核。
　　㋐後外側腹側核（ventral posterolateral nucleus；VPL）；内側毛帯と脊髄視床路の線維を受ける。中間腹側核（ventral intermediate nucleus；Vim）は、VPLの吻側部（pars oralis）と同じ。
　　㋑後内側腹側核（ventral posteromedial nucleus；VPM）；三叉神経視床路の線維を受ける。
（ⅶ）後核群（posterior nucleus group）
　ⓐ内側膝状体（medial geniculate body；MGB）
　　㋐聴覚の中継核。
　　㋑下丘からの神経線維を受けて、聴放線を出す。
　ⓑ外側膝状体（lateral geniculate body；LGB）；視覚の中継核。

❻視床の動脈支配（図1-7 B）

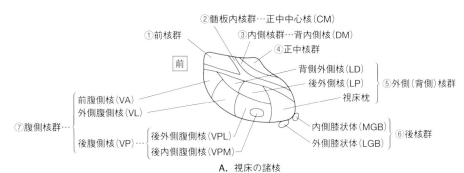

A．視床の諸核

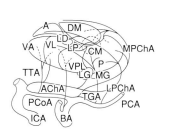

AChA：前脈絡叢動脈 Anterior choroidal artery
BA：脳底動脈 Basilar artery
ICA：内頚動脈 Internal carotid artery
LPChA：外側後脈絡叢動脈 Lateral posterior choroidal artery
MPChA：内側後脈絡叢動脈 Medial posterior choroidal artery
PCA：後大脳動脈 Posterior cerebral artery
PCoA：後交通動脈 Posterior communicating artery
TGA：視床膝状体動脈 Thalamogeniculate artery
TTA：視床灰白隆起動脈 Thalamotuberal artery
（＝Premammillary artery＝Anterior thalamoperforating artery）

B．視床の動脈支配（Takahashiら，1985．一部改変）
図1-7．視床の諸核と血管支配

9．視床下部 Hypothalamus

❶間脳の最も腹側に位置し、第３脳室の下壁と外側壁を形成。

❷第３脳室が漏斗状に下垂体に向かい、突出している部分の左右の壁に沿った細胞集団を含む組織。

　☝第３脳室壁内の灰白質、漏斗および乳頭体を含む第３脳室底が視床下部を形成している。

❸視床下部の領域(村井ら，2003)

　視床下部は、

　　（ⅰ）前方➡視交叉と終板

　　（ⅱ）後方➡乳頭体後縁

　　（ⅲ）上方➡前交連と視床下溝

　　（ⅳ）下方➡下垂体漏斗

　に囲まれた領域。

❹漏斗茎を介して下垂体と連絡している。

❺腹側面で肉眼的に観察できる構造物

　➡視交叉、漏斗、灰白隆起、および乳頭体。

❻第３脳室底を形成している部分は、灰白隆起の正中隆起(median eminence)。

❼機能

　➡自律神経系、内臓機能、および内分泌系の中枢。すなわち、

　（ⅰ）下垂体前葉ホルモン(29頁参照)の分泌の促進または抑制する物質、後葉ホルモン(31頁参照)の産生。

　（ⅱ）食物の摂取や飲水、体温調節などの自律神経系の調節。

　（ⅲ）大脳辺縁系とともに学習、性行動、情動、記憶などの機能に関与。

❽諸核

　（ⅰ）前部

　　ⓐ視索前核；性腺刺激ホルモン分泌の制御。

　　ⓑ視交叉上核；網膜からの刺激を受ける。昼夜のリズムに関与。

　　ⓒ室傍核；主に Oxytocin を分泌。

　　ⓓ視索上核；主に Vasopressin(antidiuretic hormone；ADH)を分泌。

　（ⅱ）中部

　　ⓐ背内側核；空腹中枢

　　ⓑ腹内側核；満腹中枢

　　ⓒ漏斗核；下垂体前葉ホルモン調節因子を分泌。

　　ⓓ外側核；交感神経系

　（ⅲ）後部

　　ⓐ後核；交感神経系

　　ⓑ乳頭体；大脳辺縁系の一部を形成する。

第1章／脳腫瘍へのプロローグ

10. 松果体 Pineal body

❶松果体は第３脳室後壁が背側に膨隆してできた腺様構造をもつ器官。

❷Melatonin を含み、視床下部を介して性腺刺激ホルモンの放出を抑制する。

❸視交叉上核（視床下部）が交感神経を介して松果体を制御している。

❹松果体は、第３脳室壁とは短い松果体柄により結ばれている（佐藤ら，1986）。

　➡その脳室側は松果体陥凹という凹みをつくるため、松果体柄は上・下の２脚に分けられる。

❺松果体の前上方には手綱交連、下方には後交連がある。

❻松果体の上方には、１対の内大脳静脈が走り、左右が合流して Galen 大静脈（大大脳静脈）となる。

❼松果体は、脳軟膜で包まれ、その被膜から血管を伴った結合組織性の中隔が実質内へ侵入し、実質を小葉に分けている（辛ら，1990）。

❽松果体実質は、大部分は松果体細胞からなり、残りは支持細胞である膠細胞からなる（辛ら，1990）。

❾松果体の囊胞形成（辛ら，1990）

　（ⅰ）囊胞形成の頻度；25〜40％

　（ⅱ）年齢や性には関係ない。

　（ⅲ）囊胞形成は、グリオーシスの部位に起こり、虚血性変化によるとされている。

❿松果体の石灰化（辛ら，1990）

　（ⅰ）石灰化は、実質細胞内にも結合組織内にも認められる。

　（ⅱ）石灰化は、変性や実質細胞の消退とは関係がないとされている。

⓫松果体の磁気共鳴画像（magnetic resonance imaging；MRI）（辛ら，1990）

　（ⅰ）松果体は、MRI 正中矢状断像で、上丘、視床枕および脳梁膨大部に囲まれている。

　（ⅱ）松果体は、灰白質とほぼ等信号を呈することが多い（73％）。

　（ⅲ）松果体は、造影剤により増強される。

　　ⓐ松果体は囊胞性のものが多い（62％）。

　　ⓑ松果体は充実性のものが 38％にみられる。

　　ⓒ造影される部分は松果体実質細胞で（大部分は松果体細胞）、増強されない部分はグリオーシスか線維化を示す部分。

11. 小脳 Cerebellum

❶橋と延髄の背側にある。

❷3 対の小脳脚で脳幹と結合している。

　すなわち、

　（ⅰ）上小脳脚（結合腕）➡中脳

　（ⅱ）中小脳脚（橋腕）➡橋

　（ⅲ）下小脳脚（索状体）➡延髄

❸上方は、小脳テントにより大脳と分離されている。

❹小脳表面には「葉 Folia（脳回）」が横走しており、小脳裂（cerebellar fissure）により互いに境さ

37

れている。

❺両側の小脳半球に取り囲まれている真ん中の部分を**小脳虫部**（cerebellar vermis）という。

❻小脳腹側面（前面）の中・下小脳脚の尾部には、一対の片葉（flocculus）があり、茎により小脳虫部の一部、すなわち小節（nodulus）と結合している（**片葉小節葉** flocculonodular lobe）。

　　☝片葉小節葉は後外側溝の下方。

❼系統発生的分類

　（ⅰ）**原小脳** Archicerebellum

　　　ⓐ系統発生的に最も古い部分。

　　　ⓑ前庭神経核と線維結合しており（**前庭小脳**とも呼ばれる）、身体の平衡と関連。

　　　ⓒ片葉小節葉（および小舌の部分）がこれに相当する。

　（ⅱ）**古小脳** Paleocerebellum

　　　ⓐ求心路は主として脊髄からくる（**脊髄小脳**とも呼ばれる）。

　　　ⓑ筋緊張の調節、姿勢保持や歩行の制御を司る。

　　　ⓒ前葉*虫部である中心小葉と山頂、後葉*虫部である虫部垂と虫部錐体がこれに相当する。

　（ⅲ）**新小脳** Neocerebellum

　　　ⓐ系統発生的に最も新しい部分。

　　　ⓑ大脳皮質と密接な関係があり（皮質小脳路）、随意運動の微調整を行う。

　　　ⓒ両側の小脳半球が相当。

　　　ⓓ**橋小脳**とも呼ばれる。

```
──────────────────────────────（チョット役に立つお話）─
 *【小脳の前葉と後葉】
 ①第一裂によって前（上）と後（下）とに分けられる。
 ②前葉は第一裂より上部、後葉は第一裂より下方で後外側溝までをいう。
```

❽小脳の内景

　➡小脳皮質（灰白質）と髄質（白質）とからなる。

　（ⅰ）小脳皮質（灰白質）

　　　ⓐ最外層の分子層、その次は Purkinje 細胞層、最内層の顆粒層の３層に区別される。

　　　ⓑ分子層（molecular layer）

　　　　㋐樹状突起や軸索からなる。

　　　　㋑籠細胞（basket cell）がある。

　　　　　☝Purkinje 細胞に抑制的に働く。

　　　ⓒPurkinje 細胞層

　　　　㋐ Purkinje 細胞がある。

　　　　㋑ Purkinje 細胞の軸索は小脳皮質から白質を通り小脳核に向かう。

　　　　㋒ Purkinje 細胞は、小脳皮質から遠心性インパルスを出しうる唯一の細胞。

　　　　㋓登上線維（climbing fiber）は Purkinje 細胞と直接シナプス結合する。

　　　　㋔苔状線維（mossy fiber）は、顆粒細胞を介して Purkinje 細胞と間接的にシナプス結合する。

第 1 章／脳腫瘍へのプロローグ

ⓓ顆粒層（granular layer）

　　㋐顆粒細胞や Golgi 細胞がある。

　　㋑顆粒細胞は Purkinje 細胞に連絡する求心性の神経細胞。

　　㋒Golgi 細胞は顆粒細胞を抑制する。

（ⅱ）小脳髄質（白質）

　ⓐ神経線維と小脳核がある。

　ⓑ**小脳核**

　　㋐４つの核、すなわち室頂核、球状核、栓状核、歯状核があり、有対である。

　　㋑室頂核（fastigial nucleus）

　　　①第４脳室の天井部（背側）にある。

　　　②片葉小節葉からの求心性線維が入っている。

　　　③遠心性線維は下小脳脚を通って前庭神経核へと向かう。

　　㋒球状核（globose nucleus）と栓状核（emboliform nucleus）

　　　①古小脳（paleocerebellum）からの求心路が入っている。

　　　②遠心性線維は上小脳脚を経て反対側の赤核へ行く。

　　㋓歯状核（dentate nucleus）

　　　①最大の小脳核である。

　　　②新小脳からの求心性線維が入っている。

　　　③遠心性線維は上小脳脚を経て反対側の赤核や視床へ向かう。

❾線維連絡

（ⅰ）求心路

　ⓐ前庭小脳路（vestibulocerebellar tract）；前庭小脳（原小脳）への入力線維。

　ⓑ脊髄小脳路（spinocerebellar tract）

　　㋐後脊髄小脳路と前脊髄小脳路とがある。

　　㋑古小脳への入力線維。

　　㋒筋肉や腱の深部感覚を小脳に送る経路。

　ⓒオリーブ小脳路（olivocerebellar tract）および橋小脳路（pontocerebellar tract）

　　㋐新小脳への入力線維である。

　　㋑オリーブ小脳路

　　　①オリーブ小脳路の線維終末は登上線維である。

　　　②大脳皮質や脊髄からの情報を新小脳へ伝える。

　　㋒橋小脳路；大脳皮質からの情報を新小脳へ伝える。

（ⅱ）遠心路

　ⓐ小脳からの遠心路は Purkinje 細胞から起こる。

　ⓑ前庭小脳（原小脳）からの遠心線維は下小脳脚を、古小脳（脊髄小脳）および新小脳からの遠心線維は上小脳脚を通る。

❷脳腫瘍に必要な病態生理

1．頭蓋内圧 Intracranial pressure(ICP)

❶頭蓋内圧とは頭蓋内腔の圧をいう。
　（ⅰ）頭蓋容積（約 1,500 m*l*）は一定であるために、頭蓋内容物の容積変化によって上下する。
　　　➡頭蓋内容物は脳実質(87%)、髄液(9%)および血管内血液(4%)である。
　（ⅱ）頭蓋内圧＝脳容積＋頭蓋内血液量＋頭蓋内髄液量
❷頭蓋内圧は、一般には脳室または腰椎穿刺による髄液圧を指し、mmH_2O、または $mmHg$ で表す(1 $mmHg$＝13.6 mmH_2O)。その他、硬膜外、硬膜下やくも膜下腔でも測定される(硬膜外圧≧硬膜下圧≧脳室内圧)。
　➡**脳室内圧**は、**最も正確に頭蓋内圧を反映**しているが、脳室が狭小化している場合には測定が困難であり、また感染の危険性もある。
❸側臥位では、頭蓋内圧と腰椎レベルの髄液圧は等しい。
　（ⅰ）最も一般的な頭蓋内圧測定法は、側臥位で腰部髄液圧を測定することである。
　（ⅱ）頭蓋内から脊髄くも膜下腔への正常な髄液の流れが障害されると、腰椎での髄液圧は頭蓋内圧を正確に反映しなくなる。
❹**正常値**
　（ⅰ）側臥位での腰部脳脊髄髄液圧の正常値
　　　ⓐ成人；60〜180 mmH_2O
　　　ⓑ小児；40〜100 mmH_2O
　（ⅱ）脳室穿刺による髄液圧
　　　　➡側臥位で Monro 孔の高さで、50〜80 mmH_2O。

2．頭蓋内圧亢進 Increased intracranial pressure(IICP)

❶**定義**
　➡200 mmH_2O(15 $mmHg$)以上をいう。
❷頭蓋内圧の上昇
　（ⅰ）脳組織量、頭蓋内髄液量、頭蓋内血液量の三者のうちの１つの容積が増大したり、占拠性病変(space occupying lesion)が発生すると、頭蓋内圧は上昇する。
　（ⅱ）一般に、占拠性病変(腫瘤)の容積が 150 m*l* を超えると、頭蓋内圧は上昇する。
❸頭蓋内圧の波形
　（ⅰ）正常では呼吸性・心拍性の拍動が、基本圧の上に小さく重畳した波形を示す。
　（ⅱ）頭蓋内圧が高くなると、呼吸性・心拍性拍動の振幅が増加する。

（ⅲ）頭蓋内圧亢進時の圧波（pressure wave）

A波	①突然 60～100 mmHg に上昇し、5～10（20）分持続したのち、また元に戻る圧変動をいう。その形態から Plateau 波とも呼ばれる（図 1-8）。 ②脳幹部の血管運動中枢の障害による脳血管拡張発作で、脳血流の増加でなく脳血液量の増加を示している。 ③頭蓋内圧亢進に対する代償予備能が限界に達していることを意味する。 ④慢性頭蓋内圧亢進例にみられることが多い。 ⑤Plateau 波に一致して頭痛、意識障害などがみられる。
B波	①1 分間に 0.5～2 回くらいの頻度で、50 mmHg 前後の急激な圧変動をきたすものをいう（図 1-8）。 ②Cheyne-Stokes 型呼吸と関連が深い。 ③脳血液含有量の変化に関係する現象とされている。
C波	①1 分間に 5～6 回の頻度で、20 mmHg 前後の圧変動をきたすものをいう。 ②動脈圧の自然変動に一致する頭蓋内圧の変動である。 ③脳血管抵抗が減少し、そのため動脈圧の変動が血管床に自由に伝達されることを示している。 ④頭蓋内圧亢進の極期にみられるとされている。

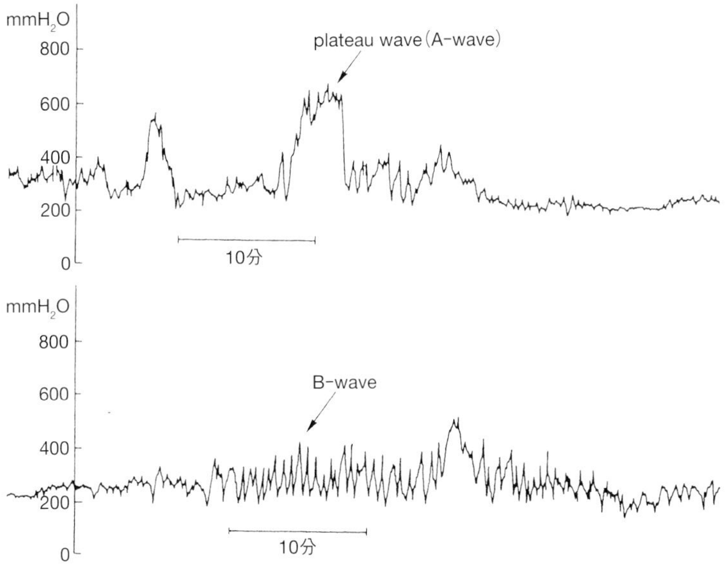

図 1-8. 頭蓋内圧亢進時の圧波（A 波と B 波）（坪川, 1996）

❹頭蓋内圧亢進による病態

①脳の循環障害の発生	脳血流量は脳灌流圧*に比例するので、頭蓋内圧が高くなると脳循環障害が発生する。
②脳浮腫の発生	脳血流の低下は糖や酸素を脳に供給し難くなり、脳代謝障害が発生し、脳浮腫（brain edama）を誘発する。
③脳ヘルニアの発生	脳浮腫が発生すると、さらに脳の容積が増大し、ついには脳ヘルニア（cerebral herniation）（44 頁）へと移行する。

頭蓋内圧が上昇して、
　①20 mmHg になると、脳血流量は低下し、細胞のエネルギー代謝は崩壊。
　②40 mmHg 以上になると、脳灌流圧はさらに低下、Cushing 反応**の出現、脳ヘルニアの起こる危険性が高くなる。
　　➡40 mmHg が脳灌流圧低下により脳血流量が低下する限界 ICP である。
　③平均血圧に達すると、脳血流は停止する。

❺頭蓋内圧亢進症状（139 頁）

―――――――――――――――――――――――――――――（チョット役に立つお話）―

*【脳灌流圧 Cerebral perfusion pressure(CPP)】
①脳灌流圧は全身血圧と頭蓋内圧との差で(**CPP＝平均血圧－頭蓋内圧**)、頭蓋内の血管床に血液を通過させる圧力である(平均血圧＝拡張期血圧＋脈圧/3)。
②脳灌流圧が 50～150 mmHg(平均血圧；60～160 mmHg)の範囲内で変動する場合には、脳血管抵抗がそれに応じて変化し、脳血流量は一定に保たれる(**図 1-9**)。これを**自動調節能**(autoregulation)という。
③脳灌流圧が 40 mmHg 以下では、脳の非可逆的障害が発生する可能性が高い。

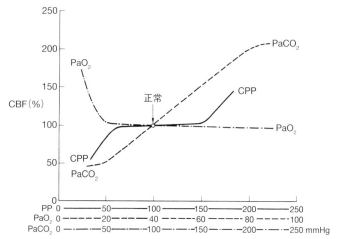

図 1-9. 脳血流量と脳灌流圧、$PaCO_2$ および PaO_2 の関係 (亀山, 1996)

CPP, PP；脳灌流圧

―――――――――――――――――――――――――――――（チョット役に立つお話）―

**【Cushing 反応 Cushing response(Cushing 現象)】
①定義・概念
　ⓐCushing 反応とは、頭蓋内圧が急激(acute)、かつ急速(rapidly)に上昇した際にみられる収縮期血圧の上昇(systemic hypertension)をいう。
　ⓑCushing 反応は Cushing 現象とも呼ばれる。
②Cushing 三徴 (黒岩, 2002)
　➡全身血圧の上昇(Cushing 反応)に心拍数の減少(徐脈)と呼吸障害が加わったものを Cushing 三徴という。
③Cushing 反応の発生機序
　ⓐ頭蓋内圧亢進により延髄の血管運動中枢(vasomotor center)に乏血が及ぶため、血圧上昇により脳幹部への血流を維持しようとする機構。
　ⓑ交感神経機能の亢進による。
④血圧上昇 (黒岩, 2002)

第1章／脳腫瘍へのプロローグ

ⓐ三徴の中で最後に出現する。

ⓑ頭蓋内圧亢進による脳灌流圧の低下によって、脳血流量が低下し始めた時点で認められる。

ⓒ臨床的には髄液圧が 450 mmH₂O を超えると、脳血流は低下し血圧が上昇するとされているが、そうでない症例もある。

ⓓ実験例

　①初期；頭蓋内圧の上昇➡徐脈と全身血圧の低下（副交感神経の緊張）。

　②さらなる頭蓋内圧の上昇➡呼吸数の減少、徐脈・不整脈・脈圧の増加。

　③最後に、血圧が上昇。

　　☝血圧上昇時点では脳血管の自動調節能は消失し、血圧が直接頭蓋内圧に反映する。

楽々講座

モンロー・ケリー
Monro-Kellie doctorine と Monro-Kellie-Burrows hypothesis

①Monro-Kellie doctorine（モンロー・ケリー法則）
　①頭蓋内構成要素は脳組織と血管床内の血液の2つで、その構成要素の総合容積は常に一定であるとの説。
　②血液量の変化により脳実質を保護する。
②Monro-Kellie-Burrows hypothesis（モンロー・ケリー・バロウズ仮説）
　①Burrows は髄液が頭蓋内構成要素として重要と考えた。
　②頭蓋内占拠性病変が増大しても、それと同量の血液または髄液が移動することにより、常に頭蓋内構成要素の総合容積が一定となるとの説。

---

3. 脳浮腫 Brain edema

❶定義

➡種々の病因により脳組織の水分量が増加し、これにより脳容積が増加した状態をいう。

❷種類

血管原性浮腫 （vasogenic edema）	①定義；脳の毛細血管内皮細胞の傷害により血管壁の透過性が亢進し、すなわち**血液脳関門**(46頁)が**破綻**し、血管内の血漿成分が細胞外腔（間質）に漏出したものをいう。 ②主に**白質**にみられ、軸索の走行に沿って拡がる傾向がある。 ③脳浮腫の大部分を占める。 ④浮腫の形態(前原ら，1993) 　ⓐ浮腫液の移動に対して最も抵抗の強いところは、皮質や基底核の灰白質で、次いで脳室壁である。したがってこのような構造に境界されて、浮腫の形態は決まる。 　ⓑ主病巣が白質の中央部にあり、しかも浮腫が半径2cm以下の場合には、浮腫は主病巣を取り囲む円形の形態を示す。 　ⓒ半径が4cm程度に達すると、いずれかの外側縁が脳表側の皮髄境界に接するので、浮腫は**手指状**の形態を示すようになり、内側縁が側脳室壁や基底核に達すると直線的な境界を呈する。 ⑤原因 　ⓐ血液脳関門の傷害により脳毛細血管の透過性が亢進し生じる。 　　①腫瘍や外傷による血液脳関門の破壊。 　　②VEGF（vascular endothelial growth factor）が血管透過性に関与（→亢進させる）。 　ⓑ臨床的には、頭部外傷、脳腫瘍、脳出血や脳膿瘍などの疾患で生じる。

43

	①原則として、主病巣の大きさと脳浮腫の程度とは、明らかな関係はないが、 ❶脳膿瘍では、病巣の大きさの割には浮腫が顕著である。 ❷膠芽腫や転移性脳腫瘍では強い浮腫がみられる。 ❸髄膜腫では、比較的強い浮腫を認める。 ②脳腫瘍によって生じた脳浮腫を**腫瘍性脳浮腫**と呼ぶが、血管原性浮腫に属する。 ➡腫瘍が比較的限局し、腫瘍周囲に浮腫がみられる場合を**腫瘍周囲浮腫(peritumoral edema)**という。 ③頭部外傷による脳浮腫を**挫傷性浮腫**と呼ぶが、その病態は血管原性浮腫である。 ⑥浮腫の消退 ⓐ脳室の髄液に吸収されるか、浸透圧により局所的に吸収されるかして脳毛細血管に吸収される。 ⓑ浮腫は、一般に、腫瘍摘出後消退するが、時に術後 2〜3 カ月残存することがある。
細胞毒性浮腫 （cytotoxic edema）	①定義；脳細胞膜の機能異常により、細胞内の水分が増加しているものをいう。 ②浮腫は、原則として脳表や基底核などの灰白質に認められる。 ③細胞外腔の拡張はなく、**血液脳関門は障害されていない**。 ④血管内皮細胞、Glia・神経細胞などの脳組織の細胞成分が腫脹している。 ⑤原因 ⓐ脳のエネルギー代謝障害により、細胞膜のイオン能動輸送に障害をきたし、細胞内への Na の逆流とそれに伴う水の細胞内貯留により生じる。 ⓑ低(無)酸素症、虚血初期、薬物中毒や一酸化炭素中毒などにより脳が一次的に障害されたときにみられる。 ⑥頭部外傷によって生じる細胞毒性浮腫は、虚血性浮腫であることが多い。 ⑦単純エックス線 CT ⓐ大脳皮質や基底核に淡い低吸収域を認める。 ⓑ通常、**両側性**でびまん性。
間質性浮腫 （interstitial edema）	①定義；髄液の流出路の閉塞や髄液産生過剰などにより水頭症が生じると、脳室内圧が上昇し、髄液は脳室壁から脳室周囲白質の細胞外腔に浸透する。これが間質性浮腫である（**水頭症性浮腫 hydrocephalic edema**）。 ②神経膠細胞が脳室周辺白質に漏出した水分を吸収するが、それを超えた水分は細胞間隙に拡散していく。 ③特に、**側脳室前角外側部**に顕著である。
虚血性浮腫 （ischemic edema）	①血管原性浮腫と細胞毒性浮腫の両者の特徴をもつものをいう。 ②浮腫は、**白質・灰白質の両者**に及んでいる。 ③虚血性脳血管障害の急性期にみられる。
※正常脳の水分は、灰白質で 80%、白質で 70%を占める。	

4. 脳ヘルニア Cerebral herniation

❶定義

➡頭蓋内腔は一定の容積なので、脳病変により頭蓋内圧亢進が起こると、その圧の逃げ場がほとんどないため、脳組織の一部はテント切痕や大孔などへ嵌入する。これを**脳ヘルニア**という。

❷種類と各症状

➡臨床上重要なものは、中心性経テント切痕ヘルニア、鉤ヘルニア、上行性テント切痕ヘルニアおよび小脳扁桃ヘルニア（大孔ヘルニア）の 4 つである（**表 1-3**）。

第1章／脳腫瘍へのプロローグ

表 1-3. 脳ヘルニアの種類と各症状・徴候

中心性経テント切痕ヘルニア (central transtentorial herniation)	①大脳の両側あるいは正中部に病変があり、テント上腔の圧が高い場合に生じる。 ②間脳および中脳(上部)がテント切痕を越えてテント下へ落ち込む。 ③臨床症状・徴候は間脳障害から始まり、続いて中脳、橋、延髄へと進み、死の転帰をとる。
鉤ヘルニア (uncal herniation)	①一側の大脳半球に病変があり、テント上腔の圧が高い場合に生じる。 ②鉤回がテント切痕と脳幹の間に嵌入する。 ③最初の徴候は、病側の動眼神経麻痺である。
上行性テント切痕ヘルニア (upward tentorial herniation)	①後頭蓋窩に病変があり、テント下腔の圧がテント上腔圧に対して高いときに生じる。 ②種類 　①小脳型；上部小脳虫部がテント切痕内に嵌入するもの。 　②脳幹型；脳幹がテント切痕内に嵌入するもの。 ③症状・徴候 　①眼球の外転障害；外転神経が Gruber 靱帯で屈曲されて出現する。 　②動眼神経麻痺 　③上方注視麻痺；四丘体が嵌入した脳組織により障害されて出現する。 　④意識障害
小脳扁桃(大孔)ヘルニア (tonsillar or foraminal herniation)	①後頭蓋窩に病変があり、テント下腔の圧が脊柱管内圧に対して高いときに生じる。 ②小脳扁桃が大孔内に嵌入する。 ③症状・徴候は、項部硬直、血圧上昇、意識障害や呼吸停止などである。

❸脳ヘルニア

（ⅰ）テント上・下の**頭蓋内圧の差**が 10 mmHg を超えると生じる。

（ⅱ）頭蓋内圧が 60 mmHg(816 mmH$_2$O)以上になると、脳ヘルニアの症状を呈するようになる。

❹画像所見

鉤ヘルニア	①単純エックス線 CT 所見 　①鞍上槽外側部の消失。 　②病側の迂回槽の拡大および対側の迂回槽の狭小化・消失。 　③対側の側脳室の拡大、特に下角の拡大。 　④病側の後大脳動脈領域の低吸収域。 ②脳血管造影所見 　➡頚動脈造影側面像で後交通動脈の屈曲や狭窄像。
上行性テント切痕ヘルニア	①単純エックス線 CT 所見 　①四丘体槽後部の変形・消失。 　②松果体部周囲の髄液腔の変形。 　③中脳水道閉塞による水頭症。 　④病側の上小脳動脈領域の低吸収域。 ②脳血管造影所見 　➡椎骨動脈造影側面像で、上小脳動脈が後大脳動脈より上方へ挙上する(小脳型)。
小脳扁桃(大孔)ヘルニア	〔脳血管造影所見〕 ➡椎骨動脈造影側面像で、後下小脳動脈扁桃枝が大孔より下方(脊柱管内)へ偏位する。

45

楽々講座
カーノハン
Kernohan 圧痕

①定義：鉤ヘルニアにより反対側の大脳脚が対側小脳テント縁に圧迫されることにより、反対側の大脳脚に‘くびれ’が生じることをいう。
②症状：鉤ヘルニアと同側の片麻痺と同側の動眼神経麻痺。
　　　💡通常は、鉤ヘルニアと同側の動眼神経麻痺と反体側の片麻痺。

楽々講座
デュレー
Duret 出血

①鉤ヘルニアや中心性経テント切痕ヘルニアが進行することによって生じる、二次性の脳幹出血をいう。
②出血の範囲
　　①通常、中脳より橋中部までに限られる。
　　②橋下部に及ぶことは少ない。
③出血は正中線に強く、線状出血が多いのが特徴。

5．血液脳関門 Blood-brain barrier(BBB)

❶物質は、通常、組織と血液との間を自由に移行するが、脳組織では血液中の物質の移行は厳密に制限されている。

　➡すなわち、血液中の必要な物質は脳組織へ移行するが、不必要な、あるいは有害な物質の脳組織への移行は阻止されている。この機構が血液脳関門(BBB)。

❷BBB の意義

（ⅰ）BBB は神経系に対する物質透過を選択するシステムであり、これにより脳の内部環境の恒常性(homeostasis)が維持されている。

　　➡単に血液中から脳組織への物質の移動を制限しているのではない。

（ⅱ）BBB により、脳組織の正常な代謝が保持されている。

❸BBB の構成組織

　➡毛細血管の一層の内皮細胞、基底膜およびその周囲の星状膠細胞で構成されているが、その主座は毛細血管内皮細胞(神田. 2005)。

（ⅰ）内皮細胞(endothelial cell)

　　ⓐ脳の毛細血管の内皮細胞間は密着結合(tight junction)である。すなわち、内皮細胞は、お互い同士ピッタリとくっつき、間隙がない。

　　　➡密着結合がベルト状に連続することにより、完全な閉鎖帯(zona occluda)を形成している。これにより、細胞間の液体の拡散が防止されている。

　　ⓑ脳の毛細血管内皮細胞には、正常状態では Pinocytic vesicle(飲み込み小胞)は非常に少ない。

　　　㋐ Pinocytic vesicle(飲み込み小胞)

　　　　①Pinocytic vesicle とは、内皮細胞が飲作用により物質を取り込んだ像をいう。

　　　　②Pinocytic vesicle は、物質を取り入れて血管内皮細胞の中を運搬し、細胞外に放出する機能をもっている(厚東. 1992：竹内ら. 1997)。

　　　㋑血管内皮細胞に Pinocytic vesicle が増加すると、脳浮腫が生じる(竹内ら. 1997)。

　　ⓒ脳の毛細血管内皮細胞には小窓(fenestration)はない(無窓性 non-fenestrated)(厚東. 1992：磯

部ら，1996；竹内ら，1997）。

　　　　㋐小窓（fenestration）とは、毛細血管内皮細胞と基底膜が癒着してできた約 50 nm の小さい円形の膜で、貫通した膜ではなく、厚さが約 5 nm の薄い隔膜。

　　　　㋑小窓（fenestration）は血液と組織の間の物質交換の盛んな組織。

　　　　㋒頭蓋内で小窓のある組織は、脈絡叢、松果体、下垂体、最後野、灰白結節、正中隆起など、BBB のない部分に相当する（50 頁参照）。

　　　ⓓ脳毛細血管内皮細胞の細胞膜は二層の燐脂質で構成されている（伊藤，1993）。

　　　ⓔ脳毛細血管内皮細胞の外周には周皮細胞（pericyte）が覆っている。

　　　　➡周皮細胞は内皮細胞の密着結合（tight junction）上に位置している（小野寺，2011）。

　（ⅱ）基底膜（basement membrane）

　　　ⓐ基底膜は脳の毛細血管内皮細胞を取り囲んでいる。

　　　ⓑ基底膜は連続しており、小窓（fenestration）や孔（perforation）はない。

　（ⅲ）星状膠細胞（astrocyte）

　　　ⓐ星状膠細胞もバリアー機能の発現に不可欠（神田，1998）。

　　　ⓑ星状膠細胞の突起先端部分（終足 endfeet）は基底膜を取り囲んでいる。

❹脳の毛細血管内皮細胞は、密着結合していること、細胞内小胞が非常に少ないこと、および小窓のないことが BBB の物質透過性の強い制限の基礎となっている。

❺BBB に存在する毛細血管の直径は、赤血球と同じくらいの大きさ（直径 7〜8 μm）（神田，2005）。

❻BBB は脳循環には影響を与えない。

❼BBB における物質選択性

　（ⅰ）一般的事項

　　　ⓐ分子量の小さい物質（低分子の物質）、脂溶性物質（油/水分配係数が高い物質）や気体（酸素や二酸化炭素など）は容易に BBB を通過する。

　　　　㋐これらの物質は燐脂質の毛細血管内皮細胞膜を拡散して BBB を通過し、脳組織に移行する（伊藤，1993）。

　　　　㋑すなわち、濃度差の勾配に従って受動的に膜を透過する（単純拡散）。

　　　ⓑ分子量の大きい物質や水溶性物質（例；ビタミン B 群、ビタミン C、必須アミノ酸やグルコース）は、細胞膜が二層の燐脂質で構成されているので、BBB を通過することができない。

　　　　➡しかし、脳にとって必要不可欠な水溶性物質（例；必須アミノ酸や D-グルコース）は、毛細血管内皮細胞上に存在する特殊な Transporter（輸送担体）（次頁）によって輸送され、脳内に移行する。

　　　ⓒ多くの陽イオンや陰イオンは、BBB を通過するのに時間がかかる。

　　　　➡イオンチャンネルを介して輸送される（特異的チャンネルによる電解質の輸送）。

　　　ⓓ極性物質、特に分子量の大きい物質（例；タンパク質や抗酸化物質）の BBB 通過は極めて困難（神田ら，1998）。

　（ⅱ）具体的事項

　　　ⓐ水（分子は小さい）、酸素や二酸化炭素は容易に通過し、移行速度も速い。

　　　　➡これらの物質は単純拡散（次頁）によって BBB を通過する。

ⓑD-グルコースは BBB を通過する。
　　　㋐ D-グルコースは脳にとって必要不可欠な物質であり、内皮細胞の中の Transporter（輸送担体）により脳内に運ばれる。
　　　㋑脳のエネルギー代謝は D-グルコースにより支えられており、エネルギー源として使われない L-グルコースはほとんど、あるいはまったく通過できない。
　　ⓒL-leucine や Histidine などの必須アミノ酸、Alanine や Glycine などの中性アミノ酸、L-DOPA やビタミン C（酸化型）は、担体介在輸送系を介して BBB を通過する。
　　　➡アミノ酸は脳にとって必要不可欠な物質である。
　　ⓓ無機イオンのナトリウム（Na⁺）やカリウム（K⁺）は、脳組織への移行速度は遅いが、BBB を通過する（浅野ら, 1984；磯部ら, 1996；中山, 2009；御手洗, 2010；佐々木, 2011；石川, 2014）。
　　ⓔInsulin（インスリン）や Transferrin は、毛細血管の内皮細胞に発現している受容体に結合したタンパク質の飲作用により内皮細胞内に取り込まれ、BBB を通過する。
　　ⓕ免疫グロブリン、Albumine、Hemoglobin（血色素）、Fibrinogen、Dopamine、一部の薬剤や抗体は、BBB を通過できない。

❽BBB における物質の輸送
（ⅰ）細胞間隙輸送（傍細胞輸送 para-cellular transport）
　　ⓐ細胞間隙輸送とは、物質が毛細血管内皮細胞間の狭い隙間を通り抜けて輸送されるのをいう。
　　ⓑ脳の毛細血管内皮細胞は密着結合（tight junction）により完全な閉鎖帯を形成しているので、細胞間隙は存在しない。
　　　➡したがって、循環血液と組織間の物質交換は細胞間隙輸送ではなく、経細胞輸送で行われる（大槻ら, 2001）。
（ⅱ）経細胞輸送（transcellular transport）
　　ⓐ上に述べたように BBB の細胞間は密着結合のため、物質は経細胞輸送で毛細血管内皮細胞内を通り抜けるが、その種類（方法）は以下のとおり（柴田, 1996；鈴木, 2000；大槻ら, 2003）。
　　ⓑ種類
　　　㋐**単純拡散（simple diffusion）**
　　　　①単純拡散とは濃度差に応じて自然に拡がるもの、すなわち、高い濃度の方から低い濃度の方へ物質が移動することをいう。
　　　　②濃度勾配に逆らわない輸送なので、アデノシン三リン酸（adenosine triphosphate；ATP）から供給されるエネルギーを必要としない。
　　　　③**受動拡散（passive diffusion）**とも呼ばれる。
　　　　④Transporter を介さない輸送系。
　　　　⑤水、ガス（酸素や二酸化炭素）や脂溶性物質（例；アルコール、ビタミン D）は、単純拡散により BBB を透過する。
　　　　⑥物質が単純拡散により BBB を通過する場合、分子量が小さいほど、また、脂溶性が高いほど速度は速く、吸収もよい。
　　　㋑ **Transporter（輸送担体）**
　　　　①**Transporter** とは毛細血管内皮細胞の反管腔側（基底側、脳側）（abluminal side）と管

腔側(血液側)(luminal side)の細胞膜に存在する膜タンパク質。

②**Transporter** は選択性と方向性をもった輸送が可能で、比較的低分子の物質や極性物質を輸送する。

③Transporter には特殊な Transporter が複数存在する。すなわち、

◆内皮細胞には、Hexose(D-glucose、D-galactose など)、モノカルボン酸(mono-carboxylic acid；乳酸、ケトン体や酢酸など)、甲状腺ホルモン、中性アミノ酸(phenylalanine や glycine など)、L-DOPA(中性アミン酸類似の構造をもつ)や Nucleoside などを運搬する特殊な Transporter が複数存在する。

❷例えば、ヘキソース(hexose)輸送担体、モノカルボン酸輸送担体など。

□1 D-Glucose や酸化型ビタミン C はヘキソース輸送担体である Glucose trans-porter 1 を介して BBB を透過し、脳内へ移行する(大槻ら，2003)。

➡Glucose transporter 1 は濃度勾配に従い輸送する**促進拡散型**トランスポーター(エネルギー非依存性で、ATP を使用しない)(大槻ら，2003)。

□2 L-DOAP や中性アミノ酸は、中性アミノ酸輸送担体を介して BBB を透過し、脳内に移行する(細谷ら，2001；大槻ら，2003)。

㋒ **Transcytosis(トランスサイトーシス)**

①BBB には Transporter(輸送担体)を介した輸送系のほかに Transcytosis を介した輸送系がある(大槻ら，2003)。

②Transcytosis を介した輸送系は、タンパク質などの高分子を輸送することが可能(大槻ら，2003)。

➡低分子である物質は、比較的、Transporter(輸送担体)によって輸送されることが多い(大槻ら，2003)。

③種類

◆受容体介在型トランスサイトーシス(receptor mediated transcytosis)

□1 毛細血管内皮細胞にある受容体(receptor)と結合して BBB を透過し、脳内に移行することをいう(受容体輸送)。

□2 Insulin や Transferrin などはそれぞれの受容体と結合して BBB を透過し、脳内に移行する(細谷ら，2001；大槻ら，2003)。

➡インスリン輸送系やトランスフェリン輸送系(細谷ら，2001)。

❷吸着介在型トランスサイトーシス(adsorptive mediated transcytosis)

□1 陽性に帯電した物質が陰性に荷電している内皮細胞膜と結合、あるいは Lectin を有する物質が毛細血管の内皮細胞膜に接着して細胞内に取り込まれ、脳内に移行する輸送形式をいう(神田，2005；大槻，2006)。

□2 特異的な受容体がなくても血液側から脳側に移行する輸送系で、物質は内皮細胞膜に緩やかに接着して細胞内に取り込まれる(細谷ら，2001)。

➡塩基性線維芽細胞成長因子(basic fibroblast growth factor；bFGF)はこの吸着介在型トランスサイトーシスで脳へ輸送される(細谷ら，2001)。

□3 ちなみに、内皮細胞表面(管腔側)は陰性に荷電している。また、Lectin は細胞膜表面の糖鎖に結合するタンパク質の総称。

ⓔNa$^+$/K$^+$ATPase(Na$^+$/K$^+$ポンプ)

◊ナトリウム(Na$^+$)やカリウム(K$^+$)などの電解質の通過には、内皮細胞の反管腔側(脳側)(abluminal side)にある Na$^+$/K$^+$ポンプ(Na$^+$/K$^+$ATPase)が関与している (伊藤, 1993;磯部ら, 1996;柴田, 1996)。

➡すなわち、脳血管内皮細胞の反管腔側にある Na$^+$/K$^+$ATPase が、エネルギーを消費して K$^+$を細胞外液から内皮細胞内にポンプし、同時に内皮細胞内の Na$^+$を細胞外液へポンプしている (伊藤, 1993)。

◊この輸送系は濃度勾配に逆らった輸送。

◆濃度勾配に逆らった輸送形式は、**能動輸送(active transport)**と呼ばれる。

❷アデノシン三リン酸(adenosine triphosphate；ATP)から供給されるエネルギーを利用して、物質を濃度勾配に逆らって輸送する。

❾脳の Barrier 機構は、胎生 8～10 週で既に形成され、その後成熟する (伊藤, 1993)。

❿BBB の破綻

（ⅰ）酸素欠乏、乏血、炎症、頭部外傷、脳出血、脳腫瘍や放射線照射などにより BBB が破綻すると、血管壁の透過性(BBB の透過性)が亢進する。

（ⅱ）血管壁の透過性が亢進すると、主に白質の細胞外液腔(細胞外間隙)に液体が貯留し(タンパク成分が多い)、血管原性脳浮腫(vasogenic brain edema)が発生する。

⓫脳腫瘍の血管 (柴田, 1992)

（ⅰ）星細胞腫、膠芽腫、上衣腫および髄芽腫の血管

➡基本的には無窓血管であり、形態学的には BBB を有する正常血管に類似。

（ⅱ）髄膜腫、下垂体腺腫、聴神経鞘腫(前庭神経鞘腫)、血管芽腫、脳原発悪性リンパ腫、脳原発悪性黒色腫、卵黄嚢腫瘍および転移性脳腫瘍の血管

➡基本的には有窓血管。

⓬ **BBB を欠く組織**

（ⅰ）**脳室周囲器官群***には BBB は存在しない。

（ⅱ）硬膜血管には BBB を認めないが、軟膜血管には BBB を認める (天野, 1996)。

（ⅲ）BBB を欠く部位の多くは神経内分泌とかかわっている (神田, 1998;石川ら, 2014)。

➡つまり、ホルモン産生部位では、血中のホルモン濃度を察知して Negative feedback 機構でホルモンを制御しなければならないので、ホルモンなどの巨大分子が通過できるように BBB を欠いている。

(チョット役に立つお話)

*【脳室周囲器官群 Circumventricular organ】

①脳室周囲器官群は第 3 脳室壁を中心として、脳室の所々に存在する吸収あるいは分泌機能をもつと考えられる器官群である。

②脳室周囲器官群には、以下のものがある。

ⓐ交連下器官(subcommissural organ)

◊後交連(posterior commissure)直下にある。

◊背の高い円柱上皮をなす上衣細胞で、主に構成されている。

ⓑ脳弓下器官(subfornical organ)

　　ⓒ終板器官

　　　　⓵第3脳室前壁を構成する終板(lamina terminalis)のほぼ正中腹側にある。

　　　　⓶上衣細胞、神経細胞、神経膠細胞および血管よりなる。

　　ⓓ松果体(pineal body)

　　ⓔ神経下垂体(下垂体後葉)

　　ⓕ下垂体漏斗部(infundibulum)

　　ⓖ正中隆起(median eminence)➡灰白隆起(視床下部)の一部で、正中線で視交叉の
　　　すぐ後ろにあるふくらみ。

　　ⓗ灰白隆起(tuber cinereum)(視床下部)

　　ⓘ下丘陥凹器官(organ of the inferior collicular recess)

　　ⓙ傍室器官(paraventricular organ)➡第3脳室側壁中央部にある。

　　ⓚ最後野(area postrema)➡嘔吐に関する重要な統合領域で、第4脳室尾側部に1
　　　対ある。

　　ⓛ脈絡叢結合組織

　③脳室周囲器官群への血流

　　ⓐ類洞様の有窓毛細血管からなる。

　　　➡ただし、交連下器官は有窓毛細血管をもたない(後藤, 1984)。

　　ⓑ毛細血管の内皮細胞間には、**閉鎖帯を認めない。**

　　　　⓵すなわち、BBBを欠く組織の毛細血管内皮には密着帯を認めない。

　　　　⓶そのため、血液中のタンパク質、ペプチドやモノアミンなどが容易に出入りで
　　　　　きる。

　④脳室周囲器官である正中隆起や下垂体後葉はホルモンの産生部位であり、血中のホ
　　ルモン濃度を察知してNegative feedback機構でホルモンを制御している。このた
　　め、ホルモンなどの巨大分子が通過できるようにBBBを欠いている(石川, 2014)。

　⑤脳室周囲器官群を被っている上衣細胞

　　ⓐ通常の上衣細胞と異なり、細胞間結合が**閉鎖帯を有する。**

　　ⓑ**Tanycyte(伸長細胞)**(463頁)と呼ばれる長い突起をもった特殊な上衣細胞が多い。

6．脳死 Brain death と植物状態 Vegetative state

1）脳死 Brain death(法的脳死判定マニュアル, 2011；横田, 2011)

　❶定義

　　➡脳幹を含む全脳の機能の不可逆的喪失、すなわち回復不可能な脳機能の喪失した状態をい
　　　う。

　❷「脳死とされうる状態」の確認

　　（ⅰ）「脳死とされうる状態」とは、対象となる患者に法的脳死判定を行ったとしたならば、脳
　　　　死と診断されるであろうという状態をいう。

（ⅱ）すなわち、器質的脳障害により深昏睡および自発呼吸の消失が確認され、かつ器質的脳障害の原疾患が確実に診断されていて、原疾患に対して行いうるすべての適切な治療を行った場合であっても回復の可能性がないと認められる者。

　　ⓐただし、下記㋐～㋓は除外する。
　　　㋐生後 12 週（在胎週数が 40 週未満であった者にあっては、出産予定日から起算して 12 週）未満の者。
　　　㋑急性薬物中毒により深昏睡、および自発呼吸を消失した状態にあると認められる者。
　　　㋒直腸温が 32℃未満（6 歳未満の者にあっては、35℃未満）の状態にある者。
　　　㋓代謝性障害、または内分泌性障害により深昏睡、および自発呼吸を消失した状態にあると認められる者。
　　ⓑかつ、下記㋐～㋓のいずれもが確認された場合
　　　㋐深昏睡
　　　㋑瞳孔が固定し、瞳孔径が左右とも 4 mm 以上であること。
　　　㋒脳幹反射（対光反射、角膜反射、毛様脊髄反射、眼球頭反射、前庭反射、咽頭反射、および咳反射）の消失。
　　　㋓平坦脳波

❸脳死判定医の資格
（ⅰ）脳神経外科医、神経内科医、救急医、麻酔・蘇生科・集中治療医または小児科医で、それぞれの学会専門医または認定医の資格をもち、かつ脳死判定に関して豊富な経験を有し、しかも臓器移植にかかわらない医師が 2 名以上で行う。
（ⅱ）臓器提供施設においては、脳死判定を行う医師について、あらかじめ倫理委員会等で選定を行うとともに、情報開示を求められた場合には提示できるようにしておく。

❹脳死下臓器提供施設の条件
　➡大学付属病院、日本救急医学会の指導医指定施設、日本脳神経外科学会の基幹施設または研修施設、救命救急センターとして認定された施設、日本小児総合医療施設協議会の会員施設。

❺臓器を提供するための要件（臓器摘出の要件）
（ⅰ）脳死後の臓器提供の意思表示は 15 歳以上で、かつ書面による。
（ⅱ）本人が「臓器提供をしないこと」や「脳死判定をしない」との意思表示が書面でない限り、年齢に関係なく（15 歳未満の小児でも）家族（遺族）が書面により承諾するときには臓器提供は可能。
（ⅲ）本人の意思が明確でない場合（本人の意思が不明な場合）、家族が書面により承諾するときには臓器提供は可能。
（ⅳ）臓器提供の意思表示に併せて書面により、親族（父母、子および配偶者）への臓器の優先提供は可能。
（ⅴ）虐待を受けた小児や虐待が疑われる 18 歳未満の児童からの臓器提供は認められない。
（ⅵ）生後 12 週未満の小児からの臓器提供は認められない。

❻法的脳死判定の**前提条件**
（ⅰ）器質的脳障害により深昏睡および無呼吸（人工呼吸器により呼吸が維持されている状態）

を呈している症例。

（ii）原疾患が確実に診断されている症例（CT または MRI の画像診断は必須）。

（iii）現在行いうるすべての適切な治療をもってしても、回復の可能性がまったくないと判断
される症例。

註：臓器を提供する意思がないこと、または法的脳死判定に従う意思のないことを表示した
者からは、法的脳死判定は行わない。

❼法的脳死判定の**除外例**

（i）脳死と類似した状態になりうる症例。

ⓐ急性薬物中毒

ⓑ代謝・内分泌障害（肝性昏睡、糖尿病性昏睡や尿毒性脳症など）

（ii）知的障害者など、臓器提供に関する有効な意思表示が困難となる障害を有する者。

（iii）被虐待児または虐待が疑われる 18 歳未満の児童。

（iv）年齢不相応の収縮期血圧、すなわち、

ⓐ1 歳未満では、65 mmHg 未満（＜65 mmHg）。

ⓑ1 歳以上 13 歳未満では、（年齢×2）＋65 mmHg 未満［＜（年齢×2）＋65 mmHg］

ⓒ13 歳以上では、90 mmHg 未満（＜90 mmHg）。

（v）低体温（直腸温、食道温等の深部温）

註：あくまで深部温であり、腋窩温でないことに注意。

ⓐ6 歳未満では、35℃未満（＜35℃）。

ⓑ6 歳以上では、32℃未満（＜32℃）。

（vi）生後 12 週未満（在胎週数が 40 週未満であった者にあっては、出産予定日から起算して
12 週未満）

❽生命徴候

（i）直腸温や食道温等の深部温

ⓐ6 歳未満では、35℃以上（≧35℃）。

ⓑ6 歳以上では、32℃以上（≧32℃）。

（ii）収縮期血圧

ⓐ1 歳未満では、65 mmHg 以上（≧65 mmHg）。

ⓑ1 歳以上 13 歳未満では、（年齢×2）＋65 mmHg 以上［≧（年齢×2）＋65 mmHg］。

ⓒ13 歳以上では、90 mmHg 以上（≧90 mmHg）。

（iii）心拍、心電図等の確認をして重篤な不整脈がないこと。

❾法的脳死判定を実施するにあたっての**条件**

（i）法的脳死判定をするための**必須条件**

以下のⓐ～ⓒの条件が満たされない場合は、脳死判定を開始しない。

ⓐ前提条件を完全に満たすこと。

ⓑ除外例を完全に除外すること。

ⓒ生命徴候を確認すること。

ⓓ脳死と判定するための必須項目をすべて満たしていること。

（ii）法的脳死判定の実施医師

ⓐ脳神経外科医、神経内科医、救急医、麻酔・蘇生科・集中治療医、または小児科医で、それぞれの学会専門医または認定医の資格をもち、かつ脳死判定に関して豊富な経験を有し、しかも臓器移植にかかわらない医師が2名以上で行う。

ⓑ少なくとも1名は第1回目と第2回目の判定を継続して行う。

❿法的脳死判定の**必須項目**と**判定基準**

（ⅰ）深昏睡（JCS：300、GCS：3）

（ⅱ）瞳孔散大（両側瞳孔径4 mm以上）および瞳孔固定

ⓐ瞳孔径は室内の通常の明るさの下で測定する。

ⓑ瞳孔が正円形でない場合には最小径を測定する。

（ⅲ）脳幹反射の消失（以下のⓐ～ⓖのすべてを確認）

ⓐ対光反射の消失。

ⓑ角膜反射の消失。

ⓒ眼球頭反射の消失。

ⓓ前庭反射の消失（検査前に耳鏡により両側の鼓膜損傷のないことを確認しておくこと。氷水の注入量は50 ml。ただし、6歳未満では25 ml）。

ⓔ毛様脊髄反射の消失。

ⓕ咽頭反射の消失。

ⓖ咳反射の消失。

> （註）眼球や角膜、あるいは鼓膜などの損傷や元来の機能障害があるため上記の脳幹反射の確認ができない場合には、脳死判定を行わない（横田, 2009）。

（ⅳ）平坦脳波（脳波活動の消失）の確認

ⓐ少なくとも4誘導の同時記録を単極導出（基準電極導出）および双極導出で行い、電極間距離は7 cm以上（乳児では5 cm以上）が望ましい。

ⓑ全体で30分以上の連続記録を行い、標準感度10 µv/mmに加え、高感度2.5 µv/mmで記録する。

ⓒ記録途中、呼名刺激や顔面への疼痛刺激も加えて記録する。

ⓓ脳波記録とともに心電図の同時記録を行う。

（ⅴ）自発呼吸消失の確認（無呼吸テスト[*]）

ⓐ人工呼吸器で維持されている状態であり、無呼吸テストは脳死判定の最後に実施する。

ⓑ検査の手順

㋐収縮期血圧を確認する。

➡すなわち1歳未満では、65 mmHg以上（≧65 mmHg）、1歳以上13歳未満では（年齢×2）+65 mmHg以上、13歳以上では90 mmHg以上。

㋑100%酸素で10分間人工呼吸を行い、$PaCO_2$レベルがおおよそ35～45 mmHgであることを確認後人工呼吸を中止し、気管内吸引用カテーテルを用いて（6歳未満ではT-ピースを用いる方法もある）6 l/分の100%酸素を投与する。

㋒動脈血ガス分析を2～3分ごとに行い（6歳未満では、採血をテスト開始後3～5分頃に行い、以後の採血時間を予測する）、$PaCO_2$が60 mmHgになった時点で無呼吸を確認

第1章／脳腫瘍へのプロローグ

する。

➡自発呼吸の有無は胸部または腹部に手掌を当てるなどして慎重に判断する。なお、6歳未満においては目視による観察と胸部聴診を行う。

㋓無呼吸を確認し得た時点で検査を終了する。

（ⅵ）必須条件ではないが、脳波検査に合わせて聴性脳幹誘発反応（auditory brainstem response；ABR）を行い、第Ⅱ波以降の消失を確認することが望ましい。

⓫法的脳死判定の観察時間（判定間隔）

➡第1回目の脳死判定が終了した時点から、6歳以上では6時間以上、6歳未満では24時間以上を経過した時点で、第2回目の脳死判定を開始する。

⓬法的脳死の判定

（ⅰ）法的脳死判定を開始し、第1回目および第2回目の脳死判定の検査結果が5つの必須項目（⓾）をすべて満たしていれば、法的脳死と判定する。

（ⅱ）もし、検査結果が5つの必須項目（⓾）と一致しない場合には、その時点で脳死判定を中止する。

⓭死亡時刻

➡死亡時刻は第2回目の判定終了時。

───────────────（チョット役に立つお話）─

＊【無呼吸テスト】

①純酸素投与下では、40～60分くらいの間、心血管系に異常をきたすことなく無呼吸状態を維持できる。

②PaCO₂レベル60 mmHgは、呼吸中枢を刺激するに十分な値である。

③$PaCO_2$は、無呼吸テスト中、1分間に2～3 mmHg上昇する。ただし、体温が低いと上昇度合いが少ない。

④PaO_2は、無呼吸テスト中、1分間に約6 mmHg減少する。

⑤人工呼吸器をはずした後に、時に**上肢の自動運動**、すなわち、**Lazarus徴候**という現象がみられることがある。

　㋐Lazarus徴候とは、人工呼吸器をはずして4～8分の間にみられる、以下のような運動をいう。

　　㋑上肢や体幹に鳥肌が出現し、上肢が小刻みに震え始める。

　　㋺30秒以内に両上肢が肘関節で屈曲し、両手は胸骨部の方に動く。

　　㋩次いで手は頚、顎にまで動き、両手を胸の前で合わせ、最後に両手が体幹両脇に戻る。

　㋑Lazarus徴候とは、人工呼吸器をはずしたのちに、時にみられる上肢の自動運動で、真の自発運動と誤らないことが重要である。

　　➡Lazarus徴候は、**下肢にはみられない**。

　㋒Lazarus徴候でみられる運動は、**脊髄由来**である。

　㋓イエスを蘇らせた男Lazarusにちなんで、このように呼ばれている。

55

２）植物状態 Vegetative state

❶定義

➡重篤な脳損傷により昏睡に陥った患者が救命処置の結果脳幹機能が回復し、覚醒するようになったものの大脳半球の永続的な障害が依然続いている状態をいう。

❷運動や感覚などの動物的機能や精神活動は失っているが、食物の消化・吸収・排泄、心肺機能などの植物性機能は残されている。

❸睡眠・覚醒の反応はある。

❹植物状態という言葉は、医学用語というよりは Medicosocial な言葉として提案された。すなわち、行政的対応を迫る意味で用いられた。

❺脳幹機能を含む脳機能の全般的、不可逆的喪失による**脳死とはまったく異なる病態**である。

❻**診断基準**

（ⅰ）自力での移動不能。

（ⅱ）自力での摂食不能。

（ⅲ）糞尿は失禁状態。

（ⅳ）目で物を追うことはできるが、認識はできない。

（ⅴ）「手を握れ」、「口を開けろ」などの簡単な命令に応じることもあるが、それ以上の意思の疎通はできない。

（ⅵ）声は出すが、意味のある発語はない。

（ⅶ）以上の**6項目を満たす状態**が、**3カ月以上経過**した場合。

---

❼社会復帰は皆無に等しい。

❽失外套症候群(110頁)との異同

（ⅰ）ほぼ類似の状態である。

（ⅱ）植物状態は，元来持続性のものとされているが、一部これから脱却する症例がある。この点で、失外套症候群との間には重畳・移行がある。

（ⅲ）植物状態は、外傷をはじめとする大脳の広範な損傷で初期に昏睡となり、その後失外套症候群を経たりしながら長期生存する場合を指す。

7．小脳性無言症候群 Cerebellar mutism syndrome

❶定義・概念

（ⅰ）通常、小児の小脳腫瘍摘出後に生ずる、完全であるが一過性の無言およびそれに続く構音障害（dysarthria）をいう。

（ⅱ）小脳失調、構音障害や認知機能障害は残存する。

❷頻度

（ⅰ）小児や思春期の後頭蓋窩腫瘍手術例の 8〜39％(Wibroeら, 2018)

➡成人では非常に稀(Wibroeら, 2018)。

（ⅱ）髄芽腫手術例の約25％(杉山ら, 2009)

❸特徴

（ⅰ）2〜10歳の小児。

（ⅱ）症状

　　ⓐ意識は清明である。

　　ⓑ下位脳神経麻痺は認めない。

　　ⓒ長経路徴候（long tract sign）（運動や感覚伝導路などの障害による症状）を認めない。

　　ⓓ理解力は保持され、意思の表出も可能。

　　ⓔ症状は一過性。

（ⅲ）ほとんどが後頭蓋窩腫瘍の手術後に発生する。

❹好発年齢

（ⅰ）ほとんどが（90％）10歳以下の小児。

（ⅱ）2〜10歳

❺性別；性差はない。

❻無言症発生までの期間

　➡手術後0〜6日（平均1.7日）

❼無言症の持続期間

　➡2週間〜6カ月（平均；50日）

❽原疾患

（ⅰ）後頭蓋窩腫瘍によることが最も多い。

　　ⓐ腫瘍の種類（川西ら，1994；杉山ら，2009）

　　　㋐髄芽腫によることが最も多い（約半数）。

　　　㋑以下、嚢胞性星細胞腫（cystic astrocytoma）＞上衣腫（ependymoma）。

　　ⓑ腫瘍の大きさ（Catsman-Berrevoets ら，1999）

　　　㋐髄芽腫では、腫瘍が大きいもの（＞直径5cm）に発生しやすい。

　　　㋑他の腫瘍では、大きさと相関関係はない。

　　ⓒ腫瘍の部位➡90％が小脳虫部近傍（正中部）（杉山ら，2009）。

（ⅱ）その他；血管障害（例；動静脈奇形、脳幹梗塞）、小脳炎（cerebellitis）、外傷性小脳挫傷（traumatic cerebellar contusion）。

❾発生機序（説）

（ⅰ）小脳半球（歯状核）の傷害や浮腫などに伴う虚血、あるいは小脳を支配している動脈の術後の血管攣縮による虚血。

（ⅱ）小脳半球（両側）の血流低下に加え、視床（両側）や補足運動野（優位半球）の血流低下。

　　➡歯状核の虚血変化により歯状核視床路を介した Diaschisis（遠隔障害）が生じ、その結果、視床や補足運動野の血流が低下する。

❿障害部位

（ⅰ）解剖学的部位

　　ⓐ両側の歯状核・上小脳脚、両側の中小脳脚。

　　ⓑ左小脳半球上面

　　ⓒ左小脳半球傍虫部

ⓓ小脳虫部、上小脳虫部

ⓔ脳幹；橋被蓋(pontine tegmentum)

ⓕ大脳前頭葉運動前野・補足運動野

（ii）伝導路

➡歯状核視床皮質路(dentato-thalamo-cortical tract)の障害が最も有力。

⓫症状

（i）無言

（ii）無言症の回復後、重篤な構音障害を認める。

➡構音障害は一過性で、1〜3カ月で完全に回復する。

（iii）意識は清明。

（iv）その他；小脳失調や認知機能障害。

⓬小児における危険因子(Wibroe ら，2018)

（i）正中部発生例

（ii）髄芽腫

（iii）脳幹部腫瘍

8．中枢性尿崩症 Central diabetes insipidus

❶定義；下垂体後葉からの抗利尿ホルモン(antidiuretic hormome；ADH)の分泌低下により、腎の集合管における水の再吸収が障害されて多尿が起こる病態をいう。

❷分類

➡一次性と二次性(症候性、あるいは続発性)とに分類されるが、二次性が多い。

（i）一次性(原発性)

➡ADH の分泌障害だけがみられ、他の視床下部・下垂体後葉系に異常を認めないもの。

ⓐ特発性

㋐頻度；尿崩症全体の 25％

㋑原因不明のもので、一次性の大部分を占める。

ⓑ家族性

㋐抗利尿ホルモンの合成障害による。

㋑幼児期に始まることが多い。

㋒常染色体優性遺伝形式をとる。

（ii）二次性(続発性)

ⓐ機序

㋐視床下部・下垂体後葉系の器質性疾患のために生じる。

㋑下垂体後葉(neurohypophysis)および視床下部は障害されているが、下垂体前葉機能が正常な場合に生じる。

ⓑ疾患

㋐続発性尿崩症の原因は脳腫瘍が約半数を占め、最も多い。

①ジャーミノーマ(Germinoma)が最も多い(40％)。特に神経下垂体部 Germinoma。

          ②次いで、頭蓋咽頭腫（30％）。

            ③その他；奇形腫や転移性脳腫瘍など。

               ⑦脳炎、脳出血、白血病、Langerhans 細胞組織球症や結核など。

❸好発年齢

  （ⅰ）一次性；10～70 歳まで幅広い年齢に分布する。

  （ⅱ）二次性；15～25 歳にピークがある。

❹初発症状と症状

  （ⅰ）多尿、口渇で発症することが多い。

  （ⅱ）主要症状；多飲（特に冷水を好む）、多尿、口渇。

❺診断に必要な検査データ

  （ⅰ）多尿

      ➡250 ml/時間、あるいは 3,000 ml/日以上。小児では 1 日 3,000 ml/m²（体表面積）以上。

  （ⅱ）尿比重＜1.010

  （ⅲ）尿浸透圧＜血清浸透圧

  （ⅳ）血清 ADH；比較的低値

❻MRI

  （ⅰ）矢状断が有用。

  （ⅱ）T 1 強調画像；下垂体後葉の高信号消失。

❼診断基準（表 1-4）

表 1-4. バゾプレシン分泌低下症（中枢性尿崩症）の診断の手引き［山田ら, 2016：島津　章（研究代表者）, 厚生労働科学研究費補助金 難治性疾患等政策研究事業, 2017］

```
Ⅰ．主症候
 1．口渇
 2．多飲
 3．多尿
Ⅱ．検査所見
 1．尿量は 1 日 3,000 ml 以上。
 2．尿浸透圧は 300 mOsm/kg 以下。
 3．バゾプレシン分泌：血漿浸透圧（または血清ナトリウム濃度）に比較して相対的に低下する。5％高
   張食塩水負荷時には、血漿 AVP（argine vasopressin）が血漿浸透圧高値下でも分泌低下を認める。
 4．バゾプレシン負荷試験（水溶性ピトレシン 5 単位皮下注後 30 分ごとに 2 時間採尿）で尿量は減
   少し、尿浸透圧は 300 mOsm/kg 以上に上昇する。
 5．水制限試験（飲水制限後、3％の体重減少で終了）においても尿浸透圧は 300 mOsm/kg を超えな
   い。ただし、水制限がショック状態を起こすことがあるので、必要な場合のみ実施する。
Ⅲ．診断基準
 ⅠとⅡの少なくとも 1～4 を満たすもの。
```

❽治療

  （ⅰ）治療目標（山田ら, 2016）

    ⓐ尿量は 1 日 2,000 ml 以下をめざす。

    ⓑ尿浸透圧は 500～600 mmol/l 以上をめざす。

    ⓒ血清ナトリウム値は 140 mmol/l 以下にならないように。

      著者註：ナトリウムでは、1 mmol＝1 mEq

  （ⅱ）各治療

    ⓐ下垂体後葉ホルモン製剤

      ⑦Pitressin®

①急性尿崩症の治療の第一選択薬。
　　②平滑筋収縮作用がある。
　㋑デスモプレシン酢酸塩水和物（desmopressin acetate hydrate：DDAVP）
　　①慢性尿崩症の治療の第一選択薬。
　　②点鼻製剤（点鼻液、スプレー）と口腔内崩壊錠がある。
　　③抗利尿作用選択性が高く、血中半減期が約2時間と長い。
　　④通常、約12時間で効力を失う。
　　⑤血管収縮作用（昇圧作用）が極めて弱く、他の平滑筋に及ぼす影響も少ない。
ⓑ下垂体機能不全（副腎皮質機能不全や甲状腺機能不全）例では、ホルモン補充療法を行った後、Desmopressin®やPitressin®を投与する。
ⓒ不全型尿崩症で（ある程度内因性Vasopressinの分泌能が残存するもの）、糖尿病合併例では、抗利尿ホルモンの作用を増強させるChlorpropamideを投与。
ⓓ抗利尿ホルモン分泌促進作用を有するCarbamazepineの投与。
ⓔ抗利尿ホルモンの作用を増強するIndometacinの投与。

第1章／脳腫瘍へのプロローグ

❸脳腫瘍に関連する症候群・徴候

1. Aicardi 症候群
（エカルディー）

❶定義；特有な網脈絡異常（網脈絡膜ラクナ）、点頭てんかん（West 症候群）、脳梁欠損を3主徴
とする症候群をいう。

❷遺伝形式
　（ⅰ）家族発生は皆無で、全例孤発例（→すなわち、突然変異）。
　（ⅱ）遺伝子解析の発達により、X 連鎖優性遺伝と考えられている。
　　　ⓐこの形式では、父親からすべての娘に伝わるが、息子には伝わらない。
　　　ⓑ母親からは 1/2 の確率で娘と息子に伝わる。
　　　ⓒちなみに、X 連鎖遺伝（X-linked inheritance）とは X 染色体上に変異遺伝子があるものを
　　　　いう。

❸性別；ほとんど女児に発症する。

❹症状
　（ⅰ）眼症状
　　　ⓐ網脈絡異常；乳頭周辺にみられる多発性で、通常、両側性の黄白色の円形斑をいう。
　　　ⓑその他の眼症状；小眼球症、虹彩癒着や視神経形成不全など。
　（ⅱ）点頭てんかん（West 症候群）
　（ⅲ）知能障害（全例）

❺骨格異常；肋骨の異常（肋骨欠損、第 13 肋骨など）、脊椎の異常（側弯症、半椎体、楔状椎、二
分脊椎など）が多い。

❻合併奇形
　➡異所性皮質（cortical heteropia）、脳室拡大、非対称性脳回異常、小脳奇形、脈絡叢の嚢胞・
　　乳頭腫、Dandy-Walker 症候群など。
　　　（ダンディ・ウオーカー）

2. Argyll Robertson 徴候
（アーガイル　ロバートソン）

❶定義；対光反射は消失しているが、近見反射（輻輳・調節反射）は正常に保たれていることをい
う。
　➡このような状態を、**対光近見反射解離**（light-near dissociation）という。

❷原因；中脳上部の腫瘍や血管障害、神経梅毒、脳炎や多発性硬化症など。

❸病巣部位；上丘の高さで中脳水道周辺。

❹症状・所見

61

（ⅰ）瞳孔は原則的には縮小している（3 mm 以内が多い）。
　　ⓐ縮瞳の有無の検査は暗所で行う。
　　　➡正常人の瞳孔は暗所で散大するが、Argyll Robertson 瞳孔は光の量により瞳孔径が変化しない。
　　ⓑほとんどが両側性である。
（ⅱ）直接および間接の対光反射は消失している（あるいは不十分）。
（ⅲ）近見反射は正常である。
（ⅳ）視機能は保たれている。

対光近見反射解離

（ⅴ）散瞳薬に対する散瞳は不十分。
（ⅵ）不整形瞳孔

3．Bálint 症候群（バーリント）

❶定義；精神性注視麻痺、視覚性運動失調、および視覚性注意障害をきたす症候群をいう。
❷原因；脳梗塞、外傷、脳腫瘍、一酸化中毒、脳炎、Alzheimer 病など。
❸病巣部位；両側の頭頂・後頭葉の広範な領域および脳梁後部。
❹症状
　（ⅰ）**精神性注視麻痺**
　　　➡視線が1つの対象に固定している。すなわち眼球運動に制限がないにもかかわらず、興味の対象への注視を随意的に移すことができない。凝視していないときには視線はあちこち動く。
　（ⅱ）**視覚性運動失調**（視覚失調）
　　　ⓐ視野内にある物をつかもうとして手を出しても、大きく見当がはずれ、うまくつかめない。丁度、暗がりの中で物を探す場合のような手さぐりの仕草を示す。
　　　➡視覚中枢と手の運動中枢を連絡する経路が障害されて生じる。
　　　ⓑ感覚障害や運動障害はない。
　（ⅲ）**視覚性**（空間性）**注意障害**
　　　ⓐ注視した狭い視野にしか注意が払われず、新たに視野に入ってくる対象に気がつかない。したがって患者は注視している対象の数 cm 右、あるいは左にある物に気づかない。
　　　ⓑまた、視野内の2個以上の対象のうち1個しか見えない。

4．Benedikt 症候群（ベネディクト）

❶定義；一側の赤核およびその周辺の破壊により、患側の動眼神経麻痺と、反体側の上下肢の不随意運動および半身の不全運動麻痺をきたす症候群をいう。
❷名称；**赤核症候群**とも呼ばれる。

第1章／脳腫瘍へのプロローグ

❸原因

（ⅰ）脳梗塞によることが多い。

（ⅱ）その他、出血、腫瘍や脳炎など。

❹病巣部位；赤核を中心とした部位。

❺症状

（ⅰ）患側の動眼神経麻痺←髄内神経根の障害。

（ⅱ）反対側上下肢の振戦、舞踏病あるいはアテトーゼ様の不随意運動を伴う不全片麻痺。

  ⓐ不随意運動

   ㋐絶えず休みなく生じ、運動企図に際して増強する。

   ㋑歯状核－赤核－視床路の障害とされている。

  ⓑ運動麻痺

   ➡真の錐体路障害ではなく、赤核の破壊による筋緊張亢進による運動障害で、一見麻痺

    としてみえる。

5．Bruns 症候群

❶定義・概念

（ⅰ）頭の位置の変化によって、激しい頭痛、嘔吐、ひどいめまいの発作を周期的にきたすもの

  をいう。

（ⅱ）発作と発作との間に症状のない時期がある。

❷原因

（ⅰ）第4脳室あるいはその周囲の腫瘍によることが最も多い。

（ⅱ）その他、第4脳室あるいはその周囲の脳血管障害や多発性硬化症。

（ⅲ）第3脳室や側脳室の腫瘍。

❸発生機序

（ⅰ）頭位の変化による脳室系の閉塞と脳脊髄液流の遮断によるとの説が最も有力。

（ⅱ）その他、第4脳室内の嚢胞の位置の変化と脳室系の周期的な閉塞説。

（ⅲ）腫瘍とその周囲におけるうっ血説。

6．Castleman 病

❶定義・概念

（ⅰ）リンパ濾胞の過形成と血管増生を特徴とした、胸腺類似の縦隔のリンパ節過形成を呈す

  る原因不明の疾患をいう。

（ⅱ）リンパ組織の非腫瘍性、反応性増殖が特徴。

❷頻度；極めて稀

❸分類と特徴

（ⅰ）病理学的分類と特徴

  ⓐHyaline-vascular type（硝子化・血管型）

⑦ほとんどが（85〜90%）、このタイプ(Matsumura ら，2005)。

　　　④著明な血管新生と血管の硝子化が特徴。

　　　⑨臨床的には無症状のことが多い。

　　ⓑPlasma cell type（形質細胞型）

　　　⑦このタイプは少ない（5〜10%）(Matsumura ら，2005)。

　　　④濾胞間組織に形質細胞の集簇がみられる。

　　　⑨血液学的異常を伴うことが多い。

　　　⑨臨床症状；発熱、発汗や疲労など。

　　ⓒIntermediate type（中間型）

　　　➡Hyaline-vascular type と Plasma cell type の両タイプからなるもの(Matsumura ら，2005)。

（ⅱ）臨床分類と特徴(Matsumura ら，2005)

　　ⓐ限局型（localized type）

　　　⑦リンパ節腫大が限局しているもの。

　　　④大部分は、このタイプ。

　　　⑨典型例では、Hyaline-vascular type。

　　　⑨腫瘤による周辺組織への圧迫所見を呈することもあるが、通常、無症状。

　　　⑨予後は良好。

　　ⓑ全身型（generalized type）

　　　⑦リンパ節腫大が全身にみられるもの。

　　　④腫大したリンパ節から Interleukin 6（IL-6）が過剰に産生されて引き起こされるとされ
　　　　ている。

　　　⑨ Plasma cell type は、この全身型に多い。

　　　⑨全身症状を呈する。すなわち、発熱、体重減少、貧血や高グロブリン血症など。

❹発生部位(Matsumura ら，2005)

　➡リンパ節や節外リンパ節のどの部位にも発生する。

（ⅰ）リンパ節

　　ⓐ最もよくみられる部位は、縦隔、腹部、頚部や腋窩のリンパ節。

　　ⓑ後腹膜、腸間膜や骨盤のリンパ節に発生することは稀。

（ⅱ）節外リンパ節

　　ⓐ肺、胸腺、心膜（pericardium）や外陰（vulva）。

　　ⓑ頭蓋内に発生することは極めて稀。

❺頭蓋内発生例(Matsumura ら，2005)

（ⅰ）硬膜や軟膜（leptomeninges）から起こる孤立性腫瘍で、画像上、髄膜腫に酷似。

（ⅱ）臨床分類ではすべて限局型（localized type）で、病理学的分類では Hyaline-vascular type
　　が圧倒的に多い。

（ⅲ）好発年齢；8〜82 歳で、平均年齢は 50.2 歳。

（ⅳ）性別；男性：女性＝1：5.5 で、女性に圧倒的に多い。

（ⅴ）症状

　　ⓐけいれんが最も多い。

　　　　ⓑ局所神経症状や頭蓋内圧亢進症状。
（ⅵ）好発部位；円蓋部に多い。
（ⅶ）エックス線 CT
　　　　➡小さい腫瘤にもかかわらず、周囲の浮腫は明瞭。
　　　ⓐ単純 CT；等吸収域
　　　ⓑ造影 CT；均一に増強される。
（ⅷ）MRI
　　　　➡小さい腫瘤にもかかわらず、周囲の浮腫は明瞭。
　　　ⓐ単純 MRI
　　　　㋐腫瘤；Ｔ１、Ｔ２強調画像とも等信号。
　　　　㋑腫瘤と浮腫との間に、FLAIR 画像、Ｔ２強調画像、拡散強調画像で、Hypointense rim
　　　　　（低信号縁）を認める。
　　　　　　➡Hypointense rim は線維性被膜内の慢性の出血の所見。
　　　ⓑ造影 MRI；均一に増強される。
（ⅸ）脳血管造影
　　　ⓐ均一な Capillary blush（毛細血管潮紅）を伴う新生血管を認める。
　　　　　➡ちなみに、'Capillary blush' とは、１本１本識別できないレベルの血管の拡張による血
　　　　　　管床容積の増加で、そこが造影剤でびまん性に濃く染まる状態をいう。
　　　ⓑ栄養動脈は硬膜動脈。
（ⅹ）治療；外科的治療（摘出術）
（ⅺ）予後；良好

7．中枢性塩分喪失症候群 Cerebral salt wasting syndrome

❶定義・概念
（ⅰ）頭蓋内疾患による腎臓からのナトリウム（Na）喪失、およびそれに伴う水の喪失（尿量の
　　　増加）をいう。
（ⅱ）低ナトリウム血症と細胞外液量の減少をきたす。
　　　　➡すなわち、尿中ナトリウム排泄過多を伴う低ナトリウム血症である。
（ⅲ）**循環血漿量は減少**（hypovolemia）。
❷発生機序・病態
（ⅰ）発生機序（説）
　　　ⓐ脳ナトリウム利尿ペプチド（brain natriuretic peptide；BNP）の分泌亢進説。
　　　　📖BNP は、Aldosterone 抑制作用を有する。
　　　ⓑ視床下部から腎尿細管への神経支配の破綻説。
　　　ⓒ心房性ナトリウム利尿ホルモン分泌説。
（ⅱ）**低張性脱水**をきたしている。
（ⅲ）血中の抗利尿ホルモン（antidiuretic hormone；ADH）値➡正常か低値。
❸原因疾患

（ⅰ）中枢神経系疾患；くも膜下出血、脳出血、頭部外傷や脳腫瘍など。

（ⅱ）くも膜下出血後に合併する低ナトリウム血症の多くは（80％）、本症候群である。

➡本症候群は、くも膜下出血例では day 7～9 に発症する傾向がある（小笠原ら、1998）。

❹症状

（ⅰ）錯乱（confusion）、（ⅱ）意識障害、（ⅲ）けいれん、（ⅳ）食欲不振、（ⅴ）悪心・嘔吐、（ⅵ）無感情（apathy）、（ⅶ）脱力（weakness）

❺抗利尿ホルモン分泌異常症候群（syndrome of inappropriate secretion of antidiuretic hormone；SIADH）（91 頁）との鑑別（表 1-5）

➡**本症候群と SIADH との決定的な相違は、循環血漿量にある。**

表 1-5．Cerebral salt wasting syndrome と SIADH との鑑別（Harrigan、1996 より抜粋）

	中枢性塩分喪失症候群 Cerebral salt wasting syndrome	SIADH
①循環血漿量（plasma volume）	減少	増加
②塩分バランス（salt balance）	負（negative）	さまざま（variable）
③脱水の症状・徴候 （signs and symptoms of dehydration）	有	無
④体重（weight）	減少	増加または不変
⑤中心静脈圧（central venous pressure）	低下	上昇または正常
⑥ヘマトクリット値（hematocrit）	増加	減少または不変
⑦浸透圧（osmolarity）	上昇または正常	減少
⑧血清タンパク濃度 （serum protein concentration）	増加	正常
⑨尿中ナトリウム濃度 （urine sodium concentration）	著明に増加	増加
⑩血清カリウム値 （serum potassium concentration）	増加または不変	減少または不変
⑪血清尿酸値 （serum uric acid concentration）	正常	減少*

・細胞外液量の減少と負の塩分バランスが、本症候群（cerebral salt wasting syndrome）の最も重要な所見である。
・本症候群と SIADH は、共に尿浸透圧は高値。
・*血清尿酸値；水貯留のため減少。

❻治療

（ⅰ）NaCl の補給。

　ⓐナトリウムの補給法は、経静脈的ではなく、経口的に投与する。

　　理由：高張な NaCl の静脈内投与が Volume expansion（循環血液量の増加）を引き起こし、ナトリウム利尿を促進するため。

　ⓑ食塩 15～20 g/日

（ⅱ）水分の補充

　　➡本症は Hypovolemia（循環血液量減少）なので、水分を制限するとくも膜下出血の脳血管攣縮を悪化させ、脳虚血を引き起こす。

（ⅲ）鉱質コルチコイド（Fludrocortisone）の投与。

第1章／脳腫瘍へのプロローグ

楽々講座──────────────────────
【低ナトリウム血症に関する事項】

①低ナトリウム(Na)血症とは、一般的に、血清 Na 濃度が 135 mEq/l 未満の状態を指す(有馬. 2012)。
②血清 Na 値と臨床症状
　ⓐ天野の報告(2002)
　　㋐血清 Na 値が 130 mEq/l 以下になると倦怠感や食欲不振などの症状が出現。
　　㋑血清 Na 値が 120 mEq/l 以下で意識障害。
　　㋒血清 Na 値が 110 mEq/l 以下で昏睡。
　(※1) 脳梗塞など脳内病変のある場合には、血清 Na 値が 120 mEq/l 以上であっても意識障害を
　　　きたす。
　(※2) 高齢者では、低 Na 血症による意識障害が出やすい。
　ⓑ石原らの報告(2011)
　　㋐血清 Na 値が 125〜130 mEq/l の場合は無症状。
　　㋑血清 Na 値が 110〜125 mEq/l で、食欲低下、頭痛、病的反射の出現や傾眠傾向などがみられ
　　　る。
　　㋒血清 Na 値が 105〜110 mEq/l で、悪心、嘔吐、人格変化や混迷などが出現。
　　㋓血清 Na 値が 105 mEq/l 未満の場合は、けいれんが起きたり、死亡することもある。
③急性低 Na 血症では(2日以内に低 Na 血症に至る場合)、慢性 Na 血症に比べて、神経症状をはる
　かにきたしやすい(天野. 2002)。
④低 Na 血症の脳への影響は、特に閉経前の女性で強い(天野. 2002)。
　➡低 Na 血症時に脳組織が適応するのを女性ホルモンが遅らせ、その結果、脳浮腫などを出現し
　　やすくしているとされている。
⑤低 Na 血症の治療に際して、低 Na 血症の持続時間が長い慢性例や消耗の著しい患者で、補正ス
　ピードが速いと橋中央に脱髄巣が出現しやすい(**橋中心髄鞘崩壊 central pontine myelinolysis**)(天
　野. 2002)(96 頁)。
　➡時に、橋以外に脱髄巣が出現することがある(**橋外髄鞘崩壊 extrapontine myelinolysis** と呼ば
　　れる)。

8．Collet-Sicard 症候群

❶定義・概念

（ⅰ）一側性・末梢性・多発性の下部脳神経障害による症候群の1つ。

（ⅱ）病変と同側の舌咽神経、迷走神経、副神経および舌下神経症候の組み合わせをいう。

❷原因

　➡ほとんどが腫瘍で、その中では、悪性腫瘍の転移や浸潤によることが多い(60％)。

❸予後；原疾患による。

9．Cowden 症候群

❶定義・概念

（ⅰ）常染色体**優性遺伝**の多発性の過誤腫(hamartoma)や腫瘍性疾患を合併するものをいう。

（ⅱ）一般に、**皮膚科学的基準**、すなわち顔面の多発性丘疹、口腔粘膜の乳頭腫症、四肢末端や
　　手掌足底の角化性丘疹**により定義**される。

（ⅲ）しばしば、全身の過誤腫や乳腺、甲状腺および泌尿生殖器の腫瘍性病変で発現する。

（ⅳ）母斑症(phakomatosis)の1つ。

（ⅴ）本疾患は、$PTEN$(phosphatase and tensin homolog)遺伝子変異と過誤腫を特徴とする(大
　　石. 2014)。

❷頻度；25万人に1人と極めて稀(大石. 2014)。

67

❸名称

（ⅰ）**多発性過誤腫症候群**（multiple hamartoma syndrome）とも呼ばれる。

（ⅱ）**家族性腫瘍症候群**（familial tumor syndrome）**の1つである。**

❹40〜60％が家族性で、残りが孤発性（大石, 2014）。

❺遺伝

（ⅰ）遺伝形式➡**常染色体優性遺伝**

（ⅱ）責任遺伝子

　ⓐ第10番染色体の長腕（10q23.3）上にある癌抑制遺伝子 *PTEN*（phosphatase and tensin homolog）*の突然変異によって本症が生じる（大石, 2014）。

　【*PTEN*遺伝子】

　㋐ *PTEN* 遺伝子は、細胞増殖やアポトーシスの抑制、あるいは発癌を引き起こす P13K/Akt シグナル伝達を負に制御している（大石, 2014）。

　㋑ *PTEN* 遺伝子は細胞増殖や遊走（migration）、特に血管平滑筋細胞に関与（Akiyama ら,2006）。

　ⓑ本症候群患者の85％に *PTEN* 遺伝子変異を認める（川西ら, 2018）。

> ＊*PTEN* 遺伝子に突然変異を認める遺伝性疾患を総称して *PTEN* **過誤腫症候群**（*PTEN* **hamartoma tumor syndrome**；PHTS）という。この PHTS には、Cowden 病や Lhermitte-Duclos 病（597頁）などが含まれる（大石, 2014）。

❻好発年齢；通常、20歳までに発病する。

❼臨床像

（ⅰ）**皮膚と粘膜の過誤腫が特徴。**

　ⓐ**顔面の多発性丘疹、口腔粘膜の乳頭腫症、四肢末端や手掌足底の角化性丘疹。**

　ⓑ**特徴的な皮膚病変➡外毛根鞘腫（trichilemmoma）**

（ⅱ）内部臓器（大部分は甲状腺、乳腺や女性の泌尿生殖器。その他、胃腸管、神経系や眼）の過誤腫。

（ⅲ）顔面頭蓋骨異常および骨格異常

　➡巨頭症（macrocrania）（本症の50〜80％）、アデノイド顔貌、高位口蓋、脊柱後弯（kyphosis）。

（ⅳ）**皮膚以外で過誤腫や腫瘍が最も普通にみられる部位は甲状腺。**

　➡症例の2/3に甲状腺に病変を認める（甲状腺腫か甲状腺癌が大部分）。

（ⅴ）本症の女性例の3/4は、**乳腺に病変を認める。**

　➡本症の女性例の30％は**浸潤性導管癌**（ductal carcinoma）（**乳癌の組織型の一型で、癌細胞が乳管壁を破り管外に増殖・浸潤するもの）で、このうち1/3は両側性。**

（ⅵ）眼の異常；白内障、色素線条（angioid streak）や血管異常が多い。

（ⅶ）消化管ポリポーシス（60〜95％の頻度）（大石, 2014）

❽治療；根本的な治療法はない。

❾Lhermitte-Duclos 病（597頁）の1/3にみられる。

　➡中枢神経病変の代表が Lhermitte-Duclos 病と巨頭症とされている（秋元, 2016）。

❿合併疾患

（ⅰ）悪性腫瘍（大石, 2014）

　　ⓐ合併頻度；30〜40％

　　ⓑ悪性腫瘍の種類

　　　㋐**乳癌**（女性）が最も多い（20〜70％）。

　　　㋑その他、甲状腺癌（濾胞癌が多い）（10〜23％）、生殖器癌（子宮内膜癌など）（5〜10％）、
　　　　皮膚癌や腎癌など。

（ⅱ）巨脳症（megaloencephaly）；20〜70％

（ⅲ）その他の中枢神経病変；異所性灰白質、水頭症、くも膜下出血、動静脈奇形、髄膜腫、
　　　シュワン細胞腫（neurinoma）や神経線維腫（neurofibroma）。

（ⅳ）骨格異常

10. 大後頭孔（大孔）症候群 Foramen magnum syndrome

❶定義・概念

（ⅰ）大孔部の病変により生じる症状・症候の総称である。

（ⅱ）ちなみに、大孔とは、上方は斜台の下1/3、側方は頚静脈結節、下方は第2頚椎、後方は
　　　後頭鱗の前縁の領域に囲まれる部分をいう（Bruneau ら, 2008）。

❷大孔の範囲（Bruneau ら, 2008）

（ⅰ）前方➡斜台の下1/3から第2頚椎椎体上縁まで。

（ⅱ）側方➡頚静脈結節から第2頚椎椎弓上面まで。

（ⅲ）後方➡後頭鱗の前縁から第2頚椎棘突起まで。

❸腫瘍の種類；髄膜腫、シュワン細胞腫（神経鞘腫）、血管芽腫や脈絡叢乳頭腫など。

❹初発症状

　➡後頭部・後頚部痛、上肢のしびれの側と腫瘍側とは一致する。

（ⅰ）後頭部・後頚部痛が最も多い（40〜75％）。

（ⅱ）次いで、上肢遠位部のしびれや異常感覚（dysesthesia）（20〜40％）。

❺特徴的症状・徴候

（ⅰ）後頭部・後頚部痛

　　ⓐ一側性

　　ⓑ痛みは、頚神経根（C2）の圧迫あるいは牽引による。

　　ⓒ痛みは持続性で、咳や腹圧を加えたり、頚部の前屈により増強する。

（ⅱ）後頭部（C2領域）、または後頚部から肩にかけての領域（cape distribution）の表在感覚の
　　　低下。

（ⅲ）上肢〜手指のしびれや Dysesthesia

　　➡**Cold dysesthesia**（氷冷感）が特徴的で、この場合、腫瘍は脊髄の前方あるいは前側方に
　　　存在する（柳ら, 1989）。

　　　㊟温覚・痛覚は消失するが、冷覚は過敏となり、冷刺激は冷たいと知覚されずに痛みと
　　　　して感ずる。

（ⅳ）深部感覚障害

  ⓐStereoanesthesia（非皮質性の立体感覚障害）

   📖上位頸髄障害による立体感覚障害では、手指の振動覚と位置覚は消失するが、皮膚書字覚（skin writing sense）は保たれる。

   📖頭頂葉障害では、皮膚書字覚も障害される。

  ⓑPiano-playing finger（ピアノ演奏様指）

   ➡患者に上肢を伸ばさせ両手指を広げて水平に保持させると、深部感覚障害のために手指の位置を一定に保つことができず、指が上下・左右に不随意に動き、あたかもピアノを弾いているような動きをする。

（ⅴ）手の運動拙劣（clumsiness of hand）；（例）ボタンをかけたり、はずしたりするのが拙劣。

（ⅵ）手固有筋の筋萎縮

  ⓐ出現頻度；20～50％

  ⓑ腫瘍側と同側に出現。

  ⓒFalse localizing sign（偽性局在徴候）

  ⓓ発生機序（説）

   ㋐動脈圧迫説；前脊髄動脈の圧迫によるとの説。

   ㋑静脈説；静脈の還流不全によるとの説。

   ㋒直接障害説；脊髄前角や皮質脊髄路の直接障害によるとの説。

（ⅶ）副神経（第 11 脳神経）麻痺

  ⓐ胸鎖乳突筋、僧帽筋の萎縮や筋力低下。

  ⓑ**下位脳神経のうち、最も頻度が高い。**

❻**運動障害や感覚障害は、下肢より上肢により強く出現する**のが特徴。

❼病状が進行すると、上肢により強い四肢麻痺や歩行障害が出現する。

  📖呼吸障害は末期の徴候。

11. Down 症候群

❶定義；21 番染色体の 1 本過剰に由来する精神薄弱を代表とする症候群をいう。

❷頻度；1,000 の出産に対して 1 人。

❸名称；21 トリソミー症候群（trisomy 21 syndrome）、蒙古症（mongolism）とも呼ばれる。

❹染色体構成

（ⅰ）患児の 90～95％➡標準型 21 トリソミー

（ⅱ）患児の 3～5％➡転座型トリソミー

（ⅲ）患児の 1％前後➡正常細胞と 21 トリソミーのモザイク型。

❺誘因

（ⅰ）出産時の母親の年齢と関係する。

（ⅱ）母親の年齢が 45 歳を超えると、発生率が高くなる。

  ⓐ 20～29 歳；0.1％

  ⓑ 45 歳；4％

❻危険率；1人 Down 症が生まれて、次回に Down 症が生まれる危険率は 1〜2%

❼症状

（ⅰ）特異な顔貌

（ⅱ）耳の変形

（ⅲ）筋緊張低下

（ⅳ）心奇形

（ⅴ）小指単一屈曲線

（ⅵ）手掌の猿線

❽合併疾患

（ⅰ）合併症としては白血病が有名で、高頻度にみられる。

（ⅱ）中枢神経系の異常として、しばしば小脳片葉小節葉に異所性灰白質(heterotopia)がみられる。

（ⅲ）脳腫瘍

ⓐ合併頻度は稀。

ⓑ合併する脳腫瘍の中では、**胚細胞腫瘍が最も多い**(Nakashima ら，1997；Tanabe ら，1997)。

㋐ Down 症で脳腫瘍を合併する症例の 43％を占める。

㋑人種；発生例は、すべてアジア系人種(杉山，2008)。

㋒好発年齢；3〜22 歳(平均；10.9 歳)(杉山，2008)。

㋓性別；男児に圧倒的に多い(杉山，2008)。

㋔発生部位(杉山，2008)

①基底核部に圧倒的に多い。

②その他；小脳、松果体や神経下垂体部。

㋕腫瘍の種類(杉山，2008)

①Germinoma が最も多い。

②次いで、卵黄嚢腫瘍(york sac tumor)

➡相対的頻度としては、卵黄嚢腫瘍が多い。

③奇形腫

㋖治療；化学療法が中心。

12. Foster Kennedy 症候群

❶定義・概念

（ⅰ）病変と同側の一次性視神経萎縮(中心暗点を伴う)、病変と同側の嗅覚脱失および病変と対側のうっ血乳頭の三徴候をいう。

（ⅱ）本症候群の主症状は、視神経萎縮とうっ血乳頭。

❷原因

（ⅰ）前頭葉下部の占拠性病変で最も多くみられる。

➡70％は腫瘍で、一番多いのは、髄膜腫(蝶形骨縁髄膜腫や嗅溝髄膜腫)。

（ⅱ）血管障害、炎症や水頭症などの非腫瘍性病変(30％)。

❸発生機序

(ⅰ)視神経萎縮および嗅覚脱失は、腫瘍による視神経および嗅神経への直接(機械的)圧迫による。

(ⅱ)病変と対側のうっ血乳頭は、腫瘍の増大による頭蓋内圧亢進で生じる。

13. Foville 症候群（フォビユ）

❶定義；橋下部背側障害による病変側の末梢性顔面神経麻痺、水平注視麻痺と反対側の上下肢の運動麻痺をきたす病態をいう。

❷原因

(ⅰ)小児では橋腫瘍によることが多い。

(ⅱ)成人では血管障害によることが多い。

(ⅲ)その他、炎症や多発性硬化症。

❸病巣部位；下部橋被蓋(橋背部)の障害。

❹症状

(ⅰ)病変と同側の末梢性顔面神経麻痺。

(ⅱ) 患側(顔面神経麻痺側)への側方注視麻痺。 ……… 特徴

(ⅲ)病変と反対側の上下肢の運動不全麻痺(不定)。

　➡運動麻痺の発生機序については、より底部の錐体路の一過性の障害説と中心被蓋路(束)の病変説とがある。

14. Fröhlich 症候群（フレーリッヒ）

❶定義；視床下部―下垂体周辺の腫瘍(稀に炎症、血行障害や外傷)、肥満、性器発育不全を主徴とするものをいう。

❷症状；肥満や性器発育不全。

15. 眼窩尖端症候群 Orbital apex syndrome

❶定義・概念

(ⅰ)眼窩尖端部の病変により生じる視神経、動眼神経、滑車神経、外転神経、三叉神経第1枝(涙腺神経、前頭神経や鼻毛様体神経)、および眼動脈や眼窩静脈の障害をいう。

(ⅱ)すなわち、上眼窩裂症候群(86頁)に視神経障害が加わったもの。

(ⅲ)**外転神経から障害される**傾向が強い。

❷原因

(ⅰ)腫瘍(副鼻腔原発の癌、粘液嚢腫や蝶形骨縁髄膜腫など)

(ⅱ)外傷や炎症。

❸病巣部位；眼窩尖端部

第1章／脳腫瘍へのプロローグ

❹症状

（ⅰ）視力障害

（ⅱ）外眼筋麻痺

（ⅲ）内眼筋麻痺

（ⅳ）眼瞼下垂

（ⅴ）三叉神経第1枝領域（前額部、鼻翼部、上眼瞼、角膜や結膜）の疼痛や知覚障害。

❺鑑別診断

➡海綿静脈洞症候群や上眼窩裂症候群との鑑別。

📖眼窩尖端症候群では、視神経障害を認める。

16. Garcin 症候群
ガ ル サ ン

❶定義；頭蓋底部の腫瘍、稀に頭蓋底骨折や脳底部髄膜炎により多数の脳神経が一側性に、広範に障害されるものをいう。

❷名称；脳神経汎半側麻痺症候群（syndrome of unilateral global paralysis of cranial nerve）とも呼ばれる。

❸原因

（ⅰ）頭蓋底部の腫瘍が最も多い。

　ⓐ頭蓋底部に原発する腫瘍（骨肉腫や線維肉腫）。

　ⓑ鼻咽腔、副鼻腔や耳などに原発した腫瘍（扁平上皮癌、リンパ肉腫や細網肉腫など）の頭蓋底への浸潤。

　ⓒ遠隔臓器原発の悪性腫瘍（乳癌、肺癌や横紋筋肉腫）の頭蓋底部への転移。

（ⅱ）稀に、頭蓋底骨折、脳底部髄膜炎や多発性神経炎。

❹症状

（ⅰ）**多数の脳神経**が**一側性に障害**される。

　ⓐ一側性の脳神経麻痺については厳格に規定されたものではないが、過半数、**少なくとも7個以上**の脳神経麻痺が必要。

　ⓑ**三叉神経麻痺、外転神経麻痺で初発**することが多い。

　ⓒ一側のすべての脳神経麻痺が同時に出現するのではなく、頭蓋底部を病変が拡大するにしたがって、隣接する脳神経障害が次々と生じる。

　ⓓ**外転神経が最も抵抗性が弱く**、一方、**聴神経は最も抵抗性が強い**。

（ⅱ）うっ血乳頭などの頭蓋内圧亢進症状を伴わない。

（ⅲ）四肢の感覚障害や運動麻痺などの脳実質障害を呈さない。

　📖硬膜外に沿って病変（硬膜外病変）が進行するため。

❺頭部エックス線単純撮影

➡頭蓋底部に骨破壊像を認める。

❻予後；不良

73

17. Gardner 症候群

❶定義・概念

（ⅰ）大腸腺腫症に、骨腫および皮下の軟部組織腫瘍（類上皮腫、線維腫など）を合併する家族性疾患をいう。

（ⅱ）遺伝子解析により、本症候群と家族性大腸腺腫症（familial adenomatous polyposis）とは同一疾患であることが判明し、現在では、Gardner 症候群という名称は使われない傾向にある。

❷頻度（家族性大腸腺腫症）(澤田ら，2015)

（ⅰ）欧米；人口 10,000〜20,000 人に 1 人。

（ⅱ）本邦；人口 17,400 人に 1 人。

❸名称

➡家族性大腸腺腫症、Gardner 症候群、Turcot 症候群（119 頁）や Attenuated familial adenomatous polyposis（腺腫の数が少ない不全型家族性大腸腺腫症）をまとめて、*APC*（adenomatous polyposis coli）関連ポリポーシスという名称が提唱されている(澤田ら，2015)。

❹遺伝

（ⅰ）遺伝形式➡常染色体優性遺伝

（ⅱ）責任遺伝子

　　ⓐ第 5 番染色体長腕（5q）上にある癌抑制遺伝子である *APC*（adenomatous polyposis coli）の変異。

　　ⓑちなみに、APC タンパクは、β-カテニンをリン酸化して分解する Wingless（WNT）シグナル伝達経路の負の制御因子。その他、細胞周期を制限し、腫瘍形成を抑制する役割もある(澤田ら，2015)。

❺性別；男性：女性＝2：1 で、男性に多い。

❻臨床像と特徴

➡本症の特徴は、大腸ポリープ症に消化管外腫瘍性随伴病変を家族性に発生することである。

（ⅰ）骨腫

　　ⓐ主として扁平骨、長管骨にみられる。

　　　㋐大部分は頭蓋骨（顔面骨を含む）に発生する。

　　　　ⓘ下顎骨（特に角部）および頭蓋骨に最も多く、同頻度にみられる。

　　　　ⓘ頭蓋骨では圧倒的に前頭骨に多くみられる。

　　　㋑次いで、長管骨。

　　ⓑ大部分は良性の骨腫で、一部、外骨腫であるが、ある年齢に達すると変化しない。

　　ⓒ悪性化することはないとされている。

（ⅱ）ポリープ

　　ⓐ大腸のみならず、十二指腸や小腸にも高率に認められる。

　　ⓑ大腸のポリープは小さくて比較的均一で、無茎性のポリープが大腸全体にびまん性に密生していることが多い。

　　ⓒ経過中に、高率に大腸癌を合併する。

ⓓ大腸ポリープは、骨腫や軟部組織腫瘍の出現より遅いとされている。

ⓔ20歳代や30歳代に発症することが多い。

ⓕ大腸ポリープの組織学的所見は腺腫であるが、半数に悪性化がみられる。

（ⅲ）皮膚の軟部組織腫瘍

➡皮膚の嚢腫と線維組織腫瘍である。

ⓐ皮膚の嚢腫

㋐類上皮嚢胞（類上皮腫）と粉瘤が大部分。

㋑顔面、四肢、体幹に多発する。

ⓑ線維性腫瘍

㋐線維腫とDesmoid（類線維腫）が大部分を占める。

㋑Desmoid

➡術後瘢痕部（腹壁）や腹腔内（腸間膜）にできることが多い。

ⓒポリープより先に出現し、出産時や小児期に既に気づかれていることが多い。

（ⅳ）歯芽の異常（埋没歯、歯芽嚢胞や過剰歯など）も高頻度にみられる。

❼治療

（ⅰ）確立した治療法はない。

（ⅱ）必要に応じて外科的治療。

18. 原発性トルコ鞍空洞症候群 Primary empty sella syndrome

❶定義・概念

（ⅰ）原発性トルコ鞍空洞症候群とは、鞍隔膜が先天的に脆弱、あるいは鞍隔膜の開口部が先天的に大きくて、トルコ鞍内が髄液で満たされ、症状を呈するものをいう。

（ⅱ）一方、下垂体がなんらかの原因（下垂体卒中、外科的治療や放射線治療後など）で萎縮し、その結果生ずるものを二次性トルコ鞍空洞症候群（secondary empty sella syndrome）という。

❷好発年齢；40～60歳

❸性別；肥満女性に多くみられる。

❹症状

（ⅰ）視力・視野障害

（ⅱ）頭蓋内圧亢進症状

（ⅲ）髄液鼻漏

❺頭部エックス線単純写真（578頁の**図 3-11**）；トルコ鞍の風船状拡大。

❻エックス線CT

（ⅰ）単純CT；トルコ鞍内に低吸収域（髄液と同程度）。

（ⅱ）造影CT；増強効果はみられない。

❼MRI（578頁の**図 3-12**）

（ⅰ）T1強調画像；トルコ鞍内に低信号（髄液と同信号）。

（ⅱ）T2強調画像；高信号

❽治療；手術によりトルコ内に筋肉片を充填する。

19. Gerstmann 症候群

❶定義；手指失認、左右識別障害、失計算および失書の 4 症状を呈する症候群をいう。

❷病巣部位

（ⅰ）優位半球の角回や縁上回を含む頭頂－後頭－側頭葉を結ぶ連合野。

（ⅱ）劣位半球病変でも不完全な本症候群を呈することがある。

（ⅲ）病変が広範囲のときには完全な本症候群を呈し、小範囲のときには不全型を呈することが多い。

❸四徴候

（ⅰ）失計算（acalculia）

ⓐ数字はわかるが、計算が障害される。

ⓑ暗算も筆算も障害される。

（ⅱ）左右識別障害（right-left disorientation）

➡自己および他人の身体部分の左右を間違える。

（ⅲ）手指失認（finger agnosia）

ⓐ最も大切な徴候で、本症候群における**中核的存在**である。

ⓑ自分の指および他人の指の認知障害で、検者が触れた指を呼称したり、命ぜられた指を提示したりすることができない。

ⓒ拇指・小指は、通常正しく認知・呼称できるが、示指、中指、環指の呼称・認知のできないことが多い。

ⓓ手指失認は両側性にみられる。

（ⅳ）失書（字が書けない）（agraphia）

ⓐ失読や失語を伴わない書字の障害。

ⓑ自発書字や書き取りが障害される。

20. Gorlin-Goltz 症候群

❶定義

➡**多発性基底細胞癌**、手掌足底の点状陥凹、**顎骨囊胞**、頭蓋内石灰化像、骨格奇形などを主症状として、全身に多彩な病変を合併する遺伝性疾患をいう。

❷名称：**基底細胞母斑症候群**（nevoid basal cell carcinoma syndrome；basal cell nevus syndrome）とも呼ばれる。

❸頻度(白石ら，2005)

（ⅰ）本症候群患者が生涯で髄芽腫を発生する危険率；約 4 %

（ⅱ）髄芽腫患者における本症候群の発生頻度；1～2 %

❹遺伝形式

（ⅰ）常染色体優性遺伝

ⓐ$PTCH$（Patched）-1 の遺伝子変異を認める(藤井ら，2009)。

ⓑちなみに、$PTCH$-1 の遺伝子は第 9 染色体長碗（9q22）上にある癌抑制遺伝子(楢，2002)。

（ⅱ）60％は、家族歴のない孤発例（突然変異）。

❺性別；女性に多い（男性は稀）。

❻主要症状・徴候(Gorlin, 1987)

（ⅰ）顔貌

ⓐ頭位の拡大による特徴的な顔貌（70％）。

ⓑ前頭部と両側の頭頂部が膨隆し、眼球が陥凹。

ⓒ軽度の両眼隔離（hyperterolism）。

（ⅱ）皮膚

ⓐ基底細胞癌（nevoid basal-cell carcinoma）が特徴。

ⓑ思春期〜35歳の間に発生する。

（ⅲ）顎骨嚢胞（jaw cyst）；再発率は30〜60％と高い。

（ⅳ）**中枢神経系**

ⓐ**髄芽腫**

㋐頻度；20％

㋑半数が2歳までに発症。

㋒ほとんどが、Desmoplastic variant（線維形成亜型）の病理組織を呈する(白石ら, 2005)。

ⓑ精神発達遅滞

（ⅴ）筋・骨格系

ⓐ頭部の拡大や扁平頭蓋。

ⓑ大脳鎌の石灰化；85％の頻度。

ⓒトルコ鞍隔膜の石灰化（トルコ鞍の bridge）；60〜80％

ⓓ小脳テントの石灰化；40％

ⓔ錐体床突起靱帯（petroclinoid ligament）の石灰化；20％

ⓕ第4指の中手骨が短い（short fourth metacarpal）；平均20％の頻度。

ⓖ二分肋骨、潜在性二分脊椎（頸椎や胸椎）や脊柱側弯。

❼本症候群では、髄芽腫や基底細胞癌に対して放射線照射を行うと、照射部位の皮膚に一致して基底細胞癌が生じる(藤井ら, 2009)。

➡したがって、**本症候群患者への放射線照射は禁忌！** (藤井ら, 2009)

21. 播種性血管内凝固症候群
Disseminated intravascular coagulation(DIC)

❶定義・概念

（ⅰ）播種性血管内凝固症候群（DIC）は、敗血症、白血病や癌などの基礎疾患の存在のもとに、血液の凝固機序が過度に活性化され、全身の血管内に血栓が持続的に多発する重篤な病態である(大森ら, 2000)。

（ⅱ）臨床症状としては、凝固因子や血小板の消費による凝固障害（消費性凝固障害）や血栓形成による微小循環障害がみられる(大森ら, 2000)。

➡すなわち、出血症状や虚血性の臓器障害を認める。

（ⅲ）脳には組織トロンボプラスチンが多いこと、また意識障害のために肝炎などの感染症を併発しやすいので、DIC を起こしやすい。

❷DIC の止血異常(和田ら, 2013)
　➡凝固亢進と線溶亢進、ならびに両者が亢進する消耗性凝固障害の 3 つの総和からなる。
（ⅰ）凝固優位型あるいは臓器障害型 DIC
　　ⓐ凝固亢進が優位になると、血栓症状とそれに伴う臓器障害が発現しやすくなる。
　　ⓑ基礎疾患；敗血症など
　　ⓒ臓器障害を高頻度に伴うことから、予後は不良。
（ⅱ）線溶亢進優位型あるいは出血型 DIC
　　ⓐ線溶亢進が優位になると、出血症状が発現しやすくなる。
　　ⓑ基礎疾患；白血病や産科疾患に高頻度にみられる。
　　ⓒ軽症は代償性 DIC であるが、重症化すると非代償性 DIC に移行する。
（ⅲ）消耗性凝固障害型あるいは大量出血型 DIC
　　ⓐ消耗性凝固障害が優位になると、凝固因子が欠乏して大量出血を起こしやすくなる。
　　ⓑ非代償性 DIC である。
　　　➡一般に、非代償性 DIC の治療は困難。

❸DIC 診断基準適用のアルゴリズム(DIC 診断基準作成委員会, 2014)
　➡DIC を疑った時点で、図 1-10 のアルゴリズムに従う。

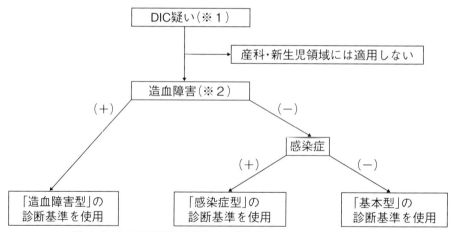

図 1-10. DIC 診断基準適用のアルゴリズム(DIC 診断基準作成委員会, 2014)

・（※1）DIC 疑い：DIC の基礎疾患を有する場合(表 1-6)、説明のつかない血小板数減少・フィブリノゲン低下・FDP 上昇などの検査値異常がある場合、静脈血栓塞栓症などの血栓性疾患がある場合など。
・（※2）造血障害：骨髄抑制・骨髄不全・末梢循環における血小板破壊や凝集など、DIC 以外にも血小板数低下の原因が存在すると判断される場合に(＋)と判断。寛解状態の造血器腫瘍は(－)と判断。
・基礎病態を特定できない(または複数ある)あるいは「造血障害」、「感染症」のいずれにも相当しない場合は基本型を使用する。例えば、固形癌に感染症を合併し基礎病態が特定できない場合には「基本型」を用いる。
・肝不全では 3 点減じる(表 1-7 の注を参照)。

（ⅰ）造血障害、すなわち、骨髄抑制・骨髄不全・末梢循環における血小板破壊や凝集など、DIC 以外にも血小板数低下の原因が存在すると判断される場合には、血小板数を用いて DIC の診断ができないため、「造血障害型」の診断基準を使用する。
（ⅱ）造血障害が存在しない場合には、感染症の有無を判断する。

ⓐ感染症があれば、「感染症型」の診断基準を適用する。

　　ⓑ造血障害および感染症がともになければ、「基本型」の診断基準を使用する。

（ⅲ）基本病態を特定できない場合は、「基本型」を使用する。

（ⅳ）固形癌に感染症を合併した場合など、DIC をきたしうる基礎疾患が複数存在する場合には、「基本型」を使用する。

❹基礎疾患（**表 1-6**）(DIC 診断基準作成委員会，2014)

表 1-6．DIC の基礎疾患(DIC 診断基準作成委員会，2014)

　1．感染症
　　　①敗血症、②その他の重症感染症（呼吸器、尿路、胆道系など）
　2．造血器悪性腫瘍
　　　①急性前骨髄性白血病（APL）、②その他の急性白血病、③悪性リンパ腫、④その他の造血器悪性腫瘍
　3．固形癌（通常は転移を伴った進行癌）
　4．組織損傷：外傷、熱傷、熱中症、横紋筋融解
　5．手術後
　6．血管関連疾患
　　　①胸部および腹部大動脈瘤、②巨大血管腫、③血管関連腫瘍、④膠原病（血管炎合併例）、⑤その他の血管関連疾患
　7．肝障害：①劇症肝炎、②急性肝炎、③肝硬変
　8．急性膵炎
　9．ショック
　10．溶血、血液型不適合輸血
　11．蛇咬傷
　12．低体温
　13．その他

注）産科領域、新生児領域において、それぞれ特徴的な DIC の基礎疾患があるが、両者とも本診断基準を適用しないので、ここには示していない。

❺診断基準（**表 1-7**）(DIC 診断基準作成委員会，2014)

表 1-7．日本血栓止血学会 DIC 診断基準暫定案(DIC 診断基準作成委員会，2014)

分類	基本型		造血障害型		感染症型	
血小板数 （×10^4/μl）	12< 8< ≦12 5< ≦8 ≦5 24 時間以内に 30％以上の減少 （※1）	0 点 1 点 2 点 3 点 +1 点			12< 8< ≦12 5< ≦8 ≦5 24 時間以内に 30％以上の減少 （※1）	0 点 1 点 2 点 3 点 +1 点
FDP （μg/ml）	10< 10≦ <20 20≦ <40 40≦	0 点 1 点 2 点 3 点	10< 10≦ <20 20≦ <40 40≦	0 点 1 点 2 点 3 点	10< 10≦ <20 20≦ <40 40≦	0 点 1 点 2 点 3 点
フィブリノゲン （mg/dl）	150< 100< ≦150 ≦100	0 点 1 点 2 点	150< 100< ≦150 ≦100	0 点 1 点 2 点		
プロトロンビン 時間比	<1.25 1.25≦ <1.67 1.67≦	0 点 1 点 2 点	<1.25 1.25≦ <1.67 1.67≦	0 点 1 点 2 点	<1.25 1.25≦ <1.67 1.67≦	0 点 1 点 2 点
アンチトロンビン （％）	70< ≦70	0 点 1 点	70< ≦70	0 点 1 点	70< ≦70	0 点 1 点

TAT、SF または F1+2	基準範囲上限の2倍未満	0点	基準範囲上限の2倍未満	0点	基準範囲上限の2倍未満	0点
	基準範囲上限の2倍以上	1点	基準範囲上限の2倍以上	1点	基準範囲上限の2倍以上	1点
肝不全(※2)	なし	0点	なし	0点	なし	0点
	あり	−3点	あり	−3点	あり	−3点
DIC 診断	6点以上		4点以上		6点以上	

注)
- (※1) 血小板数>5万/μl では経時的低下条件を満たせば加点する(血小板数≦5万では加点しない)。血小板数の最高スコアは3点までとする。
- FDP を測定していない施設(D-ダイマーのみ測定の施設)では、D-ダイマー基準値上限2倍以上への上昇があれば1点を加える。ただし、FDP も測定して結果到着後に再評価することを原則とする。
- プロトロンビン時間比:ISI が1.0に近ければ、INR でもよい(ただし DIC の診断に PT-INR の使用が推奨されるというエビデンスはない)。
- トロンビン-アンチトロンビン複合体(TAT)、可溶性フィブリン(SF)、プロトロンビンフラグメント1+2(F1+2):採血困難例やルート採血などでは偽高値で上昇することがあるため、FDP や D-ダイマーの上昇度に比較して、TAT や SF が著増している場合は再検する。即日の結果が間に合わない場合でも確認する。
- 手術直後は DIC の有無とは関係なく、TAT、SF、FDP、D-ダイマーの上昇、AT の低下など DIC 類似のマーカーの変動がみられるため、慎重に判断する。
- (※2) 肝不全:ウイルス性、自己免疫性、薬物性、循環障害などが原因となり「正常肝ないし肝機能が正常と考えられる肝に肝障害が生じ、初発症状出現から8週以内に、高度の肝機能障害に基づいてプロトロンビン時間活性が40%以下ないし INR 値1.5以上を示すもの」(急性肝不全)および慢性肝不全「肝硬変の Child-Pugh 分類 *B または C(7点以上)」が相当する。
- DIC が強く疑われるが本診断基準を満たさない症例であっても、医師の判断による抗凝固療法を妨げるものではないが、繰り返しての評価を必要とする。

(著者註)(i) ISI;International Sensitivity Index(国際感受性指標)の略
　　　　(ii) INR;International Normalized Ratio(国際標準比)の略

【*Child-Pugh 分類】(Pugh ら, 1973)
➡Child-Pugh 分類は肝疾患の重症度分類で、これにより治療法を決定する。下表の5項目ごとに点数化し、その合計点数により、Grade A、B、C に分類する。

	1点	2点	3点
①脳症(grade**)	なし	1、2	3、4
②腹水	なし	少量	中等量
③血清ビリルビン値(mg/dL)	1～2	2～3	>3
④血清アルブミン値(g/dL)	3.5	2.8～3.5	<2.8
⑤プロトロビン時間(秒延長)	1～4	4～6	>6
原発性胆汁性肝硬変に対して:―血清ビリルビン値(mg/dL)	1～4	4～10	>10

(1) Grade A:5点。肝機能は良好。
　　　　　　(5点と6点は手術のリスクはない;Good operative risks)
(2) Grade B:7、8、または9点(中等度のリスク;Moderate operative risks)
(3) Grade C:10～15点(肝予備能は不良。手術のリスクが高い;Poor operative risks)

[**Grade(Trey ら, 1966)
- Stage 1(Grade 1);多幸感(euphoria)、時に抑うつ、軽度の錯乱(mild confusion)
- Stage 2(Grade 2);傾眠(drowsiness)、不適当な行動(inappropriate behavior)
- Stage 3(Grade 3)(混迷 stupor);ほとんど眠っているが、覚醒できる(patient sleeps most of the time but is rousable)。
- Stage 4(Grade 4)(深昏睡 Deep coma);痛覚刺激に反応する場合と、しない場合とがある(patient may or may not respond to painful stimuli)。

（ⅰ）**図1-10** のアルゴリズムにより、どの診断基準を適用するかを決める。

（ⅱ）その後、**表1-7** を用いて DIC の診断を行う。

ⓐアンチトロンビン（antithrombin；AT）活性は、今回の基準で新たに採用された項目で、70％以下であれば、1点のスコアを与える。

ⓑ凝固線溶系分子マーカー[トロンビン-アンチトロンビン複合体（thrombin-antithrombin complex；TAT）、可溶性フィブリン（soluble fibrin；SF）、プロトロンビンフラグメント1+2（F1+2）（prothrombin fragment 1＋2：F1＋2）]は、今回の基準で新たに採用された項目で、基準範囲上限の2倍以上であれば1点を与える。

ⓒ肝不全では3点を減じる。

ⓓ各型

㋐基本型では、血小板数、FDP、フィブリノゲン、プロトロンビン時間比、アンチトロンビン（AT）活性、凝固線溶系分子マーカー[トロンビン-アンチトロンビン複合体（TAT）、可溶性フィブリン（SF）、プロトロンビンフラグメント F1+2]の結果を用いてスコアリングを行う。

㋑造血障害型では、血小板数をスコアリングしない。

㋒感染症型では、フィブリノゲンをスコアリングしない。

（ⅲ）基本型と感染症型では6点以上、造血障害型では4点以上を DIC と診断する。

❻治療の原則

➡基礎疾患の治療とともに、凝固活性化を阻止すること。

❼治療法

（ⅰ）基礎疾患の治療

ⓐ最優先で行う。

ⓑ不可欠な治療。

（ⅱ）抗凝固療法

ⓐヘパリン類（Heparins）の投与

➡ヘパリン類としては、低分子ヘパリン（low molecular weight heparin）（ダルテパリンナトリウム dalteparin sodium；Fragmin®）、Heparinoid（ダナパロイドナトリウム danaparoid sodium；Orgaran®）や未分画ヘパリン（unfractionated heparin）（標準ヘパリン standard heparin）があるが、未分画ヘパリンは、現在ほとんど使用されない（朝倉ら，2009）。

㋐ヘパリン類は、Antithrombin（AT）活性を促進させることによって、抗凝固活性が発揮される。

①ヘパリン類は Antithrombin Ⅲ（AT Ⅲ）依存的に凝固作用を発揮するため、肝障害や感染症による DIC などの AT Ⅲの産生低下や消費亢進により AT Ⅲ活性が低下した症例では治療効果が減弱する（大森ら，2000）。

②したがって、AT Ⅲ活性が70％以下のときは、Antithrombin Ⅲ製剤の併用が必要。

㋑活性化部分トロンボプラスチン時間（activated partial thromboplastin time；APTT）は1.5〜2倍をめやすとする。

ⓑAntithrombin Ⅲ製剤

㋐ Anthrobin P®、Neuart®や Nonthron®の投与（朝倉ら，2009）。

ⓘ凝固優位型 DIC の治療に有用(池添, 2015)。
　ⓒ合成タンパク分解酵素阻害薬(serine protease inhibitor)の投与
　　ⓐ薬剤
　　　①メシル酸ガベキサート(gabexate mesilate；ＦＯＹ®)^{エフオーワイ}
　　　②メシル酸ナファモスタット(nafamostat mesilate；Futhan®)^{フサン}；抗凝固活性のみならず
　　　　抗線溶活性も強力(朝倉ら, 2009)。
　　ⓘ特徴
　　　①直接の抗凝固作用を有する。すなわち、アンチトロンビン(AT)非依存性に抗トロン
　　　　ビン活性を発揮する。
　　　②血中の半減期はヘパリンより短い。
　　　③抗凝固作用はヘパリンより弱い。
　　　④出血の副作用は皆無に近いため、出血の副作用のためにヘパリン類の使用が困難な
　　　　場合に適している。
　　ⓤメシル酸ガベキサート(FOY®)およびメシル酸ナファモスタット(Futhan®)は抗凝固
　　　作用以外に抗線溶作用を有するため、出血傾向のある DIC には有用(和田ら, 2013)。
　　ⓔメシル酸ガベキサート(FOY®)およびメシル酸ナファモスタット(Futhan®)には静脈
　　　炎の副作用があるため、中心静脈からの投与が原則(朝倉ら, 2009)。
　ⓓトロンボモジュリン(thrombomodulin)製剤—遺伝子組み換えヒトトロンボモジュリン
　　(recombinant human soluble thrombomodulin；rTM)(リコモジュリン Recomodu-
　　lin®)—の投与。
　　ⓐrTM は出血の副作用が少ないにもかかわらず、ヘパリン類と同等以上の抗凝固活性が
　　　期待できる(朝倉ら, 2009)。
　　ⓘrTM は抗炎症効果があるので、炎症性疾患に合併した DIC に有用(朝倉ら, 2009)。
　　ⓤrTM は、現段階では急性前骨髄性白血病に合併する DIC に対する治療の第一選択とす
　　　べき薬剤(池添, 2015)。
（ⅲ）補充療法
　ⓐ血小板や凝固因子の著しい低下のため出血を認める場合に施行。
　　➡線溶亢進優位型(出血型)や消耗性凝固障害型(大量出血型)の DIC には有用(和田ら, 2013)。
　ⓑ新鮮凍結血漿(fresh frozen plasma；FFP)や濃厚血小板を用いる。
（ⅳ）抗線溶療法(朝倉ら, 2009)
　ⓐDIC における線溶活性化は、微小血栓を溶解しようとする生体の防御反応の側面もある。
　ⓑしたがって、トラネキサム酸(tranexamic acid；Transamin®)^{トランサミン}などの抗線溶療法は原則禁
　　忌。特に敗血症に合併した DIC では絶対禁忌。
❽予後；極めて不良。

第1章／脳腫瘍へのプロローグ

22. 非ケトン性高浸透圧性糖尿病性昏睡
Nonketotic hyperosmolar diabetic coma

❶定義
➡ケトアシドーシスを伴わないで（非ケトン性）、高血糖、高血漿浸透圧、脱水を呈する症候群をいう。

❷既往歴；糖尿病の既往がないものが半数以上。

❸基礎疾患；腎疾患、高血圧、心不全を有する者に多い。

❹誘因
（ⅰ）感染症；肺炎、尿路感染症や敗血症など。
（ⅱ）消化管出血、腎不全や火傷など。
（ⅲ）脳血管障害
（ⅳ）薬剤
　　ⓐ副腎皮質ステロイド薬
　　　➡糖新生増加と膵臓における Glucose 産生増加、末梢では Glucose の利用の抑制。
　　ⓑDiphenylhydantoin
　　　㋐大量投与（25 mg/kg）により高血糖をきたすことがある。
　　　㋑Glucose の組織への取り込みを著明に阻止する。
　　　㋒インスリンの分泌を抑制する。
　　ⓒMannitol^{R}や Glyceol^{R}などの高浸透圧液。
　　ⓓThiazide 系利尿薬や Furosemide。
（ⅴ）水分制限
（ⅵ）高タンパク経管栄養や中心静脈高カロリー輸液。
（ⅶ）長期の Glucose 輸液。

❺病態；インスリン不足が基盤。

❻非ケトン性である理由
（ⅰ）インスリンの分泌が血糖の上昇を抑制するには不十分であるが、脂肪組織からの脂肪酸動員を抑制するには十分であるとの説。
（ⅱ）肝でのケトン体合成系の異常説。
（ⅲ）高血糖、高浸透圧そのものがケトーシスを抑制するとの説。

❼好発年齢；50〜60 歳以上の中年から高齢者に多い。

❽性差はない。

❾症状
（ⅰ）無気力、多尿、嘔吐、食欲不振などの症状が先行する。
（ⅱ）意識障害（昏睡）
　　　➡意識障害の程度は、血糖値よりも血漿浸透圧値に相関する。
（ⅲ）けいれん
（ⅳ）局所神経症状

❿検査成績および所見

（ⅰ）著明な高血糖（600 mg/dl 以上）。
（ⅱ）著明な高浸透圧血漿（350 mOsm/kg 以上）。
（ⅲ）高度な脱水。
（ⅳ）ケトーシスやアシドーシスはないかあっても軽度。

特徴ですよ〜

（ⅴ）血清ナトリウム値、血中尿素窒素値は上昇していることが多い。

⓫治療

（ⅰ）水分の補給。

（ⅱ）インスリンの投与。

➡ただし、昏睡から回復後は、ほとんどの例でインスリンを必要としない。

（ⅲ）Dopamine（低用量）の投与。

⓬死亡率

（ⅰ）全体；40％

（ⅱ）脳外科疾患に合併した場合；70％と高率。

⓭予後を左右する因子

➡血糖値や血漿浸透圧値そのものではなく、それらの急速な変化。

23. Horner症候群（ホルネル）

❶定義

➡眼、顔面への交感神経系遠心路の障害により種々の症状を呈するものをいう。

❷原因

（ⅰ）中枢神経系病変

　　ⓐ血管障害（出血、梗塞）が多い。

　　ⓑその他、多発性硬化症、脳腫瘍、脳炎や脊髄空洞症など。

（ⅱ）節前線維の障害

　　ⓐ外傷

　　ⓑ肺尖部の癌や頚部の悪性腫瘍。

（ⅲ）節後線維、特に内頚動脈サイフォン部、三叉神経節周囲の病変

　　ⓐ腫瘍、外傷、動脈瘤やヘルペス感染など。

　　ⓑ内頚動脈での交感神経線維の麻痺では、発汗障害はない。

　　　㋐理由は、顔面への汗腺への線維は外頚動脈とともに走るため。

　　　㋑ただし、前額部では内頚動脈上の交感神経線維が分布しているので、この部位のみの発汗障害がみられることがある。

❸交感神経の遠心路（図1-11）

一次ニューロン	視床下部から同側の脳幹を経て下部頸髄～上部胸髄側角の**毛様体脊髄中枢**（C_8、Th_1、Th_2）に至る経路（中脳および橋では背側で中心灰白質に近い内側部を、橋下部・延髄では背外側を下行する）。
二次ニューロン（節前線維）	毛様体脊髄中枢から前根を経て胸部交感神経幹を上行し、上頸交感神経節に至る経路。
三次ニューロン（節後線維）	上頸交感神経節からの三次ニューロン（節後線維）は、以下の2つの経路に分かれる。 ①一方は、外頸動脈に沿って上行し顔面や硬膜に至る（この領域の動脈の拡張・収縮、発汗作用などを支配する）。 ②もう一方は、内頸動脈にからみつきながら頭蓋内に入る。 　ここからも2つに分かれる。 　①1つは眼動脈や動眼神経とともに眼窩内に入り、眼瞼の瞼板筋と涙腺および眼窩内血管壁を支配する。 　②他は三叉神経第1枝と一緒になったあと、長毛様体神経となって強膜内に入り瞳孔散大筋に終わる。

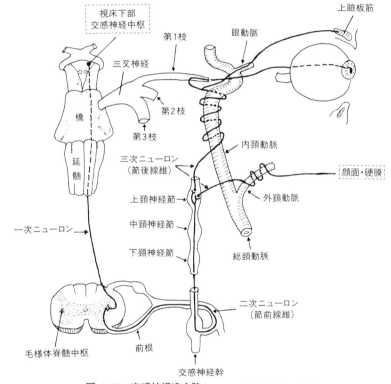

図 1-11. 交感神経遠心路（DeJong. 1979を参考にして作成）

症状
三兄弟

❹病巣部位；上記のいずれの部位に障害があっても生じる。
❺症状

（ⅰ）病側の縮瞳（瞳孔散大筋の麻痺）➡軽度
（ⅱ）病側の眼瞼下垂（上瞼板筋の麻痺）、または眼裂狭小（上および下瞼板筋の麻痺）
　　➡本症候群の眼瞼下垂は動眼神経麻痺時の完全麻痺と異なり、瞳孔の上縁にわ

ずかにかかる程度である。

（ⅲ）病側の眼球陥凹。

（ⅳ）顔面、頚部や上肢の発汗減少（汗腺に分布する交感神経の障害）

➡中枢性の Horenr 症候群ではみられるが、節後線維による Horner 症候群ではみられないか、あっても顔面の一部（前額部）にとどまる。

24. Jackson 症候群
ジャクソン

❶定義；病変と同側の迷走神経、副神経および舌下神経症候の組み合わせをいう。
❷障害部位；延髄あるいは神経根。

25. 上眼窩裂症候群 Superior orbital fissure syndrome

❶定義；上眼窩裂*の中を走る動眼神経、滑車神経および外転神経障害による一側の全眼筋麻痺と、三叉神経第 1 枝領域の知覚障害を呈するものをいう。
❷原因；血管障害、腫瘍（副鼻腔や鼻咽腔原発のものが多い）や外傷など。
❸外転神経から障害される傾向が強い。
❹障害されている脳神経より、海綿静脈洞症候群と本症候群とを鑑別することは困難である。

─────（チョット役に立つお話）─

*【上眼窩裂 Superior orbital fissure】
①上眼窩裂は蝶形骨の小翼と大翼との間にあり、後内側端が膨らんだコンマの形を呈している。
　⑴上壁は蝶形骨小翼。
　⑵下壁は蝶形骨大翼。
　⑶内壁は蝶形骨体部。
　⑷外壁は蝶形骨大翼と小翼の収束部。
②内側壁の後方で、上眼窩裂と下眼窩裂とは合して 1 つになる。
③上眼窩裂は眼窩上壁と外側壁の境の後方にあり、眼窩の最奥部（眼窩尖端 orbital apex）をつくる。
④上眼窩裂は中頭蓋窩と連絡している。
⑤上眼窩裂の長さは平均 15 mm。
⑥上眼窩裂の最も広い部分は内側端。
⑦上眼窩裂の下縁のほぼ中央に、外直筋の付着部となる小さな突起がある。上眼窩裂の内側端を橋渡ししてこの小さな突起に付着しているのが、四直筋（外直筋、内直筋、上直筋、下直筋）の起始部である**総腱輪**（common tendinous ring）（**図 1-12**）。
　⑴上眼窩裂は総腱輪によって 2 つの部分に分かれる（**図 1-12**）。

②総腱輪は、眼窩尖端における眼窩骨膜の肥厚であり、外直筋、内直筋、上直筋、下直筋の4直筋の起始部。
③総腱輪は、**Zinn 腱輪**(annulus tendines of Zinn)とも呼ばれる。
④総腱輪は、視神経管と上眼窩裂内側部を囲んでいる。
⑧上眼窩裂には、涙腺神経(三叉神経第1枝の枝)、前頭神経(三叉神経第1枝の枝)、滑車神経、動眼神経の上枝と下枝、鼻毛様体神経(三叉神経第1枝の枝)、外転神経、毛様体神経節に向かう交感神経根および上眼静脈(superior ophthalmic vein)が通っている。このうち、
①下内側部(Zinn 腱輪の中)を通るものは、動眼神経の上枝と下枝、鼻毛様体神経、外転神経および毛様体神経節に向かう交感神経枝(**図 1-12**)。
②上外側部(Zinn 腱輪の外)を通るものは、涙腺神経、前頭神経、滑車神経および上眼静脈(**図 1-12**)。

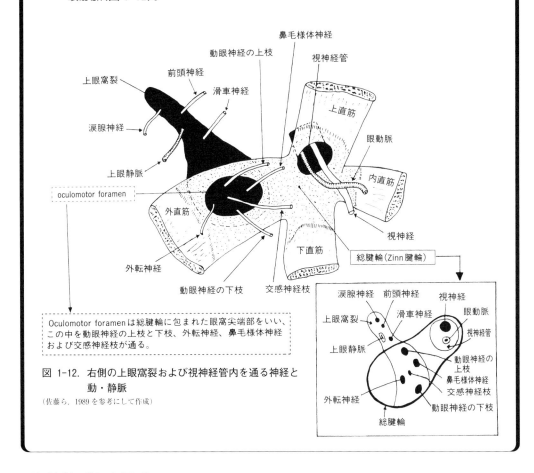

図 1-12. 右側の上眼窩裂および視神経管内を通る神経と動・静脈
(佐藤ら, 1989 を参考にして作成)

26. 海綿静脈洞症候群 Cavernous sinus syndrome

❶定義
➡海綿静脈洞を通る動眼神経、滑車神経、外転神経および三叉神経の障害および同側の眼球突出や眼瞼・眼球結膜の充血・浮腫をきたすものをいう。

❷名称；Foix（フォア）症候群、海綿静脈洞外壁症候群とも呼ばれる。

❸原因

（ⅰ）腫瘍によることが最も多い。

➡副鼻腔や鼻咽腔原発の腫瘍が最も多い。その他、下垂体腫瘍や髄膜腫。

（ⅱ）血管障害；内頚動脈海綿静脈洞部動脈瘤や内頚動脈海綿静脈洞瘻。

（ⅲ）炎症

ⓐ海綿静脈洞血栓性静脈炎（cavernous sinus thrombophlebitis）や副鼻腔炎。

ⓑ副鼻腔炎では外転神経麻痺を示すことが多い。

（ⅳ）外傷

❹分類 (Jefferson, 1938)

前部型 (anterior cavernous sinus syndrome)	三叉神経第 1 枝の障害と動眼神経上枝の麻痺、あるいは動眼・滑車・外転神経麻痺。
中部型 (middle cavernous sinus syndrome)	三叉神経第 1 枝と第 2 枝の障害、および通常、動眼・滑車・外転神経麻痺。
後部型 (posterior cavernous sinus syndrome)	①三叉神経第 1 枝、第 2 枝および第 3 枝の障害に動眼・滑車・外転神経麻痺（時には外転神経麻痺のみ）を伴うもの。 ②三叉神経の運動根は、障害されることも免がれることもある。

❺症状

➡症状は同側性。

（ⅰ）眼筋麻痺と眼瞼下垂。

（ⅱ）眼窩部を中心とした三叉神経第 1 枝・第 2 枝領域の激痛（または麻痺）。

（ⅲ）眼球突出

（ⅳ）眼瞼・眼球結膜の充血・浮腫。

❻障害されている脳神経より上眼窩裂症候群との鑑別は困難である。

27. 間脳症候群 Diencephalic syndrome（Russell's syndrome（ラッセル））

❶定義；著明なるいそうと成長ホルモン（growth hormone；GH）の異常高値を特徴とし、主に視床下部の腫瘍により惹起される症候群をいう。

❷原因疾患

（ⅰ）すべて脳腫瘍。

（ⅱ）通常、視神経や視床下部・第 3 脳室前半部の低悪性度神経膠腫（low-grade glioma）で、ほとんどが星細胞腫。

❸発生機序（説）；不明であるが、視床下部前部の圧迫が共通所見。

❹発症年齢；3 カ月〜2 歳の小児が大部分。

❺性別；男児に多い（56％）(Poussaint ら，1997)。

❻症状・徴候

（ⅰ）著明なるいそう（marked emaciation）。

ⓐ皮下脂肪組織の完全消失がるいそうの本態。

ⓑ実験的には、視床下部の外側核の破壊によりるいそうが生じる（←ちなみに、正中部の障害では肥満を生じる）。

（ⅱ）外観とは逆に、患児は**動作が活発**（多動性）で、易刺激性、多幸的である。

（ⅲ）貧血はないのに皮膚は蒼白。

（ⅳ）嘔吐

❼成長ホルモン（GH）

（ⅰ）血中 GH 値は高値を示す。

➡異常高値であるにもかかわらず、先端肥大症や巨人症をきたさない。

🖬本症候群における GH は、正常な GH と異なる生物学的作用を有するとされている。

（ⅱ）GH はインスリン負荷やブドウ糖負荷に対して反応性を示さないか、奇異反応（paradoxical response）を呈する。

（ⅲ）手術や放射線治療後に、血中 GH 値は低下あるいは正常化し、体重の増加をきたす。

❽腫瘍のエックス線 CT 所見

（ⅰ）単純 CT；等〜軽度高吸収域

（ⅱ）造影 CT；均一に増強。

❾腫瘍の MRI 所見

（ⅰ）単純 CT

ⓐT 1 強調画像；低〜等信号

ⓑT 2 強調画像；高信号

（ⅱ）造影 CT；均一に増強。

❿治療

（ⅰ）外科的治療（手術による摘出）

➡部位的に全摘出は困難なことが多い。

（ⅱ）放射線治療

ⓐ通常（従来）の放射線治療（conventional radiotherapy）

ⓑ定位放射線照射（stereotactic irradiation）

⓫予後；腫瘍は組織学的には良性であるが、臨床的には予後不良。

28. 家族性腫瘍症候群 Familiar tumor syndrome

❶定義

➡腫瘍が家族性にみられるものをいう。

❷分類

（ⅰ）遺伝性

（ⅱ）非遺伝性

❸種類

（ⅰ）多発性内分泌腫瘍症候群（multiple endocrine neoplasia syndrome）（711 頁）

（ⅱ）色素沈着異常と多発性腫瘍を伴う遺伝子症候群

ⓐCarney complex

ⓑCowden 症候群（多発性過誤腫症候群；67 頁）

（ⅲ）von Hippel-Lindau 症候群（122 頁）

（ⅳ）神経線維腫症（neurofibromatosis）（697 頁）

（ⅴ）結節性硬化症（tuberous sclerosis）（705 頁）

（ⅵ）Gorlin-Goltz 症候群（家族性皮膚基底細胞癌症候群 Basal cell nervus syndrome；Gorlin-Goltz syndrome）（76 頁）

（ⅶ）Turcot 症候群（119 頁）

29. Klinefelter 症候群
（クラインフェルター）

❶定義・概念

（ⅰ）類宦官症体型、女性化乳房、小睾丸、不妊や血中ゴナドトロピン値の上昇などを呈する症候群をいう。

（ⅱ）X 染色体を 2 つ以上、Y 染色体を 1 つ以上をもつ染色体異常に基づく疾患。

（ⅲ）思春期以降に進行性に起こる精巣の硝子化・線維化を特徴とする性染色体異常による疾患。

❷頻度

（ⅰ）男児出生の 500 人に 1 人（男性の 0.2％）。

（ⅱ）男性不妊および原発性精巣機能低下症の原因として最も頻度が高い。

（ⅲ）男性性染色体異常の中で最も頻度の高い疾患。

（ⅳ）精神薄弱患者中では、男児 100 人に 1 人の割合で発生。

❸原因

（ⅰ）通常、性染色体の異常により発生する。

（ⅱ）精子あるいは卵子の形成過程において、減数分裂における性染色体の不分離によるとされている。

　　　🖉不分離の X 染色体は、母親由来と父親由来の両方がある。

❹性染色体

（ⅰ）性染色体構成は、少なくとも 2 本の X 染色体と 1 本の Y 染色体よりなる。

（ⅱ）47,XXY が最も多く（85％）、基本型。

（ⅲ）モザイクや亜型もある➡46,XY/47,XXY、48,XXXY や 49,XXXXY など。

❺人種および地域差はない。

❻性別；男性に発生する。

❼症状

（ⅰ）精巣の萎縮；ほぼ全例にみられる。

（ⅱ）無精子症；ほぼ全例にみられる。

（ⅲ）女性化乳房；思春期以降で、40％の頻度にみられる。

（ⅳ）知能障害

　　　ⓐ軽度なことが多い。

　　　ⓑX 染色体が 3 つ以上になると知能障害は必発。

第 1 章／脳腫瘍へのプロローグ

❽内分泌学的所見

　➡思春期前は正常で、思春期になると異常所見が出る。

　（ⅰ）血中 Testosterone 値は正常下限、あるいは低下。

　（ⅱ）血中および尿中 Gonadotropin 値は高値。

　　　➡特に、FSH（follicle stimulating hormone；卵胞刺激ホルモン）値が高値。

❾治療；すべて対症療法。

❿予後；本症候群にみられる精巣変化は非可逆的。

⓫合併疾患・奇形

　（ⅰ）白血病などの血液疾患、胚細胞腫瘍や乳癌を合併することが多い。

　（ⅱ）生殖腺外（extragonadal）に発生する胚細胞腫瘍。

　　　ⓐ生殖腺外の部位としては、縦隔が最も多く、次いで松果体部。

　　　ⓑ頭蓋内胚細胞腫瘍では Germinoma が多く、発生部位としては松果体部や神経下垂体部
　　　　に多いが、延髄（背側）や大脳半球にもみられる。

　（ⅲ）乳癌

　（ⅳ）奇形；両眼隔離症、第 5 指弯曲など。

　（ⅴ）神経膠腫（Sasayama ら，2009）

　　　ⓐ合併することは極めて稀。

　　　ⓑ腫瘍の種類；毛様細胞性星細胞腫、上衣腫や膠芽腫。

30. 抗利尿ホルモン分泌異常症候群
Syndrome of inappropriate secretion of antidiuretic hormone（SIADH）

❶定義・概念

　（ⅰ）**不適切な**抗利尿ホルモン（antidiuretic hormone；ADH）の分泌により水分が貯留され、相
　　　対的な低ナトリウム（Na）血症、すなわち、稀釈性の低 Na 血症（dilutional hyponatremia）
　　　をきたす症候群をいう。

　（ⅱ）Na 喪失型の循環血液量の減少を認めない。

　（ⅲ）浮腫や脱水を認めない低 Na 血症、低浸透圧血症である。

❷名称

　（ⅰ）Schwartz-Bartter（シュヴァルツ・バーター） 症候群とも呼ばれる。

　（ⅲ）バゾプレシン分泌過剰症とも呼ばれる（厚生労働科学研究費補助金　難治性疾患克服研究事業　間脳下垂体機能障害に関す
　　　る調査研究班）

❸病態

　（ⅰ）本症候群は、低浸透圧・低 Na 血症にもかかわらず血中 ADH が多いが、必ずしも ADH
　　　が過剰に分泌しているとは限らない。

　　　ⓐ血漿 ADH 値は、基準値あるいは高値（山口ら，2016）。

　　　ⓑ低浸透圧血症を伴う低 Na 血症が存在する状態で、血中に ADH が検出されるだけでも、
　　　　不適切な ADH 分泌があると判断してよい（有坂ら，1994）。

　（ⅱ）分泌異常とは、正常では低浸透圧血症があれば ADH の分泌が抑制されるが、その ADH

91

の分泌が抑制されないで持続的に分泌されている状態を意味している。

➡不適切（inappropriate）に ADH が持続的に分泌されている状態。

（ⅲ）細胞外液量の増加による稀釈性の低 Na 血症（dilutional hyponatremia）である。

➡Na 喪失による低 Na 血症ではない！

（ⅳ）尿の濃縮力は保持されるため高張尿。

❹原因となる疾患等

（ⅰ）悪性腫瘍

ⓐ発生機序（有坂ら，1994）

➡腫瘍が ADH 分泌の調節機構とは無関係に ADH 様物質を持続的に分泌していることにより、本症候群が生じる。

ⓑ疾患名

㋐気管支癌（ことに燕麦細胞癌）が大部分。

㋑その他；膵癌、白血病、悪性リンパ腫など。

（ⅱ）胸腔内疾患

ⓐ発生機序（有坂ら，1994）

➡肺炎（肺充血）、気管支喘息発作（肺高血圧）、陽圧呼吸（胸腔内圧の上昇）により左心房への血液灌流が減少し、その結果、左心房の ADH に関する容量受容体を介して ADH 分泌が起こり、本症候群が生じる。

ⓑ疾患名；肺炎、慢性閉塞性肺疾患、肺結核、気管支喘息、肺膿瘍、百日咳など。

（ⅲ）中枢神経系疾患

ⓐ発生機序（有坂ら，1994）

➡腫瘍や炎症が視床下部・下垂体系に浸潤して ADH が血中に漏出することや、頭蓋内病変により視床下部・下垂体後葉系に異常な ADH 分泌刺激が加わることにより、本症候群が生じる。

ⓑ疾患名

➡髄膜炎、頭部外傷、脳炎、脳膿瘍、くも膜下出血や脳出血など。

㋐髄膜炎では、特に小児で、また結核性髄膜炎に多い。

㋑頭部外傷患者の 5％にみられる。

ⓒくも膜下出血では、中枢性塩分喪失症候群（cerebral salt wasting syndrome）（65 頁）を除外することが必要。

（ⅳ）薬剤

ⓐ発生機序（有坂ら，1994）

➡下垂体からの ADH 分泌を促進する場合と、腎での ADH 作用を増強する場合とがある。

ⓑ薬剤名（石川，2013；山口ら，2016）

➡carbamazepine＝Tegretol®、vincristine＝Oncovin®、haloperidol＝Serenace®、chlorpromazine＝Contomin®、amitriptyline hydrochloride＝Tryptanol®、imipramine hydrochloride＝Tofranil®、選択的セロトニン再取込み阻害薬（selective serotonin reuptake inhibitors；SSRI）（Paxil®や Lubox®など）、risperidone＝Risperdal®や

第1章／脳腫瘍へのプロローグ

amiodarone hydrochloride＝Ancaron®など。

（ⅴ）その他（有坂ら，1994）

　　ⓐ外科手術、麻酔や糖尿病性ケトアシドーシスなど。

　　ⓑ糖尿病性ケトアシドーシスでは、循環血漿量減少や血清浸透圧上昇に対する生理的反応として ADH 分泌が亢進する。同時に高血糖による視床下部での ADH 分泌調節の障害により、脱水状態改善後も ADH 分泌が持続し、本症候群をきたしうる。

❺本症候群では血中の心房性 Na 利尿ホルモン（atrial natriuretic peptide；ANP）は増加している（有坂ら，1994）。

　（ⅰ）これに対して中枢性尿崩症では、血中 ANP は低下している。

　（ⅱ）本症候群での尿中 Na 排泄増加に ANP が関与している可能性がある。

❻症状

　（ⅰ）脳浮腫による中枢神経症状が主（有坂ら，1994）。

　（ⅱ）具体的症状

　　ⓐ意識障害

　　ⓑ錯乱

　　ⓒ口渇

　　ⓓけいれん

　　ⓔ嘔吐

　　ⓕ食欲低下

　　ⓖ全身倦怠感

　（ⅲ）認められない症状（陰性所見）（有馬，2012）

　　ⓐ皮膚や粘膜の乾燥、皮膚の張り（turgor）の低下、脈拍の増加は、本症候群では認められない。

　　　　➡上記の皮膚や粘膜の乾燥などは、下痢や嘔吐などで細胞外液量が低下した際にみられる所見。

　　ⓑ浮腫や腹水は、本症候群では認められない。

　　　　➡浮腫や腹水は細胞外液量の増加の所見。

❼診断基準（表 1-8）

　（ⅰ）脱水の所見を認めない。

　（ⅱ）低浸透圧血症を伴う低 Na 血症。

　（ⅲ）低 Na 血症にもかかわらず尿中 Na 排泄が持続している。

　（ⅳ）循環血漿量は正常あるいは軽度増加。

　（ⅴ）血漿浸透圧の低値を認めるが、尿浸透圧は低下していない。

　　　　➡尿浸透圧＞血症浸透圧

　（ⅵ）腎機能や副腎機能は正常。

　（ⅶ）低 Na 血症を発生する原因の明らかな疾患を除外する。

表 1-8. バゾプレシン分泌過剰症（SIADH）の診断の手引き［島津　章（研究代表者）：厚生労働科学研究費補助金 難治性疾患等政策研究事業，2017］

Ⅰ．主症候
　1）脱水の所見を認めない。
　2）倦怠感、食欲低下、意識障害などの低Na血症の症状を呈することがある。

Ⅱ．検査所見
　1）低Na血症：血清Na濃度は135mEq/lを下回る。
　2）血漿バゾプレシン値：低Na血症、低浸透圧血症にもかかわらず、血漿バゾプレシン濃度が抑制されていない。
　3）低浸透圧血症：血漿浸透圧は280mOsm/kgを下回る。
　4）高張尿：尿浸透圧は300mOsm/kgを上回る。
　5）Na利尿の持続：尿中Na濃度は20mEq/l以上である。
　6）腎機能正常
　7）副腎皮質機能正常

Ⅲ．参考所見
　1）原疾患（下記）の診断が確定していることが診断上の参考となる。
　2）血漿レニン活性は5ng/ml/h以下であることが多い。
　3）血清尿酸値は5mg/dl以下であることが多い。
　4）水分摂取を制限をすると脱水が進行することなく低Na血症が改善する。

［診断基準］
　・確実例：Ⅰの1およびⅡの1）～7）を満たすもの。

［鑑別診断］
　低Na血症をきたす次のものを除外する。
　1．細胞外液量の過剰な低Na血症：心不全、肝硬変の腹水貯留時、ネフローゼ症候群。
　2．Na漏出が著明な細胞外液量の減少する低Na血症：Na喪失性腎炎、中枢性塩分喪失症候群、下痢、嘔吐、利尿薬。
　3．細胞外液量のほぼ正常な低Na血症：続発性副腎皮質機能低下症（下垂体前葉機能低下症）

＜バゾプレシン分泌過剰症（SIADH）の原因＞
　1．中枢神経系疾患：髄膜炎、外傷、くも膜下出血、脳腫瘍、脳梗塞・脳出血、Guillain-Barré 症候群、脳炎。

　2．肺疾患：肺炎、肺腫瘍（異所性バゾプレシン産生腫瘍を除く）、肺結核、肺アスペルギルス症、気管支喘息、陽圧呼吸。

　3．異所性バゾプレシン産生腫瘍：肺小細胞癌、膵癌。

　4．薬剤：ビンクリスチン、クロフィブレート、カルバマゼピン、アミトリプチン、イミプラン、SSRI（選択的セロトニン再取込み阻害薬）。

---

❽重症度の判定（加藤，2003）

（ⅰ）血清Na値、意識障害、筋肉けいれん、全身状態の4項目により分類される。

（ⅱ）重症例では、血清Na値114mEq/l以下、日本式昏睡尺度（Japan Coma Scale；JCS）でⅡ～Ⅲの意識障害、全身けいれん、高度の全身症状のいずれかを呈する。

❾鑑別診断

（ⅰ）中枢性塩分喪失症候群（cerebral salt wasting syndrome；CSWS）（65頁）

　　➡鑑別のポイントは、低Na血症がNa絶対量の不足による場合は中枢性塩分喪失症候群であり、水分過多による稀釈性の場合はSIADHである。

（ⅱ）鉱質コルチコイド反応性低Na血症（mineralocorticoid-responsive hyponatremia of the elderly；MRHE）（99頁）

❿バゾプレシン分泌過剰症（SIADH）の治療の手引き［島津　章（研究代表者）：厚生労働科学研究費補助金 難治性疾患等政策研究事業，2017］

　➡次のいずれか（組み合わせも含む）の治療法を選択する。

（ⅰ）原疾患の治療を行う。

（ⅱ）1 日の総水分摂取量を体重 1 kg 当たり 15〜20 m*l* に制限する。

（ⅲ）食塩を経口的または非経口的に投与する［成人の場合 1 日 200 mEq（12 g）］。

（ⅳ）重症低 Na 血症（120 mEq/*l* 以下）で中枢神経系症状を伴うなど速やかな治療を必要とする場合は 3% 食塩水を点滴にて投与する。また、Furosemide の静脈内注射も適宜併用する。その際、浸透圧性脱髄症候群の出現を防止するために血清 Na 濃度を頻回に測定し、血清 Na 濃度上昇を 24 時間で 10 mEq/*l* 以下、48 時間では 18 mEq/*l* 以下とする。また、血清 Na 濃度が 120 mEq/*l* に達するか低 Na 血症に伴う神経症状（意識障害）が改善した時点で 3% 食塩水の投与は中止する。補正前の血清 Na 濃度が 110 mEq/*l* を下回る低 Na 血症、あるいは低カリウム（K）血症、低栄養、アルコール中毒、肝障害などの危険因子を伴う場合は、より緩やかに血清 Na 濃度を補正する。

（ⅴ）異所性バゾプレシン産生腫瘍に原因し、既存の治療で効果不十分な場合に限り、成人にはバゾプレシン V_2 受容体拮抗薬であるモザバプタン塩酸塩錠（30 mg）を 1 日 1 回 1 錠食後に経口投与する。投与開始 3 日間で有効性が認められた場合に限り、引き続き 7 日間まで継続することができる。

❶❶治療

（ⅰ）原因疾患の治療。

（ⅱ）**水制限**（fluid restriction）

　ⓐ**本症の診断および治療として最も有用**で、まず初めに行う治療法である。

　ⓑ水分摂取量は、1 日 500〜1,000 m*l*（維持量の 2/3）程度に制限する（有坂ら、1994；三島ら、2006）。

　　➡水制限後に低 Na 血症の改善がなく脱水が進行する場合は、中枢性塩分喪失症候群（CSWS）（65 頁）や鉱質コルチコイド反応性低 Na 血症（**MRHE**）を疑う（山口ら、2016）（99 頁）。

（ⅲ）ナトリウム（食塩）の投与

　ⓐ大量の Na の投与は低 Na 血症を改善しないが、全体の Na 量の低下を是正するため、200 mEq/日以上の投与は必要である（岩崎、2016）。

　ⓑ尿中へ喪失した Na に相当する食塩水を補充する。

　ⓒ経口摂取では、1 日 10 g 以上の食塩を投与する（石川、2013；山口ら、2016）。

　ⓓ低 Na 血症の急速な補正は、**橋中心髄鞘崩壊**（central pontine myelinolysis）[*] をきたす。

　　㋐補正の至適速度については明確な規定はないが、血清 Na 値が 1 時間に 0.7 mEq/*l* より速く上昇しないように補正する（Harrigan、1996）。

　　　➡「血清 Na 値の補正速度を 1 時間に 2 mEq/*l* を超えないようにする」との報告もある（有坂ら、1994）。

　　㋑1 日の血清 Na 値の増加量を、最大 20 mEq/*l* を超えないようにする（Harrigan, 1996）。

　　㋒血清 Na 値の増加量を、1 日 10 mEq/*l* 以下にとどめる。

　　㋓補正目標値も正常下限値である 135 mEq/*l* よりも低く設定し、通常 125 mEq/*l* 前後まで補正する（大磯、2001）。

　ⓔ食塩の効果は一時的（有坂ら、1994）。

　　➡すぐに尿中に排泄されてしまうため。

楽々講座
*【橋中心髄鞘崩壊】(図 1-13 A)

①主に低 Na 血症の**急速補正**によって生じる脱髄性疾患(合併症)である。
②発生機序(大磯, 2001)
　㋐中枢神経系が 48 時間以上低浸透圧血症にさらされると、生体反応により脳浮腫を防ぐため、神経細胞内に低浸透圧状態に適応する機構が発現する。
　㋑高張食塩水を急速に補正するとこの機構が崩れ、細胞内脱水などの機序により発生するとされている。
③基礎疾患;慢性アルコール中毒、低栄養状態や肝疾患など。
④発生部位
　㋐橋中心部に病変が生じることが多い。
　㋑時に、基底核、視床、外包や深部白質などの橋外に髄鞘融解症(**橋外髄鞘融解症 Extrapontine myelinolysis**)(図 1-13 B)をきたすことがある。
⑤症状;意識障害、四肢麻痺や精神症状など。
⑥MRI(藤原, 2003)
　㋐臨床症状の発現と比べ、画像所見の出現は遅延する。
　㋑増強効果を認めない。
　㋒所見
　　①橋
　　　❶T 1 強調画像;低信号
　　　❷T 2 強調画像
　　　　1. **左右対称性の高信号。**
　　　　2. 一般に、横走線維が強く障害され縦走線維は保たれる。そのため、病変内に皮質脊髄路が正常信号として認められる場合、高信号の形は"三又状"あるいは"こうもりの翼状(bat wing)"となる。
　　　❸病変部は橋底部で、境界は不明瞭。
　　　❹橋腹側辺縁部や橋被蓋は、保たれている。
　　②橋外(基底核、視床や外包など)
　　　❶T 1 強調画像;低信号
　　　❷T 2 強調画像;**左右対称性の高信号。**
　　　❸視床では、外側部に病変が認められることが多い。

A
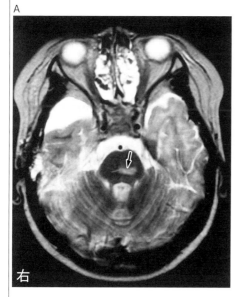

B
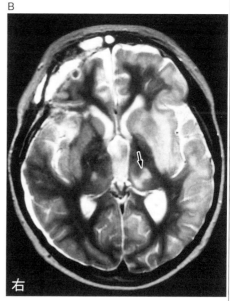

図 1-13. 橋と橋外の髄鞘崩壊(pontine and extrapontine myelinolysis)の MRI 像

A;橋中心髄鞘崩壊例のT 2 強調画像で、橋に高信号を認める(→)。
B;橋外髄鞘融解症例のT 2 強調画像で、左視床に高信号を認める(→)。

（ⅳ）被疑薬の中止や変更。

（ⅴ）鉱質コルチコイド（Fludrocortisone）の投与。

➡SIADH の診断基準からは必要のない治療法であるが、高齢者で水制限が行いにくい場合には、本剤を投与する。

（ⅵ）Furosemide の投与

ⓐFurosemide 10～20 mg を随時、静脈注射する。

➡水分を喪失させて Dilution（希釈）を解消させる。

ⓑ重篤な病態の改善に、Furosemide 投与と高張食塩水の静脈内投与を組み合わせる（加藤，2003）。

➡血清 Na 濃度が 110 mEq/l 以下で、治療の緊急性のあるときに施行（有坂ら，1994）。

（ⅶ）フェニトイン（Aleviatin®）（ADH 分泌を抑制）、デメクロサイクリン（Ledermycin®）（ADH の腎集合管での作用を阻害し、利尿効果がある）などの経口投与（有坂ら，1994；山口ら，2016）。

➡上記の薬剤は、本邦では SIADH に対して保険適応外。

（ⅷ）塩酸モザバプタン（フィズリン Physuline®）の経口投与（山口ら，2016）。

ⓐ本剤は ADH の V_2 受容体拮抗薬。

ⓑ本邦では、異所性 ADH 産生腫瘍による SIADH のみに保険適応があり、非腫瘍性 SIADH に対しては保険適応外。

（ⅸ）本症候群によるけいれん発作に対して、抗てんかん薬は無効。

31. Korsakoff（Korsakov）症候群

❶定義・概念

（ⅰ）見当識障害（disorientation）、近時記憶の障害（recent memory disturbance）、健忘（amnesia）および作話（confabulation）の四徴候からなる症候群をいう。

（ⅱ）作話は伴わなくても、本症候群に加えられる。

❷名称

（ⅰ）健忘症候群（amnestic syndrome）と同義語に用いられる場合と、健忘症候群の 1 型として用いられる場合とがある。

（ⅱ）ビタミン B_1 欠乏による代謝性脳症である Wernicke 脳症後に生じることが多いため、Wernicke-Korsakoff 症候群と呼ばれることもある（福原ら，2003）。

❸原因

（ⅰ）頭部外傷、脳炎、脳腫瘍や脳血管障害など。

（ⅱ）アルコール中毒

❹障害部位

（ⅰ）Papez の回路、すなわち、海馬→脳弓→乳頭体→視床前核→帯状回→海馬

（ⅱ）Yakovlev の回路、すなわち、側頭葉皮質前部（38 野）→扁桃核→視床背内側核→前頭葉眼窩皮質→鈎状束→側頭葉皮質前部

の障害により生じる。

❺主症状

（ⅰ)見当識障害（日時や場所がわからなくなること）

（ⅱ)近時記憶の障害

　　ⓐ最近の出来事の記憶と再生の障害をいう。

　　ⓑ本症候群の中核をなす症状。

　　ⓒ即時記憶（immediate memory）は保たれている。

　　　㋐即時記憶とは、新しく与えられた情報を数秒〜数十秒間保持する機能をいう。

　　　㋑即時記憶は、順唱や逆唱課題で測定される_{（福原ら，2003）}。

（ⅲ)健忘

　　➡前向性健忘（anterograde amnesia）および逆向性健忘（retrograde amnesia）のいずれも
　　　認められるが、特に**逆向性健忘**が著明。

（ⅳ)作話（記憶の脱落した部分を補うかのように、架空の作り話をすること）

32. Li-Fraumeni 症候群

❶定義・概念

（ⅰ)通常発症しない若年者に、乳癌、軟部組織肉腫や骨肉腫などの多発性悪性新生物が生じ
　　る遺伝性疾患をいう。

（ⅱ)多発悪性新生物として、その他、白血病や副腎癌などで、15％に神経系に発生する。

❷遺伝

（ⅰ)常染色体優性遺伝

　　➡癌抑制遺伝子 *TP53* の胚細胞変異が原因とされている。

（ⅱ)*TP53* に変異がみられないものが 30％程度ある。

❸特徴

（ⅰ)常染色体優性遺伝

（ⅱ)若年発症

（ⅲ)6 つの悪性腫瘍（骨肉腫、軟部組織肉腫、乳癌、脳腫瘍、白血病、副腎癌）が多発あるいは
　　重複発生する。

（ⅳ)ほとんどの症例が、50 歳未満で癌を発症。

　　➡女性の方が若年での発がん率が高い_{（藤巻．2018）}。

❹発生機序（説）

　➡第 17 番染色体短腕（17p13）上にある癌抑制遺伝子 *TP53* は生来変異をもっているために、
　　このような腫瘍が発生するとの説。

❺好発年齢_{（德永ら，1995）}

　➡80％は 45 歳以下。

（ⅰ)14 歳以下；22％

（ⅱ)15〜44 歳；52％

（ⅲ)45 歳以上；27％

第1章／脳腫瘍へのプロローグ

❻診断基準(藤巻. 2018)

　➡以下のすべてを満たす家系。

　（ⅰ）発端者が 45 歳未満で肉腫と診断。

　（ⅱ）45 歳未満で癌と診断された 1 度近親者の存在。

　（ⅲ）45 歳未満で癌と診断されたほかの 1 度もしくは 2 度近親者、または、年齢を問わず肉腫
　　　と診断されたほかの 1 度または 2 度近親者の存在。

　　著者註：1 度近親者とは、親、子および兄弟（姉妹）を指し、2 度近親者とは、おじ、おば、祖
　　父、祖母、甥、姪、孫を指す。

❼合併する中枢神経系腫瘍

　（ⅰ）髄芽腫

　（ⅱ）脈絡叢癌

　（ⅲ）星細胞腫

　（ⅳ）浸潤性正中膠腫（499 頁参照）

❽合併する脳腫瘍の治療

　（ⅰ）外科的治療

　（ⅱ）化学療法

　　➡放射線治療を回避して化学療法を試みることを考慮すべき(藤巻. 2018)。

33. 鉱質コルチコイド反応性低ナトリウム血症
Mineralcorticoid-responsive hyponatremia of the elderly（MRHE）

❶定義・概念

　（ⅰ）腎臓でのナトリウム（Na）保持能の減退を基盤にして低 Na 血症を惹起する病態をいう(石
　　　川. 2003)。

　（ⅱ）高齢者に発症することが多く、**軽度の脱水**を伴う(中村ら. 2014)。

　（ⅲ）これまで中枢性塩分喪失症候群（cerebrall salt wasting syndrome）の中に埋もれていた病
　　　態の 1 つ(石川. 2003)。

❷頻度；高齢者の低 Na 血症（130 mEq/l 以下の症例）の約 1/4 を占める(石川. 2003)。

❸病態

　（ⅰ）腎臓における Na 保持能の減弱を基盤として発症(石川. 2003)。

　（ⅱ）Na 保持のためレニン・アルドステロン系が賦活されなければならないが、加齢によりレ
　　　ニン・アルドステロン系の活動性が低下しているため、Na 保持能が低下(湯澤ら. 2008)。

　（ⅲ）その結果、体液量が減少傾向となり、下垂体後葉からの ADH の分泌が亢進し、このため
　　　体液量が相対的に増加し、低 Na 血症が助長される(湯澤ら. 2008)。

❹症状

　（ⅰ）皮膚や口腔粘膜の乾燥。

　（ⅱ）舌の乾燥

　（ⅲ）口渇感

　（ⅳ）血圧低下

❺検査成績(石川, 2003)

（ⅰ）低 Na 血症

（ⅱ）低浸透圧血症

（ⅲ）尿中 Na 排泄亢進

（ⅳ）高張尿

（ⅴ）低尿酸血症

（ⅵ）腎機能；正常

（ⅶ）副腎機能；正常

（ⅷ）ADH 分泌亢進（相対的）

❻鑑別

➡抗利尿ホルモン分泌異常症候群（SIADH）との鑑別が必要（**表 1-9**）。

（ⅰ）SIADH の主徴候は脱水所見のないことであり、診断の条件(中村ら, 2014)。

（ⅱ）SIADH の診断基準を満たしながらも**水制限で改善せず**、脱水が疑われた場合には本症を念頭におく(中村ら, 2014)。

❼治療(石川, 2003)

➡鉱質コルチコイドホルモンの投与（Fludrocortisone 0.1～0.3 mg/日を経口的に投与）。

（ⅰ）鉱質コルチコイドホルモンの投与により、腎遠位尿細管での Na 再吸収が徐々に回復し、これに伴って体液量も増加する。

（ⅱ）効果発現までに、1～2 週間要する(湯澤ら, 2008)。

（ⅲ）Fludrocortisone の治療は半年から年余にかけて行う必要がある。

➡この場合、Fludrocortisone による高血圧や低カリウム血症などの副作用に留意。

表 1-9. 鉱質コルチコイド反応性低ナトリウム血症（MRHE）と抗利尿ホルモン分泌異常症候群（SIADH）との比較(湯澤ら, 2008)

MRHE	SIADH
低 Na 血症	低 Na 血症
低浸透圧血症	低浸透圧血症
高張尿	高張尿
腎機能正常	腎機能正常
副腎機能正常	副腎機能正常
浮腫なし	浮腫なし
軽度乾燥・体液量減少の所見	脱水なし

ミヤール・ギュブレール
34. Millard-Gubler 症候群

❶定義；片側の橋下部腹側障害により、病変と同側の末梢性顔面神経麻痺と病変と反対側の上下肢の運動麻痺をきたす症候群をいう。

❷名称；**下交代性片麻痺**、橋下部腹側症候群や顔面神経交代性片麻痺とも呼ばれる。

❸原因
　（ⅰ）腫瘍によることが多い。
　（ⅱ）脳血管障害
　　　ⓐ梗塞や小出血による。
　　　ⓑ梗塞では、多発性梗塞例が多い。
❹病巣部位；橋下部腹側
❺症状
　（ⅰ）病変と同側の末梢性顔面神経麻痺。
　（ⅱ）病変と反対側の上下肢の運動麻痺。
　（ⅲ）多くは、顔面と同側の外転神経麻痺を伴う。
　　　☞解剖学的に近接しているので合併することが多い。

35．MLF（内側縦束）症候群 Medial longitudinal fasciculus syndrome

❶定義；内側縦束（medial longitudinal fasciculus；MLF）の障害による特徴的な眼球運動障害をいう。
❷名称；**核間性眼筋麻痺**（internuclear ophthalmoplegia）とも呼ばれる。
❸原因
　（ⅰ）脳幹の血管障害（血栓性梗塞）
　　　ⓐ片側性が多い。
　　　ⓑ虚血の場合は一過性のことが多い
　（ⅱ）腫瘍；外転神経麻痺を伴うことが多い。
　（ⅲ）多発性硬化症；両側性のMLF症候群が多い。
　（ⅳ）外傷
❹病巣部位
　（ⅰ）内転障害を示す側の橋（pons）。
　（ⅱ）動眼神経核と外転神経核とを連絡する内側縦束が障害されて生じる。
❺症状

　（ⅰ）側方注視時の患側眼球の内転障害。
　（ⅱ）反対側（健側）眼球の外転時の眼振。
　（ⅲ）輻輳の障害はない（輻輳時内転可能）。

MLF症状
三姉妹

36．Nelson（ネルソン）症候群

❶定義；Cushing症候群の治療として両側の副腎を全摘出した後に、ACTH産生下垂体腺腫が発生することをいう。
❷症状
　（ⅰ）視力・視野障害

（ⅱ）皮膚の色素沈着

❸血中 ACTH の増加。

❹診断

（ⅰ）Cushing 症候群であったこと。

（ⅱ）Cushing 症候群の治療で副腎の全摘出術を受けていること。

（ⅲ）下垂体腺腫が存在すること。

（ⅳ）腺腫より ACTH の過剰分泌が生じていること。

❺治療（平田，2016）

（ⅰ）下垂体腺腫が小さい場合➡経過観察

（ⅱ）浸潤性の巨大下垂体腺腫で視神経障害のある場合

　　ⓐ経蝶形骨洞手術

　　ⓑ定位放射線照射(stereotactic irradiation；STI)（γ-Knife や CyberKnife）(169 頁参照)
　　　　⬅残存腫瘍に対して。

37. Pallister-Hall 症候群

❶定義・概念

（ⅰ）本症候群は、多指症、無症状二分喉頭蓋(asymptomatic bifid epiglottis)や視床下部過誤腫の軽症型から、新生児で致死に至る喉頭気管裂(laryngotracheal cleft)の重症型までさまざまな奇形によって特徴づけられる（Biesecker, 2017）。

（ⅱ）視床下部過誤腫と頭部顔面奇形、四肢の末梢奇形などを伴う稀な多臓器奇形。

❷頻度

（ⅰ）極めて稀。

（ⅱ）人種差はないとされている（落合ら，2014）。

❸遺伝形式

（ⅰ）常染色体優性遺伝

（ⅱ）第 7 番染色体短腕(7p13)上にある GLI3 遺伝子の変異により生じる。

　　ⓐGLI3 遺伝子を 3 つに分けた中央部に変異がある（Johnston ら，2005）。

　　ⓑGLI3 遺伝子は、臓器発生で重要は役割をもつ Sonic hedgehog(Shh)シグナル伝達経路に関連する転写調節因子の 1 つ（有田ら，2010；落合ら，2014）。

（ⅲ）時に（約 25％）、突然変異で発症（Biesecker, 2017）。

（ⅳ）罹患者の子孫への危険率は 50％（Biesecker, 2017）

❹症状・徴候

（ⅰ）中枢神経系の異常

　　ⓐ視床下部過誤腫

　　　㋐過誤腫の大きさと症状の有無や程度に関連は認められない。

　　　㋑本症候群に伴う視床下部過誤腫では、視交叉近くに発生しても視力・視野障害をきたさない（Biesecker, 2017）。

　　ⓑ知的発達障害

ⓒ行動障害

（ⅱ）内分泌系の異常➡下垂体機能低下

（ⅲ）頭部・顔面の外観異常

　　ⓐ二分喉頭蓋（bifid epiglottis）

　　　㋐喉頭蓋の正中部が分裂。

　　　㋑最も多い症状であるが、無症状。

　　ⓑ小耳や耳介後方回転

　　ⓒ広い平坦な鼻根や短い外反した鼻

（ⅳ）四肢の異常

　　ⓐ多指症

　　　㋐軸後性多指症（postaxial pokydactyly）

　　　　➡軸後性（postaxial）とは、上肢では尺骨側を、下肢では腓骨側をいう。

　　　㋑軸中性多指症；Y字型の中手骨、あるいは中足骨を伴い、形態異常のない6本以上の指趾を認める。

　　　　➡軸中性とは、四肢の中央部をいう。

　　ⓑ合指症；第3、第4指の骨性多合指症は、本症候群の診断基準に含まれる。

　　ⓒ爪低形成

（ⅴ）その他の部位の異常

　　ⓐ鎖肛

　　ⓑ泌尿生殖器の異常；腎嚢胞、腎臓の低形成、異所性尿管、生殖器の形成不全や子宮腟留水（hydrometrocolpos）など。

　　ⓒ肺分葉異常

　　ⓓ先天性心疾患

　　ⓔ嗅球と嗅索の欠損

❺診断

（ⅰ）軸中性多指症、視床下部過誤腫と二分喉頭蓋は、本症候群診断の特異性が高い。

（ⅱ）軸中性多指症と視床下部過誤腫が存在する孤発例、軸中性/軸後性多指症か視床下部過誤腫の一方のみの存在であっても1度近親者に優性遺伝を認める家族歴は、本症候群の確定診断となる。

（ⅲ）軸後性多指症と視床下部過誤腫、視床下部過誤腫を含まない軸中性多指症など確定診断はできないが、特異な症状から本症候群が強く疑われる場合には *GLI3* 遺伝子診断を考慮する。

❻治療

（ⅰ）内科的治療

　　ⓐ内分泌異常、特に Cortisol の欠乏に対して、ホルモン補充療法を緊急に行う。

　　　➡下垂体機能不全による副腎不全の治療が生命予後を左右する。

　　ⓑ低血糖や電解質異常に対する治療。

　　ⓒけいれんに対する治療。

　　　➡本症候群患者の視床下部過誤腫によるけいれん（てんかん発作）は、一般に軽く、治療

（薬剤）によく反応する(落合ら, 2014：Biesecker, 2017)。

　　　📖この点、通常の視床下部過誤腫と異なる(Biesecker, 2017)。

　　ⓓ呼吸管理

　（ⅱ）外科的治療

　　　ⓐ視床下部過誤腫に対する治療(649 頁参照)

　　　ⓑ多指症、鎖肛や肛門狭窄に対する治療。

❼予後

　（ⅰ）合併する奇形による(Biesecker, 2017)。

　（ⅱ）早期死亡の原因は、汎下垂体機能不全や重篤な気道奇形による(Biesecker, 2017)。

　（ⅲ）生命を脅かす奇形がない場合、家族歴のない患者の予後はよい(Biesecker, 2017)。

　（ⅳ）家族歴のある患者の予後は、家族の重篤度による(Biesecker, 2017)。

　（ⅴ）早期死亡の原因は、下垂体あるいは視床下部形成不全による汎下垂体機能不全(副腎ク
　　　リーゼ)または喉頭気管裂など気道の形成異常による呼吸不全(落合ら, 2014)。

❽合併疾患；視床下部過誤腫(649 頁)

38.　Parinaud 症候群
パ リ ノ ー

❶定義・概念

　（ⅰ）眼球の垂直方向への共同注視麻痺に輻輳麻痺を伴う核上性麻痺をいう。

　（ⅱ）垂直への共同注視麻痺は、上方、下方、あるいは上下方注視麻痺であるが、上方注視麻痺
　　　が最も多い。

❷原因疾患

　（ⅰ）視床、脳幹や松果体部の腫瘍によることが最も多い。

　（ⅱ）次いで、脳血管障害。

　（ⅲ）その他、外傷、水頭症、脳炎や多発性硬化症など。

❸病巣部位

　（ⅰ）垂直注視麻痺の責任病巣

　　　ⓐ四丘体(中脳)、Cajal 間質核、Darkshevich(Darkschewitsch)核や後交連核などの障害と
カハール　　　　　　　　　　　　　ダークシェヴィッチ
　　　されている。

　　　ⓑ最近では、内側縦束吻側間質核(rostral interstitial nucleus of the medial longitudinal
　　　fasciculus；riMLF、中脳網様体の中にあり、赤核の吻内側にある)が重要視されている。

　（ⅱ）輻輳麻痺の責任病巣

　　　➡Perlia 核とされていたが、現在では否定的で責任病巣は不明である。

❹瞳孔は、通常、散大している。

チョットお耳を拝借

【人形の目試験 Doll's eye test】

　①Parinaud 症候群を認める症例に対して行う。

　②Parinaud 症候群を呈する患者では、随意的には眼球を上方に動

かすことはできないが、核上性麻痺であるため不随意的には眼球は上下に動く（→**人形の目試験陽性**）。

③検査方法

①患者の眼前にある検者の指を見させる。

②「これから頭を前屈するが、指を凝視するように」と指示する。

③患者の頭を他動的に前屈させる。

④頭を前屈させても、両眼が上方を向いて指を凝視し続ければ、本試験陽性である。

④判定

①核上性麻痺（障害が大脳皮質と眼筋運動神経核の間にある）；陽性

☞Parinaud 症候群患者では、陽性。

②核性麻痺および核下性麻痺；陰性

39. Peillon-Racadot 症候群

❶定義

➡下垂体腺腫で無月経の患者にホルモン療法を行うと、頭痛、視力障害などの下垂体腺腫による症状の発現あるいは悪化をきたすことをいう。

❷発生機序

（ⅰ）Estrogen 治療のみならず、Gonadotropin 治療中にも生じる。

（ⅱ）血中 Estrogen 値が過剰に上昇することにより生じるとされている。

ⓐEstrogen による腫瘍増殖作用説。

ⓑEstrogen による腫瘍内血管の脆弱化説。

❸下垂体腺腫の種類；プロラクチン産生腺腫、ホルモン非産生腺腫や成長ホルモン産生腺腫にみられる。

40. Raeder 症候群

❶定義

➡傍三叉神経領域における病変によって、三叉神経障害（第 1 枝が最も障害されやすい）および交感神経障害（瞳孔交感神経枝が最も障害されやすい）を呈するものをいう。

❷名称；傍三叉神経症候群（paratrigeminal syndrome）とも呼ばれる。

❸性別；男性に多い。

❹症状

（ⅰ）三叉神経第 1 枝領域を中心とする持続性の疼痛。

（ⅱ）不全型の Horner 症候群（84 頁）➡眼瞼下垂、縮瞳はみられるが、顔面の発汗消失がない。

（ⅲ）時に、動眼神経、滑車神経や外転神経の障害を伴うことがある。

41. 離断症候群 Disconnection syndrome

❶定義

➡1つの大脳半球内のみにとどまる連合路（association pathway）、あるいは左右の大脳半球を結ぶ交連線維の損傷によって生ずる諸症状をいう。

❷分類と症状

半球内離断症候群	➡左右の大脳半球のいずれか一方の、大脳半球内の皮質間を連絡する連合線維の損傷によって生ずる諸症状をいう。 ①伝導失語➡左弓状束の損傷による。 ②超皮質性混合型失語➡左半球内の言語領と左半球内の他の大脳部分を連絡する神経線維の損傷による。 ③連合型視覚失認➡両側下縦束の損傷による。
半球間離断症候群	➡左右の大脳半球の皮質間を連絡する脳梁、前交連などほとんどすべての交連線維束が切断されたときに生じる諸症状をいう。 ①左視野の視覚性呼称障害➡右視野に物品を提示した場合、その呼称は可能であるが、左視野に提示した場合には不可能なことをいう（玉川, 2003）。 ②左視野の失読➡左視野に提示された単語の音読が不可能なことをいう（玉川, 2003）。 ③左手の失書➡右手では自発的な書字や書き取りが可能であるにもかかわらず、左手ではできないことをいう（玉川, 2003）。 ④左手の観念運動失行（脳梁失行） ⓐ左上肢のみに出現する失行。 ⓑ模倣に比して言語命令で障害が強いのが特徴（玉川, 2003）。 ⓒちなみに、観念運動失行とは、個々の運動はできるが、複雑な一連の運動連鎖の必要な行為が障害されることをいう。要素行為は正しいが、順序、対象を誤るといった場合が典型的で、紙を折って封筒に入れるといった系列行為の障害。 ⑤2語音同時聴取テスト（dichotic listening test）で、左耳に与えられた刺激が抑制される➡2語音同時聴取テストとは、両方の耳に異なる言語刺激を同時に聞かせ、どのような刺激が聞こえてきたかを口答させる方法。

42. Rosai-Dorfman 病
ロサイ・ドルフマン

❶定義・概念

（ⅰ）原因不明の非腫瘍性の組織球増殖性疾患。

（ⅱ）頭蓋内発生例では、**硬膜が発生母地**（若林, 2007）。

❷頻度；頭蓋内病変を合併することは稀。

❸名称；Sinus histiocytosis with massive lymphadenopathy（**塊状リンパ腺症を伴う汎組織球増多症**）とも称される。

❹原因➡非腫瘍性の原因不明の自己限定的な疾患（self-limiting disease）。

❺性質・特徴

（ⅰ）多くは頚部リンパ節腫脹（岩朝ら, 2007）。

（ⅱ）節外病変は 30〜40％に認められる（岩朝ら, 2007）。

　　ⓐ節外病変の多くは、皮膚、骨、乳房、上気道や副鼻腔。

　　ⓑ硬膜病変は稀。

（ⅲ）骨病変は進行した場合、病的骨折をきたす（岩朝ら, 2007）。

（ⅳ）しばしば、自然寛解する（Lu ら, 2000）。

（ⅴ）悪性リンパ腫を合併することは稀（Lu ら, 2000）。

（ⅵ）中枢神経系発生例の画像上の特徴(庄野ら，2013)

　　ⓐ硬膜に付着している境界明瞭な腫瘤。

　　ⓑ腫瘤周囲に浮腫を伴うことが多い。

　　ⓒ腫瘤は均一に増強される。

❻好発年齢

　（ⅰ）頭蓋内発生例➡成人に多い（平均年齢；37歳）(佐藤ら，2003)。

　（ⅱ）通常例➡小児および若年成人に好発（平均年齢；20.6歳）。

❼性別

　（ⅰ）頭蓋内発生例➡男性：女性＝4.3：1で、圧倒的に男性に多い(佐藤ら，2003)。

　（ⅱ）通常例➡やや男性に多い。

❽症状・症候

　（ⅰ）頭蓋内発生例

　　ⓐ頭蓋内圧亢進症状

　　ⓑ巣症状（局在症状・徴候）

　（ⅱ）典型的な症状

　　ⓐ無痛性の頚部リンパ節腫脹➡最もよくみられる症状。

　　ⓑ発熱

　　ⓒ白血球増多

　　ⓓ高ガンマグロブリン血症

　　ⓔ体重減少

❾好発部位

　（ⅰ）頚部のリンパ節が好発部位。

　（ⅱ）中枢神経系に発生することは稀。

　　ⓐ発生部位としては、円蓋部、傍矢状洞部、海綿静脈洞部や小脳橋角部の硬膜。

　　　➡すなわち、髄膜腫の好発部位に多い。

　　ⓑ孤発性・多発性、ともにある。

❿脳血管造影

　➡腫瘍濃染像を呈さないことが特徴とされているが、腫瘍濃染像を呈することもある(岩朝ら，2007)。

⓫エックス線CT

　（ⅰ）単純CT；高吸収域

　（ⅱ）造影CT；均一に増強される。

⓬MRI(Paulusら，2016)

　（ⅰ）単純CT

　　ⓐＴ1強調画像；等信号

　　ⓑＴ2強調画像；低信号◀髄膜腫との鑑別点。

　（ⅱ）造影CT；均一に、著明に増強される。

⓭鑑別診断；髄膜腫との鑑別が必要であるが、一般に困難。

⓮治療

（ⅰ）外科的治療；摘出術

（ⅱ）放射線治療

　　ⓐ通常（従来）の放射線照射や定位放射線照射（γ-Knife や CyberKnife）。

　　ⓑ残存例、摘出術の困難な部位の症例、再発例や再増大例に対して施行。

⓯組織学的所見

（ⅰ）成熟した組織球、リンパ球や形質細胞の増殖からなる。

（ⅱ）**組織球による貪食作用**が特徴。

　　➡しばしば、リンパ球が貪食されている（lymphophagocytosis）。

⓰免疫組織化学的所見

（ⅰ）S-100 タンパク；陽性

（ⅱ）CD 68

　　ⓐ陽性

　　ⓑちなみに、'CD' は、'Cluster of differentiation' の略。

（ⅲ）α1-antichymotrypsin；陽性

⓱予後；全摘出後の予後は良好。

43. Sheehan 症候群

❶定義・概念

（ⅰ）分娩時の大出血または循環不全（ショック）により下垂体の梗塞・壊死を生じ、下垂体前葉機能低下症を呈する病態をいう。

（ⅱ）出産直後の血圧低下の程度と長さに相関するとされている。

❷頻度；分娩時大出血、ショックをきたした症例の 10〜30％

❸初発症状

（ⅰ）産後にみられる乳腺の萎縮と、それに伴う完全な泌乳の停止➡**重要な初発症状！**

（ⅱ）無気力、易疲労感

❹症状・症候

（ⅰ）急性発症の場合

　　ⓐ下垂体壊死による症状・症候➡低血圧、冷汗や顔面蒼白など。

　　ⓑ急性副腎不全による症状・症候➡低血糖や低ナトリウム血症による意識障害。

（ⅱ）緩徐発症の場合

　　ⓐ副腎皮質刺激ホルモン欠乏症状・症候（副腎皮質機能低下症状・症候）➡全身倦怠感、易疲労感、食欲不振、低血糖、低血圧や低ナトリウム血症など。

　　ⓑ甲状腺刺激ホルモン欠乏症状・症候（甲状腺機能低下症状・症候）➡動作緩慢、耐寒性の低下（寒がり）、うつ気分、皮膚乾燥、脱毛、貧血や徐脈など。

　　ⓒ乳腺刺激ホルモン（プロラクチン）欠乏症状・症候➡産褥期の乳汁分泌不全

　　ⓓ成長ホルモン欠乏症状・症候➡活動性低下、集中力低下や易疲労感など。

　　ⓔゴナドトロピン欠乏症状・症候（性腺機能低下症状・症候）➡不妊、無月経、恥毛脱落や外

陰・膣・子宮の萎縮など。

（ⅲ）下垂体壊死の程度と症状の発現(鈴木ら，1979)

ⓐ下垂体壊死が 50％以下➡無症状

ⓑ下垂体壊死が 60〜75％➡軽度な症状が発現。

ⓒ下垂体壊死が 90％以上➡典型的な症状が発現。

❺血液学的検査所見

（ⅰ）一般検査

➡低ナトリウム血症、正球性貧血や脂質異常症を認めることが多い(方波見ら，2016)。

（ⅱ）内分泌学的検査

ⓐ血中の下垂体前葉ホルモン値の低下。すなわち、成長ホルモン（growth hormone；GH）、甲状腺刺激ホルモン（thyroid stimulating hormone；TSH）、乳腺刺激ホルモン（prolactin）、副腎皮質刺激ホルモン（adrenocorticotropic hormone；ACTH）および性腺刺激ホルモン（gonadotropin）値の低下。

ⓑ内分泌学的検査所見の中では、ACTH 分泌不全が最も多く、次いで TSH 分泌不全(肥塚，2008)。

❻画像(方波見ら，2016)

（ⅰ）トルコ鞍部の画像検査は、エックス線 CT より MRI の方がよい。

（ⅱ）画像所見

ⓐ病期により大きく異なる。

㋐初期には非出血性の腫大像を呈する。

㋑最終的には、Empty sella（トルコ鞍空洞）の所見を呈する。

①本症候群における Empty sella では、トルコ鞍の大きさが正常であるのが特徴。

②これに対して、原発性の Empty sella ではトルコ鞍は拡大している。

ⓑ急性期の MRI 所見（腫大下垂体内部）

㋐単純 MRI

①T1 強調画像；高信号

②T2 強調画像；低信号

㋑造影 MRI；増強効果はない。

❼診断に役立つ異常所見（症候）(方波見ら，2016)

（ⅰ）最終子出産後の乳汁分泌不全と無月経。

（ⅱ）口と眼の周囲に生じた皺。

❽分娩大出血から本症候群と診断されるまでの期間(方波見ら，2016)

（ⅰ）十数年から 20〜30 年。

（ⅱ）分娩直後からの発症は稀。

❾治療

（ⅰ）欠乏している下垂体前葉ホルモンの補充療法を行う。

（ⅱ）ACTH 分泌不全と TSH 分泌不全の両者が存在する場合には、必ず **ACTH 分泌不全の方から治療**すること(肥塚，2008)。

➡（理由）ACTH 分泌不全（副腎皮質機能低下）の存在下に甲状腺ホルモン補充を行うと、

急性副腎不全(副腎クリーゼ)を発症するので。

44. 視交叉症候群 Optic chiasm syndrome

❶定義；視交叉付近あるいは視交叉の病変により、視交叉を中心とする視覚路が障害されて生じる症候群をいう。

❷原因

（ⅰ）視交叉部近傍の腫瘍(下垂体腺腫、髄膜腫や頭蓋咽頭腫など)が最も多い。

（ⅱ）その他、動脈瘤や外傷など。

❸症状・所見

（ⅰ）視力障害

（ⅱ）視野障害

　　ⓐ両耳側半盲

　　　🖐視交叉部における交叉線維の障害。

　　ⓑJunction scotoma(連合暗点)

　　　㋐同側の眼の耳側半盲性中心暗点と対側の上耳側の1/4視野欠損をいう。

　　　㋑視交叉の前部の障害による。

　　　　🖐同側の黄斑部線維と対側の下鼻側網膜(耳側上部1/4視野)からの線維が、視交叉部で膝状になって対側視神経部へ少し前方に突出していることによる。

45. 失外套症候群 Apallic syndrome

❶定義・概念

（ⅰ）失外套症候群とは、大脳皮質(外套)の広範な損傷による臨床症状をいい、失語－失認－失行といった概念に近い。

　　ⓐ覚醒状態にありながら、話したり、認識したり、慣れた随意運動を行うことができない。

　　ⓑちなみに、外套とは、大脳半球の皮質と表層の白質をいう。

（ⅱ）これに対して無動性無言症(akinetic mutisum)は意識障害の一型で(過剰に睡眠)、視床下部・視床系の障害により大脳皮質機能が発揮されない状態。

　　➡まったく無言で、眼球運動を除いて自発的な身体の動きが一切見られない状態。

❷症状

（ⅰ）無言、無動。

（ⅱ）意思の疎通は不能。

（ⅲ）睡眠・覚醒のリズムはある。

（ⅳ）嚥下などの植物機能は保たれている。

❸失外套症候群と無動性無言症の比較(表1-10)

（ⅰ）無動性無言症では睡眠過多があり、失外套症候群では筋緊張亢進がより著明であるといわれているが、症状の上から両者を明瞭に区別することは困難。

　　ⓐ両者を同一または近縁の状態とみる立場が多い(豊倉ら. 1967)。

第1章／脳腫瘍へのプロローグ

ⓑしかし、意識障害の有無を両者の区別点であるとの報告もある（吉田，1993）。

（ⅱ）'失外套症候群'は症候群の名称であるのに対し、'無動性無言症'は病変部位からきた名称。

（ⅲ）失外套症候群と無動無言症との共通点

ⓐ無動、無言である。

ⓑ睡眠・覚醒の区別はある。

ⓒ屎尿は失禁状態。

ⓓ嚥下機能は保持されている（豊倉ら，1967；吉田，1993）。

表 1-10. 失外套症候群と無動性無言症の比較（豊倉ら，1967；吉田，1993より作成）

失外套症候群 Apallic syndrome	無動性無言症 Akinetic mutism
・大脳外套の広範な全体としての機能の一時的な障害（不可逆の欠落ではない）。 ・汎失行プラス汎失認に等しい。	・視床下部・視床系の障害により、大脳皮質機能が発揮されない状態。 ・前頭葉（特に前帯状回や脳梁）や大脳の広範な障害でも起こりうる。
正常な睡眠・覚醒リズムをとるものあり。	睡眠・覚醒リズムはある。傾眠傾向。
・視線を固定、または不規則にあちこち動く。 ・眼前に物を差し出しても反応がない。 ・瞬目は少ない。	・対象を注視し目で追う。 ・眼球運動は保たれている。
筋緊張；多くは亢進。	筋緊張；多くは弛緩。
姿勢異常（除皮質姿勢など）をとることが多い。	姿勢異常（除皮質姿勢など）をとることは稀。
原始反射（吸引反射や強制把握など）はしばしばみられる。	原始反射（吸引反射や強制把握など）は稀。
嚥下機能は保持されている。	嚥下機能は保持されている。
脳波所見；多様	脳波所見；高振幅徐波が広範にみられる。
持続期間；年余に及ぶ例がある。	持続期間；1年以内に死亡する例が多い。
転帰；不完全だが、著明に回復する例がある。	転帰；一時的には著明な改善もある。

46. 小脳橋角部症候群 Cerebello-pontine angle syndrome

❶定義・概念

（ⅰ）小脳橋角部の病変により引き起こされる種々の神経症状をいう。

（ⅱ）小脳橋角部（cerebello-pontine angle；C-P angle）とは、橋の前外側面、延髄外側、小脳腹側、錐体骨後面および後頭蓋窩に囲まれた領域をいう。

❷原因疾患

➡原因疾患としては、聴神経鞘腫（第8脳神経鞘腫）が最も多い。

（ⅰ）腫瘍

ⓐ聴神経鞘腫（前庭神経鞘腫）、ⓑ髄膜腫、ⓒ類上皮腫、ⓓ三叉神経鞘腫、など。

（ⅱ）血管性病変

ⓐ脳動脈瘤、ⓑ脳動静脈奇形、など。

111

（ⅲ）その他

    ⓐくも膜嚢胞、ⓑ髄膜炎、など。

❸症状

（ⅰ）耳鳴、難聴

（ⅱ）顔面神経麻痺

（ⅲ）三叉神経障害➡顔面の知覚低下や角膜反射の低下。

（ⅳ）小脳症状

47. Sturge-Weber 症候群
スタージ・ウエーバー

❶定義；生下時に認める顔面母斑と、同側の大脳の脳軟膜血管腫（leptomeningeal angiomatosis）を有し、時に同側の眼の脈絡血管異常（脈絡膜の海綿状血管腫 cavernous hemangioma）を伴う病態をいう。

❷名称；Sturge-Weber-Dimitri 病、脳三叉神経血管腫症（encephalotrigeminal angiomatosis）や脳顔面血管腫症（encephalofacial angiomatosis）とも呼ばれる。
ディミトリ

❸頻度

（ⅰ）約 50,000 人に 1 人（丹羽, 2013）。

（ⅱ）発生頻度に男女差や人種差はない（寺田, 2001）。

❹遺伝形式

   ➡大部分は散発例であるが、常染色体劣性あるいは優性遺伝の報告もある。

❺症状・徴候

（ⅰ）顔面、特に三叉神経第 1 枝領域である前額部の母斑（ぶどう酒様母斑 portwine nevus、または火焔状母斑 nevus flammeus）。

    ⓐ顔面の血管性母斑は生下時より存在し、経時的に変化しない。

    ⓑ顔面母斑を有する患者のうち、本症候群に特徴的な眼症状や神経症状を呈するのは 10〜20%（寺田, 2001）

（ⅱ）早期発症のてんかん発作。

    ⓐ患児は初め正常に発育するが、通常、1 歳までにてんかんで発症（寺田, 2001）。

      ➡てんかんは徐々に難治性となる。

    ⓑ90% にてんかんを伴い、ほぼ全例で同名半盲を伴う（寺田, 2001）。

（ⅲ）顔面母斑と対側の片麻痺（30〜60% の頻度）、ないし半身の発育不全。

（ⅳ）母斑と同側の牛眼を伴う緑内障（10〜30% の頻度）（寺田, 2001）。

（ⅴ）同名半盲

（ⅵ）知能発育障害

❻性別；性差はない（丹羽, 2013）。

❼頭部エックス線単純撮影（乳幼児以後）

（ⅰ）後頭部に平行に走る**二重輪郭曲線石灰化**（double contoured curvilinear calcification；**レール様石灰化** tram-line, or railroad track calcification）の所見（**図 1-14**）が主。

    ➡脳回に沿った石灰化は 5 歳以前では認められない（丹羽, 2013）。

（ⅱ）患側の脳萎縮による頭蓋骨の肥厚と頭蓋の狭小。
❽エックス線CT
　（ⅰ）単純CT
　　　ⓐ脳回に沿った石灰化(丹羽, 2013)。
　　　➡5歳以前では認められない。
　　　ⓑ石灰化は後頭葉と頭頂葉に多い(寺田, 2001)。
　（ⅱ）造影CT；軟膜の血管腫が強く増強される(丹羽, 2013)。
❾MRI(丹羽, 2013)
　（ⅰ）単純CT
　　　ⓐ石灰化は、T2強調画像で脳回に沿って低信号として認められる。
　　　ⓑ石灰化は、脳軟膜血管腫領域の皮質〜皮質下に生じる。
　（ⅱ）造影MRI；脳回や脳溝に沿って著明な増強効果を認める。

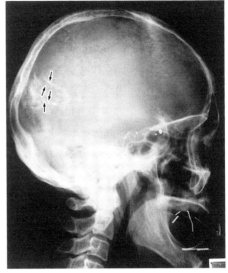

図 1-14. Sturge-Weber症候群の頭部エックス線単純撮影（側面像）
後頭部にレール様石灰化陰影を認める（→）。

48. 他人の手徴候

❶定義・概念
　（ⅰ）Signe de la main étrangère
　　　ⓐ背中に手を回し左手を右手でつかんだときに、明らかな感覚障害がないのに**自らの左手を自分のものではなく、他人の手と誤って感じる**ことをいう。
　　　　㋐すなわち、自分の右手で自分の左手を握っているのに、**あたかも他人が握っている**ように感じる現象をいう。
　　　　㋑**左手の自己所属感の喪失**である。
　　　ⓑ半側身体失認類似現象あるいは触覚消去(tactle extinction)類似現象で、知覚受容面の障害。
　　　ⓒちなみに、「Signe de la main étrangère」とは逆に、右手で他人の手を握ったときにその手を自分の手と誤って解釈する現象がある。これを'My hand sign'という。この現象も知覚受容面の障害で、病巣部位は脳梁である。
　（ⅱ）Alien hand sign
　　　ⓐ一側の手が、他人の手の如く、不随意的、無目的な動作を行う現象、すなわち**自分の意志に反して手が勝手に振る舞う現象**であり、運動異常症(movement disorder)によらないものをいう（例；左手で自分の髪や衣服をひっぱたり、つまんだりするなど）。
　　　　㋐この異常行動は、自分の意志で止めることができず、止めるためにはもう一方の手で抑制しなければならない。
　　　　㋑左手が無目的に動き回る運動(兼本ら, 2013)。

　　　　ⓒ運動面の機能異常（行為障害）である。
　　ⓑ右利きでは、通常、**左手**にみられる。
　　ⓒ道具の強迫的使用のようにまとまった行動はみられないし、動作も道具の使用に限られているわけではない。
❷名称と用語の混乱
　（ⅰ）前述のように、"**Alien hand sign**"（英語圏で使用されている）と、"**Signe de la main étrangère**"とは、内容はまったく異なる。
　　　➡したがって、邦訳（他人の手徴候）を用いる場合には邦訳と原文（Alien hand sign か Signe de la main étrangère）の両者を併記するか、あるいは原文をそのまま用いるのがよい。
　（ⅱ）"**Alien hand**"という用語の使用は可能な限り避け、個々の症状を詳細に検討し、それに対して適切な用語のもとでまとめ、その責任病巣と発現機序を検討した方がよい（田中, 1996）。
❸病巣部位
　（ⅰ）Signe de la main étrangère➡脳梁で、半球間離断症候群の1つ。
　（ⅱ）Alien hand sign➡脳梁や前頭葉内側面。
❹Alien hand sign の分類（表 1-11）

表 1-11. Alien hand sign の分類（Feinberg ら. 1992）

脳梁型 Callosal alien hand syndrome	前頭葉型 Frontal alien hand syndrome
①脳梁前部損傷のみにより生じるもの。 ②非利き手に出現する。 ③半球離断症候群として説明可能。 ④一側の手が他側の手に対して反対目的の行動をとる「両手間の抗争」を特徴とする。	①補足運動野、帯状回前部、内側前頭前皮質や脳梁前部の損傷により生じ、ほとんどが優位半球側。 ②利き手（dominant hand）に出現する。 　➡大脳優位性のパターンとは無関係に、病巣と反体側の手に現れるという報告もある（Leiguarda ら. 1989）。 ③利き手の随意運動に対する劣位半球からの抑制が解放されることに加えて、利き手の探索反射（exploratory reflex）が**亢進**することにより生じる。 ④把握反射、模索反射（groping reflex）や道具の強迫的使用を伴う。

> （※）田中の報告（1996）によると、"Alien hand sign"の名のもとに報告されている異常行動には、上の表に掲げた「脳梁型（脳梁損傷による異常行動）」、「前頭葉型（前頭葉内側面障害による異常運動）」のほかに、Ⓐ右視床―頭頂葉障害による知覚障害あるいは知覚障害と視覚性運動失調との複合症状による異常行動と、Ⓑ右視床と側頭葉後頭葉底部障害による知覚性と視覚性運動失調の複合症状による異常行動、がある。

❺「他人の手徴候」では、目的性はたとえ失われていても、あたかもなんらかの意図があるように、動作としてまとまりをもった運動が出現するのが特徴（兼本ら. 2014）。

──────────────────────（チョット役に立つお話）

　【Alien hand sign と類縁の症候】
　Ⅰ. 道具の強迫的使用 Compulsive manipulation of tool
　　①定義・概念
　　　ⓐ目の前の道具を見るか触ると、本人の意志に反して右手がそれを**強迫的**（強制的）に使用してしまう現象をいう。

ⓑ右手が意志に反してはいるが、目的に向かう行動をとる。
②名称；前頭型他人の手徴候と呼ばれることもある(兼本ら, 2014)。
③病巣部位
➡病巣部位は前頭葉内側面(脳梁膝部の吻側部とその周囲の前部帯状回、上前頭回中部白質)で、ほぼ全例が左側。
④主に、利き手(多くは**右手**)に生じる。
⑤右手には、同時に強い把握現象を伴う。
⑥半球間離断症候群の性格を有している。

Ⅱ．拮抗失行 Diagonistic dyspraxia(図 1-15)
①定義・概念
ⓐ右手の随意的意図あるいは随意運動に触発されて、左手が不随意に反対の行動をとる現象をいう。
   ①左手が意志に逆らって、右手とは正反対の行動をする現象。
     ➡同一の課題に関してそれぞれの手が正反対のことを行おうとする現象、例えば、「右手でドアを開けると左手が閉める」、「右手はチャックを閉めようとするのに左手はチャックを開けようとする」などである。
   ②すなわち、**右手と左手の動作が拮抗**する状態。
ⓑ拮抗失行は左手が右手とは反対の行動をとるのであり、左手が目的不明の行動をする'Alien hand sign'とは区別される。
ⓒちなみに、**失行**とは運動麻痺や不随意運動などの運動障害がなく、かつ行うべき動作も十分わかっているのに行うことができないことをいう。
②病巣部位
  ➡脳梁幹の後端部。
③ほとんどが右利きの人にみられる。
④把握現象はみられない。

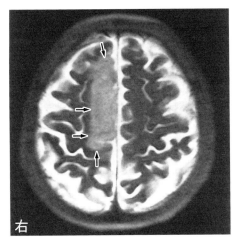

図 1-15．拮抗失行を呈した脳梗塞 MRI T2強調画像
(ヘリオス会病院森田仁士博士, 増田俊和博士のご厚意による)

・患者は、左手で絶えず自分の衣類をたくし上げており、右手はそれを止めさせようと左手をつかんだり、叩いたりする拮抗失行を認めた。
・MRI T2強調画像では、右前大脳動脈領域に梗塞巣による高信号を認める(→)。

Ⅲ．使用行動 Utilization behavior

①定義・概念

ⓐ道具を患者の前に置くと、思わず（命令されないのに）使用してしまう現象をいう。

ⓑ**強迫的な使用ではなく**、道具の提示が患者にとっては「道具を使用しろ」との命令となっている。

②病巣部位

ⓐ両側前頭葉底部の眼窩回と尾状核頭部が重視されている。

➡前頭葉病変に伴って、頭頂葉に対する前頭葉の抑制機能が障害されて生ずるとされている。

ⓑ脳梁前方部の関与も示唆されている。

③**両手**に症状が出現する。

➡この点が、「他人の手徴候」や「道具の強迫的使用」と異なっている。

④両手に把握現象を伴う。

49. Tolosa-Hunt 症候群
（トロサ・ハント）

❶定義・概念

（ⅰ）一側のうがつような眼窩部痛（三叉神経第1枝）、引き続いて眼球運動障害、眼瞼下垂を急激にきたす疾患。

（ⅱ）再発を繰り返すが、副腎皮質ステロイド薬の投与で劇的に軽快する症候群をいう。

➡Steroid-responsive painful ophthalmoplegia！

❷名称：Painful ophthalmoplegiea（**有痛性眼筋麻痺**）とも呼ばれる。

❸頻度；年間、100万人に1人前後で、小児は稀（荒木，2009）。

❹原因；一側海綿静脈洞から上眼静脈にかけての非特異的肉芽腫性炎症。

❺病巣部位

（ⅰ）海綿静脈洞前部

（ⅱ）上眼窩裂

（ⅲ）眼窩尖端部

❻好発年齢

（ⅰ）20～70歳

（ⅱ）40歳代に最も多い。

➡女性の方がやや高年発症。

❼性別；男性：女性＝1：1.5で、**女性**に多い。

❽発症様式および初発症状

（ⅰ）急性発症が多い（90％）。

（ⅱ）初発症状としては、眼部痛、複視および頭痛が多い。

❾症状・所見

Ⓐうがつような顔面・眼窩部痛 　（三叉神経第1枝）	①疼痛の部位は、眼窩後部に最も多い。 ②疼痛の性状は、非拍動性、持続性のものが最も多い（70%）。
Ⓑ眼球運動障害	①複視 　➡眼窩部痛から1日〜1週間くらい遅れて出現する。 ②眼運動神経障害 　ⓐ動眼神経麻痺が最も多い（90%）。 　　㋑眼瞼下垂と上転障害を示す動眼神経上枝麻痺と、 　　㋺内転、下転、内上転制限に散瞳が加わる動眼神経下枝麻痺が 　　　それぞれ単独で出現することがある。 　　㋩副交感神経が障害されると、散瞳や対光反射障害をきたす。 　ⓑ次いで、外転神経麻痺（85%）。 　ⓒ滑車神経麻痺（50%）
Ⓒ通常、視力・視野障害はないが、時に（20%）侵されることがある。	
Ⓓ三叉神経障害	①第1枝の障害が多い。 ②時に第2枝の障害がみられるが、第3枝の障害をきたすことはない。
Ⓔ赤沈の亢進	半数にみられる。

❿脳血管造影所見

　（ⅰ）内頚動脈サイフォン部の狭窄像や壁の不整などを認める。

　（ⅱ）異常所見を呈する頻度；30%

⓫眼窩静脈撮影

　（ⅰ）所見

　　ⓐ半数に、上眼静脈の狭窄像がみられる。

　　ⓑ海綿静脈洞の造影不良（70%）。

　（ⅱ）異常所見を呈する頻度；80%

⓬エックス線CT

　（ⅰ）造影CT；海綿静脈洞部に増強効果をみることが多い。

　（ⅱ）副腎皮質ステロイド薬の投与により異常所見が消失する。

⓭MRI

　（ⅰ）肉芽腫

　　ⓐT1強調画像

　　　㋐眼窩内脂肪組織と比較して低信号。

　　　㋑外眼筋や脳灰白質と等信号。

　　ⓑT2強調画像；脳灰白質に対して等信号。

　　ⓒ造影MRI；均一に増強される。

　（ⅱ）患側の海綿静脈洞の拡大。

　（ⅲ）患側の内頚動脈狭窄像。

　（ⅳ）病変が海綿静脈洞部から眼窩尖端部にかけて進展していることが多い。

⓮診断基準

（ⅰ）Hunt ら(1961)によるトロサ・ハント症候群の診断基準（表 1-12）

表 1-12. Hunt らによるトロサ・ハント症候群の診断基準(Hunt ら, 1961)

ⓐ疼痛は眼筋麻痺に数日先行するか、のちになるまで出現しないこともある。
　➡発作性の拍動性の片側頭痛でなく、眼球後部の持続性疼痛で、'咬みちぎられるような(gnawing)'、あるいは'きりでもまれるような(boring)'と表現される。
　Pain may precede the ophthalmoplegia by several days, or may not appear until some time later. It is not a throbbing hemicrania occurring in paroxysms, but a steady pain behind the eye that is often described as "gnawing" or "boring".
ⓑ動眼神経のみならず、滑車神経、外転神経や三叉神経第 1 枝も侵す。内頚動脈周囲の交感神経線維や視神経が侵されることもある。
　Neurological involvement is not confined to the third nerve, but may include the fourth, sixth, and first division of the fifth cranial nerves. Periarterial sympathetic fibers and the optic nerve may be involved.
ⓒ症状は数日ないし数週間持続する。
　The symptoms last for days or weeks.
ⓓ自然寛解があるが、時に神経学的脱落症状が残る。
　Spontaneous remission occurs, sometimes with residual neurological deficit.
ⓔ数カ月ないし数年の間隔で再発する。
　Attacks recur at intervals of months or years.
ⓕ脳血管造影や試験開頭を含む徹底的検査を行っても、海綿静脈洞以外に病変は認められない。また全身的反応はみられない。
　Exhaustive studies, including angiography and surgical exploration, have produced no evidence of involvement of structures outside the cavernous sinus. There is no systemic reaction.

（ⅱ）Hunt(1976)による診断基準追加事項（表 1-13）

表 1-13. Hunt によるトロサ・ハント症候群の診断基準追加事項(Hunt, 1976)

〔診断の追加事項(Hunt, 1976)〕
Ⓐ神経脱落症状は、海綿静脈洞前部と上眼窩裂に関係している。
　The neurological deficit should relate to the anterior cavernous sinus and superior orbital fissure.
Ⓑ良性のステロイド感受性肉芽腫以外の病態を、できるだけ除外する必要がある。
　It is necessary to exclude, insofa as possible, conditions other than a benign steroid-sensitive granuloma.

（ⅲ）国際頭痛学会によるトロサ・ハント症候群の診断基準（表 1-14）

表 1-14. 国際頭痛学会によるトロサ・ハント症候群の診断基準(日本頭痛学会誌, 2004)

A．治療しなければ数週間にわたり持続する片側性眼窩痛が 1 回以上ある。
B．第 3、第 4 または第 6 脳神経のうち 1 本以上の不全麻痺があるか、MRI および・または生検により肉芽腫の証拠が得られる。
C．不全麻痺は痛み発現と同時に発現するか、2 週間以内に続発する。
D．痛みおよび不全麻痺は副腎皮質ホルモンにより適切に治療すれば、72 時間以内に消失する。
E．適切な検査によりその他の原因(注 1)を否定できる。

(注 1) 有痛性眼筋麻痺のその他の原因には、腫瘍、脈管炎、脳底髄膜炎、サルコイド、糖尿病、眼筋麻痺性片頭痛がある。

⓯鑑別診断

（ⅰ）海綿静脈洞症候群（87 頁）との鑑別

ⓐTolosa-Hunt 症候群は、眼窩部痛で発症すること、寛解と再発を繰り返すこと、副腎皮質ステロイド薬が著効することより、海綿静脈洞症候群との鑑別は可能。

ⓑ一方、障害されている脳神経から、両者を鑑別することは困難。

第1章／脳腫瘍へのプロローグ

（ⅱ）糖尿病性眼筋麻痺との鑑別（**表 1-15**）（小林ら，2010）

表 1-15．Tolosa-Hunt 症候群と糖尿病性眼筋麻痺の鑑別（小林ら，2010 より抜粋．一部改変）

	Tolosa-Hunt 症候群	糖尿病性眼筋麻痺
海綿静脈洞を走行する脳神経障害	多発性の脳神経障害が多い。 ➡動眼神経、滑車神経、外転神経、三叉神経第 1 枝。	①単神経麻痺が多い。 ②動眼神経麻痺が最も多く、三叉神経障害は稀。
眼窩部痛	必発で、耐え難い痛み。	約 32％の頻度で、程度は軽い。
瞳孔異常	特徴（正常例は 15％）	瞳孔機能は保持される傾向がある。すなわち、瞳孔異常は少なく、その頻度は約 17％
MRI 所見	65％に炎症性変化。	特徴的な所見はない。
再発	①再発を繰り返すのが特徴。 ②再発は、ほとんどが同側。	①再発は少ない（17％）。 ②再発は対側に多い（約 71％）。
副腎皮質ホルモン薬の効果	著効で、72 時間以内に改善。	明確なエビデンスはない。

⓰治療

（ⅰ）副腎皮質ステロイド薬の投与（井関ら，2016）

　ⓐPredonisone 80～100 mg/日から開始する。

　ⓑ以後 3 日おきに 1 日量を 10 mg ずつ減量。

　ⓒ1 mg/kg になれば 1～2 週間ごとに 1 日量を 5 mg ずつ減量していき、3～4 カ月内で漸減を終了する。

（ⅱ）疼痛（眼窩部痛）は、一般に、副腎皮質ステロイド薬の投与後 48 時間以内に完全に消失する。

　➡神経症状はやや遅れて回復するものが多い。

⓱予後；一般に良好。

⓲再発；約半数にみられる（荒木，2009）。

50. Turcot 症候群
ターコット

❶定義・概念

（ⅰ）大腸腺腫症に中枢神経系腫瘍を合併する遺伝性疾患をいう。

（ⅱ）家族性大腸腺腫症に属する。

❷頻度；稀

❸遺伝形式

　➡3 つの遺伝形式が考えられる（中村，2015）。

（ⅰ）Group 1

　ⓐ従来より常染色体劣性遺伝と考えられていた典型的な Turcot 症候群が該当。

　ⓑ*PMS2* 遺伝子変異が原因とされている。

　　➡*PMS2* は DNA ミスマッチ修復に重要な遺伝子の 1 つ。

　ⓒ大腸腺腫症が 10 歳代で癌化することが多いのが特徴。

119

ⓓ合併する中枢神経系腫瘍は膠芽腫や退形成性星細胞腫が多い。

（ⅱ）Group 2

ⓐ常染色体優性遺伝である遺伝性非腺腫症性大腸癌の原因となる DNA ミスマッチ修復遺伝子に変異がみられる。

ⓑ合併する中枢神経系腫瘍は、Group 2 と同様、膠芽腫や退形成性星細胞腫が大半。

（ⅲ）Group 3

ⓐ常染色体優性遺伝疾患である家族性大腸腺腫症（familial adenomatous polyposis）の原因となる *APC*（adenomatosu polyposis coli）遺伝子（74 頁参照）に変異がみられるもの。

ⓑ合併する中枢神経系腫瘍は髄芽腫が大半。

❹分類(Paraf ら, 1997)（**表 1-16**）

表 1-16. Turcot 症候群の分類(Paraf ら, 1997)

	Type 1	Type 2
①家族歴	通常、同胞にみられる。	ポリポーシスの家系。
②血族結婚	22%にみられる。	なし
③遺伝形式	**常染色体劣性遺伝**	常染色体優性遺伝
④大腸ポリープ	①ポリープの数は比較的少ない(100個未満)。 ②大きい(3 cm 以上)。 ③**癌化をきたすことが多く、かつ若年者に発症する**(56%)。 ④ポリポーシスの家族歴はない。	①ポリープの数は多い。 ②小さい。 ③ポリポーシスの家族歴を有する。
⑤中枢神経系腫瘍	①星細胞腫や膠芽腫が多い。 ②20 歳未満の若年者にみられることが多い。	髄芽腫が多い。
⑥皮膚病変	半数に合併し、主にカフェオレ斑(café au lait spot)を認める(38%)。	合併することは少ない(21%)。

❺好発年齢；通常、10〜20 歳代

❻性別；性差はない。

❼症状

（ⅰ）消化器症状；下血、下痢や腹痛など。

（ⅱ）中枢神経症状；意識障害や運動麻痺など。

❽定型的 Turcot 症候群*の特徴

（ⅰ）大腸病変

ⓐポリープの数は少ないが(100 個未満)、大きい傾向にある(最大径 3 cm 以上)。

ⓑ若年(20 歳未満)で癌化する。

（ⅱ）同胞例が多い。

（ⅲ）両親に血族結婚がみられる。

（ⅳ）皮膚病変；カフェオレ斑(café au lait spot)や色素性母斑の合併が多い。

（ⅴ）合併疾患

ⓐ中枢神経系腫瘍の合併

㋐ほとんどが、脳に発生（大脳半球が大部分で、時に小脳や脳幹）。

120

第1章／脳腫瘍へのプロローグ

　　　　①膠芽腫(glioblastoma)、星細胞腫(astrocytoma)が多い。
　　　　②次いで、髄芽腫(medulloblastoma)。
　　　　　➡髄芽腫は、家族性大腸腺腫性ポリープ症に合併することが多い。
　　　　⑦稀に、脊髄(→膠芽腫)に発生。
　　　ⓑ中枢神経系以外の合併疾患
　　　　⑦胃・十二指腸・小腸の腫瘍や内分泌系腫瘍の合併を認める。
　　　　⑦骨腫や線維腫、デスモイド腫瘍の合併例はない。
❾鑑別診断
　（ⅰ)Gardner 症候群(74 頁)；下顎の潜在性骨腫と網膜色素上皮肥厚が鑑別上重要。
　（ⅱ)Cowden 症候群(67 頁)
❿治療；大腸癌になる前に、大腸切除を施行。
⓫予後；不良

楽々講座

＊本邦における典型的 Turcot 症候群(藤原ら，1999)

①性差はない。
②ほとんどが、21 歳以下の若年発症。
③発症形態；大腸癌を先行するものが多い。
④初発腫瘍から次の腫瘍を発症するまでの期間；1〜2 年
⑤Turcot 症候群と診断されてからの生存期間；平均 1.7 年(0〜4 年)と短い。
⑥脳腫瘍の種類
　①星細胞腫が最も多い。
　②次いで、膠芽腫。

---

51. Vernet 症候群
バーネット

❶定義・概念
　（ⅰ)一側性、末梢性、および多発性の下位脳神経障害による症候群の１つ。
　　　💡頚静脈孔領域における末梢性の下位脳神経麻痺。
　（ⅱ)病変と同側の舌咽神経、迷走神経および副神経障害による症候群をいう。
❷名称；**頚静脈孔症候群(jugular foramen syndrome)**とも呼ばれる。
❸原因
　（ⅰ)外傷；刺創、銃創や頭蓋底骨折であるが、本症候群の原因としては少ない。
　（ⅱ)頭蓋底部の腫瘍；シュワン細胞腫(神経鞘腫)、脊索腫、髄膜腫や転移性腫瘍などで、頻度
　　　として多い。
　（ⅲ)炎症(髄膜炎など)
　（ⅳ)血管障害(頚静脈の血栓性静脈炎、動静脈奇形など)
❹責任病巣；頚静脈孔部であり、延髄ではない。
❺症状
　（ⅰ)患側の軟口蓋、咽頭、喉頭の運動麻痺(舌咽・迷走神経障害)、ならびにそれによるカーテ
　　　ン徴候(‘アー’と発生したとき、上咽頭収縮筋の一側麻痺のため、ちょうどカーテンを閉
　　　めるように咽頭後壁が健側に引っ張られる現象をいう：舌咽神経障害)、嗄声(迷走神経

121

障害）、嚥下障害（舌咽・迷走神経障害）。

（ⅱ）患側の舌の後ろ 1/3 の味覚および知覚障害（舌咽神経障害）。

（ⅲ）胸鎖乳突筋と僧帽筋の麻痺や萎縮（副神経障害）。

（ⅳ）錐体路徴候などの長経路徴候を伴わない。

52. Villaret 症候群
ビ ラ レ

❶定義・概念

（ⅰ）一側性・末梢性・多発性の下部脳神経障害による症候群の 1 つ。

（ⅱ）病変と同側の舌咽神経、迷走神経、副神経および舌下神経障害に Horner 症候群（84 頁）
の加わったものをいう。

❷原因

➡ほとんどが腫瘍で、その中では、悪性腫瘍の転移や浸潤によることが多い（60％）。

❸予後；原疾患による。

53. von Hippel-Lindau 症候群
フォン・ヒッペル・リンダウ

❶定義・概念

（ⅰ）網膜血管芽腫（von Hippel 病）と、小脳、延髄や脊髄に単発性または多発性の血管芽腫を
合併したもので、さらには、他臓器（脾臓、副腎、膵臓、腎臓など）に腫瘍や囊胞を合併す
る遺伝性疾患をいう。

（ⅱ）広義の von Hippel-Lindau 症候群；中枢神経系に血管芽腫が多発する例や、中枢神経系
は単発であっても特有の内臓疾患を伴っている症例をいう(中村. 1987)。

（ⅲ）不全型；網膜の血管芽腫を伴わない例(中村. 1987)。

（ⅳ）母斑症（phacomatosis）の 1 つ。

❷名称

➡通常、網膜の血管芽腫を von Hippel 病、小脳の血管芽腫を Lindau 病（409 頁）、両者の合併
を von Hippel-Lindau 症候群と呼ぶ。

❸頻度

（ⅰ）本邦；10 万人に 0.455 人(Takayanagi ら. 2017)。

（ⅱ）小脳の血管芽腫（Lindau 病）に網膜血管芽腫（von Hippel 病）を合併する頻度；10〜20％

（ⅲ）網膜の血管芽腫；本症候群の約半数にみられ、その 1/3 は多発性。

❹遺伝

（ⅰ）遺伝形式；常染色体優性遺伝

（ⅱ）浸透率（65 歳まで）；80〜90％(Couch ら. 2000)

（ⅲ）家族発生率；10〜20％

（ⅳ）原因遺伝子・染色体

ⓐ第 3 番染色体短腕（3p25-p26）の欠損が関与。

ⓑ第 3 番染色体短腕（3p25-p26）に原因遺伝子（*VHL* 遺伝子）が存在。

❺分類(Choyke ら，1995)

（ⅰ）Type Ⅰ（von Hippel-Lindau **without pheochromocytomas**）

ⓐ網膜および中枢神経系の血管芽腫、腎臓の囊胞や癌および膵囊胞は認めるが、**褐色細胞腫を伴わないもの。**

ⓑ最も普通にみられるタイプ。

（ⅱ）Type Ⅱ（von Hippel-Lindau **with pheochromocytomas**）

ⓐType ⅡA

㋐網膜および中枢神経系の血管芽腫に加えて褐色細胞腫および膵腫瘍（ランゲルハンス島腫瘍）は認めるが、膵臓の囊胞性病変や腎囊胞・癌は存在しないもの。

㋑２番目に多いタイプ。

ⓑType ⅡB

㋐網膜および中枢神経系の血管芽腫、褐色細胞腫、腎疾患および膵疾患を認めるもの。

㋑稀なタイプ。

❻好発年齢

（ⅰ）10〜60歳（ピークは30歳代）

（ⅱ）遺伝継代していくにつれて、その発症年齢は若くなる。

❼性別；性差はない(Conway ら，2001)。

❽病変と発生部位

（ⅰ）中枢神経系の血管芽腫（hemangioblastoma）(Choyke ら，1995；Conway ら，2001)

ⓐ頻度；本症候群の20〜70％

ⓑvon Hippel-Lindau 病の患者では、2.1年に１個の新しい病変が発生する。

ⓒ発生部位

㋐小脳に最も多く（53％）、次いで脊髄（47％）、延髄（7％）である。

☞本症候群では、脊髄の血管芽腫の頻度が散発例に比べて高い。

㋑しばしば、多発性。

ⓓ部位別特徴

㋐小脳血管芽腫

①頻度；von Hippel-Lindau 症候群患者の44〜72％

②von Hippel-Lindau 症候群に伴う小脳血管芽腫は、散発性の小脳血管芽腫より若年発症であり、多発性の頻度も高く（53％の頻度）、また予後も不良。

③囊胞性の頻度は、von Hippel-Lindau 症候群例でも散発例でも変わらない。

㋑延髄血管芽腫

①頻度；von Hippel-Lindau 症候群患者の５％

②延髄最後野（area postrema）に好発し、血管に富む。

（ⅱ）眼球

➡網膜に血管芽腫。

ⓐvon Hippel-Lindau 症候群患者の半数に、網膜血管芽腫が最初に発現する。

ⓑ頻度；von Hippel-Lindau 症候群患者の50〜67％(寺田，2001)

ⓒしばしば（1/3〜2/3）、多発性(寺田，2001)、両側性（半数）で、再発する。

ⓓ血管芽腫は網膜の周辺にみられる。

ⓔ放置すると、網膜剝離や出血をきたす。

ⓕ治療；レーザーによる光凝固。

（ⅲ）内臓疾患

　　ⓐ腎臓

　　　㋐腎囊胞（50〜70％）と腎細胞癌（25〜45％）。

　　　㋑腎細胞癌

　　　　①発見されたときには既に、30〜50％の症例でリンパ節や肝臓に転移している。

　　　　②本症候群患者の 15〜50％は、腎細胞癌により死亡(Couch ら，2000)。

　　ⓑ副腎および傍神経節（paraganglion）

　　　➡褐色細胞腫（pheochromocytoma）。すなわち、

　　　㋐頻度；本症候群の 15.2％(Takayanagi ら，2017)

　　　㋑両側性が多い（約 42％の頻度）(Takayanagi ら，2017)。

　　　㋒転移を伴う悪性例；6.5％の頻度(Takayanagi ら，2017)。

　　　㋓無症状のことが多く、血清のカテコールアミンの上昇を認めない。

　　ⓒ膵臓疾患

　　　㋐von Hippel-Lindau 症候群の病変の中で、最も少ない。

　　　㋑膵囊胞が最も多い。その他、膵腫瘍。

（ⅳ）副睾丸；囊腺腫（cystadenoma）（頻度；10〜26％）

❾各病変の診断時平均年齢(Choyke ら，1995)

（ⅰ）網膜血管芽腫；25 歳

（ⅱ）小脳血管芽腫；30 歳

（ⅲ）腎細胞癌；37 歳

❿診断基準

（ⅰ）Choyke ら(1995)による診断基準

　　ⓐ中枢神経系または網膜の血管芽腫の家族歴があり、以下の病変を 1 つ以上認める場合。

　　　㋐中枢神経系または網膜の血管芽腫。

　　　㋑腹部臓器病変；腎腫瘍、膵囊胞または腫瘍、褐色細胞腫、副睾丸の乳頭状囊腺腫（pap-
　　　　illary cystadenoma）。

　　ⓑ家族歴に von Hippel-Lindau 病を疑わせる所見がない場合には、以下のいずれかの場合。

　　　㋐中枢神経または網膜の血管芽腫 2 つ以上。

　　　㋑中枢神経または網膜の血管芽腫 1 つと腹部臓器病変（腎腫瘍、膵囊胞または腫瘍、褐色
　　　　細胞腫、副睾丸の乳頭状囊腺腫）1 つ以上。

（ⅱ）本邦における臨床診断基準[フォン・ヒッペル・リンドウ（VHL）病診療ガイドライン 2017 年版]

　　ⓐVHL 病の家族歴が明らかな場合（1 度近親者が VHL 病）

　　　㋐網膜血管腫、中枢神経系血管芽腫、内耳リンパ囊腫、腎臓癌、褐色細胞腫、膵臓の病気
　　　　（膵囊胞・膵臓の神経内分泌腫瘍）、精巣上体囊胞腺腫があることで診断される。

　　　㋑上記の病変が 1 つでもあれば VHL 病。

ⓑVHL 病の家族歴がはっきりしない場合

　ⓐ中枢神経系血管芽腫あるいは網膜血管腫を複数個（2 個以上）発症。

　ⓘ中枢神経系血管芽腫または網膜血管腫が 1 個と、以下に述べる病気が 1 個以上ある。

　　①腎臓癌

　　②褐色細胞腫

　　③膵臓の病気（膵嚢胞・膵臓の神経内分泌腫瘍）

　　④精巣上体嚢胞腺腫

　　⑤内耳リンパ嚢腫

ⓒ上記の 1 病変と遺伝子診断で *VHL* 遺伝子異常が確認された場合。

❶❶中枢神経系血管芽腫の治療方針と治療［フォン・ヒッペル・リンドウ（VHL）病診療ガイドライン 2017 年版］

（ⅰ）症候性の中枢神経系血管芽腫

　ⓐ手術

　ⓑ手術困難例に対しては定位放射線照射。

（ⅱ）非症候性の中枢神経系血管芽腫

　ⓐ小脳では、2 cm 以上または嚢胞の急速拡大例。

　　ⓐ手術

　　ⓘ手術困難例に対しては定位放射線照射。

　ⓑ脊髄では、1 cm 以上で周囲に浮腫を伴う、または増大例。

　　ⓐ手術

　　ⓘ手術困難例に対しては定位放射線照射。

❶❷治療成績

➡定位放射線照射による 5 年間の腫瘍制御率は約 80％（Takayanagi ら、2017）

❶❸予後（Choyke ら、1995）

（ⅰ）死亡年齢（中央値）；49 歳

（ⅱ）死因

　ⓐ小脳血管芽腫が死因の第 1 位（53％）。

　ⓑ次いで、腎細胞癌の転移（32％）。

54. ワニの涙症候群 Crocodile tears syndrome

❶定義

➡食事のときに流涙が起こる現象、すなわち患者が食事を始めると眼から流涙が起こり、食事が終わると流涙が止まる現象をいう。

❷「ワニの涙」の語源

➡「ワニは、獲物の体を食べた後に泣きながらその頭まで食べ尽くす」ということからきている。

❸発現機序

（ⅰ）神経再生の過程で軸索の道を間違うためとの説。

➡唾液神経線維が再生する際に大錐体神経に迷入するとの説。

（ⅱ）下唾液核から舌咽神経を経て耳神経節に至る正常な唾液神経線維からの発芽が、大錐体神経に入って涙腺に達し発症するとの説。
（ⅲ）中間神経内の自律神経線維の脱髄による求心路─遠心路線維間の短絡説。
❹流涙を起こす刺激
　（ⅰ）味覚刺激が重要である。
　　　➡一般に、食物の味の種類に関係しないことが多いが、味の差を述べている報告もある。
　（ⅱ）咀嚼運動や舌などの機械的刺激では流涙は起こらない。
❺発現時期と発現側
　（ⅰ）通常、末梢性顔面神経麻痺後、数週ないし数ヵ月後（回復期）にみられる。
　（ⅱ）多くは、流涙は顔面神経麻痺のある側に生じる。

55. Weber症候群（ウェーバー）

❶定義
　➡患側（病変側）の動眼神経麻痺と反対側の運動麻痺を呈する疾患をいう。
❷名称；**上交代性片麻痺**（hemiplegia alternans superior）とも呼ばれる。
❸原因；梗塞、出血、腫瘍、脱髄疾患、外傷など。
❹病巣部位；中脳腹内側
❺症状
　（ⅰ）患側の動眼神経麻痺。
　（ⅱ）反対側の片麻痺（顔面、舌を含む）。

★好きなように使ってね！

第**2**章

脳腫瘍へズームイン

この章は脳腫瘍の
基本編ともいうべき部門です。
各疾患の基本的事項を
記載してありますが、
高度な内容も盛り込んであります。

第2章／脳腫瘍ヘズ～ムイン

❶エントランス

1．定義

❶頭蓋内腫瘍（intracranial tumor）とは、頭蓋内に発生するあらゆる新生物（neoplasm）をいう。

❷原発性脳腫瘍（狭義の脳腫瘍）とは、頭蓋内を構成している組織より発生する腫瘍をいう。

❸転移性脳腫瘍とは、他臓器の悪性新生物が頭蓋内に転移するものをいう。

2．発生頻度と種類

1）全体

❶原発性脳腫瘍の年間発生頻度

（ⅰ）全体

ⓐ日本；人口10万人に対して12.76人（日本脳腫瘍全国集計, 10 th, 2000）。

ⓑ米国；人口10万人に対して18.7人（渋井, 2010）。

（ⅱ）性別（日本脳腫瘍全国集計, 10 th, 2000）

ⓐ男性；人口10万人に対して11.99人。

ⓑ女性；人口10万人に対して13.46人。

❷原発性脳腫瘍の性別（本邦）➡男性：女性＝1：1.1

❸原発性脳腫瘍の種類（本邦）

（ⅰ）全体

➡**神経膠腫（glioma）が最も多く**（原発性脳腫瘍全体の27.5%）、次いで髄膜腫（23.8%）、下垂体腺腫（17.3%）、神経鞘腫（シュワン細胞腫）（8.6%）の順。

（ⅱ）神経膠腫（glioma）の種類別頻度

➡神経膠腫の中で最も発生頻度が高いのは膠芽腫（glioblastoma）で、以下、退形成星細胞腫（anaplastic astrocytoma）、びまん性星細胞腫（diffuse astrocytoma）、乏突起膠腫（oligodendroglioma）、退形成性乏突起膠腫（anaplastic oligodendroglioma）、毛様細胞性星細胞腫（pilocytic astrocytoma）の順。

2）年齢別発生頻度

(1) 小児（0～14歳）の原発性脳腫瘍（日本脳腫瘍全国集計, 14 th, 2017より作成）

❶発生頻度（本邦）；原発性脳腫瘍全体の6.4%

❷小児に好発する原発性脳腫瘍

（ⅰ）小児全体

ⓐ毛様細胞性星細胞腫（pilocytic astrocytoma）が第1位（原発性脳腫瘍小児発生例の11.3%）。

129

ⓑ次いで、髄芽腫(medulloblastoma)(11.1%)
　　ⓒ以下、頭蓋咽頭腫(10.7%)＞Pure Germinoma(8.2%)＊＞退形成性上衣腫(5.6%)
　　　の順。
　　　(＊；Germ cell tumor を細分類せずに全体として扱うと、原発性脳腫瘍小児発生
　　　　例の 16.1%で、第 1 位となる)
　(ⅱ)乳児(1 歳未満)
　　ⓐ髄芽腫が第 1 位(原発性脳腫瘍乳児発生例の 13.6%)。
　　ⓑ次いで、非定形奇形腫様/ラブドイド腫瘍(atypical teratoid/rhabdoid tumor)と
　　　未熟奇形腫(immature teratoma)；各 10.6%
　　ⓒ以下、脈絡叢乳頭腫＝髄膜腫(各 7.6%)＞膠芽腫＝退形成性上衣腫＝脂肪腫(各
　　　6.1%)の順。
❸性別(本邦)
　(ⅰ)小児全体➡男児：女児＝1.4：1 で、男児に多い。
　(ⅱ)乳児➡男児：女児＝1：1.3 で、女児に多い。
　(ⅲ)10〜14 歳では、男児：女児＝1.8：1 で、かなり男児に多い。
❹テント上あるいはテント下の局在
　(ⅰ)全体；テント上に多い(テント上：テント下＝1.5：1)(日本脳腫瘍全国集計. 12 th. 2009)。
　(ⅱ)年代別
　　ⓐ小児(日本脳腫瘍全国集計. 12 th. 2009)
　　　㋐1 歳未満および 8 歳以上➡テント上に多い(13 歳に最も多い)。
　　　㋑2 歳、3 歳、5 歳および 6 歳➡テント上とテント下の発生頻度は、ほぼ同じ。
　　　㋒1 歳、4 歳および 7 歳➡テント下に多い(1 歳に最も多い)。
　　ⓑ成人➡テント上に多い。

(2) 成人(15〜69 歳)に好発する脳腫瘍(日本脳腫瘍全国集計. 14 th. 2017 より作成)
❶脳腫瘍全体(転移性脳腫瘍を含む)
　(ⅰ)髄膜腫が最も多い(転移性を含む脳腫瘍成人発生例の 20.9%)。
　(ⅱ)次いで、下垂体腺腫(17.2%)。
　(ⅲ)以下、転移性脳腫瘍(15.3%)＞膠芽腫(9.3%)＞神経鞘腫(シュワン細胞腫)
　　　(8.5%)＞悪性リンパ腫(3.6%)の順。
❷原発性脳腫瘍
　(ⅰ)髄膜腫が最も多い(原発性脳腫瘍成人発生例の 24.7%)。
　(ⅱ)次いで、下垂体腺腫(20.3%)。
　(ⅲ)以下、膠芽腫(11.0%)＞神経鞘腫(シュワン細胞腫)(10.1%)＞悪性リンパ腫
　　　(4.2%)の順。

(3) 高齢者(70 歳以上)に好発する脳腫瘍(日本脳腫瘍全国集計. 14 th. 2017 より作成)
❶脳腫瘍全体(転移性脳腫瘍を含む)
　(ⅰ)転移性脳腫瘍が最も多い(転移性を含む脳腫瘍高齢者発生例の 25.7%)。

（ⅱ）次いで、髄膜腫（24.3％）。

（ⅲ）以下、膠芽腫（15.9％）＞下垂体腺腫（10.0％）＞悪性リンパ腫（7.9％）＞シュワン細胞腫（神経鞘腫）（5.0％）の順。

❷原発性脳腫瘍

（ⅰ）髄膜腫が最も多い（原発性脳腫瘍高齢者発生例の 32.7％）。

（ⅱ）次いで、膠芽腫（21.4％）。

（ⅲ）以下、下垂体腺腫（13.5％）＞悪性リンパ腫（10.6％）＞シュワン細胞腫（神経鞘腫）（6.7％）の順。

3）原発性脳腫瘍の部位別発生頻度（本邦）

❶前頭葉に好発する腫瘍

（ⅰ）髄膜腫が最も多い（33％）。

（ⅱ）以下、膠芽腫（24％）、悪性リンパ腫（9％）の順。

❷頭頂葉に好発する腫瘍

（ⅰ）髄膜腫が最も多い（35％）。

（ⅱ）以下、膠芽腫（32％）、悪性リンパ腫（11％）、退形成性星細胞腫（5％）の順。

❸側頭葉に好発する腫瘍

（ⅰ）膠芽腫が最も多い（43％）。

（ⅱ）以下、髄膜腫（18％）、悪性リンパ腫（11％）、退形成性星細胞腫（8％）の順。

❹後頭葉に好発する腫瘍

（ⅰ）膠芽腫が最も多い（33％）。

（ⅱ）以下、髄膜腫（32％）、悪性リンパ腫（20％）、退形成性星細胞腫（4％）の順。

❺基底核に好発する腫瘍

（ⅰ）悪性リンパ腫が最も多い（48％）。

（ⅱ）以下、膠芽腫（23％）、退形成性星細胞腫（9％）、Germinoma（7％）の順。

❻視床

（ⅰ）膠芽腫が最も多い（31％）。

（ⅱ）以下、悪性リンパ腫（28％）、退形成性星細胞腫（19％）、びまん性星細胞腫（6％）の順。

❼脳梁

（ⅰ）悪性リンパ腫が最も多い（48％）。

（ⅱ）以下、膠芽腫（33％）、退形成性星細胞腫（8％）、びまん性星細胞腫（3％）の順。

❽小脳

（ⅰ）血管芽腫が最も多い（28％）。

（ⅱ）以下、髄膜腫（21％）、毛様細胞性星細胞腫（12％）、髄芽腫（11％）の順。

❾橋

（ⅰ）悪性リンパ腫が最も多い（24％）。

（ⅱ）以下、膠芽腫（23％）、退形成性星細胞腫（22％）、びまん性星細胞腫（17％）の順。

3．分類

❶全体

➡原発性脳腫瘍（以下、脳腫瘍と略す）と転移性脳腫瘍とに分ける。

❷中枢神経系腫瘍の WHO 分類（表 2-1）(Loius ら，2016 より引用；邦訳名は，主として廣瀬，2017 による)

　2016 年に中枢神経系腫瘍の WHO（World Health Organization）（世界保健機関）分類が改訂され、従来の組織学的診断（光学顕微鏡による形態学的分類）に分子遺伝子情報を加味した分類に変更された。その結果、光学顕微鏡による組織診断名に遺伝子型（分子診断名）が組み合わさった診断名（統合診断 integrated diagnosis）が用いられることになった（分子診断名 molecular diagnosis のみになったのではない）。例えば、「びまん性星細胞腫、*IDH*[*1]変異」や、「膠芽腫、*IDH* 野生型[*2]」などである。なお、遺伝子学的検査を行っていない場合には、組織型に NOS[*3]の診断名を付ける。また、形態学的診断と遺伝子解析の結果が異なる場合には遺伝子診断が優先され、それに基づいた診断名が付けられる。

> [*1] *IDH*；isocitrate dehydrogenase（イソクエン酸脱水素酵素）の略。
> [*2] 野生型；突然変異型に対し基本と考えられる表現型で、遺伝子変異のない正常型の遺伝子。
> [*3] NOS；Not otherwise specified の略。「未確定（特定不能）」の意味で、*IDH* 変異の遺伝子検査がされていない場合や、遺伝子検査の結論が出ていない場合に用いられる。

表 2-1. 中枢神経系腫瘍の WHO 分類(Loius ら，2016：邦訳名は，主として廣瀬，2017 による)

---

1. **Diffuse astrocytic and oligodendorglial tumours**（びまん性星細胞系および乏突起膠細胞系腫瘍）
　Diffuse astrocytoma, IDH-mutant（びまん性星細胞腫、IDH 変異）
　　Gemistocytic astrocytoma, IDH-mutant（肥胖細胞性星細胞腫、IDH 変異）
　Diffuse astrocytoma, IDH-wildtype（びまん性星細胞腫、IDH 野生型）
　Diffuse astrocytoma, NOS（びまん性星細胞腫、未確定）

　Anaplastic astrocytoma, IDH-mutant（退形成性星細胞腫、IDH 変異）
　Anaplastic astrocytoma, IDH-wildtype（退形成性星細胞腫、IDH 野生型）
　Anaplastic astrocytoma, NOS（退形成性星細胞腫、未確定）
　Glioblastoma, IDH-wildtype（膠芽腫、IDH 野生型）
　　Giant cell glioblastoma（巨細胞膠芽腫）
　　Gliosarcoma（膠肉腫）
　　Epithelioid glioblastoma（類上皮膠芽腫）
　Glioblastoma, IDH-mutant（膠芽腫、IDH 変異）
　Glioblastoma, NOS（膠芽腫、未確定）

　Diffuse midline glioma, H3 K27M-mutant（びまん性正中膠腫、H3 K27M 変異）

　Oligodendroglioma, IDH-mutant and 1p/19q-codeleted（乏突起膠腫、IDH 変異および 1p/19q 共欠失）
　Oligodendroglioma, NOS（乏突起膠腫、未確定）

　Anaplastic oligodendroglioma, IDH-mutant and 1p/19q-codeleted（退形成性乏突起膠腫、IDH 変異および 1p/19q 共欠失）
　Anaplastic oligodendroglioma, NOS（退形成性乏突起膠腫、未確定）

　Oligoastrocytoma, NOS（乏突起星細胞腫、未確定）
　Anaplastic oligoastrocytoma, NOS（退形成性乏突起星細胞腫、未確定）

第2章／脳腫瘍ヘズ~ムイン

2．**Other astrocytic tumours**（その他の星細胞系腫瘍）
  Pilocytic astrocytoma（毛様細胞性星細胞腫）
    Pilomyxoid astrocytoma（毛様類粘液性星細胞腫）
  Subependymal giant cell astrocytoma（上衣下巨細胞性星細胞腫）
  Pleomorphic xanthoastrocytoma（多形黄色星細胞腫）
  Anaplastic pleomorphic xanthoastrocytoma（退形成性多形黄色星細胞腫）

3．**Ependymal tumours**（上衣系腫瘍）
  Subependymoma（上衣下腫）
  Myxopapillary ependymoma（粘液乳頭状上衣腫）
  Ependymoma（上衣腫）
    Papillary ependymoma（乳頭状上衣腫）
    Clear cell ependymoma（明細胞上衣腫）
    Tanycytic ependymoma（伸長細胞性上衣腫）
  Ependymoma, RELA fusion-positive（上衣腫、RELA 融合陽性）
  Anaplastic ependymoma（退形成性上衣腫）

4．**Other gliomas**（その他の神経膠腫）
  Chordoid glioma of the third ventricle（第 3 脳室脊索腫様膠腫）
  Angiocentric glioma（血管中心性膠腫）
  Astroblastoma（星芽腫）

5．**Choroid plexus tumours**（脈絡叢腫瘍）
  Choroid plexus papilloma（脈絡叢乳頭腫）
  Atypical choroid plexus papilloma（異型脈絡叢乳頭腫）
  Choroid plexus carcinoma（脈絡叢癌）

6．**Neuronal and mixed neuro-glial tumours**（神経細胞および混合神経細胞・膠細胞系腫瘍）
  Dysembryoplastic neuroepithelial tumour（胚芽異形成性神経上皮腫瘍）
  Gangliocytoma（神経節細胞腫）
  Ganglioglioma（神経節膠腫）
  Anaplastic ganglioglioma（退形成性神経節膠腫）
  Dysplastic cerebellar gangliocytoma（Lhermitte-Duclos disease）［小脳異形成性神経節細胞腫
    （Lhermitte-Duclos 病）］
  Desmoplastic infantile astrocytoma and ganglioglioma（線維形成性乳児星細胞腫および神経節膠
    腫）
  Papillary glioneuronal tumour（乳頭状グリア神経細胞腫瘍）
  Rosette-forming glioneuronal tumour（ロゼット形成性グリア神経細胞腫瘍）
  Diffuse leptomeningeal glioneuronal tumour（びまん髄膜性グリア神経細胞腫瘍）
  Central neurocytoma（中枢性神経細胞腫）
  Extraventricular neurocytoma（脳室外神経細胞腫）
  Cerebellar liponeurocytoma（小脳脂肪神経細胞腫）
  Paraganglioma（傍神経節腫）

7．**Tumours of the pineal region**（松果体部腫瘍）
  Pineocytoma（松果体細胞腫）
  Pineal parenchymal tumours of intermediate differentiation（中間型松果体実質腫瘍）
  Pineoblastoma（松果体芽腫）
  Papillary tumour of the pineal region（松果体部乳頭状腫瘍）

8．**Embryonal tumours**（胎児性腫瘍）
  Medulloblastomas, genetically defined（髄芽腫、分子型）
    Medulloblastoma, WNT-activated（髄芽腫、WNT 活性化）
    Medulloblastoma, SHH-activated and TP53-mutant（髄芽腫、SHH 活性化および TP53 変異）
    Medulloblastoma, SHH-activated and TP53-wildtype（髄芽腫、SHH 活性化および TP53 野生
      型）
    Medulloblastoma, non-WNT/non-SHH（髄芽腫、非 WNT/非 SHH）
      Medulloblastoma, group 3（髄芽腫、グループ 3）
      Medulloblastoma, group 4（髄芽腫、グループ 4）
  Medulloblastomas, histologically defined（髄芽腫、組織型）
    Medulloblastoma, classic（髄芽腫、古典型）
    Medulloblastoma, desmoplasitc/nodular（線維形成性/結節性髄芽腫）
    Medulloblastoma with extensive nodularity（高度結節性髄芽腫）
    Medulloblastoma, large cell/anaplastic（大細胞/退形成性髄芽腫）
  Medulloblastoma, NOS（髄芽腫、未確定）

133

Embryonal tumour with multilayered rosettes, C19MC-altered（多層ロゼット性胎児性腫瘍、C19MC 異状）
Embryonal tumour with multilayered rosettes, NOS（多層ロゼット性胎児性腫瘍、未確定）
Medulloepithelioma（髄上皮腫）
CNS neuroblastoma（中枢神経系神経芽腫）
CNS ganglioneuroblastoma（中枢神経系神経節芽腫）
CNS embryonal tumours, NOS（中枢神経系胎児性腫瘍、未確定）
Atypical teratoid/rhabdoid tumours（非定型奇形腫様/ラブドイド腫瘍）
CNS embryonal tumours with rhabdoid features（ラブドイド型中枢神経系胎児性腫瘍）

9．Tumours of the cranial and paraspinal nerves（脳神経および脊髄神経腫瘍）
Schwannoma（Schwann 細胞腫）
　Cellular schannnoma（富細胞性 Schwann 細胞腫）
　Plexiform schannnoma（蔓状 Schwann 細胞腫）
Melanotic schannnoma（メラニン性 Schwann 細胞腫）
Neurofibroma（神経線維腫）
　Atypical neurofibroma（異型神経線維腫）
　Plexiform neurofibroma（蔓状神経線維腫）
Perineurinoma（神経周膜腫）
Hybrid nerve sheath tumours（混成神経鞘腫瘍）
Malignant peripheral nerve sheath tumour（悪性末梢神経鞘腫瘍）
　Epithelioid MPNST（類上皮悪性末梢神経鞘腫瘍）
　MPNST with perineurial differentiation（神経周膜性悪性末梢神経鞘腫瘍）

10. Meningiomas（髄膜腫）
Meningoma（髄膜腫）
Meningothelial meningioma（髄膜細胞性髄膜腫）
Fibrous meningioma（線維性髄膜腫）
Trnasitional meningioma（移行性髄膜腫）
Psammomatous meningioma（砂腫性髄膜腫）
Angiomatous meningioma（血管腫性髄膜腫）
Microcystic meningioma（微小嚢胞性髄膜腫）
Secretory meningioma（分泌性髄膜腫）
Lymphoplasmacyte-rich meningioma（リンパ球形質細胞豊富性髄膜腫）
Metaplastic meningioma（化生性髄膜腫）
Chordoid meningioma（脊索腫様髄膜腫）
Clear cell meningioma（明細胞髄膜腫）
Atypical meningioma（異型性髄膜腫）
Papillary meningioma（乳頭状髄膜腫）
Rhabdoid meningioma（ラブドイド髄膜腫）
Anaplastic（malignant）meningioma［退形成性（悪性）髄膜腫］

11. Mesenchymal, non-meningothelial tumours（間葉系、非髄膜性腫瘍）
Solitary fbrous tumour/haemangioperictoma（孤立性線維性腫瘍/血管周皮腫）
Haemangioblastoma（血管芽腫）
Haemangioma（血管腫）
Epithelioid haemangioendothelioma（類上皮血管内皮腫）
Angiosarcoma（血管肉腫）
Kaposi sarcoma（Kaposi 肉腫）
Ewing sarcoma/peripheral primitive neuroectodermal tumour（Ewing 肉腫/末梢性原始神経外胚葉性腫瘍）
Lipoma（脂肪腫）
Angiolipoma（血管脂肪腫）
Hibernoma（褐色脂肪腫）
Liposarcoma（脂肪肉腫）
Desmoid-type fibromatosis（デスモイド型線維腫症）
Myofibroblastoma（筋線維芽腫）
Inflammatory myofibroblastic tumour（炎症性筋線維芽細胞腫瘍）
Benign fibrous histiocytoma（良性線維性組織球腫）
Fibrosarcoma（線維肉腫）
Undifferentiated pleomorphic sarcoma/malignant fibrous histiocytoma（未分化多形肉腫/悪性線維性組織球腫）
Leiomyoma（平滑筋腫）
Leiomyosarcoma（平滑筋肉腫）
Rhabdomyoma（横紋筋腫）

Rhabdomyosarcoma（横紋筋肉腫）
Chondroma（軟骨腫）
Chonrosarcoma（軟骨肉腫）
Osteoma（骨腫）
Osteochondroma（骨軟骨腫）
Osteosarcoma（骨肉腫）

12. Melanocytic tumours（メラニン細胞性腫瘍）
　　Meningeal melanocytosis（髄膜メラニン細胞増殖症）
　　Meningeal melanocytoma（髄膜メラニン細胞腫）
　　Meningeal melanoma（髄膜黒色腫）
　　Meningeal melanomatosis（髄膜黒色腫症）

13. Lymphomas（リンパ腫）
　　Diffuse large B-cell lymphoma of the CNS（中枢神経系びまん性大細胞型 B 細胞リンパ腫）
　　Immunodefiency-associated CNS lymphomas（中枢神経系免疫不全関連リンパ腫）
　　　AIDS-related diffuse large B-cell lymphoma（AIDS 関連びまん性大細胞型 B 細胞リンパ腫）
　　　EBV-positive diffuse lage B-cell lymphoma, NOS（EBV 陽性びまん性大細胞型 B 細胞リンパ腫、未確定）
　　　Lymphomatoid gramulomatosis（リンパ腫様肉芽腫症）
　　Intravascular large B-cell lymphoma（血管内大細胞型 B 細胞リンパ腫）
　　Low-grade B-cell lymphomas of the CNS（中枢神経系低悪性度 B 細胞リンパ腫）
　　T-cell and NK/T-cell lymphomas of the CNS（中枢神経系 T 細胞および NK/T 細胞リンパ腫）
　　Anaplastic large cell lymphoma, ALK-positive（ALK 陽性未分化大細胞リンパ腫）
　　Anaplastic large cell lymphoma, ALK-negative（ALK 陰性未分化大細胞リンパ腫）
　　MALT lymphoma of the dura（硬膜 MALT リンパ腫）

14. Histiocytic tumours（組織球性腫瘍）
　　Langerhans cell histiocytosis（Langerhans 細胞組織球症）
　　Erdheim-Chester disease（Erdheim-Chester 病）
　　Rhosai-Dorfman disease（Rhosai-Dorfman 病）
　　Juvenile xanthogranuloma（若年性黄色肉芽腫）
　　Histiocytic sarcoma（組織球性肉腫）

15. Germ cell tumours（胚細胞腫瘍）
　　Germinoma［ジャーミノーマ（胚腫）］
　　Embryonal carcinoma（胎児性癌）
　　York sac tumour（卵黄嚢腫瘍）
　　Choriocarcinoma（絨毛癌）
　　Teratoma（奇形種）
　　　Mature（成熟）
　　　Immature（未熟）
　　Teratoma with malignant tranformation（悪性転化を伴う奇形種）
　　Mixed germ cell tumours（混合胚細胞腫瘍）

16. Tumours of the sellar region（トルコ鞍部腫瘍）
　　Craniopharyngioma（頭蓋咽頭腫）
　　　Adamantinomatous craniopharyngioma（エナメル上皮腫型頭蓋咽頭腫）
　　　Papillary craniopharyngioma（乳頭型頭蓋咽頭腫）
　　Granular cell tumour of the sellar region（トルコ鞍部顆粒細胞腫）
　　Pituicytoma（下垂体細胞腫）
　　Spindle cell oncocytoma（紡錘形細胞オンコサイトーマ）

17. Metastatic tumours（転移性腫瘍）

4．Vital sign（生命徴候）

❶生体が生きている状態を示す指標である。
❷Vital sign とは、**意識**、**血圧**、**脈拍**、**呼吸**、および**体温**を指す。
　（ⅰ）意識レベルの評価法
　　ⓐ成人の意識障害評価法
　　　㋐日本式昏睡尺度 Japan coma scale（JCS）（表 2-2）
　　　㋑Glasgow coma scale（GCS）（表 2-3）

表 2-2．Japan coma scale（太田，2016）

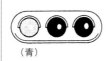
（青）

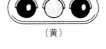
（黄）

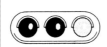
（赤）

Ⅰ．刺激しないでも覚醒している状態（1桁で表現）
　　（delirium, confusion, senselessness）
　1．大体意識清明だが、今1つはっきりしない。
　2．見当識障害がある。
　3．自分の名前、生年月日が言えない。

Ⅱ．刺激すると覚醒する状態―刺激を止めると眠り込む―
　　（2桁で表現）
　　（stupor, lethargy, hypersomnia, somnolence, drowsiness）
　10．普通の呼びかけで容易に開眼する。
　　〔合目的な運動（例えば、右手を握れ、離せ）〕*
　　　をするし言葉も出るが間違いが多い。
　20．大きな声または体を揺さぶることにより開眼する。
　　〔簡単な命令に応ずる。例えば離握手〕*
　30．痛み刺激を加えつつ呼びかけを繰り返すと辛うじて開眼する。

　　　　　*なんらかの理由で開眼できない場合

Ⅲ．刺激をしても覚醒しない状態（3桁で表現）
　　（deep coma, coma, semicoma）
　100．痛み刺激に対し、はらいのけるような動作をする。
　200．痛み刺激で少し手足を動かしたり、顔をしかめる。
　300．痛み刺激に反応しない。

註　R：Restlessness；I：Incontinence
　　A：Akinetic mutism, apallic state
例：100-I；20-R

表 2-3．Glagow coma scale（GCS）（Jennett ら，1977）

A．Eye opening（開眼）	B．Best verbal response（発語）	C．Best motor response（運動機能）
Spontaneous（自発的に） 4	Orientated（見当識良好） 5	Obeys（命令に従う） 6
To speech（音声により） 3	Confused conversation（会話混乱） 4	Localises（痛み刺激部位に手足をもってくる） 5
To pain（疼痛により） 2	Inappropriate words（言語混乱） 3	Withdraws（逃避） 4 Abnormal Flexion（異常屈曲） 3
Nil（開眼せず） 1	Incomprehensible sounds（理解不明の声） 2	Extends（四肢伸展反応） 2
	Nil（発語せず） 1	Nil（まったく動かさない） 1

A、B、C 各項の評価の総和をもって意識障害の重症度とする。
すなわち、
A＋B＋C＝3～15
正常（Normal）＝15点、深昏睡（Deep coma）＝3点

ⓑ小児の意識障害評価法（小児昏睡尺度）
㋐Paediatric coma scale（表2-4）

表2-4. Paediatric coma scale（Simpson ら, 1982）

	5歳より上 （＞5 years）	2歳より 5歳まで （＞2〜5 years）	1歳より 2歳まで （＞1〜2 years）	6カ月より 12カ月まで （＞6〜12 months）	生後より 6カ月まで （birth〜6 months）
Eye opening 　（開眼） ◆ Spontaneously 　（自発的に）	4	4	4	4	4
◆ To speech 　（呼びかけにより）	3	3	3	3	3
◆ To pain 　（疼痛により）	2	2	2	2	2
◆ None 　（開眼せず）	1	1	1	1	1
Best verbal response 　（発語） ◆ Orientated 　（指南力）	5				
◆ Words 　（言葉をしゃべる）	4	4	4		
◆ Vocal sounds 　（雑音を発する）	3	3	3	3	
◆ Cries 　（泣く）	2	2	2	2	2
◆ None 　（発語せず）	1	1	1	1	1
Best motor response 　（運動機能） ◆ Obeys commands 　（命令に従う）	5	5			
◆ Localise pain 　（疼痛部の認識可能）	4	4	4	4	
◆ Flexion to pain 　（疼痛刺激に対して屈曲）	3	3	3	3	3
◆ Extension to pain 　（疼痛刺激に対して伸展）	2	2	2	2	2
◆ None 　（まったく動かず）	1	1	1	1	1
最高得点（満点）	14	13	12	11	9

〔発語機能に関して〕
①指南力障害の有無は5歳より上の小児では検査できるが、5歳以下の小児では検査することはできない。
②したがって、1歳より上で5歳以下の幼児では言葉を発すれば4点で満点とし、6カ月より12カ月までの乳児では何か音声を発すれば3点で満点とする。
〔運動機能に関して〕
①2歳より上の小児では検者の命令に従って四肢を動かすことができるが、2歳以下の小児では不可能である。
②したがって、6カ月より上で2歳までの乳幼児では疼痛部位を認識できれば4点で満点とし、生後から6カ月までの新生児および乳児では疼痛刺激に対して四肢を屈曲することができれば3点で満点とする。

①Glasgow coma scale を小児用に改良したものである。

②表2-4の如く、発語および運動機能に対しては年齢により判定法が若干異なり、したがって最高点（満点）も異なる。

㋐Children's coma score（CCS）（表2-5）

㋑乳幼児の日本式昏睡尺度（表2-6）

➡Japan coma scale（JCS）を小児用に改変したものである。

（ⅱ）血圧；循環動態を知る上で最も重要な指標である。

（ⅲ）呼吸異常パターン（表2-7）

（ⅳ）体温➡脳幹部損傷例では、40℃以上の過高熱を呈する。

❸Vital sign は循環動態の総和として捉えられる。

表 2-5. Children's coma score(Raimondi ら, 1984)

Ocular response（O） （眼球反応）		Verbal response（V） （言語反応）		Motor response（M） （運動反応）	
pursuit （目で物を追う）	4	✕		flexes & extends （自発的に手足を曲げたり、伸ばしたりできる）	4
extraocular muscle（EOM） intact, reactive pupils （外眼筋麻痺はなく、対光反射も正常）	3	cries （泣く）	3	withdraw from painful stimuli （痛み刺激に対して逃避運動あり）	3
fixed pupils or EOM impaired （対光反射消失、または外眼筋不全麻痺）	2	spontaneous respirations （自発呼吸）	2	hypertonic （筋緊張亢進）	2
fixed pupils and EOM paralized （対光反射消失、かつ外眼筋も麻痺）	1	apneic （無呼吸）	1	flaccid （弛緩）	1

表 2-6. 乳幼児の日本式昏睡尺度(坂本, 1978)

Ⅰ. 刺激しないでも覚醒している状態
　0. 正常
　1. あやすと笑う。ただし不十分で声を出して笑わない。　　　　　　　　（　1）
　2. あやしても笑わないが視線は合う。　　　　　　　　　　　　　　　　（　2）
　3. 母親と視線が合わない。　　　　　　　　　　　　　　　　　　　　　（　3）

Ⅱ. 刺激すると覚醒する状態（刺激を止めると眠り込む）
　1. 飲み物を見せると飲もうとする。あるいは、乳首を見せればほしがって吸う。（　10）
　2. 呼びかけると開眼して目を向ける。　　　　　　　　　　　　　　　　（　20）
　3. 呼びかけを繰り返すと辛うじて開眼する。　　　　　　　　　　　　　（　30）

Ⅲ. 刺激をしても覚醒しない状態
　1. 痛み刺激に対し、はらいのけるような動作をする。　　　　　　　　　（100）
　2. 痛み刺激で少し手足を動かしたり顔をしかめたりする。　　　　　　　（200）
　3. 痛み刺激に反応しない。　　　　　　　　　　　　　　　　　　　　　（300）

表 2-7. 種々の呼吸異常パターンと責任病巣(挿入図は Plum ら, 1986 による)

呼吸の型	特徴	責任病巣
Cheyne-Stokes 呼吸	過呼吸と無呼吸とが規則的に増強、減少を繰り返す呼吸。	大脳半球深部あるいは間脳の両側の機能障害。
中枢性神経原性過換気 (central neurogenic hyperventilation)	規則的で、深くて速い呼吸。	中脳下部と橋の中 1/3 との間の被蓋(tegmentum)の障害(破壊)。
持続性吸息呼吸 (apneustic breathing)	◆いっぱいに空気を吸い込んでは止まる呼吸(呼息が障害され、吸息が持続する呼吸パターン)。 ◆通常、呼吸は吸息のまま 2〜3 秒停止する。	橋中部あるいは橋尾部の障害。
群発性呼吸 (cluster breathing)	呼吸が数回群発した後、不規則な呼吸停止となるパターン。	橋下部あるいは延髄上部の障害。
失調性呼吸 (ataxic breathing)	完全に不規則な呼吸。	延髄の障害。

5. 主要症状

❶頭蓋内圧亢進症状
　（ⅰ）急性頭蓋内圧亢進症状
　　　ⓐ急激な頭蓋内圧亢進によって起こる症状で、高血圧性脳出血や急性外傷性頭蓋内血腫などでみられる。放置すると脳ヘルニア(44 頁)になる。
　　　ⓑ症状
　　　　㋐徐脈(圧迫脈→充実した緩徐な脈)
　　　　㋑血圧上昇・脈圧増加
　　　　㋒ゆっくり深い呼吸
　　　　㋓意識障害←通常、脳ヘルニアにより生じる。

この時期を過ぎると

　①頻脈、不整脈、微弱。
　②血圧下降、脈圧縮小。
　③呼吸；不規則、あえぎ、あるいは停止。

(ⅱ)慢性頭蓋内圧亢進症状
　　ⓐ緩徐な頭蓋内圧亢進によって起こる症状で、脳腫瘍や慢性硬膜下血腫などでみられる。
　　ⓑ症状
　　　➡早朝頭痛、噴射性嘔吐およびうっ血乳頭（図 2-1）が三徴候。
　　　㋐早朝頭痛（morning headache）
　　　　①朝、目を覚ましたときの頭痛。
　　　　②夜間の $PaCO_2$ の蓄積により脳血流量が増加し、頭痛を起こす。
　　　㋑噴射性嘔吐（projectile vomiting）
　　　　➡悪心を伴わず、突然噴出する嘔吐。
　　　㋒うっ血乳頭（papilledema）
　　　㋓外転神経麻痺
　　　㋔意識障害（病期の進行とともに）
❷局所症状（巣症状）
　（ⅰ）脳腫瘍が発生した部位の神経症状をいう。
　（ⅱ）例えば、片麻痺、失語症や失認など。

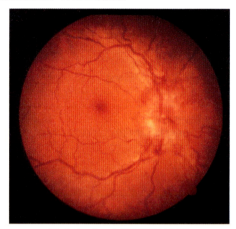

図 2-1．うっ血乳頭の眼底写真

6．脳腫瘍と頭蓋内出血─腫瘍内出血を呈する脳腫瘍─

❶定義
　（ⅰ）脳腫瘍に起因して生じる頭蓋内出血（硬膜下血腫、くも膜下出血や脳出血）をいう。
　（ⅱ）腫瘍内出血とは、脳腫瘍組織内に出血をきたすものをいう。
❷発生頻度
　（ⅰ）全体
　　　ⓐ剖検；0.9〜9％
　　　ⓑ単純エックス線 CT；2〜6％
　（ⅱ）疾患別
　　　ⓐ脳腫瘍全体の 1〜14％
　　　　㋐神経膠腫全体の 4〜12％
　　　　㋑下垂体腺腫全体の 9〜16％
　　　　㋒転移性脳腫瘍全体の 3〜14％
　　　ⓑ特発性脳出血の 6〜10％

（ⅲ）組織型（種類）別による頻度（**表2-8**）

表 2-8. 頭蓋内出血を呈する脳腫瘍

脳腫瘍の種類 ＼ 出血部位（報告者）	頭蓋内出血の頻度（%） （Wakai ら，1982）	腫瘍内出血（肉眼的出血）の 頻度（%）（Kondziolka ら，1987）	
膠芽腫（glioblastoma）	7.8	6.4	
悪性星細胞腫（malignant astrocytoma）		6.1	
星細胞腫（astrocytoma）	4.5	10.9	
混合神経膠腫（mixed glioma）	20	(mixed oligodendroglioma/ astrocytoma) 29.2	
乏突起膠腫（oligodendroglioma）	7.0	14.3	
上衣腫（ependymoma）	8.8（悪性を含む）	0	
脈絡叢乳頭腫（choroid plexus papilloma）	16.7	0	
髄芽腫（medulloblastoma）	1.6	0	
下垂体腺腫（pituitary adenoma）	15.8	（対象より除外）	
頭蓋咽頭腫（craniopharyngioma）	3.3	0	
神経鞘腫（neurinoma）（シュワン細胞腫）	0	0	
髄膜腫（meningioma）	1.3	0.5	
胚腫（germinoma）	0	0	
脊索腫（chordoma）	0	0	
血管芽腫（hemangioblastoma）	0	0	
悪性リンパ腫（malignant lymphoma）	0	5.3	
転移性脳腫瘍（metastatic brain tumor）	2.9	転移癌（metastatic carcinoma）	3.0
		転移性黒色腫（metastatic melanoma）	35.7

頻度（%）は、各腫瘍に対する出血の占める割合を表す。

❸概説

（ⅰ）一般に病理学的に悪性度の高い脳腫瘍（転移性脳腫瘍や膠芽腫）に出血を生じやすいとされているが、乏突起膠腫や下垂体腺腫などの良性腫瘍においても頻度が高い。

（ⅱ）成人より小児の方が出血する頻度が高い。

（ⅲ）腫瘍内出血をきたしやすい脳腫瘍の種類

　　ⓐ原発性脳腫瘍

　　　㋐神経膠腫（glioma）が最も出血の頻度が高く、出血例の約半数を占める。

　　　㋑その他、下垂体腺腫、胚細胞腫瘍（絨毛癌および胎児性癌）の頻度が高い。

　　ⓑ転移性脳腫瘍

　　　㋐絨毛癌（choriocarcinoma）や悪性黒色腫（malignant melanoma）の出血の頻度が高い。

㋑その他、肺癌、腎癌や甲状腺癌。

（ⅳ）くも膜下出血(Wong ら，1983)

  ⓐ頻度

    ㋐小児頭蓋内腫瘍の 3.6％

    ㋑小児のくも膜下出血例の 26％は、脳腫瘍が原因（→髄芽腫が最も多い）。

      ㋒成人では 1〜6％

  ⓑくも膜下出血を引き起こす脳腫瘍は、成人より小児に多い。

（ⅴ）転移性脳腫瘍の出血部位と特徴(石井ら，2000)

  ⓐ出血部位

    ㋐腫瘍の辺縁部に出血する。

    ㋑腫瘍と脳組織との境界に出血する。

    ㋒壊死に陥った周辺脳組織に出血する。

  ⓑ特徴

    ㋐悪性度が高い。

    ㋑血管新生に富む。

    ㋒血管周辺と血管内への腫瘍浸潤が著明。

（ⅵ）再出血をきたす（25％）。

❹発生部位

（ⅰ）テント上に多い（80％）。

（ⅱ）出血部位とその頻度(Wakai ら，1982)

  ⓐ腫瘍内出血の発生頻度

    ㋐頭蓋内出血例の 67％

    ㋑脳腫瘍の 1.6％

  ⓑ隣接する脳内血腫の発生頻度

    ㋐頭蓋内出血例の 16％

    ㋑脳腫瘍の 0.4〜2％

  ⓒくも膜下出血の発生頻度

    ㋐頭蓋内出血例の 16％

    ㋑脳腫瘍の 0.4〜3％

  ⓓ硬膜下血腫の発生頻度

    ㋐頭蓋内出血例の 2％

    ㋑脳腫瘍の 0.05％

❺発生機序・誘因

悪性腫瘍例	①腫瘍内血管の内皮細胞が増殖して血管を閉塞し、その結果壊死が生じ、出血する。 ②未熟で脆弱な腫瘍内血管が腫瘍の急激な増大により破綻。 ③腫瘍細胞の血管壁への浸潤による血管の破綻。 ④腫瘍壊死による血管周囲支持組織の消失→出血。 ⑤頭蓋内圧亢進による静脈還流障害。 ⑥手術や放射線治療の影響。 ⑦頭部外傷
良性腫瘍例	①腫瘍の増大に伴う流入動脈の肥大拡張による血管壁の菲薄・脆弱化→血圧の変動→出血 ②腫瘍内に存在する異常血管の破綻。 ③腫瘍の圧迫による脳表血管のうっ血→出血 ④血管壁の硝子化と石灰化→出血 ⑤腫瘍周囲の新生血管からの出血。 ⑥頭蓋内圧亢進による静脈還流障害。 ⑦手術や放射線治療の影響。 ⑧頭部外傷

❻発症形式と出血前の症状

（ⅰ）初発症状

➡急激発症、すなわち出血による症状が多い（一般に 1/3～1/2 で、転移性脳腫瘍に限ると 2/3）。

（ⅱ）出血前の症状

ⓐ無症状

ⓑ脳腫瘍の症状（進行性の神経脱落症状）。

❼症状

（ⅰ）頭痛、嘔吐

（ⅱ）意識障害

❽好発年齢

➡下垂体腺腫を除いた脳腫瘍では、出血は 14 歳以下に多い(Wakai ら，1982)。

❾エックス線 CT

（ⅰ）特徴的所見(Little ら，1979)

ⓐ腫瘍（低あるいは高吸収域）は中心に存在し、血腫は多発性で小さく、腫瘍の辺縁部に存在する。

ⓑ通常、周囲に広範な脳浮腫を伴う。

ⓒ出血部位が高血圧性脳出血の好発部位と異なる。

ⓓ造影 CT；通常、腫瘍の辺縁部が増強され、出血部と一致する。

（ⅱ）分類(Zimmerman ら，1980)

Type 1	凝血塊 Solid hematoma	1 A	他の原因による血腫と区別できないタイプ。
		1 B	①血腫の辺縁の腫瘍部が造影剤により増強される。 ②しばしば、転移性腫瘍にみられる。
Type 2	中心性出血 Central hemorrhage		➡このタイプは、神経膠腫にみられることが多く、通常、造影 CT により血腫周囲にある腫瘍を描出できる。
		2 A	①腫瘍の壊死腔内に出血。 ②造影 CT；やや不整な厚い壁が描出される。
		2 B	①腫瘍の活動性が比較的低い充実性の部分に出血する。 ②通常、腫瘍の中心部内に不規則な、小出血巣を数カ所に認める。 ③造影 CT 　①増強の有無は、腫瘍の種類により異なる。 　②血腫の周囲の腫瘍部が増強される場合と、増強されない場合とがある。
Type 3	出血性梗塞 Hemorrhagic infarction	3 A	①出血前に腫瘍の中心部が壊死となっている。 ②梗塞部は辺縁に限局。 ③出血は中心部の腔内に生じ、血液・液体面(blood/fluid level)を形成することがある。 ④造影 CT；腫瘍の非梗塞部が増強されることもある。
		3 B	①腫瘍の全部あるいは大部分が梗塞巣。 ②梗塞部は、血腫と同じ密度(density)ではない。

❿MRI—脳腫瘍による脳出血の特徴—(Atlas ら，1987)

（ⅰ）信号強度が不均一(heterogeneity)。

　ⓐ血腫以外の信号、すなわち腫瘍組織の信号強度を認める。

　ⓑさまざまな時期の血腫の信号強度を認める。

（ⅱ）血腫周囲に明瞭な、あるいは持続する脳浮腫像を認める。

（ⅲ）血腫に隣接する脳に、リング状の低信号域(hemosiderin rim)を認めない。

⓫脳腫瘍の診断—血腫内に脳腫瘍が存在していることの診断—

（ⅰ）困難なことが多い。

（ⅱ）MRI 所見が有用。すなわち**腫瘍内出血の MRI 所見**は、

　ⓐ不均一な信号強度。

　ⓑ腫瘍に一致した、出血とは異なる組織の存在。

　ⓒヘモジデリンの減少あるいは消失。

　ⓓ遅発性の血腫。

　ⓔ高度な、あるいは頑固な浮腫。

⓬予後➡腫瘍の悪性度による。

７．脳腫瘍と脳動脈瘤の合併

❶頻度

（ⅰ）原発性脳腫瘍の 0.3〜4%

（ⅱ）脳腫瘍に脳動脈瘤を合併した症例の 26%

（ⅲ）下垂体腺腫の 7%

（ⅳ）頭蓋咽頭腫の3％

❷脳動脈瘤の発生機序

（ⅰ）胎生期の異常によるとの説。

（ⅱ）腫瘍摘出時の血管損傷説➡仮性動脈瘤を形成。

（ⅲ）脳腫瘍に対する放射線治療による血管損傷説。

（ⅳ）成長ホルモン関係説

➡先端肥大症における血中成長ホルモンの持続的高値は、動脈硬化や動脈壁の変性をきたすとの説。

（ⅴ）血流増加による異常負担説。

⬅髄膜腫や膠芽腫など末梢部に血流増大をきたす腫瘍が存在する場合。

（ⅵ）偶然の合併説。

❸脳腫瘍の種類

➡髄膜腫、下垂体腺腫および神経膠腫の三者に脳動脈瘤の合併が多い。

すなわち、

（ⅰ）髄膜腫；28～31％に脳動脈瘤を合併。

（ⅱ）下垂体腺腫

ⓐ20～30％に脳動脈瘤を合併。

ⓑ先端肥大症（acromegaly）や Prolactinoma（プロラクチン産生腺腫）は、嫌色素腺腫（chromophobe adenoma）よりも脳動脈瘤を合併する頻度が高い傾向にある。

（ⅲ）神経膠腫；20～28％に脳動脈瘤を合併。

❹合併する脳動脈瘤

（ⅰ）発生部位

ⓐ全体(Pia ら, 1972)

㋐全症例➡内頚動脈瘤が最も多い。

㋑円蓋部腫瘍（convexity tumor）➡中大脳動脈瘤が多い。

㋒頭蓋底部腫瘍（basal tumor）

①椎骨脳底動脈領域の動脈瘤が多い。

②内頚動脈瘤が比較的多い。すなわち、

❶内頚動脈瘤は、前大脳動脈瘤や中大脳動脈瘤に比較して、より多い。

❷内頚動脈瘤は、円蓋部の腫瘍に比べて頭蓋底部の腫瘍に2倍多く発生する。

ⓑ腫瘍別

㋐髄膜腫

①全体➡内頚動脈瘤が最も多く、次いで中大脳動脈瘤。

②頭蓋底部の髄膜腫

❶内頚動脈瘤が多い。

❷多発性脳動脈瘤が多い。

㋑下垂体腺腫

①下垂体腺腫近傍の Willis 輪、すなわち内頚動脈瘤（海綿静脈洞部や床突起上部）が最も多く、次いで前大脳動脈瘤。

◇動脈瘤は下垂体腺腫に接触していない。

ⓦ神経膠腫➡中大脳動脈瘤が最も多く、次いで内頚動脈瘤。

（ⅱ）動脈瘤は、腫瘍と同側に多い(Pia ら，1972)。

（ⅲ）髄膜腫や膠芽腫などの血管に富む腫瘍では、動脈瘤の発生は腫瘍の流入動脈に多くみられる(Pia ら，1972)。

（ⅳ）巨大脳動脈瘤の発生は稀。

❺初発症状(Pia ら，1972)

（ⅰ）脳腫瘍による症状が、69％と最も多い。

➡したがって、未破裂のものが多い。

（ⅱ）次いで、脳動脈瘤による症状（22％）。

（ⅲ）両者（脳腫瘍および脳動脈瘤）の症状；6％

8．石灰化をきたす腫瘍

❶石灰化の頻度

（ⅰ）頭部エックス線単純撮影による頻度；1〜7％

（ⅱ）エックス線 CT による頻度；3〜15％

❷石灰化の形態による分類

（ⅰ）小石灰化巣が不規則に散在し、境界が不鮮明なもの。

（ⅱ）顆粒状の石灰化巣が一様に密に集合し、境界は鮮明で腫瘍全体の形状を示すもの。

ⓐ髄膜腫にかなり特異的にみられる。

ⓑその他、上衣腫、脈絡叢乳頭腫や頭蓋咽頭腫にみられる。

（ⅲ）境界明瞭な濃い均一な石灰陰影が腫瘍全体にわたるもの。

ⓐ石灰量が多いためエックス線がほとんど透過せず、**脳石**（brain stone）と呼ばれるもの。

ⓐ**脳石**（brain stone）とは、病理学的および放射線学的に確定診断に至らない、脳内の境界明瞭な骨様硬度を有する病的石灰化病変をいう。

ⓘ脳石には、原因疾患が明らかなものと、病因が病理学的にも不明なもの（特発性）とがある。

➡原因疾患が明らかなものとしては、腫瘍、血管性病変、外傷や炎症性疾患などがある。

ⓑ髄膜腫にかなり特異的にみられる。

ⓒ脳内出血、硬膜下血腫や血管奇形などにもみられる。

（ⅳ）腫瘍辺縁の一部を示す曲線状の石灰化像で、被膜が石灰化したもの。

➡髄膜腫、下垂体腺腫、頭蓋咽頭腫や類上皮腫などにみられる。

❸腫瘍の種類

➡石灰化は、良性腫瘍に高頻度にみられる。

（ⅰ）テント上腫瘍(Martins ら，1952)

ⓐ頭蓋咽頭腫の石灰化の頻度が最も高い（67％）。

ⓑ次いで、乏突起膠腫(53%)。

ⓒ以下、松果体部腫瘍(42%)＞脈絡叢乳頭腫(33%)＞上衣腫(32%)。

ⓓ星細胞腫；15%

ⓔ膠芽腫；6%

（ⅱ）テント下腫瘍(Martins ら，1952)

ⓐ脈絡叢乳頭腫の頻度が最も高い(33%)。

ⓑ次いで、髄膜腫(27%)。

ⓒ以下、星細胞腫(20%)、上衣腫(13%)、小脳神経膠腫(12%)の順。

ⓓ髄芽腫；6～15%

ⓔ聴神経鞘腫(前庭神経鞘腫)；通常、石灰化を認めない。

（ⅲ）転移性脳腫瘍(テント上・下を含めて)；稀で、1～3%

9．髄腔内播種 Dissemination in cerebrospinal fluid

❶定義・概念

（ⅰ）播種とは、腫瘍細胞が脳脊髄液によって媒介され、組織の表面に生着し増殖する病態をいう。

（ⅱ）原発巣と播種した部位とは非連続性である。

❷播種部位による分類

（ⅰ）脳室内播種、（ⅱ）髄膜播種、（ⅲ）大槽内播種

❸播種する脳腫瘍と播種の頻度

（ⅰ）松果体芽腫(pineoblastoma)；松果体芽腫全体の 25～33%(Jouvet ら，2016)

（ⅱ）悪性リンパ腫(malignant lymphoma)；悪性リンパ腫全体の 30～40%

（ⅲ）髄芽腫(medulloblastoma)；髄芽腫全体の 19%

（ⅳ）脈絡叢乳頭腫(choroid plexus papilloma)；脈絡叢乳頭腫全体の 10～20%

（ⅴ）胚細胞腫瘍

ⓐGerminoma；Germinoma 全体の 10% 前後(4～20%)。

ⓑ卵黄嚢腫瘍；卵黄嚢腫瘍全体の 20%

ⓒ胎児性癌；胎児性癌全体の 40%

（ⅵ）上衣腫(ependymoma)；上衣腫全体の 5%

（ⅶ）膠芽腫(glioblastoma)；膠芽腫全体の 3%

（ⅷ）星細胞腫(astrocytoma)；星細胞腫全体の 2.5%

（ⅸ）乏突起膠腫(oligodendroglioma)；乏突起膠腫全体の 2%

10．転移 Metastasis

❶定義；原発巣と連続性のない部位に腫瘍塊を形成し、増殖するものをいう。

❷分類

（ⅰ）脳内への転移。

（ⅱ）神経管外転移（extraneural metastasis）

➡原発巣と同じ腫瘍が頭蓋外臓器へ非連続性に出現するものをいう。

❸脳への転移率の高い腫瘍；悪性黒色腫、絨毛癌、肺癌、乳癌、腎癌。

❹**神経管外転移** Extraneural metastasis（**頭蓋外転移** Extracranial metastasis）

（ⅰ）神経膠腫の転移頻度；神経外胚葉性腫瘍（神経膠腫）全体の 0.4％

（ⅱ）神経管外に転移しやすい脳腫瘍*（武田ら，1971）

　ⓐ膠芽腫が最も多い（神経管外転移例全体の 40〜65％）。

　ⓑ次いで、髄芽腫（神経管外転移例全体の 20〜25％）。

　ⓒ上衣腫（神経管外転移例全体の 3〜20％）

> *（著者註）；本症例の中には、膠肉腫（gliosarcoma）や絨毛癌は発生率が低いため含まれていないが、これらの神経管外への転移率は膠芽腫より高い。

（ⅲ）神経管外転移例の特徴と転移形成の要因（武田ら，1971）

　ⓐ神経管外転移例のほとんどが手術や放射線治療を受けている（artificial extraneural metastasis）。

　　㋐Artificial extraneural metastasis（人為的神経管外転移）の経路は、開頭部の頭蓋外軟部組織であることが最も多い。すなわち、

　　　①手術操作により、腫瘍細胞が中枢神経系または頭蓋外組織の血管への混入する機会がつくられること。

　　　②手術時に頭皮に腫瘍細胞が埋め込まれ、増殖した細胞がリンパ行性に拡がること。

　　　③手術に際し減圧術の目的で骨弁除去が行われることにより、腫瘍が頭蓋外へ向かって膨出し、頭蓋外リンパ系と接触する機会がつくられること。

　　㋑手術や放射線治療により生存期間が延長し、転移形成の機会が増えること。

　ⓑ自然に発生した神経管外転移（spontaneous extraneural metastasis）は極めて稀。

（ⅳ）神経管外転移の経路（Piccirilli ら，2008）

　ⓐ腫瘍血管を介した血行性転移。

　ⓑ腫瘍が硬膜静脈洞に浸潤した後の血行性転移。

　ⓒ腫瘍が頭蓋骨や頭蓋外軟部組織に浸潤した後の血行性またはリンパ行性転移。

　ⓓ髄液を介した転移。

　ⓔ脳室腹腔短絡術や脳室心房短絡術を介した転移。

（ⅴ）神経管外転移が**稀な理由**

　ⓐ脳にはリンパ管がないこと。

　ⓑ中枢神経系の静脈が腫瘍により圧迫され、早期に閉塞されること。

　ⓒ硬膜の存在により静脈洞への伸展が困難なこと。

　ⓓ神経膠腫細胞の血管内侵入像が稀なこと。

　ⓔ頭蓋内の血管周囲腔やくも膜下腔と頭蓋外組織（リンパ管など）との交通が乏しいこと。

第 2 章／脳腫瘍ヘズ〜ムイン

　　ⓕ脳腫瘍患者は、転移を生じるのに十分な期間、生存しないこと。
　　ⓖ脳腫瘍細胞が、神経管外の他臓器で生存しにくいこと。
　　　　➡神経系は外胚葉由来であるが、他臓器転移部位は内胚葉や中胚葉由来であると
　　　　　いう発生母地の違い。
　（ⅵ）神経管外転移の部位
　　ⓐ全体(Glasauer ら，1963)
　　　　㋐肺および胸膜に最も多い(33％)。
　　　　㋑次いで、種々の部位のリンパ節(23％)。
　　　　㋒以下、肝臓(14％)＞脊椎およびその他の骨(9％)＞腎臓(6％)。
　　ⓑ腫瘍別
　　　　㋐**神経膠腫**(膠芽腫や星細胞腫)；**肺**が最も多く(60％)、以下、局所リンパ節(特に
　　　　　頚部)(51％)、骨(椎骨が最も侵されやすい)(31％)、肝臓(22％)。
　　　　㋑**髄芽腫**；脊椎およびその他の**骨**が最も多く(78％)、次いでリンパ節(33％)。
　（ⅶ）神経管外転移の**診断基準**(Weiss, 1955)
　　ⓐ腫瘍組織が中枢神経系原発腫瘍の組織学的特徴を示すこと。
　　ⓑ臨床経過上、初発症状がこの中枢神経系腫瘍によること。
　　ⓒ剖検により、他の原発性腫瘍病変を除外すること。
　　ⓓ中枢神経系腫瘍と遠隔転移腫瘍が形態学的に一致すること。
　（ⅷ）予後(膠芽腫例)
　　ⓐ生存期間中央値；10.5 カ月(Lun ら，2011)
　　ⓑ平均生存期間；17 カ月(Piccirilli ら，2008)

11.　混合腫瘍 Mixed tumor

❶定義・概念
　（ⅰ）混合腫瘍(広義)
　　　　➡自然経過のうちに**発生起源が異なる**2つあるいはそれ以上の腫瘍組織が、**独立**
　　　　　して混じて認められるものをいう。
　（ⅱ）混合腫瘍(狭義)
　　　　➡肉眼的に1つの腫瘍の中に、組織学的に明らかに異なる2つあるいはそれ以上
　　　　　の腫瘍が、同時に存在するものをいう。
　（ⅲ）Collision tumor(衝突腫瘍)
　　ⓐ重複腫瘍(double tumor)*の特殊型で、2カ所の臓器・組織に発生した腫瘍が一方
　　　に転移した場合、それぞれが相接してみられる場合をいう。
　　ⓑまたは、同一臓器に発生した異なる組織像を示す腫瘍が、相接して認められる場
　　　合をいう。
　　（*重複腫瘍とは、2カ所の異なる臓器・組織に腫瘍が認められることをいう)
❷分類(Rubinstein, 1964)
　（ⅰ）Mixed glioma(混合神経膠腫)(475 頁)

149

（ⅱ）Ganglioglioma（神経節膠腫）

　　ⓐ神経細胞要素（neuronal element）と膠細胞要素（glial element）が同居するもの。

　　ⓑGlial element は、大部分が星状膠細胞（astrocyte）。

（ⅲ）Mixed gliomas and sarcomas（混合神経膠腫・肉腫）；神経膠腫と肉腫とが混在するもの。

❸発生機序(Kim ら, 1997)

（ⅰ）2 種類の腫瘍の衝突説（collision hypothesis）

　　➡2 つの異なる腫瘍が、時を異にして独立して発生し、早く発生した方の腫瘍が他方の腫瘍を包み込む。

（ⅱ）共通の発生母地（common progenitor cell）から 2 つの腫瘍へと分化する（bidirectional differentiation）との説。

❹画像上は 1 つの腫瘍塊である。

❺髄膜腫との混合腫瘍

（ⅰ）星細胞腫（astrocytoma）、シュワン細胞腫（schwannoma）や奇形腫（teratoma）。

（ⅱ）多くは、Neurofibromatosis type 2（701 頁参照）の症例に認められる。

12. 多発性脳腫瘍（multiple brain tumor）と多中心性脳腫瘍（multicentric brain tumor）

❶定義；多発性（広義）脳腫瘍とは、2 個以上の脳腫瘍が発生することをいう。

❷分類

（ⅰ）**多発性脳腫瘍（multiple brain tumor）（狭義）**

　　ⓐ交連神経路や連合神経路を経由しての伸展、髄腔内播種、あるいは脳内転移などによって生じる複数の腫瘍をいう。すなわち、同一腫瘍の連続性病変である。

　　ⓑ頻度；神経膠腫全体の 10％前後(Batzdorf ら, 1963)。

（ⅱ）**多中心性脳腫瘍（multicentric brain tumor）**

　　ⓐいずれの伸展形式によっても連続性の考えられない、異なった脳葉や半球に存在する複数の脳腫瘍をいう。

　　　すなわち、

　　　㋐脳実質やくも膜下腔での連続性がなく、脳転移が否定されるもの。

　　　㋑各腫瘍がまったく独立して形成されたと考えられるもの。

　　ⓑ脳内転移や 2 つの腫瘍間の連続性を否定する必要がある。

　　ⓒ多中心性か脳内転移かを決定することは難しいが、それぞれの組織像が異なっていれば多中心性と考えてよい。

　　ⓓ頻度；神経膠腫全体の 2.4％(Batzdorf ら, 1963)

　　ⓔ組織像

　　　㋐同一の組織像を示すのが一般的で、異なる組織像を呈することは極めて稀。

　　　㋑膠芽腫や退形成性星細胞腫に多い。

　　ⓕ特徴；中年に好発し、経過が速い。

❸異種多発性脳腫瘍(宮城ら，1995)
（ⅰ）頻度
➡原発性の異なる腫瘍の多発性脳腫瘍（母斑症を伴わない例）の頻度は、原発性脳腫瘍の 0.1〜0.4％と稀。
（ⅱ）発生機序（説）
ⓐ胚葉や芽組織の異形性。
ⓑ胎生期の遺残細胞の腫瘍化。
ⓒ1 つの腫瘍が他の腫瘍を誘発する。
ⓓ頻度の高い腫瘍の偶然の合併。
（ⅲ）腫瘍の組み合わせ
➡組み合わせは、各脳腫瘍の発生頻度に影響を受ける。
ⓐ神経膠腫と髄膜腫との組み合わせが最も多い（半数）。
➡その中の 45％は、近接して存在する。
ⓑ次いで、髄膜腫とシュワン細胞腫。
ⓒ以下、髄膜腫と下垂体腺腫＞神経膠腫と下垂体腺腫＞神経膠腫とシュワン細胞腫の順。

13. 二次性腫瘍 Second tumor(鷲山，2004；杉山ら，2011)

❶定義・概念
（ⅰ）二次性腫瘍（二次性新生物 second neoplasm）とは、初発腫瘍や非腫瘍性疾患に対する治療が完遂し、一定期間以上経過して発生する既存腫瘍と組織型の異なる腫瘍をいう。
（ⅱ）放射線治療や化学療法剤の使用が発生率を高める。
➡放射線量が多いほど発生率は高くなり、発生までの期間は短くなる。
❷名称；誘発腫瘍や二次性新生物（second neoplasm）とも呼ばれる。
❸二次性腫瘍の原疾患としては、髄芽腫、下垂体腺腫や急性リンパ性白血病が多い。
（ⅰ）髄芽腫経験者の二次性新生物の発生率は、正常コントロール群に比べ数倍から数十倍高い。
（ⅱ）急性リンパ性白血病に対する 18〜28 Gy の予防的全脳照射では、二次性脳腫瘍の発生率が数倍〜10 倍程度高まる。
❹発生する二次性腫瘍の種類
（ⅰ）脳腫瘍；髄膜腫、膠芽腫、血管腫の発生頻度が高い。
ⓐ髄膜腫
㋐照射時年齢が 18 歳以下が大部分。
㋑多発性がやや多い。
㋒組織学的には良性型が多い。
㋓非照射の自然発生的髄膜腫に比べ、異型性髄膜腫の割合が比較的多く、また、退形成性髄膜腫も少なくないのが特徴。
ⓑ膠芽腫；高線量照射後に発生することが多く、潜伏期間は照射後 9 年（平均）。

ⓒ海綿状血管腫；放射線照射時より発生までの期間は2〜21年（中央値；7.5年）(杉山ら，2002)

（ⅱ）脳腫瘍以外；照射野に発生する悪性腫瘍（副鼻腔・咽頭癌、甲状腺癌など）と白血病が多い。

14. 腫瘍マーカー Tumor marker

腫瘍マーカーとは、正常組織でも発現はみられるが腫瘍組織においてその発現量に増大のみられる腫瘍関連物質をいう。

1）免疫組織化学的腫瘍マーカー
(1) 各腫瘍マーカーの意義

❶S-100タンパク

（ⅰ）Glia細胞に多く認められる。

（ⅱ）末梢神経組織では、主としてSchwann細胞に存在する。

（ⅲ）S-100タンパク量は、一般に、未分化型星細胞腫では分化型に比べて低値。

❷Glial fibrillary acidic protein（GFAP）

（ⅰ）Glia細胞の中間線維であるGlial filamentの構成成分。

（ⅱ）種特異性はなく、細胞質に存在する。

（ⅲ）神経膠腫（glioma）に最も有用なマーカー。

❸Vimentin；間葉系由来細胞の中間線維を構成するタンパク質。

❹神経細胞性腫瘍マーカー

（ⅰ）Synaptophysin

　　ⓐシナプス前小胞膜を構成する糖タンパク質。

　　ⓑ正常組織で存在する部位

　　　㋐脳・脊髄・網膜のシナプス存在部位、㋑副腎髄質、㋒膵臓ランゲルハンス島細胞、㋓下垂体前葉細胞、など。

（ⅱ）Neuronspecific enolase（NSE）（神経特異エノラーゼ）；正常脳では神経細胞の細胞質にのみ局在する。

（ⅲ）Neurofilament protein（NFP）；神経細胞に特有な中間径線維タンパク。

❺Leu 7

（ⅰ）乏突起膠腫、星細胞腫、膠芽腫や神経細胞腫で陽性。

（ⅱ）正常組織で存在する部位；Schwann細胞、乏突起膠細胞、神経内分泌細胞や髄鞘。

❻Epithelial membrane antigen（EMA）

（ⅰ）Cytokeratinとともに上皮細胞のよいマーカー。

（ⅱ）正常組織で存在する部位；髄膜上皮細胞、上衣腫。

❼Cytokeratin

（ⅰ）Cytokeratinは、上皮細胞に存在する中間径線維を構成するタンパク。

（ⅱ）腫瘍では、上皮細胞への分化を知る目的で検索される。

第2章／脳腫瘍ヘズ～ムイン

(2) 各腫瘍マーカーが陽性となる脳腫瘍 (田渕, 1988；平戸ら, 1991 を参考にして作成)

Glial fibrillary acidic protein (GFAP)	星細胞腫、上衣腫、乏突起膠腫（一部の症例）
S-100 タンパク	神経鞘腫（シュワン細胞腫）、星細胞腫、上衣腫、脈絡叢乳頭腫
Neuron specific enolase (NSE)	星細胞腫、乏突起膠腫、上衣腫、神経細胞性腫瘍
Vimentin	髄膜腫、星細胞腫、膠芽腫、上衣腫、脈絡叢乳頭腫、神経鞘腫（シュワン細胞腫）、血管芽腫
Cytokeratin	頭蓋咽頭腫、脊索腫、脈絡叢乳頭腫、上衣腫（一部）、髄膜腫（一部）
Epithelial membrane antigen (EMA)	髄膜腫、脊索腫、脈絡叢乳頭腫、血管周皮腫、星細胞腫、膠芽腫、上衣腫、脈絡叢乳頭腫
Leu 7	乏突起膠腫、神経鞘腫（シュワン細胞腫）、星細胞腫、膠芽腫、神経細胞腫
Synaptophysin	神経細胞腫、神経節細胞腫、神経節膠腫、神経節芽腫、松果体細胞腫、松果体芽腫、髄芽腫
Neurofilament protein (NFP)	上衣下巨細胞性星細胞腫、多形黄色星細胞腫、神経細胞性腫瘍、松果体実質細胞腫瘍

2）血清学的腫瘍マーカー

❶AFP (alpha-fetoprotein)；卵黄嚢腫瘍で上昇。

❷HCG (human chorionic gonadotropin)；絨毛癌で上昇。

❸CEA (carcinoembryonic antigen)；内胚葉由来臓器の癌で上昇。

❹Placental alkaline phosphatase (PLAP)；Germinoma や Germinoma with syncytio-trophoblastic giant cell (STGC) で上昇。

❺LDH (lactate dehydrogenase)；悪性リンパ腫、肝癌や肺小細胞癌で上昇。

3）細胞増殖能マーカー

❶Bromodeoxyuridine (BrdU) による S 期細胞の標識

（ⅰ）BrdU (thymidine の誘導体) は、DNA 合成期に複製される DNA に、Thymidine の代わりに取り込まれる。

（ⅱ）BrdU を認識するモノクロール抗体によって免疫組織化学的手法により染色する。

❷増殖細胞に発現する核抗原を認識する抗体 Ki-67 による核標識率が用いられる。

（ⅰ）MIB-1 index は、G 1 初期を除く細胞周期に安定して発現する核抗原 Ki-67/MIB-1 に対する特異抗体を用いて免疫染色した場合に、染色陽性となる細胞の割合をいう (國德ら, 2001)。

➡すなわち、Ki-67 labelling index は腫瘍の細胞総数に対する Ki-67 の陽性細胞数の比率（%）として算出される (久保田ら, 2005)。

（ⅱ）この値が大きいことは、増殖中の細胞が多いことを意味する。

❸DNA polymerase α

（ⅰ）DNA polymerase α は DNA 合成に関与する酵素。

（ⅱ）細胞周期の G 1 から M 期を通じて発現する。

15. 脳腫瘍関連遺伝子

❶腫瘍化に関連する遺伝子(永根, 2003)

（ⅰ）腫瘍(癌)遺伝子；その遺伝子の機能が増強されるような遺伝子異常が腫瘍化を促進するものをいう。

（ⅱ）腫瘍(癌)抑制遺伝子；その遺伝子が不活化されることで腫瘍が促進される遺伝子をいう。

❷代表的な脳腫瘍の遺伝子・染色体異常

（ⅰ）びまん性星細胞腫(diffuse astrocytoma)

ⓐイソクエン酸脱水素酵素(isocitrate dehydrogenase；*IDH*)遺伝子の変異を認める(田中, 2017)。

ⓑ*TP 53* の遺伝子変異を認める(市村ら, 2014：新田ら, 2017)。

ⓒX 連鎖 α サラセミア・精神遅滞症候群(alpha thalassemia/mental retardation syndrome X-linked；*ATRX*)遺伝子の変異を認める(市村ら, 2014：新田ら, 2017)。

（ⅱ）毛様細胞性星細胞腫(pilocytic astrocytoma)

ⓐ*BRAF-KIAA 1549* の融合遺伝子(fusion gene)を認める(杉田, 2017)。

ⓑちなみに、融合遺伝子とは、染色体の転座、挿入、逆位などの組み替えの結果、複数の遺伝子が連結されて生じる新たな遺伝子をいう(増井ら, 2016)。

（ⅲ）多形黄色星細胞腫(pleomorphic xanthoastrocytoma)

➡*BRAF-V 600 E* 遺伝子変異を認める(杉田, 2017)。

（ⅳ）膠芽腫(glioblastoma)

➡テロメア逆転写酵素(telomerase reverse transcriptase；*TERT*)(182 頁)遺伝子の変異を認める。

（ⅴ）乏突起膠腫(oligodendroglioma)

ⓐ*IDH* 遺伝子の変異に加え、第 1 番染色体単腕(1 p)および第 19 番染色体長腕(19 q)が共に欠失(増井ら, 2016)。

ⓑテロメア逆転写酵素(*TERT*)遺伝子の変異(市村ら, 2014)。

（ⅵ）上衣腫(ependymoma)

ⓐテント上発生例

㋐2/3 以上の頻度で、*RELA* と *C 11 orf 95* との融合遺伝子を認める(Parker ら, 2014：佐々木, 2017：吉本ら, 2017)。

➡*RELA*〔v-rel reticuloendotheliosis viral ongogene homolog A(avian)；v-rel 細網内皮症ウイルス癌遺伝子ホモログ A(トリ)〕(Hashimoto ら, 2011)

㋑残りの一部の症例では、*YAP 1*(Yes-associated protein 1)遺伝子の変異を認める(Pajtler ら, 2015：吉本ら, 2017)。

ⓑ後頭蓋窩発生例(Witt ら, 2011：五味, 2014：Pajtler ら, 2015：佐々木, 2017)

㋐Group A；CpG island のメチル化亢進。

㋑Group B；CpG island メチル化表現型は陰性。

（ⅶ）髄芽腫（medulloblastoma）

　　ⓐWingless（WNT）シグナル経路や Sonic hedgehog（SHH）シグナル経路の異常が関与（金村ら，2015）。

　　ⓑ第 9 番染色体長腕の欠失は髄芽腫の 8～18％に認められる（白石ら，2005）。

　　ⓒ線維形成性/結節性髄芽腫の一部に、第 9 番染色体長腕と第 10 番染色体長腕の対立遺伝子の欠失を認める（Ellison ら，2016）。

（ⅷ）びまん性正中膠腫➡Histone $H 3 K 27 M$ 遺伝子変異（池村，2017）。

（ⅸ）頭蓋咽頭腫（craniopharyngioma）（高野，2016）

　　ⓐ扁平上皮乳頭型➡$BRAF V 600 E$ 遺伝子変異

　　ⓑエナメル上皮腫型➡$CTNNB 1$ 遺伝子変異

（ⅹ）血管芽腫（hemangioblastoma）

　　　➡von Hippel-Lindau（VHL）症候群合併例

　　ⓐ第 3 番染色体短腕（3 p 25-p 26）の欠損が関与。

　　ⓑ第 3 番染色体短腕（3 p 25-p 26）に原因遺伝子（VHL 遺伝子）が存在。

（ⅺ）多層ロゼット性胎児性腫瘍（embryonal tumor with multilayered rosettes）

　　　➡第 19 番染色体長腕（19 q 13.42）上にある $C 19 MC$ の異常。

（ⅻ）神経線維腫症 Neurofibromatosis

　　ⓐ神経線維腫症 1 型（neurofibromatosis type 1）

　　　➡第 17 番染色体長腕上にある $Neurofibromin$。

　　ⓑ神経線維腫症 2 型（neurofibromatosis type 2）

　　　➡第 22 番染色体長腕上にある $Merlin$（moesin-ezrin-radixin like protein）（$Schwannomin$ とも呼ばれる）。

（ⅹⅲ）髄膜腫

　　ⓐ第 1 番染色体、第 14 番染色体や第 22 番染色体に異常を認める（Clark ら，2013；澁谷，2014）。

　　ⓑNeurofibromatosis 2（$merlin，NF2$）遺伝子の欠失を認める（Clark ら，2013）。

　　　➡本遺伝子異常は、異型性および退形成性髄膜腫に多くみられる（澁谷，2014）。

　　ⓒテロメア逆転写酵素（TERT）プロモーター遺伝子の変異は髄膜腫の悪性化に関与している（澁谷，2014）。

16. 細胞周期 Cell cycle

❶すべての腫瘍は、Proliferating pool（増殖部；30～40％）と Non-proliferating pool（非増殖部；60～70％）をもっている。

❷腫瘍は、Proliferating pool においてはほぼ一定した細胞周期をもって分裂している。

（ⅰ）細胞の分裂準備状態により 4 つの Phase に分けられる（図 2-2）。

　　ⓐG 1 期（G 1 phase）；分裂が終了してから次の分裂のために DNA の合成を始めるまでの時期（細胞分裂後休止期）。

　　ⓑS 期（synthesis phase）；実際に DNA の合成を行っている時期（DNA 合成期）。

　　ⓒG 2 期（G 2 phase）；DNA の重複を完了させてから分裂が開始されるまでの時期

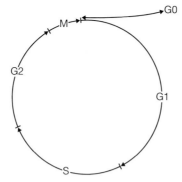

図 2-2. 細胞周期と抗悪性腫瘍の作用

・S 期特異的薬剤；シタラビン、6-MP、メトトレキサートなど。
・M 期特異的薬剤；ビンクリスチン、ビンブラスチンなど。
・細胞周期に非特異的な薬剤；アルキル化薬（プロカルバジンやダカルバジンなど）、白金製剤、抗腫瘍性抗生物質など。
（水島，2003）

（合成後休止期）。
　　　ⓓM 期(mitosis phase)；実際に細胞が分裂している時期（分裂期）。
　（ⅱ）細胞周期は、常に G 1→S→G 2→M の順に回り、逆行することはない。
　（ⅲ）分裂に関係のない、細胞周期の停止している細胞は G 0 期にある。

17. 細胞死

❶呼吸やそれに伴う酵素系の働きの停止が細胞死を規定する。
❷細胞死は 2 つの特徴的変化、すなわち Apoptosis(アポトーシス) と Necrosis(壊死)により生じる。
　（ⅰ）Apoptosis
　　　ⓐ核の濃縮・クロマチン DNA の規則的断片化と細胞自身の縮小・断片化を生ずる能動的な死の過程である(永根, 2001)。
　　　ⓑ生体における細胞死は、主として Apoptosis の形態をとる。
　（ⅱ）壊死 Necrosis(永根, 2001)
　　　ⓐ細胞膜の直接的な傷害やイオンチャンネルの変化により、細胞内小器官の膨化が生じ、細胞全体が膨化する。
　　　ⓑ次いで、細胞膜の破綻をきたし、細胞融解が生じて破裂に至る受動的な死である。
　（ⅲ）プログラム細胞死 Programmed cell death(橋本, 1995)
　　　ⓐ細胞は自らを殺す機構をもっており、それを抑制するシグナルにより生存している。
　　　ⓑこのような自らを殺すような死に方をプログラム細胞死という。
　　　ⓒプログラム細胞死と Apoptosis は同義語ではない。
　　　　　㋐プログラム細胞死は細胞の運命を示す概念的用語。
　　　　　㋑Apoptosis は形態変化を示す実質的用語。

18. 画像検査

1）頭部エックス線単純撮影
(1) 前後像および側面像
❶異常陰影の有無；(例)石灰化や融解像など。
❷血管溝の拡大
❸頭蓋内圧亢進による変化；指圧痕(図 2-3)や縫合線の離開。
❹側面像における蝶形骨平面の厚さ(幅)；正常では 2 mm 以下。

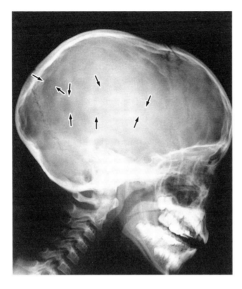

図 2-3. 指圧痕の頭部エックス線単純撮影(側面像)

髄芽腫例で、指圧痕を認める(→)。

(2) トルコ鞍撮影

❶ **大きさと面積**(図 2-4)
　(ⅰ)前後径の上限；17 mm
　(ⅱ)深さの上限；13 mm
　(ⅲ)面積の上限；130 mm^2

❷ **辺縁線**とその変化(桑原ら，1984)
　(ⅰ)トルコ鞍底の骨皮質は、頭部エックス線上、白い陰影として認められる。これを**辺縁線**という。
　(ⅱ)辺縁線の変化
　　ⓐ慢性頭蓋内圧亢進例やトルコ鞍内腫瘍では、まずこの辺縁線が不明瞭となる。
　　ⓑ変化の起こり方
　　　㋐まず、トルコ鞍底後半から鞍背の辺縁線が消失。
　　　　(理由)トルコ鞍底前半部は、蝶形骨洞の骨皮質と合わさっているので硬い。一方後半部は、髄質に富んでいるので比較的柔らかい。
　　　㋑次いで、辺縁線全体の消失。
　　　㋒最後に、鞍背の脱灰。

❸ 各疾患におけるトルコ鞍の変化
　(ⅰ)風船状拡大(ballooning)
　　ⓐ下垂体腫瘍を代表とするトルコ鞍内腫瘍でみられる。
　　ⓑトルコ鞍が丸みをもって、風船状に拡大することをいう。
　(ⅱ)二重底(double floor)

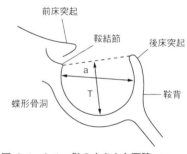

図 2-4. トルコ鞍の大きさと面積(堀野，1983)

1. 面積計による
2. 計算による
　a：前後径(前後方向の最大径)
　T：深さ(鞍結節と鞍背の上端を結ぶ線から鞍底までの最長径)
正常範囲＝a：17 mm 以下、T：13 mm 以下
　　　　　面積 130 mm^2 以下

ⓐ鞍内腫瘍が一方に偏って発育する場合にみられる。

ⓑ前後像では、トルコ鞍底が一方に傾いてみえる。

ⓒ側面像では、トルコ鞍底が二重となる。

（ⅲ）皿状拡大（saucer-like configuration）

ⓐ鞍上部腫瘍（例；頭蓋咽頭腫）でみられる。

ⓑ側面像で、トルコ鞍の入口が広くなり、上下に押しつぶされたような形を呈する。

（ⅳ）J型あるいは ω 型トルコ鞍（J-or ω-shaped sella）

ⓐ視神経膠腫でみられる。

ⓑ視交叉溝（chiasmatic sulcus）が拡大し凹状となり、トルコ鞍が側面像で 'J 型' あるいは 'ω 型' を呈する。

（3）Stenvers（錐体内耳道）撮影

❶腹臥位または座位で撮影する後前または前後方向斜位撮影。

❷腹臥位での後前方向撮影では、前額部をカセッテにつけ正中面（矢状面）を検側へ 40°〜45°回旋させ、眼窩外耳孔線〔orbitomeatal（OM）line〕は垂直にする。

❸エックス線はカセッテに対して垂直で、非検側乳様突起と外後頭隆起を結んだ線の外後頭隆起側 1/3 の点に入射する。

（4）頚静脈孔撮影（Porcher の撮影法）

❶仰臥位で、ドイツ水平線が垂直線と 40°をなすように頭部を後屈させ、検側の反対側へ 25°回す。

❷エックス線の中心は、検側の下顎骨筋突起へ入射する。

２）脳血管造影

❶腫瘍陰影

❷主要血管の圧排像

３）エックス線 CT

❶単純 CT 像の表現法

（ⅰ）等吸収域（isodensity area）；脳実質と等しい色調で描出される部位。

（ⅱ）高吸収域（high density area）；脳実質より白く描出される部位。

（ⅲ）低吸収域（low density area）；脳実質より黒く描出される部位。

❷リング状増強効果（ring enhancement）を示す疾患

（ⅰ）神経膠芽腫；厚みが不均一な凹凸不整のリング。

（ⅱ）脳膿瘍；厚みが均一な円形のリング。

（ⅲ）転移性脳腫瘍

ⓐ脳膿瘍と同様、厚みが均一な円形のリング。

ⓑしたがって、リングの形態より脳膿瘍と鑑別することは困難。

（ⅳ）シュワン細胞腫

（ⅴ）星細胞腫

（ⅵ）脳梗塞；発症後7〜10日目頃よりみられる。

（ⅶ）脳内血腫；血腫吸収期にみられる。

4）磁気共鳴画像 Magnetic resonance image（MRI）

❶脳の解剖学的情報を提供する。

❷脳腫瘍は、一般にＴ1強調画像で低信号、Ｔ2強調画像で高信号を呈する。

❸特別な信号強度を呈する病変

（ⅰ）髄膜腫➡Ｔ1、Ｔ2強調画像とも、等信号。

（ⅱ）悪性黒色腫➡Ｔ1強調画像で高信号、Ｔ2強調画像で低信号。

（ⅲ）脂肪腫➡Ｔ1強調画像で高信号。

（ⅳ）高タンパクの嚢腫➡Ｔ1強調画像で高信号。

（ⅴ）石灰化(斎藤ら. 2004)

➡MRIによる石灰化の描出能はエックス線CTより劣っている。

ⓐＴ1強調画像

➡石灰化の成熟度や程度により、さまざまな信号強度を呈する。

㋐通常、軽度低信号〜等信号。

㋑時に、高信号。

ⓑＴ2強調画像；著明な低信号。

❹Ｔ1強調画像で**高信号**を呈する病変(青木. 2003)

（ⅰ）出血(メトヘモグロビン)

（ⅱ）メラニン

（ⅲ）脂肪

（ⅳ）タンパク濃度の高い溶液。

（ⅴ）淡い石灰化。

❺Ｔ2強調画像で**低信号**を呈する病変(石亀. 2003)

（ⅰ）急性期や慢性期の出血。

（ⅱ）密な石灰化。

（ⅲ）タンパク濃度の高い溶液。

（ⅳ）鉄

（ⅴ）密な組織や線維化組織。

❻拡散強調画像 Diffusion-weighted imaging（DWI）

（ⅰ）拡散強調画像とは、組織内におけるプロトンの拡散運動をなんらかの方法で強調したMRI画像をいう。

（ⅱ）拡散強調画像は、拡散が制限されている場合には高信号を呈するが、Ｔ2強調画像で高信号を呈するものはその影響を受ける(中村ら. 2006)。

（ⅲ）病態

ⓐ嚢胞内溶液の粘稠度の高い症例では、拡散が妨げられるため、著明な高信号を呈する。

ⓑ腫瘍細胞密度が高く、細胞質が乏しく、壊死をつくらない脳腫瘍では高信号を呈する。

　　ⓒ悪性度の高い神経膠腫は高信号を呈する(岡本, 2004)。

　　ⓓ細胞毒性浮腫を呈している症例では高信号を呈する。

　　ⓔ線維成分が多く、腫瘍細胞密度の低い症例では低信号を呈する。

　　ⓕ腫瘍の大部分が囊胞化した症例では低信号を呈する。

（ⅳ）異常を示す疾患

　　ⓐ著明な高信号を呈する疾患

　　　⑦類上皮腫

　　　⑦脊索腫（半数の症例）

　　　⑦化膿性脳膿瘍

　　ⓑ高信号を呈する疾患

　　　⑦悪性リンパ腫

　　　⑦髄芽腫

　　　⑦松果体芽腫

　　　⑦ Germinoma（実質部）
　　　　　ジャーミノーマ

　　ⓒ低信号を呈する疾患

　　　⑦血管芽腫

　　　⑦海綿状血管腫

5）磁気共鳴スペクトロスコピー Magnetic resonance spectroscopy（MRS）

❶脳の代謝的情報を提供する。

❷^{31}P-MRS と ^{1}H-MRS(proton MRS)があるが、現在では Proton MRS しか測定できない装置が多い(原田, 2003)。

❸^{1}H-MRS による代謝物

（ⅰ）正常例(原田, 2003)

　　ⓐ信号を取得するエコー時間によって認められる代謝物は異なるが、通常、N-acetyl-aspartate(NAA)（最も高くみえる信号）、Creatine/Phosphocreatine(Cr)（NAA の左側にみられる信号）、およびコリン含有物質(choline-containing compounds；Cho)（さらにその左側にみられる信号）の３本のピークが観察される。

　　ⓑエコー時間が短い場合には、上記の NAA、Cr、Cho の３つのほかに、Myo-Inositol(mIns)、グルタミン酸(glutamate；Glu)やグルタミン(glutamine；Gln)が観察できる。

（ⅱ）各成分の意義

　　ⓐN-acetyl-aspartate(NAA)

　　　⑦NAA は、成人では神経細胞に特異的に存在し、正常神経細胞密度を反映している(原田, 2003；今井ら, 2009)。

　　　⑦NAA は、小児では乏突起膠細胞(olicodendrocyte)にも存在する(原田, 2003)。

　　　⑦NAA の減少は、神経細胞の破壊や軸索の損傷を意味する(Cianfoni ら, 2007)。

　　　　　　　　　　　　　　　　　　　　　　　　　第2章／脳腫瘍ヘズ～ムイン

　　㋔悪性腫瘍では、NAA のピークは低下(今井ら，2009)。

ⓑコリン含有物質(choline-containing compounds；Cho)

　　㋐Cho は、細胞膜のリン脂質の材料となる物質(原田，2003)。

　　㋑Cho は、Glia 細胞に多く含まれている(星状膠細胞より乏突起膠細胞にやや多
　　　い)(Urenjak ら，1993)。

　　㋒Cho は、小児では相対的に多く、成長により相対的に低下していく(原田，2003)。

　　㋓Cho の増加は、細胞膜と髄鞘(myelin)の合成あるいは破壊を意味する(原田，2003；
　　　Cianfoni ら，2007)。

　　　　➡合成か破壊かの区別はこの信号のみでは困難(原田，2003)。

　　㋔細胞膜代謝の活発な腫瘍で、特に高値を示す(山崎ら，2009)。

　　㋕腫瘍性疾患では、Cho/NAA が悪性度とよく相関する(山崎ら，2009)。

　　㋖悪性腫瘍(悪性リンパ腫など)の細胞膜の代謝が亢進している場合には Cho が
　　　上昇(原田，2003；今井ら，2009)。

ⓒCreatine and Phosphocreatine

　　㋐Creatine and Phosphocreatine はエネルギー代謝に関係する代謝物であるが、
　　　Creatine(Cr)の総量として検出され、両者を区別することは困難(原田，2003)。

　　㋑Cr は、神経細胞より Glia 細胞に多くみられる(Urenjak ら，1993)。

　　　　➡Cr は乏突起膠細胞で特に多く、したがって Cho/Cr 比は最も低い(Urenjak ら，
　　　　1993)。

　　㋒Cr はほかの信号に比較して変動が少なく、信号量の比較の基準となる(山崎ら，
　　　2009)。

　　　　①神経細胞の脱落、変性の評価には NAA/Cr が用いられる(山崎ら，2009)。

　　　　②NAA/Cr は脳梗塞や変性疾患で減少する(山崎ら，2009)。

　　　　③腫瘍性疾患では NAA/Cr の減少よりも Cho/Cr の上昇が著明(山崎ら，2009)。

　　㋓Cr の増加は、Glia 細胞増殖時にみられる(原田，2003)。

　　㋔Cr の減少は、細胞のエネルギーの減少や細胞死を意味する(Cianfoni ら，2007)。

　　㋕虚血では Cr が変化することは少ない(原田，2003)。

ⓓMyo-Inositol(mIns)(原田，2003)

　　㋐細胞内の浸透圧保持に利用されている。

　　㋑Glia 細胞内に多くみられる。

　　㋒アルツハイマー型認知症では、mIns の上昇を認める。

ⓔGlutamine/Glutamate(Gln/Glu)(原田，2003)

　　㋐グルタミン酸(glutamate；Glu)は神経系の最も重要な伝達物質(transmitter)。

　　　　①中枢神経の興奮性シナプスは、ほとんどすべてグルタミン酸を伝達物質とし
　　　　ている。

　　　　②このピーク(信号)の近傍に γ-アミノ酸(GABA)の信号(ピーク)がみられる。

　　㋑グルタミン酸(Glu)とグルタミン(Gln)は、主に星状膠細胞(astrocyte)にみら
　　　れる。

　　㋒グルタミン酸およびグルタミンの複合ピークの上昇は脱髄病変に特異的である

161

可能性が示唆される(Cianfoni ら，2007；景山ら，2011)。

　　　　(f)乳酸(Lactate；Lac)(原田，2003；Cianfoni ら，2007；山崎ら，2009)

　　　　　　⑦ Lac は嫌気性代謝の際に生成される。

　　　　　　　➡Lac の増加は、嫌気性代謝の亢進を意味する。

　　　　　　⑦正常組織では検出されない。

　　　　　　⑦脳梗塞、成長速度の速い腫瘍、炎症性疾患や代謝性脳症などで嫌気性代謝が亢
　　　　　　　進したときに出現する(山崎ら，2009)。

　　　　　　⑦壊死のある部分では、嫌気性代謝により Lac のピークは上昇する(今井ら，2009)。

❹各疾患における所見

　　(i)脳虚血(江口，2002)

　　　　ⓐ^{31}P-MRS 所見

　　　　　　⑦ Adenosine triphosphate(ATP)および Phosphocreatine(PCr)が減少。

　　　　　　⑦ Inorganic phosphate(Pi)が増加。

　　　　　　⑦したがって、PCr/Pi 比が低下。

　　　　ⓑ^{1}H-MRS 所見

　　　　　　⑦ N-acetyl-aspartate(NAA)が減少。

　　　　　　⑦ Lactate(Lac)が増加。

　　(ii)脳腫瘍

　　　　ⓐ神経膠腫では、Cho の上昇、NAA の低下、Lac の出現が典型的(小原ら，2004)。

　　　　ⓑ髄膜腫では、腫瘍細胞内に神経細胞を含まないので、NAA が消失する(小原ら，2004)。

　　　　ⓒ悪性脳腫瘍の^{1}H-MRS 所見

　　　　　　⑦ NAA が高度減少〜消失(江口，2002)。

　　　　　　⑦ Cho が高度に増加(江口，2002)。

　　　　　　　➡したがって、NAA/Cho 比が低下(江口，2002)。

　　　　　　⑦ Lac が中等度増加(江口，2002)。

　　　　　　　➡Lac の出現は悪性を示唆する(小原ら，2004)。

　　　　　　⑦悪性度と Cho や Lac のピークの上昇は相関する可能性がある(小原ら，2004)。

　　　　　　⑦膠芽腫では、星細胞腫に比べて Cho は高く、NAA は低い傾向にある(小原ら，2004)。

　　(iii)脳膿瘍の^{1}H-MRS 所見(Nakaiso ら，2002)

　　　　ⓐAcetate、Lactate および Amino acid の存在。

　　　　ⓑ正常脳に存在する NAA、Cho および Cr は消失。

❺腫瘍の再発か放射線壊死かの鑑別には、^{1}H-MRS が有用。

6) 単一フォトン断層撮影
Single photon emission computed tomography(SPECT)

❶概説

　➡γ 線を放出する放射線核種から出る単一光子(single photon)分布を体外より測定
　　し、Computer によって断層像を再構築し脳内分布を画像化する。

❷検査の意義

（ⅰ）良性腫瘍か悪性腫瘍かの判定。

（ⅱ）腫瘍の血流状態。

（ⅲ）再発腫瘍か放射線壊死かの判定。

❸主な Tracer（測定用核種）

（ⅰ）^{201}Tl-chloride（塩化タリウム；^{201}Tl）

ⓐ脳腫瘍の診断に用いられる。

ⓑ正常脳に取り込まれず、腫瘍の描出に優れている。

ⓒ神経膠腫（glioma）に関しては、集積の程度と悪性度とは相関する（田村, 1995）。

　ⓐ良性神経膠腫では集積はみられない。

　　➡ただし、毛様細胞性星細胞腫（pilocytic astrocytoma）では高集積を示す。

　ⓘ悪性神経膠腫では集積を示す。

（ⅱ）^{99m}Tc-hexamethylpropyleneamine oxime（^{99m}Tc-HMPAO）；脳血流の評価に用いられる。

❹臨床例（田村, 1995）

（ⅰ）良性神経膠腫➡^{201}Tl SPECT では、早期・後期画像とも集積を示さない。

（ⅱ）悪性神経膠腫➡^{201}Tl SPECT では、早期・後期画像とも集積を示すが、後期画像の方がより鮮明。

（ⅲ）転移性脳腫瘍、脳原発悪性リンパ腫、頭蓋内胚細胞腫瘍➡^{201}Tl SPECT では、高集積を示す。

（ⅳ）髄膜腫、下垂体腺腫および聴神経鞘腫（前庭神経鞘腫）の良性腫瘍➡^{201}Tl SPECT では、高集積を示す。

（ⅴ）再発腫瘍か放射線壊死かの鑑別➡^{201}Tl SPECT の後期画像で高集積を認めれば再発。

7）ポジトロン断層撮影 Positron emission computed tomography（PET）

❶概説

（ⅰ）PET は、放射線で標識した Tracer と呼ばれる化合物を体内に投与することにより、腫瘍や神経のレセプター（受容体）に取り込まれ、PET カメラで測定し断層画像を得る方法（小原ら, 2004）。

　➡体内に投与された標識放射線核種が放出する γ 線を体外から計測し、得られたデータに基づいて生体機能を分析する（政田ら, 2004）。

（ⅱ）血流、酸素代謝、ブドウ糖代謝、アミノ酸代謝などを測定でき、腫瘍自体の生理的・生化学的情報を提供する。

（ⅲ）低侵襲で反復検査が可能なので、病変の経時的変化や治療効果の評価が可能。

❷主な Tracer（測定用核種）（峯浦ら, 2002）

（ⅰ）脳循環量；$C^{15}O_2$ と $C^{15}O$ ガス、$H_2{}^{15}O$

（ⅱ）酸素代謝

ⓐ$^{15}O_2$ ガス

ⓑ酸素代謝の低下は悪性神経膠腫の特徴（成相, 2014）。

ⓒ酸素代謝と臨床的悪性度と相関はない(成相, 2014)。

(ⅲ)糖代謝；^{18}Fluorine-fluorodeoxyglucose(^{18}F-FDG)

　　ⓐ^{18}F-FDG は、ブドウ糖代謝の活性を反映する(小原ら, 2004)。

　　ⓑ^{18}F-FDG は、神経膠腫や髄膜腫では腫瘍の糖代謝が腫瘍の悪性度と相関するが、正常の脳実質、特に灰白質では糖代謝が盛んなため、正常脳との区別が困難なことがある(露口ら, 2007)。

　　ⓒ^{18}F-FDG は、正常脳組織と腫瘍部の代謝活性を定性的、かつ定量的に評価するために用いられる。

　　ⓓ^{18}F-FDG は、病変の機能亢進および低下の指標として用いられ、病変の細胞生存度や腫瘍の悪性度を表す。

　　　㋐悪性腫瘍では解糖系の代謝が高く、^{18}F-FDG の集積は病変の活性を反映している。

　　　　➡悪性の脳腫瘍では(膠芽腫、悪性リンパ腫や転移性脳腫瘍など)、正常の灰白質より高集積を示す(小原ら, 2004)。

　　　㋑脳腫瘍の放射線・化学療法後に^{18}F-FDG の取り込みが減少している場合には、治療の効果がある。

(ⅳ)アミノ酸代謝；L-methyl-^{11}C-methionine(^{11}C-Met)と^{18}F-fluorophenylalanine(^{18}F-Phe)。

　　ⓐMethionine（メチオニン）の集積は、腫瘍細胞のタンパク合成能を反映せず、アミノ酸の取り込み能を反映している。

　　　➡腫瘍のアミノ酸取り込みを捉えるため、正常脳組織への集積に影響されにくく、腫瘍の検出や浸潤範囲の評価には^{18}F-FDG より優れている(小原ら, 2004)。

　　ⓑ正常組織ではアミノ酸代謝が低いため、腫瘍細胞の代謝が亢進している場合にはMethionine が病変に強く集積し、非常にコントラストの高い画像が得られる(露口ら, 2007)。

　　ⓒ^{11}C-Met は生きた腫瘍細胞自体に取り込まれるのに対して、^{18}F-FDG は腫瘍細胞以外のものにも多く取り込まれる(例；Macrophage)。

　　ⓓ悪性や良性にかかわらず神経膠腫(glioma)では高い集積を認めることが多い(露口ら, 2007)。

　　ⓔ^{11}C-Met の集積は、腫瘍の残存および周囲への浸潤範囲を反映している。

　　ⓕ定位放射線後の転移性脳腫瘍において、再発では Methionine の集積が強く、壊死では弱いため両者の鑑別に有用(露口ら, 2007)。

(ⅴ)ドパミン代謝；^{11}C-N-methylspiperone(^{11}C-NMSP)や^{18}F-fluorodopa

　　ⓐ^{11}C-NMSP により、プロラクチン産生腺腫の描出が可能。

　　ⓑ^{11}C-NMSP は、Bromocriptine（ブロモクリプチン）による治療効果の早期評価が可能。

❸半減期(峯浦ら, 2002)

(ⅰ)^{15}O；2分

(ⅱ)^{11}C；20分

(ⅲ)^{18}F；110分

第 2 章／脳腫瘍ヘズ〜ムイン

❹臨床例

（ⅰ）脳腫瘍では、^{18}F-FDG-PET と ^{11}C-Met-PET が用いられる。

➡^{18}F-FDG は腫瘍の悪性度の評価に、^{11}C-Met は腫瘍の伸展範囲の評価に、主として用いられる。

（ⅱ）神経膠腫では、腫瘍部で血液量（cerebral blood volume）が増加するが、酸素摂取率（oxygen extraction fraction；OEF）や酸素代謝率（metabolic rate of oxygen）は低下し、さらに悪性度に応じて、その程度が著しくなる。

（ⅲ）^{18}F-FDG-PET は、術前の悪性度の評価に用いられる。

➡神経膠腫の悪性度が高くなると、^{18}F-FDG の集積が亢進する。

（ⅳ）^{18}F-FDG-PET は、腫瘍の再発と放射線壊死との鑑別に有用。

➡^{18}F-FDG の集積を認めた場合には、腫瘍の再発。

（ⅴ）^{18}F-FDG-PET は、放射線治療や化学療法の効果判定に用いられる。

（ⅵ）Methionine-PET では、比較的低悪性度（low grade）の神経膠腫でも集積を認める例が多い。

ⓐMethionine-PET での集積は、血液脳関門の破綻による要素は少なく、アミノ酸輸送の亢進を反映している（藤巻ら，2003）。

ⓑMethionine-PET は腫瘍の診断に関しては感度はよいが、特異性にやや劣る（藤巻ら，2003）。

19. 生理学的検査

1）脳波 Electroencephalogram（EEG）

❶脳波は、脳の多数の神経細胞活動を 2 つの電極間の電位変動として記録したものである。

❷所見

（ⅰ）多形デルタ（δ）波（polymorphous delta wave）や平坦脳波（覚醒時）

➡病変が脳の表層にあり皮質を直接侵している場合に認められる。

（ⅱ）単一律動デルタ波（monorhythmic delta wave）（覚醒時）

ⓐ病変が中脳や間脳などの正中線近くにある場合に認められる。

ⓑ特に、間欠的に出現するものを間欠性律動性デルタ活動（intermittent rhytmic delta activity；IRDA）と呼ぶ。

㋐通常、両側前頭部に同期性に出現するが、一側性の場合は病変と反対側に出現することが多い。

㋑前頭部に比較的規則正しいデルタ波を認めるものを前頭部間欠性律動性デルタ活動（frontal intermittent rhytmic delta activity；FIRDA）という。

（ⅲ）多形デルタ波にアルファ（α）波やシーター（θ）波の混在（覚醒時）

➡病変が中間の深さ、すなわち皮質下表層や中層にあり、皮質を直接侵していない場合に認められる。

165

2）体性感覚誘発電位（somatosensory evoked potential；SEP）による運動野の同定

➡手術中に簡単に運動野を同定する方法として、体性感覚誘発電位（SEP）を用いる方法がある（図2-5）。すなわち、

❶術中、正中神経を手関節部で刺激し、大脳皮質上からSEPを記録する。
❷各波形が記録されるが、N19とP20は中心溝を跨いで極性が逆転する。
❸この極性の逆転現象を利用すれば、中心溝の位置の同定が可能である。

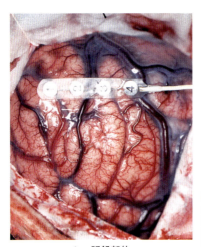

A．記録部位

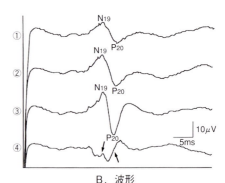

B．波形

図2-5．SEPによる運動野の同定の実例

・術中に正中神経を手関節部で刺激し、脳表においた記録電極で記録する（左図A）。
・中心溝を跨いでN19とP20の極性の逆転がみられる（Bの矢印）。
・本症例では、記録電極③と④（左図A）との間の溝が中心溝である。

3）運動誘発電位（Motor evoked potential；MEP）―術中の運動機能評価法―

❶運動誘発電位（MEP）とは、運動野あるいは脊髄を電気刺激して得られる誘発電位をいい、術中の運動機能障害の危険性を回避する目的でモニタリングとして用いられる。
（ⅰ）大脳皮質運動野を含む皮質脊髄路に対する血流不全や手術操作による損傷を防ぐ目的で施行される。
（ⅱ）具体的には、運動野近傍の脳腫瘍や脳動脈瘤に対する開頭手術あるいは脊椎・脊髄手術で用いられる。
❷経頭蓋刺激（頭皮上）か脳表直接刺激が、通常、用いられる。
（ⅰ）経頭蓋刺激の場合には、国際10-20法でC3、C4（川口ら、2014）、あるいはC3、C4より1～2cm前方（vertexから2cm後方で、7cm外側）に刺激電極を設置し（佐々木ら、2010）、刺激側を陽極とする（佐々木ら、2010；川口ら、2014）。
➡経頭蓋刺激では頭皮と頭蓋骨を通して大脳皮質運動野を刺激するので、刺激電圧（電流）は高くなる（林ら、2016）。
（ⅱ）脳表直接刺激の場合には体性感覚誘発電位（SEP）で中心溝を同定し、その前方の

運動野直上を陽極刺激。

❸記録部位は、上・下肢の筋肉（例；刺激部位と対側の拇指球筋）や脊髄（硬膜外や硬膜下）。

➡筋肉から記録する場合を Myogenic MEP、脊髄から記録する場合を Spinal MEP という(福岡ら, 2014)。

❹刺激は単発刺激でなく、Train 刺激（連発刺激）が用いられる。

➡Train 刺激は 4〜6 連を用いる(川口ら, 2014)。

❺波形の加算については、記録部位が筋肉の場合（myogenic MEP）には必要ないが、脊髄の場合には Spinal MEP の電位が小さいので加算が必要(川口ら, 2014)。

❻Myogenic MEP は筋弛緩薬やある種の麻酔薬により抑制される(福岡ら, 2014)。

➡最も影響の少ない麻酔薬は Ketamine で、Propofol も影響は少ない(川口ら, 2014)。

❼合併症(林ら, 2016)

➡けいれん、熱傷や咬傷（舌裂傷、口唇裂傷や気管挿管チューブ破損など）。

20. Performance status（全身状態）

1）Karnofsky's performance scale(Karnofsky ら, 1949)

Condition（状態）	%	Comments（解説）
日常活動を営むことができ、働くこともできる。特別な看護を必要としない Able to carry on normal activity and to work. No special care is needed.	100	正常で、訴えはまったくない。病気をまったく認めない。 Normal, no complaints ; no evidence of disease.
	90	疾患による軽い症状や徴候はあるが、日常活動を営むことはできる。 Able to carry on normal activity ; minor signs or symptoms of disease.
	80	かなりの症状や徴候はあるが、努力により日常活動は可能。 Normal activity with effort, some signs or symptoms of disease.
家庭での生活はできるが、働くことはできない。大部分の人は、自分自身に必要なことはできるが、種々の程度の介助が必要 Unable to work. Able to live at home, care for most personal needs. A varying degree of assistance is needed.	70	自分自身の世話はできるが、日常活動や活動的な仕事はできない。 Cares for self. Unable to carry on normal activity or to do active work.
	60	自分に必要なことはできるが、時々介助が必要である。 Requires occasional assistance, but is able to care for most of his needs.
	50	かなりの介助が必要であり、頻回に医学的管理が必要。 Requires considerable assistance and frequent medical care.
自分自身に対して世話をすることはできない。施設あるいは病院での管理が必要。病気は急速に進行する可能性がある Unable to care for self. Requires equivalent of institutional or hospital care. Disease may be progressing rapidly.	40	身体が不自由で、特別な管理や介助が必要。 Disabled, requires special care and assistance.
	30	重篤な身体障害がある。死は差し迫ってはいないが、入院が指示される。 Severely disabled, hospitalization is indicated although death not imminent.
	20	非常に重症で、入院・積極的な治療が必要。 Hospitalization necessary, very sick, active supportive treatment necessary.
	10	瀕死の状態で、致死的な過程が急速に進行している。 Moribund, fatal processes progressing rapidly.
	0	死亡 Dead

2）Eastern Cooperative Oncology Group (ECOG) performance status

(Shippら, 1993)

0	無症状 No symptoms
1	症状はあるが、歩行可能。 Symptoms but ambulatory
2	臥床しているが、臥床時間は1日の半分未満。 Bedridden less than half the day
3	1日の半分以上、臥床。 Bedridden half the day or longer
4	1日中臥床し、日常の生活に介助が必要。 Chronically bedridden and required assistance with activities of daily living

①ECOGが0あるいは1➡歩行可能(ambulatory)で、Karnofsky score 80％以上に相当。
②ECOGが2、3あるいは4➡歩行不能(not ambulatory)で、Karnofsky score 70％以下に相当。

21．治療

➡手術による摘出が原則。

1）頭蓋内腫瘍に対する治療

❶外科的治療
（ⅰ）摘出術(全摘出、亜全摘出、部分摘出など)
（ⅱ）手術に役立つランドマーク
　　ⓐ中心溝および外側溝の位置を頭蓋骨上で捉える方法(図2-6)
　　ⓑTrautmann 三角 (Trautmann's triangle)
　　　㋐S状静脈洞、上錐体静脈洞および後半規管の切線によって区切られる側頭骨の部分をいう。
　　　㋑Retrolabyrinthine triangle (後迷路三角)ともいう。
　　ⓒ外側乳様三角(outer mastoid triangle)
　　　➡頰骨弓根、乳様突起先端、およびAsterion(ラムダ縫合、後頭乳突縫合、頭頂乳突縫合の合流点)でつくられる三角をいう。

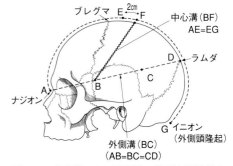

図2-6．中心溝および外側溝の位置を頭蓋骨上に捉える方法(佐藤ら, 1989)

❷放射線治療 Radiation therapy(Radiotheraphy)
（ⅰ）通常(従来)の放射線治療(conventional radiotheraphy)
　　ⓐエックス線発生装置である直線加速器(linear accelerator；LINAC)を用いる。
　　ⓑ分割照射で行う。
　　　➡1日2Gy、週5日、6〜8週間というのが一般的。

ⓒ脳の最小組織耐容線量

　㋐最小組織耐容線量とは、治療 5 年以内に 5% の頻度で合併症を生じる線量をいう [Tissue Tolerance Dose(TTD)$_{5/5}$]➡全脳照射では 60 Gy

　㋑1 回の線量が 2 Gy を超えると、脳の耐容線量は急激に低下する。

　㋒ちなみに、最大組織耐容線量(TTD$_{50/5}$)とは、治療 5 年以内に 50% の頻度で合併症を生じる線量をいう。

ⓓ3 歳未満の小児では、照射すべきではない。

ⓔ放射線感受性

　㋐**感受性の高い腫瘍**➡Germinoma（ジャーミノーマ）、髄芽腫や悪性リンパ腫など。

　㋑感受性は低いが有効とされている腫瘍➡膠芽腫、星細胞腫、上衣腫、下垂体腺腫や頭蓋咽頭腫など。

ⓕ照射効果の主体は、腫瘍の血管障害による乏血性壊死(凝固壊死)であり、腫瘍細胞に対する直接作用ではない。したがって、

　㋐残存細胞群は照射により増殖が停止している像であり、致死的障害ではない。

　㋑増殖能力を保持しているため、再発の源となる。

　㋒再発の 90% 以上は、原発部局所再発である(松谷. 1989)。

(ⅱ)**定位放射線照射(stereotactic irradiation；STI)**

ⓐ定義・概説

　㋐放射線治療のうち、特殊な治療法をいう。

　㋑定位放射線照射(STI)とは、病巣に対して多方向から放射線を集中的に、そして極めて正確な位置を保ちながら外部照射を行う放射線治療をいう。その結果、病巣部位には多くの放射線を照射でき、かつ周囲の正常組織への照射量を極力減少させることができる。

　㋒定位放射線照射(STI)で用いられる放射線としては、γ（ガンマ）線、エックス線、粒子線などがある。

　㋓直線加速器(linear accelerator；LINAC)による定位放射線では、一般に 5 カ所以上の病巣の治療は困難(芹澤ら. 2007)。

　　➡一方、γ-Knife では、小さな病巣であれば一期的に 10〜20 個程度まで正確に安全に治療できる(芹澤ら. 2007)。

ⓑ種類

　➡定位放射線照射(STI)には、定位手術的照射(定位放射線外科療法、定位放射線手術)(stereotactic radiosurgery；SRS)と定位放射線治療(stereotactic radiotherapy；SRT)とがある。

　㋐**定位手術的照射(stereotactic radiosurgery；SRS)**

　　①1 回照射による定位放射線照射(STI)、すなわち 1 回照射で治療が完了する定位放射線照射をいう。

　　②γ-Knife（ガンマナイフ）や CyberKnife（サイバーナイフ）が代表。

　㋑**定位放射線治療(stereotactic radiotherapy；SRT)**

　　①2 回以上に分けて照射する定位放射線照射(STI)、すなわち分割照射で治療

が完了する定位放射線照射をいう。

ⓑ高エネルギーエックス線発生装置である直線加速器（LINAC）を自由に回転
させて照射する多門回転照射法。

ⓒ病変のみに高線量を照射することが可能であることと、周囲の正常組織への
被曝を軽減できることが特徴。

ⓓγ-Knife で治療困難な大きさの病変（3〜5 cm）や不整形の病変にも有用。

ⓔNovalis や CyberKnife が代表（下記参照）。

ⓒ現在、定位手術的照射（SRS）も分割照射ができるので、定位手術的照射（SRS）
と定位放射線治療（SRT）の両者を一括して定位放射線照射（STI）と呼称するの
がよい。

ⓒ各照射装置

ⓐγ-Knife

ⓐγ-Knife は各線源（コバルト）から出る γ 線を病巣に収束するようにつくら
れた頭部専用の治療装置。

ⓑ一般に、腫瘍と視神経との距離が 3 mm 以上離れていることが必要(Lee ら,2008)。

ⓒγ-Knife における辺縁照射線量；10〜40 Gy(Xu ら. 2010)

ⓑ CyberKnife

ⓐCyberKnife はコンピュータ制御の多関節の工業用のロボットアームに小型
の直線加速器（LINAC）が取り付けられた高精度の定位放射線治療専用器。

ⓑ動きの自由度が高く、多方向から集中的に病巣に照射することができる。

ⓒ分割照射ができる。

ⓒNovalis

ⓐノバリスは直線加速器（LINAC）による高精度の定位放射線治療専用器で、
回転しながらエックス線を照射する。

ⓑ病変の形状に応じた立体的照射（三次元的照射）が可能。

ⓒ照射ビームの形を変えることにより、複雑な形の病巣でも正常組織への放射
線量を抑えて照射することが可能。

ⓓ照射範囲で照射線量の強弱を調整して病変のみに高線量を照射する**強度変調
放射線治療**（intensity modulation radiotherapy；IMRT）を行うことが可能。

◆IMRT により、病巣に隣接する重要臓器の被曝を軽減できる。

❷IMRT では、不整形腫瘍に対して線量を集中させることが可能。

ⓔ分割照射により、1 回あたりの線量を少なくして照射することが可能。その
結果、大きな病変や視神経や脳幹などの複雑な病変にも、より高い安全性を
もって治療することが可能。

ⓕ1 回 2 Gy 以下の線量で分割照射することが多い。

➡視神経の耐用線量は 1 回の線量に大きく左右されるため。

❸抗悪性腫瘍薬

（ⅰ）一般的事項

ⓐ化学療法剤としては、血液脳関門（BBB；46 頁）を通る薬剤の方が有効。

第 2 章／脳腫瘍ヘズ〜ムイン

ⓐ腫瘍中心部は BBB が破壊されているが、周囲脳への浸潤域では BBB は保たれている。

ⓘ一般に、脂溶性薬剤は BBB を通過しやすいが、水溶性薬剤は通過し難い。

ⓑ化学療法剤

ⓐ各化学療法剤の BBB 通過性と薬剤特性（表 2-9）

ⓘ化学療法剤（いわゆる抗がん剤）は、腫瘍細胞が分裂していく周期のうち、一定の時期にのみ作用する Cell cycle specific drug（細胞周期特異性薬）、すなわち Proliferating pool cell（増殖部細胞）に選択的に効果のある薬剤と、細胞分裂の

表 2-9. 化学療法剤の BBB 通過性と薬剤特性（佐野, 1979 による）

	CCNS or CCS	BBB
①Alkylating agents（アルキル化薬）		
ⓐCyclophosphamide	CCNS	－
◆ Endoxan（Ex）		
ⓑNitrosoureas		
BCNU	CCNS	＋
CCNU	CCNS	＋
Methyl-CCNU（Me-CCNU）	CCNS	＋
PCNU***	CCNS	＋
Nimustine（ACNU）	CCNS	＋
ⓒProcarbazine	CCNS	＋
ⓓImidazol carboxymide*		
DTIC**, DIC**	CCNS	＋
BIC***	CCNS	＋
ⓔDianhydrogalactiol*	CCNS？	＋
DAG***		
②Antimetabolites（代謝拮抗薬）		
ⓐMethotrexate（MTX）	CCS	－
ⓑ5-Fuorouracil（5-FU）	CCS	－
ⓒFutraful（FT-207）	CCS	＋
ⓓCytarabin（Ara-C）	CCS	－
③Antibiotics（抗生物質）		
ⓐMitomycin C（MMC）	CCNS	－
ⓑBleomycin（BLM）	CCS	－
ⓒDaunomycin（DM）	CCNS	－
ⓓAdriamycin（ADM）	CCNS	－
ⓔMithramycin	CCNS	
④Plant alkaloids（植物アルカロイド）		
ⓐVincristine（VCR）	CCS	＋
ⓑVM-26***	CCS	＋
⑤Miscellaneous agents（その他）		
◆ Hydroxyurea	CCS	＋

*Probable alkylating agent
＋；BBB を通過する、－；BBB を通過しない
CCS；cell cylce specific, CCNS；cell cycle non-specific
**（著者註）；DTIC, DIC＝dacarbazine
***（著者註）
　PCNU；1-（2-chloroethyl）3-（2, 6-dioxo-3-piperidyl）-1-nitrosourea
　BIC；5-[3, 3-bis（2-chloroethyl）-1-triazeno]-imidazole-4-carboxamide
　DAG；1, 2：5, 6-dianhydrogalactitol
　VM-26；teniposide（epipodophyllotoxin）
以上の薬剤は、本邦では市販されていない。

周期に関係なく作用する Cell cycle non-specific drug(細胞周期非特異性薬)、すなわち Proliferating、Non-proliferating(非増殖部細胞)の別なく効果のある薬剤、の２つに大別される(表2-9)。

　⑦Cell cycle specific drug よりは、Cell cycle non-specific drug の方が有効。

　ⓒ悪性脳腫瘍に対する化学療法のほとんどは、手術あるいは放射線治療の後で行う。

　　➡残存腫瘍量が少ないほど、化学療法の効果はあがる。

（ⅱ）悪性神経膠腫に対しての現在の標準的治療法は、最大限に摘出したあとにテモゾロミド(Temozolomide；TMZ)(Temodal®)を用いる放射線化学療法。

　　➡Temozolomide は BBB を通過する。そして Cell cycle non-specific drug(Xu ら, 2016)。

（ⅲ）各化学療法剤(いわゆる抗がん剤)

　ⓐアルキル化薬 Alkylating agents

　　⑦アルキル化薬は、細胞周期非特異性薬(cell cycle non-specific drug)。

　　⑦各アルキル化薬

　　　①テモゾロミド(temozolomide；Temodal®)

　　　　◆Temozolomide は悪性神経膠腫の第一選択薬。

　　　　❷Temozolomide は BBB を通過する。

　　　②ニトロソウレア類

　　　　◆ニムスチン塩酸塩(nimustine hydrochloride；ACNU*；Nidran®)、カルムスチン(carmustine；BCNU** ＝ Gliadel®ギリアデル)など。

　　　　　*：ACNU；1-(4-Amino-2-methyl-5-pyrimidinyl)methyl-3-(2-chloroethyl)-3-nitrosourea hydrochloride の略。

　　　　　**：BCNU；bis-chloroethylnitrosourea の略。

　　　　❷ニトロソウレア類は血液脳関門(BBB)を通過できる。

　　　　❸ギリアデル(Gliadel®)は脳内留置用剤で、開頭術で悪性神経膠腫を摘出したあと、その切除面(摘出腔)を被覆するように敷きつめる(195頁参照)。

　　　③マスタード類；Cyclophosphamide hydrate＝Endoxan®、ifosfamide＝Ifomide®など。

　ⓑ代謝拮抗薬 Antimetabolites

　　⑦葉酸拮抗薬

　　　➡メトトレキサート(methotrexate；Methotrexate®)など。

　　　　📖Methotrexate®は非脂溶性。また、Cell cycle specific drug(Le Rhun ら, 2017)。

　　⑦ピリミジン拮抗薬；フルオロウラシル(fluorouracil；5-FU®)など。

　ⓒ抗生物質 Antibiotics

　　⑦種類；マイトマイシン(mitomycin C；Mitomycin®)、ブレオマイシン(bleomycin；Bleo®)、ダウノルビシン塩酸塩(daunorubicin hydrochloride；Daunomycin®)、ドキソルビシン塩酸塩(doxorubicine hydrochloride；Adriacin®)など。

　　⑦この種の薬剤(抗生物質抗がん剤)は BBB を通過できない。

ⓓアルカロイド系

　㋐種類；ビンクリスチン硫酸塩（vincristine sulfate；Oncoivin®）など。

　㋑ビンクリスチンは BBB を通過する。

　㋒神経膠腫に対しては他の抗悪性腫瘍剤と併用。

ⓔ白金製剤

　㋐種類；Cisplatin や Carboplatin など。

　㋑胚細胞腫瘍に効果がある。

　㋒腎臓と消化器に対する副作用は Carboplatin より Cisplatin の方がやや強く、骨髄抑制は Carboplatin の方が強い。

　㋓Cisplatin や Carboplatin は Cell cycle specific drug（細胞周期特異性薬）で、BBB を通過できない（中村，2004）。

ⓕトポイソメラーゼ阻害薬

　㋐種類；Etoposide（VP-16）やイリノテカン（irinotecan）など。

　㋑Etoposide は悪性リンパ腫や胚細胞腫瘍や肺癌などに、イリノテカンは悪性リンパ腫や肺癌などに使用される。

　㋒Etoposide は Cell cycle specific drug で、BBB を通過できない（中村，2004）。

ⓖインターフェロンベータ Interferon-β（インターフェロン製剤）

　㋐本邦では膠芽腫、星細胞腫、髄芽腫に保険適応がある。

　㋑発熱が必発なので、注射前に解熱剤を投与する。

ⓗBevacizumab（ベバシズマブ）（Avastin®）（分子標的治療薬）

　㋐Bevacizumab は血管内皮細胞増殖因子（Vascular endothelial growth factor；VEGF）に対するモノクロール抗体で、分子標的治療薬の1つ。

　㋑Bevacizumab は VEGF の働きを阻害することにより、血管新生を抑えたり、腫瘍の増殖や転移を抑えたり、血管透過性が修復され脳浮腫を改善させる。

　㋒悪性神経膠腫では血管新生が亢進し、血管新生因子の1つである VEGF の高発現が認められ、有用性が期待される。

　㋓腫瘍細胞そのものに対する効果ではなく、腫瘍血管に伴う病態の改善（廣瀬，2010）。

　㋔本邦では悪性神経膠腫に対して保険適用がある。

　㋕有害事象；出血、血栓塞栓症（心筋梗塞、脳梗塞、肺塞栓症、深部静脈血栓症）、創傷治癒不全、高血圧や消化管穿孔など。

　㋖本剤の使用にあたっては、疑似奏効、すなわち真の抗腫瘍効果を伴わない画像所見の改善という現象に注意する必要がある（佐々木，2014）。

（ⅳ）一般的副作用（松谷，2002）

　ⓐ骨髄障害

　　㋐白血球の障害が最も早く出現する。

　　㋑以下、血小板＞赤血球。

　ⓑ口内炎、悪心・嘔吐

　ⓒ腎障害；Cisplatin がその代表。

　ⓓ出血性膀胱炎；Ifosfamide がその代表。

ⓔ末梢神経障害；Vincristine がその代表で、四肢末端から近位部に及ぶ感覚・運動障害。

❹光線力学的療法 Photodyanamic therapy（PDT）

（ⅰ）光線力学的療法（PDT）は、腫瘍組織や新生血管に集積性のある光感受性物質（ポルフィリン関連化合物）を投与して腫瘍組織に集積させたのち、特定の波長のレーザー光を照射して光感受性物質に光化学反応を引き起こさせることにより活性酸素を発生させ、腫瘍組織を死滅させる治療法。

➡PDT ではレーザー光が直接腫瘍組織に作用するのではなく、レーザー光と光増感剤（下記）の反応を介して腫瘍組織内に発生する一重項酸素（活性酸素の1つ）が腫瘍細胞に効果を及ぼす(山本ら, 2016)。

（ⅱ）治療効果はレーザー照射された部分に限って惹起される(山本ら, 2016)。

（ⅲ）PDT で高い効果を得るには光増感剤の高い腫瘍内濃度と選択性が重要(山本ら, 2016)。

（ⅳ）PDT は、悪性神経膠腫に対する局所療法であり、治療できる領域は光の組織深達距離によって規制される。

ⓐ光の組織深達距離は、照射するレーザーの波長にもよるが、数 mm から 10 mm とされている(金子, 2011)。

ⓑレーザーの組織透過性には限界があるので、腫瘍摘出度が高いほど PDT には有利である(山本ら, 2016)。

（ⅴ）抗腫瘍効果(金子, 2011)

ⓐ壊死（necrosis）

ⓑApoptosis（アポトーシス）

➡ちなみに、Apoptosis とは、ある種のプログラムによって管理・調節された能動的な細胞死で、無用になった細胞が死ぬことで個体に有益な状況をつくるためのプログラム(廣瀬ら, 2010)。

ⓒ免疫学的反応

ⓓ腫瘍血管遮断による虚血や壊死

（ⅵ）光増感剤（光感受性物質）

ⓐ光増感剤に求められる特性(山本ら, 2016)

㋐高い腫瘍細胞選択性

㋑血液脳関門を通過しない。

㋒近赤外線波長の 700 nm 近接またはより長波長域での吸光特性

㋓高い光増感作用

㋔低い毒性

ⓑ種類

㋐Laserphyrin®（talaporfin sodium）

➡原発性悪性脳腫瘍（腫瘍摘出手術を施行する場合に限る）に対して保険適応がある。

㋑その他；Porfimer sodium、Aminolevulinic acid hydrochloride（アミノレブリン酸塩酸塩）や Temoporfin などがあるが、本邦で使用でき、悪性脳腫瘍に適応

第 2 章／脳腫瘍ヘズ〜ムイン

があるのは、Laserphyrin®のみである。

（vii）光照射方法

➡レーザー照射数時間前に、光増感剤を静脈注射する。

ⓐ手術により可及的に腫瘍を摘出したのち、摘出腔の壁や残存腫瘍に対してレーザー光を照射する方法

ⓑ摘出不能な部位には定位的に照射ファイバーを誘導し、レーザー光を組織内に照射する方法

とがある。

（viii）光感受性物質は悪性神経膠腫に選択的に取り込まれ、正常脳細胞に比べて長時間貯留する。

➡したがって、悪性神経膠腫を識別することが可能であり、選択的に治療できる（金子, 2011）。

（ix）光線（日光）過敏症の予防のため遮光生活が必要。

❺交流電場治療システム Tumor treatment fields（TTF）（西川, 2017；日本脳腫瘍学会, 2019）

（ⅰ）交流電場療法（腫瘍電場療法）は、有糸分裂中の細胞を標的として 2 方向の腫瘍治療電場（tumor treatment fields；TTF）を順次印加する治療法で、この交流電場が有糸分裂中期の核分裂停止を誘発する。

➡頭皮上に着けた電極パッドから脳腫瘍に向けて交流電場を持続的に発生させて、腫瘍細胞の分裂を阻害する。

（ⅱ）本邦では、初発膠芽腫に対して保険適応がある。

➡初発テント上膠芽腫に対して、手術と化学放射線療法の初期治療後、化学療法の維持療法時に、本システム（NovoTTF-100A システム；Optune®）を追加・使用する。

（ⅲ）本製品は、NovoTTF-100A システムに関する講習会を終了した医師のみ処方可能。

（ⅳ）有害事象；血小板減少症、貧血、頭痛やけいれんなど。

2） 頭蓋内圧亢進（脳浮腫）に対する治療

❶治療の目標（太田ら, 2000）

（ⅰ）頭蓋内圧を 20〜25 mmHg 以下に保つ。

（ⅱ）脳灌流圧を 70 mmHg 以上に保つ。

175

❷治療

（ⅰ）保存的治療

頭位挙上 Head elevation	①頭位挙上は、脳からの静脈灌流を促進すること、および髄液を頭蓋内腔から脊髄くも膜下腔へ静水力学的(hydrostatic)に移動させ、その結果頭蓋内圧が低下する。 ②頭部を 15°〜30° 挙上させる Semi-Fowler 体位にする。 ➡頭部を 30° 以上挙上すると、脳灌流圧(cerebral perfusion pressure；CPP)が低下して、逆効果である。 ‥‥‥‥‥‥‥‥‥‥‥‥‥‥‥‥‥‥‥‥‥‥‥‥‥‥‥‥‥‥‥‥‥‥‥ ※頭部を水平位にすることが脳灌流圧を最高に保つとの報告(Rosner ら, 1986)もあるが、Feldman ら (1992)は、30° の挙上は脳灌流圧および脳血流量を減少させることなく頭蓋内圧を低下させると報告している。
呼吸管理	➡気道の確保と酸素の投与 ①PaO_2を 80〜120 mmHg に維持する。 ②低酸素状態は脳浮腫を助長させ、頭蓋内圧を亢進させる。 ③低酸素状態は虚血領域を増大させ、脳機能の可逆性を減じる。
過換気療法	①$PaCO_2$を 35 mmHg 前後の軽度過換気(hyperventilation)にする。 ②血中の炭酸ガス濃度の低下は脳血管を収縮させ、血液量を減少させる。その結果、頭蓋内圧が下降する。 ③本療法は、小児では成人よりはるかに有効である。 　①成人では、過度な過換気療法は脳血管を収縮させ脳虚血をもたらすので有害である（$PaCO_2$を 23 mmHg 以下にしない）。 　②小児では、$PaCO_2$を 25 mmHg にまで下げても、脳虚血を起こすことなく頭蓋内圧を下降させることができる(Bruce ら, 1979)。 　➡小児の頭蓋内圧亢進は、もともと過量の脳血流量で脳組織が灌流されているため。
脳圧下降剤の投与	➡Glyceol®や Mannitol®(**表 2-10**)の投与。 ①浸透圧性利尿作用により、脳水分を排除する。 ②有効投与量は通常、0.25〜1.0 g/kg ③脳浮腫例では血液脳関門(46 頁)が破壊されており、脱水剤は容易に浮腫組織に移行する。 　➡したがって脳浮腫例では、血液脳関門が正常に保たれている正常脳組織から脱水されることにより、頭蓋内圧が下降する。 ④頭蓋内圧亢進時における脳血流量の低下は、脱水剤の投与により脳血管内皮細胞および赤血球の脱水により改善される。
副腎皮質ホルモン(ステロイド)薬の投与	➡脳腫瘍(血管原性脳浮腫)に対しては、有効。

（ⅱ）外科的治療

　ⓐ原因疾患に対する根本的治療（脳腫瘍の摘出）。

　ⓑ髄液の排除

　　㋐脳室ドレナージ(ventricular drainage)

　　㋑脳室腹腔シャント(ventriculo-peritoneal shunt)

　ⓒ外減圧術（骨片を除去する）や内減圧術（前頭葉や側頭葉の一部を切除する）。

表 2-10. Mannitol[R]と Glyceol[R]

---

1. **Mannitol[R]**
   ① Mannitol[R]は、頭蓋内圧を減少させるとともに、脳微小循環を改善させることで脳保護作用を有する。
      ➡ 0.25〜0.5 g/kg の少量で頭蓋内圧を減少させる。
   ② Mannitol[R]の急速(約 30 分かけて)注入は、血管内容量の増加により脳血流量および頭蓋内圧は増加する。
      ① したがって、頭蓋内圧上昇が高度な症例では急速注入は避けるべきである。
      ② 20〜30 分で 0.5 g/kg を越えない速度で注入すべきである。
   ③ Mannitol[R]は即効性なので、急速に頭蓋内圧を低下させる目的で使用されることが多い。
      ➡ Mannitol[R]は、手術を前提とした場合、術中あるいは頭蓋内圧を緊急に下げる必要がある場合に使用されることが多い(福内, 2008)。
   ④ Mannitol[R]は、頭蓋内圧亢進時には持続投与よりも反復急速投与の方が効果的とされている。
   ⑤ Mannitol[R]は生体内で代謝されないで腎臓より排泄され、利尿作用が強く、電解質異常を起こしやすい(福内, 2008)。
   ⑥ Mannitol[R]は反跳現象*をきたす。
      ➡ 頭蓋内圧亢進が高度な症例では、Mannitol[R] 500 ml に続けて Glyceol[R] 200〜300 ml を投与することにより、反跳現象*を軽減することができる。
2. **Glyceol[R]**
   ① Glyceol[R]は頭蓋内圧を減少させるのみならず、脳代謝も改善させる(福内, 2008)。
   ② Glyceol[R]の点滴静注投与速度は、緩徐長時間投与が原則(福内, 2008)。
      ➡ Glyceol[R]は緩徐長時間あるいは連日投与を目的として使用されることが多い。
   ③ 全身へのカロリー源となるため、Glyceol[R]の連日投与が必要なときには糖質補給を兼ねることができる(福内, 2008)。
   ④ Glyceol[R]は反跳現象*をきたすが、Mannitol[R]よりも起こりにくい(福内, 2008)。
   ⑤ Glyceol[R]の長期大量使用時には高ナトリウム血症や心不全の増悪に注意が必要。また、ごく稀ではあるが、非ケトン性高浸透圧性高血糖をきたすことがあるので、糖尿病や耐糖能異常のある患者では注意が必要(福内, 2008)。
3. **Mannitol[R]と Glyceol[R]の比較**(本郷, 1996 より抜粋)

	Glyceol[R]	Mannitol[R]
効果発現までの時間	1 時間	投与中より
効果持続時間	6 時間	3 時間
反跳現象	弱い	強い

---

*【反跳現象 Rebound phenomenon】
① 反跳現象(リバウンド現象)とは、血管内から脳組織内への水の再移行が生じる現象をいう。
② 発生機序
   ① 高浸透圧薬を投与した際、高浸透圧薬は血中から速やかに排泄されるが、脳組織内からの排泄は遅れる。その結果、脳組織内の高浸透圧薬の濃度が血中より高くなり、水分が逆に脳組織内に移行するために生じる。
   ② 高浸透圧薬が排泄されたり分解されたりすることにより、経時的に血液浸透圧が低下し、その結果、血管内から脳組織への水の再移行が生じる(田村, 2008)。
③ Mannitol[R]と Glyceol[R]は、ともに高浸透圧利尿薬であるが、両者の大きな違いは、Mannitol[R]は非透過性の分子で血液脳関門(BBB)、細胞膜を通過せず尿中に排泄されるが、Glyceol[R]は細胞内で代謝されエネルギー源となる。このため Mannitol[R]では反跳現象が生じやすい(田村, 2008)。

22. 組織学的悪性度を示唆する所見(井下ら, 2016)

❶細胞や核の異型性

❷出血

❸壊死

❹高い細胞密度

❺核分裂像

❻高い増殖能(Ki-67 labelling index；153 頁参照)

23. 治療効果の判定

1）腫瘍摘出率(日本脳神経外科学会・日本病理学会編, 2010)

➡手術所見を参考にして、術前・術後の画像検査像を比較して算出する。

表示	摘出率
全摘出(total removal)	(肉眼的)100%
亜全摘出(subtotal removal)	95%≦、<100%
部分摘出(partial removal)	5%≦、<95%
生検(biopsy)	病理組織診断標本採取のみ

2）脳腫瘍の治療効果判定基準(案)(日本脳神経外科学会・日本病理学会編, 2010)

(1) 効果判定の対象となりうる症例

❶組織診断の確定したもの(CT スキャンなどの検査で診断可能なものを含む)。

❷測定可能な他覚的病変のあるもの。

❸重篤な合併症のないもの。

❹治療後 4 週間以上生存可能と判断されるもの。

❺再発例の場合は先行治療の影響が認められないもの。

(2) 対象病変

❶2 方向測定可能な病変(CT スキャン、脳血管造影などによる)。

❷測定不能または測定困難であるが評価可能な病変。

（ⅰ）Cyst を伴いその周辺に Enhance される部分があり、測定困難な病変。

（ⅱ）不規則に Enhance され、測定困難なもの。

（ⅲ）Enhance されないが二次的病変による評価可能なもの(二次的病変とは浮腫、脳室の変形、Midline shift などを指す)。

第 2 章／脳腫瘍ヘズ～ムイン

（3）効果判定法
❶ 2 方向測定可能な場合（CT スキャンの撮影は常に同一条件で行うようにする）。
❷ 縮小率の算出法
　（ⅰ）腫瘍の長径とそれに直角に交わる最大径の積を算出する（CT スキャン上腫瘍が
　　　　多層に描出される場合にはその総和とする）。
　（ⅱ）病巣が 2 つ以上の場合はそれぞれの積の総和を算出する。
　（ⅲ）算出方法（治療前；A、B、C、………、治療後；a＋b＋c………）

$$縮小率＝\frac{(A－a)＋(B－b＋(C－c)＋………}{A＋B＋C………}×100$$

$$＝100－\frac{a＋b＋c………}{A＋B＋C………}×100（\%）$$

（4）有効度の表現

著効 Complete response（CR）	測定可能病変または評価可能病変が消失し、かつその状態が 4 週間以上継続したもの。
有効 Partial response（PR）	①2 方向測定可能病変の積の総和が全体として 50％以上縮小するとともに、腫瘍による二次的病変の増悪もなく、かつその状態が 4 週間以上継続したもの。 ②評価可能病変が明らかに 50％以上改善し、腫瘍による二次的病変の増悪もなく、かつその状態が 4 週間以上継続したもの。
不変 No change（NC）	①2 方向測定可能病変の積の総和が全体として 50％未満の縮小、または 25％未満の増大があるが、腫瘍による二次的病変の増悪もなく、かつその状態が 4 週間以上継続したもの。 ②評価可能病変が PR の条件を満たさないが、腫瘍による二次的病変の増悪もなく、かつその状態が 4 週間以上継続したもの。
（注）CR・PR の条件に満たないが NC の基準よりやや奏効度が高いと評価される症例（2 方向測定可能病変の 25～50％未満の縮小を認める症例、または 50％以上の縮小の持続が 4 週に満たない症例）は、Minor response（MR）として別途に記録してもよい。ただし、MR は奏効率の算定には加えない。	
進行 Progressive disease（PD）	①測定可能病変の積の総和が 25％以上増大したもの。 ②評価可能病変が明らかに増悪したもの。 ③新病変の出現したもの。

24. 治癒の判定

❶ Collins らは (1956)、Wilms 腫瘍の患者を解析し、❷ のように結論している。
　➡ Wilms 腫瘍が選ばれた理由は、小児期に比較的多い腫瘍であることと、診断基準が
　　明確であることによる。
❷ 診断確定時の年齢に胎内での腫瘍発育期間（9 カ月）を加えた期間を過ぎても再発がない場合、治癒と判定できる。
　例：5 歳で診断された場合、術後 5 年 9 カ月再発がなければ治癒と判定。

❷神経膠腫 Gliomas

定義
❶狭義➡Glia 細胞に由来する腫瘍をいう。
❷広義
（ⅰ）神経管を構成する神経上皮細胞に由来する腫瘍（神経上皮性腫瘍全体）を指す。
（ⅱ）神経上皮（neuroepithelium）からは神経細胞と星状膠細胞（astrocyte）、乏突起膠
細胞（oligodendroglia）、上衣細胞（ependymal cell）や脈絡叢（choroid plexus）な
どの Glia 細胞が分化する。

頻度
❶原発性脳腫瘍の 27.5％（日本脳腫瘍全国集計, 14 th, 2017）
❷年間発生頻度（日本脳腫瘍全国集計, 10 th, 2000）
（ⅰ）全体；人口 10 万人に 3.50 人。
（ⅱ）性別
　ⓐ男性；人口 10 万人に 4.12 人。
　ⓑ女性；人口 10 万人に 2.93 人。

発生起源
（発生母地）(説)
（田淵ら, 2005）
❶分化した Glia 細胞あるいはその前駆細胞が腫瘍化するとの説。
❷神経幹細胞（neural stem cell）が腫瘍化するとの説。
❸ウイルス（特に、JC virus などの Polyoma virus）による前駆細胞または神経幹細胞の
腫瘍化説。

性別
男性に多い（男性：女性＝1.4：1）（日本脳腫瘍全国集計, 10 th, 2000）。

MRI 所見
悪性度の高い神経膠腫の MRI 所見は以下のとおり（町田, 1998）。
❶基本型
（ⅰ）T 1 強調画像；低信号
（ⅱ）T 2 強調画像；高信号
❷最も活動性の高い部分
（ⅰ）T 1 強調画像；膠芽腫の方が星細胞腫より高い信号強度を呈する。
（ⅱ）T 2 強調画像；等〜軽度高信号

悪性度
❶神経膠腫の細胞生物学的悪性度は、その病理組織像に深く関係している。
❷表現法
（ⅰ）WHO Grade；Grade Ⅰ、Grade Ⅱ、Grade Ⅲ、Grade Ⅳの 4 段階に分ける。
（ⅱ）Low grade glioma（低悪性度神経膠腫）と High grade glioma（高悪性度神経膠腫）
　ⓐLow grade glioma➡Grade Ⅰ と Grade Ⅱ の神経膠腫をいう。
　ⓑHigh grade glioma➡Grade Ⅲ と Grade Ⅳ の神経膠腫をいう。
（ⅲ）Benign glioma（良性神経膠腫）と Malignant glioma（悪性神経膠腫）
　ⓐBenign glioma➡Low grade glioma を指している。
　ⓑMalignant glioma➡High grade glioma を指している。

悪性神経膠腫の
倍加時間
(doubling time)
❶15.0〜21.1 日（Yamashita ら, 1983）
❷ちなみに倍加時間（doubling time）とは、腫瘍が 2 倍になるまでの時間をいう。癌細胞
の場合、細胞の死による損失が起こらないとすると、倍加時間は世代時間と一致する。

第 2 章／脳腫瘍ヘズ〜ムイン

放射線治療 ❶神経膠腫は、放射線治療により腫瘍が死滅しても凝固壊死（coagulation necrosis）となり、吸収されずに占拠性病変（mass leson）として残存するのが特徴。

❷悪性神経膠腫に対して有効。

予後 ❶規定する因子

（ⅰ）年齢

ⓐ乳児期患者の生存率は悪い。

ⓑ70 歳以上の高齢者では、予後不良。

（ⅱ）臨床的悪性度（Karnofsky's performance scale；167 頁）

（ⅲ）手術摘出率（残存腫瘍量）；低悪性度（low grade）であればあるほど、手術摘出率の予後に及ぼす影響が強くなる。

（ⅳ）組織像（病理診断）

➡例：WHO Grade Ⅱ では 5 年以上の生存、Grade Ⅲ では 2〜3 年の生存。

（ⅴ）*IDH* 遺伝子などの遺伝子変異の有無や染色体の異常。

❷良好な因子

（ⅰ）全体

ⓐ若年者➡高齢者は予後不良。

ⓑ術前の Performance scale が良好であること。

ⓒ手術による摘出度が高いもの（術後の残存腫瘍が少ないもの）。

（ⅱ）低悪性度神経膠腫（low grade glioma）(Shaw ら, 2002)

ⓐ腫瘍の大きさ➡腫瘍が小さいもの（＜5 cm）。

ⓑ年齢➡40 歳未満の若い人。

ⓒ組織型➡乏突起膠腫（oligodendroglioma）あるいは乏突起膠腫主体の混合神経膠腫。

（ⅲ）*IDH* 遺伝子の変異をもつ神経膠腫や 1 p/19 q 共欠失を認める神経膠腫の予後は良好。

181

❸びまん性神経膠腫 Diffuse Gliomas

1．総説

定義・概念

❶イソクエン酸脱水素酵素（isocitrate dehydrogenase；*IDH*）に変異を有する Glia 前駆細胞から発生する腫瘍をいう。

❷成人ではイソクエン酸脱水素酵素（*IDH*）変異を有する Glia 前駆細胞に *p53* 変異と X 連鎖 α サラセミア・精神遅滞症候群（alpha thalassemia/mental retardation syndrome X-linked；*ATRX*）遺伝子に変異が生じることで星細胞腫が発生し、第 1 番染色体単腕（1 p）と第 19 番染色体長腕（19 q）が共に欠失（1 p/19 q 共欠失）することで乏突起膠腫が発生する（田中，2017）。

（ⅰ）*p53* 癌抑制遺伝子は *TP53*（tumor protein 53）遺伝子がつくるタンパク質で、第 17 番染色体短腕上に存在する。

　➡*p53* 癌抑制遺伝子はアポトーシス（apoptosis）機構の制御のうえで重要な因子（廣瀬ら，2010）。

（ⅱ）*ATRX* 遺伝子はテロメア*維持関連因子の 1 つで、X 染色体長腕上に存在する。

（チョット役に立つお話）

> *【テロメア Telomere（主として，廣瀬，2016 による）】
>
> ①テロメア（telomere）（染色体断端）とは染色体末端にある反復配列 DNA とさまざまな局在タンパクからなる構造で、染色体末端を保護する役割をもち、染色体維持のうえで重要な機能をもっている。
>
> ②しかし、テロメアは細胞分裂を繰り返すと徐々に短くなり、ある程度に達すると細胞老化という状態になる。
>
> ③しかし、腫瘍細胞は正常細胞と異なり細胞分裂を際限なく繰り返すので、テロメア DNA を維持しなければならない。
>
> 　ⓐこのテロメアの反復配列を伸張させる酵素が**テロメラーゼ**（telomerase）。
>
> 　ⓑテロメラーゼはテロメア DNA の鋳型となる RNA と、これをもとに DNA をつくる逆転写酵素を含む複合体。
>
> 　　➡この逆転写酵素を**テロメア逆転写酵素**（telomerase reverse transcriptase；TERT）という。
>
> ④悪性脳腫瘍の代表である膠芽腫では、このテロメア逆転写酵素（TERT）活性が上昇している。
>
> 　ⓐちなみに DNA の塩基配列（遺伝子）をもとに RNA が合成される反応を**転写**というが、この方向とは逆に、RNA の塩基配列を写しとって（RNA を鋳型として）DNA を合成する反応を**逆転写**という。
>
> 　ⓑこの逆転写を触媒する酵素を**逆転写酵素**という。

分類　❶腫瘍の進展形式による分類（従来の分類）

　（ⅰ）浸潤性星細胞系腫瘍；びまん性星細胞腫、退形成性星細胞腫や膠芽腫など。

　（ⅱ）限局性星細胞系腫瘍；毛様細胞性星細胞腫や多形黄色細胞腫など。

❷遺伝子解析による今回の分類（表 2-11）

　➡遺伝子解析による今回の WHO 分類では、浸潤性と限局性の区分はなくなった。すなわち、

　（ⅰ）浸潤性の星細胞系腫瘍と乏突起膠細胞系腫瘍はイソクエン酸脱水素酵素（*IDH*）の変異が高頻度にみられることより、「**びまん性星細胞系および乏突起膠細胞系腫瘍（diffuse astrocytic and oligodendroglial tumours）**」として 1 つの腫瘍群にまとめられた。

　（ⅱ）限局性星細胞腫は、発現する遺伝子異常が異なることから、「びまん性星細胞系および乏突起膠細胞系腫瘍」とは別に「その他の星細胞腫瘍群（other astrocytic tumours）」としてまとめられた。

　　➡「びまん性星細胞系および乏突起膠細胞系腫瘍」は *IDH* 遺伝子変異が低頻度でも認められる腫瘍群であるのに対し、「その他の星細胞腫瘍群」は *IDH* 遺伝子変異のまったく認められない腫瘍群。

表 2-11. **びまん性神経膠腫の WHO 分類**(Louis ら，2016 より引用；邦訳名は，主として廣瀬，2017 による)

1．Diffuse astrocytic and oligodendorglial tumours（**びまん性星細胞系および乏突起膠細胞系腫瘍**）
　①Diffuse astrocytoma（びまん性星細胞腫）、Grade Ⅱ
　　ⓐDiffuse astrocytoma, IDH-mutant（びまん性星細胞腫、IDH 変異）
　　　・Gemistocytic astrocytoma, IDH-mutant（肥胖細胞性星細胞腫、IDH 変異）
　　ⓑDiffuse astrocytoma, IDH-wildtype（びまん性星細胞腫、IDH 野生型）
　　ⓒDiffuse astrocytoma, NOS（びまん性星細胞腫、未確定）
　②Anaplastic astrocytoma（退形成性星細胞腫）、Grade Ⅲ
　　ⓐAnaplastic astrocytoma, IDH-mutant（退形成性星細胞腫、IDH 変異）
　　ⓑAnaplastic astrocytoma, IDH-wildtype（退形成性星細胞腫、IDH 野生型）
　　ⓒAnaplastic astrocytoma, NOS（退形成性星細胞腫、未確定）
　③Glioblastoma（膠芽腫）、Grade Ⅳ
　　ⓐGlioblastoma, IDH-wildtype（膠芽腫、IDH 野生型）
　　　①Giant cell glioblastoma（巨細胞膠芽腫）
　　　②Gliosarcoma（膠肉腫）
　　　③Epithelioid glioblastoma（類上皮膠芽腫）
　　ⓑGlioblastoma, IDH-mutant（膠芽腫、IDH 変異）
　　ⓒGlioblastoma, NOS（膠芽腫、未確定）
　④Diffuse midline glioma（びまん性正中膠腫）、Grade Ⅳ
　　　・Diffuse midline glioma, H3 K27M-mutant（びまん性正中膠腫、H3 K27M 変異）
　⑤Oligodendroglioma（乏突起膠腫）、Grade Ⅱ
　　ⓐOligodendroglioma, IDH-mutant and 1p/19q-codeleted（乏突起膠腫、IDH 変異および 1p/19q 共欠失）
　　ⓑOligodendroglioma, NOS（乏突起膠腫、未確定）
　⑥Anaplastic oligodendroglioma（退形成性乏突起膠腫）、Grade Ⅲ
　　ⓐAnaplastic oligodendroglioma, IDH-mutant and 1p/19q-codeleted（退形成性乏突起膠腫、IDH 変異および 1p/19q 共欠失）
　　ⓑAnaplastic oligodendroglioma, NOS（退形成性乏突起膠腫、未確定）
　⑦Oligoastrocytoma（乏突起星細胞腫）
　　ⓐOligoastrocytoma, NOS（乏突起星細胞腫、未確定）
　　ⓑAnaplastic oligoastrocytoma, NOS（退形成性乏突起星細胞腫、未確定）
2．Other astrocytic tumours（**その他の星細胞系腫瘍**）
　①Pilocytic astrocytoma（毛様細胞性星細胞腫）、Grade Ⅰ
　　　・Pilomyxoid astrocytoma（毛様類粘液性星細胞腫）
　②Subependymal giant cell astrocytoma（上衣下巨細胞性星細胞腫）、Grade Ⅰ
　③Pleomorphic xanthoastrocytoma（多形黄色星細胞腫）、Grade Ⅱ
　④Anaplastic pleomorphic xanthoastrocytoma（退形成性多形黄色星細胞腫）、Grade Ⅲ

診断手順

➡️びまん性神経膠腫の診断手順は、以下のとおり(園田, 2017)。

❶まず、通常の Hematoxylin-Eosin(HE)染色による組織診断を行う。

❷次に、*IDH*(isocitrate dehydrogenase)変異の解析を行う。

　(ⅰ)*IDH* 野生型(IDH-wildtype)の場合

　　ⓐHE 染色で星細胞腫であれば、「びまん性星細胞腫、IDH 野生型」と診断。

　　ⓑHE 染色で膠芽腫であれば、「膠芽腫、野生型」と診断。

　　ⓒHE 染色で乏突起膠腫であっても、「乏突起膠腫、IDH 野生型」と診断しない。

　　　➡️「乏突起膠腫、NOS(not otherwise specified)(未確定)」と診断。

　(ⅱ)*IDH* 変異(IDH-mutant)の場合

　　　➡️1 p/19 q 共欠失の有無の判定が必須。しかし、*ATRX* や *TP 53* 遺伝子の解析
　　　は必須ではない。

　　ⓐHE 染色で星細胞腫の場合

　　　㋐1 p/19 q 共欠失のある場合➡️「乏突起膠腫、*IDH* 変異」と診断。

　　　㋑1 p/19 q 共欠失のない場合➡️「びまん性星細胞腫、*IDH* 変異」と診断。

　　ⓑHE 染色で乏突起膠腫の場合

　　　➡️1 p/19 q 共欠失のある場合、「乏突起膠腫、*IDH* 変異」と診断。

　　ⓒHE 染色で膠芽腫であれば、「膠芽腫、変異」と診断。

❸*IDH* 遺伝子変異の解析を行わなかった場合、HE 染色による組織診断に、「NOS(not otherwise specified)(未確定)」を付記する。

❹Oligoastrocytoma(乏突起星細胞腫)について

　(ⅰ)*IDH* 遺伝子解析を行わないときのみ、「乏突起星細胞腫、NOS」と診断。

　(ⅱ)*IDH* 遺伝子解析を行っている場合は、診断名として存在しない。

　　　➡️*IDH* 遺伝子解析の結果に基づいて、「びまん性星細胞腫、*IDH* 野生型」や「乏突
　　　起膠腫、*IDH* 変異」などと診断。

予後
(田中, 2017)

❶*IDH* 遺伝子変異かつ 1 p/19 q 共欠失を認める例➡️予後良好

❷*IDH* 野生型➡️予後不良

2．びまん性星細胞系および乏突起膠細胞系腫瘍
Diffuse astrocytic and oligodendorglial tumors

1）びまん性星細胞腫 Diffuse astrocytoma

定義・概念

❶よく分化した星細胞腫で、正常の星状膠細胞からなる細胞がびまん性に増殖する腫瘍
をいう。

❷境界不鮮明な充実性の腫瘍。

❸*IDH*(isocitrate dehydrogenase)、*TP 53*(tumor protein 53)、X 連鎖 α サラセミア・
精神遅滞症候群(alpha thalassemia/mental retardation syndrome X-linked；*ATRX*)
の遺伝子変異を同時にもつことにより特徴づけられる(市村ら, 2014)。

　➡️一方、テロメア逆転写酵素(telomerase reverse transcriptase；*TERT*)の遺伝子変
　異は稀(市村ら, 2014)。

頻度(本邦)　❶原発性脳腫瘍全体の2.1％
　　　　　❷神経膠腫の中の7.75％で、第3位。
名称　　　❶従来、星細胞腫(low-grade astorcytoma)と呼ばれていたものが、2000年のWHO分類改訂で'びまん性星細胞腫(diffuse astrocytoma)'と改名。
　　　　　❷この名称変更は、'星細胞腫(astorcytoma)'という呼称では、それがいわゆる星細胞腫(WHO grade Ⅱ)を指しているのか、あるいは星細胞系腫瘍(astrocytic tumors)全体を指しているのかがわかりにくいため(中里, 2002)。
　　　　　❸また、限局性に発育する毛様細胞性星細胞腫(pilocytic astrocytoma)(210頁)との対比の意味で、"びまん性(diffuse)"という語が付けられた(松田ら, 2007)。
亜型　　　❶従来、腫瘍細胞の形態に基づいて3つの組織亜型、すなわち原線維性星細胞腫(fibrillary astrocytoma)、肥胖細胞性星細胞腫(gemistocytic astrocytoma)および原形質性星細胞腫(protoplasmic astrocytoma)に分類されていた。
　　　　　❷今回(2016年)の改訂
　　　　　　(ⅰ)原線維性星細胞腫は原型、すなわち、びまん性星細胞腫そのものであることから削除された。また、原形質性星細胞腫の定義は不明確で、組織所見も特異性に欠けることから削除された。
　　　　　　(ⅱ)その結果、肥胖細胞性星細胞腫だけになった。
　　　　　　　ⓐ肥胖細胞性星細胞腫(gemistocytic astrocytoma)とは、偏在する核と好酸性で広い原形質をもつ細胞(肥胖細胞 gemistocyte)が主体をなすものをいい、腫瘍は柔らかい(455頁)。
　　　　　　　ⓑ肥胖細胞性星細胞腫は大脳半球に発生し、浸潤性の性格が強く、退形成性星細胞腫へ悪性転化をきたしやすい。
　　　　　　　ⓒなお、肥胖細胞性星状膠細胞(gemistocytic astrocyte)は、通常、正常脳には存在しない。
性質・特徴　❶周辺にびまん性に浸潤、発育する。
　　　　　➡浸潤性の性格の極めて軽微な毛様細胞性星細胞腫(pilocytic astrocytoma；210頁)と区別して、びまん性星細胞腫(diffuse astrocytoma)と呼ぶ。
　　　　　❷典型的な星細胞腫は、**脳表に露出している**(図2-7)。
　　　　　➡深部白質に発生することは極めて稀。
　　　　　❸典型像は、皮髄境界に発生点を有する。
　　　　　❹小脳の星細胞腫
　　　　　　(ⅰ)神経膠腫の中で最も良性な腫瘍。
　　　　　　(ⅱ)嚢胞性のものが多く、その壁に腫瘍細胞が集まっている結節(壁在結節 mural nodule)がある。

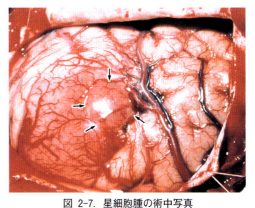

図 2-7. 星細胞腫の術中写真
典型例では、本例のように脳表に露出している(→)。

➡壁在結節は柔らかく、血管に富む。

（ⅲ）嚢胞内容液は、黄色透明な液で室温に放置すると凝固する。

好発年齢(本邦) 30〜44歳で、35〜39歳にピークがある（約14％）。

性別(本邦) 男性：女性＝1.3：1で、やや男性に多い。

好発部位 ❶小児

（ⅰ）小脳半球や脳幹に多い。

（ⅱ）その他；視路

❷成人

（ⅰ）大脳半球で、白質。

（ⅱ）前頭葉に最も多く、次いで側頭葉。

症状 発生部位により異なる。

大脳	初発症状としては、てんかん発作が多い。
小脳	小脳症状
視路	①眼窩内の視神経 　①眼球突出 　②一側の視力・視野障害 ②視交叉 　①視力・視野障害 　②水頭症（Monro孔閉塞による） 　③尿崩症、傾眠および肥満。
視床下部	①間脳症候群(88頁) ②Monro孔閉塞による頭蓋内亢進症状。 ③多飲や口渇。
脳幹	①複視(外転神経麻痺) ②顔面神経麻痺 ③鼻声や嚥下障害(迷走神経麻痺)。 ④錐体路症状

脳血管造影 ❶通常、無血管野。

❷悪性のものほど腫瘍陰影が証明されやすい。

エックス線CT ❶単純CT

（ⅰ）通常、低吸収域（**図2-8 A**）。

➡悪性度が増すと、混合吸収域や高吸収域。

（ⅱ）石灰化；15〜20％の頻度。

（ⅲ）腫瘍周囲の浮腫像（低吸収域）は、軽度かみられない。

❷造影CT

（ⅰ）通常、増強効果を認めない（**図2-8 B**）。

（ⅱ）悪性例では、増強効果を認める。

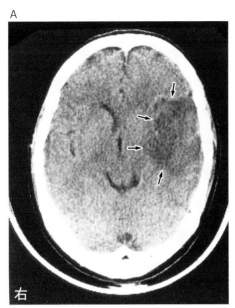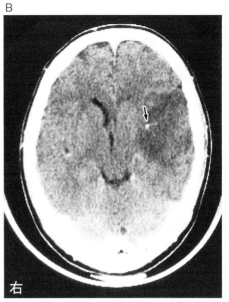

図 2-8. びまん性星細胞腫のエックス線 CT
A（単純 CT）；左側頭葉に低吸収域を認める（→）。
B（造影 CT）；ごく一部が点状に増強される（→）以外、大部分は増強されない。

MRI ❶単純 MRI
（ⅰ）全体
　　ⓐ境界明瞭なことが多く（組織学的には浸潤性で境界不明瞭であるが）、比較的均一。
　　ⓑ圧排所見（mass effect）は少ない。
（ⅱ）各強調画像
　　ⓐT1強調画像（図 2-9 A）
　　　㋐軽度低信号～等信号
　　　㋑分化度が低下するにつれて信号強度は均一でなくなる。

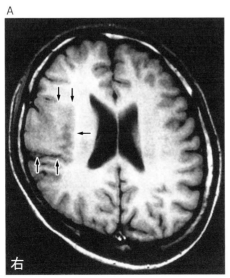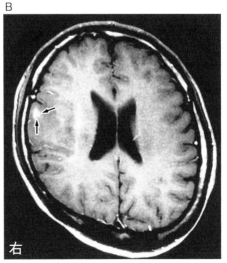

図 2-9. びまん性星細胞腫の MRI
A（単純 MRI）；T1強調画像で右前頭葉に低信号を認める（→）。
B（造影 MRI）；ごく一部が点状に増強される（→）以外、大部分は増強されない。

ⓑＴ２強調画像；高信号

　　ⓒ拡散強調画像（DWI）；軽度低信号～等信号

❷造影 MRI

（ⅰ）通常、増強効果を認めない（**図 2-9 B**）。

（ⅱ）悪性例では、増強される。

治療・治療方針 ❶大脳のびまん性星細胞腫

（ⅰ）外科的治療（手術）が中心

　　ⓐ本邦では、放射線治療や化学療法を施行せず、手術のみの治療群が多い。

　　ⓑ摘出範囲

　　　㋐浸潤性腫瘍であるので全摘出は不可能。

　　　㋑可能な限り、広範囲に腫瘍を摘出する。

　　　　➡MRI での腫瘍辺縁より少なくとも１cm 離れた部分まで摘出する。

（ⅱ）放射線治療

　　　➡術後の腫瘍増大例や再発例に対して施行。

（ⅲ）化学療法；術後 Temozolomide を投与することもある。
（テモゾロミド）

❷小脳の壁在結節を有する囊胞性星細胞腫

（ⅰ）壁在結節を摘出する。

（ⅱ）囊胞壁が造影されるものでは、壁在結節とともに囊胞壁も一緒に摘出する。

❸橋や視床下部の星細胞腫

（ⅰ）放射線治療が中心。

（ⅱ）脳室拡大のある例では、脳室腹腔吻合術。

❹視路の星細胞腫

（ⅰ）一側の視神経に限局している症例➡全摘出は可能。

（ⅱ）視交叉部発生例

　　ⓐ全摘出は不可能。

　　ⓑ部分摘出例に放射線治療。

治療成績 ❶手術摘出度と５年全生存率（本邦）（**表 2-12**）

表 2-12. **びまん性星細胞腫の手術摘出度と５年全生存率**（日本脳腫瘍全国集計, 14th, 2017 より作成）

全摘出群 （gross total resection）	95～99% 摘出群	75～95% 摘出群	50～75% 摘出群	生検術群 （1～50%摘出群）
96.8%	90.1%	83.6%	77.4%	59.7%

手術による摘出率が高いと高い生存率をもたらす。すなわち、手術摘出度は５年全生存率に影響を及ぼす。

❷治療別による５年全生存率（本邦）（**表 2-13**）

表 2-13. **びまん性星細胞腫の治療別による５年全生存率**（日本脳腫瘍全国集計, 14th, 2017 より作成）

手術単独群	手術と放射線治療の ２者併用群	手術、放射線治療、 化学療法の３者併用群	手術と化学療法の ２者併用群
89.0%	71.7%	63.9%	82.8%

手術単独群、手術と化学療法の２者併用群の成績はよいが、手術、放射線治療と化学療法の３者併用群の成績はよくない。

第 2 章／脳腫瘍ヘズ～ムイン

病理学的所見	❶肉眼的所見

❶肉眼的所見

（ⅰ）灰白色あるいは白色の腫瘍で、通常充実性。

（ⅱ）周囲の脳組織との境界は不明瞭。

❷組織学的所見

（ⅰ）組織全体が主として星状膠細胞で構成されている。

（ⅱ）細胞密度は低～中程度。

（ⅲ）腫瘍細胞は好酸性の細胞質を有し、細胞体からは双極性または多極性の突起を伸ばしている。

（ⅳ）血管内皮細胞の増殖像はない。

（ⅴ）壊死は認められない。

Ki-67 陽性率　4％以下（日本脳神経外科学会・日本病理学会編, 2010）

免疫組織化学的所見

❶GFAP；陽性

❷p 53 タンパク；過剰発現（柴原, 2019）

❸ATRX タンパク；発現消失（柴原, 2019）

WHO Grade　Grade Ⅱ（von Deimling ら, 2016）

遺伝子解析

❶*IDH* 遺伝子変異の有無により、以下のように分類、診断される。

（ⅰ）びまん性星細胞腫 *IDH* 変異あり。

（ⅱ）びまん性星細胞腫 *IDH* 野生型（*IDH* 変異なし）

（ⅲ）びまん性星細胞腫未確定（NOS）

❷びまん性星細胞腫では、ほとんどの症例で *IDH* 遺伝子変異がみられ、*IDH* 野生型は稀。

❸その他の遺伝子異常（市村ら, 2014；新田ら, 2017）

（ⅰ）*TP 53*(tumor protein 53)の遺伝子変異を認める。

　➡*IDH* 遺伝子変異を認める本腫瘍の約 90％に *TP 53* 遺伝子の変異を認める。

（ⅱ）X 連鎖 α サラセミア・精神遅滞症候群（*ATRX*）遺伝子の変異を高頻度（約 80％）に認める。

　ⓐ一方、テロメア逆転写酵素（*TERT*）の遺伝子変異は稀。

　ⓑ*ATRX* 遺伝子の変異は他の悪性神経膠腫でも変異が生じるので、単独では星細胞腫に特異的とは言えない。

　➡しかし、*IDH* 遺伝子変異と共存している場合には、星細胞腫に特異性が高い。

❹第 1 番染色体単腕（1 p）と第 19 番染色体長腕（19 q）の欠失はない（柴原, 2019）。

予後

❶本邦における全体の 5 年全生存率は約 77％で、比較的良好。

❷手術による摘出率が高くなると生存率も高くなる。

　➡全摘出群の 5 年全生存率；約 97％、75～95％摘出群；約 84％、50～75％摘出群；約 77％（**表 2-12**）

❸遺伝子解析では、*IDH* 遺伝子変異のある'びまん性星細胞腫'の予後は、*IDH* 遺伝子変異のない野生型より明らかに良好（廣瀬, 2016）。

予後良好因子（松谷, 2002）

❶若年者

❷全摘出例

❸術前の神経症状が良好な症例。

2）各部位の星細胞腫

（1）大脳の星細胞腫 Cerebral astrocytoma

症状 初発症状としては、てんかん発作が多い。

治療・治療方針 ❶手術；浸潤性腫瘍であるので全摘出は不可能。

❷可能な限り、広範囲に腫瘍を摘出する。

➡MRI での腫瘍辺縁より少なくとも 1 cm 離れた部分まで摘出する。

❸術後、放射線治療および化学療法を施行。

予後・成績 ❶大脳のびまん性星細胞腫の生存期間中央値；15 年（高橋ら, 2009）

❷テント上星細胞腫の手術摘出度と 5 年累積生存率（**表 2-14**）

表 2-14. テント上星細胞腫の手術摘出度と 5 年全生存率（日本脳腫瘍全国集計, 12th, 2009 より作成）

全摘出群	95％摘出群	75％摘出群	50％摘出群	生検術または部分摘出群
87.8％	72.6％	56.4％	61.1％	56.9％

悪性転化
（高橋ら, 2009）
❶頻度；再発例の 78％

❷悪性転化までの期間（平均）；8.1 年

（2）小脳の星細胞腫 Cerebellar astrocytoma

頻度 20 歳以下の後頭蓋窩腫瘍の 1/3 を占める。

好発年齢 ❶小児期に好発する（平均年齢；12〜14 歳）。

❷成人例は 20％と少ない。

症状 ❶頭蓋内圧亢進症状

❷小脳症状

特徴 ❶神経膠腫の中で最も良性な腫瘍。

❷囊胞性のものが多く、その壁に腫瘍細胞が集まっている結節（壁在結節 mural nodule）がある。

❸囊胞内容液は黄色透明な、タンパク含有量の多い液で、放置するとゼラチン様に固まる。

❹石灰化を認める（20％）。

❺悪性転化をきたすことは極めて稀。

好発部位 小脳半球と虫部とは、ほぼ同じ頻度に発生。

エックス線CT ❶単純 CT（図 2-10 A）

（ⅰ）囊胞；低吸収域

（ⅱ）壁在結節；等吸収域

➡結節は小脳の深部、すなわち第 4 脳室側にあり、かつ血管芽腫のそれに比べて大きいことが多い。

この点が血管芽腫との 1 つの鑑別点（409 頁）。

❷造影 CT（図 2-10 B）

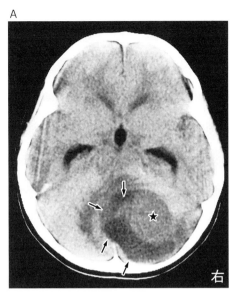 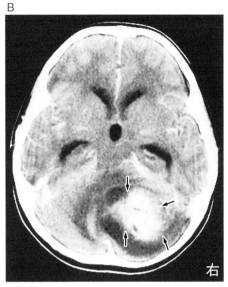

図 2-10. 小脳星細胞腫のエックス線 CT

A（単純 CT）；小脳正中部から右小脳半球にかけて等吸収域（★）と、その周囲に囊胞による低吸収域（→）を認める。
B（造影 CT）；単純 CT で等吸収域の部分がほぼ均一に増強される（→）。

　　　　（ⅰ）壁在結節；増強される。
　　　　（ⅱ）囊胞壁；増強される場合と増強されない場合とがある。

MRI　❶単純 MRI
　　　　（ⅰ）T 1 強調画像
　　　　　　ⓐ囊胞；低信号
　　　　　　ⓑ壁在結節；等信号
　　　　（ⅱ）T 2 強調画像
　　　　　　ⓐ囊胞；著明な高信号
　　　　　　ⓑ壁在結節；等信号
　　　❷造影 MRI
　　　　（ⅰ）壁在結節；増強される。
　　　　（ⅱ）囊胞壁；増強される場合と増強されない場合とがある。

治療　❶外科的治療（手術による摘出）
　　　　➡壁在結節を取る。囊胞壁が造影されるものでは、壁在結節とともに囊胞壁も一緒に摘出する。
　　　❷放射線治療
　　　　➡通常、放射線治療の必要はない。

病理学的所見　❶肉眼的所見
　　　　（ⅰ）境界明瞭な腫瘍で、圧排性に発育。
　　　　（ⅱ）浸潤性の性格は極めて弱い。
　　　❷組織学的所見
　　　　（ⅰ）ほとんどが（80〜90％）、毛様細胞性星細胞腫（pilocytic astrocytoma）。
　　　　（ⅱ）その他、びまん性星細胞腫。

➡充実性のものに多い。

成績(テント下星細胞腫) ➡テント下星細胞腫の手術摘出度と5年累積生存率(表2-15)

表 2-15. テント下星細胞腫の手術摘出度と5年累積生存率(日本脳腫瘍全国集計, 12th, 2009 より作成)

全摘出群	95%摘出群	75%摘出群	50%摘出群	生検術または部分摘出群
96.2%	83.5%	76.4%	67.6%	46.6%

予後 ➡壁在結節を取れば永久治癒が得られる。

❶全摘出例の10〜20年生存率；90〜100%

❷非全摘出例；10〜20年の追跡で、半数が死亡。

再発率 ❶全摘出例；20%

❷非全摘出例；35〜75%(再発までの期間は、平均2〜3年)。

(3) 視路の星細胞腫 Astrocytoma in visual pathway(661頁)

定義・概念 ❶視路から発生する星細胞腫をいう。

❷視路から発生する神経膠腫の主体は毛様細胞性星細胞腫(pilocytic astrocytoma)。

頻度 星細胞腫の1.7%が視交叉部に、0.9%が視神経に局在する。

症状・治療など 視路の神経膠腫(661頁)参照。

(4) 視床下部の星細胞腫 Astroctytoma in hypothalamus(674頁)

症状 ❶間脳症候群(88頁)

❷Monro孔閉塞による頭蓋内亢進症状。

❸多飲や口渇。

❹思春期早発症(652頁)

❺視力・視野障害

❻下垂体機能低下

エックス線CT ❶単純CT；低、あるいは混合域。

❷造影CT；増強される(低悪性度のものは増強されない)。

MRI ❶単純MRI

(ⅰ)T1強調画像：低、あるいは等信号。

(ⅱ)T2強調画像；高信号

❷造影MRI；増強される(低悪性度のものは増強されない)。

(5) 視床・基底核の星細胞腫 Astrocytoma in thalamus and basal ganglia(673頁参照)

症状 ❶けいれん発作

❷局所症状

❸頭蓋内圧亢進症状

治療 ❶外科的治療；摘出術、定位的生検術。

❷放射線治療

❸化学療法

遺伝子異常　❶視床の浸潤性星細胞腫では、Histone $H3K27M$ 遺伝子の変異を 65％に認める(Solomonら, 2016)。

　　　　（ⅰ）$H3K27M$ 遺伝子変異例は、若年成人に多くみられる(武笠, 2017)。

　　　　（ⅱ）視床神経膠腫のうち $H3K27M$ 遺伝子変異例は、びまん性内在性橋神経膠腫（diffuse intrinsic pontine glioma；DIPG）(499 頁)と似通った性質を有する(武笠, 2017)。

　　　　❷精神遅滞症候群(alpha thalassemia/mental retardation syndrome X-linked；$ATRX$)遺伝子の欠失を認める(Solomon ら, 2016)。

　　　　❸$TP53$ 遺伝の過剰発現を認める(Solomon ら, 2016)。

予後　不良（治療後 3 年以内に死亡することが多い）

(6)　橋の星細胞腫 Astrocytoma in pons(495 頁参照)

症状　❶複視

　　　❷顔面神経麻痺

　　　❸鼻声や嚥下障害

　　　❹錐体路症状

治療　❶放射線治療が中心。

　　　❷脳室拡大のある例；脳室腹腔吻合術

予後　❶1 年生存率；50％以下

　　　❷生存期間中央値；12 カ月以下

3）退形成性星細胞腫 Anaplastic astrocytoma

定義・概念　❶退形成が明らかで、増殖能が亢進している星細胞腫をいう。

　　　　　　❷組織学的には、びまん性星細胞腫と膠芽腫(197 頁)との中間に位置づけられる。

　　　　　　❸退形成性星細胞腫では、IDH 変異の発現率は高い。

　　　　　　❹ちなみに、退形成(anaplasia)とは

　　　　　　（ⅰ）正常の分化過程における、より未分化な胎児期の方向への逆行をいう。

　　　　　　（ⅱ）基準

　　　　　　　　ⓐ壊死巣の存在か、高倍率で 5 個以上の核分裂像を認める。

　　　　　　　　ⓑさらに、中等度あるいは高度の細胞密度、異型性(atypia)や出血を伴う。

頻度(本邦)　❶原発性脳腫瘍全体の 3.3％

　　　　　　❷神経膠腫の中の 11.9％で、膠芽腫に次いで多い。

好発年齢　❶30～79 歳で、幅広くみられる(本邦)。

　　　　　❷IDH 変異のある症例の年齢の平均値は、びまん性星細胞腫とほぼ同様(阿部, 2016)。

性別(本邦)　男性：女性＝1.2：1 で、やや男性に多い。

好発部位(本邦)　❶前頭葉に最も多い。

　　　　　　　　❷以下、側頭葉、頭頂葉、視床の順。

症状　びまん性星細胞腫(184 頁)と同様。

脳血管造影所見　❶腫瘍陰影を認めることが多い(図 2-11)。
❷動静脈短絡や早期静脈(early venous filling)もみられる。

エックス線CT　❶単純CT
（ⅰ）低吸収域のことが多い。
（ⅱ）次いで、低吸収域〜高吸収域の混在。
（ⅲ）腫瘍周囲に浮腫による低吸収域(軽度から中等度)を認める。
（ⅳ）圧排所見(mass effect)を認める。
❷造影CT；増強されるが、悪性度が高くなると増強効果は、より顕著となる。

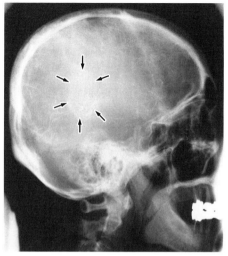

図 2-11. 退形成性星細胞腫の脳血管造影(右側面像)
静脈相で、右側頭部後方に腫瘍陰影を認める(→)。

MRI　❶単純MRI
（ⅰ）T1強調画像；低〜等信号の混在(図 2-12 A)。
（ⅱ）T2強調画像；高信号で、内部は不均一。
❷造影MRI；不均一に増強される(図 2-12 B)。

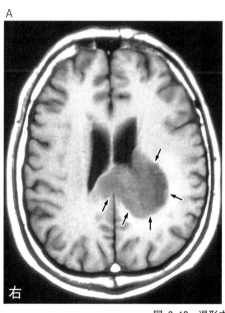
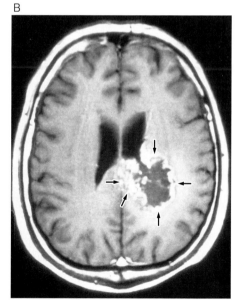

図 2-12. 退形成性星細胞腫の MRI
A(単純MRI)；T1強調画像で左頭頂葉深部に低〜等信号を認める(→)。
B(造影MRI)；不均一に増強される(→)。

治療

❶手術（摘出術）

（ⅰ）可能な限り腫瘍を摘出し、その後、放射線治療や Temozolomide（テモゾロミド）などの化学療法を行う。

（ⅱ）本邦では、手術、放射線治療および化学療法の三者併用療法を行うことが多い。

❷通常（従来）の放射線治療（局所照射）

❸化学療法

（ⅰ）Temozolomide（Temodal®）やニムスチン塩酸塩（Nimustine hydrochloride；AC-NU）の投与。

（ⅱ）Gliadel（Gliadel®）（Gliadel wafer）

　　ⓐGliadel は、生体内分解性のポリマー基材（wafer）に Carmustine（bis-chloroethylnitrosourea；BCNU）を含ませた脳内留置用の徐放性製剤。

　　ⓑ初発の悪性神経膠腫患者における手術および放射線療法との併用に適応がある。

　　ⓒ腫瘍提出後の切除面を被覆するように Gliadel を留置する。

　　　㋐サルの脳内に本剤を留置した結果では、Carmustine は留置面から約 6 mm まで浸透する（留置後 1 日目）(児玉ら，2014)。

　　　㋑日本人の初発悪性神経膠腫や再発膠芽腫患者に対して、本剤を平均 7.3 枚（5〜8 枚）を脳内に留置した場合、全血中の Carmustine 濃度は、留置後約 3 時間でピークに達する(児玉ら，2014)。

　　ⓓEloquent area（症候発現域）、多発性の腫瘍、全摘出が不可能、テント下の症例、広範な脳室上衣伸展があり 1.5 cm を超える脳室の開放をきたした症例、髄液短絡術を伴う、あるいは髄液短絡術の必要のある術前の水頭症例、本剤が直接大きな脳血管と接すると予想される症例などの場合には、その使用には慎重さが必要(大上，2016；松田ら，2016)。

　　ⓔ有害事象；脳浮腫、けいれん発作、摘出腔嚢胞形成、髄液漏、髄膜炎など。

　　ⓕ腫瘍の切除不十分例に対しては、原則として本剤の留置は避ける(佐々木，2014)。

（ⅲ）Bevacizumab（ベバシズマブ）（Avastin®）（分子標的治療薬）(173 頁参照)

❹光線力学的療法 Photodyanamic therapy（PDT）(174 頁参照)

（ⅰ）開頭術により腫瘍を摘出後の残存腫瘍に対してレーザー光を照射する方法と、定位的手術法によりレーザー光を組織内に照射する方法とがある。

（ⅱ）PDT は、悪性神経膠腫に対する局所療法であり、治療できる領域は光の組織深達距離によって規制される。

❺頭蓋内圧のコントロール

（ⅰ）内科的治療；Mannitol®、Glyceol®や副腎皮質ステロイド薬の投与。

（ⅱ）外科的治療；外減圧術や内減圧術。

治療成績

❶手術摘出度と 5 年全生存率（本邦）（**表 2-16**）

表 2-16. 退形成性星細胞腫の手術摘出度と 5 年全生存率(日本脳腫瘍全国集計，14th，2017 より作成)

全摘出群 （gross total resection）	95〜99% 摘出群	75〜95% 摘出群	50〜75% 摘出群	生検術群 （1〜50%摘出群）
71.6%	60.8%	52.7%	46.5%	26.2%

手術による摘出率が高いと、5 年生存率は比較的よい。

❷治療別による5年全生存率（本邦）（**表 2-17**）

表 2-17. 退形成性星細胞腫の治療別による5年全生存率(日本脳腫瘍全国集計, 14th, 2017 より作成)

手術単独群	手術と放射線治療の二者併用群	手術、放射線治療、化学療法の三者併用群	手術と化学療法の二者併用群
51.4%	42.8%	44.3%	45.0%

病理学的所見

❶肉眼的所見

（ⅰ）周囲との境界は不明瞭で、びまん性に浸潤傾向を示すことが多い。

（ⅱ）囊胞を認める。

（ⅲ）白質線維に沿って伸展する傾向がある。

　　➡皮質表面への広範浸潤は稀。

（ⅳ）髄腔内播種をきたす。

❷組織学的所見

　➡星状膠細胞の特徴を示す腫瘍細胞からなるが、以下の所見を認める。

（ⅰ）細胞密度が高く、核や細胞の異型性に富む。

（ⅱ）核分裂像を認める。

（ⅲ）血管内皮細胞の増殖を認める。

（ⅳ）柵状配列を伴う壊死はみられない。

Ki-67 陽性率

5〜10%程度(日本脳神経外科学会・日本病理学会編, 2010)

免疫組織化学的所見

❶GFAP；陽性

❷S-100 タンパク；陽性

❸Vimentin；陽性

❹p 53 タンパク；過剰発現(柴原, 2019)

❺ATRX タンパク；発現消失(柴原, 2019)

WHO Grade

Grade Ⅲ (von Deimling ら, 2016)

遺伝子解析

❶*IDH* 遺伝子変異の発現率は高い。

（ⅰ）*IDH* 遺伝子変異のない野生型は退形成性星細胞腫全体の約20%(von Deimling ら, 2016；田中, 2017)。

（ⅱ）*IDH* 遺伝子変異の遺伝子解析がされていない場合や解析の結論が出ていない場合には、‘退形成性星細胞腫　未確定（NOS）’と診断する。

❷*TP 53* 遺伝子の変異が60%以上にみられる(市村ら, 2014)。

❸X 連鎖 α サラセミア・精神遅滞症候群（*ATRX*）遺伝子の変異を高率に認める。

❹第1番染色体単腕（1 p）と第19番染色体長腕（19 q）の欠失はない(柴原, 2019)。

予後

❶本邦における5年全生存率は約43%で、不良。

❷手術単独群でも、手術と放射線治療や化学療法を併用しても5年生存率は40〜50%で、あまり変わりはない（**表 2-17**）。

❸遺伝子解析による予後(市村ら, 2014；阿部, 2016)

　➡*IDH* 遺伝子変異のない野生型の予後は悪く、膠芽腫に似た臨床経過をとる傾向にある。

4）膠芽腫 Glioblastoma

定義・概念
❶脳内を浸潤性・破壊性に増殖し、退形成(anaplasia)が高頻度にみられる腫瘍をいう。
❷すなわち、星状膠細胞由来の極端に未分化な腫瘍。

頻度(本邦)
❶原発性脳腫瘍全体の12.0％で、髄膜腫に次いで多い。
❷神経膠腫(glioma)の中では最も多い(43.8％)。

名称
肉眼的にも組織学的にも多彩な形態像を示すので、多形膠芽腫(glioblastoma multiforme)と呼ばれていたが、現在は、膠芽腫(glioblastoma)に統一されている。

分類
❶一次性(原発性)膠芽腫 Primary glioblastoma(De novo glioblastoma)
　(ⅰ)前駆病変を認めず、初発時に膠芽腫(glioblastoma)の病理像を呈するものをいう。
　(ⅱ)高齢者に多い。
　(ⅲ)臨床的および組織学的に先行する病変が不明。
　(ⅳ)臨床経過が短く、予後は極めて不良。
❷二次性(続発性)膠芽腫 Secondary glioblastoma
　(ⅰ)星細胞腫の先行性病変が経過中に膠芽腫へと悪性転化するものをいう。
　(ⅱ)より若年者に多い。
　(ⅲ)IDH 変異を高率に認める。
　(ⅳ)TP 53 変異が高率(50％以上)に検出される(金子, 2011)。

特徴・性質
❶発生部位は深部白質であり、**脳表に露出することは少ない。**
　➡時に、脳表型の膠芽腫が存在する。
❷一般に、皮質下や深部白質を浸潤性に広範に広がる。
❸浸潤性格が強く、前頭葉から脳梁(corpus callosum)を介して反対側の大脳半球に**蝶型(butterfly shape)**に発育することがある(図2-13)。
　➡脳梁を介して反対側の大脳半球に伸展するものは IDH 変異のない野生型にみられる(阿部, 2016)。
❹成人の代表的な原発性の悪性腫瘍。
❺易出血性で、しばしば腫瘍内出血を認める。
❻髄腔内播種；膠芽腫全体の3％
❼多発性は稀(0.5〜1％)であるが、多中心性(multicentric；3〜8％)(150頁)に発生することがある。

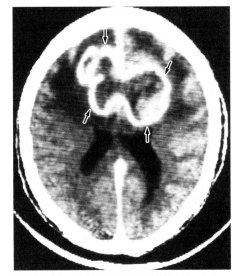

図 2-13. 蝶型発育の膠芽腫(造影 CT)(→)
(窪田惺著, 脳神経外科ビジュアルノート, 金原出版, 2003 より許可を得て転載)

好発年齢
❶本邦
　(ⅰ)55〜79歳が、65.5％を占める。
　　➡55歳以上の高齢者に好発する。
　(ⅱ)ピークは65〜69歳(15.4％)。

❷遺伝子解析による診断時年齢(阿部, 2016)
（ⅰ）*IDH* 変異のない野生型➡62 歳(平均年齢)
（ⅱ）*IDH* 変異型
　　➡45 歳で(平均年齢)、野生型より若い。

性別
❶本邦；男性：女性＝1.4：1で、男性に多い。
❷遺伝子解析による性差(阿部, 2016)
（ⅰ）野生型➡男性に多い。
（ⅱ）*IDH* 変異型➡性差は、ほぼない。

好発部位
❶本邦
（ⅰ）前頭葉に最も多い(38.0％)。
（ⅱ）次いで、側頭葉(30.0％)。
（ⅲ）以下、頭頂葉(15.4％)＞後頭葉(5.7％)＞視床(3.9％)＞脳梁(3.7％)＞小脳(3.4％)＞基底核(3.0％)の順。
著者註：上記のデータは、膠芽腫(glioblastoma)以外に、巨細胞性膠芽腫(giant cell glioblastoma)と神経膠肉腫(gliosarcoma)を含んでいる。
❷遺伝子変異による好発部位(阿部, 2016)
➡野生型では基底核や視床に発生することが比較的多い。

初発症状
❶局所症状(麻痺や言語障害など)が最も多い。
❷次いで、頭蓋内圧亢進症状、意識障害やけいれん発作など。

脳血管造影
❶汚い腫瘍陰影(tumor stain)(図 2-14)。
❷動静脈短絡や早期静脈(early venous filling)(動脈相で静脈がみられる所見)の出現。
❸異常血管の出現。

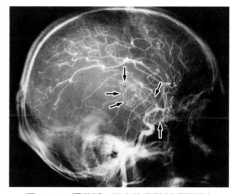

図 2-14. 膠芽腫の脳血管造影(右側面像)
右側頭部に異常血管の増生と腫瘍陰影を認める(→)。

エックス線CT
❶単純 CT(図 2-15 A)
（ⅰ）低(壊死部)〜高吸収域(出血部や細胞密度の高い部分)との混在、あるいは低吸収域を認めることが多い。
（ⅱ）腫瘍周囲は、著明な浮腫による低吸収域(perifocal low density)。
（ⅲ）石灰化を認めることがある(山崎ら, 2018)。
❷造影 CT(図 2-15 B)
（ⅰ）特徴的な**花輪型**(garland shape)のリング状増強効果を認めることが多い(80％)。
➡壁の厚い不規則なリングで、この点が脳膿瘍や転移性脳腫瘍との鑑別点。
（ⅱ）時に(20％)、結節状。

198

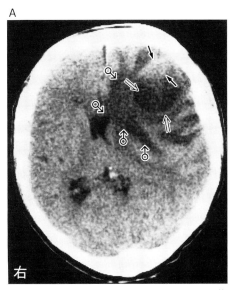 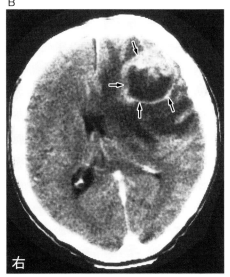

図 2-15. 膠芽腫のエックス線 CT
A（単純 CT）；左前頭葉に高吸収域（→）と低吸収域（⇒）、および腫瘍周囲に脳浮腫による低吸収域（♂）を認める。
B（造影 CT）；不規則なリング状増強効果を認める（→）。

MRI　❶単純 MRI
　（ⅰ）全体
　　　ⓐ出血、嚢胞内容の性状、壊死巣などにより多彩な信号強度を呈する（図 2-16 A）。
　　　ⓑ周囲に広範な浮腫を伴うことが多い（図 2-16 A）。
　　　ⓒ遺伝子解析と MRI 所見
　　　　➡*IDH* 変異のある膠芽腫は、*IDH* 変異のない野生型の膠芽腫に比べて、内部に広範な壊死を伴うことは少なく、嚢胞や造影効果を伴わない充実部を伴うことが多い。また、周囲の浮腫も軽度の傾向にある（阿部, 2016）。
　（ⅱ）基本型
　　　ⓐＴ１強調画像；低〜等信号
　　　ⓑＴ２強調画像；高信号（不均一）
　　　ⓒFLAIR 画像；高信号（不均一）
　（ⅲ）組織所見と MRI 所見
　　　ⓐ充実部
　　　　㋐Ｔ１強調画像；等信号
　　　　㋑Ｔ２強調画像；等〜軽度高信号
　　　ⓑ壊死部
　　　　㋐Ｔ１強調画像；著明な低信号
　　　　㋑Ｔ２強調画像；強い高信号
　　　ⓒ血流豊富な症例➡Flow void（無信号域）

(ⅳ)拡散強調画像(DWI)；通常、低信号。
❷造影 MRI
(ⅰ)充実性部分に一致して**花輪型**(garland shape)、あるいは不規則な**リング状の増強効果**を認める(図 2-16 B)。
(ⅱ)脳表にまで波及している例では、Dural tail sign(258 頁)を認めることがある。

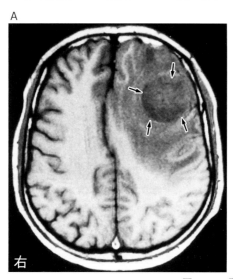 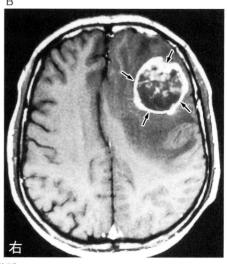

図 2-16. 膠芽腫の MRI

A(単純 MRI)；T1 強調画像で右前頭葉に低～等信号を認める(→)。また腫瘍周囲に浮腫による低信号を認める。
B(造影 MRI)；不規則なリング状増強効果を認める(→)。

治療方針　❶最小限の手術合併症と最大限の摘出を目標とする。
❷腫瘍を最大限に摘出したあとに Temozolomide(TMZ)(Temodal®)を用いた放射線・化学療法を行う。
　➡Temozolomide は、現在、悪性神経膠腫に対する標準的治療薬。
❸膠芽腫の世界的な**標準治療**は、手術による腫瘍の最大摘出、および Temozolomide 同調放射線療法と Temozolomide 維持療法(橋本, 2016)。

治療　❶腫瘍の摘出術
(ⅰ)浸潤性腫瘍なので全摘出は困難。
(ⅱ)可能な限り、広範囲に腫瘍を摘出する。
　ⓐMRI での腫瘍辺縁より少なくとも 1 cm 離れた部分まで摘出する。
　ⓑ放射線治療や化学療法前の腫瘍が小さいほど、効果は上がる。
❷放射線治療
(ⅰ)通常(従来)の放射線治療(conventional radiotheraphy)
　ⓐ局所照射が原則。
　　➡局所照射が優れているとの明確なエビデンスはないが、局所照射が標準的治療であると総合的に勘案されている(日本脳腫瘍学会, 2017)。
　ⓑ照射野；MRI での T2 高信号、あるいは CT での低吸収域(宮武, 2006)。
　ⓒ照射方法；総線量 60 Gy を 6 週間かけて行う(1 日 1 回照射、1 日線量 2 Gy)(日本脳

腫瘍学会，2017）。

（ⅱ）定位放射線照射（stereotactic irradiation；STI）（日本脳腫瘍学会，2017）

　　ⓐ成人初発膠芽腫に対しては推奨する積極的なエビデンスは乏しく、定位放射線照射を行わない。

　　ⓑ成人再発膠芽腫に対しては定位放射線照射を考慮してもよい。

❸化学療法

（ⅰ）Temozolomide（Temodal®）の投与が標準的治療。

　　➡術後、Temozolomide を放射線治療中ならびに放射線終了後に投与する。

（ⅱ）ニムスチン塩酸塩（Nimustine hydrochloride；ACNU）の投与

　　➡術後、ACNU を放射線治療との併用、あるいは ACNU、インターフェロンベータ（interferon-β）と放射線治療の併用。

（ⅲ）Gliadel（Gliadel®）を腫瘍提出後の切除面を被覆するように留置する（195 頁参照）。

（ⅳ）Bevacizumab（ベバシズマブ）（Avastin®）（分子標的治療薬）（173 頁参照）

❹光線力学的療法 Photodyanamic therapy（PDT）（174 頁参照）

❺交流電場腫瘍治療システム（Optune®）（175 頁参照）

❻頭蓋内圧のコントロール

（ⅰ）内科的治療；Mannitol®、Glyceol®や副腎皮質ステロイド薬の投与。

（ⅱ）外科的治療；外減圧術や内減圧術。

治療成績

❶本邦

（ⅰ）手術摘出度と 5 年全生存率（本邦）（**表 2-18**）

表 2-18. **膠芽腫の手術摘出度と 5 年全生存率**（日本脳腫瘍全国集計，14th，2017 より作成）

全摘出群 （gross total resection）	95〜99% 摘出群	75〜95% 摘出群	50〜75% 摘出群	生検術群 （1〜50%摘出群）
21.5%	22.2%	16.6%	10.4%	5.5%

（ⅱ）治療法別による 5 年全生存率（本邦）（**表 2-19**）

表 2-19. **膠芽腫の治療別による 5 年全生存率**（日本脳腫瘍全国集計，14th，2017 より作成）

手術単独群	手術と放射線治療の 2 者併用群	手術、放射線治療、 化学療法の 3 者併用群	手術と化学療法の 2 者併用群
15.9%	2.7%	17.9%	11.1%

❷Stupp らの報告（2005）

（ⅰ）手術後の放射線単独治療

　　ⓐ生存期間中央値；12.1 カ月

　　ⓑ2 年全生存率；10.4%

（ⅱ）手術後にテモゾロミド（Temodal®）と放射線治療の併用群

　　ⓐ生存期間中央値；14.6 カ月

　　ⓑ2 年全生存率；26.5%

（ⅲ）テモゾロミド（Temodal®）の効果であるが、手術後にテモゾロミドと放射線治療を併用しても、手術後の放射線治療単独群に比べて 2.5 カ月程度の生存期間の延

長をみるのみ。

❸Gliadel 術中留置の効果

➡生存期間中央値が 2 カ月程度延長するのみ(齋藤ら，2010)。

❹Bevacizumab の効果(日本脳腫瘍学会，2019)

（ⅰ）成人初発膠芽腫に対して、生存期間の延長は認められない。

➡一方、再発例に対しては、24.1％に 6 カ月以上の奏効を認める。

（ⅱ）脳浮腫の縮小効果を認める。

❺交流電場腫瘍治療システム(Optune®)の効果(日本脳腫瘍学会，2019)

（ⅰ）初発テント上膠芽腫に対する標準治療である Temozolomide 併用化学放射線療
法の初期治療後に、Temozolomide 維持療法時に本システムの使用を追加すると
無増悪生存期間中央値、全生存期間中央値とも有意な延長を示す。

（ⅱ）すなわち、無増悪生存期間中央値は、Temozolomide 維持療法単独群では 4.0 カ
月であるのに対して、本システム＋Temozolomide 維持治療群では 7.2 カ月と有
意に長く、また全生存期間中央値も前者では 15.6 カ月であるのに対して後者(本
システム使用追加群)では 20.5 カ月と有意に長い。

病理学的所見	❶肉眼的所見

（ⅰ）腫瘍内部は不規則で、壊死や小嚢胞を有する。

（ⅱ）通常、腫瘍は脳表に露出していない。

（ⅲ）脳回は腫大している。

❷組織学的所見

（ⅰ）細胞密度は高く、腫瘍細胞は多種多様の形態(多形性 pleomorphism)を示す。

（ⅱ）**偽柵状配列(pseudopalisading)**(図 2-17 A)

➡壊死巣の周囲に腫瘍細胞の核が柵状に配列している像をいう。

（ⅲ）核分裂像、奇怪な細胞(bizarre cell)や多核の巨細胞(図 2-17 B)のみられること
もある。

（ⅳ）核や細胞の異型が高度にみられる。

（ⅴ）多くの例で、星状膠細胞への分化を示す像を認める(山崎ら，2018)。

（ⅵ）血管内皮細胞の増殖(endothelial proliferation)(図 2-17 C)

➡血管内皮細胞が増殖し、多層性に配列する微小血管増殖像は本腫瘍の大きな特
徴(山崎ら，2018)。

（ⅶ）Perivascular lymphocytic cuffing(図 2-17 D)

➡血管周囲にリンパ球などの円形細胞浸潤像がみられる。

Ki-67 陽性率	15〜20％(平均)(日本脳神経外科学会・日本病理学会編，2010)
倍加時間 (doubling time)	30 日前後(松谷，1996)

免疫組織化学的 所見	❶GFAP；陽性

❷S-100 タンパク；陽性

❸Nestin；陽性

❹Olig 2(乏突起膠細胞のマーカー)

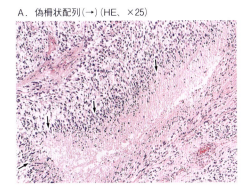
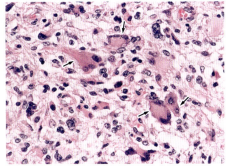
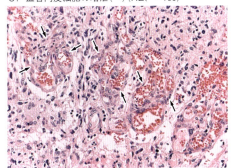
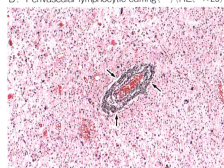

図 2-17. 膠芽腫の組織像

➡陽性で、上衣腫との鑑別に有用(山崎ら, 2018)。

WHO Grade　Grade Ⅳ(Louisら, 2016)

遺伝子解析
❶*IDH*遺伝子変異の有無(阿部, 2016；田中, 2017；増井, 2018)
　（ⅰ）*IDH*遺伝子変異のない野生型
　　　ⓐ膠芽腫は野生型が圧倒的に多い(90％以上)。
　　　ⓑ野生型は、従来の**一次性(原発性)膠芽腫**に相当。
　（ⅱ）*IDH*遺伝子変異型
　　　ⓐ*IDH*遺伝子変異型は膠芽腫の10％未満。
　　　ⓑ*IDH*遺伝子変異のある膠芽腫は、多くがびまん性星細胞腫や退形成性星細胞腫から悪性転化したもの。
　　　ⓒ従来の**二次性(続発性)膠芽腫**(secondary glioblastoma)に相当。
❷テロメア逆転写酵素(telomerase reverse transcriptase；*TERT*)の遺伝子変異
　（ⅰ）膠芽腫では、*IDH*変異や1p/19q欠失を伴わない*TERT*遺伝子変異を高頻度に認める(市村ら, 2014)。
　（ⅱ）膠芽腫では、*TERT*活性が上昇している(廣瀬, 2016)。
❸*TP53*遺伝子の変異を認める(Ohgakiら, 2016)。
　（ⅰ）*IDH*遺伝子変異のない野生型；27％の頻度。
　（ⅱ）*IDH*遺伝子変異型；81％の頻度。
❹X連鎖αサラセミア・精神遅滞症候群(alpha thalassemia/mental retardation syn-

drome X-linked；*ATRX*）遺伝子変異(Ohgaki ら，2016)。

（ⅰ）*IDH* 遺伝子変異のない野生型；認めるのは稀（例外的）。

（ⅱ）*IDH* 遺伝子変異型；71％の頻度で認められる。

予後 ❶5 年全生存率

（ⅰ）本邦；15.5％で、極めて不良。

（ⅱ）欧米；3.4％(Ohgaki ら，2016)

❷極めて不良で、生存期間中央値は 8〜9.8 カ月(Ohgaki ら，2016)。

❸高齢になるほど予後不良で、70 歳以上の生存期間中央値は 4〜5 カ月(日本脳腫瘍学会，2017)。

❹遺伝子解析による予後(市村ら，2014；阿部，2016；田中，2017)

➡*IDH* 遺伝子変異のある膠芽腫は *IDH* 遺伝子変異のない野生型と比べて予後は良好。すなわち、

（ⅰ）*IDH* 遺伝子変異型の生存期間中央値は平均 31 カ月(田中，2017)。

（ⅱ）これに対して、*IDH* 遺伝子野生型の生存期間中央値は平均 15 カ月(田中，2017)。

予後因子
(日本脳腫瘍学会，2017)
❶単独で最も検出力の高い予後因子は年齢。

❷MGMT 遺伝子プロモーター領域のメチル化の有無が予後と相関。

（ⅰ）MGMT メチル化が化学療法後（アルキル化薬）の腫瘍の縮小や生存期間の延長に相関している。

（ⅱ）MGMT は DNA アルキル化薬（ニトロソウレア系薬剤、DNA メチル化薬）による DNA 修飾を修復する酵素。

（ⅲ）ちなみに、MGMT は、O^6-methylguanine-DNA methyltransferase（O^6-メチルグアニン-DNA メチルトランスフェラーゼ）の略。

神経管外転移
(田崎ら，2015)
❶頻度；膠芽腫全体の 0.4〜2％

❷転移部位

（ⅰ）肺・胸膜が最も多い（60％）。

（ⅱ）次いで、リンパ節（51％）。

（ⅲ）以下、骨（31％）、肝臓（22％）の順。

再発 ほとんどが原発巣から 2 cm 以内の局所再発。

ちょっとお耳を拝借

【Scherer's secondary structure(脳腫瘍取扱い規約，2002)】

①概念；腫瘍細胞が脳実質内へ顕著な浸潤を示すことにより、二次的な組織パターンが出現することをいう。

②所見

⑴大脳皮質の神経細胞周囲への腫瘍細胞集積像。

⑵軟膜直下への腫瘍細胞集積像。

⑶脳室上衣下への腫瘍細胞集積像。

⑷血管周囲への腫瘍細胞集積像。

⑸有髄線維間に浸潤する腫瘍細胞が双極性の細長い形態をとる所見。

③膠芽腫や退形成性星細胞腫にみられる。

5）乏突起膠腫 Oligodendroglioma

定義・概念
❶乏突起膠細胞（oligodendroglia）に類似の細胞からなる腫瘍をいう。
❷びまん性、浸潤性に発育する腫瘍で、皮質や皮質下を侵す傾向が強い。
❸イソクエン酸脱水素酵素（*IDH*）、テロメア逆転写酵素（*TERT*）の遺伝子変異と 1 p/19 q 共欠失がすべて同時に存在していることが多い（市村ら，2014）。
　➡1 p/19 q 共欠失とは、第 1 番染色体単腕（1 p）および第 19 番染色体長腕（19 q）が共に欠失しているものをいう。

頻度（本邦）
❶原発性脳腫瘍全体の 1.5％
❷神経膠腫の中の 5.3％

特徴・性質
❶大脳皮質に浸潤する傾向が強く、そのため、皮質の膨張が強い傾向がある。
❷**石灰化（腫瘍辺縁部）の頻度が高い腫瘍。**
❸浮腫を伴うことは少ない。

好発年齢（本邦）
❶35～39 歳にピークがある（18.2％）。
❷次いで、40～44 歳（13.2％）。
❸以下、30～34 歳（12.4％）、50～54 歳（11.6％）の順。

性別（本邦） 男性：女性＝1.2：1 で、やや男性に多い。

好発部位 大脳皮質下にみられるのが典型例（植木ら，2004）。
❶前頭葉に最も多い（50～65％）（植木ら，2004）。
❷次いで、側頭葉。

症状
❶初発症状
　（ⅰ）けいれん発作が最も多い（74％）。
　（ⅱ）次いで、頭痛（23％）。
❷三徴候
　（ⅰ）けいれん発作
　（ⅱ）頭痛
　（ⅲ）性格変化

頭部エックス線単純撮影
❶石灰化が 30～70％にみられる（図 2-18）。
❷頭蓋骨に侵食像を認めることがある。

脳血管造影 一般に、無血管野。

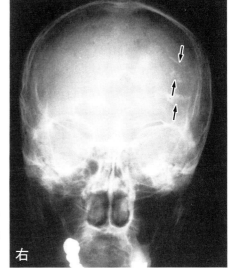

図 2-18．乏突起膠腫の頭部エックス線単純撮影前後像
（窪田惺著，脳神経外科ビジュアルノート，金原出版，2003 より許可を得て転載）

左側頭・頭頂部に石灰化を認める（→）。

エックス線CT　❶単純CT（図2-19 A）
　　　　　　　（ⅰ）低吸収域が定型的で、最も多い（60％）。
　　　　　　　（ⅱ）石灰化は高吸収域
　　　　　　　　　ⓐ石灰化の頻度；90％
　　　　　　　　　ⓑ石灰化は腫瘍辺縁部にみられることが多い。
　　　　　　　（ⅲ）脳浮腫の所見を認めることは比較的少ない（30％）。
　　　　　　　（ⅳ）時に（20％）、脳表側への発育により頭蓋骨内板にホタテ貝状陥凹（scalloped erosion）を認める。
　　　　　　❷造影CT（図2-19 B）
　　　　　　　（ⅰ）約半数に増強効果を認める。
　　　　　　　（ⅱ）不均一で、軽度に増強される。

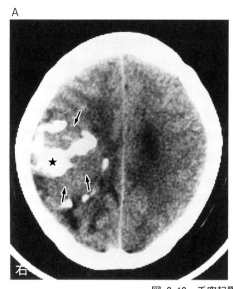 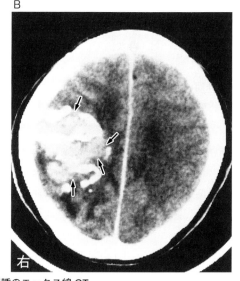

図 2-19. 乏突起膠腫のエックス線CT
（窪田惺著，脳神経外科ビジュアルノート，金原出版，2003 より許可を得て転載）

A（単純CT）；右頭頂葉に石灰化による高吸収域（★）と等吸収域（→）を認める。
B（造影CT）；単純CTの等吸収域（充実部）は、ほぼ均一に増強される。

MRI　❶単純MRI
　　　（ⅰ）全体
　　　　　ⓐ境界は比較的明瞭。
　　　　　ⓑ内部は不均一な信号で、嚢胞を伴うことも多い。
　　　　　ⓒ浸潤性に発育するが、画像での境界はしばしば明瞭。
　　　（ⅱ）各強調画像
　　　　　ⓐT1強調画像；低～等信号であるが、低信号のことが多い。
　　　　　ⓑT2強調画像；高信号
　　　　　ⓒFLAIR（fluid-attenuated inversion recovery）画像；高信号
　　❷造影MRI
　　　（ⅰ）約半数に増強効果を認める。

（ⅱ）増強効果はさまざまであるが、不均一なことが多い。

治療 ❶外科的治療
（ⅰ）浸潤性で周囲組織との境界が不鮮明なことが多いので、全摘出は不可能。
（ⅱ）可能な限り摘出する。
❷放射線治療（局所照射）
（ⅰ）術後、放射線治療を行う。
（ⅱ）第1番染色体単腕（1p）および第19番染色体長腕（19q）が共に欠失している（1p/19q共欠失）症例は、ないものより放射線療法、化学療法、共に感受性が高い（澁谷, 2010）。
❸化学療法；Procarbazine＋ACNU（またはBCNU）＋Vincristine

病理学的所見 ❶肉眼的所見
（ⅰ）充実性で、脳実質と同程度か、やや硬い。
（ⅱ）大脳皮質から白質深部に向かって発育することが多い。
（ⅲ）浸潤性の腫瘍で、脳表のくも膜、硬膜に浸潤する。
（ⅳ）腫瘍内出血の頻度が高い（140頁）。
❷組織学的所見（図2-20）
（ⅰ）細胞質が明るい。
　➡核の周囲、すなわち細胞質が白く抜けてみえるので、**Perinuclear halo** という（**目玉焼き像** fried egg appearance）。
（ⅱ）**蜂窩構造 Honeycomb appearance**
　➡密に増殖した目玉焼き像（fried egg appearance）の腫瘍細胞が、膠原線維や血管に小葉状に分画された所見をいう。
（ⅲ）細胞密度はやや高い。
（ⅳ）石灰沈着を認める。
　➡**石灰化の頻度が高く**（146頁）、多くは血管壁内あるいはそのすぐ近傍に存在する。
（ⅴ）中心部に壊死巣を認める。
（ⅵ）間質（腫瘍細胞間）には、鶏小屋の金網を思わせる網目状の毛細血管網、すなわち **Chicken wire pattern（鶏小屋の金網像）** がみられる。
（ⅶ）診断に役立つその他の所見
　➡腫瘍細胞の大脳灰白質（皮質）への浸潤部で、以下のような所見がみられる。
　　ⓐ腫瘍細胞が神経細胞を取り囲む像（perineuronal satellitosis；衛星形成）がみられる。
　　ⓑ腫瘍細胞の血管周囲への集積像

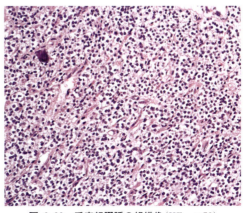

図 2-20．乏突起膠腫の組織像（HE、×50）
Perinuclear halo（目玉焼き像）および蜂窩構造を認める。

（perivascular accumulation）。

ⓒ腫瘍細胞の軟膜下への集積像（subpial aggregation）。

Ki-67 陽性率	5％以下（日本脳神経外科学会・日本病理学会編，2010）
免疫組織化学的所見	❶S-100 タンパク；陽性

❷Vimentin；陽性

❸Leu-7；陽性

❹GFAP；数 10～50％に陽性。

❺Olig 2（乏突起膠細胞のマーカー）；陽性

WHO Grade Grade Ⅱ（Louis ら，2016）

遺伝子・染色体異常

❶びまん性星細胞腫と共通の遺伝子異常である *IDH* 変異に加え、第 1 番染色体単腕（1 p）および第 19 番染色体長腕（19 q）が**共に欠失している（1 p/19 q 共欠失）**（増井ら，2016）。

❷したがって、乏突起膠腫は、'乏突起膠腫 *IDH* 変異および 1 p/19 q 共欠失'と、'乏突起膠腫 未確定（NOS）'に分類される。

❸乏突起膠腫の典型的な組織像である目玉焼き像を認め、かつ *IDH* 変異を認めても、1 p/19 q 共欠失を認めない場合には'びまん性星細胞腫、*IDH* 変異'と診断される（田中，2017）。

❹その他の遺伝子異常（市村ら，2014）

➡テロメア逆転写酵素（*TERT*）の遺伝子変異を高頻度に認める。

予後（本邦） 5 年全生存率は約 93％で、予後はよい。

予後良好因子

❶テント上発生例の予後良好因子として、以下の項目が挙げられている（Shaw ら，1992）。

（ⅰ）年齢；20 歳未満

（ⅱ）腫瘍の発生部位；前頭葉または頭頂葉。

（ⅲ）石灰化の存在。

（ⅳ）造影 CT；増強効果を認めないこと。

（ⅴ）組織学的に低悪性度の症例。

（ⅵ）手術による肉眼的全摘出例（gross total resection）。

（ⅶ）照射線量が 5,000 cGy、あるいはそれ以上の症例。

❷1 p/19 q 共欠失例では、化学療法に対して高い感受性があり、予後はよい（三島，2005）。

再発 組織学的には異型度を増す。

6）退形成性乏突起膠腫 Anaplastic oliogdentroglioma

定義 明らかな退形成変化を示す乏突起膠腫で、悪性型である。

頻度（本邦）

❶原発性脳腫瘍全体の 1.4％

❷神経膠腫全体の 5.1％

好発年齢（本邦）

❶50～54 歳に最も多い（12.3％）。

❷次いで、55～59 歳（11.9％）。

❸以下、30～34 歳（11.1％）＞60～64 歳＝65～69 歳（各 10.6％）＞70～74 歳（8.5％）の順。

性別（本邦） 男性：女性＝1.6：1 で、男性に多い。

MRI（図 2-21） ❶単純 MRI

（ⅰ）T1強調画像；低信号
　　　（ⅱ）T2強調画像；高信号
　❷造影CT；不均一に増強される。

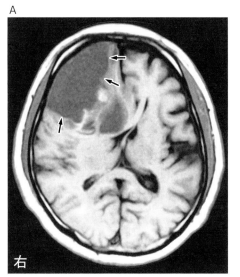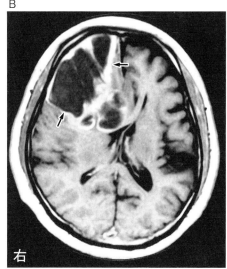

図 2-21．退形成性乏突起膠腫の MRI
A（単純 MRI）；右前頭葉に低信号を認める（→）。
B（造影 MRI）；不均一に増強される（→）。

治療　　　❶外科的治療；可能な限り摘出する。
　　　　　❷放射線治療
　　　　　❸化学療法
　　　　　　（ⅰ）Procarbazine＋ACNU（または BCNU）＋Vincristine
　　　　　　（ⅱ）1p/19q 共欠失例では、化学療法の感受性が高い(植木ら，2004)。

病理学的所見　❶肉眼的所見
　　　　　　　（ⅰ）比較的限局した腫瘤。
　　　　　　　（ⅱ）壊死や出血を伴う。
　　　　　❷組織学的な退形成所見(日本脳神経外科学会・日本病理学会編，2010)
　　　　　　　（ⅰ）細胞密度の増加。
　　　　　　　（ⅱ）核の異型；核の形の不整、クロマチン増加、核・細胞質比の増加、核小体腫大。
　　　　　　　（ⅲ）核分裂像の増加。
　　　　　　　（ⅳ）微小血管増殖
　　　　　　　（ⅴ）壊死巣
　　　　　　➡退形成性乏突起膠腫の診断には、（ⅰ）の細胞密度の増加、や、（ⅱ）の核の異型、とともに、（ⅲ）核分裂像の増加、と（ⅳ）微小血管増殖、の少なくともいずれかが存在することが必要。

Ki-67 陽性率　10％以上の例が多い(日本脳神経外科学会・日本病理学会編，2010)。
WHO Grade　Grade Ⅲ (Louis ら，2016)

遺伝子・染色体異常	*IDH*遺伝子変異と1p/19q共欠失(増井，2018)。
予後(本邦)	5年全生存率(全体)；62.6%

3．その他の星細胞系腫瘍 Other astrocytic tumors

①従来限局性星細胞腫に分類されていた腫瘍(毛様細胞性星細胞腫、多形黄色星細胞腫、上衣下巨細胞性星細胞腫)は、発現する遺伝子異常が異なるということから、「びまん性星細胞系および乏突起膠細胞系腫瘍」とは別に「その他の星細胞腫瘍群(other astrocytic tumors)」としてまとめられた。

②非浸潤性の増殖パターンと、*IDH*遺伝子変異を欠くことが特徴(増井，2018)。

1）毛様細胞性星細胞腫 Pilocytic astrocytoma

定義　毛様の細長い突起をもつ双極または単極の紡錘形細胞からなる星細胞腫をいう。

頻度
❶原発性脳腫瘍全体の1.3%(本邦)
❷神経膠腫の中の4.9%(本邦)
❸小児の原発性脳腫瘍の中では11.3%を占め、最も多い(本邦)。
❹年間、人口10万人あたり約0.37人(細野ら，2011)。

分類
❶Juvenile type(若年型)
➡毛様の細長い突起をもつ紡錘形の細胞が血管を中心に並列する充実部と、細胞密度の低い囊腫性の部分との両者の組織像を呈するものをいう。
❷Adult type(成人型)
（ⅰ）毛様の細長い突起をもつ紡錘形の細胞が血管を中心に並列する**充実部のみの組織像**からなるものをいう。
（ⅱ）本タイプは、Juvenile typeより少ない。
（ⅲ）大脳皮質に発生することが多い(細野ら，2011)。

好発年齢(本邦)
❶5〜9歳に最も多い(18.9%)。
❷次いで、10〜14歳(16.2%)。
❸以下、15〜19歳(13.1%)、20〜24歳(8.1%)、25〜29歳(5.9%)の順。

性別
❶本邦；性差はない。
❷Collinsらの報告(2016)；性差はない。

好発部位
❶小脳に最も多い(入江ら，2016)。
➡小脳発生例では、半数以上に囊胞形成がみられ、壁在結節を伴う。
❷次いで、視神経および視交叉(入江ら，2016)。
（ⅰ）視路の毛様細胞性星細胞腫の1/3は、神経線維腫症(neurofibromatosis；NF)1型患者にみられる(國松，2013)。
➡その際は、ほとんどが両側性(Aiharaら，2018)。
（ⅱ）逆に、NF1では15%に視路に毛様細胞性星細胞腫がみられる(國松，2013)。
❸その他、視床下部、視床、大脳半球や脳幹など。
（ⅰ）大脳半球に発生することは少ないが、発生した場合には側頭葉に好発する(松谷，

第 2 章／脳腫瘍ヘズ〜ムイン

1996)。

（ⅱ）大脳半球発生例では、囊胞性病変の合併頻度が低い(川瀧ら, 2008)。

症状 ❶頭蓋内圧亢進症状

❷局所症状

エックス線 CT ❶単純 CT

（ⅰ）充実部；低〜等吸収域

（ⅱ）囊胞部；低吸収域(髄液より軽度高い)、あるいは等吸収域。

（ⅲ）石灰化；10〜20％

❷造影 CT

（ⅰ）通常、均一で著明に増強される。

（ⅱ）囊胞壁は、通常、造影されない。

MRI ❶単純 MRI(國松, 2013)

（ⅰ）T 1 強調画像

ⓐ充実部；低〜等信号

ⓑ囊胞部；等〜軽度高信号(髄液に比べ)

（ⅱ）T 2 強調画像

ⓐ充実部；高信号

ⓑ囊胞部；等〜軽度高信号(髄液に比べ)

（ⅲ）FLAIR 画像

ⓐ充実部；高信号

ⓑ囊胞部；高信号

（ⅳ）拡散強調画像(DWI)；等信号(充実部)

❷造影 MRI

（ⅰ）充実部；著明に増強される。

（ⅱ）囊胞壁

➡通常、増強効果は認められないが、増強効果がみられる場合には囊胞壁への腫瘍の広がりが示唆される。

治療 ❶外科的治療(手術による摘出)

➡第一選択

❷放射線治療

➡残存腫瘍に対する放射線治療の有用性については議論がある。

❸化学療法

（ⅰ）手術による摘出不能例に対して施行。

（ⅱ）Carboplatin と Vincristine(あるいは Vinblastine)の投与(寺島, 2017)

治療成績 ❶手術摘出度による 5 年全生存率(本邦)(**表 2-20**)

表 2-20. 毛様細胞性星細胞腫の手術摘出度と 5 年全生存率(日本脳腫瘍全国集計, 14th, 2017 より作成)

全摘出群 （gross total resection）	95〜99％ 摘出群	75〜95％ 摘出群	50〜75％ 摘出群	生検術群 （1〜50％摘出群）
97.6％	95.2％	95.8％	92.9％	90.2％

❷治療別による 5 年全生存率（本邦）

（ⅰ）手術単独群；98.5％

（ⅱ）手術と化学療法の二者併用群；97.0％

病理学的所見 ❶肉眼的所見

（ⅰ）限局性の柔らかい腫瘤。

（ⅱ）しばしば嚢胞を合併する。

　➡嚢胞壁には壁在結節（mural nodule）を認める。

（ⅲ）浸潤性の少ない腫瘍。

（ⅳ）くも膜下腔にしばしば伸展する。

❷組織学的所見

（ⅰ）**二相性組織像**（biphasic pattern）、すなわち、充実部と海綿状部からなる組織像が特徴。

　ⓐ**毛様の細長い双極性突起**をもつ紡錘形の細胞が血管を中心に並列する**充実部**と、

　ⓑ細胞密度が低く細胞間に**嚢胞変性を伴う海綿状部分**とが、交代にみられる。

（ⅱ）充実部には、しばしば Rosenthal fiber がみられる。
_{ローゼンタール}

　ⓐRosenthal 線維は Hematoxylin-Eosin（HE）染色で Eosin に赤く染まる小球状あ
_{ヘマトキシリン・エオジン}
　るいは棍棒状の構造物で、細胞質内にみられる。

　ⓑRosenthal 線維は腫瘍細胞が変性したもの。

（ⅲ）海綿状部には**好酸性顆粒小体**（eosinophilic granular body）、すなわち弱好酸性の微細な顆粒を満たしている小体がみられる。

　ⓐ好酸性顆粒小体は HE 染色や Periodic acid Schiff（PAS）染色で赤色や赤紫色に染まる円形の構造物。

　ⓑ好酸性顆粒小体は星状膠細胞の突起が凝集したもの。

免疫組織化学的所見 GFAP；陽性（ただし、嚢胞変性部の腫瘍細胞の胞体は陰性）

WHO Grade Grade Ⅰ (Louis ら, 2016)

遺伝子・染色体異常 ❶小脳発生例の多くに、*BRAF* と *KIAA 1549* の融合遺伝子を認める (杉田, 2017)。

❷その他、*BRAF* とほかの遺伝子との融合（5％）や *BRAF* の点突然変異（5％）がみられる (入江ら, 2016)。

（ⅰ）*BRAF* 遺伝子は、第 7 番染色体長腕（7 q 34）上にある (日本肺癌学会バイオマーカー委員会, 2018)。

　➡*BRAF* 遺伝子；v-raf murine sarcoma viral oncogene homolog B 1（マウス肉腫ウイルス癌遺伝子ホモログ B 1）(Arora ら, 2015；日本肺癌学会バイオマーカー委員会, 2018)

（ⅱ）ちなみに、融合遺伝子とは、染色体の転座、挿入、逆位などの組替えの結果、複数の遺伝子が連結されて生じる新たな遺伝子をいう (増井ら, 2016)。

❸*IDH* 遺伝子の変異は認められない (阿部, 2016)。

　➡鑑別点となる (入江ら, 2016)。

予後 予後は良好（すべての神経膠腫のうち最も良好）。

❶本邦における 5 年全生存率

（ⅰ）全症例；約 95％と良好。

（ⅱ）手術での全摘出例；約 98％と良好。

第2章／脳腫瘍ヘズ〜ムイン

（ⅲ）年齢層別

　　ⓐ20歳未満（若年者）の5年全生存率；約99％

　　ⓑ20歳以上（成人）の5年全生存率；約87％で、若年者より悪い。

❷10年生存率

　（ⅰ）全体；95％以上（入江ら、2016）

　（ⅱ）成人例；77％（細野ら、2011）

❸全摘出できれば完治可能。

　➡周囲組織への浸潤が軽度なため、神経膠腫の中では例外的に全摘出により治癒が得
　　られる。

2）毛様類粘液性星細胞腫 Pilomyxoid astrocytoma

定義・概念
❶乳幼児の視床下部や視交叉部に発生し、毛様細胞からなる腫瘍。

❷やや悪性度の高い腫瘍。

❸毛様細胞性星細胞腫のバリアント。

頻度（本邦）
原発性脳腫瘍全体の0.1％

性質・特徴
❶毛様細胞性星細胞腫に比して臨床的に悪性度が高い。

❷局所再発をきたしやすい（入江ら、2016）。

❸髄液播種をきたしやすい（入江ら、2016）。

❹腫瘍内出血の頻度が高い（入江ら、2016）。

❺境界明瞭な腫瘍で、周囲に脳浮腫を伴うことはない（あっても軽度）。

❻石灰化は稀。

好発年齢
❶毛様細胞性星細胞腫より低年齢で発生する（平戸、2011）。

❷多くは、3歳までの乳幼児に発生（中央値；10カ月）（平戸、2011；Burgerら、2016）。

性別（本邦）
男性：女性＝3.3：1で、男児に多い。

好発部位
❶視交叉部・視床下部領域に好発。

❷その他；視床、小脳、側頭葉や脳幹など。

症状
❶頭蓋内圧亢進症状

❷視野障害

❸発達遅滞（乳幼児）

エックス線CT
❶単純CT

　（ⅰ）低吸収（均一）

　（ⅱ）水頭症を伴っていることが多い。

　（ⅲ）石灰化を伴うことは稀。

　（ⅳ）周囲の脳浮腫は認めないか、あっても軽度。

❷造影CT；均一で、明瞭に増強される。

MRI
❶単純MRI

　（ⅰ）T1強調画像；低信号

　（ⅱ）T2強調画像；著明な高信号。

　（ⅲ）拡散強調画像（DWI）；低信号

213

❷造影 MRI；均一で、明瞭に増強される。

治療 ❶外科的治療

（ⅰ）手術による摘出が第一選択。

（ⅱ）水頭症合併例ではシャント術。

❷化学療法

（ⅰ）手術による摘出不能例に対して施行。

（ⅱ）Carboplatin と Vincristine（あるいは Vinblastine）の投与（寺島，2017）

組織学的所見 ❶双極性の突起を有する毛様細胞（piloid cell）が一様に増殖している（平戸，2011）。

➡このような増殖像を Monophasic pattern（単相性）といい、毛様細胞性星細胞腫の Biphasic pattern（212 頁）と対比される。

❷腫瘍は多量の類粘液性基質を伴っている。

❸血管周囲の偽性ロゼット様配列がみられる。

➡このような配列は **Angiocentric arrangement** と呼ばれるが、上衣腫にみられる血管周囲性偽性ロゼットとの違いは、本腫瘍では無核帯（228 頁）はみられない（平戸，2011）。

❹Rhosenthal 線維や好酸性顆粒小体（eosinophilic granular body）は通常みられない。

➡毛様細胞性星細胞腫と異なる点。

❺周囲の脳実質への浸潤もみられる。

Ki-67 陽性率 4%（平均）（日本脳神経外科学会・日本病理学会編，2010）

免疫組織化学的所見 ❶GFAP；陽性

❷S-100 タンパク；陽性

❸Olig 2；陽性

❹Vimentin；陽性

WHO Grade 従来は Grade Ⅱ に分類されていたが、症例によりばらつきがあり、必ずしも Grade Ⅰ の毛様細胞性星細胞腫より組織学的に悪性度が高いとは言えないことから、今回の改訂では Grade は勧告されなかった（Burger ら，2016；入江ら，2016）。

遺伝子解析 ❶*BRAF V 600 E* 遺伝子の変異を認める（新田ら，2017；Lehman ら，2017）。

❷*IDH* 遺伝子の変異はみられない（新田ら，2017）。

予後 ❶毛様細胞性星細胞腫より不良。

❷視床下部・視交叉部発生例の全生存期間；63 カ月

播種・再発 ❶髄液播種をきたしやすい。
（入江ら，2016）
❷局所再発をきたすやすい。

3）多形黄色星細胞腫 Pleomorphic xanthoastrocytoma（PXA）

定義・概念 ❶大脳半球の表在に存在し、腫瘍細胞の多形性（pleomorphism）が著明で、細胞質内に脂肪滴がみられる星細胞系腫瘍をいう。

❷大脳皮質に主座を有する（杉山，2008）。

頻度 ❶原発性脳腫瘍全体の 0.2％と、非常に稀（本邦）。

❷星細胞系腫瘍全体の 1％（若林，2007）

第 2 章／脳腫瘍ヘズ〜ムイン

❸年間、10 万人に対して 0.3 人(Giannini ら、2016)。

名称	最初、Meningocerebral glioma と呼ばれた。
発生起源	❶Subpial astrocyte(軟膜下星状膠細胞)説

❷Desmoplasia 説(川野、1991)

➡脳表近くに発生した通常の星細胞腫がくも膜下腔に浸潤し、Meningeal desmoplasia をきたし発生するとの説。

特徴

❶小児や若年成人に好発する。

❷けいれんで発症することが多い。

❸腫瘍は**表在性**で、くも膜下腔に伸展。

（ⅰ）大脳半球の**脳表に好発**する。

（ⅱ）皮質と直上の**軟膜に接して**発育するが、**硬膜には浸潤しない。**

❹腫瘍細胞は星細胞腫の特徴を有する。

❺しばしば(70%)**囊胞を形成**し、囊胞壁に**壁在結節**を認めることが多い。

➡小脳発生例では、充実性が約 60% を占める(貞本ら、2007)。

❻組織像は一見悪性にみえるが、比較的良性の臨床経過をとる。

好発年齢

❶Giannini らの報告(2016)

（ⅰ）一般的に、小児と 30 歳以下の若年者に発生(平均年齢；25.9 歳、中央年齢；22 歳)。

（ⅱ）60 歳代や 70 歳代を含む高齢者にも発生する。

❷本邦

（ⅰ）15〜19 歳と 30〜34 歳に最も多い(各 17.9%)。

（ⅱ）次いで、20〜24 歳と 40〜44 歳(各 10.7%)。

（ⅲ）以下、10〜14 歳＝25〜29 歳＝35〜39 歳＝50〜54 歳＝65〜69 歳(各 7.1%)。

性別　性差はない(Giannini ら、2016)。

好発部位

❶大脳の**脳表**に発生する(杉田、2017)。

（ⅰ）**側頭葉に最も多い**(50%)(川野、1991)。

（ⅱ）次いで、頭頂葉(25%)、前頭葉(21%)、後頭葉(4%)の順(川野、1991)。

❷小脳発生例の報告は極めて少ない(貞本ら、2007)。

（ⅰ）小脳虫部に多い。

（ⅱ）したがって、小脳では脳表ではなく、深部に発生母地を有する例が多い。

症状

❶けいれんが最も多い(70〜80%)。

➡初発症状としても最も頻度が高い。

❷頭蓋内圧亢進症状(半数)

➡小脳発生例では、頭蓋内圧亢進症状が圧倒的多い(貞本ら、2007)。

脳血管造影　圧迫所見のみで、腫瘍陰影を認めない。

エックス線CT

❶単純 CT

➡半数は、囊胞に壁在結節を伴うパターン。

（ⅰ）囊胞部；低吸収域

（ⅱ）充実部；高吸収域

❷造影 CT；充実部は均一、著明に増強される。

215

MRI	❶単純 MRI

❶単純 MRI

（ⅰ）囊胞部

　　ⓐＴ１強調画像；低信号

　　ⓑＴ２強調画像；高信号

（ⅱ）充実部

　　ⓐＴ１強調画像；等信号

　　ⓑＴ２強調画像；高信号、あるいは混合信号。

　　ⓒFLAIR 画像；高信号、あるいは混合信号。

　　ⓓ拡散強調画像（DWI）；高信号

❷造影 MRI；充実部は、中等度から著明で、均一に増強される。

鑑別診断　毛様細胞性星細胞腫（pilocytic astrocytoma）

治療　❶外科的治療

（ⅰ）第一選択で、手術により全摘出が可能。

（ⅱ）再発例に対しても外科的治療がよい(Koeller ら, 2001)。

❷放射線治療（局所）

（ⅰ）有効性は確立されていない。

（ⅱ）術後の放射線照射と再発との間に差を認めない。

❸化学療法➡有用性は確認されていない(貞本ら, 2007)。

病理学的所見　❶肉眼的所見

（ⅰ）脳との境界は明瞭なことが多い。

（ⅱ）黄色調の色調を呈する(杉田, 2017)。

（ⅲ）腫瘍は一般に硬く、ゴム様。

（ⅳ）高率に（70〜80％）**囊胞を形成**する。

　　ⓐ内容液は、黄色調で透明なことが多い。

　　ⓑ半数に、**囊胞壁に結節（壁在結節）**を認める。

（ⅴ）腫瘍の大半がくも膜下腔に存在することもある。

❷組織学的所見

（ⅰ）星状膠細胞由来の腫瘍で、細胞密度は中等度〜高度。

（ⅱ）腫瘍細胞は、しばしば束状配列を呈する。

（ⅲ）大型の腫瘍細胞質内に**脂肪滴（lipid droplet）**を含んだ**黄色腫細胞（xanthoma cell）**を認める。

（ⅳ）好酸性顆粒小体（eosinophilic granular body）をしばしば認める。

（ⅴ）しばしば、神経細胞への分化を認める。

（ⅵ）線維形成（desmoplasia）を伴うことも多い。

（ⅶ）多核や Bizarre（奇妙）な核の**巨細胞を認める**。

（ⅷ）細胞間に多数の**細網線維（reticulin fiber）**を認める。

（ⅸ）腫瘍細胞の**多形性（pleomorphism）**は**著明**であるが、壊死像や血管内皮細胞増殖像はみられない。

（ⅹ）核分裂像は、時にみられる。

第 2 章／脳腫瘍ヘズ〜ムイン

（xi）間質の血管周囲にリンパ球の浸潤や Rosenthal 線維を認める。

Ki-67 陽性率 1％以下（日本脳神経外科学会・日本病理学会編, 2010）

免疫組織化学的所見
❶S-100 タンパク；陽性

❷GFAP；陽性

❸Vimentin；陽性

❹CD 34 抗原

（ⅰ）陽性（70％の頻度）（杉田, 2017）。

（ⅱ）ちなみに、'CD' は、'Cluster of differentiation' の略。

➡ヒト白血球分化抗原を認識するモノクロナール抗体は、国際ワークショップの命名法に従った CD 番号によって分類される。

❺Synaptophysin；陽性（一部の症例）

➡神経細胞への分化を認める（川瀧ら, 2008）。

WHO Grade Grade Ⅱ（Giannini ら, 2016）

遺伝子解析
❶*BRAF-V 600 E* 遺伝子の変異が、約 60〜80％の頻度でみられる（杉田, 2017）。

❷*IDH* 遺伝子の変異は認められない（Giannini ら, 2016）。

予後
❶5 年全生存率；90.4％（Giannini ら, 2016）。

❷10 年生存率；70％（隅田ら, 2001）

再発
❶再発（榊原ら, 2004）

（ⅰ）神経系細胞への分化のみられる例では、再発する傾向が高い。

（ⅱ）神経系細胞への分化のみられるものは、小脳発生例に多い。

❷再発率

（ⅰ）5 年間の再発率；28％

（ⅱ）10 年間の再発率；39％

悪性変化
❶頻度

（ⅰ）全体；10〜25％の頻度。

（ⅱ）再発例の 60〜70％

❷膠芽腫にも転化しうる。

４）上衣下巨細胞性星細胞腫 Subependymal giant cell astrocytoma

定義・概念
❶脳室壁に発生し、肥胖性星細胞様あるいは神経細胞様の大型細胞や小型の紡錘形細胞の増殖からなる腫瘍をいう。

❷一般に、結節性硬化症（tuberous sclerosis）の患者に発生する。

➡すなわち、結節性硬化症の一部分症として脳室壁に発生。

【結節性硬化症 Tuberous sclerosis（水口, 2005）】

（ⅰ）結節性硬化症は、常染色体性優性遺伝性の神経皮膚症候群。

（ⅱ）*TSC 1*（第 9 番染色体長腕）と *TSC 2*（第 16 番染色体短腕）の 2 つの遺伝子のいずれかに生じた機能喪失変異。

（ⅲ）三主徴；精神遅滞、てんかん、顔面の血管線維腫。

（ⅳ）皮膚、大脳、眼球、腎臓や心臓などに、過誤組織（発生異常で、非進行性）や過誤

217

腫（良性腫瘍）が発生しやすい。

頻度 ❶本邦；原発性脳腫瘍全体の 0.1％と、非常に稀。

❷結節性硬化症患者の 5〜15％[Lopes ら, 2016]

特徴 ❶ほとんどが結節性硬化症（705 頁）に合併。

　➡稀に、結節性硬化症の症状・徴候なしに発生*。

❷結節性硬化症の 3.4〜17％に脳腫瘍を合併し、その 80％が上衣下巨細胞性星細胞腫である。

　➡結節性硬化症患者の 6〜16％に上衣下巨細胞性星細胞腫を合併する[國松, 2013]。

❸水頭症を合併する（Monro 孔閉塞による）。

❹発育速度は遅く、大多数は良性。

────────────（チョット役に立つお話）──

*【結節性硬化症を伴わない上衣下巨細胞性星細胞腫[渡邊ら, 2003]】

①家族発生例はなく、すべて孤発例。

②診断時年齢（平均）；19.6±13.5 歳で、結節性硬化症を伴う例より若干高い。

③初発症状；全例、閉塞性水頭症あるいは頭蓋内圧亢進症状。

④発生部位；側脳室や第 3 脳室以外に、大脳基底核や頭頂葉の脳室以外の部位にも発生。

⑤予後；良好

発生起源 ❶神経細胞由来説

❷Germinal matrix cell と同様な多分化能を有する細胞由来説。

❸Glia 細胞由来説

好発年齢 ❶本邦

　➡20 歳未満の若年者がほとんど（約 77％）。

　（ⅰ）5〜9 歳に最も多い（35.3％）。

　（ⅱ）次いで、10〜14 歳（29.4％）。

❷結節性硬化症者の若年者に発生する[國松, 2013]。

性別(本邦) 性差はない。

好発部位 ❶大部分は（95％）、側脳室壁。

　（ⅰ）Monro 孔付近の側脳室壁内側から発生することが圧倒的に多い。

　（ⅱ）側脳室には上衣下結節（subependymal nodule）（過誤腫）が多発しやすい[水口, 2005]。

　　➡その一部は、進行性に拡大して良性腫瘍の挙動を示し、上衣下巨細胞性星細胞腫（subependymal giant cell astrocytoma）と呼ばれる。

❷稀に（5％）、第 3 脳室壁。

❸結節性硬化症者の大脳皮質には皮質結節（cortical tuber）（過誤組織）が多発しやすい[水口, 2005]。

　（ⅰ）皮質結節は精神遅滞やてんかんの原因となる。

　（ⅱ）皮質結節には異常巨細胞が散在している。

症状	❶頭蓋内圧亢進症状や水頭症の症状・徴候。
	❷けいれん
頭部エックス線 単純撮影	石灰化が 2/3 の症例にみられる。
脳血管造影	軽度あるいは中等度の腫瘍陰影を認める（特に、動脈相後期）。
エックス線 CT	❶単純 CT
	（ⅰ）等、あるいは軽度低吸収域。
	（ⅱ）内部に石灰化や囊胞を認める。
	❷造影 CT；著明に増強される。
MRI	❶単純 MRI
	（ⅰ）T 1 強調画像；不均一な軽度低信号〜等信号。
	（ⅱ）T 2 強調画像；高信号
	（ⅲ）腫瘍内に無信号（flow void）を認めることがある。
	❷造影 MRI；著明に増強される。
Proton MRS (Lopes ら，2016)	❶Cho（choline）/Creatine 比；上昇
	❷NAA（N-acetyl-aspartate）/Creatine 比；減少
治療	外科的治療
	❶腫瘍摘出術
	❷水頭症に対しては、シャント術。
病理学的所見	❶肉眼的所見
	（ⅰ）境界明瞭な丸い腫瘤。
	（ⅱ）脳室壁から脳室内に向かって、緩徐に発育する。
	❷組織学的所見
	➡結節性硬化症の脳室内に隆起した脳室上衣下結節（過誤腫）の組織所見と同様。
	（ⅰ）腫瘍細胞は Glia 細胞と神経細胞の両方の形質を示すことが多い。
	（ⅱ）特徴的な構成細胞
	ⓐ神経細胞様の大型細胞。
	ⓑ肥胖細胞性星状膠細胞（gemistocytic astrocyte）様の大型細胞。
	ⓒ小型の紡錘形細胞。
	（ⅲ）しばしば石灰化像や囊胞を認める。
Ki-67 陽性率	1％程度(脳腫瘍取扱い規約．2010)。
免疫組織化学的所見	❶一定しない。
	❷結節性硬化症に合併した症例の免疫組織化学的所見(川崎ら，1999)
	（ⅰ）巨細胞
	ⓐGFAP 陽性率；50％
	ⓑNSE 陽性率；94％と、陽性率が高い。
	ⓒS-100 タンパク陽性率；69％
	（ⅱ）紡錘形細胞
	ⓐGFAP 陽性率；82％

　　　　　　　　　ⓑNSE 陽性率；77％
　　　　　　　　　ⓒS-100 タンパク陽性率；83％

WHO Grade　Grade Ⅰ (Louis ら, 2016)
遺伝子解析　*BRAF V 600 E* 遺伝子の変異を認める（43％の症例）(Lehman ら, 2017)。
予後　❶全摘出できれば、予後は良好。
　　　❷本邦での 5 年全生存率は 100％（ただし、例数が少ない）。
　　　❸悪性転化は稀（5％）。

★好きなように使ってね！

第2章／脳腫瘍ヘズ～ムイン

❹上衣系腫瘍 Ependymal tumors

1. 総説

定義　脳室壁や脊髄中心管内の上衣細胞や終糸より発生する腫瘍をいう。

WHO 分類
(表 2-21)

表 2-21. 上衣系腫瘍の WHO 分類(Loius ら，2016 より引用；邦訳名は，主として廣瀬，2017 による)

①上衣下腫 Subependymoma(464 頁)
②粘液乳頭状上衣腫 Myxopapillary ependymoma
③上衣腫 Ependymoma
　①乳頭状上衣腫 Papillary ependymoma
　②明細胞上衣腫 Clear cell ependymoma
　③伸長細胞性上衣腫 Tanycytic ependymoma
④上衣腫、RELA 融合陽性 Ependymoma, RELA fusion-positive
⑤退形成性上衣腫 Anaplastic ependymoma(466 頁)

・Ependymoma, *RELA* fusion-positive は、今回の改訂で新たに加えられたもので、*RELA* 癒合遺伝子によって特徴づけられるテント上発生上衣腫(佐々木，2017)。
・なお、Cellular ependymoma(細胞性上衣腫)は、通常の上衣腫との重なりが多いことから、今回の改訂で削除された(麦倉ら，2016)。

2. 上衣腫 Ependymoma

定義・概念
❶脳室壁や脊髄中心管を構成している上衣細胞(ependymal cell)から発生する腫瘍をいう。
❷上衣細胞は上皮性細胞であり、他方、発生学的には Glia 細胞の一種という二重の性格を有する。
　➡その腫瘍である上衣腫においてもその性格は表現されている。

頻度
❶全体(本邦)
　(ⅰ)原発性脳腫瘍の 0.5%
　(ⅱ)神経膠腫の 1.9%
❷小児
　(ⅰ)小児の原発性脳腫瘍の中では 3 番目に多い(Witt ら，2011)。
　(ⅱ)小児、特に後頭蓋窩腫瘍では、遭遇する機会の多い腫瘍。

分類
❶発生部位による分類(表 2-22)

表 2-22. 上衣腫の発生部位による分類

側脳室発生例	①脳室型；側脳室内に発育するもの。 ②傍脳室型；側脳室に接した脳実質内に発育するもの。
後頭蓋窩発生例 (Ikezaki ら，1993)	①第 4 脳室底正中部型(mid-floor type) 　ⓐ腫瘍は、第 4 脳室底の下半分から発生。 　ⓑ主に、第 4 脳室髄条(striae medullares；舌下神経三角や迷走神経三角)より下に浸潤。 　ⓒ腫瘍の大部分は第 4 脳室内にあり、Magendie 孔を通って大槽へ伸展する。 　　①さらに、延髄背側面に沿って下方の上位頚椎管内へ拡がる。 　　②また、中脳水道へ伸展することもある。

221

	②第4脳室外側型（lateral type）
後頭蓋窩発生例 （Ikezaki ら, 1993）	ⓐ腫瘍は、前庭野や外側陥凹の第4脳室外側部から発生。 ⓑ腫瘍は正中部型（mid-floor type）のように下方伸展のみならず、Luschka 孔を通って小脳延髄槽（cerebellomedullary cistern）や小脳橋角槽（cerebellopontine cistern）へ伸展する。 　➡Luschka 孔や Magendie 孔から小脳橋角槽や大槽へ伸展するものは **Plastic ependymoma**（可塑性上衣腫）と呼ばれる（223 頁参照）。 ⓒこのタイプは、しばしば下小脳脚を巻き込んでいる。 ⓓ全摘出は極めて困難。 ③第4脳室蓋型（roof type） ⓐ腫瘍は、第4脳室の天井、すなわち下髄帆（inferior medullary velum）から発生する。 ⓑ全摘出は容易。

❷組織学的分類（亜型）

（ⅰ）乳頭状上衣腫（papillary ependymoma）

（ⅱ）明細胞上衣腫（clear cell ependymoma）

（ⅲ）伸長細胞性上衣腫（tanycytic ependymoma）

　※：以前の WHO 分類にあった細胞性上衣腫は、通常の上衣腫と重複所見が多いことから、今回の分類では削除された。

❸遺伝子解析による分類

（ⅰ）テント上発生例；多くの例で（2/3 以上）、*RELA* と *C 11 orf 95* からなる発がん性融合遺伝子を含んでいる（Parker ら, 2014；佐々木, 2017；吉本ら, 2017）。

（ⅱ）後頭蓋窩発生例

　　ⓐ後頭蓋窩発生例は、遺伝子発現様式や DNA メチル化（epigenetic な変化）を指標として、予後や臨床像の異なる 2 つのグループ（Group A、Group B）に分類される（**表 2-23**）。

　　ⓑちなみに、Epigenetics（後生遺伝）とは、ゲノム配列によらない遺伝子情報制御をいい、その重要な鍵を握るのは、DNA の CpG メチル化およびヒストンタンパクの翻訳後修飾である（有吉ら, 2011）。

表 2-23. 後頭蓋窩上衣腫の遺伝子発現様式や DNA メチル化による分類

Group A	Group B
①CpG island*のメチル化が亢進した CpG island メチル化表現型（佐々木, 2017）。	①CpG island* メチル化表現型は陰性（佐々木, 2017）。
②5 歳未満の乳幼児に多い（五味, 2014）。	②小児から若年成人（10〜30 歳）に多い（五味, 2014；佐々木, 2017）。
③男性に多い（Witt ら, 2011）。 　➡Group B より、より男性に多い。	③男性に多いが、Group A より男性の比率は低い（Witt ら, 2011）。
④腫瘍は外側（小脳橋角部）に多く、浸潤性（Witt ら, 2011；五味, 2014）。	④腫瘍は正中に位置し、浸潤性は低い（佐々木, 2017）。
⑤再発や播種が多く、再発時の転移率が高い（Witt ら, 2011）。	⑤再発や転移する可能性はあまりない（Witt ら, 2011）。
⑥突然変異率は低く、染色体の増加や欠失はほとんどない。 　①第 22 番染色体の欠失は稀（Witt ら, 2011）。 　②時に第 1 番染色体長腕（1q）の増加がみられる（Witt ら, 2011；Pajtler ら, 2015；佐々木, 2017）。	⑥突然変異率は低いが、染色体の異常が多い（Witt ら, 2011；五味, 2014；佐々木, 2017）。 　➡第 22 番染色体の欠失をしばしば認める（Witt ら, 2011）。
⑦WHO 分類 Grade Ⅲ が多い（佐々木, 2017）。	⑦WHO 分類 Grade Ⅱ が多い（佐々木, 2017）。

⑧免疫組織化学的染色で Laminin alpha-2（LAMA2）は、Group B に比べて高く出る（Witt ら，2011）。 ➡LAMA2 は Group A のマーカーとなり得る（Witt ら，2011）。	⑧免疫組織化学的染色で Neural Epidermal Growth Factor Like-2（NELL2）は、Group A に比べて高く出る（Witt ら，2011）。 ➡NELL2 は Group B のマーカーとなり得る（Witt ら，2011）。
⑨予後；不良で、肉眼的全摘出例での 5 年全生存率は 52%（Witt ら，2011）	⑨予後；良好で、肉眼的全摘出例での 5 年全生存率は 100%（Witt ら，2011）

* 〔CpG と CpG island〕
・CpG は Cytosine-phosphate-Guanine の略で、「C」は Cytosine の略、「G」は Guanine の略。
・CpG とは、C の次に G が並んだ塩基配列を指し、DNA メチル化は一般に CpG の Cytosine（C）でに起こる（大錦ら，2002；三木ら，2017）。
・遺伝子上流のプロモーターを含む領域を中心にメチル化されていない CpG が集中している部分があり、これを CpG island と呼ぶ（三木ら，2017）。
・CpG island がメチル化していると、遺伝子発現が抑制される（三木ら，2017）。

性質・特徴

❶脳室系に発生するため水頭症を起こしやすい。

❷石灰化を伴いやすい。

　➡テント下で 25～50%、テント上では 40～50%

❸髄腔内播種をきたす（5%）。

　（ⅰ）頻度；髄芽腫に比べれば少なく、5% 以下（麦倉ら，2016）。

　（ⅱ）テント下（第 4 脳室）発生例が大多数を占める。

　（ⅲ）ほとんどが悪性型。

　　　　　➡悪性のテント下例では、50% 以上。

　（ⅳ）テント上発生例では、良性、悪性とも播種することはほとんどない（Sanford ら，1985）。

❹腫瘍内出血；0～13% の頻度で、少ない。

❺テント上発生例

　（ⅰ）脳室内腫瘍

　　　　➡脳室内に限局することは稀で（15～25%）、脳実質内に伸展することが多い。

　　　ⓐ脳室内限局型は、乳頭様で血管に富む。

　　　ⓑ脳実質内伸展型は実質性であるが、しばしば石灰化や囊胞を形成する。

　（ⅱ）脳実質内腫瘍（supratentorial lobar or extraventricular ependymoma）

　　　ⓐ脳実質内に発生するものをいう（テント上上衣腫の 20%）。

　　　ⓑ好発年齢；小児と成人の二相性で、やや小児に多い。

　　　ⓒ性差はない。

❻第 4 脳室内発生例

　（ⅰ）Magendie 孔より大槽、さらには頸椎管内（第 3 頸椎レベル）に下方伸展することが多い（60～70%）。

　（ⅱ）15% は、Luschka 孔より小脳橋角部に伸展。

　（ⅲ）第 4 脳室内発生例では、時に"溶けた蝋"のように第 4 脳室の孔より流れ出て、くも膜下腔を埋めていく像がみられる。

　　　　➡すなわち、くも膜下腔への伸展例は、"溶けた蝋"のように第 4 脳室の孔より流れ出てくも膜下腔を埋めていくので、**Plastic ependymoma（可塑性上衣腫）**と呼ばれる（頻度は 10% 程度で、腫瘍細胞は周囲の脳神経と明確に境界されている）。

❼テント下発生例では通常、充実性であるが、テント上発生例では囊胞形成を認めることが多い。

好発年齢
❶本邦
　（ⅰ）あらゆる年齢層に発生する。
　（ⅱ）すなわち、5〜9歳、20〜24歳、45〜49歳、55〜59歳および60〜64歳に、ほぼ同頻度に（約10％）発生する。
❷発生部位別(Witt ら, 2011)
　（ⅰ）小児；後頭蓋窩に多い。
　（ⅱ）成人；テント上と脊髄に多い。

性別(本邦)
男性：女性＝1：1.2で、やや女性に多い。

好発部位
❶全体(Pajtler ら, 2015；佐々木, 2017)
　（ⅰ）小児では、ほとんどが（90％）、頭蓋内に発生。
　　ⓐ60％（約2/3）がテント下（後頭蓋窩）に発生し、最も多い。
　　　➡その中ではほとんどが第4脳室に発生する。
　　ⓑテント上；30％（約1/3）の発生頻度。
　（ⅱ）脊髄；10％の発生頻度(佐々木, 2017)。
❷部位別
　（ⅰ）第4脳室に最も多い。
　　ⓐ第4脳室底の尾側に多い。
　　ⓑ第4脳室発生例は小児に多い。
　（ⅱ）次いで、側脳室、第3脳室の順。
　　➡側脳室発生例の1/3以上に、脳室壁を越えて脳実質内に浸潤している。このような症例では、必ずしも予後は良好とは言えない(麦倉ら, 2016)。
　（ⅲ）その他；脊髄（終糸より発生し、成人の腰・仙髄に好発）
❸年齢層別
　（ⅰ）成人；テント上と後頭蓋窩にほぼ同程度に発生。
　（ⅱ）小児；後頭蓋窩（第4脳室）に多い。

症状
❶頭蓋内亢進症状（頭痛、悪心・嘔吐、頭囲拡大など）が主体。
　➡髄液の通過障害による。
❷小脳症状
❸下位脳神経麻痺
❹不機嫌
❺発達遅延

頭部エックス線単純撮影
時に、石灰化を認める（テント上；20％、テント下；10％）。

脳血管造影
❶主に、圧排所見。
❷時に、腫瘍陰影。

エックス線CT
❶単純CT（図2-22 A）
　（ⅰ）等〜高吸収域、それらの混合吸収域とさまざま。

ⓐ全体(Naidichら，1977)
㋐混合吸収域が55％と最も多い。
㋑次いで、高吸収域(37％)＞等吸収域(9％)の順。
ⓑ部位別
㋐テント下発生例；等吸収域が最も多い(80％)。
㋑テント上発生例；低吸収域が多い(56％)。
（ⅱ）石灰化を認める。
ⓐ小さく、斑点状で円形の石灰化。
ⓑ頻度
㋐テント上；40〜50％
㋑テント下；25〜50％
（ⅲ）嚢胞形成を認める(22〜55％)。
➡テント上病変に多くみられる。
（ⅳ）第4脳室発生例では、時に、髄液や浮腫による低吸収域が腫瘍周囲を取り巻いている像(peritumoral halo)がみられる。
（ⅴ）腫瘍周囲の浮腫；テント下で弱く、テント上で強い。
（ⅵ）水頭症
➡テント下ではほぼ全例に、テント上では比較的少ない(45％)。

❷造影CT（図2-22 B）
➡中程度に、リング状あるいは均一に増強される。

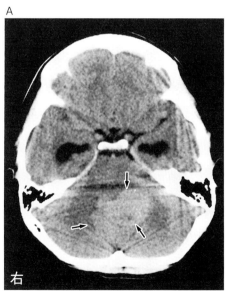 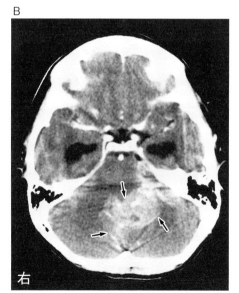

図 2-22. 上衣腫のエックス線CT
A（単純CT）；小脳のほぼ正中部に等吸収域を認める(→)。
B（造影CT）；淡く増強される(→)。

MRI

❶単純MRI
➡基本的には、充実部はT1強調画像は低信号、T2強調画像は高信号。

（ⅰ）T１強調画像

@等〜低信号

ⓑテント下では等信号が多い（60％）。

ⓒ側面像で腫瘍の上に、拡張した第４脳室上部と中脳水道下部が帽子をかぶったようにみえる（**Capping fourth ventricle**）(Tortor-Donati ら，1995)。

（ⅱ）T２強調画像；不均一な等〜高信号。

@不均一性は、腫瘍内の Methemoglobin、Hemosiderin、壊死や石灰化による。

ⓑ第４脳室発生例では均一で、等信号が多い（70％）。

（ⅲ）拡散強調画像（DWI）；等信号

❷造影 MRI；均一に、中程度に増強される。

❸第４脳室発生例で、その伸展状態を描出するには、MRI 矢状断像が最もよい。

鑑別診断 小児の第４脳室発生例では、髄芽腫との鑑別が必要（**表 2-24**）。

表 2-24. 髄芽腫と上衣腫の画像上の鑑別(中城ら，1992 を参考にして作成)

①エックス線 CT 上の鑑別点
　@単純 CT
　　①上衣腫は、髄芽腫より大きいことが多い。
　　②上衣腫は、分葉状の腫瘤が典型的である。
　　③上衣腫は、小脳正中線上から小脳橋角部までの片側性をもって、左右非対称性に発育するのが特徴。
　　➡これに対して、髄芽腫は正中線上で対称性。
　　④上衣腫では、Magendie 孔から大孔、あるいは Luschka 孔から小脳橋角槽への伸展像を認める。
　　⑤腫瘍周囲の低吸収域(peritumoral low density or halo)は、髄芽腫に多く認められる。
　　⑥上衣腫の方が石灰化の頻度が高い(上衣腫；50％、髄芽腫；6〜15％)。
　ⓑ造影 CT 上の鑑別点
　　➡上衣腫は不均一に増強されるのに対して、髄芽腫は均一に増強される。
②MRI の拡散強調画像(DWI)上の鑑別点
　➡上衣腫では等信号、髄芽腫では高信号(241 頁参照)。

治療方針
（治療原則）

❶可及的全摘出と放射線治療が標準的治療(Witt ら，2011；五味，2014)。

❷放射線治療は、拡大局所照射が標準(五味，2014)。

❸3 歳未満の乳幼児

（ⅰ）まず、化学療法を施行する。

（ⅱ）放射線照射を避けるのが原則(長嶋ら，2014)。

　　　➡放射線治療は３歳を過ぎてから施行する。

❹播種例に対しては全脳・全脊髄に放射線を照射。

❺現在のところ、有効な化学療法剤はない(Witt ら，2011；五味，2014；佐々木，2017)

❻予防的な全脳脊髄照射は行わない(長嶋ら，2014)。

治療 ❶外科的治療

➡可及的に全摘出を目指す。

❷放射線治療

（ⅰ）残存腫瘍に対して通常（従来）の放射線治療（拡大局所照射）。

（ⅱ）再発例に対して定位放射線照射（γ-Knife や CyberKnife など）。

❸化学療法

（ⅰ）3 歳未満の乳幼児に対しては、まず、化学療法を施行する。

第2章／脳腫瘍ヘズ～ムイン

（ⅱ）薬剤➡Carboplatin，Vincritine，Methotrexate®，Cyclophosphamide，Cisplatin
　　　（カルボプラチン　ビンクリスチン　メトトレキサート　シクロホスファミド　シスプラチン）
　　　など。

治療成績　❶本邦における5年全生存率

（ⅰ）手術摘出度と5年全生存率（表2-25）

表 2-25. 上衣腫の手術摘出度と5年全生存率（日本脳腫瘍全国集計，14th，2017より作成）

全摘出群 （gross total resection）	95～99％摘出群	75～95％摘出群
84.4％	74.7％	79.2％

「50～75％摘出群」と「生検術群」は症例数が少ないため省略。

（ⅱ）治療法別による5年全生存率（表2-26）

表 2-26. 上衣腫の治療法別による5年全生存率（日本脳腫瘍全国集計，14th，2017より作成）

手術単独群	手術と放射線治療の 二者併用群	手術、放射線治療、 化学療法の三者併用群
79.2％	78.5％	87.5％

・手術単独群と放射線併用群の5年生存率は変わらない。
・「手術と化学療法の二者併用群」は症例数が少ないため省略。

❷5歳以下の小児例（82％は高悪性度腫瘍）（Grillら，2001）

➡放射線照射を推奨していない。

（ⅰ）完全摘出＋化学療法群の4年生存率は74％

（ⅱ）不完全摘出＋化学療法群の4年生存率は35％

❸伸展別による5年累積生存率（Ikezakiら，1993）

（ⅰ）外側型は第4脳室底部型に比べて、生存率は低い。

（ⅱ）外側型は脳神経や脳幹を巻き込んでおり、全摘出が困難なため不良。

病理学的所見　❶肉眼的所見

（ⅰ）灰色あるいは赤灰色で、柔らかい腫瘍。

（ⅱ）表面は乳頭状で、通常、周囲組織との境界は明瞭。

❷組織学的所見（図2-23）

（ⅰ）管腔を取り囲む上皮様細胞配列（epithelial arrangement）。

　ⓐ上衣腫に最も特徴的な構造。

　ⓑ管腔が小さいものは真性ロゼット（上衣ロゼット）、やや大きなものは上衣細管
　　（ependymal tubule）、さらに広い腔をもつものは上衣管（ependymal canal）と呼
　　ばれるが、本質的な相違はない。

（ⅱ）ちなみに、ロゼット形成（rosette formation）*には、下記のように真性ロゼット
　　と血管周囲性偽性ロゼットがある。

　ⓐ真性ロゼット True rosette（上衣ロゼット Ependymal rosette）

　　㋐細長い人参様、あるいは円柱状の腫瘍細胞が管腔を囲んで並ぶ像。

　　㋑腔に面して線毛（cilia）と小毛体［blepharoplast；細胞内にみられる小顆粒で、
　　　線毛の基底小体に一致する。燐タングステン酸・ヘマトキシリン（phospho-
　　　tungustic acid-hematoxylin；PTAH）染色で濃染される］がある。

227

ⓒ出現頻度は次の血管周囲性偽性ロゼットより低いが(半数以下)、**上衣腫の確実な証拠**となる。
　ⓑ**血管周囲性偽性ロゼット Perivascular pseudorosette**
　　ⓐ腫瘍細胞が血管に向かって先細りの突起を伸ばし、血管を放射状に取り囲んでいる像。
　　ⓑしたがって、核と血管との間には**無核帯**(nuclear free zone)が存在する。
　　　➡血管周囲は細胞突起のみからなり、核のない領域(無核帯)が形成される。

――――――――――――――――――――――――――――――（チョット役に立つお話）――

＊【**ロゼット Rosette**】(松谷, 2016)
①ロゼット(rosette)とは、腫瘍細胞が中心腔(細胞間隙ともいえるので、無核体とも呼ぶこともある)の周りに、花弁のように配列している構造をいう。
②中心部の性状によって、数種類、区別されている。
　①中心部が明確に配列細胞から境された'腔'をもつ場合を'**True rosette（真性ロゼット）**'と呼ぶ。
　②中心部が'腔'ではなく、配列細胞の突起が伸び、あたかも'腔'のように見える場合を'**Pseudorosette(偽性ロゼット)**'と呼ぶ。
　③厳密な意味ではロゼットに入れないが、中心に細血管の断面があり、その周りに腫瘍細胞が放射状に配列しているものを'**Perivascular pseudorosette(血管周囲性偽性ロゼット)**'と呼ぶ。
③配列細胞は単層が多いが、稀に多層配列もある。
（※）ロゼットは、ゴシック大聖堂にみられる'ばら窓'に似ているので、この名前がある(Wippold, 2006)。

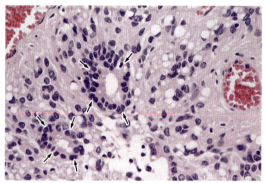

図 2-23. 上衣腫の組織像(HE、×100)
上衣ロゼット(ependymal rosette)を認める(→)。

免疫組織化学的所見

❶GFAP(glial fibrillary acidic protein)；陽性
　（ⅰ）Glia線維の産生が多い血管周囲性偽性ロゼットの部分が陽性。
　（ⅱ）上衣ロゼットの部は陰性か、一部の細胞が陽性(小川, 1986)。
　（ⅲ）上衣腫の方が、髄芽腫よりGFAPの陽性率ははるかに高い(杉山ら, 2009)。

第 2 章／脳腫瘍ヘズ〜ムイン

❷S-100 タンパク；陽性

❸Vimentin；陽性

❹EMA(epithelial membrane antigen)；陽性(管腔に面している細胞膜)

❺L 1 CAM(L 1 cell adhesion molecule)が陽性。

➡テント上の上衣腫では、L 1 CAM が陽性であれば *RELA* 融合遺伝子タイプとみなすことができる(新田ら，2017)。

WHO Grade
(古典型)

Grade Ⅱ(Ellison ら，2016)

遺伝子解析

❶発生部位別

（ⅰ）テント上に発生する上衣腫

ⓐ大部分の症例で(2/3 以上の頻度)、*RELA* と *C 11 orf 95* の融合遺伝子を認める(Parker ら，2014；佐々木，2017；吉本ら，2017)。

㋐*RELA*

㋑*RELA* は転写調節因子である核内因子カッパ B(nuclear factor-kappa B；NF-κB)の構成分子の 1 つで、p 65 と同一(佐々木，2017)。

㋒*RELA* は神経細胞や Glia 細胞に豊富に存在し、ヒトの脳では前頭前皮質に優位に分布している(橋本ら，2013)。

㋑*C 11 orf 95* は、特徴が明らかになっていない遺伝子(佐々木，2017)。

㋒*RELA* 遺伝子と *C 11 orf 95* 遺伝子は、共に第 11 番染色体長腕(11 q)上に存在する(Parker ら，2014；Pajtler ら，2015；佐々木，2017)。

ⓑ残りの一部の症例で、*YAP 1*(Yes-associated protein 1)遺伝子に変異を認める(Pajtler ら，2015；吉本ら，2017)。

（ⅱ）後頭蓋窩発生例(Witt ら，2011；五味，2014；Pajtler ら，2015；佐々木，2017；吉本ら，2017)

➡遺伝子発現パターンにより Group A と Group B に分類される。

ⓐGroup A；CpG island のメチル化亢進した CpG island メチル化表現型である。

ⓑGroup B；CpG island メチル化表現型は陰性。

❷*IDH* 遺伝子変異は認められない(阿部，2016)。

❸*BRAF V 600 E* 遺伝子変異は認められない(Lehman ら，2017)。

予後

❶本邦における 5 年全生存率は(全体)、約 78％と良好。

❷発生部位別(吉本ら，2017)

（ⅰ）テント上に発生する上衣腫のうち、*RELA* と *C 11 orf 95* の融合遺伝子を認める例は、*YAP 1* 遺伝子変異を認める例と比べて予後は不良。

（ⅱ）後頭蓋窩発生例➡Group B の予後は良好。

予後因子

❶全摘出の可否が予後を最も左右する(長嶋ら，2014)。

❷腫瘍の局在が強く関与。

➡特に、第 4 脳室外側発生例は予後不良。

❸小児のテント下例における予後良好因子。

➡以下の因子は 5 年生存率を改善させる(Nazar ら，1990)。

（ⅰ）全摘出例

(ⅱ)非浸潤性腫瘍
　　→下位脳神経障害や脳幹、小脳実質内への浸潤のない例。
(ⅲ)6歳以上の小児。
(ⅳ)組織学的に良性な症例。すなわち、
　　ⓐ400倍の視野で核分裂像が0個または1個。
　　ⓑ高い細胞密度(dense cellularity)を認めない。
　　ⓒ壊死巣を認めない。
❹予後不良因子
(ⅰ)2歳未満の乳幼児例。
(ⅱ)亜全摘例
(ⅲ)髄腔内播種例
(ⅳ)脳幹症状や下位脳神経障害を認める例(浸潤性の腫瘍)。
(ⅴ)第4脳室外側発生例
(ⅵ)組織学的に悪性な症例。

再発　❶ほとんどが、原発部位に再発(組織型は問わない)。
❷局所再発率(本邦);25%

★好きなように使ってね！

第 2 章／脳腫瘍ヘズ～ムイン

❺脈絡叢乳頭腫 Choroid plexus papilloma

定義・概念　❶脳室内の脈絡叢上皮細胞から発生する腫瘍をいう。

❷神経膠腫（glioma）に属する。

頻度　❶全体（本邦）

（ⅰ）原発性脳腫瘍全体の 0.2％

（ⅱ）神経膠腫全体の 0.9％

❷年間、10 万人に対して 0.3 人の発生率 (Wolff ら，2002)。

❸小児（本邦）；小児原発性脳腫瘍全体の 1.2％

❹側脳室内腫瘍の 10.2％（悪性例を含む）。

特徴　❶腫瘍は脳室内に限局しており、境界は明瞭で、通常、脳実質内には浸潤しない。

➡脳内浸潤像は 8％に認められる。

❷髄腔内播種をきたす（10～20％）。

（ⅰ）側脳室発生例にきたしやすい (Herren, 1941；Bohm ら，1961)

（ⅱ）1/3 は、1～9 歳の間に生じる (Herren, 1941)。

（ⅲ）遠隔部への播種は、通常、術後数カ月後あるいは数年後に生じる。

❸第 4 脳室発生例は、Magendie 孔や Luschka 孔より脳室外に伸展する傾向がある。

❹囊腫（cyst）は、手術例の 20％にみられる。

好発年齢（本邦）　❶小児期と成人に好発する。

（ⅰ）小児期（0～14 歳）；約 33％の頻度。

（ⅱ）成人（15～54 歳）；約 56％の頻度。

❷各年齢別

（ⅰ）40～44 歳が 15.4％と最も多い。

（ⅱ）次いで、0 歳（12.8％）。

（ⅱ）以下、1 歳＝10～14 歳＝20～24 歳＝30～34 歳＝35～39 歳（各 7.1％）。

性別（本邦）　❶男性：女性＝1.3：1 で、男性に多い。

❷小児期では、特に、男性に多い傾向が強い（男児：女児＝2.3：1）。

好発部位

脳室内脈絡叢乳頭腫 Intraventricular choroid plexus papilloma	➡ほとんどが脳室内に発生する。 ①全体 ➡側脳室に最も多く（70～80％）、以下、第 4 脳室（14％）、第 3 脳室（7％）の順 (Sameshima ら，2010)。 ⓐ側脳室 　㋐主座；三角部から下角部。 　㋑発見時には巨大なことが多い。 ⓑ第 4 脳室 　㋐主座；第 4 脳室上半部 　㋑水頭症を早期きたすため、腫瘍は小さいことが多い。 ⓒ第 3 脳室 　㋐頻度；7％ 　㋑主座；前上方 　㋒好発年齢；ほとんどが 1 歳以下。 ②年代別 ⓐ**成人**；第 4 脳室に多い（側脳室例の 1.5～2 倍）。 ⓑ**小児**

脳室内脈絡叢乳頭腫 Intraventricular choroid plexus papilloma	⑦側脳室に最も多い(70～75%)。 　①左側に多いとされている。 　②三角部(trigone)に多い。 　③両側性の頻度；2～7% ①以下、第4脳室(15%)、第3脳室(4～8%)の順。 ⑦年代があがるにつれて、第4脳室発生例が増加する。
脳室外脈絡叢乳頭腫 Extraventricular choroid plexus papilloma(476頁)	①頻度；稀 ②発生部位 　ⓐ小脳橋角部 　　⑦最も多く、脳室外脈絡叢乳頭腫の大部分を占める。 　　①高齢者で、女性に多い(Wolffら, 2002)。 　ⓑ大孔部(大槽) 　ⓒその他；鞍上部、小脳半球内や前頭葉内。

※〔多発性 Multiple〕
　Ⓐ頻度；4%
　Ⓑ側脳室と第3脳室、第3脳室と第4脳室など。

症状

全体		➡頭蓋内圧亢進症状や水頭症の徴候が主体。 ①頭痛、嘔吐、うっ血乳頭、頭囲拡大、大泉門の膨隆など。 ②水頭症は、症例の70%に認める。 ③水頭症の発生機序 　ⓐ腫瘍による髄液の過剰産生。 　ⓑ腫瘍による髄液流通路の閉塞(特に、第3脳室および第4脳室発生例では腫瘍による直接の圧迫)。 　ⓒ腫瘍からの出血によるくも膜顆粒での髄液の吸収障害。
年代別	小児	①頭囲拡大や大泉門の膨隆。 ②頭痛 ③歩行不安定 ④不機嫌
	成人	①頭痛が最も多い症状。 ②脳神経(外転神経～迷走神経)麻痺症状は1/3にみられる。
発生部位別	側脳室、第3・第4脳室発生例	水頭症や頭蓋内圧亢進症状が主体。
	小脳橋角部発生例(477頁)	脳神経麻痺症状

頭部エックス線単純撮影

❶時に(4～13%)、石灰化を認める。

　➡石灰化陰影は斑点状(stippled configuration)。

❷小児では、縫合線の離開。

脳血管造影

❶水頭症の所見。

❷腫瘍陰影を認める。

　(ⅰ)微細な粒状の腫瘍陰影。

　(ⅱ)流入(栄養)動脈

　　ⓐ側脳室発生例

　　　➡前脈絡叢動脈(anterior choroidal artery)や外側後脈絡叢動脈(lateral posterior choroidal artery)。

　　ⓑ第3脳室発生例

　　　➡内側後脈絡叢動脈(medial posterior choroidal artery)、時に外側後脈絡叢動脈

第2章／脳腫瘍ヘズ～ムイン

（lateral posterior choroidal artery）。

　　ⓒ第4脳室発生例

　　　➡後下小脳動脈の虫部枝（vermianl branch of posterior inferior cerebellar artery）、時に上小脳動脈の前中心枝（precentral branch of superior cerebellar artery←上虫部枝 superior vermian branch から分岐）。

エックス線CT　❶単純CT

（ⅰ）等、あるいは軽度高吸収域が多い（3/4）。

　　ⓐ側脳室や第4脳室発生例➡高吸収域のことが多い。

　　ⓑ第3脳室発生例➡等吸収域のことが多い。

　　ⓒ小脳橋角部発生例➡さまざま（低、等、混合、あるいは高吸収域）

（ⅱ）石灰化；20～30％の頻度で認める。

　　ⓐ石灰化は、第4脳室発生例に高頻度。

　　ⓑ小児では、石灰化を認めることは少ない。

（ⅲ）脳室拡大（水頭症）

　　ⓐ水頭症の発生機序

　　　㋐腫瘍による髄液路の閉塞による場合

　　　　➡第3脳室や第4脳室発生例に多くみられる。

　　　㋑腫瘍による髄液の過剰分泌による場合（小児や若年者）

　　　　➡側脳室発生例に多くみられる。

　　ⓑ閉塞が間欠的であると、突発的に水頭症が生じる。

❷造影CT；ほぼ均一に、著明に増強される。

MRI　❶単純MRI

（ⅰ）T1強調画像；一般に、等信号が多い。

　　ⓐ年代別（Girardotら，1990）

　　　㋐小児；等信号

　　　㋑成人；軽度低信号

　　ⓑ部位別（矢原ら，1998）

　　　㋐側脳室や第3脳室発生例；等信号

　　　㋑第4脳室や小脳橋角部発生例；低～等信号

（ⅱ）T2強調画像；等～軽度高信号

（ⅲ）腫瘍内に無信号（flow void）を認めることがある。

　　ⓐ特に乳児（infant）では、しばしば認められる。

　　ⓑ無信号は、流入動脈（feeding artery）や流出静脈（draining vein）に一致する。

（ⅳ）成人例の約半数に、腫瘍周囲に浮腫像を認める。

❷造影MRI

（ⅰ）均一に、著明に増強される。

（ⅱ）腫瘍が正常脈絡叢に付着しているのが明瞭となる。

鑑別診断　❶上衣腫（ependymoma）

（ⅰ）上衣腫における単純CTおよびMRI所見は不均一。

233

（ⅱ）上衣腫では、造影剤による増強効果が弱い。

❷髄芽腫（medulloblastoma）

　➡髄芽腫の好発部位は小脳虫部であり、第4脳室外である。

❸松果体部腫瘍

　（ⅰ）第3脳室後半部に発生する脈絡叢乳頭腫との鑑別が必要。

　（ⅱ）松果体部腫瘍では、第3脳室後壁を形成する構造物（松果体や後交連など）が破壊されている。一方、脈絡叢乳頭腫では、これらの構造物は保たれている場合が多い。

治療方針
（野下ら，2006）

❶手術による**摘出術が第一選択**。

❷全摘出術施行例では、術後の補助療法は不要。

❸亜全摘出術施行例では、術後の補助療法は施行せず、経過観察。

❹再発例に対しては、手術による可及的摘出と術後に補助療法を行う。

治療

❶外科的治療

　（ⅰ）可及的に全摘出術を目指すが、第4脳室発生例では、腫瘍の脳幹部への浸潤が全摘出を妨げる因子となる。

　　ⓐ術前に、流入動脈の塞栓術（embolization）を行うことがある。

　　ⓑ腫瘍は非常にもろく剥離されやすいので、時に人為的にばらまかれ、髄液を介して播種することがある。

　（ⅱ）水頭症合併例

　　ⓐシャント手術

　　ⓑ全摘出例でも、術後、シャント術が半数に必要になる。

❷放射線治療

　（ⅰ）一般に、放射線感受性は低い。

　（ⅱ）術後照射についての意見は分かれるが、初回手術で全摘、亜全摘いずれの場合でも、放射線治療は予後を改善させない（野下ら，2006）。

　（ⅲ）再発例に対しては、放射線治療が行われる。

❸化学療法；エビデンスはない（野下ら，2006）。

病理学的所見

❶肉眼的所見

　（ⅰ）圧排性に発育。

　（ⅱ）腫瘍の表面は凹凸不整で、カリフラワー状。

　（ⅲ）周囲組織との境界は明瞭で、表面はピンク色、あるいは赤灰色（reddish-gray）。

　（ⅳ）柔らかく、もろく、ちぎれやすい。

　（ⅴ）血管に富み、易出血性。

　（ⅵ）石灰化を認めることがある。

❷組織学的所見（図2-24）

　（ⅰ）正常脈絡組織と類似し、乳頭様構造を呈する。

　（ⅱ）腫瘍細胞は、一層の円柱または立方上皮細胞層からなり、血管に富む狭い間質に沿って乳頭状に発育する。

　（ⅲ）腫瘍細胞は、基底膜で裏打ちされている。

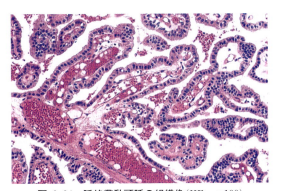

図 2-24. 脈絡叢乳頭腫の組織像（HE、×100）

写真は、元兵庫医科大学病院病理部教授 窪田彬博士のご厚意による。

（ⅳ）間質は結合組織で、多数の血管を認める。

Ki-67 陽性率　2％程度（平均）(日本脳神経外科学会・日本病理学会編, 2010)

免疫組織化学的所見　上皮細胞と Glia 細胞の両者の特徴を兼ねている。

❶Cytokeratin；陽性

❷Transthyretin（TTR）

　（ⅰ）**脈絡叢乳頭腫のよいマーカー**で、陽性。

　　➡一方、脈絡叢癌（479 頁）では陽性率は減少する。

　（ⅱ）Transthyretin は脈絡叢に発現する Prealbumin。

❸EMA（epithelial membrane antigen）；陽性

❹Vimentin；陽性

❺S-100 タンパク；陽性

WHO Grade　Grade Ⅰ (Louis ら, 2016)

予後　❶予後は良好。

　（ⅰ）5 年生存率；81〜100％ (野下ら, 2006)

　（ⅱ）全摘出例の 10 年生存率；85％ (Wolff ら, 2002)

❷時に再発を認める。

　➡完全摘出例でも、再発することがある。

予後因子　❶手術による摘出度が予後と最も相関する (光山ら, 2005)。

❷小児例における生活の質（quality of life；QOL）低下因子（精神発達遅延やけいれんなどが発生しやすい因子）

　（ⅰ）罹病期間の長い例。

　（ⅱ）術後水頭症が遷延する例。

関連症候群　Aicardi 症候群（61 頁）、Down 症候群（70 頁）、von Hippel-Lindau 症候群（122 頁）や Li-Fraumenti 症候群（98 頁）。

❻胎児性脳腫瘍 Embryonal brain tumors

1．総説

定義・概説

❶胎児性腫瘍とは、胎生期の脳を構成する未熟な細胞に似た腫瘍細胞からなる腫瘍をいう(中里，2011)。

❷胎児性腫瘍は、核クロマチンに富み、細胞質の乏しい小型の未分化な細胞を基本とする。

WHO 分類
(表 2-27)

表 2-27．胎児性脳腫瘍の WHO 分類(Loius ら，2016；邦訳名は，主として廣瀬，2017 による)

ⒶMedulloblastoma(髄芽腫)
　ⓐ遺伝学的分類
　　㋐Medulloblastoma, WNT-activated(髄芽腫、WNT 活性化)
　　㋑Medulloblastoma, SHH-activated and TP53-mutant(髄芽腫、SHH 活性化および TP53 変異)
　　㋒Medulloblastoma, SHH-activated and TP53-wildtype(髄芽腫、SHH 活性化および TP53 野生型)
　　㋓Medulloblastoma, non-WNT/non-SHH(髄芽腫、非 WNT/非 SHH)
　　　①Medulloblastoma, group 3(髄芽腫、グループ 3)
　　　②Medulloblastoma, group 4(髄芽腫、グループ 4)
　ⓑ組織学的分類
　　㋐Medulloblastoma, classic(髄芽腫、古典型)
　　㋑Medulloblastoma, desmoplasitc/nodular(線維形成性/結節性髄芽腫)(502 頁)
　　㋒Medulloblastoma with extensive nodularity(高度結節性髄芽腫)(503 頁)
　　㋓Medulloblastoma, large cell/anaplastic(大細胞/退形成性髄芽腫)(505 頁)
　ⓒ分類不能な腫瘍
　　・Medulloblastoma, NOS(髄芽腫、未確定)

ⒷEmbryonal tumour with multilayered rosettes(多層ロゼット性胎児性腫瘍)
　ⓐEmbryonal tumour with multilayered rosettes, C19MC-altered(多層ロゼット性胎児性腫瘍、C19MC 異状)(507 頁)
　ⓑEmbryonal tumour with multilayered rosettes, NOS(多層ロゼット性胎児性腫瘍、未確定)

ⒸMedulloepithelioma(髄上皮腫)(512 頁)

ⒹCNS neuroblastoma(中枢神経系神経芽腫)(246 頁)

ⒺCNS ganglioneuroblastoma(中枢神経系神経節芽腫)

ⒻCNS embryonal tumours, NOS(中枢神経系胎児性腫瘍、未確定)

ⒼAtypical teratoid/rhabdoid tumours(非定型奇形腫様/ラブドイド腫瘍)(508 頁)

ⒽCNS embryonal tumours with rhabdoid features(ラブドイド型中枢神経系胎児性腫瘍)

・髄芽腫は、Wingless(WNT)シグナル経路や Sonic hedgehog(SHH)シグナル経路の異常が関与する(金村ら，2015)
・ちなみに、Wingless シグナル伝達経路は細胞の増殖や分化に関与し、胎生早期では体軸の制御に、その後は脳、腎臓、乳腺、胸腺あるいは歯牙などの発生に関与している。また、Sonic hedgehog(SHH)はプルキンエ細胞から分泌され、小脳顆粒細胞に増殖シグナルを伝えている(白石ら，2005)。

好発年齢

小児に多い。

悪性度

すべて高い悪性度を示す。

2．髄芽腫 Medulloblastoma

定義・概念

❶髄芽腫とは、小脳に発生する小型な未分化な細胞からなる悪性腫瘍をいう(平戸，2010)。

❷従来、単に髄芽腫と呼ばれていた髄芽腫は古典型髄芽腫(classic medulloblastoma)と呼ばれ、髄芽腫全体の72％を占める(Ellisonら、2016；平戸、2017)。

頻度 ❶全体；原発性脳腫瘍全体の1.0％(本邦)
❷小児の原発性脳腫瘍の中ではびまん性星細胞腫に次いで多い(本邦)。

特徴 ❶小児の代表的な悪性脳腫瘍。
❷放射線治療や化学療法剤に高感受性(杉山ら、2011)。
❸症状の発現が速い。
❹**髄腔内播種**(**図2-25**)の頻度が高い(19％)。
❺組織型
（ⅰ）小児の小脳虫部に発生したものでは、古典的な髄芽腫が大多数。
（ⅱ）成人の小脳半球に発生したものでは、**線維形成性/結節性髄芽腫**(desmoplastic/nodular medulloblastoma)(502頁)が多い。

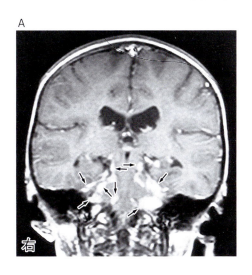
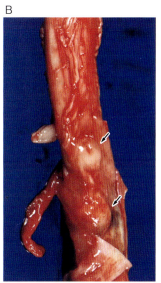

図2-25. 髄芽腫の髄腔内播種例
A（造影MRI冠状断像）；頭蓋内くも膜下腔に多数の増強される部分を認める(→)。
B（剖検例）；脊髄に結節状の腫瘤(播種)を認める(→)。

発生起源(説) ❶上衣下基質細胞(subependymal matrix cells)から発生するとの説。
(杉山ら、2009；新田ら、2017)
❷第4脳室後髄帆や小脳外顆粒層に存在するとされる小脳原基細胞から発生するとの説。

WHO分類 ❶髄芽腫全体
（ⅰ）従来の組織学的分類に、新たに遺伝学的分類が加わった(**表2-28**)。
（ⅱ）原則、遺伝学的分類が優先される。

表 2-28. 髄芽腫の WHO 分類(Loius ら，2016；邦訳名は，主として廣瀬，2017による)

①遺伝学的分類(表 2-29)
　ⓐMedulloblastoma, WNT-activated(髄芽腫、WNT 活性化)
　ⓑMedulloblastoma, SHH-activated and TP53-mutant(髄芽腫、SHH 活性化および TP53 変異)
　ⓒMedulloblastoma, SHH-activated and TP53-wildtype(髄芽腫、SHH 活性化および TP53 野生型)
　ⓓMedulloblastoma, non-WNT/non-SHH(髄芽腫、非 WNT/非 SHH)
　　①Medulloblastoma, group 3(髄芽腫、グループ 3)
　　②Medulloblastoma, group 4(髄芽腫、グループ 4)

②組織学的分類
　ⓐMedulloblastoma, classic(髄芽腫、古典型)
　ⓑMedulloblastoma, desmoplasitc/nodular(線維形成性/結節性髄芽腫)
　ⓒMedulloblastoma with extensive nodularity(高度結節性髄芽腫)
　ⓓMedulloblastoma, large cell/anaplastic(大細胞/退形成性髄芽腫)

③分類不能
　・Medulloblastoma, NOS(髄芽腫、未確定)

※：②組織学的分類のⓑMedulloblastoma, desmoplasitc/nodular は、従来、desmoplasitc medulloblastoma、また、ⓒMedulloblastoma with extensive nodularity は Cerebellar neuroblastoma と呼ばれていたもの(杉山ら，2009)。

❷髄芽腫の遺伝学的分類

（ⅰ）髄芽腫は、遺伝学的には、WNT 活性化(WNT シグナル伝達系の異常に基づく群)、SHH 活性化(SHH シグナル伝達系の異常に基づく群)、およびシグナル伝達系異常の詳細が不明な Group 3、Group 4 の 4 つのグループに分類される(表 2-28)。
　　➡Group 3 と Group 4 は、WNT 活性化や SHH 活性化ほど独立した亜型とみなせないため、まとめて非 WNT/非 SHH とされている(平戸，2017)。

（ⅱ）各特徴(表 2-29)

表 2-29. 髄芽腫の遺伝子学的分類と各特徴

①WNT 活性化髄芽腫
　ⓐ髄芽腫全体の 10％と最も少ない(金村，2016：Kijima ら，2016)。
　ⓑ好発年齢；4〜17 歳で、3 歳以下には稀(金村，2016)。
　ⓒ性別；女性に多い(金村，2016)。
　ⓓ好発部位；小脳橋角部や Luschka 孔(麦倉ら，2016)。
　ⓔ診断時に髄液播種を認めることは少ない(金村，2016)。
　ⓕほとんどに（約 90％）、β-カテニン（β-catenin）の遺伝子変異を認める(金村ら，2015：金村，2016)。
　　➡WNT シグナル経路には古典的経路である β-カテニンを介する経路と、非古典的経路であるカテニン非依存性経路などがある(金村ら，2015)。
　ⓖ免疫組織学的には、β-カテニンの核内取り込みが特徴(五味，2014)。
　　➡免疫組織学的染色で β-カテニン強陽性が特徴(長嶋ら，2014)。
　ⓗ組織型；ほとんどすべて古典型髄芽腫(classic medulloblastoma)(平戸，2017)。
　ⓘ予後；非常に良好(金村，2016)。
②SHH 活性化髄芽腫
　ⓐ髄芽腫全体の 31％で 2 番目に多い(金村，2016)。
　ⓑ好発年齢；乳幼児および 16 歳以上の成人(金村ら，2015)。
　ⓒ性別；やや男性に多い(金村ら，2015)。
　ⓓ好発部位；幼児(infant)では正中、10 歳代と成人では小脳半球(Kijima ら，2016)。
　ⓔTP53 遺伝子に変異のあるもの(SHH-activated and T53-mutant)と TP53 遺伝子に変異のない野生型(SHH-activated and T53-wild type)とがある(平戸，2017)。
　ⓕDesmoplasitc/nodular medulloblastoma(線維形成性/結節性髄芽腫)は、ほぼ 100％ SHH 群に属する(金村ら，2015)。
　ⓖ予後は中間(金村，2016)。成人例の方が予後はよい(五味，2014)。
③Group 3 髄芽腫
　ⓐ髄芽腫全体の 19％(金村ら，2015：金村，2016)
　ⓑ好発年齢；小児期(7〜17 歳)に多い(平戸，2017)。
　ⓒ性別；男性に多い(金村ら，2015：金村，2016)。
　ⓓ好発部位；正中(第 4 脳室)(麦倉ら，2016)。
　ⓔ乳幼児例では発症時(診断時)に 40〜50％の頻度で髄液播種を認める(金村，2016：平戸，2017)。
　ⓕ組織学的に、Large cell/anaplastic cell(大細胞/退形成性細胞)の比率が多い(五味，2014)。
　ⓖ予後；5 年生存率は 30％と(長嶋ら，2014)、予後は最も悪い(金村ら，2015：金村，2016)

第2章／脳腫瘍ヘズ～ムイン

④Group 4 髄芽腫
　ⓐ髄芽腫全体の40％を占め、この4つの亜型の中で最も頻度が高い(金村, 2016)。
　ⓑ好発年齢；乳児・成人に少なく、幼児・学童期に多い(五味, 2014)。
　ⓒ性別；男性に多い(金村ら, 2015)。
　ⓓ好発部位；正中(第4脳室)(麦倉ら, 2016)。
　ⓔ放射線治療の効果が最も得られている群(金村, 2016)。
　ⓕ予後は中間。しかし、乳幼児では予後不良(金村ら, 2015；金村, 2016)。

病期分類
(表2-30)

表2-30. 髄芽腫の病期分類(Changら, 1969)

病期 (staging)		内容
T_1		腫瘍の直径は3cm未満。腫瘍は小脳虫部および第4脳室天蓋の中心部に限局し、小脳半球に認めることは稀(Tumor less than 3 cm in diameter and limited to the classic midline position in the vermis, the roof of the fourth ventricle, and less frequently to the cerebellar hemisphere)。
T_2		腫瘍の直径は3cm以上。腫瘍は1カ所の周辺構造に浸潤しているか、あるいは第4脳室の一部を充満している(Tumor more than 3 cm in diameter, further invading one adjacent structure or partially filling the fourth ventricle)。
T_3		T_{3a}とT_{3b}に細分類される(It may be subdivided into T_{3a} and T_{3b})。
	T_{3a}	腫瘍は2つの近接組織に浸潤しているか、あるいは中脳水道、Magendie孔やLuschka孔への伸展を伴って第4脳室を完全に充満している。したがって著明な水頭症を認める(Tumor further invading two adjacent structures or completely filling the fourth ventricle with extension into the aqueduct of Sylvius, foramen of Magendie, or foramen of Luschka, thus producing marked internal hydrocephalus)。
	T_{3b}	腫瘍は第4脳室底あるいは脳幹部から発生し、第4脳室を充満している(Tumor arising from the floor of the fourth ventricle or brain stem and filling the fourth ventricle)。
T_4		腫瘍は中脳水道を経て第3脳室や中脳へ広がっているか、あるいは上位頚髄に伸展している(Tumor further spreading through the aqueduct of Sylvius to involve the third ventricle or midbrain, or tumor extending to the upper cervical cord)。
M_0		くも膜下腔への播種や血行性転移は認められない(No evidence of gross subarachnoid or hematogenous metastasis)。
M_1		髄液中に顕微鏡で腫瘍細胞を認める(Microscopic tumor cells found in cerebrospinal fluid)。
M_2		肉眼的にわかる結節性の播種が小脳および大脳のくも膜下腔、あるいは第3脳室や側脳室に認められる(Gross nodular seedings demonstrated in the cerebellar, cerebral subarachnoid space, or in the third or lateral ventricle)。
M_3		肉眼的にわかる結節性の播種が脊髄くも膜下腔に認められる(Gross nodular seeding in spinal subarachnoid space)。
M_4		神経管外(中枢神経外)転移を認める(Extraneuroaxial metastasis)。

T；原発性腫瘍で、腫瘍の大きさおよび浸潤程度によりT_1、T_2、T_3、およびT_4に再分類する。
M；転移を表す。転移の程度によりM_0、M_1、M_2、M_3、およびM_4に再分類する。

臨床病期分類
(表2-31)
(杉山ら, 2009)

表2-31. 髄芽腫の臨床病期分類(杉山ら, 2009)

A	診断時の年齢が3歳未満。
B	MRI上、残存腫瘍が$1.5\,cm^2$以上。
C	(腰椎穿刺により採取した)髄液の細胞診で陽性、あるいはMRI上、原発巣以外の播種巣あり。

・標準リスク群(average-risk group)；A、B、Cのいずれにも該当しないもの。すなわち、3歳以上で、播種がなく、可及的摘出がされており残存腫瘍が$1.5\,cm^2$未満のもの(杉山ら, 2009；五味, 2014)。
・高リスク群(high risk group)；A、B、Cのいずれかに合致するもの(杉山ら, 2009；杉山ら, 2011)。例えば、術後のMRIで残存病変が$1.5\,cm^2$以上であれば高リスク群。

播種の病期分類 (表2-32)
(杉山ら, 2011)

表 2-32. 播種の病期分類(杉山ら, 2011)

M 0	播種性病変を認めない。 No disseminated lesions.
M 1	腰椎穿刺による髄液の細胞診で陽性。 Positive for CSF cytology from lumbar puncture.
M 2	神経画像検査で非結節性の播種性病変を認める。 Disseminated non-nodular lesion on neuro-imaging.
M 3	神経画像検査で結節性の播種性病変を認める。 Disseminated nodular lesion on neuro-imaging.
M 4	中枢神経系外病変を認める。 Extra-CNS lesions.

好発年齢(本邦)
❶全体；ほとんどが(約80％)、14歳以下の小児。
❷年齢別
　（ⅰ）5～9歳に最も多い(31.3％)。
　（ⅱ）次いで、0～4歳(30.6％)。
　　➡この中では、4歳に最も多い(9.0％)。
　（ⅲ）10～14歳(16.7％)。

性別(本邦)
男児：女児＝1.25：1で、男児にやや多い。

好発部位
❶小児
　（ⅰ）小脳虫部に圧倒的に多い(75％)(増井ら, 2016)。
　（ⅱ）次いで、第4脳室。
❷年齢が長じるに従って、小脳半球発生例が増加。
　➡成人では、小脳半球発生例が多い(Kociら, 1993)。

症状
❶小脳症状
❷頭蓋内圧亢進症状

椎骨動脈造影
主要な流入動脈は、後下小脳動脈(PICA)の脈絡叢動脈。

エックス線CT
❶単純CT(図2-26)
　（ⅰ）均一な高吸収域のことが多い(60～70％)。
　　➡30％が等吸収域。
　（ⅱ）腫瘍前縁に、第4脳室内の髄液を示す低吸収域を認める。
　（ⅲ）嚢胞形成を17～38％の頻度で認める。
　（ⅳ）水頭症の所見を認めることが多い(75％)。
❷造影CT；比較的均一に、中等度に増強される。

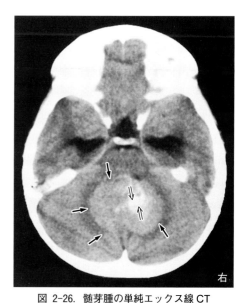

図 2-26. 髄芽腫の単純エックス線CT
小脳正中部に等吸収域(→)とその内部に高吸収域(⇒)を認める。

MRI　❶単純 MRI（図 2-27 A）
　　　（ⅰ）T１強調画像；等〜軽度低信号
　　　（ⅱ）T２強調画像；等〜軽度高信号（不均一）
　　　（ⅲ）プロトン密度強調画像；高信号
　　　（ⅳ）拡散強調画像（DWI）
　　　　　➡**高信号**で、上衣腫との鑑別に有用。
　　❷造影 MRI*；やや不均一に増強される（図 2-27 B）。
　　❸矢状断像（図 2-27 B）
　　　➡腫瘍の主座は第 4 脳室下半部なので、第 4 脳室上部と中脳水道の拡大を伴うことが多く、この所見は矢状断像で観察できる。

―――――――――――――――――――――――（チョット役に立つお話）―

*【髄芽腫の造影 MRI について】
　髄芽腫の造影 MRI 所見について、荒川ら(2003)、「増強効果の弱い例や増強されない例が意外と多い（二群を合わせて 32.5％）」と報告している。すなわち、ⓐ著明に増強される群；37.5％、ⓑ中等度増強群；30％、ⓒ軽度増強群；25％、ⓓ増強されない群；7.5％
　なお、古典的髄芽腫と線維形成性髄芽腫との間には、増強効果の差はない。

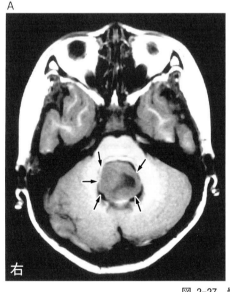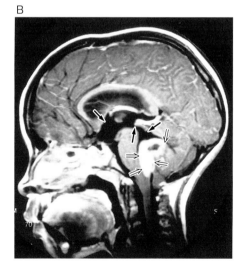

図 2-27．髄芽腫の MRI

A（単純 MRI 水平断像）；第 4 脳室内に低信号を認める（→）。
B（造影 MRI 矢状断像）；腫瘤はほぼ均一に増強される（⇒）。また、第 4 脳室上部、中脳水道および第 3 脳室の拡大が明瞭に描出されている（→）。

鑑別診断　❶上衣腫（226 頁の**表 2-24** 参照）
　　　　❷脈絡叢乳頭腫（231 頁）
　　　　❸小脳の充実性の毛様細胞性星細胞腫。

➡毛様細胞性星細胞腫（充実性）との鑑別には拡散強調画像が有用。すなわち、

（ⅰ）髄芽腫では高信号。

（ⅱ）これに対して、毛様細胞性星細胞腫では低信号。

治療方針 ❶手術による全摘出を目指す。

❷術後、補助療法として放射線治療と化学療法の併用が基本。

❸術後治療は、標準リスク群（**表2-31**参照）、高リスク群（**表2-31**参照）、3歳未満群に分けて行う。

治療 ❶手術的治療

（ⅰ）腫瘍摘出術

ⓐ可能な限り全摘出を目指す。

➡全摘出例や1.5 cm²以下の残存腫瘍例の予後は相対的によい（長嶋ら、2014）。

ⓑ術後、放射線治療と化学療法の併用療法を行う。

（ⅱ）水頭症合併例では、脳室腹腔吻合術。

➡術後5日以内に腰椎穿刺を行い、髄液播種の有無を確認することが必要（杉山ら、2011）。

❷放射線治療（全脳・全脊髄照射と後頭蓋窩局所照射）

（ⅰ）放射線に感受性が高い（杉山ら、2011）。

（ⅱ）放射線治療はできるだけ早期に、理想的には術後1カ月以内に開始する（杉山ら、2011）。

（ⅲ）通常、化学療法より放射線治療を先行させる。

➡ただし、3歳未満の乳幼児では、放射線治療よりも化学療法を先行させる。

➡（理由）放射線照射による精神知能発達遅延を防止するため。

（ⅳ）各症例別

ⓐ3歳以上の高リスク群

㋐播種病変のない症例（杉山ら、2009；杉山ら、2011）

①全脳と全脊髄に合計36 Gy照射。

②後頭蓋窩に19.8 Gy追加照射（後頭蓋窩総線量；55.8 Gy）。

㋑播種病変を認める症例（杉山ら、2011）

①全脳と全脊髄に39.6 Gy、後頭蓋窩に16.2 Gy追加照射（後頭蓋窩総線量55.8 Gy）、および播種病変に10.8 Gy追加照射。

②その後、化学療法。

ⓑ標準リスク群

㋐化学療法を併用して全脳・全脊髄照射量の減量を図る（杉山ら、2009）。

㋑全脳と全脊髄に合計23.4 Gy照射し、後頭蓋窩に32.4 Gy追加照射（後頭窩総線量；55.8 Gy）（長嶋ら、2014；五味、2014）。

ⓒ3歳未満の症例（杉山ら、2009）

㋐化学療法により放射線治療の時期を可能な限り遅らせる。

㋑放射線治療は、理想的には3歳以上になってから行う。

❸化学療法

（ⅰ）化学療法剤に対する感受性は高い（杉山ら、2011）。

（ⅱ）3歳未満の乳幼児では、放射線治療の時期を遅らせ、化学療法を先行させる。

第2章／脳腫瘍ヘズ～ムイン

ⓐ3歳未満の肉眼的全摘出例では、化学療法の単独治療可能(杉山ら, 2011)。
ⓑ使用薬剤(杉山ら, 2011)；白金製剤、マスタード系アルキル化薬(Cyclophosphamide；シクロホスファミド Endoxan®エンドキサン, Ifosfamideイホスファミド など)、Methotrexate®メトトレキサート。
（ⅲ）リスク別治療法(杉山ら, 2011)
　　ⓐ標準リスク群；ICE療法(Ifosfamide, Cisplatinシスプラチン, Etoposideエトポシド)
　　ⓑ3歳以上の高リスク群；白金製剤(Cisplatin や Carboplatinカルボプラチン など)とマスタード系アルキル化薬を基本。

治療成績(本邦)

❶手術摘出度と5年全生存率（**表 2-33**）

表 2-33. 髄芽腫の手術摘出度と5年全生存率(日本脳腫瘍全国集計, 14th, 2017より作成)

全摘出群 (gross total resection)	95～99% 摘出群	75～95% 摘出群	50～75% 摘出群	生検術群 (1～50%摘出群)
73.1%	78%	71.8%	26.7%	68.6%

❷手術、放射線治療および化学療法の三者併用群による5年全生存率
　➡77.6%

（※）手術単独群、手術と放射線治療の二者併用群、および手術と化学療法の二者併用群は、症例数が少ないため割愛。

病理学的所見

❶肉眼的所見
（ⅰ）灰白色または暗赤色の腫瘍で、柔らかくもろい。
（ⅱ）境界明瞭で、被膜はない。
（ⅲ）石灰化の頻度は低い(6～15%)。

❷組織学的所見（**図 2-28**）
（ⅰ）細胞密度が極めて高い。
（ⅱ）細胞質の極めて乏しい、未分化な小円形の細胞。
　　ⓐ胎児性腫瘍では細胞質の狭い細胞が高密度に増殖するため、Hematoxylin-Eosin(HE)染色標本をみたときに濃青色にみえることから‘Blue cell tumor’と呼ばれることがある(平戸, 2014)。
　　ⓑまた、細胞形態の特徴から‘Small round cell tumor’と呼ばれることもある(平戸, 2014)。
（ⅲ）核はクロマチンに富み、類円形から人参様で、多数の核分裂像を認める。
（ⅳ）ロゼット(rosette)
　　ⓐ血管周囲性偽性ロゼット(perivascular pseudorosette)はしばしばみられる。
　　ⓑ**Homer Wright rosette**ホーマー ライト がみられる。
　　　㋐ Homer Wright rosette とは、ロゼットの中心に管腔がなく花びら状に並んだ腫瘍細胞がその突起を花びらの中心に向かって伸ばしている細胞配列をいう。
　　　㋑出現頻度；30～40%(平戸, 2014)
　　　㋒中心の好酸性基質は原始神経突起(Neuropilニューロピル)(504頁)(岡田ら, 2008)。
　　　㋓未分化な神経細胞系の腫瘍に観察される。
（ⅴ）血管内皮細胞の増殖は認められない。

Ki-67 陽性率

20%以上(日本脳神経外科学会・日本病理学会編, 2010)。

243

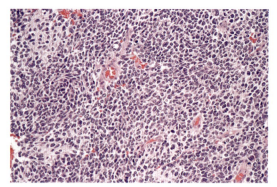
図 2-28. 髄芽腫の組織像(HE、×50)

免疫組織化学的所見	❶Synaptophysin；陽性 ❷Neurofilament protein(NFP)；陽性 ❸NSE；陽性 ❹GFAP；陽性 ❺EMA(epithelial membrane antigen)；陰性 ❻Cytokeratin；陰性 ❼β-カテニン；WNT 髄芽腫で強陽性(長嶋ら、2014)。
WHO Grade	Grade Ⅳ (Louis ら、2016)
遺伝子・染色体異常	❶WNT(wingless)活性化髄芽腫、SHH(sonic hedgehog)活性化髄芽腫、および非 WNT/非 SHH 髄芽腫(Group 3 髄芽腫、Group 4 髄芽腫)に分けられる(表 2-28、表 2-29 参照)。 ❷*RELA* 融合遺伝子は見い出されていない(Pietsch ら、2014)。 ❸第 9 番染色体長腕の欠失は髄芽腫の 8〜18%に認められる(白石ら、2005)。 ❹線維形成性/結節性髄芽腫(502 頁)の一部に、第 9 番染色体長腕と第 10 番染色体長腕の対立遺伝子の欠失を認める(Ellison ら、2016)。
予後	❶本邦における全症例の 5 年全生存率；71.2% ❷遺伝子解析による 4 つのグループと予後との関係(表 2-29 参照) 　(ⅰ)WNT 髄芽腫の予後は最もよい(5 年全生存率；95%)(Kijima ら、2016)。 　(ⅱ)SHH 髄芽腫と Group 4 髄芽腫は中間(5 年全生存率；各 75%)(Kijima ら、2016)。 　　➡ただし、Group 4 髄芽腫の乳幼児例の予後は不良(金村、2016)。 　(ⅲ)Group 3 髄芽腫の予後は最も不良(5 年全生存率；50%)(Kijima ら、2016)。
予後因子	❶全体(金村ら、2015) 　(ⅰ)従来、年齢、播種、および術後残存腫瘍が用いられ、 　　ⓐ3 歳未満 　　ⓑ播種がある 　　ⓒ術後残存腫瘍が 1.5 cm^{2}以上 　　の 3 条件のうち 1 つでもある場合は高リスク群、それ以外は標準リスク群とされていた。 　(ⅱ)今回の WHO 分類改訂による 4 つのグループ分類は、それ自体が予後予測の指標になりうる(上記の予後の項の❷参照)。 ❷予後良好因子(藍原ら、2007) 　(ⅰ)Tyrosine kinase receptor type 3(TrkC)(神経成長因子受容体)の発現。

第 2 章／脳腫瘍ヘズ〜ムイン

（ⅱ）β-catenine の発現➡β-catenine は WNT 経路を形成する因子として重要。

❸予後不良因子（藍原ら, 2007）

（ⅰ）*ErbB 2*（*Her-2*）遺伝子の発現。

（ⅱ）*TP 53* 遺伝子の発現。

（ⅲ）c-myc（cell cycle 調整因子）の発現。

再発

❶局所再発率；50〜70％と高い。

❷再発までの期間

（ⅰ）初回手術より 1 年（中央値）。

（ⅱ）大多数が 2 年以内に再発。

❸再発部位；後頭蓋窩に最も多い。

➡成人例では、再発は原発部位よりも遠位の中枢神経系に生じやすいとされている。

❹再発後の余命；1 年以内（中央値）

❺遺伝子解析による分類と再発との関係

（ⅰ）SHH 髄芽腫は主に局所に再発（金村ら, 2015；麦倉ら, 2016）。

（ⅱ）Group 3 髄芽腫や Group 4 髄芽腫は遠隔転移再発を認める傾向がある（金村ら, 2015）。

（ⅲ）再発後の予後；Group 4 髄芽腫は良好（金村ら, 2015）。

神経管外転移
（Kleinman ら, 1981）

❶頻度；5％と稀。

❷転移部位

（ⅰ）**骨転移**が最も多い（剖検例の頻度；82％）。

ⓐ骨盤に最も多い。

➡剖検例では脊椎骨に最も多く、次いで骨盤。

ⓑ次いで、大腿骨＞脊椎骨＞肋骨。

（ⅱ）次いで、リンパ節転移（65％）。

➡頚部リンパ節に最も多く、次いで腹腔内リンパ節。

（ⅲ）内臓（40％）

➡ほとんどが骨転移を伴っている。

ⓐ肝臓に最も多い。

ⓑ次いで、肺＞膵臓の順。

➡肺への転移はシャント例に多く、非シャント例の 3〜4 倍。

❸症状；疼痛が最も多い。

❹骨のエックス線単純撮影

➡骨増殖像を呈することが多い（骨増殖像は融解像の 2 倍）。

二次新生物
（151 頁参照）

髄芽腫経験者の二次新生物の発生率は、正常コントロール群に比べて数倍から数十倍高い（杉山ら, 2011）。

関連症候群

❶Gorlin-Goltz 症候群（76 頁）

➡髄芽腫患者の 1〜2％に Gorlin-Goltz 症候群を合併する。

❷Turcot 症候群（119 頁）

245

3．中枢神経系原始神経外胚葉性腫瘍
Central nervous system primitive neuroectodermal tumor （CNS PNET）

❶中枢神経系原始神経外胚葉性腫瘍（CNS primitive neuroectodermal tumor；PNET）は、髄芽腫およびその亜型腫瘍と類似するものとされ、今回の WHO 改訂（2016 年）では PNET の項目は削除された(井田，2016)。

❷その代わり、確率された腫瘍型に属さない未熟な神経外胚葉性腫瘍に対して、PNET に代わり、より包括的な「中枢神経系胎児性腫瘍，未確定 CNS embryonal tumor，NOS」（表 2-27 参照）という診断名をあてることになった(廣瀬，2017)。

　➡PNET，NOS は混乱を避けるため使用しない(新田ら，2017)。

4．中枢神経系神経芽腫
Central nervous system neuroblastoma（CNS neuroblastoma）

定義	最も未熟な形態である神経芽細胞（neuroblast）より発生する脳原発のものをいう。
頻度	❶本邦；原発性脳腫瘍全体の 0.1％と稀。
	❷生後 2 カ月以内に発生する先天性脳腫瘍の中では 20％を占める。
	❸小児脳腫瘍の 1％以下(杉山ら，2009)。
	❹髄芽腫の 1/10(杉山ら，2009)。
特徴	❶巨大、かつ分葉状の腫瘍。
	❷腫瘍境界は明瞭で、硬い腫瘍。
	❸半数に、囊胞を伴う。
	❹しばしば、石灰化、出血や壊死巣を認める。
	❺画像上、腫瘍の大きさに比べて周囲の浮腫像が乏しい(杉山ら，2009)。
	❻髄腔内播種の頻度が高い（40％）。
好発年齢(杉山ら，2009)	❶生後 4 週～20 歳代を中心に発生。
	❷5 歳以下が大多数。
性別	やや男性に多い(杉山ら，2009)。
好発部位	❶大脳半球のどの部位にも発生するが、
	（ⅰ）**前頭葉**や**頭頂葉**に多い。
	➡深部白質（**脳室近傍**）に好発する。
	（ⅱ）左側にやや多い。
	❷第 3 脳室底にも比較的好発する。
症状	❶けいれん；最も多い。
	❷局所神経症状
尿所見	脳原発例では、Catecholamine とその代謝産物（vanillyl mandelic acid；VMA や homo-vanillic acid；HVA）の異常増加を認めることはほとんどない。
脳血管造影	❶通常、無血管野で圧排所見（mass effect）のみ。

第2章／脳腫瘍ヘズ〜ムイン

	❷時に、血管陰影を認める。
エックス線CT	❶単純CT
	（ⅰ）低〜等吸収域
	（ⅱ）石灰化を半数に認める。
	❷造影CT；不均一に増強される。
MRI	❶単純MRI
	（ⅰ）T1強調画像；低〜等信号
	（ⅱ）T2強調画像；高信号
	❷造影MRI；不均一に増強される。
病理学的所見	❶肉眼的所見
	（ⅰ）嚢胞と充実部が半々に認められる。
	➡嚢胞壁には1〜数個の結節（mural nodule）を認める。
	（ⅱ）しばしば壊死巣や出血巣を認める。
	❷組織学的所見
	（ⅰ）腫瘍細胞は未熟な小型の円形細胞で、密に増殖している。
	➡腫瘍細胞は細胞質に乏しく、いわゆる'Blue cell tumor（243頁参照）'の像を呈する。
	（ⅱ）分裂像は多くみられる。
	（ⅲ）成熟した神経細胞への分化がみられる。
	（ⅳ）腫瘍細胞間にエオジン好性の細胞突起が豊富にみられる。
	➡これらの突起成分が構成する無核領域を取り囲むように腫瘍細胞が配列する Homer Wright rosette（243頁）がみられる。
	（ⅴ）神経節細胞はみられるが、異型性に乏しい。
WHO Grade	Grade Ⅳ（日本脳神経外科学会・日本病理学会編, 2010）
免疫組織化学的所見	❶Synaptophysin；陽性
	❷NSE（neuron specific enolase）；陽性
遺伝子解析	*MYC/MYCN*遺伝子の増幅を約半数に認める（Korshunovら, 2014）。
治療	❶外科的治療；可及的に全摘出を行う。
	❷放射線治療➡全脳・全脊髄照射（杉山ら, 2009）
	❸化学療法
	（ⅰ）薬剤；CarboplatinとEtoposide（CARE療法）。
	（ⅱ）化学療法は放射線治療に先行、あるいは照射後に開始。
予後	❶一般に、不良。
	❷成熟した神経細胞への分化がみられる場合には、比較的よい。
再発率	40％（6カ月〜7年の追跡期間）
髄腔内播種	40％の頻度。
神経管外転移	頚部リンパ節や肺。

❼髄膜腫 Meningioma

1. 総説

定義・概説

❶くも膜の表層細胞(くも膜帽細胞 arachnoid cap cell、髄膜細胞 meningothelial cell)から発生する腫瘍をいう。

➡したがって、通常、くも膜の表層細胞が密集して存在するくも膜顆粒やくも膜絨毛が本腫瘍の発生母地となる。

❷髄膜腫は、組織学的にはくも膜腫瘍(arachnoid tumor)であるが、解剖学的にはくも膜を圧排・膨張させる硬膜病変(dural lesion)である(Ciric ら, 1993)。

➡硬膜に付着部(dural attachment)を有するものが典型例であるが、時に硬膜に付着部をもたないものがある(533 頁参照)。

❸髄膜腫は良性腫瘍であるが、骨や骨髄に浸潤しやすい(吉田, 2004)。

❹性ホルモンとの関係(Shitara ら, 2011)

(ⅰ)髄膜腫には、Estrogen と Progesterone(黄体ホルモン)の受容体(receptor)が発現している。

(ⅱ)Estrogen 受容体は、髄膜腫全体のほぼ 30%、Progesterone 受容体は髄膜腫全体の 55〜70%に発現している。

頻度

❶本邦;原発性脳腫瘍全体の 23.8%

❷年間発生頻度(日本脳腫瘍全国集計, 10 th, 2000)

(ⅰ)全体;人口 10 万人に対して 3.01 人。

(ⅱ)性別

ⓐ男性;人口 10 万人に対して 1.74 人。

ⓑ女性;人口 10 万人に対して 4.15 人。

分類

症状の有無による分類	①無症候性髄膜腫(asymptomatic or incidental meningioma 528 頁) ➡他の疾患や健康診断において、エックス線 CT や MRI で偶然発見されるもので、髄膜腫による症状が出現していないものをいう。 ②症候性髄膜腫(symptomatic meningioma) ➡腫瘍による症状のあるものをいう。

部位による分類	①頭蓋冠髄膜腫
	➡大脳円蓋部髄膜腫、傍矢状洞髄膜腫や大脳鎌髄膜腫(図 2-29)。
	②頭蓋底髄膜腫
	ⓐ前頭蓋窩
	  ①嗅溝髄膜腫
	  ②鞍結節部髄膜腫
	ⓑ中頭蓋窩
	  ①蝶形骨縁髄膜腫
	  ②海綿静脈洞部髄膜腫
	ⓒ後頭蓋窩(posterior fossa meningioma)
	  ①小脳円蓋部髄膜腫(cerebellar convexity meningioma)
	  ②小脳橋角部髄膜腫(cerebello-pontine angle meningioma)
	  ③テント髄膜腫(tentorial meningioma)
	  ④斜台部髄膜腫(clival meningioma)
	  ⑤大孔髄膜腫(foramen magnum meningioma)

	➡髄膜細胞型および移行型で約70%を占める。
	①髄膜細胞型(meningothelial type)(図2-30 A)
	ⓐ髄膜腫の基本的な型で、紡錘形や多角形細胞が上皮様に配列している。
	ⓑくも膜顆粒の表面にある上皮様細胞(くも膜帽細胞 arachnoid cap cell)が腫瘍化したもの(久保田ら, 2005)。
	ⓒくも膜細胞類似の腫瘍細胞が密に増殖している。
	ⓓHE染色で細胞間に境がみられないため(複数の細胞が1つに見えるような外観)、合胞体型(syncytial type)とも呼ばれる。
	ⓔWhorl formation(渦巻形成)や Psammoma body(砂腫体)を認める。
	➡Whorl 形成とは
	①細胞が玉ねぎの切り口のように渦状に配列している像をいう。
	②腫瘍細胞(あるいは正常のくも膜細胞)が自らを包み込むように渦巻き状となる求心性構造を呈している。
	➡その中心部は、腫瘍細胞、血管や膠原線維である。
	③石灰化や硝子化が、しばしばみられる。
	④Whorl の中心部にみられる石灰化の部分を Psammoma body(砂腫体)という。
	ⓕ頻度(本邦);約45%を占め、最も多くみられる。
	ⓖWHO Grade Ⅰ(日本脳神経外科学会・日本病理学会編, 2010)
	②線維型(fibrous or fibroblastic type)(図2-30 B)
	ⓐ線維芽細胞に類似した細長い紡錘形の線維性の腫瘍細胞からなり、柵状に流れて(平行に波うつように)配列しているものをいう。
	ⓑくも膜顆粒の内部にある Fibrous core cell が腫瘍化したもの(久保田ら, 2005)。
	ⓒ時に、Whorl formation や Psammoma body がみられる。
	ⓓ頻度(本邦);約14%で3番目に多い。
	ⓔ石灰化を認める。
	ⓕWHO Grade Ⅰ(日本脳神経外科学会・日本病理学会編, 2010)
	③移行型(transitional or mixed type)
	ⓐ光学顕微鏡的に、髄膜細胞型と線維型とが共存している組織像を呈するものをいう。
組織学的亜型による分類	ⓑ細長い細胞質をもつ細胞が多くなり、Whorl 形成(毛細血管が中心)が顕著で、Psammoma body もよくみられる。
	ⓒ頻度(本邦);約20%で2番目に多い。
	ⓓ石灰化が認められる。
	ⓔWHO Grade Ⅰ(日本脳神経外科学会・日本病理学会編, 2010)
	④砂腫型(psammomatous type)
	ⓐ多数の Psammoma body が出現する髄膜腫をいう。
	①石灰化小体である Psammoma body は、硝子様変性の部分に石灰が沈着したもの。
	②Psammoma body は Whorl(渦巻)状に配列した髄膜腫細胞が石灰化したもので、Whorl の中心部にみられる。
	ⓑ腫瘍細胞は Whorl を伴う移行型(transitional type)の像を呈することが多い。
	ⓒ発育は比較的遅く、長い経過のものにみられ、悪性化は稀。
	ⓓ脊髄に発生するものに多くみられる。
	ⓔ頻度(本邦);約3%
	ⓕWHO Grade Ⅰ(日本脳神経外科学会・日本病理学会編, 2010)
	⑤血管腫型(angiomatous type)
	ⓐ典型的な髄膜腫の組織像の中に大小多数の血管が形成され、その中に腫瘍細胞が存在するもので、通常、髄膜細胞性髄膜腫(meningothelial meningioma)の中の大部分あるいは一部に、非常に豊富な血管増生をみる場合に血管腫性髄膜腫と呼ぶ。
	ⓑ小血管が多く、血管壁は硝子化していることが多い。
	ⓒWhorl formation や Psammoma body はみられない。
	ⓓ頻度(本邦);約4%
	ⓔ再発はほとんどない。
	ⓕWHO Grade Ⅰ(日本脳神経外科学会・日本病理学会編, 2010)
	⑥微小嚢胞型(microcystic type)(535頁)
	ⓐ腫瘍細胞の細長い突起がレース状に結合し、大小多数の嚢胞を認めるものをいう。
	➡髄膜腫で、大きな嚢胞をもつ腫瘍を Cystic meningioma(522頁)というが、それとは別のもの。
	ⓑ通常、Whorl 形成や Psammoma body はみられない。
	ⓒWHO Grade Ⅰ(日本脳神経外科学会・日本病理学会編, 2010)

⑦**分泌型**(secretary type)（536頁）
　ⓐ細胞内に小囊胞を形成し、Eosin好性（好酸性）でPAS（periodic acid-Schiff）陽性の細胞質内封入体をもつものをいう。
　ⓑ封入体は偽砂腫体（pseudopsammoma body）と呼ばれる。
　ⓒWHO GradeⅠ（日本脳神経外科学会・日本病理学会編，2010）
⑧**リンパ球形質細胞豊富型**(lymphoplasmacyte-rich type)（538頁）
　ⓐリンパ球と形質細胞の浸潤が著明な髄膜腫をいう。
　ⓑリンパ球・形質細胞型（lymphoplasmacyte type）とも呼ばれる。
　ⓒWHO GradeⅠ（日本脳神経外科学会・日本病理学会編，2010）
⑨**化生型**(metaplastic type)（539頁）
　ⓐ髄膜細胞性、線維性あるいは移行性髄膜腫が局所的に間葉細胞に化生し、骨、軟骨、粘液などを形成するものをいう。
　ⓑ反応性に著明に骨形成を伴うものを骨形成性髄膜腫（osseous meningioma）、軟骨形成を伴うものを軟骨形成性髄膜腫（cartilaginous meningioma）、粘液様変性（myxoid change）が著明なものを類粘液性髄膜腫（myxoid meningioma）という。
　ⓒWHO GradeⅠ（日本脳神経外科学会・日本病理学会編，2010）

⑩**脊索腫様型**(chordoid type)（539頁）
　ⓐ脊索腫に類似した組織像を呈するものをいう。
　　➡すなわち、粘液基質を背景に好酸性胞体をもつ細胞が索状あるいは肉柱状に増殖。
　ⓑ脊索腫（416頁）のように細胞内に空胞はない。
　ⓒ播種傾向が強い。
　ⓓWHO GradeⅡ（日本脳神経外科学会・日本病理学会編，2010）
⑪**明細胞型**(clear cell type)（541頁）
　ⓐ腫瘍細胞体が明るく抜けている髄膜腫をいう。
　　①Glycogenを豊富に含んだ胞体をもつ多形性細胞の増殖が特徴。
　　②Glycogen顆粒が組織固定の際に抜け落ちたために、細胞体が明るく見える。
　ⓑWhorl形成などの髄膜腫の特徴的な所見を欠く。
　ⓒ播種傾向が強い。
　ⓓWHO GradeⅡ（日本脳神経外科学会・日本病理学会編，2010）
⑫**異型型**(atypical type)（543頁）
　ⓐ定義（杉山，2008）
　　➡以下の①、②、③のうち1つ以上該当するものをいう。
　　①高い分裂能（0.16 mm²あたり4個以上20個未満の核分裂像）を有する髄膜腫。
　　②次の5つの所見のうち、3つ以上あるもの。
　　　❶配列の特徴がない一様なシート状増殖。
　　　❷高い細胞密度。
　　　❸核・細胞質比（nuclear-cytoplasmic ratio）の高い小型細胞。
　　　❹明瞭な核小体。
　　　❺壊死巣
　　③脳実質への浸潤。
　ⓑ頻度（本邦）；約8%
　ⓒWHO GradeⅡ（日本脳神経外科学会・日本病理学会編，2010）

⑬**乳頭状型**(papillary type)（543頁）
　ⓐ極めて強い異型性の核をもつ短紡錘・長円形細胞が血管を取り囲むように乳頭状に増殖をするものをいう（杉山，2008）。
　ⓑ小児に多くみられる。
　ⓒ約半数に再発を認め、30%に頭蓋外転移を認める。
　ⓓ上皮系組織のマーカーで、髄膜腫で陽性のEMA（epithelial membrane antigen）は、このタイプにおいても陽性となる。
　ⓔWHO GradeⅢ（日本脳神経外科学会・日本病理学会編，2010）
⑭**ラブドイド型**(rhabdoid type)（544頁）
　ⓐRhabdoid細胞が出現する髄膜腫をいう。
　　①好酸性の封入体様構造物をもつ胞体と、偏在した明瞭な核が特徴的な細胞がびまん性に増殖（杉山，2008）。
　　②ちなみに、Rhabdoid細胞とは、形態的に胎生期の横紋筋細胞に似たものをいう（久保田ら，2005）。
　ⓑ高い増殖能を示す。
　ⓒWHO GradeⅢ（日本脳神経外科学会・日本病理学会編，2010）
⑮**退形成型**(anaplastic type)（545頁）
　ⓐ定義；異型性髄膜腫にみられる異常所見が高度にみられ、明らかに悪性の組織学的特徴を示すものをいう。

組織学的亜型による分類

組織学的亜型による分類	ⓑ多数の核分裂像[強拡大10($0.16\ mm^2$)視野中20個以上]がみられる。 ⓒWhorl patternなどの髄膜腫の基本形態は認められる。 ⓓ頻度(本邦);約2% ⓔ生存期間中央値;2年未満 ⓕWHO Grade Ⅲ (日本脳神経外科学会・日本病理学会編, 2010)
組織学的異型性による分類	①良性型(benign type) ②悪性型(malignant type)(523頁) 　ⓐ定義;組織学的に異型性を示し、臨床的には増殖が速く、摘出後短期間に再発したり、中枢神経系以外へ血行性に遠隔転移するなどの所見を呈するものをいう。 　ⓑ頻度(本邦);10.5% 　ⓒ種類 　　①乳頭状髄膜腫(papillary meningioma) 　　②ラブドイド髄膜腫(rhabdoid meningioma) 　　③退形成性髄膜腫(anaplastic meningioma) 　ⓓ血行性に肺や肝臓に転移する。 　ⓔWHO Grade Ⅲ (Louisら, 2016)
手術所見による分類 (Salpietroら, 1994)	➡脳と腫瘍との境界面を、顕微鏡手術所見より以下の3型に分類するが、これらのタイプとエックス線CT所見とはよく相関する。 ①Smooth type(平滑型) 　ⓐ腫瘍と脳との境界は、くも膜下腔により明瞭である。 　ⓑ腫瘍の脳からの剝離は容易(顕微鏡使用)。 　ⓒこのタイプは、エックス線CTで浮腫を認めないものに対応。 ②Transitional type(移行型) 　ⓐしばしば、腫瘍と脳との間に血管が巻き込まれている。 　ⓑくも膜は非常に薄く、腫瘍と極度に癒着している。 　ⓒ時に(14%)、軟膜・くも膜の断裂(大脳皮質の破壊)が認められる。 　ⓓ顕微鏡による剝離は困難であるが、可能。 　ⓔこのタイプは、エックス線CTでHalo-like hypodensity(256頁)に対応。 ③Invasive type(浸潤型) 　ⓐ腫瘍・脳との境界面を血管が横切っているのが、このタイプの特徴。 　ⓑ軟膜は存在するが、ある部分では腫瘍と極端に癒着している。 　ⓒ大脳皮質が破壊されている。 　ⓓ腫瘍の脳からの顕微鏡による正確な剝離は不可能。 　ⓔこのタイプは、エックス線CTでFinger-like hypodensity(手指状の低吸収)(256頁)に対応。

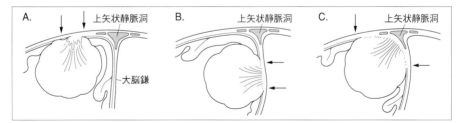

図 2-29. 大脳円蓋部、大脳鎌および傍矢状洞髄膜腫の模式図 (Cushingら, 1969. 一部改変)

A;大脳円蓋部髄膜腫、B;大脳鎌髄膜腫、C;傍矢状洞髄膜腫。
→は付着部を示す。

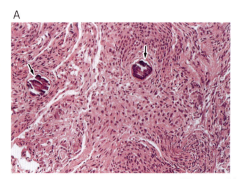 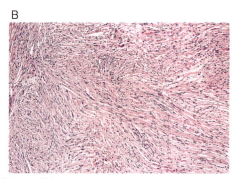

図 2-30. 髄膜腫の組織像

A；Meningothelial type（HE、×50）
・シート状に配列した腫瘍細胞とその一部に Whorl 形成がみられる。
・Whorl の中心部に丸い石灰化（→）が認められ、Psammoma body という。
B；Fibrous type（HE、×25）

好発年齢(本邦)	基本的には成人の腫瘍で、50～74歳に好発する。

性別　❶全体(本邦)；男性：女性＝1：2.3 で、女性に多い。

❷WHO Grade；Grade ⅡとⅢは男性に多い（Perry ら，2016）。

好発部位と頻度(本邦)　大脳円蓋部に最も多く、次いで傍矢状洞、蝶形骨縁、大脳鎌、小脳橋角部の順（**表 2-34**）。

表 2-34. 本邦における全髄膜腫の部位別頻度
(脳腫瘍全国集計調査報告，2017 より抜粋)

	部位	頻度（%）
1	大脳円蓋部	24.4%
2	傍矢状洞	11.4%
3	蝶形骨縁	11.0%
4	大脳鎌	9.8%
5	小脳橋角部	8.2%
6	鞍結節*	7.4%
7	斜台/錐体斜台	6.0%
8	テント	5.3%

＊(著者註)
①鞍結節部、視交叉溝あるいは前床突起から発生する髄膜腫を**鞍上部髄膜腫（suprasellar meningioma）**というが、通常、鞍結節部髄膜腫と蝶形骨平面髄膜腫を併せて鞍上部髄膜腫という。
②鞍上部髄膜腫は、Meningioma of anterior chiasmatic angle と呼ばれることもある（Wiggli ら，1975）。

多発性(本邦)　3.3%

症状　発生部位により異なる（各髄膜腫の項を参照）。

一般に、

❶頭蓋内圧亢進症状

➡局所症状を伴うことも伴わないこともある。

❷局所症状

➡片麻痺や失語などで、けいれんを伴う場合と伴わない場合とがある。

❸けいれん*(30〜70％)

❹脳神経障害

┌─楽々講座─────────────────────────────┐
│   *【テント上髄膜腫における "けいれん"】(Chozick ら, 1996)│
├──────────────────────────────────┤
│①テント上髄膜腫によくみられる症状(30〜70％)。
│　ⓐ全身の硬直性・間代性けいれんが最も多い(60％)。
│　ⓑ次いで、局所性けいれん(37％)。
│　ⓒ複雑部分発作；8％
│②術前、"けいれん"を起こしやすい部位
│　ⓐ前頭葉底部(subfrontal)、頭頂部および錐体部(Chozick ら, 1996)。
│　ⓑ傍矢状洞部(特に中1/3)および大脳円蓋部(Chan ら, 1984)。
│③髄膜腫摘出後の"けいれん"の消失頻度
│　➡術前"けいれん"のみられた患者の44〜62％
│④術後、新たに発生する"けいれん"
│　ⓐ発生頻度
│　　➡術前"けいれん"を認めなかった症例の6〜43％
│　ⓑ発生因子
│　　①亜全摘出例
│　　②異型性髄膜腫(atypical meningioma)
│　　③永続する合併症
│　　④腫瘍再発
│　　⑤多数回手術例
│　　⑥頭頂部発生例
│　　⑦術後の水頭症
│⑤術前"けいれん"を認めるテント上髄膜腫に対しては、手術によりけいれんを改善させることが
│　可能。
└──────────────────────────────────┘

頭部エックス線単純・断層撮影

❶血管溝の拡大

❷石灰化**(3〜10％)

❸頭蓋骨の**過骨**(hyperostosis)や骨破壊(osteolysis)

（ⅰ）過骨像

　　ⓐ頻度；10〜60％

　　ⓑ過骨像は、鞍結節部髄膜腫や嗅溝髄膜腫のように前頭蓋底に発生するものでは高率に認められる。

　　ⓒ前頭蓋底正中部の過骨像

　　　➡2型に分ける(Lee, 1976)。すなわち、

　　　㋐びまん性(diffuse)

　　　〔亜型(subtype)〕

　　　　①亜鈴型

　　　　②一部に透亮像を伴うもの。

　　　　③表面平滑なもの。

　　　㋑軽微なもの(mild)あるいは局在性(localized)

　　　〔亜型(subtype)〕

　　　　①鋸歯型

②一部に透亮像を伴うもの。
　ⓓ蝶形骨縁髄膜腫➡En plaque(板状)(271頁)
　ⓔ過骨像を呈するものに、再発例は有意に少ない(Olmstedら, 1977)。
　ⓕ反応性および腫瘍性のいずれでも生じる。
（ⅱ）骨破壊像
　ⓐ頻度；10〜17%
　ⓑ腫瘍の浸潤による。
　ⓒ悪性例に多いとされている。
❹Blistering(水疱状骨変化)(30%)(図2-31)
（ⅰ）副鼻腔の含気部(通常、後篩骨洞、時に蝶形骨洞)が火傷の"水ぶくれ"のように、頭蓋内腔へ突出(herniation)している所見をいう。
（ⅱ）通常、その部に過骨像(hyperostosis)を伴うので、骨硬化内に突出している状態となる。
　➡過骨内に泡状の透亮像を認める所見。
（ⅲ）鞍結節部髄膜腫や蝶形骨平面髄膜腫にみられる。

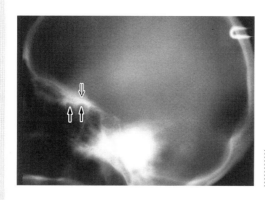

図 2-31. 髄膜腫の頭部エックス線断層撮影(側面像)
(窪田惺著, 脳神経外科ビジュアルノート, 金原出版, 2003より許可を得て転載)

蝶形骨平面の過骨像(⇒)と、過骨内に後篩骨洞が突出している像(→)、すなわちBlisteringを認める。

【楽々講座】**【髄膜腫の頭部エックス線単純撮影における石灰化像(竹内. 1973)】

➡石灰化の形態より4型に分類される。
①第1型
　①小石灰沈着巣が不規則に散在し、境界が不鮮明なもの。
　②腫瘍の一部が石灰化を呈している。
　③髄膜腫に特徴的な所見ではない。
②第2型
　①顆粒状の石灰化像が密に一様に集合し、あたかも均等な構造を示すようにみえる。
　②境界は鮮明で辺縁も平滑なため、腫瘍全体の形状をとらえ得る。
　③髄膜腫にかなり特異的な所見であるが、上衣腫、脈絡叢乳頭腫や頭蓋咽頭腫などにもみられる。
③第3型
　①濃い均等な石灰陰影で、境界は明瞭。
　②腫瘍全体の大きさを示している。
　③石灰量が多いためエックス線は通過しない。
　④Brain stone(脳石)と呼ばれる石灰化像は、この型である。
　⑤髄膜腫にかなり特異的な所見であるが、脳出血巣にもみられる。
④第4型
　①曲線状の石灰化像。
　②腫瘍の辺縁の一部の石灰化で、被膜の石灰化の場合にみられる。
　③髄膜腫に特徴的な所見ではない。

脳血管造影
(図2-32)

❶基本的には、大部分、外頸動脈により栄養されている。
　➡選択的外頸動脈造影が重要。
　(ⅰ)サンバースト像(sun-burst appearance)(図2-32 A)
　　ⓐ外頸動脈からの栄養血管(通常、中硬膜動脈)が、ある一点から腫瘍の中心部へ放散し、放射状に腫瘍が造影される所見をいう。
　　ⓑ輝く太陽の光に似ているので、このように呼ばれる。
　(ⅱ)均一、かつ境界鮮明な腫瘍陰影(tumor stain)(図2-32 B)。
　(ⅲ)悪性型では、静脈の早期出現(early venous filling)を認める。
❷側脳室、嗅溝、鞍結節や小脳テントより発生する髄膜腫
　➡内頸動脈の枝より血液供給を受ける。すなわち、
　(ⅰ)側脳室髄膜腫➡脈絡叢動脈
　(ⅱ)嗅溝髄膜腫や鞍結節髄膜腫➡篩骨動脈(眼動脈の枝)
　(ⅲ)テント髄膜腫➡テント動脈(tentorial artery=Bernasconi-Cassinary's artery；内頸動脈の枝)

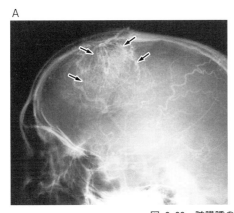 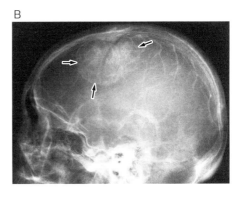

図2-32. 髄膜腫の脳血管造影(側面像)
(窪田惺著,脳神経外科ビジュアルノート,金原出版,2003より許可を得て転載)
A；Sunburst appearance(→)
B；静脈相で境界鮮明な腫瘍陰影を認める(→)。

エックス線CT

髄膜腫の90%はエックス線CTにより、正確に診断できる。
❶単純CT(図2-33 A)
　(ⅰ)腫瘍部
　　ⓐ高吸収域を呈することが最も多い(60～70%)。
　　ⓑ等吸収域(20～30%)
　　ⓒ辺縁明瞭で平滑。
　(ⅱ)White matter buckling sign(Georgeら, 1980)
　　ⓐ白質が内方へアコーディオン状に圧縮されている所見をいう。
　　　➡白質は正常では葉状を呈しているが、外側に髄外病変が存在すると、その部分の白質は内方へ圧排され(inward compression= 'buckling')、葉状の形態が消失する(図2-34)。

　　　　ⓑ髄外病変を示す所見である。
　　　　　㋐髄膜腫の中では、外側の大脳円蓋部髄膜腫に最も高頻度にみられる。
　　　　　㋑髄外腫瘍では、腫瘍が脳へ直接浸潤していない限り、腫瘍と脳実質との間に灰白質が介在し、灰白質・白質境界部も変位するだけで破綻はない。
　　（ⅲ）石灰化（20〜30％）
　　（ⅳ）腫瘍周囲に脳浮腫による低吸収を認める（60〜75％）。
　　　　ⓐ腫瘍周囲の低吸収は、2型に分類される(Salpietroら，1994)。
　　　　　㋐ Perifocal halo-like hypodensity
　　　　　　➡腫瘍に近接して、暈状の低吸収域を限局性に認めるもの。
　　　　　㋑ Hemispheric finger-like hypodensity
　　　　　　➡大脳半球に手指状の低吸収域を認めるもの。
　　　　ⓑ中等度・重度の浮腫像；20〜50％の頻度。
❷造影CT（図2-33 B）
　　（ⅰ）腫瘍は均一、かつ著明に増強される。
　　（ⅱ）稀に、腫瘍周囲の脳組織が増強されることがある。

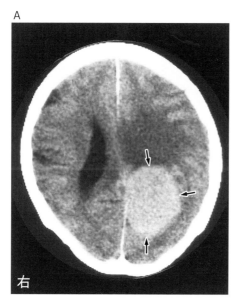 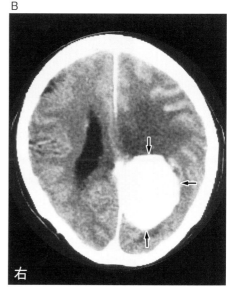

図 2-33．髄膜腫のエックス線CT
A（単純CT）；左後頭葉に高吸収域を認める（→）。
B（造影CT）；均一に増強される（→）。

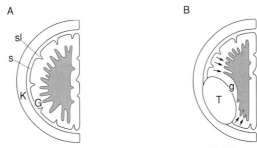

図 2-34. White matter buckling sign の模式図
(George ら, 1980)

A（正常）；黒い部分は葉状の白質（半卵円中心）で、'やまあらし'の形をしており、灰白質の中にくい込んでいる。
B（White matter bucking sign）
 ⓐ白質は正常では葉状を呈しているが（→）、外側に髄外病変が存在すると、その部分の白質は内方へ圧排され、葉状の形態は消失する。
 ⓑ髄外腫瘍（T）では、腫瘍が脳へ直接浸潤していない限り、腫瘍と脳実質との間に灰白質（g）が介在し、灰白質・白質境界部も変位するだけで破綻はない。
略語；s＝くも膜下腔、Sl＝脳溝、K＝頭蓋骨、G，g＝灰白質、T＝腫瘍

MRI
(表2-35)

❶単純 MRI
（ⅰ）T1、T2強調画像とも等信号のことが多い。
（ⅱ）拡散強調画像（DWI）；等信号のことが多い。
❷造影 MRI；均一に増強される。

表 2-35. 髄膜腫の MRI 所見

単純 MRI	T 1 強調画像	①T 1 強調画像と増殖能、病理組織所見に相関はないとされている。 ②所見(図 2-35 A) 　ⓐ軽度低〜等信号が多い。 　　①等信号が多い(60〜70%)。 　　②次いで、軽度低信号(30〜40%)。 　　③著明な低信号(10%)。 　ⓑ腫瘍と脳との境界部に低信号陰影(low intensity band；peritumoral band)が、70%の頻度でみられる。 　　➡このLow intensity band は、脳実質外腫瘍により拡張した髄液腔、硬膜や軟膜の血管構造を表している。
	T 2 強調画像	①所見(図 2-35 B) 　ⓐ等〜軽度高信号が多い。 　　①等信号が 50〜75%と最も多い。 　　②次いで高信号(20〜44%)。 　　③低信号(10〜20%) 　　➡線維成分が多いとT 2 強調画像で低信号。 　ⓑ腫瘍内部や辺縁に、栄養血管による Flow void(無信号)を認めることがある。 ②T 2 信号強度と腫瘍の性質との関係 　ⓐ低信号➡線維成分が多い。 　ⓑ等信号➡硬い腫瘍のことが多い。 　ⓒ高信号(Chen ら, 1992) 　　①血管に富む腫瘍。 　　②柔らかい腫瘍。 　　③細胞に異型性のある腫瘍。 　　④脳への浸潤がみられる腫瘍。 ③T 2 信号強度と増殖能との関係 　➡低信号を呈するものは、増殖能は低い(Nakasu ら, 1995)。 ④T 2 信号強度と組織型との関係(Elster ら, 1989) 　➡75%以上で相関する。 　ⓐ著明な低信号➡線維型(fibrous type)あるいは移行型(transitional type)の要素からなる。 　ⓑ著明な高信号➡髄膜細胞型(meningothelial type)あるいは血管腫型(angiomatous type)の要素からなる。
	拡散強調画像	等信号
	〔CSF cleft sign(Sheporaitis ら, 1992)〕 ①T 1 強調画像での腫瘍周囲の低吸収縁(low-intensity rim)をいう(図 2-35 A)。 ②これは、腫瘍と脳実質との間に介在する髄液腔、すなわち腫瘍を取り囲む髄液腔である。 ③単純 CT の White matter buckling sign とともに、髄外病変を示す所見。	
造影 MRI		①著明で、均一に増強される(図 2-35 C)。 ②Dural tail sign(硬膜裾野徴候)(flare sign, or meningeal tail sign)を認める(図 2-35 C)。 　ⓐ定義・概念 　　①腫瘍付着部に連続する硬膜あるいは腫瘍に近接する肥厚した硬膜が、線状かつ均一に増強され、かつ腫瘍から離れるにしたがって、"しっぽ(裾野)(tail)"のように増強効果が薄くなっていく所見をいう。 　　②しっぽ(裾野)(tail)部は、腫瘍本体よりも強く増強される。 　ⓑ出現頻度 　　①髄膜腫の 60〜70%で、最も高頻度にみられる。 　　②脳表に接する髄膜腫以外の脳腫瘍；8〜16%の頻度。 　ⓒ発生機序 　　①腫瘍の硬膜への浸潤説(60%に硬膜内に腫瘍細胞を認める)。 　　②結合組織の反応性増生説。 　　③腫瘍付着部近傍の硬膜血管の透過性亢進説。 　　④硬膜の新生血管説。 　ⓓDural tail sign を呈する疾患 　　①髄膜腫に高頻度にみられる(60〜70%)。 　　➡Dural tail sign の出現と髄膜腫の大きさや発生部位との間には有意な相関はないが、通常、円蓋部髄膜腫(convexity meningioma)に高頻度に認められ、後頭蓋窩では少ない。 　　②その他➡脳表に接する膠芽腫、転移性腫瘍、悪性リンパ腫、聴神経鞘腫(前庭神経鞘腫)や多発性骨髄腫、癌の硬膜転移や頭蓋骨腫瘍など。
腫瘍周囲の脳浮腫像 (peritumoral edema)		①一部、組織型と相関する。 ②所見(Elster ら, 1989) 　ⓐ軽度あるいは中等度の浮腫像➡線維型(fibrous type)あるいは移行型(transitional type)。 　ⓑ高度な浮腫像➡髄膜細胞型(meningothelial type)あるいは血管腫型(angiomatous type)。

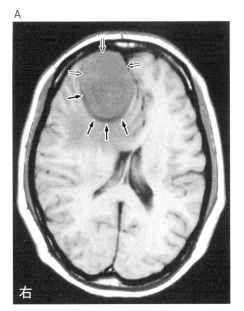
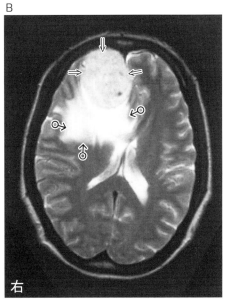
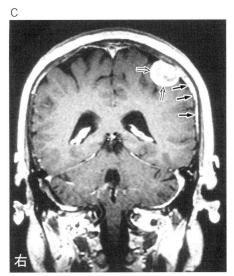

図 2-35. 髄膜腫の MRI

A（単純 MRI T1強調画像）；右前頭葉に球形の等信号の腫瘤（⇒）とその周囲に帯状の低信号、すなわち Cleft sign（→）を認める。
B（単純 MRI T2強調画像）；等信号の腫瘤（⇒）と腫瘤周囲に高信号の脳浮腫像（♂）を認める。
C（造影 MRI）；腫瘤は均一に増強される（⇒）。また腫瘤付着部の硬膜は線状に増強され、かつ腫瘤から離れるにしたがって増強効果が薄くなっていく"Dural tail sign"を認める（→）。

楽々講座 【髄膜腫の増殖能と画像との関係(Nakasu ら, 1995)】

Ki-67 抗原に対する MIB-1 抗体を用いて髄膜腫の増殖能と臨床放射線学的特徴を比較検討した報告では、増殖能の高い腫瘍は以下の通りである。
①分葉形のもの(lobulated shape)。
②腫瘍周囲に中等度から重度の浮腫像がみられるもの。
③脳との境界が不鮮明な腫瘍。
④石灰化を認めない例。

鑑別診断	❶鞍結節部髄膜腫➡下垂体腺腫との鑑別が必要（676 頁の**表 3-22**）。
	❷小脳橋角部髄膜腫➡聴神経鞘腫（前庭神経鞘腫）との鑑別が必要（680 頁の**表 3-24**）。
治療	❶外科的治療

❶外科的治療
（ⅰ）手術による腫瘍全摘出術。
　　ⓐ術前に、流入動脈の塞栓術（embolization）を行うこともある。
　　ⓑ腫瘍が重要な血管や神経などに癒着している症例では、全摘出は困難。
（ⅱ）腫瘍が浸潤している骨や硬膜も含めて摘出する。
❷放射線治療（radiation therapy）
（ⅰ）通常（従来）の放射線治療（conventional radiotherapy）
　　ⓐ照射線量；50〜60 Gy
　　ⓑ適応症例
　　　㋐全摘出できなかった残存腫瘍例。
　　　㋑再発例
　　　㋒悪性例
（ⅱ）定位放射線照射（stereotactic irradiation）
　　ⓐ種類；γ-Knife や CyberKnife など。
　　ⓑ適応症例
　　　➡腫瘍の大きさが概ね 3 cm 以下、腫瘍が視神経や視交叉から 5 mm 以上離れている例など（**表 2-36**）。

治療成績

❶本邦の 5 年全生存率
（ⅰ）WHO Grade Ⅰの髄膜腫（髄膜細胞型、線維型、移行型、砂腫型、分泌型、化生型など）
　　ⓐ手術単独群；97.8%
　　ⓑ手術と放射線治療の二者併用群；95.7%
（ⅱ）WHO Grade Ⅱの髄膜腫（脊索腫様型、明細胞型、異型型）
　　ⓐ手術単独群；91.8%
　　ⓑ手術と放射線治療の二者併用群；89.3%
（ⅲ）WHO Grade Ⅲの髄膜腫（乳頭型、ラブドイド型、退形成型）
　　ⓐ手術単独群；69.1%
　　ⓑ手術と放射線治療の二者併用群；51.0%
❷放射線治療成績
（ⅰ）通常（従来）の放射線治療の成績
　　ⓐ亜全摘例
　　　㋐全体
　　　　①5 年生存率；85%
　　　　②5 年後の再発率；10〜25%（非照射例では 40〜60%）
　　　　③合併症の発現頻度；4〜20%
　　　㋑残存腫瘍の大きさと放射線治療成績[Connell ら, 1999]
　　　　①5 cm 以上の大きさの残存腫瘍

　　　　➡5年後の再発率は60%

　　　　②5cm未満の大きさの残存腫瘍

　　　　➡5年後の再発率は7%

　　ⓑ頭蓋底髄膜腫例（非全摘例）(Nuttingら. 1999)

　　　➡全摘出例とほぼ同等の成績。すなわち、

　　　⑦生存率

　　　　①5年生存率；83%

　　　　②10年生存率；71%

　　　④再発率

　　　　①5年後の再発率；8%

　（ⅱ）定位放射線照射の成績（**表2-36**）

表2-36. 髄膜腫に対する定位放射線照射の適応と治療成績

	γ-Knife	**LINAC**（linear accelerator）
適応症例	①腫瘍の平均直径が3cm以下の症例。 ②腫瘍辺縁と視神経あるいは視交叉との距離が少なくとも5mm離れている症例。 ③円蓋部以外の髄膜腫。 ④高齢者 ⑤合併症のある症例（手術に耐えられない症例）。 　　　　　　（Kondziolkaら. 1999）	①腫瘍の最大径が35mm以下の症例。 ②腫瘍が視神経あるいは視交叉から5mm以上離れている症例。 ③外科的切除が危険な場合。 ④患者が手術を拒否した場合。 　　　　　　（Hakimら. 1998）
成　績	①髄膜腫全体（Kondziolkaら. 1999） 　ⓐ5～10年間の腫瘍制御率；93% 　ⓑ大きさの変化 　　①縮小例；63% 　　②不変例（発育停止例）；32% 　　③増大例；5% 　ⓒ新しい神経症状の発現 　　①頻度；5% 　　②発生時期；3年以内に発生する。 ②頭蓋底髄膜腫（skull base meningioma） 　ⓐ5～9.8年間の腫瘍制御率；98.3%（Eustacchioら. 2002）。 　ⓑ大きさの変化（Eustacchioら. 2002） 　　①縮小例；60.3% 　　②不変例（発育停止例）；38.9% 　　③増大例；0.8% 　ⓒ合併症 　　①頻度；0～6% 　　②三叉神経障害（顔面痛、感覚低下）や動眼神経麻痺など。 ③海綿静脈洞髄膜腫 　ⓐ2～3年間の腫瘍制御率；74～100% 　ⓑ大きさの変化 　　①縮小例；30～56% 　　②不変例；44～64% 　　③増大例；0～6% ④悪性髄膜腫；腫瘍制御率は75%	①5年間の腫瘍制御率；89.3%（Hakimら. 1998） ②永続する神経症状の発現率；5～6%

病理学的所見　❶肉眼的所見

　（ⅰ）血管に富む球形、または半円形の良性腫瘍。

　（ⅱ）硬く、結節状の被膜を有する境界鮮明な充実性腫瘍。

　　➡時に（2～5%）、囊胞性（cystic）（522頁）。

（ⅲ）硬膜（脳室内では脈絡叢あるいは脈絡組織 tela choroidea）に強く付着。

（ⅳ）脳実質をおしのけるように発育し、通常、脳実質内には浸潤しないが、時に（25〜45％）、軟膜を破壊し脳内に浸潤（525頁）することがある。

（ⅴ）腫瘍内出血は稀（5％）。

❷組織学的所見

➡上皮系と間葉系の両方の性質を有する（久保田ら，2005）。

（ⅰ）基本構造

ⓐWhorl formation（渦巻形成）（**図2-30 A**）

➡細胞が玉ねぎの切り口のように渦状に配列する像をいう。

ⓑ合胞体（syncytium）

㋐数個以上の細胞が集合し、細胞間が癒合したようにみえる像をいう。

㋑合胞体が広大になると、石を敷きつめたように Sheet（敷き石）状となる。

ⓒSheet状配列；Whorl などの特徴的な構築の喪失を意味する。

ⓓStream（柵）状配列

（ⅱ）間質（stroma）

ⓐ膠原線維、弾力線維や好銀線維。

ⓑ血管

ⓒ石灰化（psammomatous meningioma）

電子顕微鏡学的所見

以下の2つの電子顕微鏡学的所見は、すべての髄膜腫の共通なので、1枚の電子顕微鏡写真で髄膜腫と診断できる（久保田ら，2005）。

❶腫瘍細胞突起が多数突出し、隣接する突起とお互い手の指を重ね合わせたように咬合している所見、すなわち、Interdigitation を認める。

❷Desmosome（デスモゾーム）などの細胞間接着装置を認める。

Ki-67陽性率

❶WHO GradeⅠの髄膜腫；1％以下（久保田ら，2005）

❷異型型（atypical type）

（ⅰ）平均7.2％（Maierら，1997）

（ⅱ）5％以上であれば、異型性髄膜腫（atypical meningioma）を疑う（平戸，2003）。

❸退形成型（anaplastic type）

（ⅰ）平均14.7％（Maierら，1997）

（ⅱ）10％以上であれば、退形成性髄膜腫（anaplastic meningioma）を疑う（平戸，2003）。

免疫組織化学的所見

❶Vimentin；陽性

❷EMA（epithelial membrane antigen）；陽性

❸GFAP（glial fibrillary acidic protein）；陰性（澁谷，2014）

❹Progesterone receptor；陽性（保格ら，2001）

❺CD-68；陽性（保格ら，2001）

遺伝子・染色体異常

❶第22番染色体長腕（22 q）の欠失を認める（Clarkら，2013）。

❷第1番染色体や第14番染色体長腕（14 q）も高頻度に異常を認める（澁谷，2014）。

❸Neurofibromatosis 2（*merlin, NF 2*）遺伝子の欠失を孤発性髄膜腫の40〜60％に認める（Clarkら，2013）。

第 2 章／脳腫瘍ヘズ〜ムイン

（ⅰ）異型性および退形成性髄膜腫には *NF 2* 遺伝子異常のあるものが多い（澁谷. 2014）。

（ⅱ）*NF 2* 遺伝子異常の有無による髄膜腫の特徴（**表 2-37**）（Clark ら. 2013；澁谷. 2014）

（ⅲ）神経線維腫症 2 型（neurofibromatosis 2；NF 2）の原因遺伝子は第 22 染色体長腕
（22 q 12）に存在し、その遺伝子産物（遺伝子がつくり出すタンパク質）を *Merlin*
という。一方、神経線維腫症 1 型（NF 1）の原因遺伝子は第 17 番染色体長腕（17 q
11.2）に存在し、その遺伝子産物を *Neurofibromin* と呼ぶ。

　ⓐNF 2 では、*Merlin* の遺伝子に異常が生じ発症する。

　ⓑちなみに、*Merlin* は腫瘍抑制因子として働く。

表 2-37. *NF2* 遺伝子異常の有無による髄膜腫の特徴（Clark ら. 2013；澁谷. 2014）

NF2 遺伝子欠失性髄膜腫 （*NF2* deleted meningioma）	*NF2* 遺伝子異常を示さない髄膜腫 （Non-*NF2* deleted meningioma）
・線維性、移行性、砂腫性に多い。	・髄膜細胞性、分泌性、微小嚢胞性に多い。
・異型性（atypical）の傾向が強い。	・ほぼ、良性。
・染色体不安定性、ゲノム不安定性	・染色体安定性
・主に、大脳半球、小脳半球や脊髄に発生 ➡大脳半球では後方（頭頂・後頭部）に発生。 ・頭蓋底では外側部や後頭蓋窩。	・頭蓋底では内側部に発生。

❹テロメア逆転写酵素（TERT）プロモーター遺伝子の変異は髄膜腫の悪性化に関与している（澁谷. 2014）。

悪性転化　ほとんどが初回手術後ある一定期間をおいて再発した時点で、悪性転化（malignant transformation）している。

❶悪性転化率；初回手術後 2 年以内に 13％（Arai ら. 1998）

❷p 53 タンパク；悪性変化をきたした再発例に観察される（Arai ら. 1998）。

❸悪性転化をきたす因子

（ⅰ）手術による刺激。

（ⅱ）放射線照射

（ⅲ）ウイルス感染

（ⅳ）染色体および遺伝子の異常。

❹悪性転化例の組織学的所見

（ⅰ）初回手術時

　ⓐ髄膜細胞型（meningothelial type）

　ⓑ移行型（transitional type）

（ⅱ）再発時；異型性髄膜腫（atypical meningioma）

治癒と判定する期間　全摘出例では 10 年間再発がない場合、治癒と判定される。

予後　一般に、良好。

予後因子　❶予後に影響を及ぼす因子（Nishizaki ら. 1994）

➡年齢は影響しない（70 歳以上と 70 歳未満とで成績に差はない）。

（ⅰ）術前の神経脱落症状

（ⅱ）組織学的悪性度

（ⅲ）多数回手術

❷高齢者（80～89 歳）の予後不良因子(Mastronardi ら，1995)

（ⅰ）重大な全身性の合併症を有する症例。

（ⅱ）Karnofsky's performance scale(167 頁)が 60 以下の症例。

（ⅲ）腫瘍の最大直径が 5 cm を超える症例。

再発　❶再発率

➡摘出度と関係する。

（ⅰ）全体（5 年後の再発率）

　　ⓐ全摘出例；0～30％

　　ⓑ亜全摘出例

　　　　㋐手術のみ；30～70％

　　　　㋑手術＋放射線治療；15～30％

（ⅱ）残存腫瘍と再発率

　　ⓐStafford らの報告(1998)

　　　　㋐肉眼的全摘出例

　　　　　　①5 年後の再発率；12％

　　　　　　②10 年後の再発率；25％

　　　　㋑肉眼的非全摘出例

　　　　　　①5 年後の再発率；39％

　　　　　　②10 年後の再発率；61％

　　ⓑSimpson の報告(1957)

　　　　➡手術による腫瘍摘出度を 5 段階に分け、残存腫瘍量と再発率との関係を報告（**表 2-38**）。

　　ⓒ全摘出後（Simpson grade ⅠおよびⅡ）の再発率(Mahmood ら，1994)

　　　　㋐全摘出後の腫瘍の再出現を再発（recurrence）とし、亜全摘出後の腫瘍の増大を

表 2-38. 髄膜腫の手術内容と再発率との関係(Simpson, 1957)

Grade of resection （程度）	Extent of resection （切除範囲）	Frequency of recurrence (%) （再発の頻度）
Grade Ⅰ	This is a macroscopically complete removal of the tumour, with excision of its dural attachment, and of any abnormal bone. （腫瘍の付着している硬膜および周囲の異常骨を含めての腫瘍の肉眼的完全摘出）	9
Grade Ⅱ	This denotes a macroscopically complete removal of the tumour and of its visible extensions, with endothermy coagulation (usually to the point of charring) of its dural attachment. （腫瘍の肉眼的全摘出に加えて、硬膜付着部を電気凝固—通常、炭化するまで—したもの）	16
Grade Ⅲ	This denotes a macroscopically complete removal of the intradural tumour, without resection or coagulation of its dural attachment, or alternatively, of its extradural extensions, e.g., an invaded sinus or hyperostotic bone. （腫瘍は肉眼的に全摘出するが、硬膜付着部の切除や電気凝固は行わない、あるいは硬膜外への伸展部、例えば腫瘍が浸潤している静脈洞や過骨部の除去や電気凝固を行わない）	29
Grade Ⅳ	This denotes a partial removal, leaving intradural tumour in situ. （腫瘍の部分切除で、腫瘍は残存）	39
Grade Ⅴ	This is a simple decompression, with or without biopsy. （生検の有無にかかわらず、単なる減圧術のみ施行）	89

再増大(regrowth)とし、両者を厳密に区別している。

⑦ 5 年および 10 年後の再発率は、共に 2%

(iii) 発生部位別摘出率と再発の頻度

ⓐChan らの報告[1984](表 2-39)

ⓑMirimanoff らの報告[1985](表 2-40)

表 2-39. 髄膜腫の部位と摘出度による再発頻度(Chan ら, 1984)

Tumor location (発生部位)	Frequency of tumor recurrence(%) (再発頻度；%)				
	Grade I	Grade II	Grade III	Grade IV	Grade V
Parasagittal area/falx (傍矢状洞/大脳鎌)	13	32		40	
Convexity (円蓋部)	14	33			
Sphenoid ridge (蝶形骨縁)	0	21	40	40	
Posterior fossa (後頭蓋窩)	0	7		39	100
Olfactory groove (嗅溝)	0	0		50	
Tuberculum sellae (鞍結節部)	0	14		25	
Intraventricular (脳室内)	0		100	100	
Total	11	22	50	37	100

Grade は Simpson の分類。

表 2-40. 髄膜腫の発生部位別摘出率と再発率(Mirimanoff ら, 1985)

Location (発生部位)	Total resection rate(%) (全摘出できた症例の%)	Recurrence rate at 5 and 10 years(%) (再発の頻度)	
		5 年	10 年
Convexity (円蓋部)	96	3	25
Parasagittal area/falx (傍矢状洞/大脳鎌)	76	18	24
Sphenoid ridge (蝶形骨縁)	28	34	54
Parasellar region (傍鞍部)	57	19	35
Olfactory groove (嗅溝)	77	30	41
Total (全摘出例全体)	64	7	20
亜全摘出例	Subtotal resection rate(%) (亜全摘出できた症例の%)	Recurrence rate at 5 and 10 years(%) (再発率)	
		5 年	10 年
Total (亜全摘出例全体)	36	37	55

（ⅳ）再発時に悪性所見のある症例➡再発例の 10〜40％

❷再発までの期間

（ⅰ）全体（平均）；5〜6 年

（ⅱ）治療別（中央値）_(Barbaro ら，1987)

ⓐ手術（亜全摘出）のみ；5.5 年（66 カ月）

ⓑ手術（亜全摘出）＋放射線治療；10.4 年（125 カ月）

（ⅲ）組織別（中央値）_(Jääskeläinen ら，1986)

ⓐ良性型；7.5 年

ⓑ異型性（atypical）；2.4 年

ⓒ退形成性（anaplastic）；3.5 年

❸再発形式

➡局所再発、すなわち初回発生部位と同じ部位に再発することが多い。

❹再発しやすい因子

（ⅰ）全体_(Stafford ら，1998)

ⓐ非全摘出例

ⓑ40 歳以下の若年者。

ⓒ強拡大 10 視野で 4 個以上の核分裂像を有する症例。

ⓓ男性

（ⅱ）全摘出例における再発因子

➡全摘出例でも以下の因子があれば、5 年で 40％の症例が再発する_(Stafford ら，1998)。

ⓐ脳への浸潤を認める症例。

ⓑ強拡大 10 視野で 4 個以上の核分裂像を有する症例。

ⓒ次の 4 つの像のうち 3 つを認めるもの。

㋐シート状発育

㋑大きな核小体（macronucleoli）

㋒高い細胞密度

㋓小型細胞（small cell）

（ⅲ）再発しやすい組織型

➡再発は、基本的には組織型より手術の摘出度により決まる。

ⓐ一般に、悪性髄膜腫は再発しやすい。

ⓑどの組織型が再発しやすいかについては、意見の一致をみていないが、関連性が
ないとの報告が多い。

➡髄膜細胞型（meningothelial type）が再発しやすく、線維型（fibrous type）は最
も再発しにくいとの報告もある_(Jellinger ら，1975)。

❺再発時の組織型

（ⅰ）基本的な組織型は変化しない。

（ⅱ）再発を繰り返すうちに、悪性変化をきたす例もある。

❻再発例の腫瘍容積の倍加時間（doubling time）_(Jääskeläinen，1985)

（ⅰ）良性髄膜腫（benign meningioma）；138〜1,045 日（平均；415 日）

（ⅱ）異型性髄膜腫（atypical meningioma）；34〜551 日（平均；178 日）

（ⅲ）退形成性髄膜腫（anaplastic meningioma）；30〜472 日（205 日）

❼再発をきたす MIB-1 index の閾値；髄膜腫全般としては、およそ 3〜4％程度（森下ら,2002）。

神経管外転移

❶頻度；極めて稀で、髄膜腫の 0.2％

❷転移形式；通常、血行性。

❸転移部位；肺が最も多い。

楽々講座
髄膜腫の頭蓋内出血

①頻度；髄膜腫全体の 1.3％と稀（Wakai ら, 1982）。
②発生（出血）機序
　ⓐ腫瘍内に存在する異常血管の破綻。
　ⓑ腫瘍の増大に伴う栄養動脈の肥大拡張による血管壁の菲薄・脆弱化→血圧の変動→破綻・出血
　ⓒ腫瘍の発育・増大による腫瘍周囲の静脈や静脈洞の圧迫や損傷。
③出血部位
　➡報告者により異なる。
　ⓐKohli らの報告（1984）
　　①くも膜下出血が最も多い（30％）。
　　②以下、脳内出血（28.3％）＞脳内出血と脳実質外血腫との合併（24％）＞硬膜下血腫（11％）。
　ⓑ兜らの報告（1987）
　　①脳内出血が最も多い（45％）。
　　②以下、くも膜下出血（30％）＞硬膜下血腫（10％）＞腫瘍内出血（9％）。
　ⓒWakai らの報告（1982）
　　①腫瘍内出血が最も多い（75％）。
　　②くも膜下出血（25％）
④性別；性差はない。
⑤症状
　ⓐ激しい頭痛
　ⓑ意識障害
　ⓒ片麻痺
⑥腫瘍発生部位と出血の関係
　ⓐ全体
　　①一般に、発生部位との関係はないとされている。
　　②円蓋部髄膜腫（convexity meningioma）が最も出血しやすく、次いで傍矢状洞（parasagittal）
　　　＞脳室内発生例、との報告もある（Kohli ら, 1984）。
　ⓑ髄膜腫全体の発生部位別比率との比較（Helle ら, 1980）
　　➡髄膜腫全体の発生頻度と比べると、
　　①脳室内髄膜腫の比率が最も高い。
　　②以下、傍矢状洞、蝶形骨縁、円蓋部髄膜腫の順。
⑦組織型と出血との関係
　ⓐ全体
　　①髄膜細胞型（meningothelial type）が最も多い（35〜50％）。
　　②以下、線維型（10〜18％）、血管腫型（7〜13％）、移行型（4〜10％）の順。
　ⓑ髄膜腫全体の組織別比率との比較（Helle ら, 1980）
　　①髄膜腫全体の発生頻度と比べると、悪性髄膜腫の比率が最も高い。
　　②次いで、血管腫型と線維型。

2．各部位の髄膜腫

1）大脳円蓋部髄膜腫 Cerebral convexity meningioma

定義・概念

❶大脳円蓋部のくも膜細胞より発生するものをいう。

❷大脳円蓋部の硬膜に付着部を有する（251 頁の**図 2-29-A**、**図 2-36**）。

頻度（本邦）

髄膜腫全体の 24.4％を占め、最も多い。

好発部位	❶全体 （ⅰ）正中近傍（parasagittal）、冠状縫合直下や前頭葉―側頭葉境界部に多い。 （ⅱ）75％は、中心溝より前方に発生する。 ❷部位別（日本脳腫瘍全国集計, 12 th, 2009） （ⅰ）前頭部に最も多い（55.7％）。 （ⅱ）以下、頭頂部（25.4％）＞側頭部（11.8％）＞後頭部（5.1％）の順。
症状	❶前頭部発生例 （ⅰ）片麻痺および精神症状が最も多い。 （ⅱ）けいれん；全身性けいれんが多い。 ❷頭頂部発生例 （ⅰ）片麻痺が最も多い。 （ⅱ）けいれん➡焦点性けいれんが多い。 （ⅲ）感覚障害 ❸側頭部発生例 （ⅰ）片麻痺 （ⅱ）精神症状 （ⅲ）けいれん➡全身性けいれんが多い。 ❹後頭部発生例 （ⅰ）視野障害が最も多い。 （ⅱ）次いで、片麻痺。 （ⅲ）精神症状と感覚障害。
脳血管造影	流入動脈は浅側頭動脈、中硬膜動脈や後頭動脈。

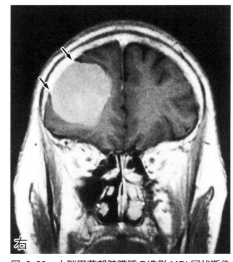

図 2-36. 大脳円蓋部髄膜腫の造影 MRI 冠状断像
右大脳円蓋部の硬膜に付着部を有する（→）。

2）大脳鎌髄膜腫 Falx meningioma

定義・概念	❶大脳鎌より発生（付着部を有する）するものをいう（251 頁の図 2-29 B、図 2-37）。 ❷大脳鎌を貫いて発育するものが 10％にみられる。 ❸両側性発育（亜鈴型 dummbbell type）が少なくない。
頻度（本邦）	髄膜腫全体の 9.8％で、4 番目に多い。
発生部位による分類	❶大脳鎌の前 1/3 部 ➡前頭蓋窩底部から冠状縫合までの間の大脳鎌から発生するもの。 ❷大脳鎌の中 1/3 部 ➡冠状縫合からラムダ縫合までの間の大脳鎌から発生するもの。

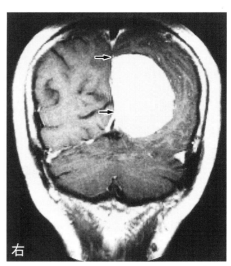

図 2-37. 大脳鎌髄膜腫の造影 MRI 冠状断像
大脳鎌に付着部を有する（→）。

第 2 章／脳腫瘍ヘズ〜ムイン

❸大脳鎌の後 1/3 部

　➡ラムダ縫合から静脈洞交会（torcular Herophili）までの間の大脳鎌から発生するもの。

好発部位　❶前 1/3 から発生するものが最も多い（47.2％）。

❷以下、中 1/3（28.7％）＞後 1/3（21.6％）。

性別　男性：女性＝1：2.1 で、女性に多い（Chung ら，2007）。

症状　❶けいれん

❷精神症状

❸下肢の運動麻痺、特に両側性。

脳血管造影　流入動脈は中硬膜動脈が主。

組織学的所見
(Chung ら，2007)
❶移行型（transitional type）が 39％を占め、最も多い。

❷次いで、髄膜細胞型（meningothelial type）（30％）。

❸以下、線維型（fibrous type）（12％）＞退形成性（anaplastic）（6％）の順。

3）傍矢状洞髄膜腫 Parasagittal meningioma

定義・概念　❶上矢状静脈洞壁より発生（付着部を有する）するものをいう（251 頁の**図 2-29 C**）。

❷症例の 40％に、上矢状静脈洞内への浸潤を認める（Simpson ら，1957）。

頻度（本邦）　髄膜腫全体の 11.4％で、2 番目に多い。

好発部位
(日本脳腫瘍全国集計、
12 th，2009)
❶上矢状静脈洞*の中 1/3 に最も多い（47.4％）。

❷以下、前 1/3（32.9％）＞後 1/3（18.8％）。

（チョット役に立つお話）

＊上矢状静脈洞を 3 つの部分に分ける。すなわち、

①鶏冠（crista galli）から冠状縫合までの前 1/3。

②冠状縫合からラムダ縫合までの中 1/3。

③ラムダ縫合から静脈洞交会（torcular Herophili）までの後 1/3。

症状　❶下肢のけいれんや運動麻痺。

❷同名半盲

脳血管造影　流入動脈は中硬膜動脈が主。

治療　外科的治療；前 1/3 からの発生例では、上矢状静脈洞を含んで全摘出できる。

4）蝶形骨縁髄膜腫 Sphenoidal ridge meningioma

定義　蝶形骨縁の髄膜より発生するものをいう（**図 2-38**）。

頻度（本邦）　髄膜腫全体の 11.0％で、3 番目に多い。

好発部位と特徴　❶内側型（前床突起型 clinoidal type）

（ⅰ）蝶形骨縁の内側 1/3 から発生するもの（**図 2-39**）。

（ⅱ）日本脳腫瘍全国集計（12 th，2009）によると、蝶形骨縁髄膜腫の中の 46.0％を占め、最も多い。

(ⅲ)内頚動脈や中大脳動脈を巻き込む。
(ⅳ)海綿静脈洞への浸潤も多くみられる。
❷中央型(alar type；蝶形骨翼型)
　(ⅰ)蝶形骨縁の中 1/3 から発生するもの(図 2-39)。
　(ⅱ)日本脳腫瘍全国集計(12 th, 2009)によると、蝶形骨縁髄膜腫の中の 22.7% で、最も少ない。
❸外側型(pterional* type；蝶形骨大翼型)
　(ⅰ)蝶形骨縁の外側 1/3 から発生するもの(図 2-39)。
　(ⅱ)蝶形骨大翼の外側部で側頭骨との結合部付近に生じる。
　(ⅲ)日本脳腫瘍全国集計(12 th, 2009)によると、蝶形骨縁髄膜腫の中の 27.0% で、2番目に多い。
　(ⅳ)約半数が En plaque（板状）**となる。

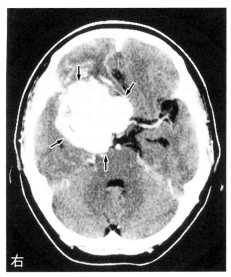

図 2-38. 蝶形骨縁髄膜腫の造影 CT
右蝶形骨縁を中心に大きな腫瘤を認める(→)。

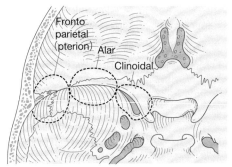

図 2-39. 蝶形骨縁髄膜腫の発生部位の模式図
(Cushing ら, 1969)
蝶形骨縁を外 1/3、中 1/3、内 1/3 の3つの部分に分ける。

──────(チョット役に立つお話)──
*【Pterion 蝶形骨・頭頂骨・側頭骨の接合部】
①頭蓋骨側壁の最も薄い部分で、頭頂骨の前下端が蝶形骨大翼と結合しているところをいう。
②テリオンは、中硬膜動脈の前枝の上にある。
③テリオンは、頭蓋の表面では頬骨前頭突起の後方約 2.5 cm、頬骨弓の上方約 4 cm のところにある。

症状　❶内側型(前床突起型 clinoidal type)
　(ⅰ)眼球突出
　(ⅱ)上眼窩裂症候群(86 頁)

❷中央型（蝶形骨翼型 alar type）

（ⅰ）眼球突出

（ⅱ）精神症状

（ⅲ）片麻痺

（ⅳ）頭蓋内圧亢進症状

❸外側型（蝶形骨大翼型 pterional type）

（ⅰ）かなり大きくなるまで症状は出現しない。

（ⅱ）大きくなった場合の症状は、頭蓋内圧亢進症状。

脳血管造影 ❶外側型（蝶形骨大翼型 pterional type）の流入動脈；中硬膜動脈が主。

❷内側型（前床突起型 clinoidal type）の流入動脈

（ⅰ）眼動脈の枝が最も多い（後篩骨動脈）。

（ⅱ）内頚動脈Ｃ２部（槽部）、Ｃ４部（海綿静脈洞部）からの枝。

再発 再発率が高い（吉田ら，2007）。

（チョット役に立つお話）

＊＊【板状型髄膜腫 En plaque meningioma】

①定義・概念

　ⓐ硬膜に沿って板状、平坦、あるいはカーペット（シート）状に発育する髄膜腫をいう。

　ⓑ腫瘍に隣接する頭蓋骨は過骨（hyperostosis）を起こす（13〜50％）。

②頻度；髄膜腫全体の2〜4％（大畑，2014）

③発生部位

　ⓐ中頭蓋窩に最も多い（約80％）。

　➡蝶形骨縁髄膜腫に高頻度。

　ⓑ次いで、円蓋部に多い（約18％）。

　➡円蓋部の En plaque meningioma に伴う過骨は、冠状縫合近傍に認められることが多い。

④頭部エックス線単純撮影

　➡骨肥厚像を認めるが、4型に分けられる（Kimら，1987）。

　ⓐ均一型（homogenous pattern）；過骨が均一で、頭蓋骨内板、板間および外板の区別ができない。

　ⓑ骨膜型（periosteal pattern）；過骨が外板と内板、あるいはそのどちらかに認められるもの。

　ⓒ3層型（three-layer pattern）；過骨は外板、板間および内板の3層すべてに認められるが、その程度は板間が内板や外板より軽い。すなわち、均一でなく、3層を区別することができる。

　ⓓ板間型（diploic pattern）；板間に過骨を認めるもの。

⑤エックス線CT

　ⓐ単純CT

①脳への圧排所見を認める。

②脳浮腫像を認めることは少ない(10%)。

ⓑ造影CT；硬膜(腫瘍)が増強される。

⑥造影MRI

ⓐ硬膜(腫瘍)が増強される

ⓑDural tail sign(258頁)がみられる。

ⓒ硬膜から頭蓋骨内に向かう炎状の線条の造影所見を認める(樫村ら, 1997)。

⑦鑑別診断

ⓐ線維性骨形成異常症(fibrous dysplasia)

①通常、頭蓋骨内板は正常で、内板の内方への突出は認められない。

②Fibrous dysplasia の過骨表面は平滑であるのに対して、En plaque meningioma の過骨表面は不規則(irregularity)。

ⓑ骨腫(osteoma)

①骨腫は、通常、頭蓋骨外板から発生する。

②骨腫は板間に伸展しない。

③骨腫は縫合線を越えて伸展しないのに対して、En plaque meningioma による過骨は縫合線を越える場合がある。

ⓒ原発性頭蓋骨内髄膜腫(primary intraosseous meningioma)

➡鑑別は困難である。

①En plaque meningioma は、一般に頭蓋骨外から発生し、二次的に頭蓋骨の肥厚をきたしている。

②原発性頭蓋骨内髄膜腫は頭蓋骨の板間層から発生し、通常腫瘍は頭蓋骨内に限局し、硬膜に浸潤しない。

⑧治療

ⓐ外科的治療

①頭蓋骨および硬膜を含めて腫瘍を摘出する。

②頭蓋骨切除が広範囲に及ぶ場合には、頭蓋形成術を施行。

ⓑ放射線治療

➡頭蓋底発生例(蝶形骨縁など)、術後再増大例や再発例などに対して施行。

5）鞍結節部髄膜腫 Tuberculum sellae meningioma

定義・概念
❶鞍結節部や視交叉溝の髄膜より発生するものをいう(図2-40)。
❷視神経管内への腫瘍浸潤はほとんどの症例でみられる。

頻度(本邦)
髄膜腫全体の7.4%

名称
鞍結節部髄膜腫と蝶形骨平面髄膜腫を合わせて**鞍上部髄膜腫**(suprasellar meningioma)という。

症状
❶視力・視野障害
➡下垂体腺腫と同様に両耳側半盲がみられるが、髄膜腫では非対称性(左右差がみら

	れる)。
	❷視床下部症状(尿崩症、電解質異常)や下垂体前葉ホルモン(内分泌)障害は、通常出現しない。
頭部エックス線単純撮影	❶鞍結節部の肥厚。 ❷Blistering(水疱状骨変化)(254頁)
脳血管造影	後篩骨動脈(posterior ethmoidal artery；眼動脈の枝)が主な流入動脈。
造影MRI(矢状断)	正常下垂体は腫瘍により、変位しない(Sumida ら, 1994)。
鑑別診断	下垂体腺腫との鑑別(676頁の表3-22)。

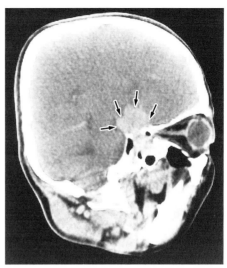

図2-40. 鞍結節部髄膜腫の造影CT矢状断像
(窪田惺著, 脳神経外科ビジュアルノート, 金原出版, 2003 より許可を得て転載)

鞍結節部に付着部を有する腫瘤を認める(→)。

6) 嗅溝髄膜腫 Olfactory groove meningioma

定義	嗅溝の髄膜(篩板 lamina cribrosa)より発生するものをいう(図2-41)。
頻度(本邦)	髄膜腫全体の3.5%
性質・特徴	多くの場合、両側性(左右対称形)に発育する。
症状	❶嗅覚脱失 ❷精神症状 ❸視力・視野障害 ❹時に(20%)、Foster Kennedy 症候群(71頁)
頭部エックス線単純撮影	❶鶏冠(crista galli)の骨肥厚。 ❷篩骨篩板(lamina cribrosa)の菲薄化。
脳血管造影	❶眼動脈の枝である篩骨動脈(ethmoidal artery)。 ❷中硬膜動脈

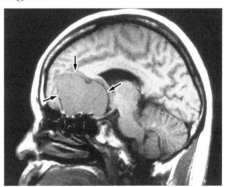

図2-41. 嗅溝髄膜腫の単純MRI矢状断像

前頭蓋底にT1強調画像で等信号の大きな腫瘤を認める(→)。

7) 脳室内髄膜腫 Intraventricular meningioma

定義・概念	❶側脳室内の脈絡叢に随伴するくも膜細胞より発生する髄膜腫をいう。 ❷脈絡叢の髄膜腫は、神経線維腫症(703頁参照)で高頻度にみられる。 ➡この場合、両側側脳室の脈絡叢に沿ってソーセージ状の細長い形をとり、しかも強い石灰化を示すのが特徴。
頻度	❶髄膜腫全体の2.0%(本邦) ❷部位別では、側脳室に圧倒的に多い。

好発年齢	❶比較的若年者（30歳代）に多い。 ❷第3脳室発生例 　（ⅰ）第3脳室前半部発生例➡小児に多い。 　（ⅱ）第3脳室後半部発生例で➡若年成人に多い。
好発部位	❶ほとんどが（90％）側脳室に発生する（図2-42 A）。 　（ⅰ）側脳室脈絡叢に随伴する髄膜組織から発生。 　（ⅱ）三角部に多い(尾金ら, 2004)。 　（ⅲ）左側に多い(尾金ら, 2004)。 ❷次いで、第3脳室 　（ⅰ）第3脳室前半部に多く、第3脳室脈絡組織（velum interpositum）から発生。 　（ⅱ）第3脳室前半部発生例では、頭部エックス線単純撮影で石灰化を認める（36％）。 ❸第4脳室；非常に稀（図2-42 B）。
症状	❶頭蓋内圧亢進症状 ❷片麻痺 ❸視野障害 ❹精神障害➡第3脳室前半部発生例
脳血管造影	側脳室発生例では前・後脈絡叢動脈が流入動脈で、腫瘍陰影を認める。
エックス線CT	❶単純CT 　（ⅰ）実質部：高吸収域 　（ⅱ）石灰化を認める。 ❷造影CT；均一に、著明に増強される。

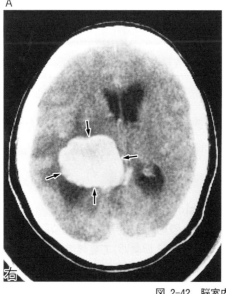 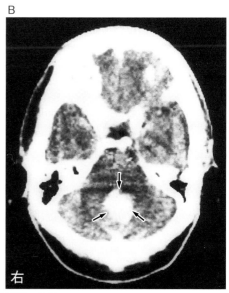

図 2-42. 脳室内髄膜腫の造影 CT

A；右側脳室三角部に均一に増強される腫瘍を認める（→）。
　　(窪田惺著, 脳神経外科ビジュアルノート, 金原出版, 2003 より許可を得て転載)
B；第4脳室に均一に増強される腫瘍を認める（→）。

MRI	❶単純 MRI
	（ⅰ）Ｔ１強調画像；低～等信号
	（ⅱ）Ｔ２強調画像；等～高信号
	❷造影 CT；均一に、著明に増強される。
治療	外科的治療➡全摘可能
予後	良好

8）後頭蓋窩髄膜腫 Posterior fossa meningioma

(1) 概説

定義	後頭蓋窩に発生する髄膜腫をいう。
頻度(本邦)	髄膜腫全体の 22.7%
分類	❶全体
	（ⅰ）小脳半球円蓋部髄膜腫
	（ⅱ）小脳橋角部髄膜腫；後頭蓋窩髄膜腫の中で最も多い。
	（ⅲ）テント髄膜腫
	（ⅳ）斜台部髄膜腫
	（ⅴ）大孔髄膜腫
	❷手術の難易度による分類(人畑ら. 2002)
	（ⅰ）三叉神経や顔面・聴神経より**外側**に発生するもの
	➡全摘出が比較的容易。
	（ⅱ）三叉神経や顔面・聴神経より**内側**に発生するもの
	➡外科的切除が非常に困難。

(2) 小脳円蓋部髄膜腫 Cerebellar convexity meningioma

定義	小脳円蓋部のくも膜細胞より発生するものをいう。
頻度(本邦)	❶髄膜腫全体の 1.8%
	❷後頭蓋窩髄膜腫の 8.1%
好発部位	横静脈洞やＳ状静脈洞に接している小脳円蓋部より発生することが多い。
症状	❶頭蓋内圧亢進症状
	❷小脳症状

(3) 小脳橋角部髄膜腫 Cerebello-pontine angle meingioma

定義・概念	❶錐体骨後面の内耳孔付近の髄膜より発生する髄膜腫をいう。
	❷内耳道の上下後方に付着部を有する髄膜腫をいう(吉田. 2004)。
頻度(本邦)	❶髄膜腫全体の 8.2%
	❷後頭蓋窩髄膜腫の 35.9%を占め、後頭蓋窩髄膜腫の中では最も多い。
分類	❶Premeatal meningioma
	（ⅰ）内耳孔より内側、すなわち錐体骨先端近くに起源を有するもの(**図 2-43**)。
	（ⅱ）錐体斜台部髄膜腫(Petroclival meningioma；531 頁)に属する。

❷Retromeatal meningioma
→内耳孔より外側、すなわち顔面・聴神経群より後方に起源を有するもの。

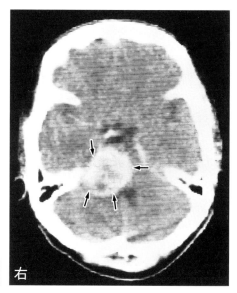

図 2-43. 小脳橋角部髄膜腫の造影 CT
内耳孔より内側の、錐体骨先端近くから発生している Premeatal menigioma(→)。

症状	❶頭蓋内圧亢進症状が著明で、聴力は後でおかされる。
	❷前庭機能は多少とも残存している。
	❸顔面神経麻痺(末梢型)*
	❹三叉神経障害*
	(*；小脳橋角部の髄膜腫は前庭神経鞘腫に比べて、三叉神経や顔面神経の症状が多いとされている)(吉岡, 2013)
頭部エックス線単純撮影	❶錐体骨の破壊あるいは骨増殖像。
	❷通常、内耳道の拡大はない。
脳血管造影	❶流入動脈は、上行咽頭動脈のことが最も多い。
	❷その他、中硬膜動脈や後頭動脈。
エックス線 CT	→半球状で錐体骨の後縁に広く付着部をもつ鈍角徴候(obtuse angle sign)を認める(山口, 2004)。
	❶単純 CT；等〜高吸収域
	❷造影 CT；強く、均一に増強される。
MRI	❶単純 MRI
	(ⅰ)T1強調画像；軽度低〜等信号
	(ⅱ)T2強調画像
	ⓐ等〜軽度高信号
	ⓑ腫瘍内部や辺縁に、栄養血管による Flow void(無信号)を認めることがある。
	❷造影 MRI
	(ⅰ)均一に増強される。
	(ⅱ)Dural tail sign(258頁)を認める。
鑑別診断	前庭神経鞘腫との鑑別(680頁の表 3-24)。
治療	外科的治療(手術による摘出)
	→顔面神経および聴神経は、腫瘍の手前側にあることが多い(宜保ら, 1991)。

(4) テント髄膜腫 Tentorial meningioma

定義 小脳テントより発生するものをいう(図 2-44)。

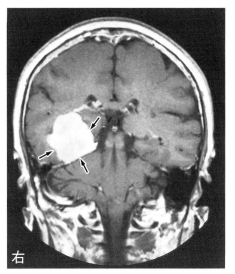

図 2-44. テント髄膜腫の造影 MRI
右側のテントからテント上に発育する腫瘍を認める(→)。

頻度
❶髄膜腫全体の 5.3%(本邦)
❷後頭蓋窩髄膜腫の 23.5%(本邦)
❸小脳テント上・下に存在するものは約 8〜20%(Guidetti ら, 1988 ; Bassiouni ら, 2004)

分類
❶内側型(medial type)(→ tentorial edge meningioma)
　(ⅰ)小脳テントの遊離縁(free edge)や錐体・斜台靱帯(petro-clival ligament)に起源を有するもの。
　(ⅱ)時に、本タイプと錐体斜台部髄膜腫(petorclival meningioma)との区別が不明瞭なことがある。
❷外側型(lateral type);横静脈洞あるいは S 状静脈洞付近から発生するもの。
❸大脳鎌テント接合部型(falcotentorial type);大脳鎌と小脳テントの接合部近傍に発生し、四丘体槽方向に発育する。

好発部位
❶外側型、すなわち横静脈洞から S 状静脈洞に移行する付近から発生するものが最も多い(Guidetti ら, 1988 ; Shukla ら, 2009 ; Bassiouni ら, 2004)。
❷2 番目に関しては報告者により異なる。すなわち、テント遊離縁(内側型)(Bassiouni ら, 2004)、直静脈洞または静脈洞交会に近接する部位(Shukla ら, 2009)、テントが錐体稜(petrous ridge)に付着する前方部(Guidetti ら, 1988)。

症状
❶頭蓋内圧亢進症状;頭痛や嘔吐など。
❷三叉神経障害➡三叉神経痛や感覚消失。
❸片麻痺
❹小脳症状➡失調性歩行や四肢失調。
❺聴力障害

脳血管造影
❶腫瘍陰影を認める。
❷流入動脈
　(ⅰ)髄膜下垂体動脈(meningohypophyseal artery)

　　　　　　➡最も多い(Sekharら，1984；Guidettiら，1988)。
　　　(ⅱ)後髄膜動脈(posterior meningeal artery)
　　　(ⅲ)テント動脈(Bernasconi-Cassinari's artery)
　　　(ⅳ)後頭動脈
　　　(ⅴ)椎骨動脈硬膜枝
治療　❶外科的治療
　　　(ⅰ)Retromastoid(lateral suboccipital) approach
　　　(ⅱ)Subtemporal approach
　　　(ⅲ)Supracerebellar infratentorial approach
　　　(ⅳ)Occipital interhemispheric approach
　　　❷γ-Knife

(5) 斜台部髄膜腫 Clival meingioma

定義・概念　❶斜台の中1/3の髄膜より発生するものをいう(図2-45)。
　　　❷ちなみに、斜台の上1/3の髄膜より発生する髄膜腫は錐体斜台部髄膜腫(petroclival meningioma；531頁)に、斜台の下1/3の髄膜より発生する髄膜腫は大孔前縁髄膜腫に分類される(吉田ら，2004)。

頻度(本邦)　❶髄膜腫全体の6.0%(錐体斜台部髄膜腫を含む)
　　　❷後頭蓋窩髄膜腫の26.2%(錐体斜台部髄膜腫を含む)

症状　❶後頭部痛
　　　❷聴力障害
　　　❸嚥下障害
　　　❹失調性歩行
　　　❺眩暈

流入動脈　髄膜下垂体動脈(meningohypophyseal trunk)、上行咽頭動脈や後頭動脈などからの硬膜枝。

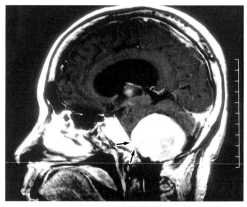

図 2-45. 斜台部髄膜腫の造影MRI矢状断像
斜台部に付着部を有する大きな腫瘤を認める(→)。

(6) 大孔部髄膜腫 Foramen magnum meningioma

定義・概念　❶大孔(大後頭孔)領域の髄膜より発生するものをいう。
　　　❷通常、大孔の前部あるいは前外側部から発生。
　　　❸ほとんどは硬膜内に存在するが、時に(10%)硬膜外に伸展する(Bruneauら，2008)。
　　　❹ちなみに、大孔とは、上方は斜台の下1/3、側方は頚静脈結節、下方は第2頚椎上縁、後方は後頭骨鱗部の前縁の領域に囲まれる部分をいう(69頁参照)(Bruneauら，2008)。

頻度(本邦)	❶髄膜腫全体の1.4%
	❷後頭蓋窩髄膜腫の6.2%
分類	❶Spinocranial type(脊髄頭蓋型)
	（ⅰ）頻度；65%
	（ⅱ）上位頚椎管内に発生し(腫瘍の付着部が大孔より下方にあり)、大孔を通って頭蓋内に伸展するタイプ。
	❷Craniospinal type(頭蓋脊髄型)
	（ⅰ）頻度；32%
	（ⅱ）後頭蓋窩内に発生し(腫瘍の付着部が大孔より上方にあり)、大孔を通って下方の頚椎管内に伸展するタイプ。
好発年齢	平均年齢は51歳。
好発部位	大孔前部に発生することが多い。
症状	❶後頚部痛や項部硬直。
	❷四肢麻痺
	➡非対称性の四肢麻痺で、患側の上肢麻痺が最も強く出る。
	❸頚髄症状
	❹下位脳神経障害
エックス線CT	❶単純CT；軽度高吸収域
	❷造影CT；増強される(図2-46)。
治療	❶外科的治療(手術による摘出)
	❷手術アプローチ
	（ⅰ）腫瘍が大孔の前方や前外側にある場合
	➡Transcondylar approach(後頭顆経由法)、またはFar-lateral retrocondylar approach(超外側後頭顆後方到達法)
	（ⅱ）腫瘍が大孔の後方や後外側にある場合
	➡Conventional suboccipital approach(通常の後頭下到達法)
手術成績 (Bruneauら, 2008)	❶神経症状
	（ⅰ）改善群；70～100%の頻度。
	（ⅱ）不変群；2.5～20%の頻度。
	（ⅲ）悪化群；7.5～10%の頻度。
	❷術前の下位脳神経障害は、術後、改善する傾向にある。
	❸永続的な後遺症；0～60%の頻度。
	❹死亡群；0～25%の頻度。

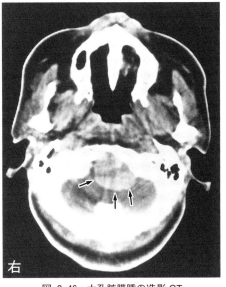

図2-46. 大孔髄膜腫の造影CT
大孔部に増強される腫瘤を認める(→)。

❽孤立性線維性腫瘍/血管周皮腫
Solitary fbrous tumor/Hemangiopericytoma

定義・概念	❶髄膜から発生する悪性の充実性腫瘍で、発生部位や形態は髄膜腫に似ている。 ❷短紡錘形細胞が高密度に増殖し、樹枝状の細血管に富む単調な像を呈する腫瘍(平戸, 2012)。 ❸今回(2016年)の WHO 分類改訂では、「**間葉系、非髄膜性腫瘍(mesenchymal, non-meningothelial tumours)**」の項に分類された。
頻度	❶原発性脳腫瘍全体の 0.2％(本邦) ❷髄膜腫瘍(meningeal tumor)全体の約 2％(Suzuki ら、2009)
名称	❶血管周皮腫(hemangiopericytoma)および髄膜発生の孤立性線維性腫瘍(solitary fibrous tumor)の大部分において、NGFI-A binding protein 2(*NAB 2*)と転写因子 *STAT 6* の融合遺伝子がみられることから、今回(2016年)の WHO 分類改訂では、孤立性線維性腫瘍/血管周皮腫(solitary fbrous tumour/hemangioperictoma)に統合された(増井ら、2016)。 ❷以前は、髄膜腫の特殊型とされていた(渡谷、2013)。
好発年齢	30~40 歳代にピーク(Giannini ら、2016)。
性別	男性に多い(Soyuer ら、2004)。
発生部位	❶全体 （ⅰ）テント上に多い。 （ⅱ）硬膜に沿って発生する(髄膜腫と同様)。 （ⅲ）静脈洞やテントに近接して発生することが多い。 （ⅳ）小脳橋角部、松果体部やトルコ鞍部に発生することは稀(Giannini ら、2016)。 ❷好発部位 ➡大脳鎌、傍矢状洞や頭蓋底に多い(Giannini ら、2016)。 ❸側脳室発生例では、右側に多い(約 63％)(Suzuki ら、2009)。
症状	❶頭蓋内圧亢進症状 ❷発生部位による局所症状
頭部エックス線 単純撮影	頭蓋骨の過骨像はみられない。
脳血管造影	❶濃く、長く持続する腫瘍陰影を認める。 ❷流入動脈 （ⅰ）外頸動脈の硬膜枝と内頸動脈皮質枝の両方から血液供給を受ける。 （ⅱ）流入動脈が Corkscrew 状の血管網としてみられる。 ❸早期流出静脈(early venous drainage)を認めることは稀。
エックス線CT	➡硬膜に広く付着した像を認める(髄膜腫と同様)。 ❶単純 CT （ⅰ）高吸収域

第2章／脳腫瘍ヘズ〜ムイン

（ⅱ）脳浮腫像は乏しい。

（ⅲ）石灰化はみられない。

（ⅳ）骨条件；腫瘍周囲の頭蓋骨の過骨像は認められない。

❷造影CT；均一、あるいはリング状に増強される。

MRI　❶単純MRI

（ⅰ）T1強調画像；等信号

（ⅱ）T2強調画像；高信号

（ⅲ）腫瘍内部にSignal void(無信号)を認める。

❷造影MRI；均一で著明に、あるいはリング状に増強される。

治療計画　組織学的には良性腫瘍とされているが、臨床的には悪性腫瘍として治療計画を立てるべき(白井ら, 2005)。

治療と治療成績　❶外科的治療

（ⅰ）手術による摘出。

（ⅱ）摘出度による5年間の局所制御率(Soyuerら, 2004)

　　ⓐ全摘出例；84％

　　ⓑ亜全摘出例；38％

❷放射線治療

（ⅰ）放射線治療は必須。

（ⅱ）放射線感受性は高いとされている。

（ⅲ）通常（従来）の放射線治療

　　ⓐ術前照射が行われることがある。

　　　➡術中の出血予防や腫瘍縮小の目的で。

　　ⓑ全摘出例に対しても施行(Soyuerら, 2004)。

　　　㋐全摘出後の放射線治療例➡局所再発はない。

　　　㋑全摘出術単独例（放射線治療未施行）➡45％に局所再発。

　　ⓒ効果

　　　➡5年再発率に差を認める(照射群；38％、非照射群；90％)。

（ⅳ）定位放射線照射(stereotactic irradiation；STI)(Soyuerら, 2004)

　　ⓐ再発例に有効。

　　ⓑ局所制御率（再発例）；75〜80％

❸化学療法；有効性は認められていない。

病理学的所見　❶肉眼的所見

（ⅰ）硬膜と付着していることが多く、硬膜腫瘍として発育する。

　　➡脳実質内発生は極めて稀。

（ⅱ）石灰化を呈することは、極めて稀。

（ⅲ）淡黄色、弾性硬の易出血性の腫瘍。

❷組織学的所見

（ⅰ）細胞成分に富む充実性の腫瘍で、細胞密度が高い。

（ⅱ）紡錘形あるいは楕円形の細胞質の少ない腫瘍細胞が、細い血管腔を囲むように配

列している。

（ⅲ）血管構築と細胞の配列の特徴から Turbulent pattern（乱流模様）と呼ばれる独特の像を呈する（平戸，2012）。

（ⅳ）腫瘍細胞は毛細血管壁に密に接する。

（ⅴ）枝分かれしている血管（洞様血管）の内腔が拡張し、**鹿の角状（staghorn appearance）**を呈する。

（ⅵ）Sheet 状に増殖する。

（ⅶ）個々の腫瘍細胞を取り囲むように Reticulin 線維がみられる。

（ⅷ）核の異型性や分裂像はよくみられる。

（ⅸ）脳組織への浸潤は、通常、みられない。

（ⅹ）壊死は稀（平戸，2012）。

（ⅺ）髄膜腫の特徴である Whorl formation（渦巻形成）や Syncytium formation（合胞体形成）を欠く。

Ki-67 陽性率	平均 5〜10％（久保田ら，2005）
免疫組織化学的所見	❶Reticulin；陽性

❷Vimentin；陽性

❸CD 34；陽性

　➡CD は、Cluster of Differentiation の略。

❹Factor ⅩⅢa；陽性（平戸，2012）

❺S-100 タンパク；陰性

❻Epithelial membrane antigen（EMA）；陰性

❼GFAP；陰性

❽Cytokeratin；陰性

WHO Grade

➡Grade Ⅰ〜Ⅲまである（Louis ら，2016）。すなわち、

❶Grade Ⅰ；紡錘形細胞で、細胞密度は比較的低く、多くの膠原線維を認め、以前に孤立性線維性腫瘍（solitary fibrous tumor）と診断されていたもの。

❷Grade Ⅱ；細胞密度は高いが、膠原線維は少なく、膨らんだ細胞（plump cell）と鹿の角状の血管網を有するもので、以前、中枢神経系において血管周皮腫（hemangiopericytoma）と診断されていたもの。

❸Grade Ⅲ；過去に退形成性血管周皮腫（anaplastic hemangiopericytoma）と呼ばれていたもので、強拡大 10 視野あたり 5 個以上の核分裂像を認めるもの。

遺伝子解析

NGFI-A binding protein 2（*NAB 2*）と転写因子 *STAT 6* の融合遺伝子がみられる（増井ら，2016；新田ら，2017）。

予後

❶不良

（ⅰ）5 年生存率；67〜85％（Guthrie ら，1989；Soyuer ら，2004）

（ⅱ）10 年生存率；40〜68％（Guthrie ら，1989；Soyuer ら，2004）

（ⅲ）15 年生存率；43％（Soyuer ら，2004）

❷全摘出を行えても再発および転移することが多い。

再発	❶再発率は極めて高い。 （ⅰ）5年で65％(Guthrieら，1989) （ⅱ）10年で76％(Guthrieら，1989) （ⅲ）15年で92％(平戸，2012) ❷再発までの期間；平均4年 ❸再発に影響を及ぼす因子 （ⅰ）悪性度の高い症例。 （ⅱ）摘出術後に放射線治療を施行しなかった例。
頭蓋外転移 (神経管外)	❶転移率は高い。 →23〜55％の頻度(Guthrieら，1989；Soyuerら，2004)。 ❷転移部位 （ⅰ）骨に最も多い。 （ⅱ）次いで、肺と肝臓(同頻度)。 ❸転移時期；初回手術後約8年(平均)

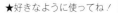

❾下垂体および下垂体近傍腫瘍
Tumors of the sellar and parasellar region

1．下垂体前葉から発生する腫瘍

1）下垂体腺腫 Pituitary adenoma
(1) 総説

定義・概念

❶下垂体腺腫とは、下垂体前葉の腺細胞あるいはその前駆細胞から発生する腫瘍をいう。

❷下垂体被膜を越え、海綿静脈洞や蝶形骨洞など周囲組織へ連続的に浸潤するものを**浸潤性下垂体腺腫**（invasive pituitary adenoma）といい、下垂体腺腫に含める。

（ⅰ）浸潤性下垂体腺腫の頻度；下垂体腺腫の 35〜50％(廣畑ら，2012)

（ⅱ）海綿静脈洞浸潤の頻度；機能性下垂体腺腫の 10〜30％(山田，2016)

（ⅲ）浸潤性下垂体腺腫は、限局性の下垂体腺腫と比べて Mib-1 index がより高く、また免疫組織化学染色で p 53 陽性となる頻度は高いが、**異型性下垂体腺腫**[*]や下垂体癌[*]と区別して考えられている(廣畑ら，2012)。

（ⅳ）浸潤性を呈する頻度は、臨床的非機能性下垂体腺腫（298 頁）の方が機能性腺腫より高い(Shim ら，2006)。

❸2 種類以上のホルモンを産生する腺腫を、**多ホルモン産生下垂体腺腫**（plurihormonal pituitary adenoma）[**]という。

（チョット役に立つお話）

[*]**【異型性下垂体腺腫 Atypical pituitary adenoma と下垂体癌 Pituitary carcinoma】**

1．異型性下垂体腺腫（atypical pituitary adenoma）

①定義；Ki-67 陽性率が 3％を超え（>3％）、免疫組織化学的染色で p 53 陽性であるが、頭蓋内外に転移や髄腔内播種をきたしていないものをいう(Lloyd ら，2004)。

②頻度；下垂体腺腫全体の 5％(Rutkowski MJ ら，2018)

2．下垂体癌 Pituitary carcinoma（329 頁）

①下垂体癌とは、Ki-67 陽性率が 3％を超え（>3％）、免疫組織化学的染色で p 53 陽性であり、かつ頭蓋内外に転移や髄腔内播種を認めるものをいう(Lloyd ら，2004)。

②頻度；下垂体腺腫全体の 0.1〜0.2％と、非常に稀(Ragel ら，2004；天野ら，2011)。

頻度

❶原発性脳腫瘍全体の 17.3％（本邦）

❷年間発生頻度(日本脳腫瘍全国集計，10 th，2000)

（ⅰ）全体；人口 10 万人に対して 2.19 人。

（ⅱ）性別

ⓐ男性；人口 10 万人に対して 1.95 人。

ⓑ女性；人口 10 万人に対して 2.45 人。

❸腺腫別頻度（本邦）

（ⅰ）非機能性下垂体腺腫（non-functioning adenoma）（Null cell pituitary adenoma）が下垂体腺腫の約 53％を占め、最も多い。

（ⅱ）次いで、成長ホルモン産生下垂体腺腫（growth hormone-producing pituitary adenoma）で、下垂体腺腫の約 20％

（ⅲ）3 番目が、プロラクチン産生下垂体腺腫（prolactin-producing pituitary adenoma）で約 14％

──────────（チョット役に立つお話）──

＊＊【多ホルモン産生下垂体腺腫 Plurihormonal pituitary adenoma】

①定義・概念

ⓐ複数（2 種類以上）の下垂体前葉ホルモン産生細胞が混在する腫瘍をいう。

ⓑ同一細胞内で複数の下垂体前葉ホルモンが産生されている状態と、個々の下垂体前葉ホルモンを産生する細胞が混在している状態とが考えられる（井野元ら，2016）。

②頻度；下垂体腺腫の外科的切除例の 14％

③組み合わせ

ⓐ成長ホルモン（growth hormone；GH）とプロラクチン（prolactin；PRL）との組み合わせが最も多く（同じグループの GH と PRL などの組み合わせは含まないこともある）、さらに以下のように分ける。

㋐好酸性幹細胞腺腫（acidophil stem cell adenoma）

①PRL 細胞と GH 細胞の共通の母細胞から発生する未分化な腫瘍。

②腫瘍細胞が RPL と GH の両方に陽性を示すもの。

➡すなわち、単一の腺腫細胞からなる単一構造腺腫（monomorphous adenoma）。

③高プロラクチン血症を呈するが、先端肥大症の症状を伴うことは稀（井野元ら，2016）。

④比較的短い経過をとり、浸潤性破壊性の大きな腫瘤をつくる。

㋑乳腺成長ホルモン分泌細胞腺腫（mammosomatotroph cell adenoma）

①GH と PRL を産生する単一の腫瘍細胞から構成されている。

➡単一の腺腫細胞からなる単一構造腺腫（monomorphous adenoma）。

②GH 産生腺腫に分類される。

③よく分化した細胞形態を示す。

㋒GH-PRL 混合細胞腺腫（mixed GH cell-PRL cell adenoma）

➡異なる 2 種の腺腫細胞よりなる多構造腺腫（plurimorphous adenoma）。

ⓑ未分類の多構造腺腫（unclassified plurihormonal adenoma）

㋐GH と PRL 以外の組み合わせをいう。

　　　　　　　ⓘ頻度；下垂体腺腫全体の 3%
　　　④多ホルモン産生腺腫の 75%は、巨大腺腫（macroadenoma）。
　　　⑤多ホルモン産生腺腫の半数は、周囲組織に浸潤している。

分類　　❶大きさによる分類
　　　（ⅰ）微小腺腫（microadenoma）
　　　　　ⓐ最大直径が 10 mm 以下（10 mm≦）で、トルコ鞍内に限局しているものをいう。
　　　　　ⓑ微小腺腫は下垂体前葉外側部から発生することが多い。
　　　（ⅱ）巨大腺腫（macroadenoma）➡最大直径が 10 mm より大きいもの（10 mm＞）をい
　　　　　う。
　　　❷ホルモン産生能による機能分類
　　　　➡ホルモン産生能の確定には、下垂体前葉ホルモンに対する抗体を利用した免疫組織
　　　　　化学染色を行う。
　　　（ⅰ）機能性下垂体腺腫（functioning pituitary adenoma）（ホルモン産生下垂体腺腫）
　　　　　　➡臨床的に、下垂体前葉ホルモンの過剰産生による症候を伴うものをいう。
　　　　　ⓐプロラクチン産生下垂体腺腫（prolactin-producing pituitary adenoma）
　　　　　ⓑ成長ホルモン産生下垂体腺腫（growth hormone-producing pituitary adenoma）
　　　　　ⓒ副腎皮質刺激ホルモン（ACTH）産生下垂体腺腫（ACTH-producing pituitary ade-
　　　　　　noma）（Cushing 病）
　　　　　ⓓ甲状腺刺激ホルモン（TSH）産生下垂体腺腫（TSH-producing pituitary adenoma）
　　　　　ⓔ性腺刺激ホルモン産生下垂体腺腫（gonadotropin-producing pituitary adenoma）
　　　（ⅱ）非機能性下垂体腺腫（non-functioning pituitary adenoma）（ホルモン非産生下垂
　　　　　体腺腫）
　　　　　　➡臨床的に、下垂体前葉ホルモンの過剰症候を呈さないものをいう。
　　　❸構成している腺腫細胞の Hematoxylin-Eosin（HE）染色性による分類（古典的組織学
　　　　的分類）
　　　　➡臨床レベルで前葉ホルモンが測定できる現在、この分類と腺腫のホルモン産生能と
　　　　　は必ずしも一致しないため、参考程度にしか用いられていない。
　　　（ⅰ）好色素性腺腫（chromophil adenoma）
　　　　　ⓐ好酸性腺腫（acidophil, or eosinophil adenoma）
　　　　　　➡HE 染色により腺腫細胞が Eosin（酸性色素）に染まるものをいう。
　　　　　ⓑ好塩基性腺腫（basophil adenoma）
　　　　　　➡HE 染色により腺腫細胞が Hematoxylin（塩基性色素）に染まるものをいう。
　　　（ⅱ）嫌色素性腺腫（chromophobe adenoma）
　　　　　　➡HE 染色により腺腫細胞が Eosin（酸性色素）にも Hematoxylin（塩基性色素）に
　　　　　　も染まらないものをいう。
　　　❹鞍外伸展と伸展方向による分類
　　　（ⅰ）鞍外伸展（extrasellar extension）とは、トルコ鞍外の腫瘍の容積がトルコ鞍内の

それと同等か、あるいはそれ以上のものをいう。
(ⅱ)伸展の方向により、以下のように分けられる。
　ⓐ前頭伸展(frontal extension)
　　㋐前頭蓋窩あるいは前頭葉内に伸展しているもの。
　　㋑嗅覚障害、精神障害やけいれんをきたす。
　ⓑ上方伸展(hypothalamic extension)
　　㋐視床下部を著明に圧迫しているもの。
　　㋑多尿、多飲や嗜眠を呈する。
　ⓒ傍鞍部伸展(parasellar extension)
　　㋐傍トルコ鞍部や海綿静脈洞部に伸展しているもの。
　　㋑頻度；下垂体腺腫全体の6～10%
　　㋒動眼神経麻痺、外転神経麻痺や三叉神経麻痺を呈する。
　　㋓下垂体機能不全や視野障害を欠くことが多い。
　　㋔若年発症例に多い。
　ⓓ側頭伸展(temporal extension)
　　㋐側頭葉内あるいは中頭蓋窩に伸展しているもの。
　　㋑同名性上1/4盲を呈する。
　ⓔ後方伸展(posterior extension)
　　㋐トルコ鞍より後方に伸展しているもの。
　　㋑小脳症状、水頭症や脳神経麻痺を呈する。
　ⓕ鼻咽頭伸展(nasopharyngeal extension)
　　㋐トルコ鞍底を破壊し、副鼻腔や上咽頭部に伸展しているもの。
　　㋑鼻閉や髄液鼻漏を呈する。

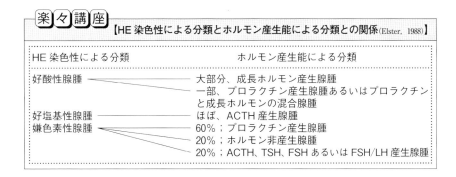

【HE染色性による分類とホルモン産生能による分類との関係(Elster, 1988)】

HE染色性による分類	ホルモン産生能による分類
好酸性腺腫	大部分、成長ホルモン産生腺腫 一部、プロラクチン産生腺腫あるいはプロラクチンと成長ホルモンの混合腺腫
好塩基性腺腫	ほぼ、ACTH産生腺腫
嫌色素性腺腫	60%；プロラクチン産生腺腫 20%；ホルモン非産生腺腫 20%；ACTH、TSH、FSHあるいはFSH/LH産生腺腫

性質・特徴

❶腫瘍は柔らかくて、易出血性で、緩徐に発育する良性腫瘍。
❷非機能性腺腫、成長ホルモン産生腺腫、甲状腺刺激ホルモン産生腺腫や男性の乳腺刺激ホルモン産生腺腫は巨大腺腫(macroadenoma)のことが多い。
❸副腎皮質刺激ホルモン産生腺腫や女性の乳腺刺激ホルモン産生腺腫は微小腺腫(microadenoma)のことが多い。

❹下垂体の石灰化（pituitary stone）

（ⅰ）頻度（山口ら，2004）

ⓐ組織学上；5.4〜25％

ⓑ画像上；0.3〜14％

（ⅱ）組織学的に石灰沈着をきたす腺腫の種類（栗坂ら，1986）

ⓐプロラクチン（PRL）産生腺腫が最も多い。

ⓑ以下、GH 産生腺腫＞PRL＋GH 産生腺腫＞ACTH 産生腺腫の順。

❺微小腺腫の分布は、ホルモン分泌細胞の分布とある程度相関がある。すなわち、

（ⅰ）PRL および GH 産生腺腫は下垂体の外側部に多い。

（ⅱ）TSH 産生腺腫は正中部に位置する傾向がある。

好発年齢 成人に好発する。

症状 ❶周辺臓器への圧迫による症状

（ⅰ）上方進展による視交叉の圧迫による症状

➡視力・視野障害（典型例では両耳側半盲）

（ⅱ）側方進展による海綿静脈洞内の脳神経（動眼神経、滑車神経、三叉神経、外転神経）の圧迫による症状

➡複視、眼瞼下垂や顔面感覚の低下。

（ⅲ）トルコ鞍内の圧が高まることによる硬膜の伸展による症状

➡頭痛（40〜60％の頻度）

（ⅳ）正常下垂体の圧迫による症状

ⓐ下垂体前葉ホルモン分泌低下による症状（173 頁）。

ⓑ血中の下垂体前葉ホルモン値低下の順番（Cosman ら，1989；中尾ら，2016）

㋐成長ホルモン（growth hormone；GH）、性腺刺激ホルモン（gonadotropin）（follicle stimulating hormone/luteinizing hormone；FSH/LH）、甲状腺刺激ホルモン（thyroid stimulating hormone；TSH）、副腎皮質ホルモン（adrenocorticotrophic hormone；ACTH）の順で低下しやすい。

㋑乳腺刺激ホルモン（prolactin；PRL）値の低下は稀であり、低下する場合でも最後。

❷下垂体ホルモン過剰による症状（304〜324 頁参照）

❸下垂体卒中（pituitary apoplexy）*による症状

➡下垂体腺腫内の出血や梗塞による腫瘍組織の増大に伴って起こる症状。

楽々講座 **【*下垂体卒中 Pituitary apoplexy】**

①概念

ⓐ下垂体腺腫内に出血あるいは梗塞が生じ、その結果引き起こされる病態をいう。

ⓑ梗塞より出血が多い（Matsuura ら，2001；Ogawa ら，2016）。

②頻度

ⓐ下垂体腺腫手術例の 0.6〜12.3％（Onesti ら，1990）

ⓑ症候性の下垂体卒中；下垂体腺腫の約 9％（Wakai ら，1981）

③原因・誘因

ⓐ通常、特発性（spontaneous）。

ⓑ誘因

①25％に誘因が認められる。

②放射線照射、内分泌負荷試験、頭部外傷、妊娠、Bromocriptine やピル服用、抗凝固療法、高血圧、頭蓋内圧の急激な変化など。
 ➡内分泌負荷試験が誘因のものでは、Insulin、TRH および LH-RH の三者同時負荷試験であり、また、薬物の静脈内投与中にほとんどが発症している。
④症状
 ⓐ下垂体腺腫内に出血が生じることにより腫瘍容積が増大し、無症状のものが**急激に発症**したり、あるいは以前からあった症状が急激に増悪する。
 ⓑ症状は、数時間〜2 日以内に完成する。
 ⓒ各症状
  ①全体
   ◆頭痛が 60〜90％と最も多い。
    ➡初発症状で、通常、嘔吐や髄膜刺激症状を伴う。
   ❷視力・視野障害(55〜70％)
   ❸外眼筋障害(40〜50％);動眼神経麻痺が最も多い(北条ら, 2016)。
   ❹意識障害(10〜20％)(北条ら, 2010)
   ❺下垂体前葉機能低下
   ❻尿崩症;一過性の頻度は 4％で、永続性の頻度は 2％
  ②腺腫の膨隆方向による症状
   ◆上方へ膨隆した場合➡視力障害や視野障害で、通常、意識障害を伴う。
   ❷側方へ膨隆した場合(図 2-47)➡外眼筋麻痺や三叉神経障害など。
   ❸下方へ膨隆した場合➡無症状、あるいは鼻出血。
⑤腺腫内出血例の約 40％は無症状である。
⑥下垂体卒中をきたしやすい下垂体腺腫
 ⓐMohr らの報告(1982)
  ①プロラクチン産生腺腫(prolactinoma)が最も多い。
   ➡出血例の 42％、プロラクチン産生腺腫の 12％
  ②次いで、非機能性腺腫(non-functioning adenoma)
   ➡出血例の 28％、非機能性腺腫の 13％
  ③成長ホルモン産生腺腫(growth hormone-producing adenoma)
   ➡出血例の 13％で、成長ホルモン産生腺腫の 5％
 ⓑWakai らの報告(1981)
  ①腺腫別で有意差はない。
  ②有意差はないが、非機能性腺腫が最も多く、以下、プロラクチン産生腺腫＞成長ホルモン産生腺腫の順。
 ⓒShim らの報告(腺腫内の出血)(2006)
  ①腺腫内に出血する頻度は、臨床的非機能性下垂体腺腫の方が機能性下垂体腺腫より高い。
   ➡すなわち、非機能性下垂体腺腫の頻度は下垂体腺腫全体の 15％、機能性下垂体腺腫のそれは約 3.3％
  ②臨床的非機能性下垂体腺腫の中では、Silent adenoma(298 頁)の方が Null cell adenoma(ナルセル腺腫)(300 頁)より出血する頻度は高い。
   ➡すなわち、Silent adenoma の頻度は非機能性下垂体腺腫の 20％、Null cell adenoma のそれは約 5.7％
⑦腫瘍の大きさ
 ➡「大きい腺腫に発生しやすい」、「大きさとは関係ない」の両者の報告がある。
⑧性別
 ➡「男性に多い」、「性差はない」との報告がある。
⑨Microadenoma 例での出血は、ピル服用者や妊娠促進ホルモン剤服用者に多い。
⑩Bromocriptine 服用患者は、非服用者に比して腺腫内出血をきたす頻度が有意に高い(Yousem ら, 1989)。
 ➡服用者の頻度は 45％で、非服用者の頻度は 13％
⑪ホルモン産生腺腫例では、出血により腫瘍組織が崩壊するため、異常ホルモン値が低下することがある。
⑫下垂体卒中で虚血が疑われる場合、MRI の拡散強調画像(DWI)が有用。
 ➡DWI で高信号を呈する(Rogg ら, 2002)。
⑬治療
 ⓐ副腎皮質機能低下があれば、副腎皮質ステロイド薬の投与をまず最初に行う。
 ⓑ手術(経蝶形骨洞法あるいは開頭術)(北条ら, 2016)
  ①意識レベル低下例および高度の視力障害例は、緊急手術。
  ②軽度の視力・視野障害例は、可及的早期に手術。
  ③外眼筋障害に関しては保存的治療で改善することがあり、また、慢性期の手術でも改善が期待できる。
⑭予後
 ⓐ一般に、緊急手術(減圧術)により予後は良好。
  ➡視力・視野障害の改善は 80％に、眼球運動障害は 90％の症例で改善が得られる(北条ら, 2016)。
 ⓑ失明例(blindness)は、予後不良。

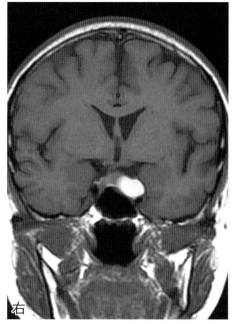

図 2-47. 下垂体卒中の単純 MRI 冠状断像
(鈴木 慶やすらぎクリニック院長 鈴木 慶博士のご厚意による)

下垂体内にT1強調画像で高信号を認める。出血は左側(海綿静脈洞部)に伸展。

〔小児下垂体卒中の特徴(木村ら,1989)〕

①男児に多い。
②頭痛、視力障害で発症するものが多く、下垂体卒中発作が初発症状であることが多い。
③鞍外伸展を示すものに多い。
④機能性腺腫と非機能性腺腫との間に差はみられない。

| 内分泌学的検査 | 成長ホルモン(growth hormone；GH)、Prolactin(PRL)、副腎皮質刺激ホルモン(adrenocorticotropic hormone；ACTH)、甲状腺ホルモン(thyroid hormone)やCortisol(コルチゾール)などを測定する。 |

頭部エックス線単純撮影

❶トルコ鞍の風船状拡大(ballooning sella)(図 2-48 A)
❷トルコ鞍底の二重底(double floor)(図 2-48 B)や菲薄化
　➡Prolactinoma は、他の腺腫に比して鞍底の破壊の程度が強い。

脳血管造影

❶前後像；前大脳動脈水平部(A 1)の挙上(図 2-49 A)
❷側面像(図 2-49 B)
　(ⅰ)内頚動脈海綿洞部で**ポケット形成**(pocket formation)。
　　➡トルコ鞍が拡大することによる内頚動脈海綿静脈洞部とトルコ鞍底との間隙をポケット形成という。
　(ⅱ)内頚動脈**サイフォン部の開大**(opening siphon)。

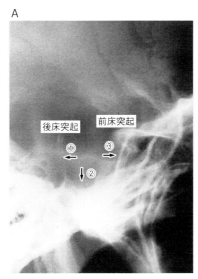
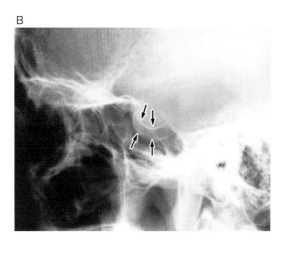

図 2-48. 下垂体腺腫の頭部エックス線単純撮影（側面像）
A；トルコ鞍の風船状の拡大を認める。通常、①、②、③の順に拡大していく。
B；トルコ鞍底の二重陰影を認める（→）。(窪田惺著，脳神経外科ビジュアルノート，金原出版，2003 より許可を得て転載)

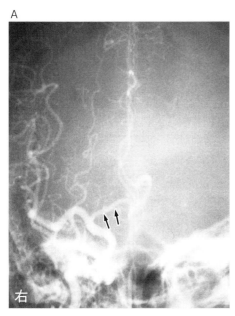
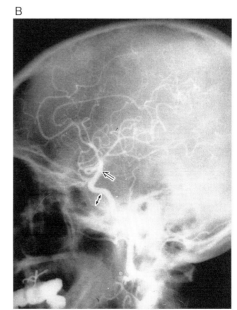

図 2-49. 下垂体腺腫の脳血管造影
A（前後像）；右 A1 部の挙上を認める（→）。
B（側面像）；サイフォン部の開大（⇒）とポケット形成（↔）を認める。

エックス線CT

❶微小腺腫
（ⅰ）単純CT；軽度低吸収域を示すが、診断困難なことが多い。
（ⅱ）造影CT；著明に造影される正常下垂体前葉内の陰影欠損像として描出される（**低造影域** less enhanced area）。
　　➡冠状断が有用。

291

❷巨大腺腫(図 2-50)
　(ⅰ)単純 CT；等～軽度高吸収域
　(ⅱ)造影 CT；均一に増強される。

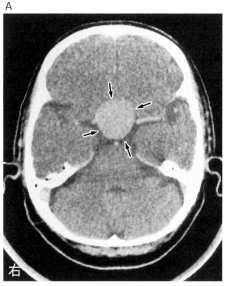 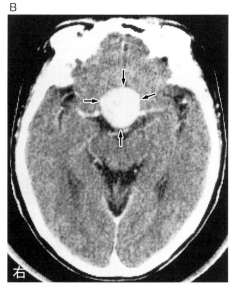

図 2-50. 下垂体腺腫のエックス線 CT
A(単純 CT)；トルコ鞍上部に軽度高吸収域を認める(→)。
B(造影 CT)；均一に増強される(→)。

MRI
❶微小腺腫
　(ⅰ)単純 MRI
　　ⓐT 1 強調画像；低信号がほとんど(80～90％)。
　　ⓑT 2 強調画像；高信号が多い(1/3～1/2 の症例)。
　(ⅱ)造影 MRI；正常下垂体前葉より増強効果は弱い。したがって、腫瘍は高信号域の中の低い(相対的)信号域として描出される(→**低造影域 less enhanced area**)。
❷巨大腺腫(図 2-51)
　(ⅰ)単純 MRI(Chakrabortty ら, 1993)
　　ⓐT 1、T 2 強調画像とも、不均一な等あるいは高信号。
　　ⓑ不均一性は、囊胞や壊死などによる。
　(ⅱ)造影 MRI
　　ⓐ中等度に増強される。
　　ⓑ矢状断像；正常下垂体は腫瘍に圧迫され、上方に変位していることが多い(Sumida ら, 1994)。
　　➔後上方に変位していることもある。

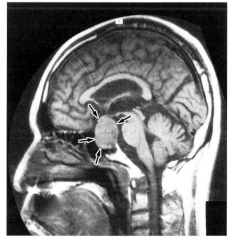

図 2-51. 下垂体腺腫の MRI 矢状断像
T 1 強調画像で、トルコ鞍内から鞍上部にかけて等信号を認める(→)。

第 2 章／脳腫瘍ヘズ〜ムイン

❸Dynamic MR imaging

（ⅰ）正常下垂体は造影剤により早期に増強されるが、微小下垂体腺腫ではゆっくり増強され、ピークも正常下垂体より遅れる。

（ⅱ）正常下垂体の増強が強く早いため、微小下垂体腺腫は相対的に低信号に描出される。

➡微小下垂体腺腫は、造影剤注入後 1 分あたりで最も明瞭に描出される(三原ら,2007)。

楽々講座

【海綿静脈洞浸潤に関する病期分類(Knops ら, 1993)**】**

Knops らは(1993)、下垂体腺腫の海綿静脈洞への浸潤の有無を MRI 所見（冠状断）と術中所見で検討し、内頚動脈との関係から 5 段階に分類している（図 2-52）。

Grade 0	正常で、腫瘍が内頚動脈の内側の接線を越えていないもの。 (Grade 0 represents the normal condition of the cavernous simus space. The adenoma does not pass the tangent of the medial aspecs of the supra- and intracavernous internal carotid arteries)
Grade 1	腫瘍は内頚動脈の内側の接線を越えているが、中心線を越えていないもの。 (Grade 1 is characterized by tumor extension that does not pass a line between the cross-sectional centers of the carotid arteries, so-called "intercarotid line")
Grade 2	腫瘍は中心線を越えているが、外側の接線を越えていないもの。 (Grade 2 is characterized by tumor extending beyond the intercarotid line, but not extending beyond or tangent to the lateral aspects of the intra- and supracavernous internal carotid arteries)
Grade 3	腫瘍が外側の接線を越えているもの。 (Grade 3 is characterized by tumor extending lateral to the lateral tangent of the intra- and supracavernous internal carotid arteries)
Grade 4	腫瘍が内頚動脈を巻き込んでいるもの。 (Grade 4 is characterized by total encasement of the intracavernous carotid artery.)

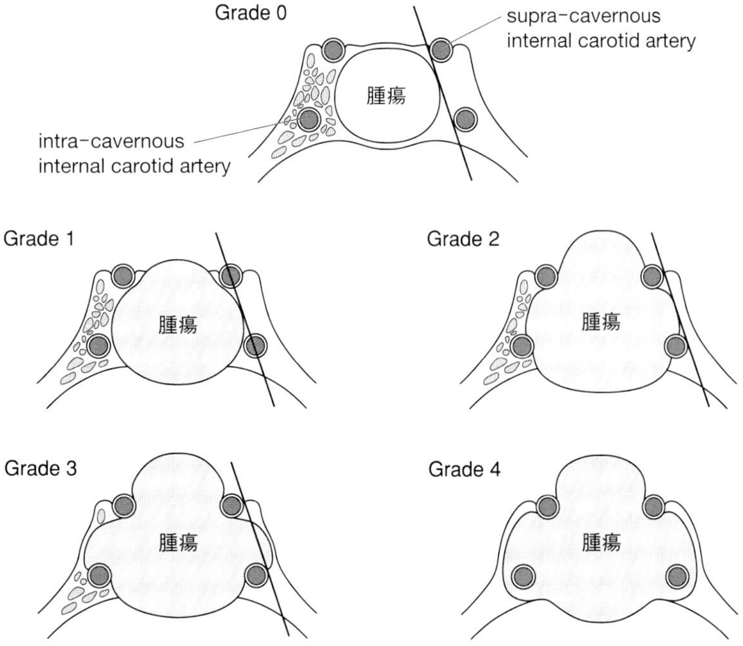

図 2-52. 下垂体腺腫の海綿静脈洞浸潤に関する病期分類(Knosp ら, 1993)

診断

❶頭部エックス線単純・断層写真

❷エックス線 CT

❸MRI

❹血中ホルモンの測定

（ⅰ）乳腺刺激ホルモン（プロラクチン）産生腺腫

➡血中プロラクチン値が 200 ng/ml 以上。

（ⅱ）成長ホルモン産生腺腫

➡血中成長ホルモン値が 10 ng/ml 以上。

（ⅲ）甲状腺刺激ホルモン産生腺腫

➡血中の甲状腺ホルモン（free T_3、free T_4）値が上昇しているにもかかわらず、TSH が抑制されない。

（ⅳ）性腺刺激ホルモン産生腺腫

➡血中の卵胞刺激ホルモン（follicle stimulating hormone；FSH）や黄体形成ホルモン（luteinizing hormone；LH）値の上昇。

楽々講座　　　　　【エックス線 CT と MRI における正常下垂体】

①エックス線 CT
　（ⅰ）下垂体の高さ（冠状断像）
　　ⓐ平均（造影 CT）；5.4±0.9 mm（Wiener ら，1985）
　　ⓑ9 mm までが正常（Wolpert ら，1984；Cusick ら，1980）。
　（ⅱ）下垂体上面の性状；平坦型または陥凹型が多い。
②MRI
　（ⅰ）下垂体の高さ（矢状断像）
　　ⓐ平均；5.4±0.9 mm（Wiener ら，1985）
　　　➡通常、8 mm 以下（Mark ら，1984）。
　　ⓑ「20 歳代の女性の下垂体は、男性より大きい」、「男性の方が大きい」、あるいは「男性と女性とで差はない」など、種々の報告がある。
　（ⅱ）下垂体上面の性状
　　ⓐ平坦型または陥凹型が多い。
　　ⓑ若い（20 歳代あるいは思春期）女性では、膨隆（上方凸）型が多い。
　（ⅲ）妊娠後期や産褥期の下垂体前葉（Miki ら，1993）
　　ⓐT 1 強調画像で高信号。
　　　➡プロラクチン細胞の増加による。
　　ⓑT 2 強調画像で等信号（橋 pons と同じ輝度）。
　（ⅳ）新生児期から生後 2 カ月頃の下垂体前葉➡T 1 強調画像で高信号（Wolpert ら，1988）。
　（ⅴ）下垂体前葉➡正常者では、T 1 強調画像で等信号（Sumida ら，1994）。
　（ⅵ）下垂体後葉
　　ⓐ正常者
　　　①MRI T 1 強調画像で高信号を呈する。
　　　　➡高信号は、後葉に貯留された分泌顆粒内の Vasopressin に由来する。
　　　②高信号は、正常者でも 10〜20％にみられないことがある（Elster，1993）。
　　ⓑ中枢性尿崩症（58 頁）➡正常にみられる高信号が消失する。

治療目標と治療方針

❶非機能性下垂体腺腫（ホルモン非産生下垂体腺腫）

（ⅰ）内視鏡下あるいは顕微鏡下経蝶形骨洞法による摘出術が第一選択。

ⓐ視機能障害（視力・視野障害や眼球運動障害）は手術によりほどんど改善する（富永ら，2016）。

ⓑ下垂体機能低下症が軽度であれば、手術により改善が期待できるが、重症であれば改善は期待できない（富永ら，2016）。

（ⅱ）放射線治療

（ⅲ）薬物補充療法

❷機能性下垂体腺腫（ホルモン産生下垂体腺腫）

（ⅰ）治療目標➡過剰に分泌されているホルモンの正常化。

（ⅱ）各機能性腺腫の治療方針

　　ⓐプロラクチン産生腺腫

　　　➡内科的治療（薬物療法）が第一選択。

　　ⓑ成長ホルモン産生腺腫、副腎皮質刺激ホルモン産生腺腫と甲状腺刺激ホルモン産生腺腫

　　　㋐経蝶形骨洞法による摘出術が第一選択。

　　　㋑薬物療法のみで完治に至ることは難しい。

治療		
手術	➡非機能性下垂体腺腫では手術が第一選択。また、機能性下垂体腺腫に対しても手術が原則であるが、プロラクチン産生腺腫に対してはドパミン受容体作動薬による薬物療法が第一選択。 ①手術の目的 　ⓐ腺腫の全摘出。 　　➡機能性下垂体腺腫では、過剰に分泌されているホルモンを正常化させるために全摘出を心がける。 　ⓑ残存下垂体の保全。 ②手術法 　ⓐ経蝶形骨洞的到達法（transhpenoidal approach） 　　①蝶形骨洞を経由してトルコ鞍底に達し、腫瘍を摘出する方法で、一般的。 　　②顕微鏡下あるいは内視鏡下で行われる。 　　　➡顕微鏡下のみの群よりも内視鏡使用群の方が、手術成績はよい(富永, 2011)。 　　③禁忌例(有田ら, 1999) 　　　❶開口部の小さい鞍隔膜を伴う亜鈴(dumbbell)型の腺腫。 　　　❷腫瘍が側方や前方などに伸展している例。 　　　❸トルコ鞍の拡大のない例。 　　　❹内頚動脈がトルコ鞍正中付近に達している例。 　ⓑ経頭蓋到達法（trancranial approach） 　　①開頭して腫瘍を摘出する方法。 　　②適応例(白根, 2007) 　　　❶著しい前方伸展、あるいは側方、後方伸展のみられる例。 　　　❷トルコ鞍の拡大がわずかで、鞍隔膜上方に大きく伸展している場合。 　　　❸鞍上部の腫瘍が硬いことが予想される場合。 　　　❹髄膜腫など他の組織像が疑われる場合。 　ⓒ経蝶形骨洞的到達法と経頭蓋到達法同時手術（combined approach）(白根, 2007) 　　➡(例) 亜鈴型(dumbbell shape)で鞍内の腫瘍が大きく、また、鞍隔膜の開口が狭く鞍上部にも大きく伸展している例。
薬物療法	①プロラクチン産生腺腫に対してはドパミン受容体作動薬による薬物療法が第一選択。 　➡Bromocriptine や Cabergoline などであるが、Cabergoline がよく用いられる。 ②手術不能例や非寛解例に対し、あるいは術前投与による腫瘍縮小を期待して投与。 　➡例えば、成長ホルモン産生腺腫に対して、オクトレオチド酢酸塩 Octreotide acetate（somatostatin アナログ）を術前に投与。 ③ホルモン補充療法（replacement therapy） 　ⓐ不足している下垂体ホルモンの補充。 　ⓑ例えば、副腎皮質機能低下例に対して副腎皮質ステロイド薬、甲状腺機能低下例に対して甲状腺ホルモン製剤、尿崩症に対して Desmopressin の投与など。 　　➡甲状腺ホルモン製剤を投与する場合には、副腎皮質ホルモンを十分補充してから投与する。
放射線治療	①適応 　ⓐ手術不能例、難治例、術後の残存腫瘍や再発例などに対して施行。 　ⓑプロラクチン（乳腺刺激ホルモン）産生腺腫に対しては、ドパミン受容体作動薬抵抗例の一部を除いて、通常、従来の放射線治療（conventional radiotheraphy）は行わない。

放射線治療	➡その理由は、プロラクチン産生腺腫はドパミン受容体作動薬による腫瘍縮小効果のあること、照射が先端肥大症ほどの効果がないこと、および照射後の血中プロラクチン値の正常化が稀であることなどによる。 ②種類 　ⓐ通常(従来)の放射線治療(conventional radiotherapy) 　　①腫瘍制御率(増殖抑制効果)；76〜97% 　　②副作用 　　　◆下垂体前葉機能低下；下垂体腺腫例の13〜55% 　　　◆視神経障害；1〜2% 　ⓑ定位放射線照射(stereotactic irradiation；STI) 　　①γ-Knife 　　　◆鞍上部伸展のある症例では、経蝶形骨洞法により摘出を行い、視神経と腫瘍の距離を確実に確保してから照射する。 　　　◆適応症例(Morange-Ramosら，1998) 　　　　①小さな機能性下垂体腺腫。 　　　　②腫瘍が視路より離れている症例。 　　　　③浸潤例では、海綿静脈洞の内側部のみに限局している例。 　　　　④放射線治療の既往のない例。 　　　◆効果(術後残存例や再発例)(Petrovichら，2003) 　　　　①腫瘍が縮小するのに時間がかかる。 　　　　　➡30%は、腫瘍が縮小するのに照射後3年以上かかる。 　　　　②非機能性腺腫では、照射後の増大を認めない。 　　　　③プロラクチン産生腺腫では、83%にプロラクチン値の正常化を認める。 　　　　④機能性下垂体腺腫では、18%に再発例を認める。 　　　◆副作用；部分的な下垂体機能不全の頻度は、16%(Morange-Ramosら，1998) 　ⓒCyberKnife(佐藤，2016) 　　①腫瘍制御率は、非機能性下垂体腺腫の方が機能性下垂体腺腫よりよい。 　　②機能性下垂体腺腫における内分泌寛解率は不良。
組織学的所見 (光学顕微鏡) (図 2-53)	❶基本構造；一様の大きさの円形細胞と洞様構造(sinusoid)。 ❷分類 　(ⅰ)びまん型(diffuse type) 　　　ⓐ腫瘍細胞が敷石状に並び、腺様構造がはっきりしないもの。 　　　ⓑ特定の細胞配列を呈さず、びまん性に増殖しているもの。 　(ⅱ)洞様型(sinusoid type) 　　　ⓐ腫瘍細胞が毛細血管を中心に腺様構造をとるもの。 　　　ⓑ血管や結合織で区切られた構造を呈するもの。 　(ⅲ)乳頭型(papillary type) 　　　➡背の高い円柱状の腫瘍細胞が乳頭状に増殖しているもの。 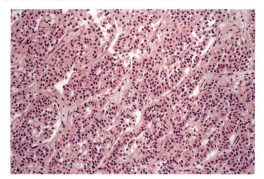 図 2-53. 下垂体腺腫の組織像(HE、×50)
免疫組織化学的所見 (Hirohataら，2014)	❶陽性となるマーカー 　➡Keratin、EMA(Epithelial membrane antigen)

❷陰性となるマーカー

　➡S-100 タンパク、Vimentin、GFAP（glial fibrillary acidic protein）、CEA（carcinoembryoinic antigen）、および NFP（neurofilament protein）。

予後

❶一般に良好。

❷視力・視野障害は早期であれば回復することが多い。

❸下垂体前葉機能

（ⅰ）微小腺腫を選択的に摘出したときには良好。

（ⅱ）TSH；60％、ACTH；40％、LH/FSH；30％の割合で回復するが、GH 不全は継続する。

❹術前より存在する尿崩症が、手術により治癒することはまずない。

5 年全生存率（全体）（本邦）

❶非機能性下垂体腺腫；98.2％

❷機能性下垂体腺腫

（ⅰ）PRL 産生腺腫；98.7％

（ⅱ）GH 産生腺腫；99.3％

（ⅲ）ACTH 産生腺腫；99.2％

経蝶形骨洞法の術後合併症

❶主な合併症の頻度（全体）；5〜10％

❷手術死亡の頻度（全体）；1％未満

❸各合併症とその頻度

　➡最も頻度の高い合併症は、尿崩症と髄液鼻漏。

（ⅰ）尿崩症（macroadenoma 例）

　　ⓐ一過性；2〜6％

　　ⓑ永続的；1％

（ⅱ）髄液鼻漏

　　ⓐMacroadenoma 例；3％

　　ⓑMicroadenoma 例；1％

（ⅲ）新たな視力・視野障害；1〜2％

（ⅳ）遅発性低ナトリウム血症；術後平均 4 日目で 10％前後。

（ⅴ）くも膜下出血および脳血管攣縮；ごく稀。

再発率　外科的治療後の再発率は 6〜16％

ちょっとお耳を拝借

①下垂体腺腫、特に GH 産生腺腫および PRL 産生腺腫の場合、下垂体の外側（lateral wing、あるいは eosinophilic wing）より発生することが多い。

②未治療の下垂体腺腫を有する女性が妊娠することは極めて稀であるが、この場合における視覚障害の発生頻度は 25％(Magyar ら、1978)。

合併疾患　稀であるが、下垂体腺腫に脳動脈瘤を合併することがある。下垂体腺腫の中では、先端

肥大症（acromegaly）やプロラクチン産生腺腫に合併することが多い。

関連症候群　Peillon-Racadot 症候群（105 頁）

（2）各下垂体腺腫

A．非機能性（ホルモン非産生）下垂体腺腫 Non-functioning pituitary adenoma

定義・概念　❶非機能性下垂体腺腫とは、下垂体腺腫のうち**下垂体前葉ホルモンによる過剰症状を呈さないもの**をいう。

❷非機能性下垂体腺腫は 60％以上の頻度でゴナドトロピン産生能をもつ（藤尾ら，2016）。

　➡したがって、非機能性下垂体腺腫の大部分はゴナドトロピン産生下垂体腺腫（gona-dotrophic hormone-producing pituitary adenoma）（FSH/LH 産生下垂体腺腫）（326 頁）に位置づけられる。

　※：FSH；Follicle stimulating hormone（卵胞刺激ホルモン）の略、LH；Luteinizing hormone（黄体形成ホルモン）の略。

❸非機能性下垂体腺腫には Silent pituitary adenoma*と Null cell adenoma**とが含まれる。

　（ⅰ）**Silent pituitary adenoma（不顕性下垂体腺腫）**とは、非機能性腺腫において、手術で摘出した腫瘍細胞の免疫組織化学的染色により下垂体前葉ホルモン陽性細胞を認めるものをいう。

　（ⅱ）**Null cell adenoma（ナルセル腺腫）**とは、非機能性下垂体腺腫において、免疫組織化学的染色で下垂体前葉ホルモンと転写因子のすべてが陰性のものをいい、真の非機能性下垂体腺腫である。

頻度（本邦）　❶原発性脳腫瘍全体の 9.1％（ゴナドトロピン産生腺腫を含めると、10.1％）

❷下垂体腺腫全体の 52.8％で、最も多い（ゴナドトロピン産生腺腫を含めると、53.8％）。

名称　'臨床的'にホルモン過剰症状を呈さないという意味で、非機能性下垂体腺腫の前に「**臨床的**」という接頭語を付けることがある。

分類　➡非機能性下垂体腺腫は、免疫組織化学的染色により 3 つに分けられる（Rishi ら，2010）。

❶ゴナドトロピン産生下垂体腺腫（gonadotrophic hormone-producing pituitary adenoma）

　➡最も多い（非機能性下垂体腺腫の 64％）。

❷ナルセル腺腫（null cell adenoma）；26％の頻度。

❸不顕性下垂体腺腫（silent pituitary adenoma）；10％の頻度。

特徴　巨大腺腫（macroadenoma）のことが多い。

（チョット役に立つお話）

*【不顕性下垂体腺腫 Silent pituitary adenoma】

①定義・概念

　ⓐSilent pituitary adenoma（不顕性下垂体腺腫）とは、症状および内分泌学的検査で活動性を認めない非機能性腺腫において、手術で摘出した腫瘍細胞の免疫組織化学的染色により下垂体前葉ホルモン陽性細胞を認めるものを

いう。
　　ⓑ病理組織学上の定義である。
②頻度(Shim ら，2006)
　　ⓐ下垂体腺腫全体の約 42%
　　ⓑ非機能性下垂体腺腫の約 71%
③Mayson ら(2014)による分類
　　ⓐTotaly silent adenoma(完全不顕性腺腫)
　　　　㋐下垂体前葉ホルモンの過剰分泌も、またそれによる臨床症状も認めない。
　　　　㋑また、免疫組織化学的染色でホルモン陽性細胞は認められず、血中のホ
　　　　　ルモン値も基準値内である。
　　ⓑClincally silent adenoma(臨床的不顕性腺腫)
　　　　㋐下垂体前葉ホルモン産生細胞を認め、血中のホルモン値は基準値を超え
　　　　　ている。
　　　　㋑しかし、下垂体前葉ホルモン過剰による典型的な臨床的症状を認めない。
④種類
　　ⓐSilent corticotroph adenoma(不顕性副腎皮質刺激ホルモン産生腺腫)
　　　　㋐Silent coriticotroph adenoma とは Cushing 病に特徴的な症状や徴候は
　　　　　なく、内分泌学的検査においても活動性はないが(Cortisol の過剰分泌
　　　　　や ACTH 自律性分泌を認めず)、手術で摘出した腫瘍細胞の免疫組織化
　　　　　学的染色で ACTH 陽性細胞を認めるものをいう(蔭山ら，2016；沖，2016)。
　　　　　　🖋これに対して、Subclinical Cushing 病とは、Cushing 病に特徴的な症
　　　　　　　状や徴候は欠くが、下垂体腺腫からの Cortisol の相対的過剰分泌およ
　　　　　　　び ACTH 自律性分泌が証明されているものをいう(蔭山ら，2016)。
　　　　㋑頻度
　　　　　　①臨床的非機能性下垂体腺腫の 6〜19%(蔭山ら，2016)
　　　　　　②副腎皮質刺激ホルモン産生腺腫全体の 7〜9%(西岡ら，2009)
　　　　㋒女性に多い(Nishioka ら，2012)。
　　　　㋓発育が早い(Shim ら，2006)。
　　　　㋔下垂体卒中や浸潤性(海綿静脈洞などへ)の傾向がある(Shim ら，2006；Cooper ら，
　　　　　2010；Nishioka ら，2012)。
　　　　㋕再発率は 63% と高い(Cooper ら，2010)。
　　ⓑSilent somatotroph adenoma(不顕性成長ホルモン産生腺腫)
　　　　㋐非機能性下垂体腺腫の手術で摘出した腫瘍細胞の免疫組織化学的染色で
　　　　　GH 陽性細胞を認めるものをいう(血中の GH 値は高くない)。
　　　　㋑発育が早い(Shim ら，2006)。
　　　　㋒浸潤性や下垂体卒中を伴う傾向がある(Shim ら，2006)。
　　　　㋓再発の頻度が高い(Shim ら，2006)。
　　ⓒSilent thyrotroph(TSH)adenoma(不顕性甲状腺刺激ホルモン産生腺腫)
　　　　㋐非機能性下垂体腺腫の手術で摘出した腫瘍細胞の免疫組織化学的染色で

TSH 陽性細胞を認めるものをいう(血中の TSH 値は高くない)。

　　　　㋑頻度

　　　　　　◇非機能性下垂体腺腫の 4.3%(福原ら, 2016)

　　　　　　◇下垂体腺腫全体の 0.75%(Mayson ら, 2014)

　　　ⓓSilent gonadotroph adenoma(不顕性性腺刺激ホルモン産生腺腫)

　　　　㋐非機能性下垂体腺腫の手術で摘出した腫瘍細胞の免疫組織化学的染色で Gonadotrophin 陽性細胞を認めるものをいう(血中 Gonadotropin 値は高くない)。

　　　　㋑頻度；臨床的非機能性下垂体腺腫の 64%(Tatsuoka ら, 2013)

　　　　㋒大多数は、腺腫が大きい割に、通常周囲組織への浸潤を認めず、また、臨床経過も一般的にはよい(Shim ら, 2006)。

　　　ⓔSilent lactotroph adenoma(silent prolactinoma)(不顕性乳腺刺激ホルモン産生腺腫)

　　　　➡非機能性下垂体腺腫の手術で摘出した腫瘍細胞の免疫組織化学的染色で Prolactin 陽性細胞を認めるものをいう(血中 Prolactin 値は高くない)。

⑤Silent pituitary adenoma は、機能性下垂体腺腫に比して、腺腫内出血や浸潤性の頻度が高い(Shim ら, 2006)。

⑥Silent pituitary adenoma の中ではゴナドトロピン産生腺腫が最も多い(Shim ら, 2006；Mayson ら, 2014)。

───────────────────────(チョット役に立つお話)──

**【ナルセル腺腫 Null cell adenoma】

①定義・概念(佐野ら, 2005；井野元ら, 2016)

　　ⓐNull cell adenoma(ナルセル腺腫)とは、免疫組織化学的検索で下垂体前葉ホルモンがすべて陰性で、かつ転写因子もすべて陰性の腺腫をいう、

　　ⓑNull cell adenoma は、電子顕微鏡所見により規定された腺腫。

　　ⓒNull-cell とは電子顕微鏡的には粗面小胞体、ゴルジ装置の発達が不良で、少数の小型分泌顆粒しかみられず、特定の下垂体前葉細胞への分化のない細胞をいう(船田, 2003)。

②真の非機能性腺腫である。したがって腫瘍が大きくなってから発見されることが多い。

③頻度(Shim ら, 2006)

　　ⓐ下垂体腺腫全体の約 17%

　　ⓑ非機能性下垂体腺腫の約 29%

④発育は緩徐。

⑤光学顕微鏡的(HE 染色分類)には嫌色素性である。

⑥免疫組織化学的染色で、すべての下垂体前葉ホルモン産生細胞を認めない。

⑦Null cell adenoma の亜型として Oncocytoma がある。

第 2 章／脳腫瘍ヘズ～ムイン

【Oncocytoma（膨大細胞腫）】

ⓐNull cell adenoma のうち、Oncocytic change が特に顕著なものを Onco-cytoma という（中里．1999）。

➡すなわち、細胞は大きく腫大し、好酸性で、顆粒状の細胞質を有する。

ⓑOncocytoma は Oncocyte（膨大細胞）の増殖からなる腫瘍で、細胞は大きく腫大している。

ⓒOncocytoma ではゴナドトロピン陽性例が多く、ゴナドトロピン細胞腺腫に位置づけられるべき腺腫（佐野ら．2005）。

ⓓOncocytoma の電子顕微鏡所見

　①細胞質の大部分を占めるミトコンドリアが特徴（中里．1999）。

　②ミトコンドリア増加のために好酸性を帯びた広い細胞質をもつ細胞が構成細胞の大半を占める（佐野ら．2005）。

ⓔちなみに、Oncocyte（膨大細胞）とは、光学顕微鏡的には細胞質内に多数の好酸性顆粒を認め、電子顕微鏡的には多数のミトコンドリアが細胞質内にみられるものをいう。

好発年齢（本邦）
❶50～74 歳に多い。

❷55～59 歳にピーク（15.3％）。

❸以下、60～64 歳（13.7％）＞65～69 歳（13.1％）＞50～54 歳（11.3％）の順。

性別（本邦）　男性：女性＝1.2：1 で、やや男性に多い。

症状
❶視力・視野障害

（ⅰ）多い症状（約 40％）。

（ⅱ）両耳側半盲、一側耳側半盲など。

❷頭痛；多い症状（20～60％の頻度）。

❸下垂体前葉機能低下症状

➡無月経、性欲低下、全身倦怠感、陰毛および腋毛の脱落が多い。

（ⅰ）Gonadotropin 分泌低下症状；月経異常（無月経、稀発月経）、性欲低下、二次性徴の発育遅延あるいは欠如、恥毛および腋毛の減少・脱落など。

（ⅱ）GH 分泌低下症状；低身長や低血糖など。

（ⅲ）ACTH 分泌低下症状；低血圧、低血糖、全身倦怠感、易疲労感、食欲不振や体重減少など。

（ⅳ）Prolactin 分泌低下症状；乳汁分泌低下や月経異常。

（ⅴ）TSH 分泌低下症状；耐寒性低下、浮腫、皮膚乾燥、無気力、易疲労感、動作緩慢や脱毛など。

➡甲状腺ホルモンは GH の分泌・産生を促進するので、不足すると小児では成長率が低下する（上松．2010）。

❹時に、下垂体卒中（288 頁）で発症する。

内分泌学的所見
❶下垂体前葉ホルモン値の低下を認める。

※：下垂体前葉ホルモンは、GH→LH/FSH（Gonadotropin）→TSH→ACTH の順に低下。

❷巨大腺腫では、しばしば血中プロラクチン値の軽度上昇を認める。

➡下垂体茎圧迫による視床下部からのプロラクチン分泌抑制因子（prolactin inhibiting factor；PIF）の遮断により、軽度高 PRL 血症が生じる。

治療

❶手術

（ⅰ）経蝶形骨洞法（transhpenoidal approach）（内視鏡下あるいは顕微鏡下）による**摘出術が第一選択**。

（ⅱ）手術適応症例

➡視力・視野障害など周囲組織への圧迫症状のある症例。

❷放射線治療

（ⅰ）通常（従来）の放射線治療

➡通常、残存腫瘍に対して施行。

（ⅱ）定位放射線照射（stereotactic irradiation；STI）

ⓐγ-Knife や CyberKnife など。

ⓑγ-Knife により腫瘍が縮小するには時間を要する。すなわち、ゆっくりで、照射後 33 カ月を要する(Sheehan ら. 2013)。

❸不足しているホルモンの補充療法

（ⅰ）術後や放射線照射後のホルモン欠乏例に対して、欠乏しているホルモンの補充を行う。

（ⅱ）ホルモンの補充を行ううえで欠落を早期に診断すべきものは、第一は副腎皮質ホルモンで、次いで甲状腺ホルモン。

ⓐ甲状腺ホルモンは副腎皮質ホルモン代謝を促進し、副腎不全を増悪させる可能性がある(上松. 2010)。

ⓑしたがって、副腎機能低下がある場合には、必ず副腎皮質ホルモンの補充を優先させる(上松. 2010)。

組織学的所見　HE 染色分類では、嫌色素性腺腫（chromophobe adenoma）。

Ki-67 陽性率　1％未満(Rishi ら. 20102)

免疫組織化学的染色

❶大半は性腺刺激ホルモンに陽性。

❷その他、GH、TSH、PRL や ACTH にも種々の程度に陽性像を呈する。

治療成績

❶手術成績

（ⅰ）手術（経蝶形骨洞法）による視力障害の改善は約半数に認める(Mayson ら. 2014)。

（ⅱ）下垂体ホルモン機能の回復はあまりよくない。

➡術前にみられる下垂体ホルモン欠乏が術後に改善する頻度は 1/3 未満(Mayson ら. 2014)。

❷通常（従来）の放射線治療による腫瘍制御率(Breen ら. 1998)

（ⅰ）10 年で 87.5±3.6％

（ⅱ）20 年で 77.6±6.3％

（ⅲ）30 年で 64.7±12.9％

第 2 章／脳腫瘍ヘズ～ムイン

❸γ-Knife による腫瘍制御率(Sheehan ら，2013)

（ⅰ）全体；93.4%

（ⅱ）年数別

➡年数が経るにつれて、腫瘍制御率は下がる。すなわち、

ⓐ3 年では 98%

ⓑ5 年では 95%

ⓒ8 年では 91%

ⓓ10 年では 85%

❹CyberKnife による局所制御率(観察期間の中央値；33 カ月)

➡98%(佐藤ら，2011)

**5 年全生存率
(全体)(本邦)**

98.2%

合併症と頻度

❶通常(従来)の放射線治療(Sheehan ら，2013)

（ⅰ）下垂体前葉機能低下の 10 年後の発生頻度；20〜40%

（ⅱ）視神経症(optic neuropathy)の発生頻度；1.5%

（ⅲ）放射線誘発腺腫の発生頻度；10 年で 2%、20 年で 2.4%

❷γ-Knife(Sheehan ら，2013)

（ⅰ）下垂体前葉機能低下(照射後に新たに発生した例あるいは照射前の悪化例)

ⓐ発生頻度(全体)；21.1%

ⓑ甲状腺ホルモン不足が最も多く(16.3%)、以下、Cortisol(9.9%)、成長ホルモン
(8.4%)、性腺刺激ホルモン(8.3%)の順。

（ⅱ）脳神経障害(照射後に新たに発生した例あるいは照射前の悪化例)

ⓐ発生頻度(全体)；9%

ⓑ視神経障害が最も多く(6.6%)、以下、動眼神経障害(1.36%)、三叉神経障害
(0.90%)、外転神経障害(0.45%)の順。

予後良好因子

❶内分泌機能の回復良好な因子は以下のとおり(Arafah, 1986)。

（ⅰ）術前の血中 PRL 値が正常、あるいは軽度上昇例。

（ⅱ）術前、TRH 刺激に対して血中 TSH 値が上昇する症例。

（ⅲ）術前、GnRH(gonadotropin releasing hormone)刺激に対して血中 LH/FSH 値が
上昇する症例。

（ⅳ）腫瘍径が 25 mm 以下の症例。

❷Radiosurgery 後に良好な結果を得るための因子(Sheehan ら，2013)

（ⅰ）50 歳以上の患者。

（ⅱ）5 cm^2 より小さい非機能性下垂体腺腫。

（ⅲ）以前に放射線治療を受けていない人。

再発率

❶追跡期間が 10 年以内の症例

（ⅰ）手術単独例(術後非照射)；20%

（ⅱ）術後照射例；10%以下

❷追跡期間が 10 年以上経過すると、再発率は増加する。

B．プロラクチン（乳腺刺激ホルモン）産生下垂体腺腫（プロラクチノーマ）Prolactin（PRL）-producing pituitary adenoma（prolactinoma）

定義・概説
Prolactin（PRL）プロラクチン（乳腺刺激ホルモン）産生細胞あるいはその前駆細胞が腫瘍化し、PRL の過剰分泌症状を呈するものをいう。

頻度（本邦）
❶原発性脳腫瘍全体の 2.3%

❷下垂体腺腫全体の 13.6%

❸機能性下垂体腺腫の中では、GH 産生腺腫に次いで多い。

性質・特徴
❶他の腺腫に比して鞍底の破壊の程度が強い。

❷比較的**浸潤傾向の強い腫瘍**。すなわち、

（ⅰ）残存前葉組織および硬膜へ浸潤性に発育することが多い。

（ⅱ）海綿静脈洞に浸潤したり、鞍隔膜を越えて発育しやすい。

　　ⓐ血中の PRL 値が著明に高い例（2,000 ng/ml 以上）では、血管、特に海綿静脈洞への浸潤がみられる (Shucart, 1980)。

　　ⓑ海綿静脈洞への浸潤頻度は 33% (山田, 2016)

❸PRL のみを産生する単ホルモン産生（monohormonal）の腫瘍。

❹一般に、腺腫の大きさと血中 RPL 値とは相関する。

　➡ただし、血中の PRL 値が 2,000 ng/ml を超える例では、鞍上伸展を認めるほど大きくはない。むしろ、海綿静脈洞への外方伸展を認める (Shucart, 1980)。

❺女性例では Microadenoma が多い。

❻男性例では Macroadenoma で、鞍上伸展を示すものが多い。

好発年齢（本邦）
20〜39 歳で、25〜29 歳にピーク（19.1%）。

性別（本邦）
男性：女性＝1：2.8 で、女性に多い。

症状
❶男性例

（ⅰ）頭痛；初発症状として最も多い。

（ⅱ）視力・視野障害（両耳側半盲）

　　➡初発症状は頭痛が最も多いが、診断時の症状としては視力・視野障害が多い。

（ⅲ）性欲の低下や射精障害。

（ⅳ）女性化乳房（10〜20%）および乳汁分泌（10%）。

❷女性例

（ⅰ）無月経（amenorrhea）*；初発症状として最も多い。

（ⅱ）乳汁漏出（galactorrhea）*

（ⅲ）不妊

内分泌学的所見
❶腫瘍容積と血中 PRL 値とはよく相関する。

❷高プロラクチン血症**

　➡血中 PRL 値が 200 ng/ml 以上で、かつ持続性のときは本腺腫と考えてよい。

❸TRH 刺激に対する反応性の低下。

第 2 章／脳腫瘍ヘズ～ムイン

──（チョット役に立つお話）─

*【乳汁漏出・無月経症候群 Galactorrhea-amenorrhea syndrome】

①Forbes-Albright 症候群
（フォーブズ・オールブライト）
　➡プロラクチン産生腫瘍（prolactinoma）により乳汁漏出・無月経を呈するものをいう。

②Chiari-Frommel 症候群
（キアリ・フロンメル）
　⑴分娩後長期にわたり乳汁分泌と無月経が持続するものをいう。
　⑵機能的な内分泌異常で、機能性高プロラクチン血症と呼ばれている。
　　➡分娩後のプロラクチン分泌抑制因子（prolactin inhibiting factor；PIF）の分泌不全が持続していることによる。
　⑶血中 PRL 値は 100 ng/ml 以下のことが多い。

③Argonz-del Castillo 症候群
（アルゴン・デ・カスティーヨ）
　⑴妊娠、分娩とも無関係で、かつ下垂体にも腫瘍がなく、原因不明の乳汁分泌と無月経を呈するものをいう。
　⑵視床下部よりの PIF の特発性の分泌障害により生じるとされている。
　⑶機能的な内分泌異常で、機能性高プロラクチン血症と呼ばれている。
　⑷血中プロラクチン値は、一般に Chiari-Frommel 症候群より高いが、プロラクチン産生腺腫より低いのが特徴。

──（チョット役に立つお話）─

**【高プロラクチン血症】

①定義：高プロラクチン（PRL）血症とは血中 PRL 値が上昇した状態をいう。
②原因
　ⓐ下垂体腺腫
　　⑴Prolactinoma が最も頻度が高く、高 PRL 血症の原因の 1/3 を占める。
　　⑵その他のホルモン産生腺腫。
　ⓑ視床下部・下垂体茎病変
　　⑴機能性
　　⑵器質性；腫瘍（頭蓋咽頭腫、Germinoma など）、下垂体炎、血管障害や外傷など。
　ⓒその他
　　⑴薬剤
　　　➡薬剤による高 PRL 血症では、血中濃度が 150 ng/ml を超えることは稀。
　　　◆抗潰瘍薬、制吐薬；Metoclopramide、Domperidone、Sulpiride、H₂-blocker など。
　　　◆降圧薬；Reserpine、α-Methyldopa、Verapamil など。
　　　◆向精神薬；抗精神病薬（Haloperidol や Phenothiazine）、抗うつ薬（三

305

環系抗うつ薬）など。

❹エストロゲン製剤（経口避妊薬など）

②原発性甲状腺機能低下症

③肝機能障害

④慢性腎不全

⑤胸壁疾患；外傷や火傷など。

⑥異所性 PRL 産生腫瘍

③症状

ⓐ女性

㋑典型的な症状は月経異常（無月経）と乳汁分泌（乳汁漏出）で、この場合、無月経・乳汁漏出症候群と呼ばれる。

㋺その他；不妊など。

ⓑ男性；性欲低下、陰萎や女性化乳房など。

④PRL は副腎と卵巣における Androgen 分泌に影響を与え、Testosterone の分泌を亢進させ、その結果、男性化の症状（多毛など）がみられる。

治療方針

厚生労働科学研究費補助金 難治性疾患等政策研究事業 間脳下垂体機能障害に関する診療ガイドライン作成に関する研究による「PRL 産生腺腫（prolactinoma）」の治療方針は、以下のとおり[2017]。

❶ドパミンアゴニスト（dopamine receptor agonist ドパミン受容体作動薬）による**薬物療法が第一選択。**

➡Cabergoline や Bromocriptine あるいは Terguride が用いられる。

❷手術は、薬物療法に抵抗する場合、あるいは副作用などで服薬できない場合や下垂体卒中発症例に適応。

❸Macroprolactinoma の場合

（ⅰ）Cabergoline や Bromocriptine の反応性が良好であれば、薬物療法を継続。しかし、効果が不十分な場合には、短期間で薬物を中止し、手術によって腫瘍容積を可及的に減じたうえで、再度薬物療法を行う。

（ⅱ）髄液鼻漏（髄膜炎）をきたす可能性のあること、妊娠成立後は服薬を中止すること、妊娠中（薬物療法中断中）に腫瘍の急性増悪をきたす可能性のあることに注意を要する。

（ⅲ）高用量の Cabergoline を長期投与されたパーキンソン病患者の一部に心臓弁膜症が報告されており、Macroprolactinoma に対して Cabergoline を高用量で長期投与する際は注意を要する。

❹Microprolactinoma の場合

（ⅰ）熟練した脳神経外科医が手術すれば治癒する可能性が十分あることを治療の選択肢として説明する（トルコ鞍内に限局し非浸潤性のものが適応）。

（ⅱ）ドパミン作動薬を 2 年以上服薬し、血中 PRL の正常化や下垂体腫瘍の消失が得

第 2 章／脳腫瘍ヘズ～ムイン

られた場合、ドパミン作動薬の減量や中止を検討する。

治療 ❶薬物療法

（ⅰ）ドパミン受容体作動薬（dopamine receptor agonist）である Cabergoline や Bro-mocriptine の投与。

ⓐ血中 PRL 値の低下および腫瘍の縮小効果がある。

ⓑCabergoline を用いるのがよい（高野、2016）。

➡Bromocriptine より Cabergoline の方が、PRL 低下作用や腫瘍縮小作用に優れている（高野、2016）。

ⓒ妊娠が判明した場合には中止する。

ⓓ少なくとも 2 年間は薬物療法を継続する（高野、2016）。

ⓔ副作用

㋐腫瘍縮小に伴う髄液鼻漏（髄膜炎）（杉原、2016）。

➡浸潤性の巨大 PRL 産生腺腫に対する髄液鼻漏の発生頻度は年間 0.8％（Leong ら、2000）。

㋑長期間の大量の Cabergoline 投与による心臓弁膜症の発症（杉原、2016）。

ⓕ各薬剤

㋐ Cabergoline

①本疾患に対して、よく用いられる薬剤。

②本剤は Bromocriptine より効果が強い（杉原、2016）。

㋑ Bromocriptine

①投与中に、薬剤抵抗性が出現することがある（頻度；5～18％）。

②効果は可逆性で、投薬の中止により腫瘍は再増大し、また血中 PRL 値は投与前のレベルまで上昇する。

③術前に投与する場合には、6 週間を超えない範囲で投与する（有田ら、1998）。

❶この範囲での投与により腫瘍は小さくなり、かつ軟化する。

❷これ以上の長期投与では、縮小した腺腫は硬く、出血しやすくなる（線維化 fibrous）。

④実例（図 2-54）

（ⅱ）Terguride（持続性ドパミン作動薬；視床下部向下垂体ホルモン）の投与。

❷手術（内視鏡下あるいは顕微鏡下による経蝶形骨洞法）

（ⅰ）微小腺腫のことの多い女性が手術適応例（富永ら、2016）

ⓐ腫瘍内出血を伴っている場合。

ⓑ薬剤抵抗性の場合。

（ⅱ）男性例（富永ら、2016）

➡ドパミン受容体作動薬による薬物療法が原則。その理由は、多くの場合巨大腺腫であり手術による根治が望めないため。

❸放射線治療

（ⅰ）PRL 産生腺腫は、他の機能性下垂体腺腫に比して放射線感受性が低い（廣畑ら、2012）。

（ⅱ）γ-Knife や CyberKhife による治療は、手術や薬物療法により血中 PRL 値が正常

化しない症例に対して有用(Landoltら，2000)。

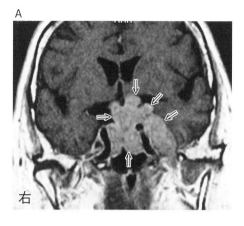 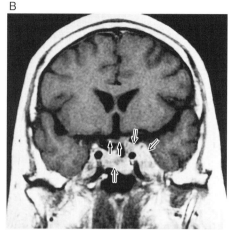

図 2-54．Bromocriptine 投与による巨大 PRL 産生腺腫縮小例

A：Bromocriptine 投与前の造影 MRI 冠状断像
 (1) トルコ鞍内から鞍上部、左海綿静脈洞にかけて大きな高信号を認める(⇒)。
 (2) このときの血中 PRL 値は 6982 ng/m*l*。
B：Bromocriptine 投与後約 6 カ月目の造影 MRI 冠状断像
・腫瘍は著明に縮小し(⇒)、視交叉も描出されている(→)。
 (Bromocriptine 投与後約 2 カ月目の血中 PRL 値は 26 ng/m*l* で、著明に減少)

治療成績		
手術	①成績 　ⓐ腫瘍の大きさによる成績 　　①微小腺腫(microadenoma)の血中 PRL 値の正常化率(Molitch 1992) 　　　❶初期；71.2% 　　　❷長期；52.8% 　　②巨大腺腫(macroadenoma) 　　　❶巨大腺腫の手術単独治療による成績は不良。 　　　❷血中 PRL 値の正常化率(Molitch, 1992) 　　　　1．初期；31.8% 　　　　2．長期；13.2% 　ⓑ男性例の成績は女性例ほどよくなく、血中 PRL 値の正常化率は 20％と低い。 　ⓒ全摘出施行例で、かつ術後の血中 PRL 値が 9 ng/m*l* 以下の場合には、治癒が期待できる。 ②術後の PRL 値が正常化する因子 　ⓐ術前の PRL 値が 200 ng/m*l* 以下。 　　➡術前の血中 PRL 値が 500 ng/m*l* 以上の症例では、手術のみの治療による血中 PRL 値の正常化は望めない(岩井，1989)。 　ⓑ微小腺腫 　ⓒMRI で海綿静脈洞へ侵入していない症例。 　ⓓ腫瘍の線維化がないもの。
ドパミン受容体作動薬	➡ドパミン受容体作動薬には、腫瘍縮小効果、PRL 値の正常化、視野欠損の改善、無月経の改善、妊娠や性機能の改善などの効果がある(高野，2016)。 ①Bromocriptine 投与例 　ⓐ腫瘍の大きさによる成績 　　㋐微小腺腫；血中 PRL 値の正常化や腫瘍の縮小は 80〜90％ 　　㋑巨大腺腫；血中 PRL 値の低下は 50〜65％ 　　㋒エックス線 CT や MRI 上での腫瘍の縮小効果は、投与開始 2 週間後より著明となる。 　　㋓腫瘍の大きさは、2/3 の患者でほぼ半減(高野，2016)。 　ⓑ女性患者では服用開始後早期に月経が回復するのに対して(80〜90％の症例で回復)、男性患者では性機能が戻るのは PRL 値が正常化してから数カ月を要する(有田ら，1998)。 　ⓒ本剤抵抗例は 10％前後。

ドパミン受容体作動薬	②Cabergoline の投与例(富永ら, 2013) 　ⓐPRL 正常化率(富永ら, 2016) 　　⑦微小腺腫；血中 PRL 値の正常化率は 80〜90% 　　①巨大腺腫；血中 PRL 値の低下は 60〜70% 　ⓑ腫瘍の縮小率 　　⑦微小腺腫；72.8% 　　①巨大腺腫；73.7% 　ⓒCabergoline で治癒を得るためには、24 カ月以上の投与が必要で、それにより 35%の治癒が得られる。 　ⓓ特徴的な副作用；心臓弁膜症で、300〜400 mg の高投与量でみられる。
放射線治療	①通常(従来)の放射線治療 　➡Bromocriptine 抵抗例の一部を除いて、通常、放射線治療は行われない。 　ⓐ放射線治療後数年間、PRL は分泌し続ける。 　ⓑ照射後数年を経て血中 PRL 値は漸減するが、正常化することは稀。 ②γ-Knife 　ⓐMorange-Ramos らの報告(1998) 　　➡血中 PRL 値(平均)は、初回値より照射 6 カ月後に 46%、12 カ月後に 64%減少。 　ⓑLandolt らの報告(2000) 　　①血中 PRL 値正常化の頻度は 55%(5〜41 カ月間で) 　　②血中 PRL 値低下の頻度は 25%(5〜41 カ月間で) 　　③血中 PRL 値不変例は 20%(5〜41 カ月間で)

**5 年全生存率
(全体)(本邦)**　98.7%

組織学的所見　HE 染色分類では、嫌色素性腺腫(chromophobe adenoma)が大部分。

再発　❶経蝶形骨洞手術後の再発率；17〜19%(Molitch, 1992)

❷再発しやすい因子

（ⅰ）術後の血中 PRL 値が 10 ng/ml 以上の症例。

（ⅱ）術後 TRH 負荷試験に対する PRL の反応性が回復していない例。

❸再発部位；最初に腫瘍があった部位。

❹再発時期；術後 4〜8 年

自然歴
(有田ら, 1998)　❶大部分の微小腺腫(microprolactinoma)は、5 年間くらいの追跡期間中増大しない。

❷微小腺腫の場合、血中 PRL 値が急激に上昇することは稀で、自然に正常化することさえある。

➡ただし、自然消退は、血中 PRL 値が 60 ng/ml 以上の症例や無月経例では起こりにくい。

楽々講座

【プロラクチン産生腺腫と妊娠】

①未治療の Prolactinoma 患者が妊娠を希望したときには、手術を勧める。
　〔理由〕Bromocriptine を投与して妊娠を成立させると、急激な腫瘍の増大をきたすため。
②経蝶形骨洞手術を受けた患者で妊娠が達成できた症例(Laws ら, 1983)
　①術前の血中 PRL 値が 200 ng/ml 未満のときの妊娠率は 76%
　②術前の血中 PRL 値は平均 246 ng/ml
③妊娠中に臨床的な腫瘍増大の徴候(頭痛、視力障害など)が出現する頻度(有田ら, 1998)
　①Microprolactinoma；5.5%
　②Macroprolactinoma；15.5〜35.7%
④Prolactinoma 患者では、新生児の哺乳刺激により血中 PRL 値が上昇したり腫瘍が増大したりすることはない(有田ら, 1998)。

C．成長ホルモン産生下垂体腺腫 Growth hormone-producing pituitary adenoma （成長ホルモン分泌下垂体腺腫 Somatotroph pituitary adenoma）

定義・概説
❶成長ホルモン（growth hormone；GH）産生細胞あるいはその前駆細胞が腫瘍化し、そのホルモンの過剰分泌症状を呈するものをいう。
❷骨端線閉鎖以前に GH の過剰分泌が生じると、**巨人症**（gigantism）となる。
❸骨端線閉鎖以後に GH の過剰分泌が生じると、**先端肥大症**（acromegaly）となる。
➡先端肥大症の方が巨人症より発生頻度は高い。

頻度（本邦）
❶原発性脳腫瘍全体の 3.4%
❷下垂体腺腫全体の 19.7% で、2 番目に多い。
➡下垂体腺腫の中では非機能性下垂体腺腫が最も多く、GH 産生腺腫は 2 番目。
❸機能性下垂体腺腫の中では最も多い。

性質・特徴
❶65% 以上が浸潤性あるいは Macroadenoma。
❷血中 GH 値と腺腫の大きさは相関しない。
❸早急に減圧を必要とする視力・視野障害をきたすほどの鞍上伸展例は少ない。
❹多ホルモン産生（plurihormonal）の性格を有する。すなわち、GH のみならず PRL や甲状腺刺激ホルモン（TSH）産生の性格をもつ。
❺治療により血中 GH 値が正常化しても骨格に生じた変化は戻らない。

好発年齢（本邦）
50～64 歳で、55～59 歳にピーク（19.6%）。

性別（本邦）
男性：女性＝1：1.2 で、やや女性に多い。

症状・徴候
❶頭痛
❷視力・視野障害（両耳側半盲）
❸先端肥大症（acromegaly）
（ⅰ）先端肥大症とは、骨端線閉鎖後に成長ホルモンが過剰に分泌され、その結果顔貌の変化や軟部組織の腫大など、特徴的な身体の変化や種々の合併症が出現するものをいう（福田ら，2010）。
（ⅱ）身体所見
　ⓐ先端肥大症様顔貌
　　㋐頭部の骨の変化➡眉弓の突出や下顎の突出など。
　　㋑軟部組織の肥大➡鼻・口唇の腫大や舌の腫大など。
　ⓑ手足の厚みの増大や指趾の幅の拡大。
（ⅲ）診断基準（**表 2-41**）
❹巨人症（gigantism）
（ⅰ）著明な高身長。
（ⅱ）診断基準（**表 2-42**）
❺耐糖能異常；インスリン抵抗性が亢進。
❻高血圧
❼月経異常
❽発汗過多
❾睡眠時無呼吸症候群

第2章／脳腫瘍ヘズ〜ムイン

　❿咬合不全

エックス線単純撮影　❶頭部単純撮影➡トルコ鞍の拡大や前頭洞の拡大。

　❷足の単純撮影➡Heel pad の肥厚（踵の軟部組織の病的肥厚）（エックス線写真上 22 mm 以上の肥厚）。

　❸手指の単純撮影➡手指末端骨のカリフラワー状の変化。

MRI　❶単純 MRI

　（ⅰ）T 1 強調画像(Chakrabortty ら，1993)

　　ⓐ低、あるいは等信号が多い。

　　ⓑGH 産生腺腫の信号強度は、ほかの機能性腺腫（ホルモン産生腺腫）や非機能性腺腫に比べて不均一（heterogeneity）なことは少なく、均一（homogeneity）なことが多い。

　（ⅱ）T 2 強調画像

　　ⓐHagiwara らの報告(2003)

　　　㋐GH 産生腺腫では、ほかのホルモン産生腺腫に比べて、低信号のことが最も多い。

　　　㋑低信号は、ほとんどが内分泌顆粒の豊富なタイプの GH 産生腺腫に限定されている。

　　ⓑChakrabortty らの報告(1993)

　　　➡腫瘍の伸展に関係なく、ほとんどが（80％）高信号。

　❷造影 MRI；増強される。

内分泌学的所見　❶ブドウ糖 75 g 経口負荷試験で、血中 GH 値は正常域（0.4 ng/ml 未満）に抑制されない(高橋，2016)。

　（ⅰ）上記の結果は、本疾患における GH の自律的分泌の証明となる。

　（ⅱ）一方、健常者では、ブドウ糖負荷試験による血糖上昇で、血中 GH 値は正常域（0.4 ng/ml 未満）に抑制される。

　❷尿中 GH 排泄の増加

　　➡GH の過剰分泌の証明となる(高橋，2016)。

　❸TRH 試験や GnRH（LH-RH）試験

　（ⅰ）TRH 試験や GnRH 試験に反応して血中 GH は増加する（奇異性上昇）（TRH 反応型；約 60％の症例、LH-RH 反応型；約 30％の症例）(立木ら，2016)。

　　　➡健常者では、TRH 試験や GnRH 試験で GH の増加は認められない。

　❹Bromocriptine 試験(立木ら，2016)

　（ⅰ）本疾患では、血中 GH の低下（奇異性低下）を認める（30〜65％の症例）。

　（ⅱ）一方、健常者では、本試験で血中 GH の増加を認める。

　❺血中 IGF-1（insulin-like growth factor-1；インスリン様成長因子）（Somatomedin C；ソマトメジン）の高値。

　（ⅰ）血中 IGF-1 値は、GH のように日内変動を示さない。

　　ⓐしたがって、測定結果の判定には測定時間や食事の影響を考慮しなくてよい。

　　ⓑ一方、GH は、食事やストレスなどの影響を受けて日内変動が大きい(福田ら，2010)。

311

（ⅱ）血中 IGF-1 値は、先行する 24 時間の GH 分泌総量を反映しているとされる。

❻高 PRL 血症；先端肥大症の 20〜40％に認められる。

診断基準　❶先端肥大症の診断の手引き（**表 2-41**）

表 2-41. 先端肥大症の診断の手引き
[島津　章（研究代表者）：厚生労働科学研究費補助金 難治性疾患等政策研究事業, 2017]

Ⅰ. 主症候 （注 1）	1）手足の容積の増大。 2）先端肥大症様顔貌（眉弓部の膨隆、鼻・口唇の肥大、下顎の突出など） 3）巨大舌
Ⅱ. 検査所見	1）成長ホルモン（GH）分泌の過剰。 　血中 GH がブドウ糖 75 g 経口投与で正常域（0.4 ng/ml）まで抑制されない（注 2）。 2）血中 IGF-1（ソマトメジン C）の高値（注 3）。 3）MRI または CT で下垂体腺腫の所見を認める（注 4）。
Ⅲ. 副症候 および 参考所見	1）発汗過多 2）頭痛 3）視野障害 4）女性における月経異常 5）睡眠時無呼吸症候群 6）耐糖能異常 7）高血圧 8）咬合不全 9）頭蓋骨および手足の単純エックス線の異常（注 5）。

（注 1）発病初期例や非典型例では症候が顕著でない場合がある。
（注 2）正常域とは血中 GH 底値 0.4 μg/l 未満である（現在の GH 測定キットはリコビナント GH に
　　　準拠した標準品を用いている。キットにより GH 値が異なるため、成長科学協会のキットご
　　　との補正式で補正した GH 値で判定する）。糖尿病、肝疾患、腎疾患、甲状腺機能亢進症、褐色
　　　細胞腫、低栄養状態、思春期・青年期では血中 GH 値が正常域まで抑制されないことがある。
　　　また、本症では血中 GH 値が TRH や LH-RH 刺激で増加（奇異性上昇）することや、ブロモク
　　　リプチンなどのドパミン作動薬で血中 GH 値が増加しないことがある。さらに、腎機能が正
　　　常の場合に採取した尿中 GH 濃度が正常値に比べ高値である。
（注 3）健常者の年齢・性別基準値を参照する（附表*）。栄養障害、肝疾患、腎疾患、甲状腺機能低下
　　　症、コントロール不良の糖尿病などが合併すると血中 IGF-1 が高値を示さないことがある。
　　　*附表；本書では割愛。
（注 4）明らかな下垂体腺腫所見を認めないときや、ごく稀に GHRH 産生腫瘍の場合がある。
（注 5）頭蓋骨単純エックス線でトルコ鞍の拡大および破壊、副鼻腔の拡大、外後頭隆起の突出、下顎
　　　角の開大と下顎の突出など、手エックス線で手指末節骨の花キャベツ様肥大変形、足エックス
　　　線で足底部軟部組織厚 Heel pad の増大＝22 mm 以上を認める。

- -

（附 1）ブドウ糖負荷で GH が正常域に抑制されたり、臨床症候が軽微な場合でも、IGF-1 が高値の症
　　　例は、画像検査を行い総合的に診断する。

〔診断の基準〕
　確実例；Ⅰのいずれか、およびⅡを満たすもの。

第 2 章／脳腫瘍ヘズ～ムイン

❷下垂体性巨人症の診断の手引き（表 2-42）

表 2-42. 下垂体性巨人症の診断の手引き
［島津　章（研究代表者）：厚生労働科学研究費補助金 難治性疾患等政策研究事業，2017］

Ⅰ．主症候
1）著明な身長の増加 　　発育期にあっては身長の増加が著明で、最終身長は男子 185 cm 以上、女子は 175 cm 　　以上であるか、そうなると予想されるもの（注） 　　注：年間成長速度が標準値の 2.0 SD 以上。なお両親の身長、時代による平均値も参 　　　　考とする。 　2）先端肥大 　　発育期には必ずしも顕著ではない。
Ⅱ．検査所見 　先端肥大症に同じ
Ⅲ．副症候 　先端肥大症に同じ
Ⅳ．除外規定 　脳性巨人症ほか、他の原因による高身長例を除く。
〔診断の基準〕 　確実例；ⅠおよびⅡを満たすもの。 　ただし、いずれの場合もⅣ（除外規定）を満たす必要がある。

治療方針
（主として富永ら，
2016 による）

❶内視鏡下あるいは顕微鏡下経蝶形骨洞法による**手術が第一選択**。

　➡開頭術は原則的には施行されない。

❷薬物療法

　（ⅰ）**薬物療法は第二選択**。

　　　ⓐ手術禁忌例、残存例、再発例や難治例に対して薬物療法を施行。

　　　ⓑ大きな腫瘍に対しては、術前にソマトスタチンアナログ製剤（somatostatin ana-
　　　　log；成長ホルモン分泌抑制因子製剤）を投与し腫瘍の縮小を図ることがある。

　（ⅱ）術前投与

　　　ⓐ術前投与の目的は、GH 抑制さらには IGF-1 抑制による術前の臨床症状緩和と腫
　　　　瘍縮小による摘出率の向上である。すなわち、

　　　　㋐巨大腺腫では術前投与により腫瘍を縮小させることができ、摘出率の向上が期
　　　　　待できる。

　　　　㋑巨大舌による気道閉塞や心機能低下などの臨床症状が強いと手術リスクが高ま
　　　　　るため、そのリスクを低減させるために術前に投与する。

　　　　　①循環系や呼吸器系の症状は IGF-1 の低下とともに早期に改善する。

　　　　　②術前投与期間が 1～3 カ月でも効果が期待できる。

　　　ⓑソマトスタチンアナログ製剤（Octreotide や Lanreotide）による腫瘍縮小効果は
　　　　投与開始後 3 カ月が著明で、以後緩やかとなり、6 カ月程度で縮小効果は少なく
　　　　なる（富永ら，2016）。

　　　➡したがって、腫瘍縮小効果を期待しての術前投与は、3 カ月程度行うのがよい。

　（ⅲ）手術により十分な腫瘍摘出が行われているにもかかわらず寛解していない症例に
　　　　対して、後療法として薬物療法を行う。

　（ⅳ）薬剤の種類

313

ⓐドパミン受容体作動薬、ソマトスタチンアナログ製剤や成長ホルモン受容体拮抗薬（GH receptor antagonist）。

ⓑ薬物療法の第一選択は Octreotide（ソマトスタチンアナログ）(富永ら, 2013)。

❸放射線治療

（ⅰ）術後の治療法として用いられる。

➡残存腫瘍、特に海綿静脈洞部の残存例に対して。

（ⅱ）放射線治療の中では、定位的放射線照射（γ-knife や CyberKnife など）が第一選択。

治療

❶内視鏡下あるいは顕微鏡下経蝶形骨洞下垂体腺腫摘出術

（ⅰ）手術が第一選択。

（ⅱ）手術による治癒率は海綿静脈洞浸潤の有無に左右される(富永ら, 2016)。

➡ちなみに、海綿静脈洞浸潤の頻度は 39％(山田, 2016)

❷薬物療法

（ⅰ）ソマトスタチンアナログ製剤（Octreotide や Lanreotide）

ⓐ作用

㋐GH 分泌の抑制効果がある。

㋑腫瘍の縮小効果がある(富永ら, 2016)。

①ソマトスタチンアナログ製剤による腫瘍縮小効果は投与開始後 3 カ月が著明。

②以後緩やかとなり、6 カ月程度で縮小効果は少なくなる。

ⓑ各薬剤

㋐オクトレオチド酢酸塩（Octreotide acetate）（Sandostatin®）の皮下注射。

①血中半減期は約 1.5 時間(Harris ら, 1994)。

②1 日数回の皮下注射。

③術前投与により腫瘍の縮小が期待できる。

④GH 分泌異常に伴う心不全の改善にも有効。

⑤副作用

◆徐脈、消化器症状（腹痛、悪心、下痢）や胆石。

❷副作用の胆石については、本剤は、胆嚢の収縮を抑制するためにできやすいとされている。

㋑オクトレオチド酢酸塩徐放剤（Octreotide acetate long-acting release）（Somatostatin LAR®）

①徐放剤で、1 カ月に 1 度の投与でよい（筋肉注射）(大山ら, 2010)。

②近年では、オクトレオチドの中では徐放剤が主に用いられる(富永ら, 2013)。

③1 回の筋肉注射で 34 日間にわたり血中濃度が維持される(東條, 2007)。

㋒ランレオチド酢酸塩（Lanreotide acetate）（Somatuline®）

①ランレオチド酢酸塩の剤型には、速放性製剤、徐放性製剤とオートゲル剤がある(帝人ファーマ株式会社, 2017)。

◆オートゲル剤は、酢酸ランレオチドの過飽和水溶液で、臀部の上部外側の

第 2 章／脳腫瘍ヘズ〜ムイン

深部皮下に 4 週ごとに注射する(帝人ファーマ株式会社, 2017)。

❷ちなみに、Lanreotide Autogel は、米国では Somatuline® Depot として、
米国以外の大部分の国では Somatuline® Autogel® として販売されている
(Shimatsu ら, 2013)。

➡Lanreotide Autogel は徐放性(持続放出 sustained-release)である(Shimat-su ら, 2013)。

②腫瘍縮小効果、血中 GH 値および IGF-1 値を低下させる効果がある(Chanson ら, 2008;Shimatsu ら, 2013;Caron ら, 2014;高橋, 2016)。

③副作用(Shimatsu ら, 2013)

➡消化器症状(腹痛、悪心・嘔吐、下痢や白色便)、肝・胆道系の障害(胆石、
胆嚢疾患や肝機能障害など)、鼻咽頭炎、注射部位の硬結や脱毛など。

(ⅱ)ドパミン受容体作動薬(Bromocriptine や Cabergoline)の投与

ⓐ作用

➡ドパミン受容体作動薬は GH 分泌の抑制に有効(高野, 2016)。

ⓑ副作用

㋐悪心・嘔吐などの消化器症状と血圧低下(起立性低血圧)。

㋑Cabergoline の副作用出現頻度はきわめて低く、程度も軽微で、かつ一過性(東條, 2007)。

(著者註:本邦では本疾患に対して Cabergoline は保険適応外)

(ⅲ)成長ホルモン受容体拮抗薬(Pegvisomant;Somavert®)の皮下注射

ⓐソマトスタチンアナログ製剤抵抗例(不応例)に対して使用される。

ⓑ本剤(Somavert®)は、下垂体腺腫からの GH の分泌を抑制するのではなく、標的
臓器の GH 受容体レベルで GH の作用を阻害する(東條, 2007)。

㋐腫瘍に直接作用するものではなく(高野, 2016)、本剤投与で血中 GH 濃度は減少し
ない(東條, 2007)。

➡GH 分泌抑制効果や腫瘍縮小効果はない。

㋑効果判定には IGF-1 値の測定が用いられる。

➡IGF-1 が治療効果の唯一の生化学的指標(東條, 2007)。

(ⅳ)薬剤の併用療法

ⓐ単剤で効果が不十分な場合に考慮。

ⓑソマトスタチンアナログ製剤(例;Octreotide)とドパミン受容体作動薬(Bro-mocriptine)、あるいはソマトスタチンアナログ製剤と成長ホルモン受容体拮抗
薬(Pegvisomant)の併用。

❸放射線治療

(ⅰ)生命予後の改善が得られないことより、現在では限られた症例にしか施行されな
い(高野, 2016)。

➡生命予後の改善が得られない原因として、外照射による脳血管障害の発生が考
えられる(高野, 2016)。

（ⅱ）適応症例

@手術が不可能な症例に対して放射線治療を行う。

ⓑ手術後の血中 GH 値のコントロールが不良で薬物療法により効果がない場合、あるいは副作用のため薬物療法が継続できない場合に放射線治療が行われる。

（ⅲ）照射前後でソマトスタチンアナログ製剤は中止することが望ましい (富永ら, 2015)。

　➡(理由)放射線治療効果を阻害するため。

（ⅳ）放射線治療による寛解には 5 年以上を要するため、その間は薬物療法を継続する必要がある (富永ら, 2015)。

（ⅴ）通常の放射線治療（分割照射）はあまり使われず（晩発性の下垂体機能低下症や脳血管障害の危険性があるため）、定位的放射線照射（γ-Knife や CyberKnife など）が第一選択。

❹不足しているホルモンの補充療法

　➡尿崩症や下垂体前葉機能低下症を伴う場合には、それぞれに応じた薬剤による補充療法を行う。

治癒効果判定
(高橋, 2016)
(表 2-43)

表 2-43. 先端肥大症および下垂体性巨人症の治療効果の判定 (高橋, 2016)

【手術の治癒基準】 1．寛解 　IGF-1 値が年齢・性別基準範囲内であり、かつブドウ糖 75 g 経口投与後抑制された血中 GH 底値が 0.4 ng/ml 未満である。臨床的活動性を示す症候がない。 2．部分寛解 　1 および 3 のいずれにも該当しないもの。 3．非寛解 　IGF-1 値が年齢・性別基準範囲内を超え、かつブドウ糖 75 g 経口投与後抑制された血中 GH 底値が 0.4 ng/ml 以上である。臨床的活動性を示す症候がある。
【薬物治療のコントロール基準】 1．コントロール良好 　IGF-1 値が年齢・性別基準範囲内であり、臨床的活動性を示す症候がない。 2．コントロール不良 　IGF-1 値が年齢・性別基準範囲内を超え、臨床的活動性を示す症候がある。
【放射線治療のコントロール基準】 　手術の基準に準ずる。

治療成績

❶手術による寛解率

（ⅰ）Microadenoma；70～80% (東條, 2017)

（ⅱ）Macroadenoma；50～60% (東條, 2017)

（ⅲ）再手術による治癒率；27～59% (富永ら, 2016)

❷薬物療法の治療成績

（ⅰ）ドパミン受容体作動薬（Bromocriptine や Cabergoline）の効果

　➡有効率は低い (富永ら, 2013)。

@Bromocriptine

　⑦血中 GH 値や血中 IGF-1 値の正常化率は 10% 程度。

　⑦腫瘍縮小効果率；10～20%

ⓑCabergoline

　⑦血中 IGF-1 値の正常化率は 34% (高野, 2016)

第2章／脳腫瘍ヘズ〜ムイン

　　　　　㋑腫瘍縮小効果率；約62％（Absら，1998）

　　　著者註：本疾患に対して本邦では Cabergoline は保険適応外。

（ⅱ）ソマトスタチンアナログ製剤（Octreotide、Lanreotide）の効果

　　　ⓐオクトレオチド酢酸塩（Octreotide acetate）

　　　　　㋐血中 GH の基礎値は、50〜65％の症例で 5 ng/ml 以下、40％の症例で 2 ng/ml 未満となる。

　　　　　㋑血中 IGF-1 の正常化率；60〜70％（富永ら，2015）

　　　　　㋒腫瘍縮小効果；約20〜30％の症例で、25〜50％の縮小効果を認める（東條，2007）。

　　　ⓑランレオチド酢酸塩（Lanreotide acetate）（autogel）

　　　　　㋐腫瘍縮小効果を認める。すなわち、

　　　　　　　①20％以上の腫瘍縮小を約63％に認める（Caronら，2014）。

　　　　　　　②腫瘍の縮小は32％の症例に認める（Shimatsuら，2013）。

　　　　　㋑血中 GH 値の減少、すなわち 2.5 μg/l 以下（あるいは未満）は 47〜85％の症例に認める（Chansonら，2008；Shimatsuら，2013）。

　　　　　㋒血中 IGF-1 値の正常化率は 17〜53％（Chansonら，2008；Shimatsuら，2013；高橋，2016）

　　　　　㋓血中 GH 値 2.5 μg/l 以下と血中 IGF-1 値基準値の両者の達成例は 34〜47％の症例に認める（Chansonら，2008；Shimatsuら，2013；Caronら，2014）。

　　　　　㋔頭痛、関節痛や発汗過多などの症状の改善は、60〜80％の症例に認める（Chansonら，2008）。

（ⅲ）成長ホルモン受容体拮抗薬（Pegvisomant）の皮下注射

　　　ⓐ本剤は GH 受容体と結合し、GH が GH 受容体に結合するのを阻害することにより、IGI-1 分泌が低下する（富永ら，2013）。

　　　ⓑ直接的に IGI-1 分泌を低下させるため、先端肥大症の臨床症状、すなわち、軟部組織腫脹の減少、異常発汗の減少や耐糖能の異常の改善に有用で、有効率は高い（富永ら，2013）。

　　　ⓒ血中 IGF-1 値の正常化率；63〜89％（Trainerら，2000；高橋，2016）

　　　ⓓ腺腫に対する腫瘍縮小作用はない。

　　　　　➡（理由）本剤は成長ホルモン受容体拮抗薬であるので、GH 抑制効果をもたない。

　　　ⓔ本剤での治療中には血中 GH は治療効果の指標とならず、IGF-1 値のみを治療効果の指標とする（富永ら，2013）。

　　　　　➡本剤は GH 受容体拮抗薬なので、投与後血中 GH は増加するが、投与後 6 カ月以降は同じレベルで保たれ、中止後はもとに戻る（東條，2007）。

❸放射線治療

（ⅰ）通常（従来）の放射線治療

　　　ⓐ有効であるが、血中 GH 値の低下あるいは正常化には 1 年以上要する。

　　　　　㋐血中 IGF-1 値；照射後 5 年目で 60％、10 年目で 72％、15 年目で 84％に正常化がみられる（清水ら，2001）。

　　　　　㋑血中 GH 値（ブトウ糖負荷後）；照射後 5 年目で 65％、10 年目で 69％、15 年目で 71％に正常化がみられる（清水ら，2001）。

317

ⓑ手術後の血中 GH 値が正常化しない例、薬物療法が不良あるいは副作用のため継続できない症例に対して施行。

（ⅱ）定位手術的照射（γ-Knife）(Lee ら, 2014)

　ⓐ血中 GH 値（ブドウ糖負荷後）の 1.0 μg/l 未満と血中 IGF-1 値の正常化の両者達成率（追跡期間中央値；61.5 カ月）；66.7%

　ⓑ血中 IGF-1 値の正常化率（追跡期間中央値；61.5 カ月）；67.0%

　ⓒ照射後に出現する下垂体機能低下

　　㋐出現率；約 3 年で 30〜50%

　　㋑照射後に影響を受ける下垂体ホルモン

　　　①甲状腺機能ホルモンが最も影響を受ける。

　　　②以下、性腺刺激ホルモン、副腎皮質刺激ホルモン、成長ホルモン。

　　　③甲状腺機能低下および性腺機能低下は、照射後 4〜5 年で生じる。

5 年全生存率 （全体）（本邦）	99.3%

組織学的所見　HE 染色分類では、好酸性腺腫（acidophil, or eosinophil adenoma）が多い（3/4）(松野, 2016)。

予後

❶放置した場合の累積生存率は、20 年で 40% 以下 (有田ら, 1998)。

❷死因；心血管系疾患が多く、呼吸器疾患、脳血管疾患が続く (高橋, 2016)。

予後因子
(Giustina ら, 2010)

❶予後に影響を及ぼす主要因子

　（ⅰ）合併疾患（心疾患、糖尿病、高血圧、睡眠時無呼吸、関節炎や骨粗鬆症）

　（ⅱ）診断の遅れ。

❷血中の GH 値と IGF-1 値の両者は死亡率と相関する。

再発率（手術例）　4%

ちょっとお耳を拝借

【GH・PRL 産生腺腫 GH and PRL producing adenoma】

①巨人症あるいは先端肥大症（acromegaly）の患者で高 PRL 血症を伴い、免疫組織化学的検査で GH と PRL が染色される細胞を有するものをいう。

②頻度；先端肥大症患者の 30%

③分類

　①先端肥大症＋PRL 過剰症状（無月経や乳汁漏出など）を呈するもの

　②先端肥大症のみ

④通常の先端肥大症例との相違 (Nyquist ら, 1994)

　①女性に多いこと（69%）。

　②女性例では、高率に乳汁分泌（galactorrhea）を認める。

　③術後の血中 GH 値が高い、すなわち正常化例が少ないこと（21%）。

第2章／脳腫瘍ヘズ~ムイン

D．副腎皮質刺激ホルモン産生下垂体腺腫 Adrenocorticotropic hormone（ACTH）-producing pituitary adenoma（副腎皮質刺激ホルモン分泌腺腫 Corticotroph adenoma）

定義・概説
❶副腎皮質刺激ホルモン（adrenocorticotropic hormone；ACTH）産生細胞あるいはその前駆細胞が腫瘍化し、ACTH の過剰分泌症状を呈するものをいう。
❷ACTH が過剰に分泌される結果、副腎が過形成となり Cortisol（コルチゾール）が多量に分泌される。

名称
❶Cushing 病とも呼ばれる。
❷Cushing 病とは、Cortisol の過剰分泌によって生じる Cushing 症候群のうち、ACTH 産生下垂体腺腫によるものをいう（登坂, 2017）。

頻度（本邦）
❶原発性脳腫瘍全体の 1.0%
❷下垂体腺腫全体の 5.6%
❸Cushing 症候群（cortisol の慢性的な過剰分泌によって生ずる諸症候・代謝異常の総称）全体の 60%

特徴
ほとんどは（90%以上）、微小腺腫（microadenoma）。

好発年齢（本邦）
30~69 歳で、35~39 歳にピーク（13.6%）。

性別（本邦）
男性：女性＝1：2.7 で、女性に多い。

症状

全　　　体	女性に多い症状	男性に多い症状
①中心性肥満（central obesity）（90%以上） ➡胸、胴、臀部は肥っているのに四肢が細い状態。 ②満月様顔貌（moon face）（90%以上） ③水牛様脂肪沈着（buffalo hump） ➡頚部の後ろから肩にかけての皮下に脂肪が沈着している状態。 ④赤紫色の皮膚線条 ⑤多毛 ⑥痤瘡 ⑦高血圧（60~70%） ⑧糖尿病（30~40%） ⑨月経異常 ⑩性欲低下 ⑪筋力低下 ⑫皮膚の菲薄化 ⑬精神症状；抑うつ状態が多い。	①赤紫色の皮膚線条 ②多毛 ③月経異常	①痤瘡 ②高血圧 ③浮腫 ④筋力低下

エックス線CT
単純 CT で、正常下垂体内に低吸収域として認められる。

MRI
冠状断が有用。
❶単純 MRI
（ⅰ）T1強調画像；正常下垂体より低信号。
（ⅱ）T2強調画像；軽度高信号
❷造影 MRI；正常下垂体と比較して、増強効果の弱い（less enhancement）病変として描出される。

内分泌学的所見
❶血中の Cortisol および ACTH が正常か高値、および日内変動の消失。
（ⅰ）ACTH の日内変動は、そのまま血中 Cortisol level の日内変動に平行して反映する。
（ⅱ）Cortisol の日内変動は、正常者では朝覚醒時から午前中にかけて高く、夜間から

319

深夜にかけて低くなる。

　　➡夕方から深夜にかけて 5 μg/dl 以下になるか、午前の値の 50%以下となる場合
　　　は、日内変動がある。

（ⅲ）Cushing 病では日内変動が消失する。

　　➡深夜睡眠時の血中 Cortisol 値が 5 μg/dl 以上の場合は、**日内変動**が**消失**している。

❷24 時間蓄尿中の遊離 Cortisol が正常か高値。

❸24 時間蓄尿中の 17-OHCS(17-hydroxycorticosteroid)が正常か高値。

　➡尿中 17-OHCS は、Cortisol の代謝産物で、1 日の Cortisol 分泌量を反映している。

❹Dexamethazone 抑制試験(内服)

　➡Cushing 病では、Dexamethazone 少量(0.5 mg/day)で Cortisol の分泌は抑制されな
　　いが、大量(8 mg/day)では翌朝の血中 Cortisol 値が半分以下に抑制される(平田, 2009)。

❺CRH(corticotropin releasing hormone)負荷試験(静脈注射)

　➡Cushing 病では、CRH 静注後に ACTH 値が前値の 1.5 倍以上となる(平田, 2009)。

❻Metyrapone 試験(内服)

　➡Cushing 病では、尿中 17-OHCS または血中 ACTH および 11-deoxycortisol は増
　　加する。

❼下錐体静脈洞または海綿静脈洞サンプリング法

（ⅰ）下錐体静脈洞または海綿静脈洞にカテーテルを挿入し、その部より採取した血液
　　　(中枢血液)と末梢血液の ACTH 値を比較する。

（ⅱ）中枢血液/末梢血液の ACTH 比が 2.0 以上であれば(CRH 負荷前)、Cushing 病
　　　と診断される(石川ら, 2004 ; 平田, 2009)。

　　➡CRH 負荷試験を施行した場合(CRH 負荷後)、中枢血液/末梢血液の ACTH 比
　　　が 3.0 以上であれば、Cushing 病と診断される(石川ら, 2004 ; 平田, 2009)。

（ⅲ）左右の採血において、ACTH 比で 1.4 以上を、腫瘍の存在する側と考える(登坂, 2017)。

診断の手引き
（表 2-44）

表 2-44. クッシング病/サブクリニカルクッシング病の診断の手引き
［島津　章(研究代表者)：厚生労働科学研究費補助金 難治性疾患等政策研究事業, 2017］

1．主徴候
(1) 特異的症候(注 1)
①満月様顔貌
②中心性肥満または水牛様脂肪沈着
③皮膚の伸展性赤紫色皮膚線条(幅 1 cm 以上)
④皮膚の菲薄化および皮下溢血
⑤近位筋萎縮による筋力低下
⑥小児における肥満を伴った成長遅延
(2) 非特異的症候
高血圧、月経異常、痤瘡(にきび)、多毛、浮腫、耐糖能異常、骨粗鬆症、色素沈着、精神異常。
上記の(1)特異的症候および(2)非特異的症候の中から、それぞれ 1 つ以上を認める。
(注 1) サブクリニカルクッシング病では、これらの所見を欠く。下垂体偶発腫瘍として発見されること が多い。
2．検査所見
(1) 血中 ACTH とコルチゾール(同時測定)が高値〜正常を示す(注 2)。
(2) 尿中遊離コルチゾールが高値〜正常を示す(注 3)。
・上記のうち(1)は必須である。
・上記の 1、2 を満たす場合、ACTH の自律性分泌を証明する目的で、3 のスクリーニング検査を行う。

第2章／脳腫瘍ヘズ～ムイン

（注2）採血は早朝（8～10時）に、約30分間の安静の後に行う。ACTHが抑制されていないことが、副腎性クッシング症候群との鑑別において重要である。血中コルチゾール測定値を用いる場合、約10％の測定誤差を考慮して判断する。コルチゾール結合グロブリン（CBG）欠損（低下）症の患者では、血中コルチゾールが比較的低値になるので注意を要する。

（注3）原則として24時間蓄尿した尿検体で測定する。ただし随時尿で行う場合は、早朝尿ないし朝のスポット尿で測定し、クレアチニン補正を行う。

3．スクリーニング検査（原則として外来で施行する検査）（注4）
　(1) 一晩少量デキサメタゾン抑制試験：前日深夜に少量（0.5 mg）のデキサメタゾンを内服した翌朝（8～10時）の血中コルチゾール値が抑制されない（注5）。
　(2) 画像検査：MRI検査により下垂体腫瘍の存在を検討する（注6）。

(1)を満たす場合、ACTH依存性クッシング症候群を考え、異所性ACTH症候群との鑑別を含めて確定診断検査を行う。(2)によって下垂体腫瘍を認め、他の機能検査で十分にクッシング病と診断できる場合は、下錐体静脈洞血サンプリングを省略できる。

（注4）従来の手引きに記載されたデスモプレッシン4μg静注法によるスクリーニング検査は偽性クッシング症候群との鑑別に有用な場合があるため、可能な場合は入院に際して施行し、参考所見とする。夜間唾液コルチゾール（各施設の平均値の1.5倍以上でクッシング病の疑い）についても、保険適用になっていないため参考所見とする。

（注5）一晩少量デキサメタゾン抑制試験では、従来1～2 mgのデキサメタゾンが用いられていたが、一部のクッシング病患者においてコルチゾールの抑制（偽陰性）を認めることから、スクリーニング検査としての感度を上げる目的で、0.5 mgの少量が採用されている。血中コルチゾール3 μg/dl以上でサブクリニカルクッシング病を疑い、5 μg/dlで顕性クッシング病の可能性が高い。血中コルチゾールが十分抑制された場合、ACTH・コルチゾール系の機能亢進はないと判断できる。服用している薬物、特にCYP3A4を誘導するものは、デキサメタゾンの代謝を促進するため、擬陽性となりやすい（例：抗菌薬リファンピシン、抗てんかん薬カルバマゼピン・フェニトイン、血糖降下薬ピオグリタゾンなど）。米国内分泌学会ガイドラインでは1 mgデキサメタゾン法が用いられ、血中コルチゾールカットオフ値は1.8 μg/dlとなっている。

（注6）微小腺腫の描出には1～2 mmスライス幅のT1強調あるいはFLASH*法による造影MRI冠状断撮影が最も有用である。ただしその場合、稀ではあるが小さな偶発腫（非責任病巣）が描出される可能性を念頭に置く必要がある。
著者註：*FLASH；Fast low-angle shotの略。高速撮像法の1つで、最も基本的なGradient echo法（田邊ら，1994）。

4．確定診断検査（原則として入院で施行する検査）
　(1) 血中コルチゾール日内変動：深夜睡眠時の血中コルチゾール値が5 μg/dl以上を示す（注7）。
　(2) CRH試験：ヒト（CRH 100 μg）静注後の血中ACTH頂値が前値の1.5倍以上に増加する。
　(3) 選択的下錐体静脈洞血サンプリング：下垂体MRIにおいて下垂体腫瘍を認めない場合は、必ず行う。本検査において血中ACTH値の中枢・末梢比（C/P比）が2以上（CRH刺激後は3以上）ならクッシング病、2未満（CRH刺激後は3未満）なら異所性ACTH症候群の可能性が高い（注8）。

（注7）可能な限り、複数日に測定して高値を確認する。

（注8）本邦では、海綿静脈洞血サンプリングも行われている。その場合、血中ACTH値のC/P比が3以上（CRH刺激後は5以上）ならクッシング病の可能性が高い。いずれのサンプリング法でも定義を満たさない場合には、同時に測定したPRL値による補正値を参考とする。

＜重要参考所見＞
　一晩大量デキサメタゾン抑制試験：前日深夜に大量（8 mg）のデキサメタゾンを内服した翌朝（8～10時）の血中コルチゾール値が前値の半分以下に抑制される。ただし、マクロアデノームや高コルチゾール血症が著しい場合に抑制されない例があるので、注意を要する。

〔診断基準〕
　・確実例；1、2、3および4の(1)(2)と下垂体MRI陽性または(3)を満たす。
　・疑い例；1、2、3を満たす。

治療方針、治療と治療成績

❶外科的治療
　（ⅰ）下垂体腺腫に対しては、内視鏡（顕微鏡）下経蝶形骨洞術が第一選択。
　　➡治癒率は69～98％（平均78％）（沖．2016）
　（ⅱ）重症の高Cortisol血症があるにもかかわらず下垂体への治療の困難な場合には

321

両側の副腎摘出術を行う(平田, 2016；沖, 2016)

（ⅲ）副腎摘出術(厚生労働科学研究費補助金 難治性疾患克服研究事業 間脳下垂体機能障害に関する調査研究班 平成18年度, 2007)

　　➡手術療法、放射線治療、薬物療法がいずれも効果不十分で、かつ血中 Cortisol 値を低下させる必要のある場合には、副腎摘出術を行う。

❷放射線治療

（ⅰ）適応症例

　ⓐ手術が不可能な場合。

　ⓑ手術で効果を認めないか、不十分な場合。

　ⓒ再発例

（ⅱ）放射線治療

　ⓐ通常（従来）の放射線治療(conventional radiotherapy)

　ⓑ定位的放射線照射(γ-Knife や CyberKnife など)

　　➡γ-Knife による寛解率は 50〜81％(登坂, 2017)

（ⅲ）放射線治療の効果が出るまでに時間がかかるので(1〜2年)、速やかな高 Cortisol 血症の是正が必要な場合には、薬物療法を併用する(蔭山ら, 2014；登坂, 2017)。

❸薬物療法

（ⅰ）経蝶形骨洞術の無効例や合併症による手術困難例に対して薬物療法を行う。

（ⅱ）各薬剤

　ⓐ副腎皮質ステロイド合成阻害薬(Metyrapone、Mitotane や Trilostane)の投与

　　㋐Cortisol の過剰分泌に対して本剤の投与を考慮(平田, 2016)。

　　㋑本邦では、Metyrapone はクッシング症候群に対して、また Mitotane や Trilostane は手術適応とならないクッシング症候群に対して保険適応がある。

　　　①Metyrapone（内服）は高 Cortisol 血症を改善するのに有効で、即効性があり、確実に血中の Cortisol 値は低下する(沖, 2016)。

　　　②Mitotane の内服(沖, 2016)

　　　　◆重症の高 Cortisol 血症があるにもかかわらず下垂体への治療の困難な場合には、前述の両側副腎摘出術か Mitotane 内服療法を行う。

　　　　❷ただし、Mitotane は長期使用により副腎の不可逆的変化をきたすので、将来、下垂体手術により治癒が期待できる症例には用いない。

　ⓑドパミン作動薬(Bromocriptine や Cabergoline など)

　　㋐効果は限定的で、有効例は 30％未満(沖, 2016)。

　　㋑クッシング病に対して本邦では保険適応外。

　ⓒソマトスタチンアナログ製剤(オクトレオチド酢酸塩)の注射

　　㋐有効例は 30％未満(沖, 2016)。

　　㋑クッシング病に対して本邦では保険適応外。

❹不足しているホルモンの補充療法

（ⅰ）術後数カ月間は ACTH が回復しないため、副腎皮質ステロイド薬（糖質コルチコイド glucocorticoid）（例；Hydrocortisone、Prednisolone）の補充が必要(蔭山ら, 2014)。

（ⅱ）尿崩症に対して Desmopressin® の投与。

組織学的所見

❶HE 染色分類では、さまざまな染色性を示す(松野, 2016)。

❷血中の Glucocorticoid の影響により、ACTH 産生細胞に **Crooke hyaline change(ク ルーケ硝子様変性)** が生じる。

（ⅰ）Crooke 変性とは、細胞質内にサイトケラチンフィラメント(cytokeratin fila-ment)が著明に増加して、核を囲む束状の集塊を形成するものをいう(西岡ら, 2009；佐野ら, 2005)。

　ⓐHE 染色では、特徴的な細胞質内の好酸性硝子化を呈する(西岡ら, 2009)。

　ⓑ上記の硝子化像は、PAS(periodic acid-Schiff)陰性、免疫組織化学的にサイトケラチン強陽性、ACTH 陰性(西岡ら, 2009)。

（ⅱ）Crooke 変性は正常の ACTH 産生細胞に出現する変性像で、長時間の Glucocor-ticoid(糖質コルチコイド)の過剰曝露により生じる(西岡ら, 2009；福原ら, 2012)。

　ⓐしたがって、ACTH 産生下垂体腺腫では、腺腫周囲の正常 ACTH 産生細胞のみに Crooke 変性が出現し、腺腫細胞には通常認められない(西岡ら, 2009)。

　ⓑ稀に、ACTH 産生下垂体腺腫の腺腫細胞に Crooke 変性を認めることがある。

　　➡ACTH 産生下垂体腺腫の細胞に Crooke 変性を認めるものを **Crooke cell adenoma**＊と呼ぶ。

治療効果判定

厚生労働科学研究費補助金 難治性疾患等政策研究事業 間脳下垂体機能障害に関する診療ガイドライン作成に関する研究による「クッシング病」の治療効果判定は、以下のとおり(2017)。

❶手術効果判定は、約 1 週間後に行う。前日のグルココルチコイド補充を休止あるいは少量デキサメタゾンに変更して行う。

❷下垂体腺腫摘出 1 週間後の早朝血中コルチゾール 1 μg/dl 未満であれば、寛解の可能性が高い。それ以外の場合は、慎重に経過を観察し、寛解に至らない場合は追加療法を考慮する。

治療成績

❶経蝶形骨洞手術(沖, 2016)

（ⅰ）長期寛解率；69〜98％

（ⅱ）術後の再発率；3〜17％

（ⅲ）手術による死亡率；0〜1.9％

❷放射線治療

（ⅰ）通常(従来)の放射線治療；コルチゾール値の正常化率は 25〜60％

（ⅱ）γ-Knife；2 年後の寛解率は 43〜54％(平田, 2009)

5 年全生存率 (全体)(本邦)

99.2％

経蝶形骨洞法の 術後合併症 (Patil ら, 2007)

❶神経学的合併症の頻度

（ⅰ）下垂体腺腫全体；4.6％

（ⅱ）クッシング病；5.6％

❷術後出血の発生頻度

（ⅰ）下垂体腺腫全体；1.6％

（ⅱ）クッシング病；2.6％

❸入院中の死亡率(クッシング病)；0.7％

再発 ❶経蝶形骨洞手術後 2～5 年の再発率；15～26％ (平田，2009)

❷再発腫瘍は、通常、原発部のすぐ近傍に発生する。

───（チョット役に立つお話）───

*【Crooke cell adenoma】

①定義

➡Crooke cell adenoma とは、ACTH 産生下垂体腺腫の細胞に Crooke 変性を認めるものをいう。

②ACTH 産生下垂体腺腫の一亜型で、ほとんどの腫瘍細胞が Crooke 細胞からなる (福原ら，2012)。

③ほとんどが(約 80％)Macroadenoma (西岡ら，2009)。

④ほとんどが(約 70％)浸潤性(invaseive) (西岡ら，2009)。

⑤放射線治療に抵抗性のことが多い (西岡ら，2009)。

⑥通常の ACTH 産生下垂体腺腫と比べて再発率が高く、また予後不良 (福原ら，2012)。

E．甲状腺刺激ホルモン産生下垂体腺腫（TSH 産生腺腫）

Thyroid stimulating hormone（TSH）producing pituitary adenoma

定義・概念 ❶甲状腺刺激ホルモン(thyroid stimulating hormone；TSH)産生細胞あるいはその前駆細胞が腫瘍化し、TSH の過剰分泌症状を呈するものをいう。

➡TSH により甲状腺機能亢進症をきたす。

❷TSH 産生腺腫とゴナドトロピン産生腺腫とは、ともに Glycoprotein(糖タンパク質)_{グリコプロテイン}産生能を有しているので、**Glycoprotein 産生腺腫**と総称される (池田，1998)。

❸TSH 産生腺腫は、成長ホルモン産生腺腫と同様、多ホルモン産生能を有し、TSH のみならず、GH や PRL 産生能がある。

頻度(本邦) ❶原発性脳腫瘍全体の 0.2％で、極めて稀。

❷下垂体腺腫全体の 1.4％

性質・特徴 ❶ほとんどが巨大腺腫(macroadenoma)。

❷末梢血中の甲状腺ホルモン値が上昇しているにもかかわらず、TSH が高値。

❸増殖が早く、**浸潤性**で、再発しやすい。

❹線維性で硬い腫瘍が多い。

❺腺腫内出血の頻度が少ない。

❻腫瘍より分泌される TSH は、通常 TRH によって影響を受けない。

❼診断までに要する期間が長い(平均；6 年)。

好発年齢(本邦) 50～54 歳と 55～59 歳にピークがある(各 17.5％)。

性別(本邦) 性差はない。

症状 ❶**甲状腺機能亢進症状**(hyperthyroidism)を呈するものが多い(90％)。

（ⅰ）甲状腺腫大；50～85％の頻度。

（ⅱ）体重減少

（ⅲ）発汗過多

（ⅳ）動悸

（ⅴ）手指振戦

（ⅵ）不整脈

（ⅶ）寒冷（あるいは暑さ）に対する抵抗力低下。

　※：Basedow 病と異なり眼症状はきたさない。

❷頭痛

❸視野障害（両耳側半盲）（60％）

　➡診断されるまでの期間が長く、大きい腫瘍が多いため。

内分泌学的所見

❶血中の甲状腺ホルモン（free T_3、free T_4）値が高値であるにもかかわらず、本来**抑制されるはずの TSH が高値**である（大山ら，2010）。

　➡すなわち、**不均衡 TSH 分泌症候群（inappropriate secretion of TSH）**が**特徴**。

　※：free T_3；free triiodo thyronine（遊離トリヨードサイロニン）、free T_4；free thyroxine（遊離型サイロキシン）。

❷TRH 負荷試験で TSH が基礎値の 2 倍以上に反応しない（福原，2016）。

　※：TRH；thyrotropin releasing hormone（甲状腺刺激ホルモン放出ホルモン）

❸T_3（triiodo thyronine）抑制試験で TSH の抑制を認めない（福原，2016）。

❹腫瘍からは TSH のみならず α-subunit の分泌も増加している。

　➡α-subunit/TSH モル比が 1.0 以上を呈する。

❺約 1/3 の症例で、他の下垂体前葉ホルモン（GH、PRL や ACTH）の分泌を伴う。

　➡その中では、GH 分泌が最も多く（67％）、次いで PRL。

**診断の手引き
（表 2-45）**

表 2-45．下垂体 TSH 産生腫瘍の診断の手引き［島津　章（研究代表者）：厚生労働科学研究費補助金 難治性疾患等政策研究事業，2017］

Ⅰ．主要症候
　(1) 甲状腺中毒症状（動悸、頻脈、発汗増加、体重減少など）を認める（注 1）。
　(2) びまん性甲状腺腫大を認める。
　(3) 下垂体腫瘍による症状（頭痛や視野障害）を認める。

（注 1）中毒症状はごく軽微なものから中等症が多い。

Ⅱ．検査所見
　(1) 血中甲状腺ホルモン値が高値にもかかわらず血中 TSH 値は正常値〜軽度高値を示す（syndrome of inappropriate secretion of TSH）。
　(2) 画像診断で下垂体腫瘍を認める。
　(3) 摘出した下垂体腫瘍組織の免疫組織学的検索により腫瘍細胞内に TSHβ ないしは TSH 染色性を認める。

Ⅲ．参考事項
　(1) 血中 α サブユニット高値（注 1）あるいは α サブユニット/TSH モル比＞1.0（注 2）。
　(2) TRH 刺激試験により血中 TSH 値は無〜低反応を示す（頂値の TSH は前値の 2 倍以下となる）例が多い（注 3）。
　(3) ほかの下垂体ホルモンの分泌異常を伴い、それぞれの過剰ホルモンによる症候を示したり、腫瘍圧排による分泌低下症状を呈することがある。
　(4) 稀であるが異所性 TSH 産生腫瘍がある。
　(5) 抗 T 4 抗体や抗 T 3 抗体、抗マウス IgG 抗体などの異種抗体、異常アルブミンなどにより甲状腺ホルモンや TSH が高値を示すことがあり注意が必要である。また、アミオダロンなどヨウ素を含有する薬剤で甲状腺ホルモンが高値でも TSH が測定されることがある。

（注 1）保険未収載。年齢性別の基準値に注意が必要。
（注 2）閉経後や妊娠中は除く（ゴナドトロピン高値のため）。
（注 3）少数例では反応を認める。

Ⅳ．除外項目
（1）甲状腺ホルモン不応症との鑑別を要する。

〔診断の基準〕
・確実例；ⅠのいずれかとⅡのすべてを満たす症例。
・ほぼ確実例；Ⅱの(1)、(2)を満たす症例。

治療・治療成績

❶経蝶形骨洞下垂体腺腫**摘出術**（内視鏡下あるいは顕微鏡下）**が第一選択。**

（ⅰ）術前に抗甲状腺薬や無機ヨードを投与し、甲状腺機能を可能な限り正常化させておくことが、より安全に手術を行ううえで望ましい（大山ら，2017）。

（ⅱ）甲状腺機能をコントロールするためのドパミン受容体作動薬やソマトスタチンアナログ製剤の術前投与は、腺腫からの TSH 分泌抑制に有効なことが多い（大山ら，2010）。

著者註：本邦では本疾患に対してはドパミン受容体作動薬やソマトスタチンアナログ製剤は保険適応外。

❷薬物療法

（ⅰ）術前に甲状腺機能を正常化させ、術中・術後の甲状腺クリーゼを予防することが肝要（池本ら，2005）。

（ⅱ）各薬剤

ⓐオクトレオチド酢酸塩（octreotide acetate；ソマトスタチンアナログ製剤）の注射

㋐ TSH の正常化は、約 90％の症例にみられる（池本ら，2005）。

㋑腫瘍の縮小は、20～40％の症例にみられる（池本ら，2005）。

㋒大きな腫瘍に対する術前投与、手術不能例、術後の残存腫瘍や再発例に対して用いられる。

ⓑBromocriptine（ドパミン受容体作動薬）の投与。

ⓒ抗甲状腺薬の投与。

❸放射線治療

➡薬物抵抗性の残存腫瘍に対して定位放射線照射。

組織学的所見

❶HE 染色分類では、嫌色素性腺腫（chromophobe adenoma）が多い。

❷コラーゲン線維が多く、Fibrous adenoma（線維性腺腫）を呈することもある。

予後

❶完全寛解を得ることは困難で、ほかの下垂体腺腫に比べて不良。

❷予後に影響を与える最も重要な因子は、手術摘出度。

再発率

正常回復例の 15％

F．性腺刺激ホルモン（ゴナドトロピン）産生下垂体腺腫
Gonadotropic hormone-producing pituitary adenoma

定義・概説

❶LH／FSH 産生細胞あるいはその前駆細胞が腫瘍化したものをいうが、内分泌学的検査では、血中 FSH 値および LH 値は基準値範囲内のことが多い。

第 2 章／脳腫瘍ヘズ～ムイン

※：FSH；Follicle stimulating hormone（卵胞刺激ホルモン）の略、LH；Luteinizing hormone（黄体形成ホルモン）の略。

❷たとえ血中 FSH 値や LH 値が高値を示しても性腺機能亢進症状をきたすことはなく、**臨床的には非機能性腺腫**として扱われる。

❸ちなみに、Gonadotropin（性腺刺激ホルモン）には、FSH（卵胞刺激ホルモン）と LH（黄体形成ホルモン）の 2 種類がある。

頻度
❶原発性脳腫瘍全体の 1％（本邦）
❷下垂体腺腫全体の 5.5％（本邦）
❸非機能性下垂体腺腫の約 80％ _(佐野ら，2005)

分類と特徴
_{（武内，1989）}
❶FSH のみを産生するもの
（ⅰ）このタイプが最も多い。
（ⅱ）血中 FSH 基礎値は高値であるが、LH 基礎値はむしろ低値。
　　➡血中 FSH 値のみ上昇し、LH 値が低値であると、男女とも性腺機能はむしろ低下する。
（ⅲ）男性では Testosterone、女性では Estrogen が低下。
　　➡性欲（libido）の低下や無月経となる。
（ⅳ）免疫組織化学的染色では FSH のみならず、LH もわずかながら染色されることが多い。
（ⅴ）腺腫は Macroadenoma で、非機能性腺腫と同じ症状を訴えて来院する。
　　➡すなわち、性腺機能低下を初発症状として来院することはまずない。
❷FSH が主体であるが、LH もある程度産生されているもの
（ⅰ）血中 FSH 値は上昇しており、LH 値も正常範囲内にある。
（ⅱ）LH-RH 負荷試験を行うと、FSH 最高値は LH 最高値を上回ることが多い。
（ⅲ）男性の Testosterone、女性の Estrogen は正常範囲内のことが多い。
　　➡したがって、男女とも性腺機能低下を認めないことが多い。
（ⅳ）Macroadenoma で、視力障害や頭痛をきたす。
（ⅴ）診断は免疫組織化学的検査で、FSH、LH とも染色される。
❸LH が主体であるが、FSH もある程度分泌されているもの
（ⅰ）稀
（ⅱ）しばしば先端肥大症に合併していることが多い。
　　➡すなわち、GH 産生腺腫と Gonadotropin 産生腺腫の混合腫瘍。
（ⅲ）Gonadotropin 産生腺腫単独のこともある。

特徴
❶Macroadenoma が多い。
❷臨床的には、非機能性腺腫として発症する。
（ⅰ）血中ゴナドトロピン値の高値を認めず、免疫染色で Gonadotrophin 陽性細胞を認める場合には、臨床的には非機能性であるから**不顕性ゴナドトロピン腺腫（不顕性性腺刺激ホルモン産生腺腫）**（silent gonadotroph cell adenoma）と呼ばれる_{（山田，2004）}。
（ⅱ）不顕性ゴナドトロピン腺腫の頻度は、臨床的非機能性下垂体腺腫の 64％ _{(Tatsuoka ら，}

327

2013)

❸腺腫内出血の頻度は少ない。

好発年齢 ❶本邦；50〜74 歳で(62.9%)、60〜64 歳にピーク(15.7%)。

❷欧米；10〜43 歳(診断時年齢)(Ntali ら, 2014)

性別 ❶本邦；男性に多い(男性：女性＝1.5：1)。

❷欧米；閉経前の女性に多い(Ntali ら, 2014)。

症状 臨床的に性腺の機能亢進症状はみられない。

❶視力・視野障害が最も多い。

❷頭痛

❸月経不順

❹性欲低下や不妊。

❺睾丸腫大(男性例)(Ntali ら, 2014)

内分泌学的所見 ❶血中の FSH 値および LH 値は基準値範囲内のことが多い。

（ⅰ）血中 FSH 値が基準値上限を超える例は少ない(免疫組織化学的染色による Gona-dotropin 陽性例の約 26%)(山王ら, 1992)。

（ⅱ）血中 LH 値が基準値上限を超える例は少ない(Gonadotropin 陽性例の約 8%)(山王ら, 1992)。

❷血中 LH 値と FSH 値に不均衡がある場合には、本疾患を疑う。

❸LH-RH 負荷試験(山王ら, 1992)

（ⅰ）FSH 頂値が前値の 2 倍未満の低反応(頻度；Gonadotropin 陽性例の約 63%)。

（ⅱ）Gonadotropin 陽性例の約半数に、FSH 頂値が LH 頂値を超える反応を示す。

診断の手引き
(表 2-46)

表 2-46. 下垂体ゴナドトロピン産生腫瘍の診断の手引き

[島津　章(研究代表者)：厚生労働科学研究費補助金 難治性疾患等政策研究事業, 2017]

Ⅰ．主症候
1．小児：性ホルモン分泌亢進症候
2．成人男性；女性化乳房
3．成人女性：卵巣腫大

Ⅱ．検査所見
1．血中ゴナドトロピン値(およびサブユニット)が高値を示す(FSH 高値のことが多い)。
2．画像診断で下垂体腫瘍を認める。
3．免疫組織化学的にゴナドトロピン陽性所見を認める。

〔診断の基準〕
確実例：ⅠならびにⅡに合致する。
なお、産生されるホルモンによって病型分類される。

組織学的所見 ❶HE 染色分類では、嫌色素性腺腫(chromophobe adenoma)が多い。

❷細長い細胞質を血管壁に伸ばす Pseudorosette(偽性ロゼット)を示す例が多い。

❸Sinusoidal pattern(洞様型)(296 頁)が基本的構築。

❹種々の程度にコラーゲン線維があり、Fibrous adenoma(線維性腺腫)のこともある。

　➡ちなみに Fibrous adenoma(線維性腺腫)とは、結合織が多くて硬く、手術が困難なものの臨床的名称。

治療 ❶経蝶形骨洞法(内視鏡下あるいは顕微鏡下)による**摘出術が第一選択**。

328

第 2 章／脳腫瘍ヘズ〜ムイン

❷放射線治療

（ⅰ）通常の放射線治療や定位放射線照射。

（ⅱ）残存腫瘍が増大するものに対して考慮。

2）下垂体癌 Pituitary carcinoma

定義・概念 ❶下垂体癌とは、Ki-67 陽性率が 3％を超え（＞3％）、免疫組織化学的染色で p 53 陽性の核を有する腫瘍細胞がみられ、かつ頭蓋内・外に転移や播種を生じているものをいう (Lloyd ら，2004)。

❷下垂体前葉の腺細胞由来の悪性腫瘍で、臨床的には、髄腔内播種、神経管外転移や非連続性の中枢神経系内転移を認める症例。

頻度　下垂体腺腫全体の 0.1〜0.2％と、非常に稀(Ragel ら，2004；天野ら，2011)。

特徴　❶脳や視神経に浸潤する。

❷骨、肝臓、肺やリンパ節に転移する。

❸髄腔内播種をきたす。

❹巨大腺腫（macroadenoma）がほとんど(Pernicone ら，1997)。

種類　❶下垂体癌は機能性腺腫が大部分で（約 74〜88％）、特に ACTH 産生腺腫（ACTH 細胞癌）とプロラクチン産生腺腫（PRL 細胞癌）がほとんど(Pernicone ら，1997；Ragel ら，2004；佐野ら，2005；天野ら，2011)。

➡ただし、本邦における全国調査では非機能性腺腫が最も多い(Hirohata ら，2014)。

❷下垂体癌の内訳

（ⅰ）欧米の報告(Ragel ら，2004)

ⓐACTH 産生腺腫が 42％と最も多い。

ⓑ次いで、PRL 産生腺腫（33％）

ⓒ以下、Null cell（12％）、GH 産生腺腫（6％）、LH/FSH 産生腺腫（5％）、TSH 産生腺腫（1％）の順。

（ⅱ）本邦での全国調査(Hirohata ら，2014)

ⓐ臨床的非機能性腺腫が 34％と最も多い。

➡LH/FSH 産生腺腫が含まれている可能性がある。

ⓑ次いで、ACTH 産生腺腫（31％）。

ⓒ以下、PRL 産生腺腫（14％）、GH 産生腺腫（GH-PRLを含む）（11％）、TSH 産生腺腫（3％）の順。

❸下垂体腺腫から癌化する速度は PRL 産生腺腫が速い(長村ら，2013)。

❹ACTH 産生癌では、ケラチンが細胞質内に蓄積する 'Crooke cell adenoma（324 頁）' が多いとされている(長村ら，2013)。

好発年齢　❶成人のどの年齢層にも発症しうる(廣畑ら，2012)。

❷34〜71 歳（平均年齢；56 歳）(Pernicone ら，1997)。

性別　性差はない(Pernicone ら，1997；Ragel ら，2004；廣畑ら，2012)。

症状　❶腫瘍による周囲組織への圧迫症状

（ⅰ）視神経障害；視力や視野障害。

（ⅱ）眼球運動障害や複視。

（ⅲ）瞳孔不同

（ⅳ）顔面の感覚障害。

（ⅴ）頭痛

❷ホルモン産生分泌能に応じた症状

（ⅰ）ACTH 産生下垂体癌；満月様顔貌、中心性肥満や皮膚線条など。

（ⅱ）PRL 産生下垂体癌；乳汁漏出、月経異常や性欲の低下など。

（ⅲ）GH 産生下垂体癌；先端肥大症など。

❸髄腔内播種をきたすと、水頭症や頭蓋内圧亢進症状。

❹他臓器への転移をきたすと、転移部位の症状。

診断基準　❶髄膜播種や肝臓、肺、リンパ節などの遠隔転移が診断基準(船田, 2003)。

❷細胞の異型性や壊死などは、悪性の診断基準の所見ではない(船田, 2003)。

❸組織像のみで下垂体癌の確定診断をすることは困難で、転移の有無が診断条件(長村ら, 2013)。

診断　❶再発を繰り返し、播種や転移を生じた時点で下垂体癌と診断されているのがほとんど(廣畑ら, 2012)。

❷悪性腫瘍の転移でないことを証明することが必要(廣畑ら, 2012)。

診断までの期間
(Pernicone ら, 1997)
下垂体腺腫の診断から下垂体癌と診断されるまでの期間は以下のとおり。

❶全体➡0.3 年(3.6 カ月)〜18 年(平均；6.6 年、中央値；5 年)

❷各癌

（ⅰ）ACTH 産生下垂体癌➡9.5 年(平均)

（ⅱ）PRL 産生下垂体癌➡4.7 年(平均)

MRI　❶単純 MRI；T 1、T 2 強調画像とも、等信号。

❷造影 MRI；増強される。

転移形式、頻度、
転移部位
❶転移形式(Pernicone ら, 1997)

（ⅰ）全身転移の方が Craniospinal metastasis(頭蓋脊髄転移)*より多い。

　ⓐ全身転移の頻度(全体)；47%

　　㋐ PRL 産生癌の全身転移の頻度➡71%

　　㋑ ACTH 産生癌の全身転移の頻度➡57%

　ⓑCraniospinal metastasis*の頻度(全体)；40%

　　㋐ PRL 産生癌の Craniospinal metastasis の頻度➡29%

　　㋑ ACTH 産生癌の Craniospinal metastasis の頻度➡43%

（ⅱ）Craniospinal metastasis*と全身転移の両者を認める頻度は 13%

著者註：*Craniospinal metastasis には、髄腔内播種のみの症例、頭蓋内転移のみの例〔硬膜(脳および脊髄硬膜)、テントや脳内に転移〕、および髄腔内播種＋頭蓋内転移例の三者が含まれている。

❷転移部位

（ⅰ）大脳、小脳、脊髄、軟膜(leptomeninx)、くも膜下腔、骨、肝臓、リンパ節や卵巣など(Pernicone ら, 1997；Ragel ら, 2004)。

第 2 章／脳腫瘍ヘズ～ムイン

　　　　　　　（ⅱ）肺転移はめったにみられない(Ragel ら，2004)。

　　　　　　　　　➡肺への静脈循環を経由して転移すると考えられているが、何故か肺転移はめっ
　　　　　　　　　　たにみられない。

　　　　　　　（ⅲ）各細胞癌の転移部位(佐野ら，2005)

　　　　　　　　　ⓐACTH 細胞癌では、肝転移が多い。

　　　　　　　　　ⓑPRL 細胞癌、非機能性腺腫の癌では、脳脊髄転移が多い。

治療の選択肢
(廣畑ら，2012)
下垂体癌は診断の時点で転移や播種をきたしており、また手術の既往歴があるため治療
の選択肢は限られる。

治療　　❶外科的治療(廣畑ら，2012)

　　　　　（ⅰ）原発巣を一塊として切除することは現実的でない。

　　　　　（ⅱ）海綿静脈洞への浸潤、鞍上部や中頭蓋窩への伸展例に対しては、経蝶形骨洞手術、
　　　　　　　　開頭術、あるいは両者の併用手術を行う。

　　　　　（ⅲ）転移巣に対して外科的切除が施行されるが、これにより長期的な寛解を得ること
　　　　　　　　は困難。

　　　　　❷放射線治療

　　　　　（ⅰ）通常（従来）の放射線治療や γ-Kinfe、CygerKnife などの定位放射線照射(STI)。

　　　　　（ⅱ）転移巣に対して放射線治療がなされるが、これにより長期的な寛解を得ることは
　　　　　　　　困難(廣畑ら，2012)。

　　　　　❸化学療法

　　　　　（ⅰ）カルムスチン(carmutsine)、フルオロウラシル(fluorouracil)(5-FU)、シスプラ
　　　　　　　　チン(cisplatin)やエトポシド(etoposide)(VP-16)など。

　　　　　　　　➡従来(conventional)の化学療法は奏効しないことが多い(廣畑ら，2012)。

　　　　　（ⅱ）Temozolomide(Temodal®)治療
　　　　　　　　　　　　　　テモダール

　　　　　　　ⓐ本邦での全国調査(松野ら，2011)

　　　　　　　　ⓟ有効例；約 41.7%

　　　　　　　　ⓘ不変例；約 16.7%

　　　　　　　　ⓤ当初有効であったが、のちに無効となった例；約 41.7%

　　　　　　　　ⓔ無効例；なし

　　　　　　　著者註：本疾患に対しては本邦では Temozolomide は保険適応外。

　　　　　　　ⓑ欧米(Hirohata ら，2014)

　　　　　　　　➡有効例は 38～71% で、平均 57%

　　　　　❹その他の薬剤

　　　　　（ⅰ）PRL 産生下垂体癌

　　　　　　　ⓐCabergoline や Bromocriptine などのドパミン受容体作動薬の投与。

　　　　　　　ⓑしかし、ドパミン作動薬は不応性になっていることが多い(廣畑ら，2012；松野ら，2016)。

　　　　　（ⅱ）GH 産生下垂体癌；Octreotide などのソマトスタチンアナログ製剤の投与。
　　　　　　　　　　　　　　　　　オクトレオチド

Ki-67 陽性率　❶Ragel らの報告(2004)

　　　　　（ⅰ）7.8～11.91%

　　　　　（ⅱ）これに対して、浸潤性下垂体腺腫(invasive pituitary adenoma)の Ki-67 陽性率

331

　　　　　　　　　（labelling index）は 1.7〜4.66％

❷長村らの報告(2013)；数％のものから 70％以上を示すものまで幅が広い。

予後　❶不良。すなわち、

　　（ⅰ)80％は、診断後 7 日〜8 年の間で死亡(Perniconeら，1997)。

　　　　➡そのうち、66％は 1 年以内に死亡。

　　（ⅱ)診断後、平均 1.9 年で死亡(Perniconeら，1997)。

　　　　ⓐ全身転移例で 1 年。

　　　　ⓑ髄腔内播種例で 2.6 年。

❷死因の多くは、全身転移。

　　➡1 年以内に死亡した大多数(75％)は全身転移による(Perniconeら，1997)。

2．頭蓋咽頭腫 Craniopharyngioma

定義　胎生期の頭蓋咽頭管(craniopharyngeal duct)の遺残であるラトケ嚢(Rathke's pouch)の扁平上皮細胞から発生する腫瘍をいう(田中ら，1994；Gopalanら，2008；Leeら，2008；内山ら，2010)。

頻度　❶原発性脳腫瘍全体の 2.2％(本邦)

❷小児の原発性脳腫瘍の中では、3 番目に多い(本邦)。

❸トルコ鞍近傍腫瘍の中では、下垂体腫瘍に次いで多い。

❹人口 10 万人に対して約 0.8 人(横山，2016)。

特徴　❶腫瘍と周囲組織との癒着が強い。

❷石灰化の頻度が高い(50〜80％)。

　　➡小児例ではその頻度が高く、成人では頻度は低い。

❸下垂体茎を中心にして発育することが多い(岡，2016)。

❹正常下垂体は正中下方に残存していることが多い(三原ら，2007)。

発生起源　発生起源は下垂体茎の扁平上皮細胞胞巣(squamous cell nest)と考えられている(岡，2016)。

分類

性状による分類	①嚢胞性(cystic) 　ⓐ最も多いタイプ(55〜60％)。 　ⓑキラキラしたコレステリン結晶を含んだ機械油(motor oil)様の黄(暗)褐色の液を含んでいる(半数の症例)。 　ⓒ小児例に多くみられる。 ②充実性(solid) 　ⓐ少ない(15％)。 　ⓑ成人例の半数は、充実性。 ③嚢胞部分と充実部分の両者の成分をもつ混合性；2 番目に多い(25〜30％)。
発生部位による分類	①鞍内型(intrasellar type) 　ⓐトルコ鞍内に発生するもの(頻度；25％)。 　ⓑ鞍隔膜を破り第 3 脳室の方へ伸展する。 ②前視交叉型(prechiasmatic type) ③後視交叉型(retrochiasmatic type) 　➡手術による全摘出は困難なことが多い。 ④第 3 脳室型(intraventricular type) 　➡手術による全摘出は困難なことが多い。 ⑤頭蓋底(basisphenoid type)
伸展方向による分類(小林ら，1986)	①前方伸展型(type Ⅰ) ②鞍内伸展型(type Ⅱ) ③第 3 脳室内伸展型(type Ⅲ) ④後方伸展型(type Ⅳ)

組織学的分類	①エナメル上皮腫型(adamantinomatous type) 　ⓐ頻度；85%(Fahlbusch ら, 1999) 　ⓑ全年齢でみられるが、小児発生例ではほとんどがこのタイプ(川原, 2012)。 　ⓒ大部分が囊胞を形成し、石灰化(80%)を伴う。 　　➡囊胞内には機械油と表現される液体がみられる。 　ⓓ正常組織との境界部分で正常脳に食い込んでいるので、完全摘出が困難(岡, 2016)。 　　①八つ頭状あるいはクローバーの葉状と表現されている。 　　②手術により全摘出できたと判断しても残存していることがあるため、再発しやすい(継, 2009)。 　ⓔエナメル上皮腫型の最も特徴的な病理所見は、Wet keratin(339頁)とその周囲の石灰化(継, 2009)。 ②扁平上皮乳頭型(squamous-papillary type) 　ⓐ頻度；15%(Fahlbusch ら, 1999) 　ⓑ乳頭型(papillary type)とも呼ばれる。 　ⓒ主に成人にみられ(成人例の70%)、小児には稀。 　ⓓ充実性腫瘤を形成(高野, 2016)。 　ⓔ機械油(motor oil)様の内容物はみられない(高野, 2016)。 　ⓕ石灰化の頻度は低い(10%以下)。 　ⓖ本タイプにみられない所見は、Wet keratin とその周囲の石灰化、そして星芒状細胞(継ら, 2009)。 　ⓗエナメル上皮腫型のように、腫瘍が脳内に浸潤する傾向はみられず、脳実質組織に接する部分で、膠原線維の増生がみられる(継ら, 2009)。 　　➡したがって、この層で腫瘍を剥離すれば全摘出できる可能性が高い(継ら, 2009)。

好発年齢(本邦)　小児期と成人期に発生(二峰性)。

❶小児期

　（ⅰ）頻度；27.8%

　（ⅱ）5～9歳に最も多い(小児期の約39%、全体の約11%)。

❷成人

　（ⅰ）40～69歳に多い。

　（ⅱ）55～59歳にピークがある。

性別(本邦)　やや男性に多い(男性：女性=1.3：1)。

好発部位　❶鞍上部と鞍内に存在するものが最も多い(70%)。

❷次いで、鞍上部のみ(20%)。

❸鞍内のみ(10%)。

❹稀に、第3脳室内。

症状　❶全体

　➡頭痛と視野障害が最もよくみられる症状。

（ⅰ）頭蓋内圧亢進症状

　ⓐ頭蓋内圧亢進症状である頭痛は、成人例よりも小児例に多い。

　ⓑ頭蓋内圧亢進は圧迫所見(mass effect)による。

　ⓒ腫瘍が大きい場合には中脳水道や Monro 孔を閉塞し、水頭症(閉塞性)を引き起こす。

　　➡水頭症は、成人より小児に、より多くみられる。

（ⅱ）視力・視野障害

　ⓐ視野障害の典型例は両耳側半盲(bitemporal hemianopsia)。

　　　　　ⓑ成人例では、訴えとして視力・視野障害が多い。
　　（ⅲ）間脳下垂体症状
❷年代別

小児	①初発症状は、頭蓋内圧亢進症状（閉塞性水頭症による頭痛、悪心・嘔吐）が最も多く、以下、視力低下、低身長の順。 ②各症状 　ⓐ頭蓋内圧亢進症状（頭痛、悪心・嘔吐）が前景に出ることが多い。 　　➡Monro孔の閉塞による。 　ⓑ視力・視野障害 　　➡視野障害は、左右非対称で不規則な両耳側半盲が最も多い。 　ⓒ下垂体機能低下症状 　　①成長遅延（下垂体性小人症） 　　②性器の発育遅延。 　　③基礎代謝の低下。 　ⓓ視床下部症状 　　①尿崩症；初発症状としての尿崩症は約10％ 　　②肥満および性器発育不全 　　　➡肥満は小児頭蓋咽頭腫の約35〜50％に認められる（田宮ら，2011）。 　　③体温低下 　　④傾眠
成人	①初発症状は視力障害が最も多く、以下、頭痛、悪心・嘔吐、記銘力障害の順。 ②各症状 　ⓐ視力・視野障害 　ⓑ下垂体機能低下症状 　　①陰萎、②無月経、③全身脱力感、④耐寒性の低下、⑤腋毛や恥毛の脱落。 　ⓒ精神症状 　　①健忘症、②抑うつ状態、③記銘力低下、④見当識障害 　ⓓ通常、頭蓋内圧亢進症状はみられない。

内分泌学的検査

❶成長ホルモンの低下が最も多い（75％）。
❷性腺刺激ホルモン（LH/FSH）の低下
　（ⅰ）低下の頻度；40％
　（ⅱ）成人例ではほぼ100％近く障害（田宮ら，2011）。
❸甲状腺機能低下；25％
❹副腎皮質機能低下；25％
❺高プロラクチン血症；20％
❻尿崩症；5〜30％

頭部エックス線単純・断層撮影

❶小児ではほぼ全例に、成人では約2/3に異常がみられる。
❷所見（図2-55）
　（ⅰ）トルコ鞍の平皿状拡大（saucer-like sella）
　（ⅱ）石灰化
　　　➡小児では70〜90％に、成人では15〜35％にみられる。
　（ⅲ）縫合離開や指圧痕◀頭蓋内圧亢進所見

脳血管造影

❶前後像；前大脳動脈A1部の挙上

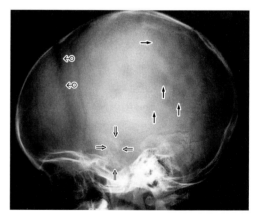

図 2-55. 頭蓋咽頭腫の頭部エックス線単純撮影（側面像）

トルコ鞍内および鞍上部に石灰化（⇨）を認め、トルコ鞍は皿状に拡大している。また冠状縫合の離開（⇐）や指圧痕（→）も認める。

（40％）。

❷側面像；内頸動脈のサイフォン部が閉じている所見（closing siphon）がみられる。

エックス線CT ❶単純CT（図2-56 A）
（ⅰ）充実部；等吸収域
（ⅱ）囊胞部；通常、低吸収域。稀に等吸収域や高吸収域を呈する。
（ⅲ）石灰化
　ⓐ高吸収域
　ⓑ60％の頻度でみられる(川原, 2012)。
　ⓒ小児に多くみられる(川原, 2012)。

❷造影CT（図2-56 B）；充実部や囊胞壁が増強される。

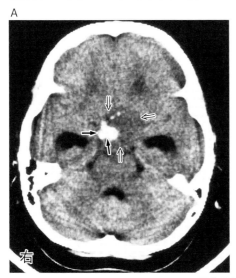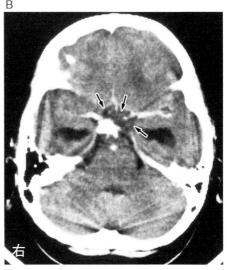

図2-56. 頭蓋咽頭腫のエックス線CT

A（単純CT）；鞍上部に低吸収域（⇒）を認める。また石灰化による高吸収域（→）もみられる。
B（造影CT）；増強されない。

MRI ❶単純MRI（図2-57）
（ⅰ）T1強調画像
　ⓐ全体
　　㋐充実部（実質部）；低信号
　　㋑囊胞部
　　　①低〜高信号
　　　②内溶液の性状により、さまざ
　　　　まな信号域を呈する。
　　　（例1）タンパク濃度の高い囊
　　　　胞液や出血例（Methe-
　　　　moglobin）では高信号。
　　　　　　　メトヘ
　　　　　　モグロビン
　　➡囊胞内のCholesterolや
　　　TriglycerideとMRI T1

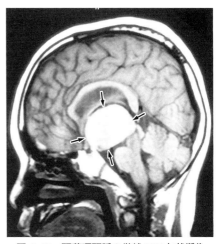

図2-57. 頭蓋咽頭腫の単純MRI矢状断像

鞍上部に大きな高信号を認める（→）。

強調画像での高信号との関係については、「高信号を呈する」との報告と、「必ずしも高信号の原因とならない」との報告がある(Ahmadi ら, 1992)。

（例2)Hemosiderin のある出血部は低信号。

ⓗ石灰化；低信号

ⓔ矢状断像；正常下垂体は腫瘍に圧迫され、下方に変位(Sumida ら, 1994)。

ⓑ組織別(Sartoretti-Schefer ら, 1997)

ⓐエナメル上皮腫型；Ｔ１強調画像で高信号。

ⓘ扁平上皮・乳頭型；Ｔ１強調画像で低信号。

（ⅱ)Ｔ２強調画像

ⓐ通常、高信号。

ⓑ囊胞内に Hemosiderin がある場合には低信号。

ⓒ石灰化；低信号

（ⅲ)拡散強調画像（DWI）；高信号(エナメル上皮腫型、扁平上皮乳頭型とも)(川原, 2012)

➡ラトケ囊胞では低信号で、鑑別点となる。

❷造影 MRI；充実部や囊胞壁が増強される。

鑑別診断 トルコ鞍近傍に発生する腫瘍(676 頁の**表 3-22**)。

治療 ❶外科的治療

（ⅰ)通常、開頭術による摘出。

➡鞍内発育が主体(鞍内型)の場合には、顕微鏡下あるいは内視鏡下による経蝶形骨洞法。

（ⅱ)視床下部や視神経などの周囲組織の損傷なしに全摘出することが困難なことが多い。

（ⅲ)囊胞性で全摘できない場合には可及的に内容を除去し、Ommaya 貯留槽を頭皮下に留置する。

（ⅳ)小児では、術後に下垂体機能不全や尿崩症を呈する可能性が高い。

❷放射線治療

（ⅰ)通常（従来）の放射線治療（conventional radiotherapy）

ⓐ残存腫瘍に対して施行。

ⓑ術後、放射線治療を併用することにより再発率は低下する。

ⓒ放射線照射による合併症をできるだけ遅らせるために、可能な限り照射時期を遅らせることが必要(影治ら, 2008)。

（ⅱ)定位放射線照射（STI）

ⓐSTI の５年および 10 年までの生存率や腫瘍制御率は、通常（従来）の放射線治療に比べて、同等あるいは若干優れている(影治ら, 2008)。

ⓑSTI の視機能低下や間脳下垂体機能に与える影響は、通常（従来）の放射線治療に比べて低い(影治ら, 2008)。

ⓒ視神経との分離が可能であれば γ-Knife の適応。

ⓓ充実性か囊胞性かのどちらかで構成されている症例、および直径が２cm 未満のものは γ-Knife の効果はよい。

ⓔ囊胞の拡大する例がある(影治ら，2008)。

（ⅲ）囊胞内放射線照射(Steinbok ら，2010；田宮ら，2011)

　　ⓐ囊胞性頭蓋咽頭腫に対して施行。

　　ⓑ留置した Ommaya 貯留槽より囊胞内へ β 線放出核種(Phosphorus 32 や Yttrium^{イットリウム}
　　90 など)を注入し、腫瘍内部から照射する。

❸化学療法(囊胞内へ注入)

（ⅰ）囊胞性頭蓋咽頭腫に対して有効(田宮ら，2011)。

　　ⓐ囊胞内に Bleomycin や Interferon-α などを注入する。

　　ⓑBleomycin による重篤な合併症のため、Interferon-α の囊胞内投与が試みられて
　　いる(田宮ら，2011)。

（ⅱ）適応例(Steinbok ら，2010)

　　ⓐ全摘出が難しい囊胞性の症例。

　　ⓑ囊胞を縮小させることにより全摘出が可能となる症例。

　　ⓒ放射線治療を遅らせたい乳児の症例。

❹不足しているホルモンの補充療法

　➡副腎皮質ステロイド薬、甲状腺ホルモン製剤や抗利尿ホルモン薬(ADH 製剤)など
　の投与。

（ⅰ）成長ホルモン補充療法

　　ⓐ腫瘍が全摘出されていれば成長ホルモン補充療法を行うことは推奨されている
　　が、腫瘍が残存している場合には結論は出ていない(Halac ら，2005)。

　　ⓑ成長ホルモンを補充する場合、その開始時期についても結論は出ていないが、治
　　癒 1 年後に開始されていることが多い(Halac ら，2005)。

　　ⓒ成長ホルモンの補充療法で腫瘍が再発する率は、治療年数あたり 4.5%(田中ら，2004)

　　　➡一般に、小児で腫瘍摘出後に成長ホルモンを補充しても腫瘍は再発することは
　　　ないとされている(Halac ら，2005)。

　　ⓓ一部の患児では、成長ホルモンが分泌されていないのに身長が伸びることがある
　　(田中ら，2004)。

　　　㋐頻度；7～63%

　　　㋑鞍内腫瘍より鞍上伸展例に多くみられる。

（ⅱ）甲状腺ホルモン製剤の投与

　　　➡甲状腺機能不全と副腎皮質機能不全の両者が存在する場合には、

　　ⓐ副腎皮質ホルモンの補充を甲状腺ホルモンの補充より先に行う(Halac ら，2005)。すな
　　わち、副腎皮質ステロイド薬の投与を先行させて副腎皮質ホルモンが十分に補充
　　されてから、甲状腺ホルモン製剤を投与する。

　　ⓑもし、甲状腺ホルモン製剤を副腎皮質ステロイド薬より先に投与した場合には、
　　副腎クリーゼ(adrenal crisis)をきたすことがある(Halac ら，2005)。

　　　➡ちなみに、副腎クリーゼ(急性副腎不全症)とは、急激な糖質コルチコイド
　　　(glucocorticoid)の欠乏により、循環障害をきたす病態をいう。

（ⅲ）抗利尿ホルモン薬（ADH 製剤）の投与

　ⓐ中枢性尿崩症の主徴候は、口渇、多飲や多尿であるが、小児では夜尿の再開が多尿のよい指標となる（上松，2010）。

　　➡副腎皮質機能不全を合併していると利尿が障害されるので、多尿が明確にならないことがある。

　ⓑDesmopressin®（デスモプレシン）の点鼻を行う。

治療成績
（表 2-47）

表 2-47. 頭蓋咽頭腫の各治療成績

手術成績		①本邦における 5 年全生存率 　ⓐ手術単独群；96.1% 　ⓑ手術と通常の放射線治療の併用群；97.4% ②局所腫瘍制御率（Lee ら，2008） 　ⓐ手術単独群；31〜42% 　ⓑ手術と放射線療法の併用群；57〜89% ③術後の視力・視野障害の改善率；50〜70%（田宮ら，2011） ④合併症 　ⓐ視力・視野障害の悪化頻度；5〜25%（田宮ら，2011） 　ⓑ下垂体機能不全 　　①前葉機能不全の出現頻度；80% 　　②尿崩症の出現頻度；75% 　ⓒ各下垂体ホルモン異常（松谷，1996） 　　①成長ホルモンの低下；70〜100% 　　②性腺刺激ホルモンの低下；70〜95% 　　③甲状腺刺激ホルモンの低下；65〜85% 　　④副腎皮質刺激ホルモンの低下；60〜80% 　　⑤尿崩症の出現頻度 　　　❶全摘出例；70〜100% 　　　❷非全摘出例；50%以下 ⑤手術死亡率 　ⓐ初回手術時の死亡率；1.1〜3.9%（Lee ら，2008） 　ⓑ再発手術時の死亡率；10.5〜24%で、初回手術に比べて高くなる 　　（Fahlbusch ら，1999；影治ら，2008）。
放射線治療	**通常（従来）の放射線治療** Conventional radiotherapy	①局所腫瘍制御率；10 年で約 85〜90%（影治ら，2008） ②無増悪生存率（10 年および 20 年）；約 80%（Steinbok ら，2010） ③初回治療後に照射しても再発時に照射しても、生存率や腫瘍制御率に差はない（影治ら，2008）。 ④合併症 　ⓐ脳血管障害、記憶力低下、知的障害、ホルモン欠乏や視神経障害等。 　ⓑ遅発性に生じる。
	定位放射線照射 STI	①γ-Knife 　ⓐ腫瘍制御率；約 75〜87%（Chung ら，2000；Gopalan ら，2008） 　ⓑ腫瘍の性状による腫瘍制御率の相違（Gopalan ら，2008） 　　①充実性の腫瘍制御率は 90%で、最もよい。 　　②次いで、囊胞性（88%）。 　　③混合性（充実性と囊胞性の両者の成分を有するもの）の腫瘍制御率は 58.6%で、最も悪い。 ②CyberKnife 　➡CyberKnife による腫瘍制御率は約 91%（Lee ら，2008） ③定位分割照射（fractionated stereotactic radiotherapy；FSRT）（Combs ら，2007） 　ⓐ腫瘍制御率；局所腫瘍制御率；10 年で 100% 　ⓑ生存率 　　①5 年全生存率；97% 　　②10 年全生存率；89%
	囊胞内放射線照射	①腫瘍縮小率；50〜100%（田宮ら，2011） ②生存率（田宮ら，2011） 　ⓐ10 年生存率；45〜80% 　ⓑ20 年生存率；20%以下 ③合併症；視力障害、視床下部や橋中脳領域の放射線壊死が約 5%の頻度でみられる。

第2章／脳腫瘍ヘズ〜ムイン

化学療法（囊胞内へ注入）	Bleomycin (Steinbok ら，2010)	①効果 　ⓐ90％以上の腫瘍縮小例；約25％ 　ⓑ25％以上の腫瘍縮小例；90％ ②副作用 　ⓐ急性期の副作用；一過性の軽度の発熱、頭痛や悪心・嘔吐など。 　ⓑ遅発性の副作用；感音性難聴、腫瘍周囲の浮腫、視力障害や視床下部障害（人格変化や記憶障害など）など。
	Interferon-α	①効果 　ⓐ90％以上の腫瘍縮小例；約58％(Dastoli ら，2011) 　ⓑ50％以上の腫瘍縮小例；約82〜86％(Cavalheiro ら，2010) ②副作用(Cavalheiro ら，2010) 　ⓐ頭痛、眼瞼浮腫や発熱。 　ⓑ内分泌学的所見悪化例（甲状腺ホルモンや副腎皮質ホルモンなどの低下）；約13％の頻度。

5年全生存率（全体）（本邦）　97.0％

病理学的所見

❶肉眼的所見

（ⅰ）表面は軽度の凹凸があり、境界明瞭な腫瘍。

（ⅱ）被膜を有しない。

（ⅲ）囊胞内溶液は、肉眼的に黄（暗）褐色の機械油（motor oil）様で、液体の中にはギラギラ光るコレステリン結晶が含まれている。

（ⅳ）充実性の部分は灰白色。

❷組織学的所見

（ⅰ）組織学的には良性腫瘍である。

（ⅱ）組織学的分類

　➡上皮の形態により2型、すなわち、エナメル上皮腫型と扁平上皮乳頭型とに分けられる。

ⓐ**エナメル上皮腫型（adamantinomatous type）**

㋐基底細胞層には1層の円柱状上皮が柵状に並ぶ。

㋑基底細胞層の内層には星状の細胞、すなわち星芒状細胞（stellate cell）がみられる。

　①星芒状細胞は、突起を吻合させて網目状構造（stellate reticulum）をつくる。

　②星芒状細胞は扁平上皮乳頭型にはみられない(継ら，2009)。

㋒間質に Wet keratin を認める。

　①Wet keratin は上皮細胞が異常に角化したもの(継ら，2009)。

　②Wet keratin の病理学的所見は、好酸性で無核の Ghost cell（幻影細胞）が瓦状に重層している(継ら，2009)。

　③Wet keratin の周囲に石灰化を認める。

　　➡**Wet keratin とその周囲の石灰化はエナメル上皮腫型の最も特徴的な病理所見**で、扁平上皮乳頭型にはみられない所見(継ら，2009)。

㋓囊胞形成を認める。

　➡囊胞内には機械油と表現される暗褐色の液体があり、液体中にはキラキラと輝く微細なコレステロール結晶が含まれている。

339

　　　　㊵腫瘍細胞の渦巻き状配列を認める。
　　　　㊷主として、小児期および思春期例にみられる。
　　ⓑ **扁平上皮乳頭型**(squamous-papillary type)(図 2-58)
　　　　㋐非角化型重層扁平上皮からなる(継ら, 2009)。すなわち、
　　　　　①基底側に円柱状上皮細胞が索状に配列し(基底細胞層)、その上層に多角形の有棘細胞が多層に並ぶ(有棘細胞層)。
　　　　　②表皮でみられる顆粒層、角質層を欠く。
　　　　　③よく分化した重層扁平上皮が網目状に吻合している。
　　　　㋑上皮の網目の間に血管結合組織からなる間質がみられ、乳頭状の構造をつくる。
　　　　㋒**乳頭型**(papillary type)とも呼ばれる。
　　　　㋓基底細胞層の下に血管を伴う膠原線維の増生がみられる。
　　　　㋔充実性の腫瘤を形成し、機械油様の内容物はみられない。
　　　　㋕石灰化、角化やコレステロール沈着を伴わない。
　　　　㋖主として、成人例にみられる。
(ⅲ)腫瘍周辺には、腫瘍細胞が浸潤しているような部分や Gliosis が存在する。
　　ⓐこの腫瘍細胞浸潤様部は、真の浸潤ではなく、偽浸潤である(松谷, 1996)。
　　ⓑ偽浸潤はエナメル上皮腫型に多くみられる。

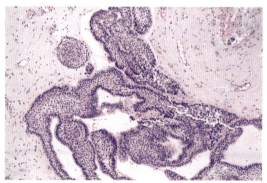

図 2-58. 頭蓋咽頭腫の扁平上皮乳頭型の組織像(HE、×25)

WHO Grade 遺伝子解析 (高野, 2016)

Grade Ⅰ (Louis ら, 2016)

❶ *BRAF V 600 E* 遺伝子変異
　(ⅰ) *BRAF V 600 E* 遺伝子変異は扁平上皮乳頭型(squamous-papillary type)の90％、エナメル上皮腫型(adamantinomatous type)の 12％にみられる。
　(ⅱ)ちなみに、*BRAF* 遺伝子変異は点突然変異としてみられる。

❷ *CTNNB 1* 遺伝子変異
　(ⅰ) *CTNNB 1* 遺伝子変異はエナメル上皮腫型にみられ、β-catenin の細胞質/核内発現がみられる。
　(ⅱ)扁平上皮乳頭型では *CTNNB 1* 遺伝子変異はみられず、β-catenin は細胞膜に発現がみられる。
　(ⅲ) *CTNNB 1* 遺伝子変異は、標的タンパクの β-catenin の免疫染色により、野生型

では細胞膜での局在が、変異型では細胞質/核の局在になることで判定できる。
　（ⅳ）β-catenin
　　　ⓐβ-catenin は、Wingless（WNT）シグナル伝達経路において細胞膜の裏打ちタンパク質として機能している。
　　　ⓑβ-catenin が細胞質に蓄積することにより、WNT シグナルが活性化される。

予後
❶生存期間(田宮ら, 2011)
　（ⅰ）5 年生存率；85～93%
　（ⅱ）10 年生存率；65～92.7%
❷組織学的には良性腫瘍であるが、再発を繰り返す。
❸重度の肥満（視床下部障害）は、生活の質（quality of life；QOL）の悪化の大きな原因となる(田宮ら, 2011)。
❹小児発症の頭蓋咽頭腫成人例では、長期的にみると正常成人に比べて心血管系の合併症の発症率が有意に高い(田宮ら, 2011)。
　➡特に、視床下部伸展例に多い(Holmer ら, 2009)。
❺摘出術による内分泌機能の改善は期待できず、悪化することが多い(田中ら, 2004)。

予後不良因子(Yasargil ら, 1990)
❶大きな腫瘍（>4 cm）
❷明らかな水頭症。

再発
❶再発を繰り返す。
❷手術例の再発頻度(Fahlbusch ら, 1999)
　（ⅰ）全摘出例；5 年間で 13.1%、10 年間で 18.7%
　（ⅱ）亜全摘出例；5 年間で 51.28%
　（ⅲ）部分摘出例；5 年間で 58.5%
❸通常（従来）の放射線治療例の再発頻度；20～30%(Combs ら, 2007)

死亡率と原因
❶死亡率；0～14%(酒井ら, 2004)
❷死亡原因；肺炎などの呼吸器障害が多い(田宮ら, 2011)。

3．神経下垂体部ジャーミノーマ Neurohypophyseal germinoma

定義
神経下垂体部から発生する Germinoma（ジャーミノーマ、胚腫、胚細胞腫）で（**図 2-59**）、松果体部に異常のみられないものをいう。

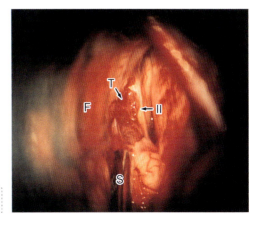

図 2-59. 神経下垂体部 Germinoma の術中写真
赤い腫瘤（T）を右視神経（Ⅱ）の上に認める。F；右前頭葉、S；吸引管。

名称	❶以前は**鞍上部** Germinoma と呼ばれていたが、腫瘍が下垂体後葉から下垂体柄に発生することから、現在では、**神経下垂体部** Germinoma（neurohypophyseal germinoma）と呼ばれる。 ❷ちなみに、鞍上部（suprasellar）とは漠然とした呼び名で、下垂体部から視交叉部、視床下部の部分をいう。
性質・特徴	❶やや赤みを帯びた浸潤性の腫瘍。 ❷しばしば、髄腔内播種をきたす。 ❸日本を含めた東アジアに多い_{（中村，2016）}。
好発部位	視床下部、下垂体後葉および下垂体茎。
好発年齢	10〜20 歳
性別	性差はないが、相対的に女性の比率が高い。
初発症状	大部分は、**尿崩症で発症**する。
症状・徴候	❶尿崩症（85〜100％の頻度）←ADH の低下による。 ❷視力・視野障害 　（ⅰ）治療前の視力が 0.2 以下のときには、視力回復の可能性は低い。 　（ⅱ）視野障害➡両耳側半盲 ❸下垂体前葉機能 　（ⅰ）機能低下 　　ⓐ成長遅延、二次性徴の遅延や無月経。 　　ⓑ血中 GH 値、TSH 値や LH/FSH 値が低値のことが多い。 　　　㋐血中 GH 値の低下；100％にみられる。 　　　㋑血中 TSH 値の低下；60〜100％ 　　　㋒血中 LH/FSH 値の低下；90〜100％ 　（ⅱ）血中 PRL 値の上昇；60〜70％の頻度。 ❹頭痛 ❺頭蓋内圧亢進症状は、通常みられない。 ❻電解質異常（高ナトリウム血症）
頭部エックス線 単純撮影	❶通常、トルコ鞍の変化はみられない。 ❷20％の症例でトルコ鞍の変化がみられるが、その程度は軽度。
脳血管造影	変化はみられない。
エックス線CT	❶単純 CT（図 2-60 A） 　（ⅰ）等〜軽度高吸収域 　（ⅱ）嚢胞を伴いやすく、その部分は低吸収域を呈する。 　（ⅲ）石灰化は稀。 ❷造影 CT（図 2-60 B） 　➡強く、均一に増強されるが、嚢胞形成を認める場合には不均一に増強。

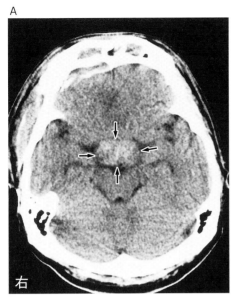 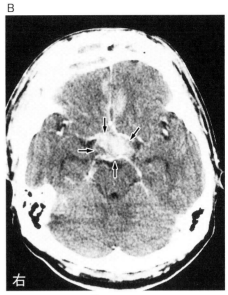

図 2-60. 神経下垂体部 Germinoma のエックス線 CT
A（単純 CT）；いわゆる鞍上部に軽度高吸収域を認める（→）。
B（造影 CT）；やや不均一に増強される（→）。

MRI
❶単純 MRI
　（ⅰ）T1 強調画像
　　　ⓐ混合信号
　　　ⓑ正常でみられる**後葉の高信号の消失**（尿崩症例）。
　　　ⓒ下垂体柄の腫大
　（ⅱ）T2 強調画像；混合信号
❷造影 MRI（図 2-61）
　（ⅰ）均一に強く増強される。
　（ⅱ）囊胞形成例では、不均一に増強される。
　（ⅲ）矢状断像；正常下垂体は腫瘍により圧迫され、前方に変位(Sumida ら, 1994)。

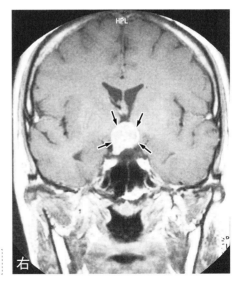

図 2-61. 神経下垂体部 Germinoma の MRI
いわゆる鞍上部に不均一に増強される腫瘤を認める（→）。

鑑別診断　トルコ鞍近傍に発生する腫瘍（676 頁の表 3-22）。

治療 　❶外科的治療
　　　（ⅰ）全摘出が目的ではなく、内減圧と組織診断。
　　　（ⅱ）視神経膠腫類似発育型では、腫大の強い部分より鋭的に切除するが、視力保存のため生検に留める。
　　❷通常（従来）の放射線治療
　　　（ⅰ）放射線感受性は高く、非常に有効。
　　　（ⅱ）放射線治療による問題点として、下垂体機能不全（生殖機能不全および尿崩症）。
　　❸化学療法；CisplatinやEtoposideなど。
　　❹副腎皮質ステロイド薬の単剤投与
　　　➡本剤の投与により、腫瘍が縮小する(石井ら，2000)。
　　❺不足しているホルモンの補充
　　　➡治療後、腫瘍が消失してもホルモン分泌機能は回復することはなく、生涯ホルモンの補充療法が必要(中村，2016)。

病理学的所見 　❶肉眼的所見
　　　（ⅰ）赤褐色〜灰赤色の、柔らかい充実性の腫瘍。
　　　（ⅱ）血管は豊富で、出血しやすい。
　　　（ⅲ）視神経膠腫類似発育型では視交叉は腫大しているが、両側視神経が腫大していることは稀。
　　❷組織学的所見（図2-62）
　　　（ⅰ）大型の上皮様細胞と小型のリンパ球様細胞とからなる（two cell pattern、あるいはmosaic pattern）。
　　　（ⅱ）病巣は結合組織の隔壁で分画され、小葉構造を呈している。

予後 　一般によく、5年および10年生存率は80％以上。

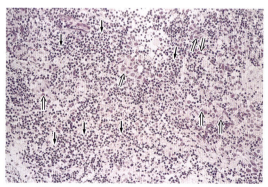

図 2-62．Germinomaの組織像（HE、×50）
大型の上皮様細胞（⇒）と小型のリンパ球様細胞（→）とを認める。

【神経下垂体部胚細胞腫瘍 Germ cell tumor in neurohypohyseal region (松谷, 1989)】

①特徴
　ⓐGerminoma
　　①松果体部より神経下垂体部に多い。
　　②石灰化を認めない。
　　③嚢胞を伴いやすい。
　ⓑ純型成熟奇形腫が発生することはない。
　ⓒ絨毛癌(choriocarcinoma)は神経下垂体部には少ない。
　ⓓ性別；比較的女性に多い。
②発育形式
　ⓐ鞍上部発育型
　　①このタイプが多い。
　　②2つの亜型がある。
　　　◆頭蓋咽頭腫類似発育型
　　　　1．視床下部から下垂体茎に発生するタイプ。
　　　　2．視交叉を上方に圧排しつつ、脚間窩に伸展する。
　　　❷視神経膠腫類似発育型
　　　　➡視床下部から視神経―視交叉に浸潤し腫大させるタイプ。
　ⓑ鞍内発育型
　　①下垂体茎よりトルコ鞍内に浸潤するタイプで、極めて稀。
　　②下垂体前葉組織は保存されていることが多い。

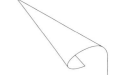

★好きなように使ってね！

❿囊胞および腫瘍類似病変 Cyst and Tumor-like lesions

1．類上皮腫 Epidermoid

1）概説

定義・概念
❶胎生期遺残組織から発生する非腫瘍性（non-neoplastic）の囊胞性病変。
❷表皮に由来し、皮膚付属器（汗腺、皮脂腺、毛囊など）を含まない。

名称
囊胞性変性をきたしているため**類上皮囊胞**（epidermoid cyst）とも呼ばれる。

頻度（本邦）
原発性脳腫瘍全体の0.9%

病因（説）
❶神経溝の閉鎖（胎生第3〜5週）と関係しているとの説。すなわち、
（ⅰ）正中背側で神経溝が閉鎖する胎生第3週頃に、体表外胚葉（surface ectoderm）が迷入することにより発生するとの説。
➡この時期は表皮構造のみしか分化していないので、類上皮腫が発生するとの説。
（ⅱ）外側に好発する理由（説）
➡第二次脳胞、特に眼胞（optic vesicle）と耳胞（otic vesicle）が形成される胎生第5週頃に体表外胚葉が迷入すると、正中より離れた部位に発生するとの説(Bitar ら，1993；Fleming ら，1959)。
❷Multipotential theory（多能あるいは多分化能*説）(松田ら，1976)
（ⅰ）迷入時期が早いほど Multipotency（多分化能）は高く、遅いほど Limited cellular differentiation（制限的細胞分化）を示す。
（ⅱ）その結果、発生時期は奇形腫（teratoma）、類皮腫（dermoid）、毛髪含有類上皮腫（hair-containing epidermoid）、類上皮腫（epidermoid）の順で早く、かつ奇形腫や類皮腫は正中線上に多く発生し、類上皮腫は傍正中部に発生しやすい事実が説明可能となる。

─（チョット役に立つお話）─

＊【**多分化能 Multipotency**】
生体の発生初期の細胞は、種々の組織や器官に分化し得る能力（multipotency）をもつ。そして多分化能は、発生が進むにつれて制限される。

性質・特徴
❶囊胞を形成し、薄い被膜を有する。
➡囊胞を形成していることが多く、類上皮囊胞と呼ばれる。
❷ケラチン（keratin）が多いため、外観は白っぽく光沢があり、真珠に似た輝きをもっている。
❸内容物はオカラ様の物質で、脱落変性した角化層の残屑である（図2-63）。
❹コレステリン（cholesterin）（コレステロール）を豊富に含んでいる。
❺類皮腫（類皮囊胞）と異なり、比較的外側部に発生することが多い。

❻硬膜外より硬膜下に多く発生する（硬膜外；20％、硬膜下；80％）。
❼自然破裂することがある。
　➡類皮腫の10倍とされている(吉岡, 2013)。
❽石灰化は10〜25％の頻度でみられる(吉岡, 2013)。
　➡石灰化は、通常、被膜。

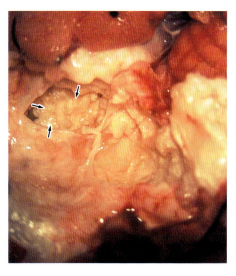

図 2-63．類上皮腫の術中写真
オカラ様の物質を認める（→）。

|好発年齢(本邦)|❶全体
　➡25〜29歳、50〜59歳、65〜69歳に好発する（約半数）。
❷年齢別
　（ⅰ）55〜59歳にピーク（13.6％）。
　（ⅱ）次いで、65〜69歳。
　（ⅲ）以下、25〜29歳＝50〜54歳（各11.6％）＞60〜64歳（8.8％）の順。|
|性別(本邦)|男性：女性＝1：1.4で、やや女性に多い。|
|好発部位(本邦)|❶小脳橋角部が58.5％で、最も多い。
❷次いで、他の頭蓋底（7.5％）。
❸以下、下垂体（4.8％）、斜台（4.1％）、第4脳室（2.7％）の順。|
|症状|❶周囲神経組織への機械的圧迫による症状。
❷無菌性髄膜炎の症状。|
|エックス線CT|❶囊胞内の生化学的性状の変化により、さまざまな所見を呈する。
　➡（例）囊胞内容液のタンパク濃度の増加、囊胞内への出血やKeratinなどを認める場合は、単純CTで高吸収域。
❷基本的所見
　（ⅰ）単純CT（図 2-64 A）
　　ⓐ辺縁が不整であるが、均一な低吸収域。
　　ⓑ通常、脳浮腫を引き起こさない。
　（ⅱ）造影CT（図 2-64 B）；増強されない。
❸CT分類(伊藤ら, 1980)
　（ⅰ）Ⅰ型
　　ⓐ最も多いタイプ。
　　ⓑ単純CTで低吸収域を呈する。
　　　➡低吸収域の原因はCholesterol。|

(ⅱ)Ⅱ型
   ⓐ単純 CT では腫瘍辺縁は高吸収域、中心部は均一な低吸収域。
   ⓑ造影 CT では辺縁部のみが増強される。
(ⅲ)Ⅲ型
   ⓐ単純 CT で腫瘍全体が均一な高吸収域。
      ➡高吸収域の原因は、Cholesterol の含有量に比して Keratin やカルシウムの含有量が多いことや、タンパク濃度の増加による。
   ⓑ造影 CT では増強されない。

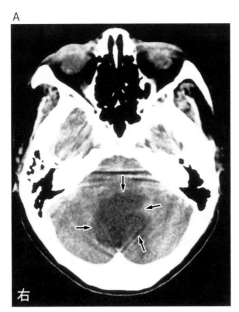 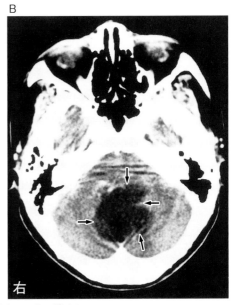

図 2-64. 類上皮腫のエックス線 CT
A（単純 CT）；小脳正中部に低吸収域を認める（→）。
B（造影 CT）；増強されない。

MRI ❶単純 MRI*（図 2-65）
   （ⅰ）T1 強調画像；典型例では、低信号。
   （ⅱ）T2 強調画像（Viron-Dury ら，1987）
      ⓐ高信号を呈することが最も多い（57％）。
      ⓑ次いで、等信号（26％）。
      ⓒ低信号（15％）
         ➡水分含有量や石灰化などにより、**不均一な T1、T2 強調画像**となる。
   （ⅲ）FLAIR 画像；低信号
   （ⅳ）拡散強調画像（DWI）；**著明な高信号**。
      ➡くも膜嚢胞との鑑別点（くも膜嚢胞では低信号）。
❷造影 MRI；増強されない。

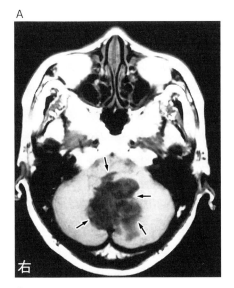
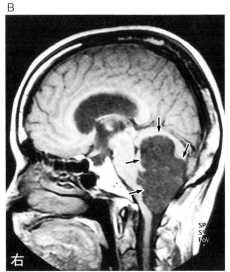
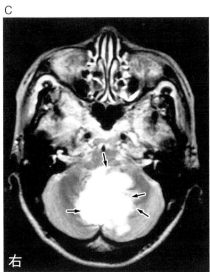

図 2-65. 類上皮腫の単純 MRI

A（T1強調画像 水平断像）；小脳正中部に不均一な低信号を認める（→）。
B（T1強調画像 矢状断像）；第4脳室内から小脳正中部にかけて不均一な低信号を認める（→）。矢状断像により、より正確に病変部位を捉えることができる。
C（T2強調画像 水平断像）；高信号を認める（→）。

楽々講座

*類上皮腫の単純 MRI 所見は、嚢胞内が固形か液状であるか（物理的相違）、内容の化学的組成（cholesterol、triglyceride や keratin など）により、輝度変化はさまざま。

囊胞内容物　　　　　　　MRI	T1強調画像	T2強調画像
	低信号	高信号
①内容が固形で、主成分である Cholesterol が液状化していない場合（典型的、あるいは古典的類上皮腫）	ⓐ類上皮腫は、通常、固形の Cholesterol を含むのに対して、頭蓋咽頭腫は液状の Cholesterol を含んでいる。したがって、類上皮腫のT1強調画像は低信号、頭蓋咽頭腫では高信号を呈することが多く、鑑別点となる。ⓑT1強調画像で低信号を呈するので Black epidermoid と称され、充実性（solid）である（Horowitz ら、1990）。	
	高信号	低信号
②内容が液化し、Triglyceride が主成分である場合	ⓐT1強調画像で高信号を呈するので White epidermoid と称される（Horowitz ら、1990）。ⓑ嚢胞性（cystic）である。	
③内容液のタンパク濃度が高い場合	高信号	低信号

治療　❶外科的治療（全摘出術）が原則。
　　　　（ⅰ）内容物と共に被膜を完全に摘出することが理想。
　　　　（ⅱ）腫瘍は周囲と癒着しており、全摘出は必ずしも容易ではない（全摘出率；50～80％）。
　　　❷γ-Knife（木田ら，2006）
　　　　（ⅰ）適応例；小さい類上皮腫、術後の残存、術後再発などがあり、三叉神経痛や顔面けいれんなどを伴う症例（3 cm 以下の大きさ）
　　　　（ⅱ）腫瘤全体への照射で、腫瘍の発育が抑制される。
　　　　　➡γ-Knife は Keratin 物質に対しての効果は期待できないが、腫瘍細胞が存在する被膜に対しては効果が期待できる。

術後合併症　無菌性髄膜炎（aseptic meningite）
　　　　❶頻度；1.6％（De Klerk ら，1974）
　　　　❷治療；副腎皮質ステロイド薬の投与。

病理学的所見　❶肉眼的所見
　　　　（ⅰ）表面は白色に輝いてみえる。
　　　　（ⅱ）表面は、カリフラワー状に分葉している。
　　　　（ⅲ）薄い被膜を有し、嚢胞を形成していることが多い。
　　　　（ⅳ）外観は白っぽく光沢があり、真珠に似た輝きをもつ。
　　　　❷組織学的所見
　　　　（ⅰ）嚢胞内容；ケラチンとコレステリンが主成分。
　　　　（ⅱ）嚢胞壁（図 2-66）
　　　　　　ⓐ嚢胞内面は角化扁平上皮細胞（keratin-producing squamous epithelium）の重層からなる。
　　　　　　ⓑ重層扁平上皮細胞の外側は結合組織のみで囲まれ、皮膚付属器官（皮脂腺、汗腺や毛根）をもつ真皮層は認められない。
　　　　　　ⓒ本疾患の扁平上皮層は、類皮腫（dermoid）に比して薄く、また線維性結合組織量が少ない（杉山，2009）。

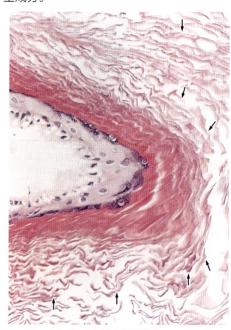

図 2-66．類上皮腫の組織像（HE、×200）
嚢胞壁は重層扁平上皮からなり、真皮層は認められない（→はケラチンを示す）。

第 2 章／脳腫瘍ヘズ～ムイン

予後　❶全摘出できれば良好。

　　　➡被膜が残ると再発する。

　　❷5 年全生存率（本邦）

　　（ⅰ）全体；96.1%

　　（ⅱ）外科的治療群；96.6%

再発　亜全摘出例にみられる。

悪性化　稀に（0.5%）、悪性変化（扁平上皮癌 squamous cell carcinoma）。

2）各部位の類上皮腫
（1）小脳橋角部類上皮腫 Epidermoid in cerebellopontine angle

症状　❶顔面痛（三叉神経痛）

　　　➡三叉神経の支配領域の感覚障害を伴う。

　　❷片側顔面けいれん（頻度；8～10%）

　　❸聴覚・前庭機能障害

　　（ⅰ）聴力はある程度温存されている。

　　（ⅱ）前庭機能の廃絶は稀。

　　❹平衡障害や歩行障害。

　　❺腫瘍が破れて内容物が髄液中に漏れると、無菌性髄膜炎を生ずる。

　　❻頭蓋内圧亢進症状➡稀

ちょっとお耳を拝借

小脳橋角部類上皮腫における脳神経障害(Samii ら, 1996)

①聴神経障害が 55% と、最も頻度が高い。

②次いで、三叉神経障害；43%

③顔面神経障害；18%

④外転神経障害と舌咽神経障害；各 10%

頭部エックス線
単純撮影　　錐体骨先端部や中頭蓋底内側部の破壊像。

エックス線CT　❶単純 CT

　　　➡硬膜内の類上皮腫を 4 型に分類(長島ら, 1981)。

　　（ⅰ）Type 1；均一な低吸収域（homogenous low）で、最も多い（79%）。

　　（ⅱ）Type 2；均一な低吸収域の中に石灰化した被膜や結節による小さい高吸収域を混
　　　　　じるもの（homogenous low with small capsular high-dense）；8%

　　（ⅲ）Type 3；等吸収域（isodense）で、3% と最も少ない。

　　（ⅳ）Type 4；びまん性の高吸収域（diffuse high）で、11%

　　❷造影 CT；増強されない。

MRI　❶純 MRI

　　（ⅰ）T 1 強調画像

　　　ⓐ不均一な低信号（脂質が多いものは高信号）。

351

ⓑ髄液と等信号。
　　（ⅱ）T 2 強調画像
　　　　ⓐ不均一な高信号。
　　　　ⓑ髄液と等信号。
　　（ⅲ）FLAIR 画像では髄液よりやや高信号。
❷造影 MRI；増強されない。
❸拡散強調画像（DWI）；著明な高信号。

治療　外科的治療（手術による摘出）
　　　➡脳神経との癒着が強い場合には、亜全摘出あるいは部分摘出にとどめる。

（2）傍トルコ鞍部類上皮腫 Epidermoid in parasellar region

症状　❶視力・視野障害が主体。
❷動眼神経麻痺や外転神経麻痺。
❸下垂体前葉機能低下；比較的少なく、あっても軽度。
❹頭蓋内圧亢進症状➡認められない。

頭部エックス線
単純撮影　トルコ鞍の破壊。

治療　外科的治療（手術による摘出）
　　　➡脳神経との癒着が強い場合には、亜全摘出あるいは部分摘出にとどめる。

（3）松果体部類上皮腫 Pineal epidermoid

頻度　❶類上皮腫全体の 3%
❷松果体腫瘍全体の 3.5%

好発年齢　30 歳（平均年齢）

性別　性差はない。

症状　❶頭蓋内圧亢進症状（水頭症）
❷聴力低下
❸小脳症状
❹上方注視麻痺を呈することは稀。

治療　外科的手術（手術による摘出）

（4）脳室内類上皮腫 Intraventricular epidermoid

頻度　❶類上皮腫全体の 4〜13%
❷第 4 脳室内および小脳腫瘍全体の 2.5%（日本脳腫瘍全国集計, 12 th, 2009）
❸側脳室内腫瘍全体の 0.7%（日本脳腫瘍全国集計, 12 th, 2009）

病因（起源）　❶脈絡叢の Pial tissue との説。
❷表皮迷入説；すなわち、神経管が閉鎖される胎生第 3〜5 週頃に体表外胚葉が迷入。

好発部位　脈絡叢に発生する。
❶第 4 脳室内に最も多い。

第 2 章／脳腫瘍ヘズ～ムイン

❷次いで、第 3 脳室内で、側脳室内に発生することは非常に稀。

2．類皮腫 Dermoid

定義 囊胞壁が皮膚および皮膚付属器(汗腺、皮脂腺や毛囊)よりなる非腫瘍性囊胞性病変。

頻度(本邦) ❶原発性脳腫瘍全体の 0.1%

❷硬膜内の類皮腫は、類上皮腫に比べて、ずっと少ない。

名称 囊胞変性をきたしているため**類皮囊胞(dermoid cyst)**とも呼ばれる。

病因(説) ❶神経溝の閉鎖(胎生第 3～5 週)と関係しているとの説。

すなわち、

（ⅰ）正中背側で神経溝が閉鎖する胎生第 3 週頃に、皮膚の原基(dermal anlage)が迷入することにより生じる。

（ⅱ）神経溝が閉鎖される早い時期に、すなわち胎生第 3 週中に迷入すると、正中に病変(しばしば類皮腫)が生じる(Bitar ら, 1993)。

❷体表外胚葉が毛髪や皮脂腺などに分化する時期、すなわち胎生第 3～4 カ月頃に迷入するとの説。

➡この説の弱点は、体表外胚葉が胎生 3～4 カ月頃にどのようにして迷入するのかが不明。

❸Multipotential theory(多能あるいは多分化能説)(松田ら, 1976)

（ⅰ）迷入時期が早いほど Multipotency(多分化能)は高く、遅いほど Limited cellular differentiation(制限的細胞分化)を示す。

（ⅱ）その結果、発生時期は奇形腫(teratoma)、類皮腫(dermoid)、毛髪含有類上皮腫(hair-containing epidermoid)、類上皮腫(epidermoid)の順で早く、かつ奇形腫や類皮腫は正中線上に多く発生し、類上皮腫は傍正中部に発生しやすい事実が説明可能となる。

（ⅲ）類皮腫や奇形腫が稀に偏在発生するが、その理由。

ⓐ後期に迷入した細胞が、いまだ十分な Multipotency を有している場合に偏在発生。

ⓑただし、後期に迷入した細胞が十分な Multipotency を有するということは非常に少ない。したがって、偏在発生は非常に稀。

性質・特徴 ❶囊胞を形成していることが多い。

➡囊胞内容は、毛髪、脂肪性分泌物、汗を混じ酒粕様。

❷正中部に好発する。

❸しばしば自然破裂する。

➡けいれん、無菌性髄膜炎や血管攣縮による脳虚血症状を呈する。

❹時に、皮膚と連続する皮膚洞(dermal sinus)を有する。

➡細菌性髄膜炎(しばしば反復性)の原因となる。

好発年齢 ❶類上皮腫より低年齢層にみられる(杉山, 2009)

❷日本脳腫瘍全国集計(12 th, 2009)

➡小児から成人まであらゆる年齢層に発生する。すなわち、

353

（ⅰ）小児期（0〜14歳）

　　ⓐ頻度；25.7%

　　ⓑ年齢別

　　　①0歳が7.4%で、最も多い。

　　　②次いで、1歳と10〜14歳（各5.4%）。

　　　③以下、5〜9歳（3.4%）、2歳（2.7%）の順。

（ⅱ）成人（15〜69歳）

　　ⓐ頻度；70.0%

　　ⓑ年齢別

　　　①50〜54歳が9.5%で、最も多い。

　　　②次いで、20〜24歳、30〜34歳と45〜49歳（各7.4%）。

　　　③以下、55〜59歳（6.8%）＞15〜19歳＝35〜39歳＝60〜64歳（各6.1%）。

性別　性差はない（日本脳腫瘍全国集計, 12 th, 2009）。

好発部位　❶頭蓋骨（正中部）に多い。

　➡大泉門や眼窩周囲に好発する。

（ⅰ）大泉門部発生例➡通常、頭蓋内に伸展しない。

（ⅱ）後頭骨下部発生例

　　ⓐ頭蓋内への伸展の頻度が高い。

　　ⓑ小児の後頭蓋窩の類皮嚢胞*では、ほとんどが（87%）Dermal sinus（皮膚洞）*を
　　　伴っている（Lunardi ら, 1990）。

❷頭蓋内

　➡正中部付近に好発する。

（ⅰ）テント上；鞍上部、前頭部や側頭部の正中部付近。

（ⅱ）テント下；ほとんどが（94%）小脳正中部。

（ⅲ）脳室内に発生することは稀。

　　　➡発生する場合は第4脳室に限られ、側脳室や第3脳室に発生することはない。

─────────────────────────（チョット役に立つお話）─

＊【後頭蓋窩類皮嚢胞と皮膚洞】

1．後頭蓋窩類皮嚢胞の分類（Logue ら, 1952）

　➡4つに分類される。

①完全な皮膚洞を伴う硬膜外類皮嚢胞（extradural dermoid cyst with com-
　plete dermal sinus）

②硬膜内類皮嚢胞（皮膚洞を伴わない）［intradural dermoid cyst（with no
　dermal sinus）］

③不完全な皮膚洞を伴う硬膜内類皮嚢胞（intradural dermoid cyst with an
　incomplete dermal sinus）

④完全な皮膚洞を伴う硬膜内類皮嚢胞（intradural dermoid cyst with a
　complete dermal sinus）

第 2 章／脳腫瘍ヘズ〜ムイン

> **2．皮膚洞（dermal sinus）**
> ①皮膚洞は体表外胚葉と神経外胚葉との分離が不完全な場合に生じる。
> ②その結果、分離が不完全な部位で外部の皮膚と脳・脊髄幹との間に洞（管）
> が形成される。

症状　❶局所症状

❷けいれん

❸頭蓋内圧亢進症状

❹細菌性髄膜炎◀特に後頭蓋窩の Dermal sinus（皮膚洞）を伴う症例。

エックス線 CT　❶単純 CT

（ⅰ）著明な低吸収域（脂肪による）。

（ⅱ）囊胞内のタンパク濃度が高い場合や石灰化の部分は高吸収域。

❷造影 CT；増強されない。

MRI　❶単純 MRI

（ⅰ）T 1 強調画像

ⓐ通常、著明な高信号。

ⓑ低信号のこともある。

（ⅱ）T 2 強調画像

ⓐ通常、低信号

ⓑ高信号のこともある。

（ⅲ）FLAIR 画像；低信号

（ⅳ）拡散強調画像（DWI）；高信号

※：MRI で類皮腫と類上皮腫を鑑別することは困難（杉山, 2009）。

❷造影 MRI；増強されない。

治療　❶外科的治療（摘出術）が原則。

❷全摘出は必ずしも容易ではない。

病理学的所見　❶肉眼的所見

（ⅰ）表面は白色に輝いてみえる。

（ⅱ）囊胞を形成していることが多い。

❷組織学的所見

（ⅰ）囊胞内面は角化扁平上皮細胞の重層からなる。

（ⅱ）重層扁平上皮細胞の外側は、皮脂腺、汗腺や毛根をもつ真皮層が存在する。

（ⅲ）囊胞内容は、毛髪、脂肪性分泌物、汗を混じ酒粕様。

予後　❶全摘できれば良好。

❷5 年全生存率；98.4％（日本脳腫瘍全国集計, 12 th, 2009）

再発　亜全摘例にみられる。

悪性化　稀に、悪性化がみられる。

合併奇形　二分脊椎、先天性皮膚洞や Klippel-Feil 症候群。

355

3．ラトケ嚢胞 Rathke's cleft cyst

定義・概念
❶胎生期のラトケ嚢（Rathke's pouch）の遺残から発生する非腫瘍性の上皮性嚢胞疾患（25頁参照）。
➡すなわち、ラトケ裂隙（Rathke's cleft）に粘液が貯留・増大したものをいう。
（ⅰ）**多くは無症候性**。
➡剖検で発見されることが多く、最大径が7 mm 未満。
（ⅱ）嚢胞の直径が7 mm 以上になると症状を呈する。
➡すなわち、**症候性ラトケ嚢胞（symptomatic Rathke's cleft cyst）**である。
❷外胚葉由来とされている(田中ら，1994；立花，2015)。

頻度
(Fanら，2013)
❶剖検例の5〜33%
❷トルコ鞍病変の6〜10%

特徴
❶自然縮小することがしばしば認められる(富永ら，2016)。
❷大多数は無症候に経過し、治療の必要はない(西岡，2016)。
❸嚢胞は下垂体前葉と後葉との間に存在することが多い(西岡，2016)。
❹術後再発率は低くない(立花，2015)。

分類
(頻度はFanら，
2013による)
❶鞍上伸展型
➡鞍内と鞍上の両者にまたがるもので、約60%を占め最も多い。
❷鞍上部型；約24%で、2番目に多い。
❸鞍内限局型；約18%と最も少ない。

好発年齢(本邦)
❶ほとんどが15〜79歳。
❷特に、20〜69歳に多い。

性別(本邦)
男性：女性＝1：1.9で、女性に多い。

好発部位
❶下垂体前葉と後葉との間に存在していることが多い。
❷鞍上伸展しているものが多い。

症状
❶頭痛；50〜76%の頻度(Voelkerら，1991；Fanら，2013)。
❷視力・視野障害
（ⅰ）頻度；45〜56%(Voelkerら，1991；Fanら，2013)
（ⅱ）両耳側半盲が多い。
（ⅲ）視野障害は病変のサイズと相関する。
❸下垂体前葉機能低下
（ⅰ）頻度；33〜40%(Voelkerら，1991；Fanら，2013)
（ⅱ）単なる正常下垂体の圧迫だけでなく、ラトケ嚢胞に起因する下垂体炎の関与によるとされている。
➡下垂体前葉機能低下と病変の大きさとに相関は認められない。
（ⅲ）前葉ホルモンの障害
ⓐFanらの報告(2013)
㋐副腎皮質機能低下が最も多い（24%）。

㋑次いで、甲状腺機能低下(20%)。
㋒以下、性腺機能低下(15%)、成長ホルモン低下(10%)の順。
ⓑ田中らの報告(1994)
㋐前葉ホルモン単独の低下例は少なく、複数の前葉ホルモン低下例が多い。
㋑複数の前葉ホルモン低下例では、GH(成長ホルモン)とゴナドトロピン、あるいはGH、ゴナドトロピンとTSH(甲状腺刺激ホルモン)の組み合わせが多い。
❹高プロラクチン血症(無月経、乳汁漏出);25〜36%の頻度(Voelkerら, 1991;Fanら, 2013)。
❺尿崩症;13〜20%の頻度(Voelkerら, 1991;Fanら, 2013)。

エックス線CT
❶単純CT(図 2-67)
➡︎囊胞内容液の性状によりさまざま。すなわち高タンパク濃度であれば高吸収域、髄液様であれば低吸収域。
(ⅰ)全体
ⓐ低吸収域を呈する例が大部分。
ⓑ時に(10〜20%)、等〜軽度高吸収域。
➡︎高吸収域の場合は不均一。
(ⅱ)部位別
ⓐ鞍内限局型;低吸収域
ⓑ鞍上伸展型;囊胞内容の性状によりさまざま(低〜高吸収域)。
(ⅲ)石灰化は認められない。
❷造影CT
(ⅰ)通常、囊胞壁は増強されない。
(ⅱ)時に、リング状に増強。
➡︎リングは薄く、全周にわたることは少ない。

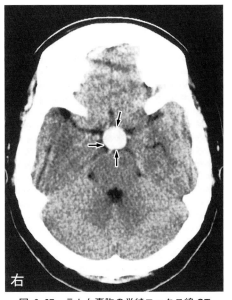

図 2-67. ラトケ囊胞の単純エックス線CT
いわゆる鞍上部に円形の高吸収域を認める(→)。

MRI
❶単純MRI(図 2-68 A)
(ⅰ)囊胞内容液の性状により、さまざまな輝度変化をきたす(表 2-48、2-49)。
(ⅱ)所見
ⓐT1強調画像
㋐2/3が高信号、1/3が低信号。
㋑低信号を呈するものは漿液性液体か、あるいは固形成分(田邊ら, 1995)。
㋒等〜高信号を呈するものは粘稠な液体かゼラチン様物質、あるいは蝋状小結節(waxy nodule)(田邊ら, 1995)。
➡︎蝋状小結節は囊胞内を浮遊している黄色調蝋様の球状塊で、タンパクとコレステロールからなるもので、約半数の症例にみられる(西岡, 2016)。
㋓矢状断像;正常下垂体は腫瘍により圧迫されるが、その位置はさまざま(下方、上方や前方に変位)(Sumidaら, 1994)。

ⓑT2強調画像

㋐高信号を呈することが多い。

➡高信号を呈するものは液体成分を有する(田邊ら, 1995)。

㋑低信号を呈するもの➡ゼラチン様物質か固形成分(田邊ら, 1995)。

ⓒ拡散強調画像(DWI);低信号で、頭蓋咽頭腫との鑑別点となる(川原, 2012)。

❷造影 MRI(図 2-68 B)

(i)通常、嚢胞壁は増強されない。

(ii)嚢胞壁の増強効果の程度により、3 群に分類される(丹羽ら, 1996)。

ⓐ第 1 群(壁が増強されない群)

㋐嚢胞壁は、病理組織学的に線毛を有する一層の上皮細胞のみから構成されている。

㋑典型的なラトケ嚢胞の像。

ⓑ第 2 群(壁が薄く増強される群)

㋐嚢胞壁は、病理組織学的に一層の上皮細胞とそれに連続する正常下垂体組織を認める。

㋑この嚢胞壁に存在する正常下垂体組織が増強される。

ⓒ第 3 群(壁が厚く増強される群)

㋐嚢胞壁は、病理組織学的に一層の上皮細胞に連続して重層扁平上皮を認める。

㋑炎症細胞が増強されている可能性がある。

❸漏斗(infundibulum)は、腫瘍により前方に変位(矢状断像)。

表 2-48. MRI 信号強度と嚢胞内容物との関係(田邊ら, 1995)

	T 1 強調画像	T 2 強調画像	嚢胞内容物
1 型	低信号	高信号	髄液様液、タンパク様液、あるいはヨーグルト状内容物
2 型	等~高信号	等~高信号	クリーム状の粘液状物質(creamy mucoid material)、あるいは壊死物質様内容液、ムコ多糖体様物質
3 型	等~高信号	低信号	蝋状小結節(waxy nodule)、あるいは慢性期の出血(ゼラチン様物質)
4 型	低信号	低信号	細胞成分のない粘液状物質(acellular mucoid material)、あるいは膿汁様粘稠内容物

表 2-49. MRI 信号強度と嚢胞内のタンパク濃度との関係(Hayashi ら, 1999 より作成)

タンパク濃度(g/dl)	T 1 強調画像	T 2 強調画像
>10	低信号	高信号
10~17	高信号	高信号
17<	高信号	低信号

コレステロール濃度(少なくとも 3 g/dl まで)は、MRI 信号強度(T 1 および T 2 強調画像)に影響を与えない。

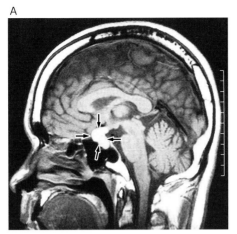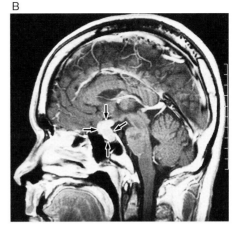

図 2-68. ラトケ嚢胞の MRI 矢状断像
A（単純 MRI）；いわゆる鞍上部にかけて高信号を認める（→）。
B（造影 MRI）；増強されない（→）。

鑑別診断
(Sumida ら, 1994)

❶囊胞性頭蓋咽頭腫
　（ⅰ）大多数の症例が、MRI T2 強調画像で高信号を呈する。
　（ⅱ）大多数で、MRI の信号強度は均一である。
　（ⅲ）正常下垂体は、通常、腫瘍の下方にある。
　（ⅳ）造影 CT や造影 MRI で、囊胞壁が増強される。
　（ⅴ）単純 CT で石灰化を認める。
❷下垂体腺腫（囊胞性/出血性）
　（ⅰ）正常下垂体は、通常、腫瘍より上方か腫瘍周囲にある。
　（ⅱ）造影 CT や造影 MRI で、囊胞壁が増強される。そして囊胞壁は厚く不規則である。

治療
❶無症候性のものに対しては経過観察。
❷症候性
　（ⅰ）手術による囊胞開放術
　　　ⓐ内容液のドレナージと囊胞壁の部分切除。
　　　ⓑ囊胞壁の全摘出は再発率を減少させることはなく、術後の合併症を増加させるため、部分摘出にとどめるのがよい(Fan ら, 2013)。
　（ⅱ）手術法
　　　ⓐ鞍内型；経蝶形骨洞手術
　　　ⓑ鞍上型；開頭術（囊胞の下に正常下垂体があるため）
　（ⅲ）副腎皮質ステロイド薬の投与；有効なことがある(西岡, 2016)。

組織学的所見
（図 2-69）

❶囊胞壁は一層（部分的に重層）の円柱上皮または立方上皮細胞。
　（ⅰ）その表面に線毛（cilia）を有するもの
　（ⅱ）線毛がなく、胞体が明るい杯細胞（goblet cell）、
　からなる。
❷囊胞内容物は、漿液性や粘液性で、練り乳（condense milk）が典型例である。

（ⅰ）囊胞内容物は、コレステロールとタンパクが主成分。
（ⅱ）しばしば、囊胞壁と結合していない蝋状小結節（waxy nodule）を形成する。
❸20〜40％の頻度で扁平上皮化生がみられる（立花，2015）。
　➡扁平上皮化生を伴うものは再発しやすい（立花，2015）。

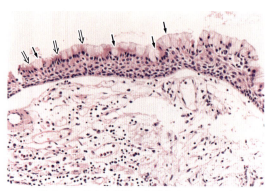

図 2-69．ラトケ囊胞の組織像（HE、×200）
囊胞壁は一層の円柱上皮細胞（⇒）と胞体が明るい杯細胞（goblet cell）（→）とからなる。

免疫組織化学的所見
❶Cytokeratin；陽性
❷EMA（epithelial membrane antigen）；陽性
❸CEA（carcinoembryonic antigen）；陽性

治療成績
❶視機能は、手術によりほとんどの例で改善する（89〜95％）（Eguchiら，1994；Fanら，2013）。
❷高プロラクチン血症は、手術によりほとんどの例で改善する（94〜100％）（Eguchiら，1994；Fanら，2013）。
❸頭痛は、手術により大部分の例（85％）で改善する（Fanら，2013；立花，2015；西岡，2016）。
❹軽度または部分的な下垂体機能障害は囊胞開放術により改善が見込まれるが、高度あるいは全般的な下垂体機能障害は囊胞減圧術を行っても改善しない（立花，2015；西岡，2016；冨永ら，2016）。
❺尿崩症の改善は期待できない。

再発（立花，2015）
❶術後の再発率は 11〜18％で、低くない。
❷再発の危険因子
　（ⅰ）囊胞の大きさ。
　（ⅱ）囊胞壁の扁平上皮化生。
　（ⅲ）MRI での囊胞壁の造影。

合併疾患
下垂体腺腫を合併することがある。
❶合併頻度
　（ⅰ）ラトケ囊胞に下垂体腺腫が合併する頻度；11％
　（ⅱ）下垂体腺腫にラトケ囊胞が合併する頻度；1.7〜3.5％
❷ラトケ囊胞と下垂体腺腫の合併例（Sumidaら，2001；Miyagiら，1993）
　（ⅰ）頻度
　　ⓐ下垂体腺腫全体の 1.7％

第 2 章／脳腫瘍ヘズ〜ムイン

　　ⓑラトケ嚢胞全体の 11 ％

（ⅱ）女性に圧倒的に多い（84 ％）。

（ⅲ）臨床症状を呈するのは下垂体腺腫の方。

（ⅳ）下垂体腺腫は大きいことが多い。

（ⅴ）下垂体腺腫は嚢胞の近傍にある。

（ⅵ）下垂体腺腫の種類；PRL、GH や ACTH 産生腺腫。

4．第 3 脳室コロイド嚢胞 Colloid cyst of the third ventricle

定義・概念　❶第 3 脳室に発生するコロイド嚢胞をいう。

❷10 mm 以下の小さいものが最も多い（無症候性）。

頻度　❶頭蓋内腫瘍全体の 0.5〜1 ％

❷年間、100 万人に 3.2 人（Pollock ら，1999）。

❸剖検例では、頭蓋内腫瘍全体の 2 ％

好発年齢　❶21〜50 歳に多い（80 ％）。

❷21〜30 歳が最も多く、次いで 31〜40 歳（Desai ら，2002）。

性別　性差はない（渡谷，2013）。

症状　❶頭蓋内圧亢進症状（Monro 孔閉塞による）

❷急激発症で、反復発作性頭痛（episodic headache）

　➡嚢胞による Monro 孔の閉塞で頭痛が出現し、閉塞が解除されると頭痛が消失。

❸精神症状

好発部位　❶第 3 脳室前半部上壁で、特に Monro 孔内側中心部に好発。

❷脳弓より下で、脈絡組織にぶら下がるような位置にある。

エックス線 CT　❶単純 CT

（ⅰ）高吸収域のことが多い（70〜85 ％）。

（ⅱ）その他、等吸収域（15〜25 ％）や低吸収域（5 ％）。

（ⅲ）側脳室拡大像（Monro 孔閉塞による）

❷造影 CT

（ⅰ）通常、増強されない。

（ⅱ）時に、増強されることもある。

MRI　❶単純 MRI（Pollock ら，1999）

（ⅰ）T 1 強調画像；高信号が多い（65 ％）。

（ⅱ）T 2 強調画像；低信号が多い（65 ％）。

❷造影 MRI；嚢胞壁は増強されないことが多い。

治療・治療方針　❶無症候性

（ⅰ）通常、経過観察。

（ⅱ）ただし、画像上、閉塞性水頭症を生じているものに対しては手術を施行。

❷症候性

（ⅰ）症候性に対しては手術を施行。

361

（ⅱ）CT ガイド定位的手術、あるいは神経内視鏡を使用しての囊胞内容除去術が一般的。

（ⅲ）囊胞内容液のみの吸引➡高率（約 44％）に再発する。

病理学的所見 ❶肉眼的所見

（ⅰ）円形の腫瘤で、比較的硬い被膜を有する。

（ⅱ）Monro 孔壁や第 3 脳室壁などに付着している。

❷組織学的所見

（ⅰ）囊胞壁は背丈の低い円柱状あるいは立方状の上皮。

（ⅱ）囊胞内容液は、無定形なゼラチン状物質で、Periodic Acid Schiff(PAS)（過ヨウ素酸シッフ）染色陽性(Tanei ら，2006)。

免疫組織化学的所見 ❶Cytokeratin；陽性

❷EMA(epithelial membrane antigen)；陽性

❸CEA(carcinoembryonic antigen)；さまざま

❹GFAP；陰性

自然歴
(Pollock ら，1999)
❶無症候性が症候性となる頻度は、2 年の観察期間で 0％、5 年で 0％、10 年で 8％

❷囊胞が増大する頻度（平均 41 カ月の観察期間）；3％

5．トルコ鞍部顆粒細胞腫 Granular cell tumor of the sellar region （神経下垂体部顆粒細胞腫 Granular cell tumor of the neurohypophysis)（559 頁）

6．視床下部過誤腫 Hypothalamic hamartoma（649 頁）

第 2 章／脳腫瘍ヘズ〜ムイン

⓫松果体部腫瘍 Pineal region tumors

1. 総説

概念 松果体部に発生する腫瘍の総称。

頻度 ❶原発性脳腫瘍全体の 1.9％(日本脳腫瘍全国統計, 12 th, 2009)

❷欧米に比して、本邦に多い。

種類

胚細胞腫瘍 **Germ cell tumor**	胚細胞腫瘍とは、始原生殖細胞(原始生殖細胞)が成熟した胚細胞になるまでの時期に発生したと考えられる腫瘍の総称。 ①Germinoma 　ⓐ精祖細胞または卵祖細胞類似の形態を示す腫瘍をいう。 　ⓑ髄腔内播種をきたす。 ②奇形腫(teratoma) 　➡胎児の基本的要素の 3 胚葉分化を示す腫瘍をいう。 ③卵黄嚢腫瘍(york sac tumor) 　ⓐ卵黄嚢組織構築に類似する腫瘍をいう。 　ⓑ内胚葉洞腫瘍(endodermal sinus tumor)ともいう。 　ⓒ髄腔内播種をきたす。 ④絨毛癌(choriocarcinoma) 　ⓐ栄養膜細胞へ分化を示す腫瘍。 　ⓑ非常に出血しやすい。 　ⓒ血行性に中枢神経系外(肺など)へ転移しやすい。 ⑤胎児性癌(embryonal carcinoma) 　ⓐ胎児性成分および胎児外成分(胎盤)の両者への分化能をもつ未分化、未熟な腫瘍をいう。 　ⓑ髄腔内播種をきたす。
松果体実質より発生する腫瘍 **Pineal parenchymal tumor**	①松果体実質細胞(pineocyte)より発生する腫瘍 　ⓐ松果体細胞腫(pineocytoma) 　　➡成熟な松果体細胞(pineocyte)に類似する細胞からなる腫瘍をいう。 　ⓑ中間型松果体実質腫瘍(pineal parenchymal tumor of intermediate differentiation) 　　➡松果体細胞腫と松果体芽腫の中間型として位置づけられている腫瘍。 　ⓒ松果体芽腫(pineoblastoma) 　　①松果体から発生し、未熟にみえる小型細胞の充実性増殖からなる腫瘍をいう。 　　②高率(70％)に髄腔内播種をきたす。 ②Glia 細胞より発生する腫瘍(glioma) 　➡星細胞腫(astrocytoma)
その他	①髄膜腫(meningioma) ②類上皮腫(epidermoid) ③松果体嚢胞(pineal cyst)

組織型別頻度 ❶日本脳腫瘍全国集計(12 th, 2009)

　（ⅰ）Germinoma が最も多い(46.6％)。

　（ⅱ）次いで、松果体細胞腫(8.0％)。

　（ⅲ）以下、松果体芽腫(5.2％)＞悪性奇形腫(4.9％)≧成熟奇形腫(4.9％)＞の順。

❷Smirniotopoulos らの報告(1992)

　（ⅰ）Germinoma が最も多い。

　　ⓐ胚細胞腫瘍の 2/3。

　　ⓑ松果体部腫瘍の中の 40％以上。

（ⅱ）次いで、奇形腫（松果体部腫瘍の中の 15％）。

（ⅲ）松果体実質細胞より発生する腫瘍（松果体部腫瘍の中の 15％未満）。

（ⅳ）絨毛癌（松果体部腫瘍の中の 5％以下）

特徴	❶松果体部の Germinoma は、腫瘍自体の石灰化や囊胞形成は稀。 ❷Germinoma や松果体芽腫は、髄腔内播種をきたす。
好発年齢	❶胚細胞腫瘍➡10〜19 歳に最も多い。 ❷松果体細胞腫（本邦） 　（ⅰ）ほとんどが 40〜59 歳に発生する。 　（ⅱ）50〜54 歳と 55〜59 歳にピーク（各 20.2％）。 ❸中間型松果体実質腫瘍 　➡すべての年齢層（ピークは若年成人）。 ❹松果体芽腫（本邦） 　（ⅰ）15 歳未満の小児期が半数を占め最も多い。 　（ⅱ）ほとんどが 39 歳までに発生する。
性別	❶胚細胞腫瘍 　（ⅰ）全体；男性に圧倒的に多い（90％）。 　（ⅱ）組織別（男性例） 　　ⓐ胎児性癌が圧倒的に多い（88％）。 　　ⓑ次いで、奇形腫（悪性を含む）；78％ 　　ⓒ以下、Germinoma（77％）＞卵黄囊腫瘍（74％）＞絨毛癌（72％）。 ❷松果体細胞腫➡女性に多い。 ❸中間型松果体実質腫瘍➡やや女性に多い。 ❹松果体芽腫➡やや女性に多い（欧米）。

症状		
	共通の症状 （組織型を問わない）	①中脳水道圧迫による症状 　➡頭蓋内圧亢進症状が最も多く（80〜85％）、また初発症状でもある。 ②中脳の症状 　ⓐ中脳背側部の徴候は 40〜60％の頻度でみられる。 　　①胎児性癌で高頻度にみられる。 　　②松果体細胞腫（pineocytoma）ではみられることは少ない（0〜25％）。 　ⓑ各症状 　　①Argyll Robertson 徴候（61 頁） 　　　➡対光反射は消失しているが、近見反射（輻輳・調節反射）は正常に保た 　　　　れている状態をいう（対光近見反射解離 Light-near dissociation）。 　　②Parinaud 症候群（104 頁） 　　　❶眼球の垂直性共同注視麻痺と輻輳麻痺。 　　　❷胚細胞腫瘍で出現頻度が高い（70％）。 　　③中枢性難聴（central deafness） 　　　❶語音明瞭度（語音弁別能）が障害される。すなわち、人の話は静かな場 　　　　所では聞きとれるが、騒音のある場所や 1 人以上の人が話している場 　　　　合には聞きとれない。 　　　　➡通常、純音聴力は障害されない。 　　　❷両側性難聴のことが多い。 　　　　❸下丘や内側膝状体の障害により生じる。 　③小脳症状 　　➡測定異常（dysmetria）や運動失調（ataxia）。
	胚細胞腫瘍の症状	①思春期早発症（precocious puberty）＊ 　ⓐ絨毛癌や Germinoma with syncytiotrophoblastic giant cell（STGC）（合胞 　　体栄養細胞性巨細胞を伴う Germinoma）でみられる。

<table>
<tr><td rowspan="2">胚細胞腫瘍の症状</td><td>ⓑ男児にみられ、女児にみられることは極めて稀。
ⓒ思春期前の過剰な血中の HCG により発現する。
ⓓ男児では容易に二次性徴を発現させるが、妊娠させる能力は欠ける。
　➡偽性型(pseudo type)である。
②尿崩症(diabetes inspidus)；視床下部に伸展している場合。</td></tr>
</table>

腫瘍マーカー　血清中の HCG や AFP などの腫瘍マーカーは(397 頁の**表 2-52**)、腫瘍量をよく反映し、治療効果や再発の判定の指標となる。

頭部エックス線
単純撮影　松果体部に 10 歳以下で、1 cm 以上の石灰化がみられる場合には異常(欧米の 10 歳以下の正常小児で石灰化が認められるのは 5 %であるが、本邦ではその頻度は極めて低い)。

脳血管造影　❶動脈相；内側後脈絡叢動脈(medial posterior choroidal artery)が側面像で後上方へ圧排、前後像で外後方へ圧排。

❷静脈相

（ⅰ）Galen 大静脈の上方への変位。

（ⅱ）Rosenthal 脳底静脈(Galen 静脈に流入する直前)の外後方への変位。

（ⅲ）内大脳静脈(internal cerebral vein)の上方への変位。

（ⅳ）中心前小脳静脈(precentral cerebellar vein)の後方への変位。

❸腫瘍陰影

（ⅰ）通常認められないが、悪性型では認められる。

（ⅱ）流入動脈は、主として内側後脈絡叢動脈。

エックス線 CT

	単純 CT	造影 CT
Germinoma	等〜軽度高吸収域	均一に増強
成熟奇形腫 (mature teratoma)	低〜高吸収域の混在 (骨、歯芽や脂肪のため)	不均一に増強
胎児性癌 (embryonal carcinoma)	等〜軽度高吸収域	不均一に増強
卵黄嚢腫瘍 (york sac tumor)	低〜等吸収域	不均一に増強
絨毛癌 (choriocarcinoma)	等〜高吸収域	均一、あるいは 不均一に増強
松果体細胞腫 (pineocytoma)	低〜等吸収域	均一に増強
松果体芽腫 (pineoblastoma)	高吸収域	不均一に増強
低悪性度神経膠腫 (low grade glioma)	低吸収域	増強されないか、 あるいは軽度増強

MRI

	単純 MRI		造影 MRI
	T1強調画像	T2強調画像	
Germinoma	等～高信号	等～高信号	均一に増強
成熟奇形腫	混合信号	等～高信号	不均一に増強
胎児性癌	低信号	高信号	不均一に増強
卵黄嚢腫瘍	混合信号	混合信号	不均一に増強
絨毛癌	混合信号	混合信号	均一、あるいは不均一に増強
松果体細胞腫	低～等信号	等～高信号	均一に増強
松果体芽腫	低、等あるいは低～等信号	等～高信号	不均一に増強
神経膠腫（低悪性度）	低信号	高信号	増強されないか、増強されても部分的で、かつ弱い

治療

❶外科的治療

（ⅰ）腫瘍摘出術

〔到達法（approach）〕

ⓐ頭頂後頭脳梁膨大部経由到達法（parietooccipital transsplenial approach）

➡頭頂後頭開頭により、脳梁膨大部を一部切開して腫瘍に到達する方法。

ⓑ後頭（半球間裂）天幕経由到達法（occipital transtentorial approach）

➡後頭開頭により後頭部の半球間裂を経由して、小脳テントを一部切開して腫瘍に達する方法。

ⓒ天幕下小脳上経由到達法（infratentorial supracerebellar approach）

㋐後頭下開頭により小脳上面（小脳表面と小脳テントとの間）を経由して腫瘍に到達する方法。

➡腫瘍に到達するに際して、前中心小脳静脈（precentral cerebellar vein）や小脳上架橋静脈（supracerebellar bridging vein）は切断しても、通常問題とならない。

㋑小さい腫瘍が適応例。

㋒深部静脈系を損傷することなく病変部に到達できるのが利点。

㋓第3脳室底および外側の視野が十分に得られないのが欠点。

（ⅱ）頭蓋内圧亢進症状が強い場合➡脳室・腹腔シャント

❷放射線治療

（ⅰ）通常の放射線治療

ⓐGerminoma

㋐非常に感受性がある。

㋑現時点では放射線治療は必須で、必ず脳室をカバーする範囲の照射野が必要（中村, 2016）。

㋒脊髄播種のない Germinoma では、脊髄照射の必要はない（西川ら, 2016）。

ⓑ胎児性癌などの悪性胚細胞腫瘍や松果体実質細胞性腫瘍

　➡放射線感受性の高いものがある。

　　　ⓒ成熟奇形腫；放射線治療は無効。

（ⅱ）γ-Knife

❸化学療法

　➡Ifosfamide，Cisplatin や Etoposide。

γ-Knife の治療成績（平均追跡期間；23.3 カ月）(Kobayashi ら，2001)

❶Germinoma および松果体細胞腫；腫瘍抑制率は 100%

❷Germinoma with syncytiotrophoblastic giant cell（合胞体栄養細胞性巨細胞を伴う Germinoma）；腫瘍抑制率は 66.7%

❸悪性胚細胞腫瘍と松果体芽腫；腫瘍抑制率は 50%

予後

❶Germinoma

（ⅰ）良好

（ⅱ）10 年生存率；約 80%(佐々木，2014)

❷成熟奇形腫

❸卵黄嚢腫瘍や絨毛癌

（ⅰ）予後不良

（ⅱ）1 年生存率；0～33%

神経管外転移

❶稀

　➡神経管外転移をきたした原発性脳腫瘍全体の 2.7%

❷絨毛癌や胎児性癌にみられる。

❸転移部位

（ⅰ）肺が最も多い。

（ⅱ）その他、肝臓や腎臓など。

⟮楽⟯⟮々⟯⟮講⟯⟮座⟯　**＊【頭蓋内器質性病変に伴う思春期早発症 Precocious Puberty（652 頁参照）】**

①定義・概念
　ⓐ思春期早発症とは、二次性徴が異常に早期に発現するものをいう。
　ⓑ男児では 9 歳未満、女児では 7 歳未満で思春期が発来する場合をいう。
②性早熟徴候（二次性徴出現時期）(厚生労働科学研究費補助金 難治性疾患克服研究事業 間脳下垂体機能障害に関する調査研究，2006)
　ⓐ男児
　　①9 歳未満で精巣、陰茎、陰嚢等の明らかな発育を認める。
　　②10 歳未満で陰毛の発生をみる。
　　③11 歳未満で腋毛、ひげの発生や声変わりをみる。
　ⓑ女児
　　①7 歳 6 カ月未満で乳房の発育をみる。
　　②8 歳未満で陰毛の発生、または小陰唇色素沈着等の外陰部早熟、あるいは腋毛の発生が起こる。
　　③10 歳 6 カ月未満で初経をみる。
③分類
　ⓐ**真性型**（true type）
　　①精巣や卵巣の成熟を伴う二次性徴が早期に発来するものをいう。
　　②下垂体 Gonadotropin（性腺刺激ホルモン）の早発性（premature）分泌による。
　ⓑ**偽性型**（pseudo type）
　　①精巣や卵巣の発育を伴わない二次性徴が早期に発来するものをいう。
　　②黄体形成ホルモン（luteinizing horimone；LH）作用を有するヒト絨毛性ゴナドトロピン（human chorionic gonadotropin；HCG）の過剰分泌による。

④発現機序(説)
➡進行性破壊性病変よりも、発育しない非腫瘍性病変や緩徐に発育する腫瘍に多くみられる。
ⓐ腫瘍から自律的に LH-RH (luteinizing hormone-releasing hormone) が産生されるとの説。
ⓑ腫瘍と視床下部との間の直接的な神経線維連絡を介して、視床下部が Over drive (酷使) される
との説。
ⓒ灰白隆起部の LH-RH 分泌細胞に対して思春期前に働く分泌抑制機構が、腫瘍の機械的圧迫に
より解除され、LH-RH の放出が促進されるとの説。
⑤真性型 (true type)
ⓐ内分泌学的診断基準
①血中 HCG が正常。
②LH-RH test で LH が基礎値の 5 倍以上と成人型の反応を示す。
③Estrogen、Testosterone に対する LH、FSH の Positive feed back がみられること。
ⓑ原因
➡視床下部病変に起因する (視床下部性思春期早発症)。

〔視床下部性思春期早発症〕
Ⓐ思春期早発症を起こす部位
➡灰白隆起 (tuber cinereum) が最も多い。
Ⓑ原因
㋐Hamartoma (過誤腫)
①原因として多い。
②80％が 3 歳未満で思春期早発症をきたす。
㋑星細胞腫
㋒くも膜囊胞などの囊胞性病変。
Ⓒ分類 (森, 1984)
㋐視床下部後部の過誤腫 (649 頁)
㋑視床下部前部の鞍上部腫瘍 (ほとんどが視神経膠腫；661 頁)
〔特徴〕
①思春期早発症の発症時期が遅い (4〜7 歳頃に出現)。
②思春期早発症はゆっくりと進行する。
③腫瘍に対する治療が行われても、思春期早発症が著明に改善するということはない。
㋒視床下部自体の神経膠腫 (時に神経節膠腫)

⑥偽性型 (pseudo type)
ⓐ原因
①胚細胞腫瘍によることが多い。
②血中の HCG 過剰による。
ⓑHCG 産生腫瘍による思春期早発症は、腫瘍の発生部位によるのではなく、組織型 (例；絨毛癌)
に依存する。
ⓒ女児に思春期早発症が少ない理由 (説)
①HCG は LH 作用を有するが (HCG は LH とアミノ酸配列が似ているため)、FSH 作用がない
との説。
◆男児；Testosterone の分泌を促し二次性徴を発現させるが、FSH が欠如しているため精子
形成は行われない。
❷女児；卵巣における Androgen から Estradiol の変換の際に FSH が必要なため、二次性徴
の発現はない。
②HCG には LH 作用のみならず、軽度ながら FSH 作用を有するとの報告もある。
➡時に、女児にも思春期早発症がみられる。
⑦治療目的
ⓐ骨端線の早期閉鎖に伴う発育障害を防ぐ。
ⓑ二次性徴を消失させ、正常な発育を促す。
⑧治療
ⓐ保存的治療
ⓑ外科的治療
①議論がある。
②病変が増大傾向のある場合に、手術を行う。

2．各腫瘍

1) Germinoma

頻度
❶日本脳腫瘍全国統計(12 th, 2009)では、松果体部腫瘍全体の 46.6％で最も多い。
❷松果体部に発生する Germinoma の発生頻度は、原発性脳腫瘍全体の 0.9％(日本脳腫瘍全国統計, 12 th, 2009)。

性別
男性に圧倒的に多い(中村, 2016)。

エックス線CT
❶単純 CT（図 2-70 A）
（ⅰ）等～軽度高吸収域
（ⅱ）石灰化を認める場合は、腫瘍が石灰化を巻き込む形態を呈する(門田ら, 2016)。
（ⅲ）神経下垂体部のものに比べて、大きくなるまで囊胞形成を認めない。
❷造影 CT（図 2-70 B）；均一に増強される。

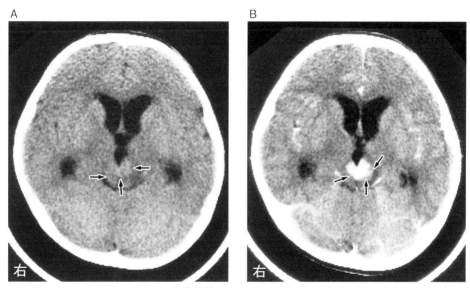

図 2-70. 松果体部 Germinoma のエックス線 CT
(窪田握著, 脳神経外科ビジュアルノート, 金原出版, 2003 より許可を得て転載)

A（単純 CT）；等～軽度高吸収域を松果体部に認める（→）。
B（造影 CT）；均一に増強される（→）。

MRI
❶単純 MRI
（ⅰ）T 1 強調画像；等～高信号(門田ら, 2016)
（ⅱ）T 2 強調画像；等～高信号(門田ら, 2016)
（ⅲ）拡散強調画像（DWI）；実質部は高信号で、DWI から Germinoma と松果体芽腫とを鑑別することは困難(岡本, 2004)。
❷造影 MRI；均一に増強される。

治療
❶化学療法［CARE 療法（Carboplatin + Etoposide）3 コース］と全脳室照射（24 Gy）が一般的。
→現時点では放射線治療は必須で、必ず脳室をカバーする範囲の照射野が必要(中村, 2016)。

❷脊髄播種のない Germinoma では、脊髄照射の必要はない(西川ら, 2016)。

組織学的所見 Two cell pattern、あるいは Mosaic pattern。すなわち、明るい、大型の上皮様細胞とリンパ球様の小円形細胞からなる。

肉芽腫性変化 ➡肉芽腫性変化を伴うことがある。

❶頭蓋内に発生する Germinoma では非常に稀。
　➡一方、Seminoma(精上皮腫)や Dysgerminoma(未分化胚細胞腫)では、肉芽腫性変化は普通(50～60％)にみられる(Mori ら, 2008)。

❷肉芽腫性変化を伴う Germinoma(Mori ら, 2008)
　(ⅰ)発生年齢は、通常の Germinoma より少し年長。
　(ⅱ)発生部位、症状や画像は、通常の Germinoma と同じ。

予後 ❶5 年累計生存率(発生部位全体);99.1％(日本脳腫瘍全国集計. 12 th, 2009)
❷10 年生存率;約 80％(佐々木, 2014)

2) 成熟奇形腫 Mature teratoma(403 頁参照)

頻度 ❶日本脳腫瘍全国統計(12 th, 2009)では、松果体部腫瘍全体の 4.9％
❷松果体部に発生する成熟奇形腫の発生頻度は、原発性脳腫瘍全体の 0.09％(日本脳腫瘍全国統計. 12 th, 2009)

エックス線 CT ❶単純 CT;低～等、または高吸収域の混合吸収域(図 2-71 A)。
❷造影 CT;不均一に増強される(図 2-71 B)。

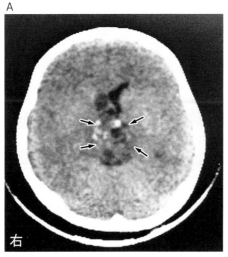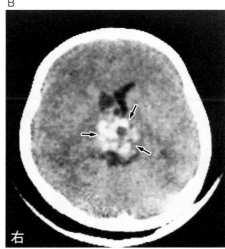

図 2-71. 松果体部成熟奇形腫のエックス線 CT
(窪田惺著、脳神経外科ビジュアルノート, 金原出版, 2003 より許可を得て転載)

A (単純 CT);松果体部に低～等～高吸収域の混合吸収域を認める(→)。
B (造影 CT);不均一に増強される(→)。

MRI 組織の多彩さにより、多彩な信号強度を呈する。

❶単純 MRI
　(ⅰ)T 1 強調画像➡低、等、高信号の混在。
　(ⅱ)T 2 強調画像➡等～高信号

第2章／脳腫瘍ヘズ～ムイン

❷造影 MRI；不均一に増強される。

治療 外科的治療；唯一の治療法で、全摘出術を目指す。

組織学的所見 三胚葉性の分化した種々の組織（骨、筋肉、消化器の上皮、毛、汗腺など）からなる。

予後 5年累計生存率（発生部位全体）；84.6％(日本脳腫瘍全国集計. 12 th, 2009)

3）胎児性癌 Embryonal carcinoma（405頁参照）

頻度(本邦) 原発性脳腫瘍全体の0.01％で、極めて稀。

脳血管造影 腫瘍陰影を認める。

エックス線CT ❶単純CT；等～軽度高吸収域

❷造影CT；不均一に、強く増強される。

MRI ❶単純MRI

（ⅰ）T1強調画像；低信号

（ⅱ）T2強調画像；高信号

❷造影MRI；不均一に、強く増強される。

組織学的所見 明瞭な核小体を有する円柱状の大型上皮様細胞が、胞巣状、シート状、腺管状構造を形成し、増殖している。

予後 5年累計生存率（発生部位全体）；45.1％(日本脳腫瘍全国集計. 12 th, 2009)

4）絨毛癌 Choriocarcinoma（406頁）

5）卵黄嚢腫瘍 York sac tumor（407頁）

6）松果体実質細胞より発生する腫瘍

（1）松果体細胞腫 Pineocytoma

定義 正常な松果体細胞（pineocyte）に類似する細胞からなる腫瘍をいう。

頻度 ❶本邦；松果体実質腫瘍の中の52.1％で、最も多い。

❷松果体部腫瘍全体の8.0％で2番目に多い(日本脳腫瘍全国統計. 12 th, 2009)。

❸本邦；原発性脳腫瘍全体の0.15％で、極めて稀。

好発年齢(本邦) ❶ほとんどが（約70％）、40～59歳の成人に発生する。

❷50～54歳と55～59歳にピーク（各20.0％）。

性別(本邦) 男性：女性＝1：1.3で、女性に多い。

性差はない(佐々木, 2014)。

エックス線CT ❶単純CT

（ⅰ）通常、低～等吸収域。

（ⅱ）石灰化を認める。

➡腫瘍辺縁に破片状に散らばった石灰化像が特徴。

（ⅲ）嚢胞を認めることがある（30％）。

❷造影CT；均一に増強される。

371

MRI　❶単純 MRI(門田ら, 2016)
　　　（ⅰ）T 1 強調画像➡低～等信号（図 2-72 A）
　　　（ⅱ）T 2 強調画像➡等～高信号
　　❷造影 MRI（図 2-72 B）；均一に増強(門田ら, 2016)。

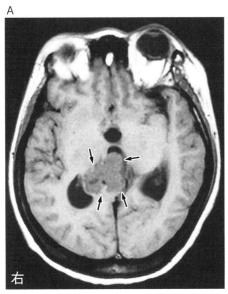 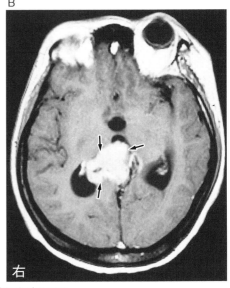

図 2-72. 松果体細胞腫の MRI
A（単純 MRI）；T 1 強調画像で松果体部に等信号（内部は一部低信号）を認める（→）。
B（造影 MRI）；ほぼ均一に増強される（→）。

治療　❶外科的治療（全摘出術）
　　　➡全摘出できれば、術後、放射線照射などの追加療法は不要。
　　❷定位放射線照射；残存腫瘍に対して施行。

組織学的所見　❶正常松果体細胞に類似のよく分化した類円形の小型細胞からなる。
　　❷腫瘍細胞は、血管結合織によって区画される小葉構造が特徴。
　　❸腫瘍基質は Sinusoid（類洞構造）で、腫瘍細胞は薄い血管壁に沿って増殖する。
　　❹松果体細胞腫ロゼット（pineocytomatous rosette）を伴う腫瘍と、大小の神経細胞が混在する腫瘍の 2 種類に分けられる(佐々木, 2014)。
　　（ⅰ）松果体細胞腫ロゼットを伴う腫瘍は、松果体細胞によく似た、やや小型の細胞からなる。
　　（ⅱ）ちなみに、**松果体細胞腫ロゼット（pineocytomatous rosette）**とは、Homer Wright rosette と同じく、中心部が Neuropil で構成されるものをいう。しかし中心部は Homer Wright rosette より大きく、かつ不整形で、配列細胞は多層性(松谷, 2016)。

WHO Grade　Grade Ⅰ(Louis ら, 2016)

免疫組織化学的所見(佐々木, 2014)　❶Synaptophysin；陽性
　　❷Neurofilament protein（NFP）；陽性

予後(佐々木, 2014)　❶完全摘出により完治可能。

第 2 章／脳腫瘍ヘズ〜ムイン

❷術後の 5 年生存率は約 86％

腫瘍増大速度 2.9 mm/年（直径）(卯津羅ら, 1997)

（2）中間型松果体実質腫瘍 Pineal parenchymal tumor of intermediate differentiation

定義・概念 ❶中程度の分化を示す松果体実質細胞の腫瘍で、一般に嚢胞を伴う。

❷松果体細胞腫と松果体芽腫の中間型として位置づけられている腫瘍。

❸松果体細胞腫の成分と松果体芽腫の成分が混在する Mixed pineocytoma/pineoblastoma も、この中間型に含まれる(嵯峨ら, 2010)。

頻度(本邦) ❶松果体実質腫瘍の中の 31.3％で、2 番目に多い。

❷原発性脳腫瘍全体の 0.09％で、極めて稀。

好発年齢 ❶小児期〜成人、すべての年齢層(1〜69 歳)。

❷ピークは若年成人(平均；38 歳)(嵯峨ら, 2010)。

性別 やや女性に多い(嵯峨ら, 2010)。

MRI ❶単純 MRI(門田ら, 2016)

（ⅰ）T 1 強調画像；低信号

（ⅱ）T 2 強調画像；高信号

❷造影 MRI；不均一に増強される(門田ら, 2016)。

治療 ❶外科的治療

❷放射線治療

❸化学療法

病理学的所見 ❶肉眼的所見

（ⅰ）限局性の腫瘤を形成する。

（ⅱ）柔らかい腫瘍。

❷組織学的所見

（ⅰ）軽度〜中等度の異型性を認める小型の細胞が、びまん性あるいは小葉構造をとって増殖している。

（ⅱ）核分裂像は少数認められる。

（ⅲ）松果体細胞腫より細胞密度は高い。

（ⅳ）松果体細胞腫ロゼット(pineocytomatous rosette)のみられることはあるが、その頻度は松果体細胞腫(pineocytoma)より低い。

（ⅴ）壊死は認められない。

WHO Grade ❶Grade Ⅱ➡核分裂像が高倍率 10 視野で 6 個未満で、かつ Neurofilament protein (NFP)染色陽性の腫瘍(佐々木, 2014)。

❷Grade Ⅲ➡上記以外の腫瘍(佐々木, 2014)。

免疫組織化学的所見 ❶Synaptophysin；陽性(嵯峨ら, 2010)

❷GFAP；陰性(嵯峨ら, 2010)

❸Neuron specific enolase(NSE)；陽性(佐々木, 2014)

❹Neurofilament protein(NFP)；さまざまな程度に陽性(佐々木, 2014)。

予後　5年生存率は、Grade Ⅱ で 74%、Grade Ⅲ で 39%(佐々木, 2014)

(3) 松果体芽腫(松果体芽細胞腫)Pineoblastoma

定義　松果体に発生する未分化な細胞からなる腫瘍をいう(中里, 2008)。

頻度(本邦)　❶松果体実質腫瘍の中の 16.7%
❷原発性脳腫瘍全体の 0.05% で、極めて稀。

特徴　髄液播種をきたす傾向がある(25〜33%)(Jouvet ら, 2016)(図 2-73)。

好発年齢　❶小児期に好発する。
❷平均年齢；17.8 歳(Jouvet ら, 2016)

性別　❶日本脳腫瘍全国集計(12 th, 2009)
　➡男性：女性=1.4：1 で、男性に多い。
❷Jouvet らの報告(2016)
　➡男性：女性=0.7：1 で、わずかに女性に多い。

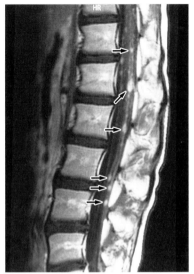

図 2-73. 松果体芽腫の髄腔内播種例(造影 MRI 矢状断像)
脊柱管内の髄液腔へ播種を認める(→)。

エックス線 CT　❶単純 CT(図 2-74)
　(ⅰ)高吸収域を呈することが多い。
　(ⅱ)囊胞を形成することが多い。
　(ⅲ)水頭症を呈する頻度が高く、またその程度も強い。
　(ⅳ)腫瘍内に石灰化を認めることは稀。
❷造影 CT；不均一に(Fujita ら, 1999)、強く増強される。

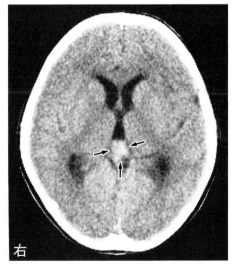

図 2-74. 松果体芽腫の単純エックス線 CT
松果体部に高吸収域を認める(→)。

MRI　❶単純 MRI(Fujita ら, 1999)(図 2-75 A)
　(ⅰ)T1 強調画像➡低、等、あるいは低〜等信号(それぞれほぼ同頻度にみられる)。
　(ⅱ)T2 強調画像
　　ⓐ等〜高信号を呈することが多い(40%)。
　　ⓑ次いで、混合信号(約 27%)。

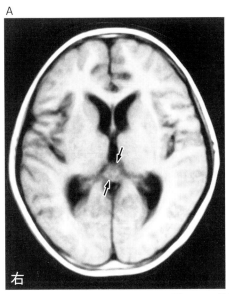 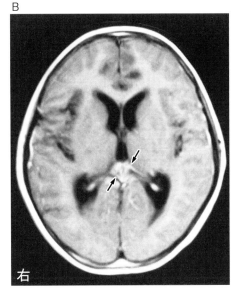

図 2-75. 松果体芽腫の MRI
A（単純 MRI）；T1強調画像で松果体部に等信号を認める（→）。
B（造影 MRI）；ほぼ均一に増強される（→）。

ⓒ以下、等信号＞低信号＝低〜等信号＝高信号。
（ⅲ）拡散強調画像（DWI）
　　➡高信号で、松果体細胞腫との鑑別に有用。
❷造影 MRI（図 2-75 B）；不均一に増強されることが多い(Fujita ら，1999)。

治療
❶外科的治療（摘出術）
❷放射線治療
　（ⅰ）手術摘出後、放射線治療と化学療法を行う。
　（ⅱ）全脳・全脊髄照射
❸化学療法
　（ⅰ）手術摘出後、放射線治療と化学療法を行う。
　（ⅱ）Vincristine, Cisplatin, Etoposide や Ifosfamide など。

組織学的所見
❶小型の未分化細胞の充実性増殖からなる。
❷細胞密度が高く、小脳の髄芽腫に類似した組織像を呈する。
❸時に、出血巣や壊死巣を認める。
❹Homer Wright rosette（243 頁）や Flexner-Wintersteiner rosette を認めることがある(Jouvet ら，2016)。
　【Flexner-Wintersteiner rosette】(松谷，2016)
　（ⅰ）円錐状細胞が円形に配列した結果のロゼットをいう。
　（ⅱ）線維成分のない中心腔があり、真の True rosette。
❺Pineocytomatous rosette は欠く(Jouvet ら，2016)。

髄液播種 25〜33％の頻度で認める(Jouvet ら，2016)。

WHO Grade Grade Ⅳ(Louis ら，2016)

遺伝子解析	*RELA* 融合遺伝子は見い出されていない(Pietsch ら, 2014)。
Ki-67 陽性率	23.5～50.1%(Jouvet ら, 2016)
免疫組織化学的 所見(佐々木, 2014)	❶Synaptophysin；陽性 ❷Neuron specific enolase(NSE)；陽性 ❸Neurofilament protein(NFP)；陽性
予後	不良 ❶生存期間 　（ⅰ）全体；平均生存期間；16 カ月(佐々木, 2014)。 　（ⅱ）成人(16 歳以上)の生存期間中央値；25.7～30 カ月(Lee ら, 2005) ❷半数は 1 年以内に死亡。 ❸5 年生存率；約 10%(佐々木, 2014)
予後不良因子 (Jouvet ら, 2016)	❶診断時に髄腔内播種を認める例。 ❷若年者 ❸手術による部分摘出例。

7）神経膠腫 Glioma

定義	松果体の Glia 細胞から発生する腫瘍をいう。
頻度	松果体部腫瘍全体の 14～22%(門田ら, 2016)
種類	びまん性星細胞腫、上衣腫や毛様細胞性星細胞腫といった低悪性度のものが多い(門田ら, 2016)。
好発年齢	通常の神経膠腫と比べて、発症年齢は若い(門田ら, 2016)。
性別	性差はない(門田ら, 2016)。
症状	水頭症での発症が多い(中脳水道圧迫による)(門田ら, 2016)。
エックス線 CT	❶単純 CT；低吸収域 ❷造影 CT；増強されないか、あるいは軽度増強。
MRI	❶全体(門田ら, 2016) 　（ⅰ）単純 MRI 　　ⓐT 1 強調画像；低信号 　　ⓑT 2 強調画像；高信号 　　ⓒFLAIR 画像；高信号 　（ⅱ）造影 MRI；増強されないか、増強されても部分的で、かつ弱い。 ❷びまん性星細胞腫の MRI 所見 　（ⅰ）単純 MRI 　　ⓐT 1 強調画像；低信号、等信号、あるいは混合信号(低と等信号の混合)。 　　ⓑT 2 強調画像；高信号、あるいは高信号に等信号や低信号の混在。 　（ⅱ）造影 MRI；均一、あるいは不均一に増強。
WHO Grade	Grade Ⅰ～Ⅳ(門田ら, 2016)

8）松果体嚢胞 Pineal cyst

定義・概念
❶松果体部に発生する嚢胞をいう。
❷ほとんどが、偶然発見例。
❸症候性のことは極めて稀。
　➡症候性のものは、大きさが直径1.5 cm以上のものが多い。

頻度
❶無症候性の頻度は、剖検例の25〜40％
❷MRIで発見される頻度；1.5〜11％（幸ら．1990）

好発年齢
❶思春期から若年成人で、特に20歳代に好発。
❷10歳以下の小児にはみられない。

性別　男性：女性＝1：3で、女性に多い。

症状
❶眼球運動障害（中脳被蓋の圧迫による）
❷中脳水道の閉塞による水頭症の症状（頭蓋内圧亢進症状）。

エックス線CT
❶単純CT
　（ⅰ）嚢胞部；低吸収域
　（ⅱ）壁；しばしば石灰化を認める。
❷造影CT；時に、壁が増強される。

MRI
❶単純MRI（図2-76 A）
　（ⅰ）T1強調画像；脳実質より低信号で、髄液より軽度高信号。
　（ⅱ）T2強調画像；脳実質および髄液より高信号。
　（ⅲ）FLAIR画像；灰白質と比べて高信号。
❷造影MRI（図2-76 B）
　（ⅰ）嚢胞壁が一様、かつ平滑に増強されることが多い（50〜65％）。
　（ⅱ）増強される部分は、正常松果体細胞である（理由；正常松果体はBBBを欠くた

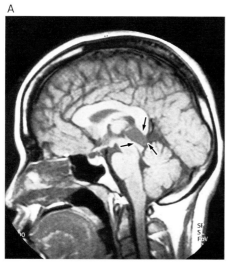 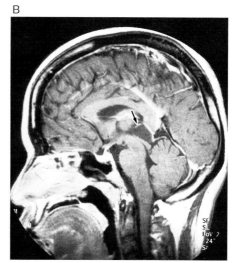

図2-76．松果体嚢胞のMRI
A（単純MRI）；T1強調画像で松果体部に低信号を認める（→）。
B（造影MRI）；壁の一部がごく軽度増強される（→）。

　　　　　　　　　め）。

鑑別診断　　松果体細胞腫との鑑別が必要。

　　　　　➡MRI 所見。すなわち、松果体細胞腫の壁は厚く、不規則に増強される。

治療　　❶通常は経過観察。

　　　　❷症候性のものに対して外科的治療。

　　　　　➡定位的あるいは神経内視鏡による囊胞の穿刺・吸引術を施行。

組織学的所見　囊胞壁は 3 層構造。すなわち、

　　　　❶最外層；軟膜由来の線維性の被膜（fibrous capsule）。

　　　　❷中間層

　　　　　（ⅰ）正常の松果体細胞層（pineocyte layer）。

　　　　　（ⅱ）時に、石灰化を認める。

　　　　❸最内層

　　　　　（ⅰ）星状膠細胞の層（astroglial layer）で、囊胞内腔を被っている部分。

　　　　　（ⅱ）この Glia 細胞層には、時に Rosenthal fiber を含む。

予後　　良好

快適空間

★好きなように使ってね！

第2章／脳腫瘍ヘズ～ムイン

⑫シュワン細胞腫 Schwannoma（神経鞘腫 Neurinoma）

1．総説

定義・概念
❶末梢神経線維を覆っている Schwann 細胞より発生する腫瘍をいう。
　➡したがって、Schwann 細胞を有さない嗅神経や視神経からは発生しない。
❷ちなみに、Schwann 細胞、線維芽細胞（fibroblast）、および神経周囲細胞（perineural cell）からなるものを**神経線維腫（neurofibroma）**という。

頻度
❶原発性脳腫瘍全体の 8.6％（本邦）
❷年間発生頻度(日本脳腫瘍全国集計. 10 th. 2000)
　（ⅰ）全体；人口 10 万人に対して 1.32 人。
　（ⅱ）性別
　　　ⓐ男性；人口 10 万人に対して 1.16 人。
　　　ⓑ女性；人口 10 万人に対して 1.48 人。

好発年齢（本邦）
50～69 歳が約半数（47.5％）を占める。
❶55～59 歳にピーク（15.0％）。
❷次いで、60～64 歳（11.8％）。
❸以下、50～54 歳（10.4％）＞65～69 歳（10.3％）の順。

性別（本邦）
ほぼ性差はない（男性：女性＝1：1.1）。

好発部位
❶ほとんどが**感覚神経から発生**し、運動神経から発生することは稀。
　➡運動神経から発生する場合には、大部分は Neurofibromatosis に合併してみられ、
　　単独に運動神経に発生することは稀（582 頁）。
❷種類と頻度
　（ⅰ）前庭神経鞘腫；圧倒的に多い（頭蓋内神経鞘腫全体の 70～90％）。
　（ⅱ）三叉神経鞘腫（390 頁）
　　　ⓐ前庭経鞘腫に次いで多い（0.8～8％）(奥野ら. 2005)。
　　　ⓑほとんどが三叉神経の知覚枝より発生。
　（ⅲ）顔面神経鞘腫（580 頁）が 3 番目に多い。
　（ⅳ）以下、頚静脈孔シュワン細胞腫（681 頁）＞舌下神経鞘腫（587 頁）＞頭蓋内シュワ
　　　ン細胞腫（588 頁）＞動眼神経鞘腫（583 頁）≧滑車神経鞘腫（584 頁）

エックス線CT
❶単純 CT
　（ⅰ）充実部；通常、等吸収域。
　（ⅱ）嚢胞形成；低吸収域
❷造影 CT
　（ⅰ）充実部；均一に増強される。
　（ⅱ）嚢胞形成例；リング状、あるいは不均一に増強。

MRI
❶単純 MRI
　（ⅰ）T 1 強調画像

379

　　　　　ⓐ軽度低信号のことが多い(2/3)。
　　　　　ⓑ1/3 が等信号。
　　　(ⅱ)T 2 強調画像
　　　　　ⓐ高信号
　　　　　ⓑ嚢胞形成例；不均一な高信号。
　　　(ⅲ)拡散強調画像（DWI）(岡本, 2002)
　　　　　ⓐ実質部；等信号
　　　　　ⓑ嚢胞部；低信号（髄液と同様）
　❷造影 MRI
　　　(ⅰ)均一に増強されることが多い(2/3)。
　　　(ⅱ)嚢胞形成例；不均一に増強。

治療　❶外科的治療
　　　❷通常（従来）の放射線治療
　　　❸定位放射線照射（γ-Knife や CyberKnife など）

組織学的所見　❶分化した腫瘍性の Schwann 細胞からなる。
　　　(ⅰ)AntoniA 型（図 2-77 A）
　　　　　➡紡錘形の細胞の核が柵状に配列する（palisading）タイプ。
　　　(ⅱ)Antoni B 型（図 2-77 B）
　　　　　ⓐ細胞体の明るい丸い細胞が蜂巣状に、あるいは星状の細胞が網目状に配列するタイプ。
　　　　　ⓑ細胞配列が疎で、柵状配列を示さない。

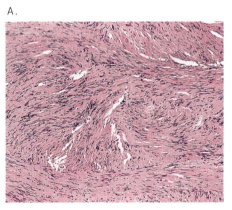 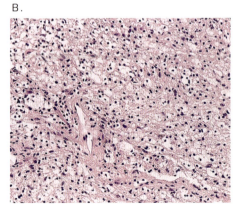

図 2-77. 神経鞘腫の組織像
A；Antoni A 型（HE、×25）　B；Antoni B 型（HE、×50）

WHO Grade　Grade Ⅰ (Louis ら, 2016)
免疫組織化学的所見　❶S-100 タンパク；陽性
　　　❷Vimentin；陽性
成績　❶手術群の 5 年全生存率は、全摘出群で 99％（本邦）
　　　❷γ-Knife

第 2 章／脳腫瘍ヘズ～ムイン

予後	❶5 年全生存率（全体）；98.4％（本邦） ❷予後は良好。
腫瘍増大速度	1.6 mm/年（卯津羅ら，1997）

2．前庭神経鞘腫 Vestibular neurinoma（第 8 脳神経鞘腫）

定義	第 8 神経の Schwann 細胞より発生する腫瘍をいう。
頻度	❶原発性脳腫瘍全体の約 10％ ❷小脳橋角部腫瘍の中では最も多く、80％を占める。 ❸内耳道腫瘍の 70～90％を占める。
名称	聴神経鞘腫（acoustic neurinoma）とも呼ばれる。
分類 (Koos ら、1998)	腫瘍の大きさや小脳橋角部への伸展程度により、以下のように分類される。 ❶Grade I；腫瘍が内耳道内に限局しているタイプ（purely intracanalicular tumor）。 ❷Grade II 　➡腫瘍は小脳橋角部に突出しているが脳幹には接触していないタイプで、さらに次のように細分類される（tumor with protrusion into the cerebellopontine angle；no contact with the brainstem）。 　（ⅰ）Grade IIA；腫瘍が、内耳孔縁から測定して 10 mm 以上小脳橋角部に伸展していないもの（Tumor did not extend into more than 10 mm into the cerebellopontine angle, measured from the lip of the porus acusticus）。 　（ⅱ）Grade IIB；腫瘍が、内耳孔縁から測定して 11～18 mm 小脳橋角部に向かって伸展しているもの（Tumor extend 11 to 18 mm into the cerebellopontine angle from the porus acusticus）。 ❸Grade III；腫瘍は小脳橋（角）槽を占拠しているが、脳幹変位を伴っていないもの（tumor occupying the cerebellopontine cistern with no brainstem displacement）。 ❹Grade IV；脳幹や脳神経の変位を伴う大きな腫瘍（large tumor with brainstem and cranial nerve displacement）。
性質・特徴	弾性硬で、被膜を有し、表面平滑で、割面は黄色を呈している。
好発年齢	30～60 歳に好発する（吉岡，2013）。
性別	やや女性に多い（吉岡，2013）。
発生部位	❶ほとんどが、前庭神経より発生する（→蝸牛神経より発生する頻度は 5％）。 　➡「上前庭神経より発生することが多い」との報告（Slattery ら，1997）と、「下前庭神経より発性することが多い」との報告（松谷ら，2000；Komatsuzaki ら，2001；松下ら，2005）がある。 ❷内耳道付近に発生する。 ❸両側性 　（ⅰ）頻度；5％ 　（ⅱ）両側症例の半数は、神経線維腫症（697 頁）に伴うもの。

楽々講座 【Oligodendroglia によりつくられる中枢性髄鞘と Schwann 細胞由来の末梢性髄鞘】

Ⅰ．脳神経の中枢性髄鞘と末梢性髄鞘との移行部の距離(Ho, 1981)
　ⓐ前庭神経；脳幹より 8 mm 末梢。
　ⓑ三叉神経；脳幹より 2.2 mm 末梢。
　ⓒ動眼神経および滑車神経；脳幹より 0.6 mm 末梢。

　Ⓐ前庭神経鞘腫は、この Glia-Schwann 鞘移行部近辺(内耳道内)に発生する。
　　➡移行部は、平均して内耳孔と内耳孔より 3 mm 外側までにある。
　Ⓑ動眼神経や滑車神経の神経鞘腫(シュワン細胞腫)は、ほとんどがこの移行部から離れた
　　Schwann 細胞で包まれた部分から発生する。

Ⅱ．第 8 脳神経(聴神経)の中枢性髄鞘と末梢性髄鞘(Bridger ら, 1980)
　ⓐ第 8 脳神経全体の長さ[脳幹から鎌状稜(crista falciformis)(＝横稜 transverse crest)まで]；
　　17.75 mm(中央値)
　ⓑ第 8 脳神経の中枢性髄鞘の長さ(移行部までの距離)；9.75 mm(中央値)
　ⓒ移行部の位置
　　①内耳道開口部より中枢側にあるもの；症例の 56%
　　②内耳道開口部にあるもの；症例の 18%
　　③内耳道内にあるもの；症例の 26%

症状

❶全体(Matthies ら, 1997)

（ⅰ）蝸牛神経障害が 95% と、最も多い。

（ⅱ）次いで、前庭神経障害(61%)。

（ⅲ）以下、三叉神経障害(9%)＞顔面神経障害(6%)

❷時期による分類と症状

　➡4 期に分ける。

第 1 期 （聴神経に限局している時期）	①耳鳴 ②難聴
第 2 期 （顔面神経、三叉神経および小脳に圧迫が及ぶ時期）	①末梢型の顔面神経麻痺。 ②顔面の感覚低下。 ③角膜反射の低下。 　➡角膜反射の求心路は三叉神経、遠心路は顔面神経、中枢は橋。 ④小脳症状 ⑤Bruns 眼振 　①患側注視で振幅大、頻度少の粗大な眼振を認め、健側注視で振幅小、頻度多の微細な眼振を認めることをいう。 　②脳幹障害を意味する。
第 3 期 （舌咽神経、迷走神経および橋に圧迫が及ぶ時期）	①嗄声 ②嚥下障害および嚥下反射の低下。 ③軟口蓋の麻痺。 ④著明な小脳症状。
第 4 期 （中脳水道や第 4 脳室を圧迫する時期）	頭蓋内圧亢進症状

神経耳科学的検査

❶Rinne 試験*は陽性、Weber 試験*では健側に変位する。

❷聴力検査所見

（ⅰ）後迷路性感音性難聴

（ⅱ）補充現象(recruitment phenomenon)**は陰性。

（ⅲ）純音聴力に比べて語音明瞭度が低下。

第 2 章／脳腫瘍ヘズ～ムイン

❸前庭機能検査

（ⅰ）自発眼振（Bruns 眼振）

（ⅱ）温度眼振試験（caloric test）***

　　ⓐ患側で、温度眼振が低下または消失。

　　ⓑ高率（60～95％）に認める。

楽々講座

*【Rinne 試験と Weber 試験】

1．Rinne 試験
　①検査法
　　①振動させた音叉を乳様突起の上に置く。
　　②骨よりの振動音が聞こえなくなったら音叉をはずして外耳孔 4～5 cm のところにもってき
　　　て、なお振動音が聞こえるかどうかを検査する。
　②判定
　　①正常；気導による聴力が骨伝導より長く続けば陽性で、正常である。
　　②伝音性難聴；外耳孔のところにもってきても振動音が聞こえない（気導の方が短い）場合は陰
　　　性で、外耳道の閉塞や中耳の障害による伝音性難聴である。
　　③感音性難聴；正常と同じで、気導による聴力が骨伝導より長い（陽性）。
2．Weber 試験
　①検査法
　　①振動させた音叉を前額部の中央に置く。
　　②振動が左右の耳のどちらに強くひびくかを検査する。
　②判定法
　　①正常；両側同じように真ん中で聞こえる。
　　②伝音性難聴；患側に大きく聞こえる。
　　③感音性難聴；健側に大きく聞こえる。

**【補充現象 Recruitment phenomenon】

①一側の感音性難聴がある場合、その耳に入る音の強さを次第に増していくと、正常な耳に比べ
　て異常に強く、時に不快にさえ感じる。この現象を補充現象という。
②内耳の外有毛細胞の障害による
　①内耳性難聴で陽性となる。
　②前庭神経鞘腫では陰性。

***【温度眼振試験 Caloric test】

①検査法
　①あらかじめ患者の鼓膜に異常のないことを確認する。
　②患者を仰臥位に寝かせ、頭を 30°挙上し、外耳道に温水または冷水（体温より 7℃上または下）
　　20～50 m*l* を注射器で注入する。
②判定
　①正常➡冷水で注入側と反対側に、温水では注入側と同じ側に眼振が生じる。
　②前庭神経障害例➡反応の低下、あるいは消失。

383

頭部エックス線単純・断層撮影	❶Stenvers(錐体内耳道)撮影が有用(図 2-78)。 ❷内耳道の拡大(内耳道の垂直径の左右差が 2 mm 以上、または一方が 8 mm 以上で有意)、あるいは内耳道上縁の破壊像。 ❸内耳道拡大の形状；漏斗状(扇状)拡大 ❹骨変化を認めない症例が、15〜20％にみられる。

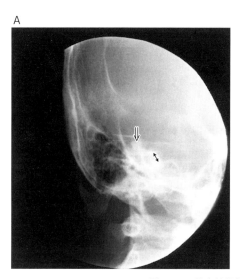 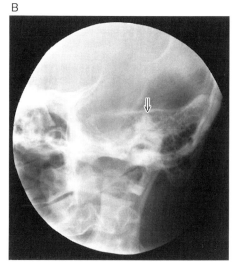

図 2-78. 前庭神経鞘腫の Stenvers 撮影
(窪田惺著, 脳神経外科ビジュアルノート, 金原出版, 2003 より許可を得て転載)

A(健側)；右の内耳道は、正常に認められる(↔)。
B(患側)；左の内耳道は破壊され、認められない。
(⇒は、前半規管を示す。前半規管が内耳道を同定するよい指標となる)

椎骨動脈造影	❶上小脳動脈および前下小脳動脈の上方変位。 ❷後下小脳動脈の下方変位。 ❸脳底動脈の健側への変位。 ❹錐体静脈の上外側への変位。

エックス線CT　❶単純CT（図2-79 A、B）
　　　　　　　（ⅰ）等吸収域のことが多い（50〜60％）。
　　　　　　　（ⅱ）低吸収域や高吸収域のこともある。
　　　　　　　（ⅲ）内耳道の拡大を認める。
　　　　　　❷造影CT（図2-79 C）
　　　　　　　（ⅰ）多くは均一に増強される。
　　　　　　　（ⅱ）リング状や不規則に増強されることもある。

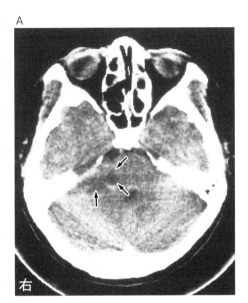

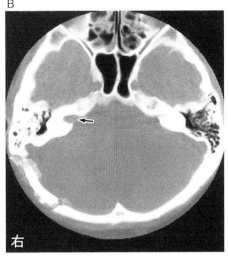

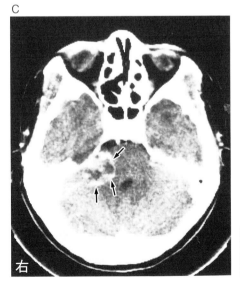

図2-79. 前庭神経鞘腫のエックス線CT
A（単純CT）；右小脳橋角部に低吸収域を認める（→）。
B（単純CT、bone window level）；右の内耳道は拡大している（→）。
C（造影CT）；不均一に増強される（→）。

MRI　　　❶単純MRI（図2-80 A）
　　　　　　（ⅰ）T1強調画像；軽度低〜等信号
　　　　　　（ⅱ）T2強調画像；高信号（軽度から著明）

❷造影 MRI（図 2-80 B）
 （ⅰ）均一に増強されることが多い。
 （ⅱ）リング状や不均一に増強されることもある。

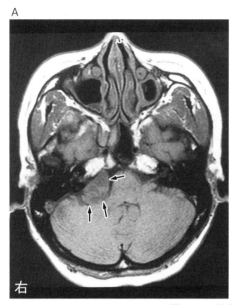
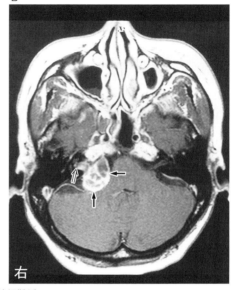

図 2-80. 前庭神経鞘腫の MRI
A（単純 MRI）；右小脳橋角部に低～等信号を認める（→）。
B（造影 MRI）；不均一に増強される（→）。また内耳道内にも増強される部分がある（⇒）。

鑑別診断　髄膜腫、類上皮腫や三叉神経鞘腫（680 頁の表 3-24）。
治療方針　❶腫瘍の大きさによる治療方針
 （ⅰ）概ね 3 cm 以下の大きさの腫瘍
  ⓐ経過観察
  ⓑ定位放射線照射（γ-Knife や CyberKnife など）
 （ⅱ）3 cm を超える大きさの腫瘍➡外科的治療
❷その他の要因
 （ⅰ）合併症で手術が不可能な症例➡定位放射線照射
 （ⅱ）両側性の症例➡定位放射線照射
 （ⅲ）残存例や再発例➡定位放射線照射

治療　❶外科的治療
 （ⅰ）顔面神経の機能や聴力を温存しながら可及的に摘出、あるいは部分摘出する。
 （ⅱ）顔面神経は腫瘍より橋側（手術体位が側臥位では腫瘍の奥）にあることが多い。
 （ⅲ）蝸牛神経は、顔面神経の尾側（脊髄側）寄りに存在することが多い（宜保ら，1991）。
❷定位放射線照射（γ-Knife や CyberKnife など）
❸舌下神経・顔面神経吻合術
 ➡術後 10～12 カ月の時点で顔面神経麻痺の回復が不十分な場合には、本手術を考慮する。

第 2 章／脳腫瘍ヘズ〜ムイン

病理学的所見　❶肉眼的所見

（ⅰ）被膜を有する境界明瞭な腫瘍。

（ⅱ）表面は平滑。

（ⅲ）嚢胞形成を認める(10〜20％)。

（ⅳ）腫瘍周囲のくも膜が癒着し、くも膜嚢胞を形成することが多い。

❷組織学的所見；Antoni A 型と B 型とが混在していることが多い。

手術成績　❶顔面神経および聴力の温存率

➡腫瘍の大きさと関係する(Frerebeau ら. 1987)。

（ⅰ）2 cm 未満の大きさのもの

ⓐ顔面神経機能温存率；100％

ⓑ聴力温存；43％

（ⅱ）2〜4 cm

ⓐ顔面神経機能温存率；83％

ⓑ聴力温存率；25％

（ⅲ）4 cm を超えるもの(＞4 cm)

ⓐ顔面神経機能温存率；56％

ⓑ聴力温存率；10％

❷術後 2 週間の顔面神経の機能予後(Samii ら. 1997)

（ⅰ）House-Brackmann grade Ⅰ；47％

（ⅱ）House-Brackmann grade Ⅱ；12％

（ⅲ）House-Brackmann grade Ⅲ；14％

（ⅳ）House-Brackmann grade Ⅳ；6％

（ⅴ）House-Brackmann grade Ⅴ；10％

（ⅵ）House-Brackmann grade Ⅵ；11％

※House-Brackmann grade；389 頁の**表 2-50**。

❸聴力

（ⅰ）全摘出後の聴力温存率(Silverstein ら. 1986)

ⓐ全体；37％

ⓑ腫瘍の大きさ；1.5 cm 未満での温存率は 75％

ⓒ術前の聴力が良好な症例(Class Ⅰ)(389 頁の**表 2-51** 参照)；術後の聴力はよい。

（ⅱ）症例の 57％が術前より悪化(Bederson ら. 1991)。

（ⅲ）聴力予後に関与する因子(神崎ら. 1996)

ⓐ蝸牛神経への腫瘍浸潤の有無。

➡腫瘍浸潤のない場合には、腫瘍を全摘しても聴力を温存できる可能性がある。

ⓑ腫瘍と第 8 脳神経の境界部の新生血管は、第 8 脳神経と腫瘍の両者に血流を供給している。

➡したがって、神経と腫瘍との間の新生血管が高度に発達した症例では、聴力悪化の起こる可能性がある。

387

ⓒ第8脳神経の中枢から末梢への移行部（内耳孔付近）は、物理的刺激に対して脆弱性が高い。

　　　➡したがって、この部位の粗雑な手術操作は、術後の聴力を悪化させる。

　（ⅳ）術前に聴力が非常に悪い症例では、改善は期待できない。

❹術後の顔面神経麻痺

　（ⅰ）出現頻度（腫瘍の大きさ；平均32.0 mm）(Bederson ら. 1991)

　　　ⓐ完全麻痺；5%

　　　ⓑ不完全麻痺；31%

　（ⅱ）術後の顔面神経麻痺の原因

　　　ⓐ手術中の顔面神経の牽引。

　　　ⓑ顔面神経への栄養血管の損傷*。

───────────────────────（チョット役に立つお話）───

*：前下小脳動脈から分岐する迷路動脈（labyrinthine artery）、中硬膜動脈（または副硬膜動脈）から分岐する浅大錐体動脈（greater superficial petrosal artery）、および後耳介動脈（または後頭動脈）から分岐する茎乳突孔動脈（stylomastoid artery）が顔面神経への栄養血管であるが、腫瘍摘出時にこれらの血管を損傷しないように注意する必要がある。

γ-Knife の成績

❶腫瘍制御率；90〜98%

　（ⅰ）縮小例；50〜60%

　（ⅱ）不変例（発育停止例）；33%

　（ⅲ）増大例；5%

❷聴力の温存率(福岡. 2007)

　（ⅰ）2年目での温存率；84%

　（ⅱ）4年目での温存率；71%

　（ⅲ）7年目での温存率；64%

❸顔面神経機能(福岡. 2007)

　（ⅰ）一過性の軽度の顔面神経麻痺；1%の頻度。

　（ⅱ）永久障害や悪化例はない。

❹三叉神経障害(福岡. 2007)

　（ⅰ）顔面のしびれや痛みを、一過性に、4.9%の頻度で認める。

　（ⅱ）軽度な顔面の感覚障害の残存は2.2%の頻度。

❺水頭症➡治療後、シャント術の必要な脳室拡大を4.5%に認める(福岡. 2007)。

❻前庭機能障害（眩暈やふらつき）(福岡. 2007)

　（ⅰ）一過性に、20%の頻度で認める。

　（ⅱ）1.5%に残存。

第 2 章／脳腫瘍ヘズ～ムイン

顔面神経機能評価
(House ら, 1985)
(表 2-50)

表 2-50. House-Brackmann 顔面神経機能の評価(House ら, 1985)

重症度	障害程度	所見
Grade I	正常 (normal)	顔面運動機能は、すべての部位で正常(normal facial function in all areas)。
Grade II	軽度障害 (mild dysfunction)	軽度の麻痺を認める(slightly weakness)。
Grade III	中等度障害 (moderate dysfunction)	明らかな麻痺はある。努力すれば完全に閉眼可能(obvious weakness. complete eye closure with effort)。
Grade IV	中等度重症の障害 (moderately severe dysfunction)	明らかな麻痺はある。完全に閉眼することは不可能(obvious weakness. incomplete eye closure)。
Grade V	重度障害 (severe dysfunction)	顔面の動きはほとんど認められず、顔面は、安静時非対称(only barely perceptible motion. asymmetry at rest)。
Grade VI	完全麻痺 (total paralysis)	顔面の動きはまったく認められない(no movement)。

聴力の評価
(Silverstein ら, 1986)
(表 2-51)

表 2-51. 聴力の評価(Silverstein ら, 1986)

	聴　力 Hearing	会話域平均聴力(dB) PTA(pure tone average)	語音弁別 Speech discrimination(%)
Class I	Good or excellent (良好)	0～30	70～100
Class II	Serviceable (有用)	35～50	50～65
Class III	Nonserviceable (有用な聴力なし)	55～75	25～45
Class IV	Poor(貧弱)	80～100	0～20
Class V	No measurable hearing (測定不能)	—	0

再発率

〔術後 10～15 年の再発率〕

❶全摘出例；3～4％

❷部分摘出例；約半数

自然経過

❶増大速度(Bederson ら, 1991)

（ⅰ）全体；成長率は、1 年で 2 mm 以内(平均)。

（ⅱ）年次別

　ⓐ最初の 1 年目；1 年で、1.6±0.4 mm(平均)大きくなる。

　ⓑ2 年目；1 年で、1.9±1.0 mm(平均)大きくなる。

❷大きさの変化(追跡期間；平均 26±2 カ月)(Bederson ら, 1991)

（ⅰ）不変例；41％

（ⅱ）増大例；53％

（ⅲ）縮小例；6％

3．三叉神経鞘腫 Trigeminal neurinoma

定義・概念 ❶三叉神経の Schwann 細胞より発生する腫瘍をいう。

❷ほとんどが三叉神経の知覚枝より発生。

頻度 ❶原発性脳腫瘍の 0.1〜0.4％

❷頭蓋内神経鞘腫（シュワン細胞腫）全体の 0.8〜8％ (奥野ら，2005)

❸第 8 脳神経鞘腫以外の神経鞘腫（シュワン細胞腫）の中では 60％を占め、最も多い。

分類

神経根型 Root type	①三叉神経根より発生するタイプ。 ②腫瘍は、主に後頭蓋窩にある。 　➡小脳橋角部腫瘍の形をとる。 ③頻度；16％(Lesoin ら，1986)
Gasser 神経節型 Ganglion type	①Gasser 神経節から発生するタイプ。 ②頻度；このタイプが多く、半数を占める(53％)(Lesoin ら，1986)。 ③腫瘍は、主に中頭蓋窩にある。 　①初期は硬膜外であるが、後に海綿静脈洞を侵す。 　②側頭葉腫瘍の形をとる。
亜鈴型 Dumbbell or Hourglass type	①Meckel 腔（三叉神経腔）をはさんで、中頭蓋窩と後頭蓋窩の両方にまたがるタイプ。 ②頻度；27％(Lesoin ら，1986)
末梢型 Peripheral type	①頭蓋内の三叉神経の分枝（第 1 枝、第 2 枝や第 3 枝）から発生するタイプ。 　①各分枝からは、ほぼ同程度に発生する。 　②すなわち、第 1 枝；4 例、第 2 枝；3 例、第 3 枝；5 例(奥野ら，2005) ②稀(4％)(Lesoin ら，1986)

好発年齢 ❶20〜60 歳に好発する。

❷40 歳代にピーク。

性別 ❶女性に多い（男性：女性 1：1.5）。

❷頻度の稀な末梢型では、男性に多い(奥野ら，2005)。

初発症状 ❶三叉神経症状が最も多い（半数）。

　（ⅰ）顔面痛

　　ⓐ Gasser 神経節型に多く(52％)、神経根型には少ない(28％)。

　　　➡Gasser 神経節は固定されているため軽度の圧迫でも移動できず、そのために痛みが生じやすいとされている。

　　ⓑ神経根型では顔面痛がみられず、感覚鈍麻のみの所見が一般的。

　（ⅱ）顔面の感覚鈍麻や感覚異常

　　ⓐ通常、第 1〜3 枝の全領域の感覚鈍麻。

　　ⓑ時に、第 1 枝（眼神経）領域。

　（ⅲ）角膜反射の減弱あるいは消失。

❷次いで、周囲の脳神経症状、小脳症状および脳幹症状。

　（ⅰ）脳神経症状としては、動眼神経、滑車神経、外転神経、顔面神経、および聴神経症状の出現率が高い。

　（ⅱ）小脳症状；25％

　（ⅲ）複視；11％

❸頭痛；16％

症状 (Lesoin ら, 1986)	神経根型	小脳橋角部症候群(111頁)を呈する。 ①顔面神経麻痺や聴神経障害。 ②脳幹症状や小脳症状。 ③頭蓋内圧亢進症状(30%)。
	Gasser 神経節型	Raeder 症候群(傍三叉神経症候群 paratrigeminal syndrome)(105頁)を呈する。 ①顔面痛 ②動眼・滑車・外転神経麻痺。 ③角膜反射の低下。 ④同名性半盲(homonymous hemianopsia) ⑤眼痛。 ⑥咬筋麻痺(末期)
	末梢型*	①眼球突出 ②動眼神経麻痺

*末梢型の症状(奥野ら, 2005)
①自覚症状；顔面のしびれ、顔面痛
②腫瘍の由来した分枝の領域に限局した知覚鈍麻。
③各分枝特有の症状
　①第1枝由来の腫瘍
　　➡眼球突出、複視や眼瞼下垂で、腫瘍の上眼窩裂への伸展と関連。
　②第2枝由来の腫瘍
　　➡伝導性難聴や鼻閉塞感で、腫瘍の中耳や鼻咽頭への伸展が原因。
　③第3枝由来の腫瘍➡難聴で、腫瘍の中耳の伸展が原因。

入院時所見
❶顔面の知覚低下が最も多い(70%)。
❷角膜反射の低下(56%)。
❸以下、顔面痛＞咀嚼筋の筋力低下≧外転神経麻痺。

頭部エックス線単純撮影
❶Gasser 神経節型
　（ⅰ）錐体骨先端部やトルコ鞍周囲の骨破壊像。
　（ⅱ）中頭蓋窩の骨破壊像。
❷神経根型；錐体骨先端部の破壊像。

エックス線CT
❶単純CT(2-81 A)；等、あるいは軽度高吸収域。

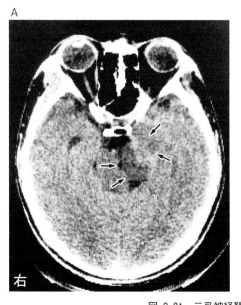 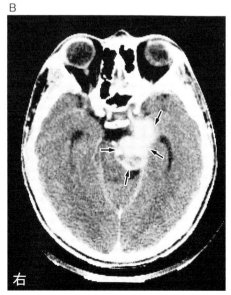

図 2-81. 三叉神経鞘腫のエックス線CT
(窪田惺著, 脳神経外科ビジュアルノート. 金原出版, 2003 より許可を得て転載)

A(単純CT)；左中頭蓋窩に低〜等吸収域を認める(→)。
B(造影CT)；ほぼ均一に増強される(→)。

❷造影 CT（図 2-81 B）；不均一に増強される。

MRI ❶単純 MRI
（ⅰ）T1強調画像（図 2-82）；低〜等信号
（ⅱ）T2強調画像；高信号
❷造影 MRI；不均一に増強される。

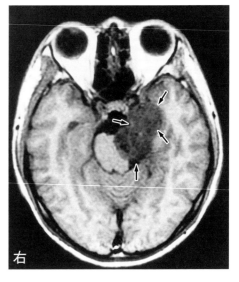

図 2-82. 三叉神経鞘腫の単純 MRI
(窪田惺著, 脳神経外科ビジュアルノート, 金原出版, 2003 より許可を得て転載)

T1強調画像で、左中頭蓋窩に低信号を認める（→）。

鑑別診断 前庭神経鞘腫、髄膜腫や類上皮腫（680 頁の表 3-24）。

治療・成績 ❶手術による全摘出。
　➡海綿静脈洞や脳幹と癒着しており、困難なことが多い。
❷γ-Knife (Huang ら, 1999)
（ⅰ）腫瘍増大抑制効果（平均追跡期間；3.7 年）
　　ⓐ全体；100％
　　ⓑ内訳
　　　㋐腫瘍容積の縮小例；56％
　　　㋑不変例（腫瘍発育停止例）；44％
（ⅱ）照射による反応と発生部位（神経根型、Gasser 神経節型や末梢型）とは無関係。
（ⅲ）臨床症状の改善；31％

病理学的所見 ❶肉眼的所見；被膜を有する境界鮮明で充実性の腫瘍。
❷組織学的所見；Antoni A 型が多い。

予後 良好

第 2 章／脳腫瘍ヘズ〜ムイン

⓭頭蓋内胚細胞腫瘍 Intracranial germ cell tumors

1. 総説

定義・概念

❶胚細胞腫瘍とは、**始原生殖細胞**(primordial germ cell)に由来する腫瘍をいう。

❷ちなみに、始原生殖細胞(原始生殖細胞)とは、精子や卵子などの生殖細胞の源となる細胞。

頻度

❶日本を含めた東アジアに多い(欧米に比べて 3〜8 倍)(中村. 2016)。

❷本邦；原発性脳腫瘍全体の 2.2%

❸年間発生頻度(日本脳腫瘍全国集計. 10 th. 2000)

（ⅰ）全体；人口 10 万人に対して 0.36 人。

（ⅱ）性別

ⓐ男性；人口 10 万人に対して 0.53 人。

ⓑ女性；人口 10 万人に対して 0.18 人。

❹本邦；胚細胞腫瘍の約半数(45%)は小児例。

❺小児(本邦)

（ⅰ）小児原発性脳腫瘍の 16.1% で、第 1 位。

➡胚細胞腫瘍を再分類すると、毛様細胞性星細胞腫が第 1 位で、Pure Geminoma は第 4 位。

（ⅱ）小児の胚細胞腫瘍の中では、Pure Germinoma が最も多い(51.0%)。

➡Pure Germinoma は小児原発性脳腫瘍の 8.2% で、頭蓋咽頭腫に次いで第 4 位。

発生起源(説)

性腺原基を形成する始原生殖細胞が、なんらかの遊走異常により脳に達し、異所性胚細胞として生き残り腫瘍化したと考えられている(中村. 2016)。

分類

❶種類による分類

（ⅰ）Germinoma、奇形腫、胎児性癌、絨毛癌、卵黄嚢腫瘍の 5 型を基本型とし、それに各々を混じる混合胚細胞腫瘍がある。

（ⅱ）純型の Germinoma と Nongerminomatous germ cell tumor(純型 Germinoma 以外の胚細胞腫瘍；非 Germinoma 胚細胞腫瘍)の 2 群に分ける場合もある。

❷予後による分類(中村. 2004)

（ⅰ）予後良好群(good prognosis group)；純型の Germinoma。

（ⅱ）予後中間群(intermediate prognosis group)

ⓐ合胞体栄養細胞性巨細胞を伴う Germinoma。

ⓑ奇形腫または悪性奇形腫。

ⓒ混合型腫瘍(Germinoma＋奇形腫、Germinoma もしくは奇形腫主体で、少量の悪性要素を含むもの)

（ⅲ）予後不良群(poor prognosis group)

ⓐ絨毛癌(HCG 産生)

ⓑ卵黄嚢腫瘍(AFP 産生)、内胚葉洞腫瘍。

393

　　　　　　ⓒ混合型腫瘍で、上記3腫瘍要素を主体とするもの。

種類と特徴　❶Germinoma（ジャーミノーマ、胚腫、胚細胞腫）

（ⅰ）Germinoma とは、精祖細胞または卵祖細胞に類似した細胞からなる腫瘍をいう。

（ⅱ）頻度（本邦）；胚細胞腫瘍全体の約70％を占め、圧倒的に多い。

（ⅲ）細分類

　➡純型（pure germinoma）とヒト絨毛性ゴナドトロピン（human chorionic gona-
dotropin；HCG）を産生する Germinoma（HCG producing germinoma）とがあ
るが、ほとんどが純型。

（ⅳ）髄腔内播種をきたす。

❷奇形腫（teratoma）

（ⅰ）胎児の基本的要素の3胚葉成分からなる腫瘍をいう。

（ⅱ）頻度（本邦）；胚細胞腫瘍全体の約15％で、2番目に多い。

（ⅲ）成人より小児に多い（本邦）。

（ⅳ）細分類

　ⓐ成熟奇形腫（mature teratoma）；構成組織のすべてが分化成熟しているものをい
う。

　ⓑ未熟奇形腫（immature teratoma）；構成組織のすべて、または一部が未熟な奇形
腫をいう。

❸胎児性癌（embryonal carcinoma）

（ⅰ）胎児性成分および胎児外成分（胎盤）の両者への分化能をもつ未分化、未熟な腫瘍
をいう。

（ⅱ）頻度（本邦）；胚細胞腫瘍全体の約0.6％で、極めて稀。

（ⅲ）成人より小児に多い（本邦）。

❹絨毛癌（choriocarcinoma）

（ⅰ）栄養胚葉（trophoblast）に由来する悪性腫瘍で、胎盤の組織要素である合胞体栄養
膜細胞（syncytiotrophoblast）と細胞栄養膜細胞（cytotrophoblast）を含む。

（ⅱ）頻度（本邦）；胚細胞腫瘍全体の約2％で、稀。

（ⅲ）非常に出血しやすい。

（ⅳ）血行性に中枢神経系外（肺など）に転移しやすい。

❺卵黄嚢腫瘍（york sac tumor）

（ⅰ）卵黄嚢（york sac）の組織構築に類似する腫瘍をいう。

（ⅱ）頻度（本邦）；胚細胞腫瘍全体の中の約5％で、4番目に多い。

（ⅲ）成人より小児に多い（本邦）。

（ⅳ）ラット胎盤の内胚葉洞（endodermal sinus）との類似性から、**内胚葉洞腫瘍**（endo-
dermal sinus tumor）とも呼ばれる。

❻混合胚細胞腫瘍（mixed germ cell tumor）

（ⅰ）2つ以上の組織型が混在している胚細胞腫瘍をいう。

（ⅱ）頻度：胚細胞腫瘍全体の中の約10％で、3番目に多い（本邦）。

（ⅲ）成人より小児に多い（本邦）。

第 2 章／脳腫瘍ヘズ～ムイン

（ⅳ）組み合わせ

ⓐGerminoma を混在する率が最も高く、次いで奇形腫である。

（例；Germinoma＋York sac tumor、 Germinoma＋Embryonal carcinoma、 Teratoma＋York sac tumor など）

ⓑGerminoma と絨毛癌とが混在することはない。

特徴

❶Pure Germinoma が最も多い（約 62％）。

❷性別；男性に圧倒的に多い（約 82％）。

❸松果体部では、石灰化を高率に認める（単純 CT で 80％）。

❹Germinoma は松果体部より神経下垂体部に多い。

❺成熟奇形腫は神経下垂体部には極めて稀。

好発年齢（本邦）

❶全体；10～19 歳に好発する（53.6％）。

❷種類別

（ⅰ）Pure Germinoma

ⓐ15～19 歳にピーク（28.1％）。

ⓑ次いで、10～14 歳（27.7％）。

ⓒ以下、20～24 歳（14.7％）＞25～29 歳（10.7％）の順。

（ⅱ）混合胚細胞腫瘍

ⓐ10～14 歳にピーク（38.2％）

ⓑ次いで、5～9 歳と 15～19 歳（各 20.6％）。

（ⅲ）未熟奇形腫

ⓐ15～19 歳にピーク（28.6％）。

ⓑ次いで、5～9 歳と 10～14 歳（各 14.3％）。

（ⅳ）成熟奇形腫

ⓐ5～9 歳と 25～29 歳にピーク（各 21.1％）。

ⓑ次いで、15～19 歳（15.8％）。

ⓒ以下、10～14 歳と 20～24 歳（各 10.5％）の順。

性別

❶全体（本邦）

➡男性に圧倒的に多い（男性：女性＝4.5：1）。

❷種類別（本邦）

（ⅰ）Pure Germinoma➡男性に圧倒的に多い（男性：女性＝4.9：1）。

（ⅱ）混合胚細胞腫瘍➡男性に圧倒的に多い（男性：女性＝4.7：1）。

（ⅲ）未熟奇形腫➡男性に圧倒的に多い（男性：女性＝7：1）。

（ⅳ）成熟奇形腫➡男性に多い（男性：女性＝2.2：1）。

❸部位別

（ⅰ）松果体部➡男性に圧倒的多い（90％）。

（ⅱ）神経下垂体部➡性差はないか、やや女性に多い。

（ⅲ）基底核部➡男性に圧倒的多い。

発生部位

❶全体

（ⅰ）松果体部に最も多い。

ⓐ頻度；50％(西川，2016)

ⓑGerminoma が最も多いが、Nongerminomatous germ cell tumor(非 Germinoma 胚細胞腫瘍)も多く発生する。

（ⅱ）次いで、神経下垂体部。

ⓐ頻度；30％(西川，2016)

ⓑGerminoma が多い。

（ⅲ）第 3 位は、基底核-視床下部。

ⓐ発生頻度；5〜6％

ⓑ基底核部には、Germinoma が圧倒的に多い。

（ⅳ）稀に、小脳虫部、下垂体、脳室系、脳梁や視交叉。

➡脳室系には、Nongerminomatous germ cell tumor が圧倒的に多い。

（※）松果体や神経下垂体以外の脳部位に発生する Germinoma を異所性 Germinoma（594 頁）という(Yonezawa ら，2010)。

❷種類別

（ⅰ）Germinoma➡松果体部より神経下垂体部に多い(約 60％)(Jennings ら，1985)。

（ⅱ）Nongerminomatous germ cell tumor➡松果体部に多い(約 70％)(Jennings ら，1985)。

（ⅲ）成熟奇形腫➡神経下垂体部には発生すること極めて稀。

❸部位別；神経下垂体部や基底核部発生例は Germinoma が多い(Jennings ら，1985)。

❹松果体部と神経下垂体部に同時に腫瘍が発生*することがあるが、ほとんどが Germinoma(田中ら，2004)。

―――――――（チョット役に立つお話）―――

*【松果体部と神経下垂体部の両部位に発生する胚細胞腫瘍 Germ cell tumor with synchronous lesions in pineal and neurohypophyseal regions】

①初診時に既に、松果体部と神経下垂体部（鞍上部）に胚細胞腫瘍を認めるものを Germ cell tumor with synchronous lesions in the pineal and neurohypophyseal(suprasellar) regions という。

ⓐ頻度

①胚細胞腫瘍の 10〜15％

②Germinoma の 20％

ⓑ尿崩症が初発先行し、松果体腫瘍による水頭症で受診することが多い。

ⓒ好発年齢；13 歳(平均)

ⓓ性別；男性に圧倒的に多い(杉山ら，2003)。

ⓔ組織型；ほとんどが Germinoma。

②一方、異なった組織型の胚細胞腫瘍が、時間を経て異なった部位に発生することがある(播種を除く)(杉山ら，2003)。

ⓐ性別；全例が男性。

ⓑ先行病変；松果体部がほとんど。

症状　❶部位別

　（ⅰ）松果体部

　　　ⓐ頭蓋内圧亢進症状、ⓑParinaud 症候群、など。

　（ⅱ）神経下垂体部（341 頁）

　　　ⓐ尿崩症、ⓑ視力・視野障害、ⓒ下垂体前葉機能低下症状。

　（ⅲ）基底核・視床部（591 頁）

　　　ⓐ片麻痺、ⓑ性格変化、など。

　❷種類別

　　➡絨毛癌や Germinoma with syncytiotrophoblastic giant cell（STGC）を伴う Germi-
　　　noma では思春期早発症をきたすことがある（367 頁、652 頁）。

腫瘍マーカー　❶概説（松谷．1996）

　（ⅰ）AFP 値が 2,000 ng/m*l*、あるいは HCG が 2,000 mIU/m*l* の場合

　　　➡極めて悪性度の高い腫瘍。

　（ⅱ）HCG（human chorionic gonadotropin）産生腫瘍

　　　➡腫瘍マーカーの髄液値は、血清値より高いことが多い。

　（ⅲ）AFP（alpha-fetoprotein）産生腫瘍

　　　➡腫瘍マーカーの血清値は、髄液値より高い傾向にある。

　（ⅳ）Germinoma

　　　➡免疫染色により胎盤性アルカリフォスファターゼ（placental alkaline phospha-
　　　　tase；PLAP）が高率に陽性となる。

　❷各組織型による血清腫瘍マーカー（**表 2-52**）

表 2-52．頭蓋内胚細胞腫瘍の各組織型による血清腫瘍マーカー
（門田ら．2016 より抜粋）

	AFP	HCG
Germinoma	−	−[*1]
成熟奇形腫	−	−
胎児性癌	−	−
卵黄嚢腫瘍	＋＋	−
絨毛癌	−	＋＋

[*1]；合胞体栄養細胞性巨細胞（syncytiotrophoblastic giant cell；STGC）
　を伴う Germinoma では HCG は高値（＋）。
★未熟奇形腫（immature teratoma）では、AFP が高値である。
★胎児性癌の 20〜30％に CEA（carcinoembryonic antigen）陽性例がある。
（略語）AFP；alpha-fetoprotein、HCG；human chorionic gonadotropin

治療方針　❶園田らの報告（2011）

　（ⅰ）Germinoma

　　　ⓐ放射線量を下げ、化学療法を併用する治療。

　　　ⓑ化学療法単独療法では不十分。

　（ⅱ）非 Germinoma 胚細胞腫瘍（成熟奇形腫を除く）

　　　➡治療法は確立していない。

❷本邦における治療方針と治療法

（ⅰ）西川の報告(2015)

　　ⓐ頭蓋内胚細胞腫瘍を組織型により予後良好群、中間群および予後不良群の 3 群に大別する（**表 2-53** 参照）。

　　　➡手術により組織を確認することが原則で、腫瘍マーカー値は分類などには考慮しない。ただし、例外として、HCG あるいは AFP がそれぞれ 2,000 mIU/m*l*、2,000 ng/m*l* 以上の場合には組織診断なしでも予後不良群として治療を開始してよい。

　　ⓑ治療法

　　　㋐予後良好群（Germinoma）

　　　　①化学療法と放射線治療の併用。

　　　　②すなわち、Carboplatin＋Etoposide による化学療法に、松果体とトルコ鞍の両方を含む拡大局所照射（現在は全脳室照射）24 Gy を併用。

　　　㋑予後中間群；放射線照射の線量をあげるとともに、化学療法の強度をあげる。

　　　㋒予後不良群

　　　　①全脳脊髄照射を行う。

　　　　②さらに、化学療法を Ifosfamide＋Cisplatin＋Etoposide（ICE 療法）に変更し強度をあげる。

（ⅱ）厚生労働省小児悪性腫瘍治療研究班による治療方針（**表 2-53**）(松谷. 1998)

表 2-53. 厚生労働省小児悪性腫瘍治療研究班による多施設共同研究治療計画(松谷. 1998)

①治療分類
　➡組織型（WHO）により以下の 3 群に分ける。
　ⓐGood prognosis（予後良好群）
　　→Pure Germinoma
　ⓑIntermediate prognosis（予後中間群）
　　①Germinoma with STGC
　　②Malignant teratoma
　　③Mixed tumor のうち、
　　　①Germinoma＋Teratoma
　　　②Germinoma あるいは Teratoma が主体
　ⓒPoor prognosis（予後不良群）
　　①Choriocarcinoma
　　②York sac tumor
　　③Embryonal carcinoma
　　④Mixed tumor のうち、上記 3 腫瘍要素を主体とするもの。

②治療原則
　ⓐ手術切除（組織診断確定）後、化学療法を先行する。
　ⓑ化学療法後、放射線治療を行う。
　ⓒ2 歳未満児では可能ならば化学療法を継続し、照射は 3 歳を超えた時点で行う。

③治療法
　ⓐGood prognosis 群（pure germinoma）
　　①CARB-VP 3 コースで著効（complete response；CR）の場合は、腫瘍部局所に 24 Gy。
　　②CARB-VP 3 コースで有効（partial response；PR）以下の場合は、拡大局所に 30～50 Gy（CR が得られるまで）。
　ⓑIntermediate prognosis 群
　　①CARB-VP 3 コース＋拡大局所照射 30 Gy＋腫瘍部照射 20 Gy、または
　　②ICE 3 コース＋拡大局所照射 24～50 Gy（CR のときは 24 Gy、CR 以外は 50 Gy）。
　　〔照射終了後〕
　　　①の場合は、CARB-VP を 3～4 カ月ごとに 5 回施行（計 8 コース）。
　　　②の場合は、ICE を 3～4 カ月ごとに 3 回施行（計 6 コース）。

ⓒPoor prognosis 群
　　　　①ICE 3 コース＋全脳 30 Gy＋全脊髄 24 Gy＋腫瘍部 30 Gy（腫瘍部総線量 60 Gy）
　　　　②その後、ICE を 3〜4 カ月ごとに 5 回（計 8 コース）。
　　　　（初期治療の ICE 療法中に腫瘍増大を認めた場合は、直ちに照射に変更する）
　　④化学療法剤
　　　ⓐCARB-VP
　　　　①day 1；Carboplatin 450 mg/m^2
　　　　②day 1〜3；Etoposide 150 mg/m^2
　　　ⓑICE 療法
　　　　・day 1〜5；Iosfamide（IFOS）900 mg/m^2
　　　　　　　　　　　Cisplatin 20 mg/m^2
　　　　　　　　　　　Etoposide 60 mg/m^2
　　（いずれも、初期治療では 4〜5 週ごとに計 3 コース行う）

治療　❶成熟奇形腫➡手術による摘出。

❷Germinoma およびその他の胚細胞腫瘍
　（ⅰ）外科的治療
　　　➡手術により可及的に腫瘍を摘出し、組織診断を確定することが大切。
　（ⅱ）放射線治療
　　　ⓐ化学療法との併用により、照射線量を減らすことが可能。
　　　ⓑ絨毛癌や卵黄嚢腫瘍などの予後不良群では、手術、化学療法と全脳・全脊髄照射
　　　　を施行。
　（ⅲ）化学療法
　　　ⓐ化学療法単独で制御することは困難。
　　　ⓑCisplatin や Carboplatin を基本とする。
　　　　㋐ Cisplatin、Vinblastin および Bleomycin（PVB）療法
　　　　㋑再発例には効果がない。
　　　ⓒPE 療法（Cisplatin または Carboplatin、Etoposide）
　　　　㋐再発例にも有効。
　　　　㋑ HCG 産生腫瘍には効果がない。
　　　ⓓICE 療法（Ifosfamide、Cisplatin、Etoposide）(中村．2016)

治療成績　❶5 年全生存率（本邦）
　（ⅰ）日本脳腫瘍全国集計(14 th．2017)
　　　ⓐPure germinoma；99.1％
　　　ⓑ奇形腫
　　　　㋐成熟型；86.2％
　　　　㋑悪性型；91.3％
　　　ⓒ絨毛癌；83.3％
　　　ⓓ卵黄嚢腫瘍；71.4％
　　　ⓔ混合胚細胞腫瘍；87.3％
　（ⅱ）西川の報告(2006)
　　　ⓐGerminoma；98％
　　　ⓑ予後中間群（未熟奇形腫など）；94％

ⓒ予後不良群（絨毛癌、卵黄嚢腫瘍、胎児性癌）；64％

❷Germinoma の治療別による 5 年全生存率（本邦）

　（ⅰ）手術＋放射線治療＋化学療法の 3 者併用群；99.3％

　（ⅱ）手術＋化学療法の 2 者併用群；100％

　（ⅲ）放射線治療＋化学療法の 2 者併用群；100％

❸Nongerminomatous germ cell tumor における 5 年無増悪生存期間；40〜70％ _{（中村，2016）}

❹治療別による成績

　（ⅰ）放射線治療

　　　ⓐPVB（cisplatin、vinblastine、bleomycin の 3 者併用）治療群と放射線治療単独群

　　　　による有効率は 64.7％で、差はない_{（松角ら，1986）}。

　　　ⓑ放射線照射後、PVB 療法を施行した症例の有効率（60％）は、PVB 療法を第一選

　　　　択として行った症例の有効率（71.4％）より劣る_{（松角ら，1986）}。

　　　ⓒ放射線治療単独群の 2 年生存率；46.5％_{（Matsutani ら，1997）}。

　（ⅱ）化学療法

　　　➡Cisplatin, Vinblastin および Bleomycin（PVB）療法；2 年生存率は 67.7％_{（Matsutani ら，1997）}

予後
❶卵黄嚢腫瘍の予後が最も悪い。

❷以下、絨毛癌、胎児性癌、奇形腫の順に悪い。

❸Germinoma の予後が最もよい。

頭蓋外転移
❶頻度；3〜20％

❷好発年齢；ほとんどが、20 歳以下。

❸性別；圧倒的に男性に多い。

❹転移部位

　（ⅰ）肺に最も多い（65％）。

　（ⅱ）次に、リンパ節（35％）。

　（ⅲ）以下、骨（30％）＞後腹膜（17％）。

❺転移巣の組織

　➡胚細胞腫瘍では純型は少なく各型が混在していることが多いので、転移巣の組織が
　　原発巣と異なることは稀ではない。

　（ⅰ）数値的には、Germinoma が最も多く、以下、絨毛癌＞卵黄嚢腫瘍＞胎児性癌。

　（ⅱ）しかし、胚細胞腫瘍全体に占める比率を考慮すると、**絨毛癌が最も転移しやすい**。

関連症候群　Down 症候群（70 頁）と Klinefelter 症候群（90 頁）の患者に胚細胞腫瘍が合併する。

2．各腫瘍

1）Germinoma（369 頁）

定義　精祖細胞または卵祖細胞に類似した細胞からなる腫瘍をいう。

頻度（本邦）　❶原発性脳腫瘍全体の 1.5％

❷胚細胞腫瘍の大多数を占める（約 70％）。

性質・特徴　❶本質的には悪性腫瘍である。

❷放射線感受性が非常に高い。

❸髄腔内播種の頻度は 4%（本邦）

❹半数に、嚢胞形成を認める (Liang ら，2002)。

分類　❶純型

❷混合型

（ⅰ）他の組織型を合併するもの。

（ⅱ）奇形腫との合併が最も多い。

❸亜型

➡合胞体栄養細胞性巨細胞を伴う Germinoma（germinoma with syncytiotropho-blastic giant cells；STGC）*

――――――――――――――――――――――（チョット役に立つお話）―

*【合胞体栄養細胞性巨細胞を伴う Germinoma

Germinoma with syncytiotrophoblastic giant cell（STGC）】

①定義

➡Germinoma（ジャーミノーマ）に合胞体栄養細胞性巨細胞（syncytiotropho-blastic giant cell；STGC）を伴うものをいう。

②頻度；頭蓋内 Germinoma の 5〜13%

③名称；本腫瘍群の中には、血清中あるいは髄液中のヒト絨毛性ゴナドトロピン（human chorionic gonadotropin；HCG）が高値を呈しても、組織学的に合胞体栄養細胞性巨細胞（STGC）を認めない症例がある。そのため、現在では、**HCG 産生 Germinoma** と呼ばれている (西川ら，2016)。

④好発年齢；5〜23 歳

⑤性別；男性に圧倒的に多い。

⑥発生部位

ⓐ神経下垂体部（鞍上部）に最も多い。

ⓑ次いで、松果体部。

⑦ヒト絨毛性ゴナドトロピン（HCG）を産生する。

➡血清 HCG 値は 150 IU/l 以下が多く、1,000 IU/l 以上は稀。

⑧HCG は、合胞体栄養膜細胞（syncytioctrophoblastic cell）様の異型巨細胞（atypical giant cell）より分泌される。

⑨細胞栄養膜細胞（cytotrophoblastic cell）は存在しない。

⑩治療

ⓐ外科的治療

ⓑ放射線治療

㋑放射線感受性が高い。

㋺再発例に対しても制御可能。

ⓒ化学療法；Iosfamide、Cisplatin や Etoposide など。

⑪治療分類では、Intermediate prognosis（予後中間群）に属する。

⑫予後

　　ⓐ純型（通常）の Germinoma より予後が悪い。

　　ⓑ5 年生存率；83%

⑬再発；5 年以内に 40～50% で、純型の Germinoma と比べて再発率が高い。

⑭神経管外転移

　　ⓐ純型の Germinoma より頻度が高い。

　　ⓑ転移部位；肝臓や大腿骨。

発生部位　❶松果体部より神経下垂体部（鞍上部）に多い (Jennings ら, 1985)。

　　➡藤巻らは (2007)、「松果体部に好発するが、神経下垂体部近傍にも松果体部よりやや少ない程度に発症する」と報告。

❷多発性の頻度（本邦）；24%

好発年齢（本邦）　❶全体；10～19 歳が約半数（56.2%）を占める。

❷年齢別

　　（ⅰ）10～14 歳にピークがある（28.9%）。

　　（ⅱ）次いで、15～19 歳（27.8%）。

　　（ⅲ）以下、20～24 歳（14.9%）＞25～19 歳（10.4%）の順。

性別（本邦）　男性：女性＝4.7：1 で、圧倒的に男性に多い。

エックス線CT　❶単純 CT

　　（ⅰ）等～軽度高吸収域

　　（ⅱ）神経下垂体部（鞍上部）のものでは、嚢胞を形成（低吸収域）しやすい。

　　　　➡松果体部発生例では、嚢胞形成は稀。

❷造影 CT；均一に増強される。

MRI　❶単純 MRI；T 1、T 2 強調画像とも等～高信号。

❷造影 CT；均一に増強される。

治療　❶外科的治療

　　➡内視鏡下あるいは定位的手術で組織を採取。

❷化学療法

　　（ⅰ）Carboplatin＋Etoposide、または Bleomycin＋Carboplatin＋Etoposide を投与する。

　　（ⅱ）Germinoma は、**化学療法のみでは制御できない。**

❸放射線治療

　　（ⅰ）化学療法に続いて放射線治療（拡大局所照射）を行う。

　　（ⅱ）**全脳室照射**（24 Gy）

　　　　ⓐ第 3 脳室底の漏斗陥凹などを十分に照射野に含める (西川, 2006)。

　　　　ⓑ大脳皮質を照射野から外す (西川, 2006)。

　　（ⅲ）予防的脊髄照射は、通常、施行しない。

第 2 章／脳腫瘍ヘズ～ムイン

❹副腎皮質ステロイド薬の単剤投与

➡本剤の投与により、腫瘍が縮小する(石井ら, 2000)。

病理学的所見 ❶肉眼的所見

（ⅰ）赤褐色の、被膜をもたない実質性腫瘍。

（ⅱ）柔らかい腫瘍

❷組織学的所見

（ⅰ）大型の上皮様細胞と小型のリンパ球様細胞とからなる(two cell pattern、あるいは mosaic pattern)。

（ⅱ）腫瘍細胞と血管壁とは直接に接していない。

➡松果体細胞腫(pineocytoma)との鑑別点となる。すなわち、松果体細胞腫では血管壁に腫瘍細胞が密に接して増殖する。

（ⅲ）間質の結合組織に T リンパ球の浸潤を認める。

免疫組織化学的所見 ❶胎盤性アルカリフォスファターゼ(placental alkaline phosphatase；PLAP)；陽性(大型の腫瘍細胞)

❷c-Kit；陽性(大型の腫瘍細胞)

治療成績(本邦) ❶手術＋放射線治療＋化学療法の三者併用群の 5 年全生存率；99.3%

❷手術＋化学療法の二者併用群の 5 年全生存率；100%

❸放射線治療＋化学療法の二者併用群の 5 年全生存率；100%

予後 ❶発生部位による生存率に差はない。

❷本邦における 5 年全生存率；99.1%

❸10 年生存率；83.6～90%(Muroi ら, 2012)

再発 本邦における局所再発率は 2%

関連症候群 ❶Down 症候群(70 頁)

❷Klinefelter 症候群(90 頁)

2） 奇形腫 Teratoma

定義 胎児の基本的要素の 3 胚葉分化を示し、被膜を有する腫瘍をいう。

頻度(本邦) ❶奇形腫全体

（ⅰ）原発性脳腫瘍全体の 0.3%

（ⅱ）胚細胞腫瘍全体の 14.5%を占め、胚細胞腫瘍の中では 3 番目に多い。

❷分類別

（ⅰ）成熟奇形腫

ⓐ原発性脳腫瘍全体の 0.11%

ⓑ胚細胞腫瘍全体の 5.3%

（ⅱ）未熟奇形腫

ⓐ原発性脳腫瘍全体の 0.14%

ⓑ胚細胞腫瘍全体の 6.7%

分類・特徴 ❶成熟奇形腫 Mature teratoma

（ⅰ）皮膚付属器や骨、神経などの臓器が同定できる分化した組織からなる奇形腫をい

403

う。

（ⅱ）よくみられる構成組織_(熊西, 1986)

ⓐ外胚葉性組織➡表皮、毛、汗腺、脂腺や Glia 組織など。

ⓑ中胚葉性組織➡軟骨、骨や横紋筋など。

ⓒ内胚葉性組織➡消化器系や呼吸系の上皮など。

❷未熟奇形腫 Immature teratoma

（ⅰ）構成組織のすべて、または一部が未熟な奇形腫をいう。

（ⅱ）部分的に他の胚細胞腫瘍の要素を含む混合型が多い。

（ⅲ）臨床的には増殖が速く、悪性性格を示す。

（ⅳ）血中 AFP(α-fetoprotein)が高値。

（ⅴ）治療抵抗性である。

❸悪性転化を伴う奇形腫 Teratoma with malignant transformation

（ⅰ）成熟奇形腫の一部の成分が悪性化したものをいう。

（ⅱ）臨床的に、このタイプと❷の未熟奇形腫(immature teratoma)とを合わせて悪性奇形腫(malignant teratoma)と呼ぶことがある。

好発年齢(本邦)	❶成熟奇形腫
	（ⅰ）5〜9 歳と 25〜29 歳にピーク(21.1％)。
	（ⅱ）次いで、10〜14 歳と 20〜24 歳(各 10.5％)。
	❷未熟奇形腫
	（ⅰ）15〜19 歳にピーク(28.6％)。
	（ⅱ）次いで、5〜9 歳と 10〜14 歳(各 14.3％)。
性別(本邦)	❶成熟奇形腫➡男性：女性＝2.2：1 で、男性に多い。
	❷未熟奇形腫➡男性：女性＝7：1 で、圧倒的に男性に多い。
発生部位	❶ほとんどが、松果体部に発生。
	❷神経下垂体部(鞍上部)には極めて稀。
エックス線CT	❶単純 CT
	（ⅰ）低吸収域と高吸収域の混在(骨、歯や脂肪のため)。
	（ⅱ）石灰化を伴うことが多い。
	（ⅲ）多発性の嚢胞を伴う。
	❷造影 CT；不均一に増強される。
MRI	組織の多彩さにより多彩な信号強度を呈する。
	❶単純 MRI
	（ⅰ）T 1 強調画像；多彩な信号強度(低、等、および高信号の混在)
	（ⅱ）T 2 強調画像➡等〜高信号
	❷造影 MRI；不均一に増強される。
治療 (398 頁参照)	❶成熟奇形腫➡手術による摘出。
	❷未熟奇形腫➡手術による摘出後、化学療法と放射線治療。
組織学的所見	❶皮膚付属器や軟骨、骨や神経などの組織がみられる。
	❷未熟奇形腫では、神経管様構造がしばしばみられる。

第 2 章／脳腫瘍ヘズ〜ムイン

免疫組織化学的 所見(熊西, 1986)	❶表皮組織➡Keratin が陽性。
	❷Glia 組織➡GFAP および S-100 タンパクが陽性。
	❸末梢神経や軟骨➡S-100 タンパクが陽性。
予後 (日本脳腫瘍全国集計, 12 th, 2009)	❶成熟型の 5 年累計生存率；84.6％
	❷悪性型の 5 年累計生存率；67.8％
関連症候群	Down 症候群(70 頁)

ちょっとお耳を拝借

1．Teratocarcinoma という名前は、以前は奇形腫(teratoma)と
　　胎児性癌(embryonal carcinoma)との混合腫瘍を意味したが、
　　現在では使用されない。
2．Growing teratoma syndrome(藤巻ら, 2007)
　　悪性要素を含む奇形腫に放射線、化学療法を行うと悪性度の高
い腫瘍成分は治療によって縮小する。しかし、悪性度の低いある
いは良性の成分は、これらの治療への反応性が低いために却って
腫瘍が徐々に大きくなる。この現象を‘Growing teratoma syn-
drome’という。

3）胎児性癌 Embryonal carcinoma

定義・概念	❶胎児性成分および胎児外成分(臍帯や胎盤など)の両者への分化能をもつ、最も未熟な 腫瘍をいう。
	❷上皮性の増殖を示す悪性腫瘍。
	❸純型は稀で、卵黄嚢腫瘍(york sac tumor)、奇形腫や Germinoma などと合併してみら れることが多い。
頻度(本邦)	❶原発性脳腫瘍全体の 0.01％で、極めて稀。
	❷胚細胞腫瘍全体の 0.6％で、極めて稀。
好発年齢 (日本脳腫瘍全国集計, 12 th, 2009)	❶10〜14 歳にピーク(32.8％)。
	❷次いで、15〜19 歳(23.4％)。
	❸以下、20〜24 歳(15.6％)、5〜9 歳(10.9％)の順。
性別	男性：女性＝5：1 で、圧倒的に男性に多い(日本脳腫瘍全国集計, 12 th, 2009)
発生部位	松果体部に最も多い。
腫瘍マーカー	❶卵黄嚢腫瘍への分化傾向を示す場合➡血清 AFP 値が高値。
	❷絨毛癌への分化傾向を示す場合➡血清 HCG 値が高値。
組織学的所見	❶円柱状の大型上皮様細胞が、胞巣状、シート状、腺管状構造を形成し、増殖している。
	❷明るい核と明瞭な核小体を有する。
免疫組織化学的所見	腫瘍細胞(上皮様細胞)は、Cytokeratin 陽性。
治療 (398 頁参照)	❶外科的治療

❷術後に、放射線治療＋化学療法。
　　➡放射線治療に抵抗性。

予後　不良で、5年累計生存率（発生部位全体）；45.1％（日本脳腫瘍全国集計, 12 th, 2009）

髄腔内播種　40％の頻度で認められる。

4）絨毛癌 Choriocarcinoma

定義・概念
❶胎盤の絨毛にみられる多核の合胞体栄養膜細胞（syncytiotrophoblast）と、単核の細胞栄養膜細胞（cytotrophoblast）が混在して増殖する悪性腫瘍。
❷間質は血液により構成されており、高度の出血や壊死を伴う。
❸絨毛構造はみられない。

頻度（本邦）
❶原発性脳腫瘍全体の0.04％で、極めて稀。
❷胚細胞腫瘍の1.7％で、極めて稀。

特徴
❶腫瘍内出血をきたす頻度が高い。
❷神経管外転移を25％に認める。
　（ⅰ）肺に最も多い。
　（ⅱ）次いで、リンパ節、肝臓。
❸絨毛癌の純型は稀で、他の組織型に合併してみられることが多い。

好発年齢
（日本脳腫瘍全国集計, 12 th, 2009）
❶10～14歳にピーク（40.0％）。
❷次いで、15～19歳（21.8％）。
❸以下、5～9歳（16.4％）、20～24歳（9.1％）の順。

性別　男性：女性＝2.2：1で、男性に多い（日本脳腫瘍全国集計, 12 th, 2009）。

好発部位
❶全体
　（ⅰ）松果体部に圧倒的に多い（77％）。
　（ⅱ）次いで、神経下垂体部（20％）。
　（ⅲ）その他；間脳や脳室内。
❷性別
　（ⅰ）男性では、松果体部に圧倒的に多い。
　（ⅱ）女性では、神経下垂体部に圧倒的に多い。

症状・徴候
❶思春期早発症がしばしばみられる（55％）。
　➡男児にみられる。
❷頭痛・嘔吐
❸視力障害
❹多飲・多尿

腫瘍マーカー　血清HCG値が高値。

脳血管造影　腫瘍陰影を認める（図2-83）。

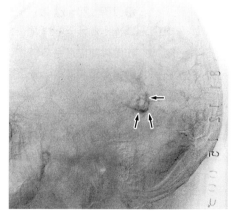

図 2-83. 松果体部絨毛癌の脳血管造影
（窪田惺著, 脳神経外科ビジュアルノート, 金原出版, 2003 より許可を得て転載）

腫瘍陰影を認める（→）。

エックス線CT	❶単純CT(図2-84 A)；等～高吸収域
	❷造影CT(図2-84 B)；均一、あるいは不均一に増強される。

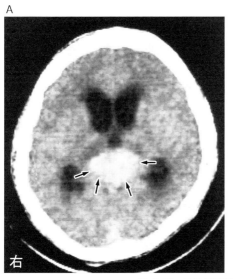 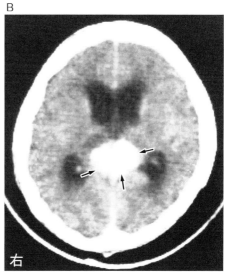

図 2-84. 松果体部絨毛癌のエックス線CT
(窪田惺著, 脳神経外科ビジュアルノート, 金原出版, 2003 より許可を得て転載)

A (単純CT)；松果体部に高吸収域を認める(→)。
B (造影CT)；均一に増強される(→)。

MRI	❶単純MRI
	（ⅰ）T1強調画像；混合信号
	（ⅱ）T2強調画像；混合信号
	❷造影MRI；均一、あるいは不均一に増強される。
治療 (398頁参照)	❶外科的治療
	❷術後に、放射線治療＋化学療法。
	➡放射線に感受性がある。
組織学的所見	❶大型の多核の**合胞体栄養膜細胞**(syncytiotrophoblastic cell)と中型の明るい、細胞質の豊富な単核の**細胞栄養膜細胞**(cytotrophoblastic cell)とからなる。
	❷出血や壊死を伴う。
免疫組織化学的所見	合胞体栄養膜細胞(syncytiotrophoblast)にHCG(human chorionic gonadotropin)が陽性。
予後	❶不良で、生存期間中央値は22カ月(岡田ら, 2008)。
	❷5年累計生存率(発生部位全体)；55.2%(日本脳腫瘍全国集計, 12 th, 2009)
神経管外転移	肺に転移しやすい。

5) 卵黄嚢腫瘍 York sac tumor

定義	卵黄嚢の胎生内胚葉の形態を模倣する腫瘍をいう。
頻度(本邦)	❶原発性脳腫瘍全体の0.1%で、極めて稀。
	❷胚細胞腫瘍全体の4.5%
名称	ラット胎盤の内胚葉洞との類似性から、内胚葉洞腫瘍(endodermal sinus tumor)とも呼

ばれる。

特徴	頭蓋内では純型は稀で、他の組織型に合併してみられることが多い。
好発年齢 (日本脳腫瘍全国集計, 12 th, 2009)	❶10〜14 歳と15〜19 歳にピーク（各 29.3%）。
	❷以下、20〜24 歳（13.8%）、5〜9 歳（10.3%）の順。
性別	男性：女性＝4.3：1 で、圧倒的に男性に多い(日本脳腫瘍全国集計, 12 th, 2009)。
腫瘍マーカー	血清 AFP（alpha-fetoprotein）値が高値。
エックス線 CT	❶単純 CT；低〜等吸収域
	❷造影 CT；不均一に増強
MRI	❶単純 MRI
	（ⅰ）T 1 強調画像；混合信号
	（ⅱ）T 2 強調画像；混合信号
	❷造影 MRI；不均一に増強
治療 （398 頁参照）	❶外科的治療
	❷術後に、放射線治療＋化学療法。
組織学的所見	❶多彩な組織像を示す。
	❷立方状の細胞が不規則な空隙を形成して、網目状構造を示す。
	❸あるいは、血管周囲に配列して乳頭状に増殖する。
	❹間質は少なく、ほとんど毛細血管だけからなる。
	❺一部に腎糸球体様の Schiller-Duval body がみられる。
	（ⅰ）Schiller-Duval body は診断的価値がある(高野, 2016)。
	（ⅱ）ちなみに、**Schiller-Duval body** とは、小囊状構造の中心部に血管があり、その周 囲を上皮様腫瘍細胞が二重に取り囲む構造をいう(佐々木, 2014；高野, 2016)。
	❻シート状に発育する所では、好酸性球状体（eosinophilic globular body）がみられる。
免疫組織化学的所見	腫瘍細胞は α-fetoprotein（AFP）陽性。
予後	❶日本脳腫瘍全国集計（2005〜2008）(14 th, 2017)；5 年全生存率は（発生部位全体）、71.4% ➡全症例数は 16 例と少ない。
	❷日本脳腫瘍全国集計（1984〜2000）(12 th, 2009)；5 年累積生存率は（発生部位全体）、35.1% と不良（全症例数は 55 例）。
髄腔内播種	❶頻度；20%
	❷脊髄腔内への播種例の特徴(井原ら, 1986)
	（ⅰ）40 歳代に多い。
	➡一方、脊髄転移のない例は 20 歳未満。
	（ⅱ）原発部位は、第 3 脳室〜松果体部がほとんど。
	（ⅲ）初めに原発巣の放射線照射（局所、または全脳）を行っているが、脊髄照射を受け ていない例が大多数。
	➡一方、脊髄転移のない例は大多数が初めに直達手術を受け、放射線療法が併用 されている。
	（ⅳ）予後不良
関連症候群	Down 症候群（70 頁）

第 2 章／脳腫瘍ヘズ〜ムイン

⓮血管芽腫 Hemangioblastoma

定義・概念　❶豊富な小血管と間質細胞（stroma cell）からなる良性腫瘍をいう。

❷間質細胞（stroma cell）が腫瘍細胞 (中里, 2008)。

頻度　❶原発性脳腫瘍全体の 1.5％（本邦）

❷小脳、第 4 脳室、中脳、橋および延髄に発生する原発性脳腫瘍の中では最も多い（本邦）。

　➡ちなみに、第 2 位は髄膜腫で、以下、悪性リンパ腫、髄芽腫、毛様細胞性星細胞腫
　　の順。

❸後頭蓋窩腫瘍の約 10％ (日本脳神経外科学会・日本病理学会編, 2010)

名称　小脳に発生する血管芽腫は、**Lindau 病**とも呼ばれる。

形態学的分類　放射線学的所見により、以下のように分類される (Lee ら, 1989)。

❶Group 1

　（ⅰ）壁在結節を伴う嚢胞例。

　（ⅱ）発生頻度；後頭蓋窩血管芽腫の 22.2％

❷Group 2

　（ⅰ）充実性で、嚢胞成分のないもの。

　（ⅱ）発生頻度；後頭蓋窩血管芽腫の 38.9％

❸Group 3

　（ⅰ）充実性であるが、中心部に小さい嚢胞を伴うもの。

　（ⅱ）発生頻度；後頭蓋窩血管芽腫の 33.3％

発生起源　間質細胞（stroma cell）の正確な起源については議論があり、いまだ不明。

性質・特徴　❶散発性に発生する例と von Hippel-Lindau 症候群（122 頁）に合併する家族性（常染色
体優性遺伝）のものとがある (友倉ら, 2016)。

　（ⅰ）散発性（孤発性）の血管芽腫の発生頻度；約 75％

　（ⅱ）von Hippel-Lindau 症候群に伴う血管芽腫

　　　ⓐ発生頻度；10〜20％

　　　ⓑvon Hippel-Lindau 症候群合併例では若年者（29〜36 歳）に発症。

❷中枢神経系血管芽腫の 5〜30％に、von Hippel-Lindau 症候群を認める。

❸本腫瘍には、嚢胞を呈するタイプ（嚢胞＋壁在結節タイプ）と充実性のタイプとがある
が、嚢胞性が圧倒的に多い（70〜80％）。

　（ⅰ）嚢胞性の頻度は、von Hippel-Lindau 症候群例でも散発例でも変わらない。

　（ⅱ）ちなみに、充実性の頻度は 20〜30％

❹テント上に発生することは稀（4％）。

❺石灰化を呈することはない。

❻多中心性発生の性格を有する。

❼網膜血管芽腫（von Hippel 病）の合併

　（ⅰ）頻度；15％（平均）

　（ⅱ）一眼が多く、2/3 を占める（両眼は 1/3）。

409

❽脊髄に血管芽腫を合併する頻度は 3〜12%

好発年齢　成人に好発する。

❶本邦

（ⅰ）45〜49 歳に最も多い（13.2%）。

（ⅱ）次いで、55〜59 歳（11.2%）。

（ⅲ）以下、65〜69 歳（10.8%）＞60〜64 歳（10.0%）＞30〜34 歳（9.6%）の順。

❷von Hippel-Lindau 症候群に伴う血管芽腫

➡20 歳で、散発例よりも若い(Plate ら，2016)。

性別　❶本邦；男性：女性＝1.2：1 で、やや男性に多い。

❷Plate ら(2016)の報告；ほぼ性差はない。

好発部位と各特徴　❶小脳に最も多い。

（ⅰ）ほとんどが**小脳半球**に発生する（70〜80%）。

➡小脳半球の内側皮質近傍に最も多い(日本脳神経外科学会・日本病理学会編，2010)。

（ⅱ）時に、小脳虫部に発生（10〜15%）。

（ⅲ）小脳発生例では、大きな嚢胞に**壁在結節（mural nodule）**を有するものが多い（75%）。

　　ⓐ壁在結節は原則として脳表の軟膜に近接している(林，2013)。

➡壁在結節に腫瘍が存在し、嚢胞壁には腫瘍は存在しない。

　　ⓑ嚢胞内容液は黄色〜褐色を呈し、粘稠で、室温に放置するとゼリー状に固まる。

❷脳幹

（ⅰ）発生頻度；10%

（ⅱ）好発年齢；15〜68 歳であるが、20〜40 歳代に多い(Fukushima ら，1998)。

（ⅲ）性別；男性：女性＝1.2：1 で、やや男性に多い(Fukushima ら，1998)。

（ⅳ）腫瘍が第 4 脳室底部に付着、あるいは一部が第 4 脳室底部に埋没している例が最も多い(Fukushima ら，1998)。

➡しばしば延髄背側（**図 2-87 C**）、特に最後野（area postrema）に存在している。

（ⅴ）症状(Fukushima ら，1998)

　　ⓐ頭蓋内圧亢進症状（頭痛、悪心・嘔吐、うっ血乳頭）

　　ⓑ歩行障害（不安定歩行や失調性歩行）

　　ⓒ嚥下障害

　　ⓓ構音障害

（ⅵ）延髄や第 4 脳室発生例では充実性のものが多く（80%）（**図 2-87 C**）、赤色を呈している。

（ⅶ）全体の死亡率（手術例）；24.2%(Fukushima ら，1998)

❸脊髄（15%）

多発性　❶本邦；12%の頻度。

❷von Hippel-Lindau 症候群に伴う血管芽腫；65%で、多発性の頻度は高い(Plate ら，2016)。

症状　❶頭蓋内圧亢進症状が最も多い（80〜85%）。

➡小脳血管芽腫の 77%に水頭症を認める。

❷小脳症状で発症するものは少ない（10％）。

血液所見　赤血球増加症（erythrocytemia, erythrocytosis）*をきたすが、その頻度は血管芽腫全体の10〜20％で、嚢胞状のものより充実性のものに多くみられる。

> 楽々講座
>
> *【赤血球増加症 Erythrocytemia（多血症 Polycytemia）】
>
> ①定義・概念
> 　ⓐ末梢血液単位体積あたりの赤血球数、Hemoglobin（Hb）、またはHematocrit（Ht）値が正常範囲を超えた状態をいう（三浦, 1988）。
> 　ⓑ血中のHemoglobin（Hb）値が男性で16.5 g/dl、女性で16.0 g/dl、Hematocrit（Ht）値が男性で49％、女性で48％を超えたとき（Arberら, 2016）。
> ②分類（浦部ら, 1987）
> 　ⓐ絶対的赤血球増加症
> 　　➡赤血球の絶対量が増加しているもので、真の意味での赤血球増加症。
> 　　㋐真性赤血球増加症
> 　　　➡血中のErythropoietin活性が低いことに起因。
> 　　㋑二次性赤血球増加症
> 　　　➡なんらかの原因により血中のErythropoietin活性が亢進することによる。
> 　　　①低酸素によるもの；高地での生活、慢性肺疾患など。
> 　　　②Erythropoietin産生過剰によるもの
> 　　　　❶Erythropoietin産生腫瘍；腎癌、小脳の血管芽腫など。
> 　　　　❷非腫瘍性腎疾患；嚢胞、水腎症など。
> 　ⓑ相対的（偽性）赤血球増加症
> 　　➡赤血球量に変化なく、循環血漿量が減少しているもの（例；脱水）。
> ③小脳の血管芽腫で赤血球増加症を伴う症例の特徴
> 　ⓐ女性よりも男性に圧倒的に多い（80％）。
> 　ⓑ嚢胞状のものより充実性のものに多い。
> 　ⓒ血管芽腫を摘出すると赤血球増加症は消失する。
> 　ⓓ腫瘍細胞がErythropoietinを分泌するために生じるとされている。

脳血管造影　椎骨動脈撮影で壁在結節が腫瘍陰影として描出される（図2-85）。

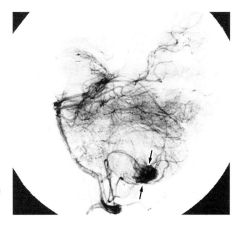

図 2-85. 小脳血管芽腫の椎骨動脈造影（側面像）
腫瘍陰影を認める（→）。

エックス線CT　❶単純CT（図2-86 A）
　　　　　　　（ⅰ）嚢胞部；低吸収域
　　　　　　　（ⅱ）壁在結節や充実部；等吸収域
　　　　　　❷造影CT（図2-86 B）
　　　　　　　（ⅰ）壁在結節や充実部；著明に、均一に増強される。
　　　　　　　（ⅱ）嚢腫壁は、通常増強されない。

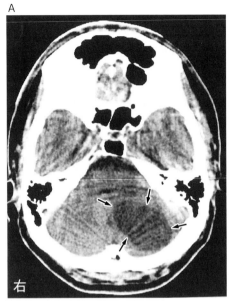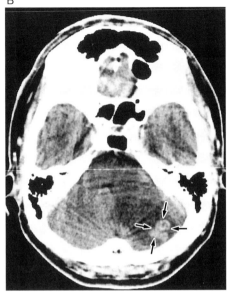

図 2-86. 小脳血管芽腫のエックス線 CT
A（単純 CT）；左小脳半球に低吸収域を認める（→）。
B（造影 CT）；低吸収域内に増強される部分（壁在結節）（→）を認める。

MRI ❶単純 MRI（図 2-87 A）
（ⅰ）T1強調画像；嚢胞は低信号、壁在結節は等信号。
（ⅱ）T2強調画像；高信号
（ⅲ）拡散強調画像（DWI）；壁在結節や充実部は**低信号**（岡本, 2004）。
（ⅳ）血管が豊富なので、腫瘍内部やその近傍に無信号（flow void）を認めることが多い
（麦倉ら, 2016）。
❷造影 MRI（図 2-87 B、C）
➡壁在結節や充実部は均一に増強される。

A．小脳血管芽腫

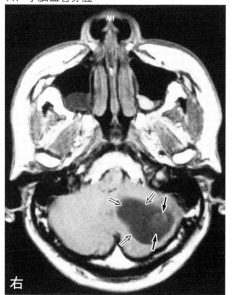

B．小脳血管芽腫

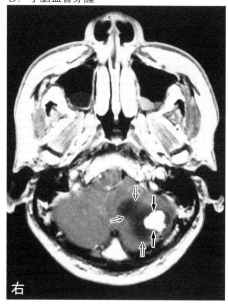

C．延髄血管芽腫

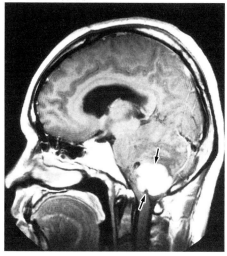

図 2-87．小脳および延髄血管芽腫の MRI

A（単純 MRI 水平断像）；左小脳半球に大きな低信号（⇒）と，その内部に小さい等信号（→）を認める。
B（造影 MRI 水平断像）；低信号内（⇒）に結節状に増強される部分（→）を認める。
C（造影 MRI 矢状断像）；延髄後方に充実性に増強される部分（→）を認める。延髄発生例では，本例のように充実性のことが多い。

鑑別診断 小脳の囊胞性星細胞腫（壁在結節を有する）との鑑別が必要。

❶発症年齢
　➡血管芽腫は成人に好発するのに対して，小脳の星細胞腫は小児。

❷画像
　（ⅰ）石灰化を認める場合➡星細胞腫
　（ⅱ）囊胞が大きく，壁在結節が小脳表面にある場合➡血管芽腫
　（ⅲ）壁在結節が小さい場合➡血管芽腫
　（ⅳ）壁在結節が第 4 脳室近くの小脳深部にある場合➡星細胞腫
　（ⅴ）椎骨動脈造影で腫瘍陰影を認める場合➡血管芽腫

治療　❶外科的治療
　　　（ⅰ）手術的に摘出する（嚢胞形成のものは壁在結節を全摘出する）。
　　　（ⅱ）手術による腫瘍摘出により、血液異常所見は正常化する。
　　❷放射線治療
　　　（ⅰ）通常（従来）の放射線治療
　　　　　➡亜全摘例、再発例や手術不能例に対して施行。
　　　（ⅱ）定位放射線照射（STI；γ-Knife など）
　　　　　ⓐ基本的には、充実性あるいは充実部に小さな嚢胞を有する症例や手術不能例に対して施行。
　　　　　　㋐大きな嚢胞を有するものに対しては適応外(Puataweepongら，2014)。
　　　　　　㋑照射後、嚢胞の増大することがある。
　　　　　ⓑ残存腫瘍、再発例や手術不能例に対して施行。

治療成績　❶本邦における手術治療による5年全生存率は96.1%
　　❷定位放射線照射による腫瘍制御率
　　　（ⅰ）2～3年の追跡期間；84～88%(隅田ら，2004；Puataweepongら，2014；Goyalら，2016)
　　　（ⅱ）5～6年の追跡期間；73～81%(Puataweepongら，2014；Goyalら，2016)

病理学的所見　❶肉眼的所見
　　　（ⅰ）被膜を有しない境界明瞭な腫瘍。
　　　（ⅱ）嚢胞と壁在結節を有するものが多い。
　　　　　ⓐ壁在結節の色調；赤色
　　　　　ⓑ壁在結節は、通常、小脳表面にみられ、かつ嚢胞性の星細胞腫のそれに比べて小さい。
　　　　　　➡これに対して嚢胞性の星細胞腫では、壁在結節は小脳の深部にあり、かつ血管芽腫に比べて大きい。
　　　　　　　📖この点が鑑別点(Gantiら，1982)。
　　　　　ⓒ内容液は黄色調で、室温に放置すると凝固する。
　　　　　ⓓ壁在結節以外の嚢胞壁には腫瘍組織は存在しない。
　　　（ⅲ）壁在結節が腫瘍の本体。
　　❷組織学的所見（図 2-88）
　　　（ⅰ）多数の毛細血管が網状に増殖している。
　　　（ⅱ）それらの血管の間には空胞にとんだ胞体をもつ間質細胞（stromal cell、clear cell、xanthoma cell→ Sudan（ズダン）染色すると多量の脂肪顆粒）がみられる。
　　　（ⅲ）間質細胞の起源は不明。

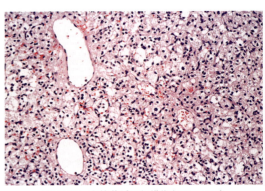

図 2-88．血管芽腫の組織像（HE、×50）

淡明～泡沫状の明るい細胞質をもつ Stromal cell が小胞巣をなし、周囲は毛細血管で区画されている。

WHO Grade	Grade I (Plateら，2016)
疫組織化学的所見	❶Vimentin；陽性
	❷EMA(epithelial membrane antigen)；陰性
予後	❶良好で、全摘できれば全治可能。
	❷本邦における5年全生存率(全体)；95.2%
再発	❶局所再発率(本邦)；9%
	❷再発までの期間；10年以上

★好きなように使ってね！

⓯頭蓋内脊索腫 Intracranial chordoma

定義・概念
❶胎生期の脊索（notochord）の遺残組織（notochordal remnant）から発生する腫瘍をいう。

❷ちなみに脊索は（胎生4週頃より現れる）、胎生初期に原始的骨格軸をなすもので、胎生5週頃よりその周囲を中胚葉組織に囲まれ、この中胚葉組織が軟骨を経て骨化され椎体、仙尾骨や頭蓋底を形成する。この後に脊索は消失する。しかし、時に頭蓋底部、仙尾部などに遺残し、これより脊索腫が発生する。

❸脊索は、本来、上皮系組織である。

❹脊索の遺残（痕跡）は、剖検例の2%に認められる。

頻度（本邦）
原発性脳腫瘍全体の0.5%

名称
斜台の蝶形骨後頭骨軟骨結合（spheno-occipital synchondrosis）から発生する軟骨腫と考え、蝶形骨後頭担空胞軟骨腫（Ecchondrosis spheno-occipital physaliphora）と呼ばれたことがある。

性質・特徴
❶白色、半透明でゼラチン様の柔らかい腫瘍。

❷上皮性と間葉性性格が混在した良性腫瘍。

❸通常、硬膜外に発生し、非常にゆっくり発育する。

❹硬膜を持ち上げて発育するが、硬膜を穿破することは稀。
➡腫瘍が大きくなると、硬膜穿破や髄腔内播種をきたすことがある。

❺頭蓋底骨内を浸潤性に発育するが、脳内には浸潤しない。

❻時に（3〜10%）、遠隔転移（血行性）する。
➡髄腔内播種は稀。

分類
❶症状と発育様式による分類(Falconerら, 1968)

（ⅰ）トルコ鞍脊索腫（sellar chordoma）
　　ⓐトルコ鞍に関係する部分より発生。
　　ⓑ症状；下垂体機能低下や両耳側半盲。

（ⅱ）傍鞍部脊索腫（parasellar chordoma）
　　ⓐ腫瘍はトルコ鞍のすぐ外側に存在。
　　ⓑ症状；下垂体機能低下や動眼神経・滑車神経・外転神経麻痺。

（ⅲ）斜台脊索腫（clival chordoma）
　　ⓐ斜台より発生。
　　ⓑ症状；両側の外転神経麻痺、一側の動眼神経・三叉神経麻痺や脳幹の圧迫症状。

❷斜台脊索腫の分類(Dansigerら, 1974)

（ⅰ）前方伸展群（forward extending group）
　　➡腫瘍が前頭蓋底方向、すなわち蝶形骨洞、下垂体窩、眼窩へと骨を破壊しながら発育・伸展する群。

（ⅱ）下方伸展群（downward extending group）
　　➡主として下方、すなわち後頭蓋窩、上位頚椎へと伸展する群。

第 2 章／脳腫瘍ヘズ〜ムイン

好発年齢(本邦)	❶55〜59 歳と 65〜69 歳に最も多い（各 13.0%）。
	❷次いで、60〜64 歳（11.7%）。
	❸以下、25〜29 歳（10.4%）＞35〜39 歳＝50〜54 歳（各 9.1%）＞30〜34 歳（6.5%）の順。

性別(本邦)　男性：女性＝1.4：1 で、男性に多い。

好発部位

❶本邦(山家ら, 1963)

➡頭蓋型：脊椎型：仙尾型＝3：1：2 で、本邦では欧米に比べて頭蓋型が多い。

（ⅰ）頭蓋；46% と最も多い。

（ⅱ）次いで、仙尾骨（32%）＞脊椎（16%）。

❷欧米

➡頭蓋型：脊椎型：仙尾型＝2：1：3

（ⅰ）仙尾骨；50〜55% と最も多い。

（ⅱ）次いで、頭蓋底（25〜35%）＞脊椎（15%→頚椎に最も多い）。

❸頭蓋内の好発部位

（ⅰ）斜台に発生することが最も多い。

➡蝶後頭軟骨結合（synchondrosis sphenooccipitalis）部で、正中に多い。

（ⅱ）時に、トルコ鞍から傍鞍部。

➡トルコ鞍から後方にかけて存在することが多い。

（ⅲ）頭蓋内発生例

ⓐ通常、硬膜外に発生し、硬膜を持ち上げてゆっくりと発育するが、硬膜を穿破することは稀。

ⓑ頭蓋底の骨内を浸潤性に発育するが、脳内には浸潤しない。

浸潤部位
(Gay ら, 1995)

❶斜台（clivus）に浸潤していることが最も多い（93%）。

❷次いで、海綿静脈洞（75%）。

❸以下、錐体骨・小脳橋角部（63%）＞蝶形骨洞（33%）の順。

症状・徴候

全体 (Favre ら, 1994)	①自覚症状 ㋐**複視**（55%）、**頭痛**（50%）が多い。 ㋑視力障害（19%） ㋒眼瞼下垂（9%） ②神経症状 ㋐脳神経麻痺が最も多い。 　①**外転神経麻痺**が 51% と、**最も多い**。 　②次いで、動眼神経麻痺（35%）＞三叉神経麻痺（22%）＞舌下 　　神経麻痺（21%） ㋑視野障害（18%） ㋒皮質脊髄路徴候（corticospinal tract sign）（13%） ㋓小脳症状（10%） ㋔うっ血乳頭（9%）
部位別	①斜台脊索腫 ㋐外転神経麻痺（一側または両側）が最初に現れる。 ㋑脳幹圧迫症状（歩行障害や錐体路症状など） ㋒小脳症状 ㋓多発性の脳神経麻痺。 　➡**両側の外転神経麻痺**は比較的特徴的な症状。 ㋔頭蓋内圧亢進症状を伴わない。 ②鞍背部や傍鞍部の脊索腫 ㋐視力・視野障害 ㋑海綿静脈洞症候群 　①海綿静脈洞を圧迫し、海綿静脈洞症候群（87 頁）を呈する。 　②症状は一側性。 ㋒下垂体前葉機能低下症状

417

頭部エックス線単純撮影	❶斜台、錐体骨やトルコ鞍の破壊像(70〜95％)。 （ⅰ）トルコ鞍の破壊は後床突起から斜台上端にかけて著明。 　➡通常、鞍背が最初に破壊される。 （ⅱ）斜台破壊(52％)＞下垂体窩破壊(34％)＞錐体骨破壊(30％)(Kendall ら，1977)。 ❷蝶形骨洞内や鼻咽腔内に軟部組織塊(soft tissue mass)陰影が描出されることがある（腫瘍の輪郭を現す）。 ❸石灰化 （ⅰ）頻度；15〜40％ （ⅱ）形状；網状、結節状、あるいは斑点状。
脳血管造影	❶内頸動脈(海綿静脈洞部)の変位や狭窄像。 ❷脳底動脈の後方への変位。 ❸通常、腫瘍陰影を認めない。
エックス線CT	❶単純CT（図 2-89 A） （ⅰ）腫瘍；等吸収域が多く(45％)、次いで高吸収域(40％)＞低吸収域(15％)の順。 （ⅱ）石灰化；30〜70％ （ⅲ）骨条件；骨破壊像(70〜100％) ❷造影CT（図 2-89 B） 　➡増強効果を示すものがやや多いが(50〜65％)、示さない例もある。

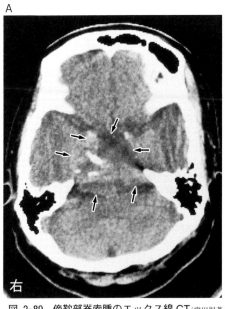 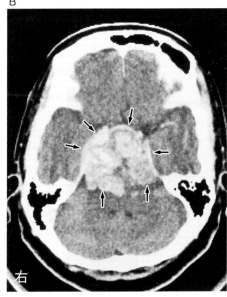

図 2-89. 傍鞍部脊索腫のエックス線CT (窪田惺著，脳神経外科ビジュアルノート，金原出版，2003 より許可を得て転載)
　A（単純CT）；トルコ鞍周囲に大きな低、等および軽度高吸収域を認める(→)。
　B（造影CT）；やや不均一に増強される(→)。

> 楽々講座
> 【トルコ鞍および傍鞍部における髄外腫瘤（extra-axial mass）の CT 診断(Wolfman ら，1978)】
> ① Capping sign
>   ➡下垂体窩の病変が鞍上槽の方に伸展すると、鞍上槽の低吸収域が、あたかも腫瘍上に帽子（cap）をかぶったように描出される所見をいう。
> ② Broad base sign
>   ➡髄外病変の多くは、その発生部位では平坦で幅広い底部をもっているが、残りの部分は曲線状あるいは分葉状となる。このような所見をいう。

MRI ❶単純 MRI（図 2-90 A）
　　（ⅰ）T1 強調画像
　　　　ⓐ等信号が最も多い（75％）。
　　　　ⓑ低信号（25％）
　　（ⅱ）T2 強調画像；**著明な**高信号*。
　　（ⅲ）拡散強調画像（DWI）；高信号*
　　　*：T2 強調画像や拡散強調画像での高信号は、豊富なムチン基質やゼラチン様基質などの組織像を反映している(岡本ら，2000)。
　　❷造影 MRI（図 2-90 B）；不均一に増強される。

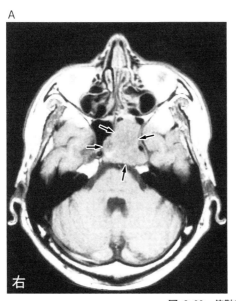 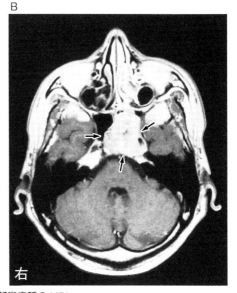

図 2-90．傍鞍部脊索腫の MRI
A（単純 MRI）；T1 強調画像でトルコ鞍周辺部に等信号を認める（→）。
B（造影 MRI）；ほぼ均一に増強される（→）。

治療 ❶外科的治療（開頭術や経蝶形骨洞手術）
　　　➡頭蓋底に浸潤性に発育するため、手術による全摘出は困難。
　　❷放射線治療
　　（ⅰ）通常（従来）の放射線療法
　　　　ⓐ放射線抵抗性であるが、術後治療として照射される。

ⓑ 成人例より小児例に有効。
　　　ⓒ 照射群と非照射群との間に「有意差がない」との報告と、照射は「ある程度有効である」との報告がある。
　　（ⅱ）γ-Knife；腫瘍制御率は 67％
❸化学療法；有効性は確立されていない。

病理学的所見

❶肉眼的所見
　（ⅰ）被膜を有する。
　（ⅱ）白色半透明や灰白色、あるいは赤褐色を帯びた腫瘍。
　（ⅲ）分葉状の、ゼラチン様の柔らかい腫瘍。
❷組織学的所見（図 2-91）
　（ⅰ）細胞質に大小の空胞をもつ細胞、すなわち**担空胞細胞（physaliphorous cell）**が特徴。
　（ⅱ）腫瘍細胞に Glycogen 顆粒（PAS 陽性）を認める。
　（ⅲ）細胞質に空胞のない星形の細胞（stellate cell）もみられ、これらの細胞が索状に配列する。
　（ⅳ）細胞間には粘液状物質がみられる。
　　　➡粘液は Alcian blue 染色で陽性に染まる。
　（ⅴ）石灰化を認める。
　（ⅵ）軟骨成分を有するものを Chondroid chordoma（軟骨性脊索腫）*という。

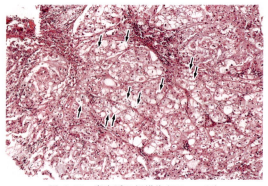

図 2-91．脊索腫の組織像（HE、×25）
細胞質に大小の空胞をもつ細胞、すなわち担空胞細胞（physaliphorous cell）がみられる（→）。

ちょっとお耳を拝借

*【Chondroid chordoma】
①Chondroid chordoma（軟骨性脊索腫）とは、組織学的に Cartilagenous component（軟骨成分）が豊富な脊索腫をいうが、議論の多い疾患。
②低悪性度軟骨肉腫（low-grade chondrosarcoma）である。
③Hematoxylin-Eosin（HE）染色のみで、Chodrosarcoma と Chon-

第2章／脳腫瘍ヘズ～ムイン

droid chordoma の両者を鑑別することは不可能(Al-Mefty ら，1997)。

④免疫組織化学的所見

①Cytokeratin；陽性

②EMA；陽性

③Cytokeratin および EMA の両方が陰性の場合には、軟骨肉腫（chondorosarcoma）。

⑤予後

➡Classical chordoma と比べて「予後がよい」との報告と、「変わらない」との報告がある。

疫組織化学的所見
❶EMA（epithelial membrane antigen）；陽性

❷Cytokeratin；陽性

❸Vimentin；陽性

❹S-100 タンパク；陽性

❺CEA；陽性

❻組織ポリペプチド抗原（tissue polypetide antigen；TPA）；陽性(Burger ら，1986)

❼GFP；陰性

成績
❶本邦における 5 年全生存率

（ⅰ）全体；90.4%

（ⅱ）治療別による 5 年全生存率

　ⓐ手術単独群；83.1%

　ⓑ手術＋放射線治療の二者併用群；96.8%

❷通常（従来）の放射線療法（50～60 Gy 照射）

➡局所制御率は 17～23%（5 年）(溝江ら，2009)

予後
❶良性腫瘍であるが、骨を破壊しさまざまな方向へ浸潤性に発育するため再発は避けられず、予後は不良。

➡骨組織を浸潤していき、最終的には脳幹へ伸展し死亡する。

❷手術＋放射線治療例の 75% が腫瘍死(Heffelfinger ら，1973)。

予後に影響を
与える因子
❶年齢

➡年齢が最も重要な因子。

（ⅰ）40 歳以下の方が、それ以上のものより有意差をもって長期生存する(Forsyth ら，1993)。

（ⅱ）31～50 歳の群は、それ以下およびそれ以上の群と比較して予後はよい(Favre ら，1994)。

（ⅲ）小児（647 頁）、特に 5 歳以下では予後不良(Kaneko ら，1991)。

❷複視(Forsyth ら，1993)

➡複視を伴う症例では生存期間が長い。

〔理由〕

（ⅰ）複視をきたす症例の方が早期に診断される。

（ⅱ）複視をきたす症例では、腫瘍は斜台より前方に存在しているので、下部脳幹を圧

421

迫する症例より致死的でない。
❸外科的摘出(Forsythら，1993)
　➡生検術より摘出術の方が生命期間を延長させる。
❹術後放射線治療
　➡生存期間に影響を与えない(Forsythら，1993)。

再発　❶約半数は、5年前後で再発する。
❷局所再発である。
　➡本邦における局所再発率；31％
❸再発を繰り返すうちに、髄腔内播種をきたす。

頭蓋外転移　❶頻度；2〜3％
❷転移部位；肺、肝臓、骨、リンパ節、皮膚や筋肉。
❸脊椎型や仙尾型は、頭蓋型より転移しやすい。

悪性転化　稀に(約5％)、肉腫への悪性転化を認める。

楽々講座　【頭蓋内硬膜内脊索腫 Intracranial intradural chordoma】

①脊索腫は、通常硬膜外に発生するが、稀に硬膜内に発生することがある。
②発生起源；Prepontine ecchordrosis physaliphora より発生するとされている。
　➡Ectopic notochord tissue は、全剖検例の2％に橋より腹側(前方)の硬膜内に認められ、Ecchordrosis physaliphora(担空胞脊索腫)として知られている。
③発生部位；ほとんどが斜台。

★好きなように使ってね！

第2章／脳腫瘍ヘズ〜ムイン

⓰頭蓋内脂肪腫 Intracranial lipoma

定義・概念
❶頭蓋内に発生する脂肪腫をいう。

❷真の腫瘍ではなく、原始髄膜の迷入、遺残による先天奇形（maldevelopment）とされている。

➡脂肪腫の発育は、身体の発育と一致する。

頻度
❶本邦：原発性脳腫瘍全体の 0.1％

❷エックス線 CT 検査例の 0.06〜1.30％ (Donati ら, 1992)

❸剖検例

（ⅰ）頭蓋内脂肪腫；剖検例の 0.06〜0.30％ (Donati ら, 1992)

（ⅱ）脳梁脂肪腫；剖検例の 0.004〜0.04％ (Yock, 1980)

好発年齢(本邦)
❶35〜39 歳にピークがある(10.5％)。

❷次いで、65〜69 歳(9.8％)。

❸以下、20〜24 歳＝40〜44 歳(8.3％)、50〜54 歳(6.8％)の順。

性別(本邦)
男性：女性＝1.4：1 で、男性に多い。

好発部位
テント上で、正中部に最も多い(85〜90％)。

❶脳梁が約半数を占め、最も多い。

（ⅰ）典型例では、脳梁吻部や膝部など前半部で、上面に好発。

（ⅱ）脳梁脂肪腫の 20〜25％は、側脳室の脈絡叢脂肪腫（choroid plexus lipoma）を伴う
(Yock, 1980)。

❷四丘体槽、迂回槽や視交叉槽(20％)。

❸小脳橋角部(12％)

症状
❶全体

（ⅰ）約半数は、無症状。

（ⅱ）症状；てんかん、頭痛、知能障害や半側顔面けいれんなど。

❷部位別

（ⅰ）脳梁発生例；知能障害やてんかん。

ⓐてんかん(30〜50％)；難治性のことが多い。

ⓑ頭痛(25％)

ⓒ行動異常や知能障害(15〜20％)。

（ⅱ）四丘体周囲発生例；閉塞性水頭症

（ⅲ）小脳橋角部発生例；三叉神経痛や半側顔面けいれん。

頭部エックス線単純撮影
脳梁発生例では、前後像で正中部に透亮像があり、それを囲むように**貝殻状**(shell-like)、あるいは**三日月状の石灰化**が左右対称性（一側性のこともある）にみられる。

脳血管造影
脳梁発生例では、前大脳動脈の脳梁周囲動脈の拡張や蛇行。

| エックス線CT | ❶単純CT（図2-92）
（ⅰ）著明な低吸収域。
（ⅱ）低吸収域の周囲に石灰化による高吸収域。
❷造影CT；増強されない。 |

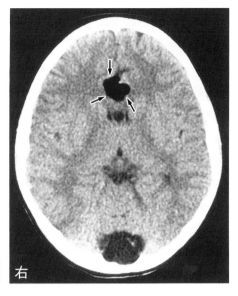

図2-92. 脳梁脂肪腫の単純エックス線CT
脳梁膝の上方に著明な低吸収域を認める（→）。

| MRI | ❶単純MRI
（ⅰ）T1強調画像；高信号（図2-93）
（ⅱ）T2強調画像；低信号
❷造影MRI；増強されない。 |

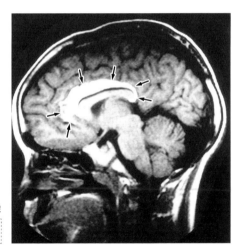

図2-93. 脳梁脂肪腫の単純MRI矢状断像
T1強調画像で脳梁周囲に高信号を認める（→）。

| 治療方針 | ❶一般的に、**手術適応はなく**、保存的治療。
　➡以下の理由で、手術は必ずしも容易ではない。
　（ⅰ）腫瘍が周囲組織に癒着していること。
　（ⅱ）腫瘍の内部を重要な動脈や神経が走行していること。
　（ⅲ）腫瘍が出血性であること。
❷局所神経症状のある場合に、外科的治療を考慮する。
　➡てんかん（けいれん）は、手術摘出により改善しないとされているので、けいれんのみでは手術適応とならない。 |
| 治療 | ❶外科的治療
（ⅰ）通常、部分摘出術を行う。 |

(ⅱ)水頭症例では、シャント術。
❷抗けいれん薬の投与（てんかん例に対して）。

病理学的所見 ❶肉眼的所見
（ⅰ）周囲との境界は明瞭。
（ⅱ）血管に富む腫瘍。
❷組織学的所見；脂肪組織

合併奇形 ❶脳梁脂肪腫では、約半数に脳梁欠損を合併。
❷その他、脊椎破裂、兎唇、頸肋や漏斗胸。

★好きなように使ってね！

⓱脳原発悪性リンパ腫
Primary cerebral malignant lymphoma

定義・概念　❶中枢神経系原発悪性リンパ腫とは、診断時に中枢神経系以外に病巣を認めない中枢神経系に限局した節外性(extranodular lymphoma)*の悪性リンパ腫をいう。

➡ちなみに、**悪性リンパ腫**(malignant lymphoma)とは、リンパ節や全身のリンパ組織をもつ臓器に原発するリンパ球系細胞の悪性腫瘍(非上皮性悪性腫瘍)の総称。

❷リンパ組織のない脳実質内に、何故悪性リンパ腫が発生するのかは不明。

頻度　❶本邦；原発性脳腫瘍全体の 4.9%

❷年間発生頻度(日本脳腫瘍全国集計, 10 th, 2000)

（ⅰ）全体；人口 10 万人に対して 0.33 人。

（ⅱ）性別

ⓐ男性；人口 10 万人に対して 0.40 人。

ⓑ女性；人口 10 万人に対して 0.27 人。

❸後天性免疫不全症候群(acquired immunodeficiency syndrome；AIDS)(636 頁)患者の年間発生頻度；1,000 人に対して 4.7 人(大西, 2002)。

❹腎移植患者の 30%

❺悪性リンパ腫全体の 1〜1.5%

❻節外悪性リンパ腫*全体の 1.6%(Murray ら, 1986)

発生起源　リンパ球およびその前駆細胞が発生母地。

━━（チョット役に立つお話）━

***【節外性リンパ腫 Extranodular lymphoma】**

①リンパ節以外の臓器や組織(節外臓器)より発生する悪性リンパ腫をいう。節外臓器には

◇Waldeyer 輪(咽頭・扁桃)、脾臓など生理的にリンパ組織の極めて豊富な臓器・組織から、

◇正常ではほとんどリンパ組織のみられないもの、

までさまざまである。

②非 Hodgkin リンパ腫が節外に発生する頻度➡20〜60%

③節外性リンパ腫は、

◇米国では、胃リンパ腫が最も多い。

◇本邦では、Waldeyer 輪のリンパ腫が最も多く、次いで胃。

④節外リンパ腫の**特徴**(須知ら, 1986)

◇節外リンパ腫の大多数は**びまん性の非 Hodgkin リンパ腫**である。

◇その臓器を場とする自己免疫疾患に増殖するリンパ球の性格と同性格のリンパ球の腫瘍が、圧倒的に多い(例；甲状腺発生のリンパ腫はすべて B 細胞性)。

③地域（国・民族）差がある。

⑤予後

➡病理組織学的病型や病期により左右されるが、一般にリンパ節原発のものよりよい。

❶発生部位による分類

（ⅰ）脳実質内リンパ腫（parenchymal lymphoma）

（ⅱ）原発性軟膜リンパ腫（primary leptomeningeal lymphoma）（631頁）

（ⅲ）血管内リンパ腫（intravascular lymphoma）（632頁）

❷CTあるいはMRI所見による分類（**表2-54**）

表 2-54. 悪性リンパ腫のCT・MRI所見による分類（早川ら. 1994より作成）

Ⓐ髄膜浸潤を伴う皮質病変 Cortical lesion（with meningeal involvement）	①脳表に腫瘍の認められることが多く、硬膜や頭蓋骨への浸潤も稀ならずみられる。 ②単発のことが多い。
Ⓑ髄膜浸潤を伴わない皮質下病変 Subcortical lesion（no meningeal involvement）	①頻度は少ない。 ②転移性脳腫瘍に類似。
Ⓒ髄膜浸潤を伴わない深部病変 Deep leison（no meningeal involvement）	①頻度は少ない。 ②腫瘍が基底核・視床などにあるが、脳表や脳室と関連のないものをいう。
Ⓓ血管周囲と血管内病変あるいはそのどちらかの病変 Peri- and/or intra-ventricular leison	①脳室（側脳室、第3脳室および第4脳室）の周囲あるいは脳室内に発生するものをいう。 ②脳梁、透明中隔、脳弓などに原発した例、および脳室壁に沿って広範囲に浸潤しているもの（butterfly lesion）はこの型に属する。

性質・特徴　❶**髄腔内播種**をきたす（頻度：30～40％）。

➡腫瘍が、脳室や脳表くも膜下腔の髄液腔と接して発生することが多い。

❷95％以上の中枢神経系原発悪性リンパ腫は**非ホジキンリンパ腫**で、**B細胞由来**（ほとんどが**びまん性大細胞型B細胞リンパ腫 diffuse large B cell lymphoma**）（日本脳腫瘍学会. 2017）。

❸脳浮腫や圧排効果（mass effect）は比較的少なく、頭蓋内圧亢進の所見も少ない。

❹中枢神経系外への転移は稀。

❺眼球内伸展が20％程度にみられる（伊丹. 2017）。

好発年齢（本邦）　❶65～69歳に最も多い（17.9％）。

❷次いで、70～74歳にピーク（17.3％）。

❸以下、55～59歳（13.5％）＞75～79歳（13.0％）＞60～64歳（12.8％）の順。

性別（本邦）　男性：女性＝1.2：1で、男性に多い。

好発部位　❶全体

（ⅰ）テント上に多い（テント上：テント下＝3～4：1）。

（ⅱ）大部分（3/4）は、円蓋部の大脳皮質（cortical convexity）や側脳室近傍、すなわち**大脳の髄液路（くも膜下腔や脳室）に近接して発生する。**

❷部位別（本邦）
　　（ⅰ）前頭葉に最も多い（34.5％）。
　　（ⅱ）次いで、側頭葉（19.3％）。
　　（ⅲ）以下、基底核（15.8％）、脳梁（13.3％）、頭頂葉（13.0％）、小脳（10.8％）、視床（9.0％）、後頭葉（8.7％）、側脳室（8.1％）の順。
❸多発性の頻度（本邦）；40％
❹原発性軟膜リンパ腫（primary leptomeningeal lymphoma）（631頁）
　　（ⅰ）原発性軟膜リンパ腫とは、中枢神経系悪性リンパ腫において脳実質内に腫瘤がなく、髄膜のみに腫瘤がみられるものをいう（村上ら，2016）。
　　（ⅱ）脳原発性悪性リンパ腫の7〜8％と稀。

初発症状と症状

初発症状	①局所神経症状；50〜80％と最も多い。②次いで、精神症状（20〜30％）。③頭蓋内圧亢進症状（10〜30％）。
症　状	①けいれん ②片麻痺 ③性格の変化 ④頭蓋内圧亢進症状

末梢血液検査所見

❶血清の乳酸脱水素酵素（lactate dehydrogenase；LDH）の測定。
　　（ⅰ）LDHは病状に応じて変動（原田ら，2007）。
　　（ⅱ）LDHの高値は予後不良因子（原田ら，2007）。
❷血清の可溶性インターロイキン2受容体（soluble interleukin-2 receptor；sIL-2R）の測定。
　　（ⅰ）全身性リンパ腫の非特異的腫瘍マーカー。
　　（ⅱ）中枢神経系原発悪性リンパ腫における陽性率は低いが、血管内リンパ腫（intravascular lymphoma）（632頁）では高値を示すことが多い。

髄液所見

❶髄液圧の上昇。
❷タンパク量の増加。
❸細胞数の増加。
❹腫瘍細胞（異型細胞）の証明。
❺β_2-microglobulin値の上昇。
　➡この値は臨床経過と一致して変動し、診断や経過観察に有用。
❻Soluble CD 27 高値（←血清のCD 27は増加しない）。

脳血管造影

❶無血管野（avascular area）を呈することが多い。
❷時に、動脈相後期から静脈相にかけて淡い腫瘍陰影がみられる（図2-94）。

エックス線CT

❶単純CT
　　（ⅰ）ほとんどが（90〜100％）、等あるい

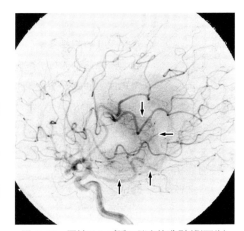

図2-94．悪性リンパ腫の脳血管造影（側面像）
動脈相後期に淡い腫瘍陰影を認める（→）。

は高吸収域。
ⓐ等吸収域が最も多い(63%)。
ⓑ高吸収域(37%)
➡高吸収域は細胞密度が高いことを意味している。
(ⅱ)腫瘍周囲に脳浮腫による低吸収域を認めるが、同程度の大きさの転移性脳腫瘍や悪性神経膠腫に比べて、その程度は軽い。
(ⅲ)脳梁発生例では、脳梁を介して両側の大脳半球に伸展し'Butterfly 状(蝶型)'となることがある。
(ⅳ)石灰化、壊死巣や出血は稀。
❷造影 CT
(ⅰ)均一に、著明に増強される。
(ⅱ)一般に(50〜85%)、均一で、結節状に強く増強される。

MRI ❶単純 MRI(図 2-95 A)
(ⅰ)T1強調画像；軽度低〜等信号
(ⅱ)T2強調画像；等〜軽度高信号
❷造影 MRI(図 2-95 B)
(ⅰ)通常、強く、均一に増強される。
(ⅱ)増強されない症例は 10%
❸拡散強調画像
➡細胞密度の高さを反映して**高信号**を呈する。……

比較的特徴！

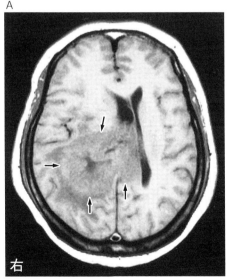
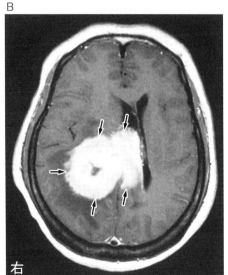

図 2-95. 脳原発悪性リンパ腫の MRI

A(単純 MRI)；T1強調画像で、右頭頂葉の側脳室近傍に等信号(内部は、一部低信号)を認める(→)。
B(造影 MRI)；やや不均一に増強される(→)。

PET ❶集積増加の所見が認められる。

❷中枢神経系以外の悪性リンパ腫を除外するのに有用。

治療方針
（主として，
日本脳腫瘍学会，
2017による）

❶生検術により病理診断を確定する。
（ⅰ）手術摘出率は予後因子とならず、組織診断を目的とした生検術が適応(吉本ら，2018)。
（ⅱ）生検術は、定位的あるいは開頭法により施行。
❷病理診断確定後、メトトレキサート（Methotrexate®）大量療法を基盤とする化学療法と、それに続く全脳照射を主体とする放射線治療を施行。
➡**メトトレキサート大量療法と全脳照射が標準治療。**
❸60歳以上あるいは70歳以上の高齢者に対しての治療は、高率に遅発性中枢神経障害の出現が生じるなど、いまだ確立していない。
➡高齢者では、化学療法のみで治療し、再発時に放射線治療を施行するようになってきている(伊丹，2017)。

治療

❶外科的治療（手術による摘出）
（ⅰ）手術による組織診断が必要であるが、外科的治療のみで治癒させることは不可能。
（ⅱ）切迫脳ヘルニア例での減圧効果以外には、肉眼的全摘出や部分摘出は予後に影響せず、また、画像上の全摘出あるいは生検術でも治療成績は変わらない。
❷放射線治療
（ⅰ）通常（従来）の放射線治療（conventional radiotherapy）
　　ⓐ80％の症例に、放射線感受性がある。
　　ⓑ全脳照射が推奨されている（全脳に30〜40 Gy）(日本脳腫瘍学会，2017)。
　　　➡病巣に限局した局所照射では、腫瘍制御は不十分。
　　ⓒ術後の放射線単独療法は化学療法困難例に限られる。
（ⅱ）γ-Knife
　　➡本症に対するγ-Knife治療は完全なものではない(伊藤ら，2009)。
❸化学療法
（ⅰ）Methotrexate®大量・Folinate救援療法
　　　　　　　　　　　ホリナート
　　ⓐ有効な治療法。
　　　㋐Methotrexate®は、リンパ腫細胞に対して抗腫瘍効果を有する(大西，2002)。
　　　㋑Methotrexate®は通常量ではBBBを通過しないが、大量に急速点滴することによりBBBを通過させることができる(大西，2002)。
　　ⓑ放射線照射に先行して、Methotrexate®を静脈内に投与する。
　　　㋐**放射線治療後に** Methotrexate®にかかわらずなんらかの**化学療法**を行った場合、化学療法を先に行った場合に比べ、**約3倍の晩発性神経障害**＊＊が出現する(大西，2002)。
　　　㋑**化学療法は、放射線治療に先行して行うことが必須！**(大西，2002)
　　ⓒMethotrexate®を投与する前より、十分な水分負荷（hydration）と尿のアルカリ化を図ることが重要(大西，2002)。
　　ⓓCalcium folinate（Leucovorlin®）救援は、Methotrexate®投与開始より24時間後
　　　　　　　　　　　ロイコボリン
　　から始め、原則的に4日間施行(大西，2002)。
　　　➡Leucovorlin®は正常細胞を救済することが可能。

ⓔ本治療は 2 週ごとに計 3 コースまで行う(大西, 2002)。

ⓕMethotrexate®に感受性を示さない症例が約 10〜35％存在(黒岩ら, 2007)。

ⓖ副作用

　㋐急性期の副作用

　　①軽度〜中等度の骨髄抑制、②口腔・消化管粘膜障害、③下痢

　㋑遅発性の副作用；Leukoencephalopathy(**白質脳症**；727 頁)。

　㋒神経毒性発生率；10〜15％(日本脳腫瘍学会, 2017)

（ⅱ)Cytarabine(Ara-C)

ⓐMethotrexate®大量療法と Ara-C 大量療法の併用療法は有効。

ⓑCytarabine は Cell cycle specific drug(Le Rhun ら, 2017)

（ⅲ)CHOP 療法(cyclophosphamide, doxorubicin hydrochloride, vincristine, prednisolone)や VENP(vincristine, cyclophosphamide, procarbazine hydrochloride, prednisolone)療法など。

ⓐ中枢神経系の悪性リンパ腫には有効ではない。

ⓑPrednisolone を除いたほかの 3 剤(cyclophosphamide, doxorubicin hydrochloride, vincristine)は、通常投与量では血液脳関門(BBB)を通過しない(大西, 2002)。

（ⅳ)Rituximab(Rituxan®)

ⓐ脳原発悪性リンパ腫は、ほとんどが B 細胞性であることから、全身性 B 細胞非ホジキンリンパ腫に対して標準的治療薬となっている分子標的薬の Rituximab が検討されている(日本脳神経外科学会・日本病理学会編, 2010)。

ⓑ使用方法

　㋐本剤を Methotrexate®と併用して投与する方法(点滴静注)。

　㋑本剤を CHOP 療法と併用して投与する方法(R-CHOP 療法)(点滴静注)。

　㋒本剤は BBB を通過しないことから、髄注療法が検討されている(日本脳神経外科学会・日本病理学会編, 2010)。

　著者註：本剤は非中枢神経系 B 細胞性リンパ腫には保険適応があるが、脳原発悪性リンパ腫には適応外であり、また用法は点滴静注であり、髄注の記載はない)

❹副腎皮質ステロイド薬の単独投与

（ⅰ)ステロイド薬は腫瘍に対して感受性を示し、縮小効果を認める。

ⓐ糖質コルチコイドの主たる作用機序は、腫瘍細胞への直接的細胞融解効果で、併せて、BBB の再構築効果がある(日本脳腫瘍学会, 2017)。

ⓑ縮小効果は一過性(黒岩ら, 2007)。

（ⅱ)術前に(組織診断が確定するまで)投与すべきではない(日本脳腫瘍学会, 2017)。

　➡ただし、脳ヘルニアの危険性がある場合にはその限りではない。

―――――――――――――――――――――（チョット役に立つお話）―

＊＊【晩発性神経障害 Late neurologic toxicity】

①発生頻度(Blay ら，1998)
　ⓐ全体
　　①1 年で 4％
　　②2 年で 8％
　　③5 年で 19％
　ⓑ放射線照射；50 Gy を超えると、発生頻度は 70％と極めて高率となる。
　ⓒ術後治療別
　　①放射線治療後、化学療法を施行した場合➡4 年で 42％
　　②化学療法後、放射線治療を施行した場合➡5 年で 15％
　　③放射線治療のみ➡5 年で 31％
②晩発性神経障害のほとんどは、Leukoencephalopathy（白質脳症）。
③症状
　ⓐ進行性認知症が最も多い（100％）➡皮質下認知障害
　ⓑ次いで、歩行障害（60％）。
　ⓒけいれんや片麻痺。
　ⓓ尿失禁
　ⓔ意識障害
④診断までの期間；5～105 カ月（中央値；29 カ月）(Blay ら，1998)
⑤発症に関与する因子
　ⓐ年齢
　　➡高齢者（60 歳以上）に発症しやすいが、高齢者で放射線線量を多くした場
　　　合には必発。
　ⓑ放射線照射；50 Gy 以上の全脳照射と相関がある。
⑥予後(Blay ら，1998)
　ⓐ生存期間中央値；12 カ月
　ⓑ1 年で半数が死亡。

病理学的所見

❶肉眼的所見
（ⅰ）灰褐色で、柔らかい、境界不明瞭な腫瘍。
　　➡脳実質内に浸潤増殖するが、血管周囲に沿って増殖する傾向がある。
（ⅱ）石灰化や嚢胞形成は稀。
❷組織学的所見
（ⅰ）クロマチンに富む核と狭い細胞質をもつ類円形の細胞が充実性に増殖している。
（ⅱ）リンパ球様あるいはリンパ芽球様の細胞が、びまん性、結節状に配列し、血管周
　　　囲腔（Virchow-Robin 腔）や軟膜に沿って浸潤している。
　　➡血管周辺で Lymphoid cell cuffing 様構造を呈する。

第 2 章／脳腫瘍ヘズ〜ムイン

（ⅲ）核の異型性が強く、分裂像も多数認める。

（ⅳ）局所壊死や出血を認めることがある。

（ⅴ）血管内膜増殖（endothelial proliferation）や偽性柵状配列（pseudopalisading）は認められない。

REAL 分類
（622 頁）

非ホジキンリンパ腫がほとんど。

国際分類
（組織学的病型）
（623 頁）

❶**中等度悪性群が最も多い**（70％）。

➡この中では **Diffuse large cell**（**びまん性大細胞型**）が多い（95％以上）。

➡「びまん性（diffuse）」の命名理由は、リンパ濾胞は存在せず、特定の形態をとらないためであり、また、「大細胞型（large cell）」の命名理由は、腫瘍細胞の核が血管内皮細胞の核より概ね大きいためである（杉山ら, 2007）。

❷**高度悪性群は少ない**（20％）。

（ⅰ）欧米の報告では、高度悪性群の大細胞免疫芽球型（large cell immunoblastic）が多い。

（ⅱ）AIDS 関連の脳悪性リンパ腫では、高度悪性群が多い。

疫組織化学的所見

リンパ球の起源は、ほとんどが（95％）**B 細胞性**（B-cell origin）。

Ki-67 陽性率

❶平均 30％以上（久保, 2002）

❷増殖能は極めて高い。

> ## ちょっとお耳を拝借
>
> ①リンパ球マーカー（ヒト）には多くのものがあるが、
>
> 　⧈T リンパ球マーカーとして、UCHL 1（抗体の商品名）。
>
> 　⧈B リンパ球マーカーとして、L 26（白血球表面抗原である CD 20）が用いられる。
>
> ②ヒト白血球分化抗原を認識するモノクロナール抗体は、国際ワークショップの命名法に従った CD（cluster of differentiation）番号によって分類される。

治療成績
（表 2-55）

❶外科的治療（手術による摘出）

➡腫瘍摘出率は生存期間の延長に寄与しない（村上ら, 2016）。

（ⅰ）外科的治療のみでは 2 カ月以内に死亡。

（ⅱ）広範囲切除による生存期間中央値は 1 カ月。

❷通常（従来）の放射線治療（conventional radiotherapy）

（ⅰ）奏効率は 60％と高いが、効果は一時的で再発は必発。

（ⅱ）放射線治療単独例の半数は、1 年で死亡。

　　ⓐ生存期間中央値（全脳照射単独療法）；10〜18 カ月（有田, 2004）

　　ⓑ5 年生存率（全脳照射単独療法）；5〜26％（有田, 2004）

❸化学療法

（ⅰ）Methotrexate®大量・Folinate救援療法
ホリナート

ⓐMethotrexate®大量療法と放射線治療（全脳照射）併用療法は、放射線治療単独療法より良好。

ⓑMethotrexate®大量療法と放射線治療による生存期間中央値は33〜44カ月（日本脳腫瘍学会, 2017）。

（ⅱ）CHOP療法

ⓐCHOP療法＋通常の放射線治療の生存期間中央値は16カ月で、全脳照射単独療法を上回れず、有効ではない。

ⓑ有効でない主たる原因として、Cyclophosphamide, Doxorubicin hydrochlorideがBBBを通過しない非透過型薬剤であることが挙げられている。

❹副腎皮質ステロイド薬の単独投与。

（ⅰ）半数近くの症例で腫瘍縮小効果がみられるが、一過性。

（ⅱ）効果は一時的で、時間とともに抵抗性を示す。

（ⅲ）またステロイド薬を中止すると、腫瘍は増大する。

（ⅳ）再増大は、ステロイド薬中止後1週間以内にみられる。

❺本邦における生存率

（ⅰ）全体

ⓐ1年生存率；76.1%

ⓑ2年生存率；66.0%

ⓒ5年生存率；48.2%

（ⅱ）治療別による5年全生存率

ⓐ手術単独群；65.1%

ⓑ手術と放射線治療の二者併用群；34.8%

ⓒ手術、放射線治療と化学療法の三者併用群；51.6%

ⓓ手術と化学療法の二者併用群；51.2%

表 2-55. 各治療法と治療成績

手術	単独	①生存期間中央値（広範囲切除術）；1カ月 ②2カ月以内に死亡 ③1年生存率；20%
	手術＋放射線治療	①生存期間中央値；12〜18カ月 ②5年生存率；3〜7%
通来の放射線治療	単独	①半数が1年で死亡 ➡生存期間中央値は10〜18カ月 ②生存率 ⑴1年生存率；40〜50% ⑵2年生存率；30〜35% ⑶5年生存率；5〜26%
	放射線治療＋化学療法（Methotrexate®大量療法を含まない）	①生存期間中央値；17〜44カ月 ②生存率 ⑴2年生存率；40% ⑵5年生存率；20%

第2章／脳腫瘍ヘズ〜ムイン

化学療法	CHOP療法やVENP療法	①生存期間中央値；13カ月 ②生存率 　①1年生存率；70% 　②2年生存率；30%
	CHOP療法＋通常の放射線治療	生存期間中央値；16カ月(日本脳腫瘍学会, 2017)
	Cytarabine（Ara-C）(Blayら, 1998)	①1年生存率；64% ②2年生存率；46% ③5年生存率；37%
	Methotrexate®大量療法(Blayら, 1998)	①1年生存率；69% ②2年生存率；52% ③5年生存率；32%
	Methotrexate®大量療法 ＋通常の放射線治療	①生存期間中央値；33〜44カ月(日本脳腫瘍学会, 2017) ②生存率 　①2年生存率；60〜65%(有田, 2004) 　②5年生存率；22〜40%(大西, 2002)
副腎皮質ステロイド薬単独治療		①生存期間中央値；4〜5カ月(黒岩ら, 2007) ②腫瘍縮小は40%にみられるが、効果持続時間は数週間(有田, 2004)
無治療		生存期間中央値；5カ月

予後　❶生存期間中央値は30〜40カ月で(村上ら, 2016)、一般に、予後不良。

❷副腎皮質ステロイド薬に対して治療反応を示した症例は、予後良好である可能性がある。

❸手術による腫瘍摘出率は生存期間の延長に寄与しない(村上ら, 2016)。

❹病理組織型（軽度悪性群を除く）と予後とは相関しない。

予後規定因子　❶年齢

❷一般状態（performance status）

再発　❶Methotrexate®＋放射線治療における再発。

➡50〜60%が2年以内に再発する。

❷通常の放射線治療単独群における再発。

（ⅰ）再発は必発。

（ⅱ）ほとんどが1年以内に再発。

（ⅲ）腫瘍の再発は、初発部位とは異なる部位に生じる。

❸再発例の40%に髄腔内播種を認める。

⑱転移性脳腫瘍 Metastatic brain tumors

1. 総説

定義・概説
❶他臓器の悪性新性物が頭蓋内に転移するものをいう。
❷転移性脳腫瘍の 80％は脳実質内に発生する(田岡, 2016)。

頻度
❶頭蓋内腫瘍全体の 16.1％(本邦)
❷癌患者全体の 15〜30％(久保, 2007)

発症率
転移性脳腫瘍の発症率は、癌患者の約 10％(中嶋ら, 2010)

性質・特徴
❶大脳では、動脈支配の分水嶺領域、特に灰白質と白質との境界部(**大脳皮髄界**)に好発。
【好発する理由(田岡, 2016)】
（ⅰ）皮髄界部は細動脈が急激に細まり、腫瘍塞栓が起きやすい。
（ⅱ）実質内の細動脈が螺旋状に走行すること。
（ⅲ）皮髄界部は、皮質の細動脈の終枝と、髄質動脈や細動脈の最初の分枝の二重の動脈支配になっていて相対的に血流が多いこと。
❷転移腫瘍と周囲脳組織との境界は明瞭。
❸直径 5 cm を超えると、脳実質内の許容容積に近づき致命的となる。
❹転移腫瘍では、腫瘍内出血や中心壊死がしばしばみられる。
❺転移腫瘍は通常 1 本の動脈枝により栄養され、皮質静脈を経由して還流される。
➡これに対して、膠芽腫は数本の動脈枝により栄養され、髄質静脈を介して還流される。
❻脳だけが唯一の転移部位である症例は 3.4％に過ぎない。
❼一般に、転移性脳腫瘍の約 75％は、原発巣確定から約 2 年以内に発生する(久保, 2007)。
❽頭蓋内転移の 20％は、原発巣の診断時あるいはそれ以前に発見されている。

好発年齢(本邦)
❶全体➡55 歳以上が 75.0％を占め、最も多い。
❷年齢別
（ⅰ）年齢のピークは 55〜59 歳(16.2％)。
（ⅱ）次いで、66〜64 歳(15.4％)に多い。
（ⅲ）以下、65〜69 歳(14.5％)、70〜74 歳(13.7％)、75〜79 歳(10.8％)の順。

性別(本邦)
男性：女性＝1.3：1 で、男性に多い。

原発巣
❶臓器別(本邦)
（ⅰ）肺癌が圧倒的に多い(46.1％)。
（ⅱ）次いで、乳癌(14.5％)。
（ⅲ）以下、結腸癌(6.0％)、腎癌(4.2％)、胃癌(3.3％)、直腸癌(3.0％)の順。
❷組織別(本邦)
（ⅰ）腺癌が最も多い(49.7％)。
（ⅱ）以下、扁平上皮癌(8.3％)、小細胞癌(5.4％)、大細胞癌(1.8％)。

❸脳転移率の高い腫瘍

（ⅰ）悪性黒色腫や絨毛癌。

（ⅱ）その他、肺癌、乳癌や腎癌。

❹脳転移率の低い腫瘍

（ⅰ）前立腺癌、肝細胞癌や卵巣癌。

（ⅱ）また、発生数の多い胃癌も脳転移率は低い。

❺転移個数による腫瘍の相違（日本脳腫瘍学会, 2017）

（ⅰ）単発性➡前立腺癌、消化器癌や腎細胞癌に多い。

（ⅱ）多発性➡小細胞肺癌、乳癌、悪性黒色腫や非小細胞肺癌に多い。

❻腫瘍内出血をきたす腫瘍

（ⅰ）腫瘍内出血の頻度；3〜14％

（ⅱ）腫瘍内出血をきたしやすい腫瘍

➡悪性黒色腫、絨毛癌、腎細胞癌、肺癌、甲状腺癌や肝細胞癌。

転移部位　❶全体

（ⅰ）テント上の脳葉に最も多い（約70％）（本邦）。

（ⅱ）テント下では、ほとんどが小脳。

➡小脳半球への転移は、Purkinje細胞層か顆粒細胞上部に生じやすい。

（ⅲ）その他

ⓐ硬膜への転移

㋐原発巣；乳癌に最も多い。

㋑頭蓋骨転移からの浸潤が多い。

ⓑ下垂体への転移（715頁）

㋐下垂体後葉に最も多い（80％）。

㋑頻度；転移性腫瘍患者全体の0.7％（本邦）

㋒原発巣（Habu ら, 2015）

①女性；乳癌が最も多く、以下、肺癌、結腸・直腸癌の順。

②男性；肺癌が最も多く、以下、腎癌、リンパ腫の順。

ⓒ頭蓋骨への転移

㋐原発巣；乳癌が最も多く、次いで肺癌、頭頸部癌の順。

㋑頭蓋底より頭蓋冠に転移しやすい。

ⓓ軟膜への転移

㋐原発巣

①本邦では、胃癌が最も多い（高橋ら, 2009）。

②欧米では、乳癌が最も多い。

㋑**Meningeal carcinomatosis（髄膜癌腫症）**（718頁）となる。

ⓔ原発性脳腫瘍内への転移（湯川ら, 2012）

㋐原発巣

①乳癌が最も多い。

②次いで、肺癌。

　　　　　　　　　　　㋑転移先の脳腫瘍；髄膜腫が最も多い。

❷部位別（本邦）

　（ⅰ）前頭葉に最も多い（45.0％）。

　（ⅱ）次いで、小脳（28.5％）。

　（ⅲ）以下、頭頂葉（27.1％）＞側頭葉（20.0％）＞後頭葉（18.9％）の順。

❸原発巣別

　（ⅰ）肺癌（小細胞癌）、消化器系の癌、前立腺癌や子宮癌

　　　　➡小脳に転移しやすい。

　（ⅱ）前立腺癌➡頭蓋骨や硬膜に転移しやすい。

転移様式　❶全体

　（ⅰ）単発性（solitary）；約55％（本邦）

　（ⅱ）多発性

　　　　ⓐ頻度；約45％（本邦）

　　　　ⓑ部位；大脳内に多く（70％）、次いで大脳と小脳（26％）(Nussbaum ら，1996)。

　（ⅲ）Meningeal carcinomatosis（髄膜癌腫症）（718頁）；約3％（本邦）

❷原発巣別（疾患別）

　（ⅰ）悪性黒色腫➡ほとんどが（90％）多発性。

　（ⅱ）消化器系や泌尿器系➡半数は単発性。

局在（本邦）　❶左右差はない（右；32％、左；31％）。

❷両側性；27％の頻度。

症状　❶頭蓋内圧亢進症状

❷巣症状（片麻痺や失語など）

❸てんかん発作

❹精神症状

❺高次機能障害

❻髄膜癌腫症では、髄膜刺激症状、脳神経症状や頭痛など。

脳血管造影　❶腫瘍陰影がみられる場合と無血管野として描出される場合とがある。

❷腫瘍陰影；毛細管相後期から静脈相前期にかけて、陰影は著明となる。

エックス線CT　❶単純CT

　➡単純CT像は、腫瘍の細胞密度を反映しているが、組織型とCT所見との間に明ら

　　かな対応関係のないことが多い。

　（ⅰ）所見（**図2-96 A**）

　　　　➡「等吸収域を呈することが多い」、「高吸収域を呈することが多い」の報告がある。

　　　　ⓐ低吸収域を呈する病変

　　　　　㋐扁平上皮癌

　　　　　㋑未分化癌

　　　　ⓑ高吸収域を呈する病変

　　　　　㋐大腸癌

　　　　　㋑黒色腫

㋒絨毛癌
　　㋓腎細胞癌
（ⅱ）通常、腫瘍周囲の低吸収域（脳浮腫）が強い。
　　ⓐ浮腫は白質に限局しており、皮質や脳梁を越えて対側半球に拡がることはない。
　　ⓑテント下への転移例では、浮腫は目立たないことが多い。
❷造影 CT（図 2-96 B）
　➡均一（結節状）、あるいはリング状に増強される。
　　🔖充実性では結節状に、壊死（中心部）を認める例ではリング状に増強される。

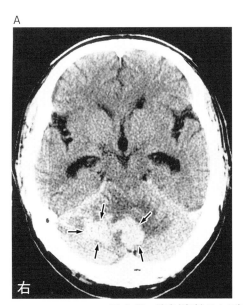
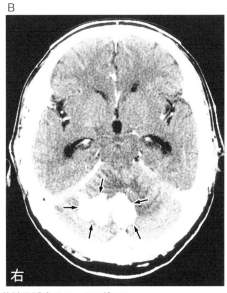

図 2-96．肺癌（腺癌）による転移性脳腫瘍のエックス線 CT
A（単純 CT）；小脳に高吸収域を認める（→）。
B（造影 CT）；均一、かつ著明に増強される（→）。

MRI ❶単純 MRI
　（ⅰ）全体
　　ⓐさまざまな信号強度を示し、一定しない。
　　ⓑ一般に、
　　　㋐T 1 強調画像；等信号（図 2-97）あるいは低信号。
　　　㋑T 2 強調画像；等信号、あるいは高信号。

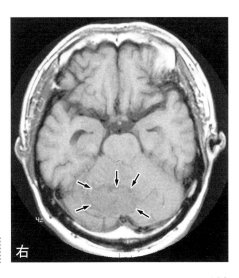

図 2-97．肺癌による転移性脳腫瘍の MRI
T 1 強調画像で、右小脳半球に等信号を認める（→）。

(ⅱ) 特徴的所見を呈する脳腫瘍
　ⓐ悪性黒色腫
　　㋐T1強調画像；著明な高信号。
　　㋑T2強調画像；等信号、あるいは軽度低信号。
　ⓑ腺癌（特に大腸癌）
　　➡T2強調画像で低信号（図 2-98）。
　〔低信号を呈する要因〕
　　㋐「転移を生じさせる組織のT2緩和時間が短いことによるもので、ムチン、血液や石灰化などが低信号の原因ではない」との報告(Carrier ら, 1994)と、
　　㋑「親水性の高分子物質であるムチンが低信号の原因」との報告(Egelhoff ら, 1992；中島ら, 2002)がある。

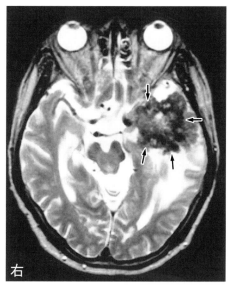

図 2-98. 結腸癌（腺癌）による転移性脳腫瘍のMRI
T2強調画像で、左側頭葉に低信号を認める（→）。

❷造影 MRI
（ⅰ）充実性あるいはリング状に増強される。
（ⅱ）通常、腫瘍周囲に広範な浮腫像を認める。
❸拡散強調画像（DWI）
（ⅰ）転移性脳腫瘍は低信号。
　　➡ただし、小細胞肺癌では高信号を呈する。
（ⅱ）悪性リンパ腫や脳膿瘍は高信号。
　ⓐこの点が転移性脳腫瘍との鑑別点であり、鑑別に有用(Stadnik ら, 2001)。
　ⓑただし、転移性脳腫瘍の囊胞内容液が膿汁と同様の濃いクリーム状である場合には、高信号を呈する。

治療方針　❶全般的な治療方針
（ⅰ）原則として、転移性脳腫瘍の治療を優先する(日本脳腫瘍学会, 2017)。
（ⅱ）治療法の選択基準
　ⓐ脳以外の病巣における生命予後が6カ月以上の場合。
　　➡外科的治療（手術）
　ⓑ3カ月以上の生存が期待できない場合
　　➡保存的治療（脳浮腫改善薬の投与）
　ⓒ原発巣に再発像がなく（コントロールされている）、かつ脳の転移が単発である場合。
　　㋐積極的に治療（摘出術＋放射線治療＋化学療法）。
　　㋑ちなみに、「原発巣がコントロールされている」とは、進行性に悪化させる病巣が患者の状態および検査値から脳以外には存在せず、かつ予想される生存期間がおよそ5〜6カ月以上である場合をいう(西川, 2002)。

ⓓ原発巣が進行性の症例、全身に転移巣のある症例、脳への転移が多発性あるいは脳深部にある場合、さらには肺小細胞癌の場合。

　　　㋐保存的治療（放射線治療や化学療法）

　　　㋑脳以外の病巣がコントロールされていない場合は、手術＋全脳照射でも全脳照射のみでも生存期間は5〜6カ月であるので、手術を行うメリットはない(西川, 2002)。

❷腫瘍の大きさによる治療方針

　（ⅰ）3 cm 以上の腫瘍

　　　ⓐ開頭摘出術を施行。

　　　ⓑ（理由）3 cm 以上の病巣に対しては定位放射線照射などで満足できる効果が得られないため(久保, 2007)。

　（ⅱ）3 cm 以下の腫瘍➡定位放射線照射

治療 ❶頭蓋内圧亢進に対する治療

　（ⅰ）脳圧下降薬の投与；Glyceol®や Mannitol®の投与。

　（ⅱ）副腎皮質ステロイド薬の投与。

❷外科的治療

　（ⅰ）手術適応症例

　　　ⓐ単発性で全身状態が良好な症例。

　　　ⓑ原発巣が十分コントロールされている症例。

　　　　➡脳以外の病巣における生命予後が6カ月以上の場合。

　　　ⓒ手術により、術前よりも症状を悪化をさせないと考えられる症例。

　（ⅱ）腫瘍摘出にあたっては、一括切除(en block resection)を心がける。

　　　➡（理由）Piecemeal(断片的)に切除すると髄膜癌腫症の発症率が高くなるため。特に後頭蓋窩例の手術では(Huang ら, 2014)。

❸放射線治療(日本脳腫瘍学会, 2017)

　（ⅰ）通常（従来）の放射線治療

　　　ⓐ転移巣の個数が単発や少数の場合

　　　　➡腫瘍摘出後に全脳照射。

　　　ⓑ転移巣の個数が多数の場合➡全脳照射

　（ⅱ）定位放射線照射(STI)

　　　ⓐ種類；γ-Knife や CyberKnife など。

　　　ⓑ適応(日本脳腫瘍学会, 2017)

　　　　㋐3 cm 以下の腫瘍(転移巣の個数が単発や少数の場合)

　　　　　➡STI と全脳照射(通常の放射線治療)の併用。

　　　　㋑転移巣の個数が多数の場合

　　　　　➡全脳照射に STI を加えてもよい。

❹化学療法(抗がん剤)；カルボプラチン(Paraplatin®)、シスプラチン(Randa®)、ドセタキセル水和物(Taxotere®)、フルオロウラシル(5-FU®)、エオトポシド(VP-16)やイリノテカン水和物タモキシフェンクエン酸塩(Nolvadex®)など。

❺分子標的治療薬；乳癌に対してラパチニブトシル塩酸塩水和物（Tykerb®）やトラスツズマブ（Herceptin®）。

治療成績 ❶本邦の治療別による 5 年全生存率（表 2-56）

表 2-56. 転移性脳腫瘍全体の 5 年全生存率（日本脳腫瘍全国集計，14th，2017 より作成）

手術単独群	手術＋放射線治療群	手術＋放射線治療＋化学療法群	手術＋化学療法群	放射線治療単独群
41.9%	23.1%	26.6%	22.2%	18.5%

❷各治療別による腫瘍局所制御率や生存期間

（ⅰ）腫瘍摘出術と全脳照射併用群

 ⓐ生存期間中央値➡6〜10 カ月

 ⓑ腫瘍摘出術＋全脳照射併用群と STI＋全脳照射併用群との間で、生存期間に差を認めない（日本脳腫瘍学会，2017）。

（ⅱ）全脳照射単独群の生存期間中央値➡4.5〜13 カ月（Murai ら，2014）

（ⅲ）定位放射線照射（STI）

 ⓐ全体の生存期間

  ➡STI 単独治療群、STI＋全脳照射併用群の両者とも、おおよそ 6〜11 カ月（日本脳腫瘍学会，2017）。

 ⓑγ-Knife

  ㋐治療効果は 2〜3 カ月でみられる。

  ㋑腫瘍制御率（平均追跡期間；7 カ月）（Flickinger ら，1994）

   ①局所制御率

    ❶全体；85%

    ❷γ-Knife 単独；53%

    ❸γ-Knife＋全脳照射の併用群；81%

   ②2 年間の局所制御率；67±8%

   ③生存期間中央値；11 カ月

 ⓒCyberKnife（fractionated stereotactic radiotherapy；FSRT）（Murai ら，2014）

  ㋐腫瘍局所制御率（1 年）；63〜94%

   ➡ちなみに、LINAC による定位放射線治療の局所制御率；82〜88%

  ㋑生存期間中央値；3〜15 カ月

 ⓓ腫瘍摘出術＋全脳照射併用群と STI＋全脳照射併用群との間で、生存期間に差を認めない（日本脳腫瘍学会，2017）。

効果判定基準
（日本脳腫瘍学会，2017）

❶完全奏効（complete response；CR）；画像上全標的病変の消失例。

❷部分奏効（partial response；PR）；長径の和が 30% 以上減少例。

❸進行（progressive disease；PD）；最小の長径の和と比較して 20% 以上増加している例。

❹安定（stable disease；SD）；部分奏効（PR）には縮小が不十分、かつ進行（PD）には増大が不十分な例。

※：より客観的に完全奏効（CR）、部分奏効（PR）を評価確定するには 4 週間以上の間

第 2 章／脳腫瘍ヘズ〜ムイン

隔で、また、安定(SD)の確定には 6〜8 週以上の間隔で再検査をする。

予後　❶不良

　　➡一般に、診断後の生存期間中央値は 3 カ月 (日本脳腫瘍学会. 2017)。

　❷生存率と生存期間

　　（ⅰ）5 年全生存率(本邦)

　　　ⓐ全体(全症例)；23.9%

　　　ⓑ個数別

　　　　㋐単発例；30.3%

　　　　㋑多発例

　　　　　①2〜4 個；16.8%

　　　　　②5〜9 個；12.2%

　　　　　③10 個以上；10.5%

　　（ⅱ）生存期間中央値 (Nuaabaum ら. 1996)

　　　ⓐ無治療群；約 1 カ月

　　　ⓑ単発例

　　　　㋐非外科的治療群；3 カ月

　　　　㋑外科的治療群；11 カ月

　　　ⓒ多発例

　　　　㋐非外科的治療群；3 カ月

　　　　㋑外科的治療群；6 カ月

　❸部位別；小脳への転移例では、特に予後不良。

　❹ちなみに、直径 2 cm の転移巣を放置した場合、致命的な大きさである直径 5〜6 cm になるまでの期間は 4 カ月 (松谷. 1996)。

予後因子　❶予後因子として、年齢、Karnofsky's performance scale(167 頁)、脳転移の個数、頭蓋外転移の有無や原発巣の組織型が挙げられている。

　❷予後良好因子 (Diener-West ら. 1989)

　　（ⅰ）Karnofsky's performance scale が 70〜100 の症例。

　　（ⅱ）年齢；60 歳未満(<60 歳)

　　（ⅲ）原発巣がコントロールされているか、消失している例。

　　（ⅳ）脳以外に転移のみられない例。

　　（ⅴ）評価

　　　ⓐ上の 4 つの予後良好因子がすべて存在する場合

　　　　➡200 日以上生存する確率は 52%

　　　ⓑ予後良好因子がまったくない場合

　　　　➡200 日以上生存する確率は 8%

局所再発率　単発例では手術(腫瘍摘出術)＋放射線治療群の方が、放射線治療単独群に比べて局所再発率は低く、また生存期間も長い (Patchell ら. 1990)。すなわち、

　❶局所再発率

　　（ⅰ）腫瘍摘出術＋全脳照射併用群；20%

443

（ⅱ）全脳照射単独群；52％

❷生存期間中央値

　（ⅰ）腫瘍摘出術＋全脳照射併用群；40 週

　（ⅱ）全脳照射単独群；15 週

２．各癌別による転移性腫瘍

１）肺癌 Lung cancer

転移頻度
❶本邦；転移性脳腫瘍全体の 46.1％で、第 1 位。

❷肺癌患者の 9.7〜54％(Schouten ら，2002)

　➡54％の高頻度は腺癌の肺癌患者の剖検での発見率であり、9.7％の低頻度は非小細胞肺癌患者における脳転移率の報告(Schouten ら，2002)。

❸肺癌の 5 年累計脳転移率(Schouten ら，2002)

　（ⅰ）肺癌全体；16.3％

　（ⅱ）組織型別では、小細胞癌が非小細胞癌より高い(小細胞癌；29.7％、非小細胞癌；12.6％)。

特徴
❶脳実質内への転移が最も多い。

❷男性に多い。

好発年齢(本邦)
❶55〜79 歳に多い。

❷60〜64 歳にピークがある(16.9％)。

性別
❶全体(本邦)；男性：女性＝2.0：1 で、男性に多い。

❷扁平上皮癌では、特に男性に多い。

原発巣の組織型
(本邦)
❶腺癌が最も多い(56.0％)。

❷以下、扁平上皮癌(10.7％)、小細胞癌(10.3％)の順。

転移経路
血行性転移

転移部位
❶脳実質内への転移が最も多い。

　➡髄膜癌腫症(718 頁)の頻度は低い。

❷後頭蓋窩への転移の頻度は、他の癌に比して高い。

　➡小細胞癌(燕麦細胞癌 oat cell carcinoma)では、小脳に転移しやすい。

❸多発性の傾向をもつ。

エックス線 CT
(図 2-96 参照)
❶単純 CT；低吸収域、あるいは等吸収域。

❷造影 CT

　➡腺癌では均一に、扁平上皮癌ではリング状に増強されることが多い。

転移しやすい組織型
❶小細胞癌が圧倒的に多い(70％)。

❷以下、腺癌(51％)、扁平上皮癌(32％)の順。

腫瘍倍加時間
25 日前後(松谷，1990)

治療
❶治療法

　（ⅰ）外科的治療(手術による摘出)

　（ⅱ）放射線治療；小細胞肺癌の放射線感受性は高い。

第2章／脳腫瘍ヘズ～ムイン

❷肺・脳同時型の脳転移巣に対しては、原則的には脳手術を先行させる。

予後　不良

❶本邦における5年全生存率（全体）；23.9%

❷本邦の治療別による5年全生存率（表2-57）

表2-57. 肺癌全体における転移性脳腫瘍の治療別5年全生存率（日本脳腫瘍全国集計, 14th, 2017 より作成）

手術単独群	手術＋放射線治療群	手術＋放射線治療＋化学療法群	手術＋化学療法群	放射線治療単独群
37.8%	28.4%	24.0%	19.7%	20.6%

生存期間を
延長させる因子
（Wroński ら, 1995）

❶全身疾患のない症例

❷原発部の切除例。

❸女性例

❹60歳未満例

❺Karnofsky's performance scale（167頁）の高得点例。

❻転移部位がテント上の症例。

❼転移巣の完全摘出例。

2）乳癌 Breast cancer

転移頻度　❶本邦；転移性脳腫瘍全体の14.5%で、肺癌に次いで多い。

❷乳癌患者の4～30%（Schouten ら, 2002）

➡30%の高頻度は剖検例であり、4%は臨床例（Schouten ら, 2002）。

❸乳癌の5年累計脳転移率は5.0%（Schouten ら, 2002）

特徴　❶硬膜、軟膜および下垂体に転移しやすい。

（ⅰ）硬膜への転移は、脳転移と同程度に多い。

（ⅱ）髄膜癌腫症（718頁）の原因として重要で、胃癌や肺癌とともに多い。

（ⅲ）下垂体への転移頻度は、乳癌患者全体の6～8%（足立, 2005）

❷多発性の頻度が高い。

❸脳への転移例は、閉経前あるいは閉経直後に好発する。

❹原発巣の診断から中枢神経系への診断までの期間が長い（約4年）。

❺中枢神経系に転移を有する症例のほとんどに、他臓器に転移巣を認める。

❻頭蓋内硬膜転移例は、脊椎に転移を伴っていることが多い（脊椎の転移していない例の3倍多い）（Tsukada ら, 1983）。

❼術後に髄膜癌腫症を発症する危険率が高い（Huang ら, 2014）。

❽70歳以上の患者の脳転移率は、それ以外の年齢層より低い（Schouten ら, 2002）。

好発年齢（本邦）　❶45～64歳に多い。

❷55～59歳にピークがある（20.5%）。

性別（本邦）　ほとんどが女性。

原発巣の組織型
（本邦）　腺癌が最も多い（60.3%）。

転移部位	❶脳（大脳、小脳、橋、延髄や脈絡叢など）が62％と最も多い。
	（ⅰ）テント上とテント下とは、ほぼ同頻度にみられる。
	（ⅱ）小脳転移もかなりの程度でみられる（大脳転移；孤発性の脳転移例の46％、小脳転移；29％）。
	❷脳硬膜；54％（脳転移に伴って認められる例と硬膜のみに転移している例とは、ほぼ同頻度）
	❸以下、軟膜（19％）＞脊髄および脊髄硬膜（10％）。
単発か多発か	ほぼ半々（Nussbaum ら，1996）。
エックス線CT	単純CTで、低吸収域、あるいは等吸収域。
治療	❶外科的治療
	❷放射線治療；一般に、放射線感受性が高い。
	❸化学療法
	❹ホルモン剤の投与。
予後	不良
	❶本邦における5年全生存率（全体）；22.4％
	❷本邦の治療別による5年全生存率（表2-58）

表 2-58. 乳癌における転移性脳腫瘍の治療別5年全生存率（日本脳腫瘍全国集計，14th，2017 より作成）

手術単独群	手術＋放射線治療群	手術＋放射線治療＋化学療法群	手術＋化学療法群	放射線治療単独群
52.6％	24.1％	17.1％	29.1％	16.3％

3）食道癌 Esophageal carcinoma

転移頻度（本邦）	転移性脳腫瘍全体の2.6％
原発部位	脳転移例では、食道癌の占拠部位は下1/3のものがほとんどである。
好発年齢（本邦）	❶55～79歳に多い。
	❷60～64歳にピークがある（24.1％）。
性別（本邦）	男性：女性＝7.3：1で、圧倒的に男性に多い。
原発巣の組織型（本邦）	❶扁平上皮癌が最も多い（59.0％）。
	❷次いで、腺癌（12.0％）。
転移経路	❶血行性転移
	➡転移性脳腫瘍を発見した段階で肺転移を伴っている頻度は低いので、この可能性は少ない。
	❷Batson の椎骨静脈系
	（ⅰ）食道静脈→奇静脈→Batson 椎骨静脈系→脳内の静脈系→脳内に転移
	（ⅱ）肺を通らない腫瘍の血行性経路である。
画像検査 （中嶋ら，2010）	❶食道癌による転移性脳腫瘍では、画像上（CTまたはMRI）、半数に嚢胞形成を認める。
	➡嚢胞形成を認める例の組織型は、扁平上皮癌が最も多い（90％）。
	❷CTで嚢胞形成を認める場合、原発巣としては肺癌（扁平上皮癌）が最も多い。
	（理由）食道癌を原発とする転移性脳腫瘍が稀なため。

第2章／脳腫瘍ヘズ〜ムイン

予後（本邦）	不良
	❶5年全生存率（全体）；19.5%
	❷手術＋放射線治療群による5年全生存率；19.7%
	（手術単独群、手術＋放射線治療＋化学療法群や放射線治療単独群などは症例数が少ないため割愛）

4）胃癌 Gastric cancer

転移頻度	転移性脳腫瘍全体の3.3%（本邦）
好発年齢（本邦）	❶55〜59歳と65〜79歳に多い。
	❷65〜69歳にピークがある（23.1%）。
性別（本邦）	全体；男性：女性＝3.2：1で、男性に多い。
原発巣の組織型（本邦）	腺癌が最も多い（72.1%）。
転移経路	リンパ行性転移が主。
転移部位	髄膜への転移（髄膜癌腫症）（718頁）が多く、脳実質内転移の頻度は低い。
予後（本邦）	不良
	❶5年全生存率（全体）；18.3%
	❷手術＋放射線治療群による5年全生存率；6.9%

5）大腸癌 Large bowel cancer

概念	大腸は、盲腸、結腸、直腸および肛門に区分される。
頻度	❶本邦；転移性脳腫瘍全体の9.0%
	❷臨床例では結腸・直腸癌患者の1〜1.8%、剖検例では4%（Schouten ら，2002）
	❸結腸・直腸癌の5年累計脳転移率は1.2%（Schouten ら，2002）
転移までの期間	長いことが多い。
好発年齢（本邦）	55〜79歳に多い。
性別（本邦）	男性：女性＝1.6：1で、男性に多い。
原発巣の組織型（本邦）	ほとんどが腺癌。
転移経路	門脈を経由する血行性転移が主。
転移部位	❶ほとんどが脳実質内。
	❷他の癌に比して小脳への転移が多い。
転移数	単発性のことが多い。
腫瘍マーカー	血中CEA（carcinoembryonic antigen）値が有意に高値。
エックス線CT	単純CTで高吸収域。
予後（本邦）	不良
	❶5年全生存率（全体）
	（ⅰ）結腸癌；9.6%
	（ⅱ）直腸・肛門癌；18.3%

❷治療別による 5 年全生存率
  （ⅰ）結腸癌
    ⓐ手術単独群；2.9%
    ⓑ手術＋放射線治療群；4.9%
  （ⅱ）直腸・肛門癌
    ➡手術＋放射線治療群；29.1%

6）肝癌 Hepatoma

転移頻度（本邦） 転移性脳腫瘍全体の 1.8%

転移経路と特徴 ❶血行性、すなわち肺→心臓→大循環系→脳に転移。

❷脳転移例のほとんどは肺に転移を認める。

好発年齢（本邦） ❶50〜79 歳に多い。

❷70〜74 歳にピークがある（23.7%）。

性別（本邦） 男性：女性＝3.5：1 で、圧倒的に男性に多い。

脳転移の少ない理由 ❶肝癌の細胞が肺に捕獲される。

❷肝癌の予後が不良で、脳転移以前に死亡する。

❸臓器親和性の問題。

予後（本邦） 不良

❶5 年全生存率（全体）；11.2%

❷手術単独群による 5 年全生存率；27.9%

7）甲状腺癌 Thyroid cancer

概説 ❶甲状腺癌は、病理組織学的に乳頭癌、濾胞癌、髄様癌および未分化癌の 4 つに分類される。

➡本邦では、手術症例の中では、乳頭癌と濾胞癌が大多数。

❷血行性転移は、濾胞癌が多い。

➡濾胞癌は、転移部位においても緩慢な発育をとるものがある。

転移頻度 ❶本邦では、転移性脳腫瘍全体の 1.5%

❷脳への転移頻度；甲状腺癌全体の 1%（McWilliams ら，2003）

転移経路
（Kitagawa ら，2013） ❶乳頭癌が転移する場合には、通常、リンパ行性で、リンパ節に転移する。

❷濾胞癌が転移する場合には、大部分は血行性で、肺や骨に転移する。

特徴 ❶肺や骨に転移しやすい（山口ら，2011）。

❷転移部位においても緩慢な発育をとるものがあり、長い期間無症状のことがある。

好発年齢 ❶本邦

（ⅰ）50〜79 歳に多い。

（ⅱ）55〜59 歳にピークがある（21.3%）。

❷McWilliams らの報告（2003）；16〜73 歳（平均年齢は 47 歳）。

性別 ❶本邦；男性：女性＝1：1.2 で、やや女性に多い。

❷諸外国（McWilliams らによる集計，2003）；男性：女性＝1：1.7 で、女性に多い。

第 2 章／脳腫瘍ヘズ～ムイン

転移部位
(山口ら, 2011)

❶肺や骨に転移しやすい。

❷骨転移の主な部位は肋骨、胸骨、椎骨。

➡頭蓋骨への転移は少ない。

予後

❶5 年全生存率（全体）は 39.7％で、不良（本邦）。

❷生存期間中央値；12.4 カ月 (Kitagawa ら, 2013)

❸生存期間 (McWilliams ら, 2003)

（ⅰ）生存期間中央値；10.9 カ月

（ⅱ）平均生存期間

ⓐ甲状腺癌全体；12.6 カ月

ⓑ組織型別

㋐濾胞癌；8.3 カ月

㋑乳頭癌；23.6 カ月

8）腎癌 Renal carcinoma

転移頻度

❶本邦；転移性脳腫瘍全体の 4.2％

❷臨床例では腎癌患者の 3.9～7.7％、剖検例では 9.7～10％ (Schouten ら, 2002)

❸腎癌の 5 年累計脳転移率は 9.8％ (Schouten ら, 2002)

好発年齢(本邦)

❶50～79 歳に多い。

❷65～69 歳にピークがある（20.7％）。

性別(本邦)

男性：女性＝2.4：1 で、男性に多い。

腎摘出から脳転移
診断までの期間

❶平均 3 年

❷時に（10％）、10 年以上の長期を経て転移。

〔長期間経過後に転移する理由（説）〕

（ⅰ）肺に微小転移巣を形成後、発育しないまま経過➡その後なんらかの原因により脳へ微小栓子（microemboli）として運ばれるとの説。

（ⅱ）腎摘出時に既に微小脳転移を生じているが、

ⓐ細胞増殖能が極めて低く、発育が緩徐であるとの説。

ⓑ宿主の免疫力の低下により発育速度を増加させるとの説。

転移経路

❶肺循環を経由

➡腎癌は肺に転移することが最も多いので、この経路の関与が多い。

❷Batson の傍脊椎静脈叢を通る経路。

転移部位

脈絡叢に転移しやすい (Kitagawa ら, 2013)。

腎癌の生物学的特性
(里見, 1990)

❶長期にわたり、転移の危険性がある。

（ⅰ）多くの癌では、術後 5 年経過すると転移および癌死の心配は少なく、生存曲線は平坦になる傾向がある。

（ⅱ）これに対して腎癌では、5 年はおろか 10 年、15 年を経ても転移をきたす。

❷癌の発育速度

➡急速発育型と緩徐発育型の 2 型がある。

❸若年者（40 歳未満）の腎癌は、再発が少ない傾向にある。

449

➡手術症例の大部分が 10 年以上再発しない傾向にある。

❹極めて稀(0.01〜0.03％)ではあるが、腎癌摘出後に転移巣が自然治癒することがある。

単発か多発か ❶全体➡単発性が少し多い(56％)(Nussbaum ら, 1996)。

❷転移症状が発現するまでの期間が長いほど、単発性の頻度が高くなる(70〜90％)。

❸腎摘出時に転移のある場合➡多発性が圧倒的に多い(95％)。

原発巣の組織型 10 年以上経て発症する症例では、Clear cell が最も多い。

エックス線 CT 単純 CT；低吸収域

治療 ❶外科的治療による摘出が第一選択。

❷放射線治療

➡腎癌は、通常、放射線抵抗性腫瘍(radiation-resistant tumor)で、放射線感受性は低い。

❸化学療法；抵抗性

予後 ❶5 年全生存率(全体)は 36.9％で、不良。

❷本邦の治療別の 5 年全生存率(**表 2-59**)

表 2-59. **腎癌における転移性脳腫瘍の治療別 5 年全生存率**(日本脳腫瘍全国集計, 14th, 2017 より作成)

手術単独群	手術＋放射線治療群	放射線治療単独群	SRS/SRT*治療群
49.2％	35.9％	31.1％	32.3％

*SRS/SRT の SRS は Stereotactic radiosurgery の略、SRT は Stereotactic radiotherapy の略。

9 ）前立腺癌 Prostate carcinoma

転移頻度 脳実質への転移は稀で、0.2〜4.4％

特徴 ❶転移部位(McCutcheon ら, 1999)

（ i ）骨に最も多い(58％)。

（ii）次いで、肺(32％)。

（iii）以下、リンパ節(21％)＞肝臓(18％)。

❷頭蓋内では、硬膜への転移が最も多い。

❸骨転移する前立腺癌は、低分化腺癌より分化腺癌に多い。

❹脳転移する前立腺癌は、中あるいは低分化腺癌に多い。

❺脳に転移している前立腺癌の患者では、60％に肺癌(第二の原発腫瘍)を認める(McCutcheon ら, 1999)。

❻無症状例を 20％に認める。

脳への転移が 少ない理由(説) 脳実質が前立腺癌細胞にとって'不毛の地'であるとの説(Alva ら, 2000)。

好発年齢 脳転移例は、転移のない例より若い年齢に好発する。

転移経路 ❶Batson の傍脊椎静脈叢を通る経路。

❷肺や骨に転移した後、頭蓋内に転移する経路。

脳の好発部位 ❶McCutcheon らの報告(1999)

（ i ）前頭葉に最も多い。

（ⅱ）次いで、小脳。

（ⅲ）以下、側頭葉＞後頭葉＞頭頂葉。

❷Alva らの報告(2000)；橋、小脳や中脳に多い。

単発か多発か　❶McCutcheon らの報告(1999)；多発例が多い(68％)。

❷Nussbaum らの報告(1996)；単発例が多い(82％)。

原発巣の組織型　❶腺癌(adenocarcinoma)が最も多い(63％)。

❷次いで、小細胞癌(small cell carcinoma)(26％)。

予後　不良。すなわち、

❶1 年生存率は 18％

❷平均生存期間；7～9 カ月

10）絨毛癌 Choriocarcinoma

転移頻度　❶脳への転移率

（ⅰ）臨床上；20～28％

（ⅱ）剖検上；60％

❷中枢神経系への転移率は、悪性黒色腫に次いで高い。

特徴　❶特異的な血管親和性を有し、流動血に直接触れた環境の中で増殖する。

➡したがって、早期から広範な転移巣を形成する。

❷頭蓋内出血をきたしやすい(50～75％)。

❸テント上に転移することが圧倒的に多い(90％)。

❹転移の深さについては、ほとんどが大脳皮質であり、基底核や内包などの深部には少ない。

分類　臨床像より 3 型に分類(Vaughan ら，1962)。

❶頭蓋内出血として急性発症するタイプ。

（ⅰ）このタイプが最も多い(67％)。

（ⅱ）症状；頭痛、嘔吐、意識障害や局所徴候など。

❷急速に進行し広範な脳障害をきたすタイプ。

（ⅰ）多中心性(multifocal)で、比較的小さな病変である。

（ⅱ）局在徴候が乏しく、臨床症状は脳浮腫によることが大部分。

❸孤立性の占拠性病変

➡頭蓋内圧亢進症状と病変部位に一致する神経脱落症状を伴う。

転移部位　❶骨盤外臓器では、脳は肺に次いで 2 番目に多い。

❷脳実質内の好発部位

（ⅰ）頭頂葉に最も多い(36％)。

（ⅱ）次いで、後頭葉(30％)。

（ⅲ）以下、前頭葉(11％)＞小脳＝側頭葉(各 9％)。

転移個数　単発例が多い(60％)。

11）悪性黒色腫 Malignant melanoma

転移頻度
❶脳転移率；悪性黒色腫患者の 10.1％(Schouten ら，2002)

❷悪性黒色腫の 5 年累計脳転移率；7.4％(Schouten ら，2002)

❸中枢神経系への転移率

　（ⅰ)65％で、原発巣の中では最高の転移率。

　（ⅱ)中枢神経系への転移率は最も高い(2 番目が絨毛癌)。

特徴
❶原発巣の中で、中枢神経系への転移率が最も高い。

❷頭蓋内では、脳実質内への転移が最も多い。

❸脳実質内への転移は多発性が多く(75～90％)、出血しやすい(1/3～1/2 の症例)。

❹術後早期に播種をきたす危険性が高い(日本脳腫瘍学会，2017)。

❺放射線感受性は低い(日本脳腫瘍学会，2017)。

転移部位
❶頭蓋内では、脳実質内への転移が最も多い(50％)。

❷以下、髄膜(24％)、脳幹(13％)の順。

死亡原因
❶肺への転移によることが最も多い。

❷次いで、脳転移による。

第**3**章

バージョンアップ編

この章は、脳腫瘍をさらに広く、
深く究めてもらうために設けた部門です。
第2章で取りあげた項目については、
さらに深く掘り下げて述べてあります。
また新しい項目も
たくさん記載してありますので、
知識のバージョンアップが期待できます。

第 3 章／バージョンアップ編

❶びまん性星細胞系腫瘍 Diffuse astrocytic tumors

1．びまん性星細胞腫、*IDH* 変異のバリアント Variants of diffuse astrocytoma, *IDH*-mutant

1）概説
❶従来、腫瘍細胞の形態に基づいて 3 つの組織亜型、すなわち原線維性星細胞腫（fibrillary astrocytoma）、肥胖細胞性星細胞腫（gemistocytic astrocytoma）および原形質性星細胞腫（protoplasmic astrocytoma）に分類されていた。

❷今回（2016 年）の WHO 分類改訂では、

（ⅰ）原線維性星細胞腫は原型、すなわち、びまん性星細胞腫そのものであることから削除された。

（ⅱ）また、原形質性星細胞腫の定義は不明確で、組織所見も特異性に欠けることから削除された。

（ⅲ）その結果、肥胖細胞性星細胞腫（gemistocytic astrocytoma）だけになった。

2）肥胖細胞性星細胞腫、*IDH* 変異 Gemistocytic astrocytoma, IDH-mutant
❶定義・概念

（ⅰ）好酸性で大きな原形質と偏在する核をもつ星細胞腫をいう。

（ⅱ）本腫瘍型では、肥胖細胞（gemistocyte）が構成細胞の 2 割以上を占めていることが必要（vonDeimling ら，2016）。

（ⅲ）びまん性星細胞腫、*IDH* 変異のバリアント。

❷頻度；びまん性星細胞腫（WHO Grade Ⅱ）全体の約 10％（vonDeimling ら，2016）

❸好発年齢

（ⅰ）成人に好発する。

（ⅱ）診断時の平均年齢は 40 歳（年齢中央値；42 歳）（vonDeimling ら，2016）。

❹性別；男性：女性＝2：1 で、男性に多い（vonDeimling ら，2016）。

❺発生部位

➡さまざまな部位にみられるが、前頭葉と側頭葉に多い（vonDeimling ら，2016）。

❻エックス線 CT

（ⅰ）単純 CT；低吸収域が多い。

（ⅱ）造影 CT；増強される。

❼病理学的所見

（ⅰ）肉眼的所見

ⓐ腫瘍は柔らかく一様。

ⓑ周囲との境界は比較的明瞭。

（ⅱ）組織学的所見（図 3-1）

455

ⓐ細胞は大型で、球形。
　　　ⓑ細胞質はエオジン好性で、核は偏在。
❽免疫組織化学的所見
　（ⅰ）GFAP；陽性
　（ⅱ）p53 タンパク；陽性
❾WHO Grade Ⅱ (vonDeimling ら、2016)
❿遺伝子解析；TP53 遺伝子の変異を認める。
⓫予後；生存期間中央値は、2〜3 年。

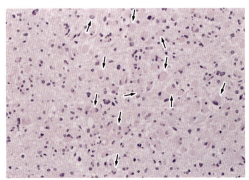

図 3-1．肥胖細胞性星細胞腫の組織像（HE、×50）
核が偏在している肥胖細胞を認める（→）。

2．膠芽腫 Glioblastoma

1）小脳の膠芽腫 Cerebellar glioblastoma

❶頻度(日本脳腫瘍全国集計, 12 th, 2009)
　（ⅰ）膠芽腫全体の 2.1％と稀。
　（ⅱ）小脳および第 4 脳室に発生する腫瘍全体の 4.0％
❷好発年齢
　（ⅰ）平均年齢は 30.2〜34.9 歳で、大脳半球発生例に比べて若い年齢に多い(笠井ら、2004)。
　　　➡小児例が比較的多いため、若くなる。
　（ⅱ）35％が小児*（4〜15 歳）。
❸性別；男性：女性＝1.4：1 で、男性に多い。
❹好発部位；小脳半球が大部分（73.0％）(日本脳腫瘍全国集計, 12 th, 2009)。
❺症状
　（ⅰ）頭蓋内圧亢進症状
　（ⅱ）小脳症状
❻脳血管造影；無血管野のことが多い（大脳発生例のような腫瘍陰影や早期流出静脈の描出など
　　　を呈するのは稀）。
❼病理学的所見
　（ⅰ）局所浸潤性発育が主。

（ⅱ）脳幹や上部頸髄に伸展する。

❽予後；不良で、平均生存期間は１年。

*【小児の小脳髄芽腫(遠藤ら, 2002)】
①極めて稀。
②発症形式；頭蓋内圧亢進症状、小脳失調が多い。
③発症から診断までの期間；平均２〜５週間と短い。
④髄腔内播種
　①頻度；45.5%
　②成人例より播種の頻度は高い。
⑤予後；極めて不良で、11.7 カ月（平均）で死亡。
⑥予後不良の原因；髄腔内播種を生じやすいことによる。

著者註：小児の髄芽腫では、高頻度に Histone H3.3 をコードする *H3F3A* 遺伝子の変異が認められ、分子的に成人の髄芽腫から区別されている(Schwartzentruber ら, 2012；増井, 2018)（499 頁参照）。

２）膠芽腫のバリアント Variants of glioblastoma
（１）巨細胞膠芽腫 Giant cell glioblastoma
❶定義・概念
　（ⅰ）多核・巨核の奇怪な形態を示す細胞が、主要な構成細胞として増殖している膠芽腫をいう。
　（ⅱ）*IDH* 野生型膠芽腫（*IDH*-wild type glioblastoma）のバリアント。
❷頻度；膠芽腫全体の１％未満(Ohgaki ら, 2016)。
❸名称；Ganglioneuroma、Ganglioglioblastoma や Monstrocellular astrocytoma などと呼ばれたことがある。
❹好発年齢(Ohgaki ら, 2016)
　（ⅰ）通常の膠芽腫より若い年齢に好発する。
　（ⅱ）平均年齢；51〜54.5 歳（通常の膠芽腫の平均年齢は 62 歳）
❺性別；男性：女性＝1.1〜1.5：１で、やや男性に多い(Ohgaki ら, 2016)。
❻好発部位；側頭葉と前頭葉。
❼治療
　（ⅰ）外科的治療；肉眼的に全摘出が可能。
　（ⅱ）放射線治療
　（ⅲ）化学療法
❽病理学的所見
　（ⅰ）肉眼的所見
　　ⓐ境界明瞭な硬い腫瘍。
　　ⓑ割面は灰白色。
　　ⓒ一般に、嚢胞形成がみられる。

（ⅱ）組織学的所見

　　ⓐ膠芽腫の組織像。

　　ⓑ多核・巨核の奇怪な巨細胞が多くみられる。

　　ⓒ間質に好銀線維が豊富にみられる。

　　ⓓ膠芽腫にみられる血管内皮細胞の増殖はほとんど認められない。

❾Ki-67 陽性率；35％（平均）

❿免疫組織化学的所見

　（ⅰ）Vimentin；陽性

　（ⅱ）GFAP；大部分が陽性。

⓫WHO Grade Ⅳ(Ohgaki ら，2016)

⓬遺伝子解析；*IDH* 野生型で、*TP53* 遺伝子の変異が高頻度(田中，2017)。

⓭予後(Ohgaki ら，2016)

　（ⅰ）不良であるが、通常の膠芽腫よりややよい。

　（ⅱ）生存期間中央値；11～13.5 カ月（通常の膠芽腫のそれは 8～9.8 カ月）

（2）膠肉腫 Gliosarcoma

❶定義・概念

　（ⅰ）神経膠腫の成分と肉腫の成分が混在する混合腫瘍（mixed tumor）。すなわち、相異なる 2
　　　つの胚葉由来の腫瘍成分が同一の腫瘍内に共存している。

　　ⓐ2 つの成分が明瞭に区画できるタイプと、2 つの成分が混在するタイプがある(田中，2017)。

　　ⓑ神経膠腫（glioma）の成分としては、膠芽腫（glioblastoma）が典型的であるが、退形成性星
　　　細胞腫のこともある(藤井ら，2010)。

　　ⓒ肉腫成分は、増殖している腫瘍血管の悪性転化による。

　（ⅱ）膠芽腫（*IDH* 野生型）のバリアント。

　（ⅲ）ちなみに、**混合腫瘍**とは発生起源が異なる 2 つ、あるいはそれ以上の腫瘍組織が独立し
　　　て混じて認められるものをいう。

❷頻度

　（ⅰ）神経膠腫全体の 2％

　（ⅱ）星細胞腫全体の 5％

　（ⅲ）膠芽腫全体の 2％(Burger ら，2016)

❸発生機序（説）

　➡肉腫の成分は悪性神経膠腫が脱分化を起こして GFAP 染色性を失い、肉腫の表現型を獲得
　　したとの説が有力(藤井ら，2010)。

❹好発年齢；40～60 歳に多い（平均年齢；52 歳）(Burger ら，2016)。

❺性別；男性：女性＝1.8：1 で、男性に多い(Burger ら，2016)。

❻症状；運動麻痺と頭痛が多い。

❼好発部位(Morantz ら，1976)

　➡頭蓋骨近傍にみられる傾向がある。

　（ⅰ）**側頭葉**に最も多い。

➡**膠芽腫（glioblastoma）との相違！**
　（ⅱ）以下、頭頂葉＞前頭葉。
❽脳血管造影
　（ⅰ）腫瘍陰影を認める。
　（ⅱ）硬膜血管および軟膜血管から血液供給を受けることが多い。
❾エックス線CT
　（ⅰ）単純CT
　　　ⓐ等～軽度高吸収域が多い（一部、低吸収域）。
　　　ⓑ周囲に広範囲な脳浮腫像（低吸収域）を認める。
　（ⅱ）造影CT；均一に増強、あるいは一部がリング状に増強。
　　　➡大脳鎌や頭蓋骨に接して、著明かつ均一に増強される髄膜腫類似例もある。
❿MRI
　（ⅰ）単純MRI
　　　ⓐT1強調画像；低信号
　　　ⓑT2強調画像；低信号………………
　（ⅱ）造影MRI
　　　ⓐ均一に増強、あるいは一部がリング状に増強。
　　　ⓑ腫瘍付着部の硬膜が増強されることがある。
⓫診断・鑑別診断
　（ⅰ）術前に診断することは困難。
　（ⅱ）髄膜腫との鑑別は困難。
　　　➡腫瘍が頭蓋骨に接している所見や硬膜に付着部を有する所見より、髄膜腫と診断されることが多い。
⓬治療
　（ⅰ）外科的治療；可能な限り、広範囲に腫瘍を摘出する。
　（ⅱ）放射線治療
　（ⅲ）化学療法
⓭病理学的所見
　（ⅰ）肉眼的所見
　　　ⓐ境界鮮明な硬い腫瘍。
　　　ⓑ割面は多彩。
　　　ⓒ膠芽腫の部分は柔らかいが、肉腫部分は硬い。
　（ⅱ）組織学的所見
　　　ⓐ**二相性構造が特徴**。すなわち、膠芽腫の成分と肉腫の成分が交互にみられる。
　　　ⓑ膠芽腫に相当する腫瘍細胞が島状に分布し、これらの細胞間に肉腫細胞が増殖している。
⓮免疫組織化学的所見および組織化学染色
　（ⅰ）膠芽腫の成分➡GFAPが陽性
　（ⅱ）肉腫の部分；膠原線維や細網線維が、Masson染色や鍍銀染色で染色される。

⓯WHO Grade Ⅳ(Burger ら，2016)

⓰遺伝子異常；*TP53*、*PTEN**や *MDM2***の変異(藤井ら，2010)。

> *PTEN；Phosphatase and tensin homolog の略で、第 10 番染色体長腕(10q23.3)
> 　上にある癌抑制遺伝子(大石，2014)。
> **MDM2；Murine double minute 2 の略で、癌抑制遺伝子 *p53* の機能を抑制する癌
> 　遺伝子(山田，1996)。

⓱予後

　➡極めて不良。

　（ⅰ）Morantz らの報告(1976)

　　　ⓐ平均生存期間(手術後)；33 週

　　　ⓑ1 年生存率；19％

　（ⅱ）Ohgaki らの報告(2016)

　　　➡全生存期間中央値は 8.8 カ月。

⓲神経管外転移

　（ⅰ）頻度；9％(膠芽腫より転移しやすい)

　（ⅱ）転移機序

　　　ⓐ血行性転移である。

　　　　㋐腫瘍血管内への浸潤。

　　　　㋑硬膜の静脈や静脈洞への侵入(手術操作や放射線治療による硬膜の抵抗性の低下が原
　　　　　因)。

　　　ⓑ稀に、リンパ行性；開頭手術時に、頭皮に播種された腫瘍細胞がリンパ行性に遠隔部に転
　　　　移。

　（ⅲ）転移部位

　　　ⓐ肺に最も多い(54％)。

　　　ⓑ次に、肝臓を代表とする腹腔内臓器(46％)。

　　　ⓒ以下、骨(15％)、リンパ節(8％)の順。

　　　➡膠芽腫(glioblastoma)に比べ、腹腔内臓器への転移が多い。

　（ⅳ）転移部位の腫瘍の組織像；膠芽腫と肉腫の両者の成分を認めることが多い。

第3章／バージョンアップ編

❷上衣系腫瘍 Ependymal tumors

1．上衣腫のバリアント Variants of ependymoma

1）乳頭状上衣腫 Papillary ependymoma
❶定義；腫瘍の大部分が乳頭状構造をとる上衣腫をいう。
❷頻度；稀
❸乳頭の芯に Glia 線維の産生を認める。
　➡この点が、血管結合織よりなる脈絡叢乳頭腫と異なる。
❹免疫組織化学的所見
　➡GFAP 陽性（毛細血管に隣接している腫瘍細胞突起に陽性）[Weistler ら，2000]
❺WHO Grade Ⅱ[麦倉ら，2016]

2）明細胞上衣腫 Clear cell ependymoma
❶定義；類円形の明るい細胞質をもつ腫瘍細胞からなる上衣腫をいう。
❷頻度；上衣腫全体の 10％前後。
❸好発年齢；若い人に好発する。
❹性別；性差はない。
❺好発部位；大脳半球が大部分で、脳室内の Monro 孔付近に好発。
❻症状
　（ⅰ）頭蓋内圧亢進症状
　（ⅱ）けいれん
　（ⅲ）片麻痺
❼鑑別診断[川野，1999]
　以下の、いわゆる "Clear cell tumor（明細胞腫瘍）" と称される腫瘍との鑑別が必要。
　（ⅰ）乏突起膠腫（oligodendroglioma）➡GFAP の局在が異なる。すなわち、明細胞上衣腫では
　　　血管周囲に陽性。
　（ⅱ）中枢性神経細胞腫（central neurocytoma）➡Synaptophysin 陽性
　（ⅲ）血管芽腫（hemangioblastoma）➡明細胞上衣腫では血管周囲の細胞突起に GFAP が陽性
　　　であること、および電顕所見（明細胞上衣腫では、上衣細胞の特徴的微細構造がみられる）
　　　より鑑別。
❽病理学的所見
　（ⅰ）肉眼的所見
　　　ⓐ境界明瞭で、血管に富む腫瘍。
　　　ⓑ囊胞を伴うことが多い。
　（ⅱ）組織学的所見
　　　ⓐ円形の明るい細胞が増殖している。
　　　ⓑ上衣腫特有の構造、すなわち**血管周囲性偽性ロゼット**（perivascular pseudorosette）や上

461

衣ロゼット(ependymal rosette)はほとんどみられない。

❾電子顕微鏡的所見(林ら, 2005)

（ⅰ）中間径フィラメントを認める。

（ⅱ）Micro villi を認める。

❿免疫組織化学的所見

（ⅰ）GFAP；血管周囲の腫瘍細胞突起に陽性であることが多い。

（ⅱ）Vimentin；陽性

（ⅲ）EMA(epithelial membrane antigen)；陽性

（ⅳ）Synaptophysin；陰性

⓫WHO Grade Ⅱ(麦倉ら, 2016)

3）伸長細胞性上衣腫 Tanycytic ependymoma

❶定義・概念

（ⅰ）構成細胞が Tanycyte(伸長細胞＝有尾上衣細胞)*を模倣しているかのような形態学的特徴を有する上衣腫をいう。

（ⅱ）双極性の細長い突起をもつ紡錘形の腫瘍細胞が、びまん性、あるいは流れるように束状に配列・増殖している。

（ⅲ）毛様細胞性星細胞腫(pilocytic astrocytoma)に類似の像を示す。

（ⅳ）上衣腫の稀な亜型の１つ。

❷頻度；稀

❸好発年齢；3.5〜75 歳(Langford ら, 1997)

❹性別；男性：女性＝1.2：1で男性に多い(Langford ら, 1997)。

❺好発部位；脊髄に多い(Langford ら, 1997)。

❻組織学的所見

（ⅰ）双極性の長い突起をもつ腫瘍細胞が束状に配列。

（ⅱ）上衣ロゼット(ependymal rosette)はみられない。

（ⅲ）血管周囲性偽性ロゼット(perivascular pseudorosette)は目立たない。

（ⅳ）核分裂像や壊死巣は認められない。

❼Ki-67 陽性率；1％前後(高橋, 2003)。

❽免疫組織化学的所見

（ⅰ）S-100 タンパク；陽性

（ⅱ）GFAP；陽性

（ⅲ）Vimentin；陽性

❾WHO Grade Ⅱ(Wiestler, 2000)

❿遺伝子解析；*RELA* と *C11orf95* との融合遺伝子は認められていない(佐々木, 2017)。

⓫極めて良性の腫瘍。

第3章／バージョンアップ編

ちょっとお耳を拝借

*【伸長細胞 Tanycyte】

①Tanycyte（伸長細胞、有尾上衣細胞）とは脳室壁や脊髄中心管壁を形成する上衣細胞の中で、細胞基底部から脳や脊髄実質内の血管や軟膜に極めて長い細胞突起を出している**特殊な上衣細胞**をいう。

　①1層あるいは数層からなる。

　②Goblet-shaped（盃形、ワイングラス形）である。

　③繊毛（cilia）をもたず、脳室内や脊髄中心管内に向かって太い棍棒状突起を出す。

　　一方、脳実質内や脊髄実質内に向かっては細長い突起を出す。

　　➡通常の上衣細胞は繊毛をもっている。

②Tanycyte は、3つの部分、すなわち体部（soma）、頚部（neck）、および尾部（tail）に分けられる(Langford ら，1997)。

　①体部は上衣層（ependymal layer）の中にある。

　②頚部は体部から起こり、上衣下領域（subependymal region）に伸びている。また、細い突起をもっていて放射状に伸びている。

　③尾部は、小さな球根状の膨らみとなって血管か軟膜表面のどちらかに終わっている。

③Tanycyte は、第3脳室の外側壁から腹側壁に多くみられる。

　①特に、第3脳室底の漏斗陥凹（infundibular recess）に多くみられる。

　②突起の終末は、下垂体門脈系の血管壁、視床下部の灰白隆起（tuber cinereum）や漏斗核（infundibular nucleus）（＝弓状核 arcuate nucleus）などに終わる。

④Tanycyte は、脳脊髄液と下垂体門脈系や軟膜との間の解剖学的連絡を確立するために出現する。

⑤突起を下垂体門脈系の血管壁や神経網、あるいは脳の表面に送っていることが Tanycyte の特徴。

⑥Tanycyte は、吸収あるいは取り込み機能をもっている。

　➡Tanycyte は髄液中の物質を吸収し、それを神経細胞や門脈血管の中に送る機能をもっている。

⑦脊髄の Tanycyte は、脊髄中心管の上衣から灰白質に向かって放射状に伸びている。

⑧免疫組織化学的所見

　①GFAP；陽性

　②S-100 タンパク；陽性

2．粘液乳頭状上衣腫 Myxopapillary ependymoma

❶定義・概念

（ⅰ）立方状あるいは細長い腫瘍細胞が、豊富な粘液性基質を伴って血管の周囲に乳頭状に配

列しているもの。

（ⅱ）良性腫瘍

❷境界明瞭な腫瘍。

❸好発年齢；若年成人

❹好発部位

（ⅰ）終糸（filum terminale）から発生。

（ⅱ）ほとんどが馬尾にみられる。

❺組織学的所見

（ⅰ）立方形あるいは円柱状の上衣細胞が乳頭状構築をとる。

（ⅱ）間質の結合織に硝子化と著明な粘液変性が起こり、乳頭の芯が融解する。

❻WHO Grade Ⅰ (Louis ら，2016)

3．上衣下腫 Subependymoma

❶定義・概念

（ⅰ）脳室壁から発生し、脳室内に発育する増殖の遅い、白色で充実性の、非浸潤性の良性腫瘍。

（ⅱ）上衣細胞の特徴を有する腫瘍細胞からなる。

（ⅲ）極めて良性の腫瘍。

❷頻度

（ⅰ）本邦；原発性脳腫瘍全体の 0.1%

（ⅱ）無症候性上衣下腫；剖検例の 0.4% (Matsumura ら，1989)

（ⅲ）症候性上衣下腫；頭蓋内腫瘍全体の 0.2〜0.7%

❸名称；Subependymal astrocytoma と呼ばれたこともある。

❹特徴

（ⅰ）大多数は、剖検で偶然発見される。

（ⅱ）腫瘍は小さく、無症候性のことが多い。

（ⅲ）中年の男性に多い。

（ⅳ）テント下に最も多い（70%）。

　　➡第4脳室に最も多い（第3脳室に発生することはほとんどない）。

（ⅴ）症状を呈する部位

　　ⓐ症候性は、透明中隔や Monro 孔部発生例に多い。また側脳室発生例（多くは外側壁）の半数は症候性。

　　ⓑ一方、第4脳室発生例の症候性は比較的稀（頻度；36%）。

　　　➡症候性は第4脳室の底部（floor）から発生していることが最も多い。

（ⅵ）水頭症は、症候性患者のほとんどに認められる（90%）。

（ⅶ）多発例、家族内発生例があり、また他の脳腫瘍を合併することもある。

❺好発年齢

（ⅰ）中高年成人に多い。

（ⅱ）症候性の有無による好発年齢(Scheithauer ら，1978)

　　ⓐ症候性；39 歳(平均年齢)

　　ⓑ無症候性；59 歳(平均年齢)

❻性別；男性：女性＝2.3：1 で、男性に多い(McLendon ら，2016)。

❼好発部位(Scheithauer ら，1978)

（ⅰ）全体

　　ⓐ第 4 脳室に最も多い(66％)。

　　ⓑ以下、側脳室の体部から前角(25％)、透明中隔(7％)の順。

（ⅱ）症候性の有無による好発部位

　　ⓐ無症候性

　　　㋐第 4 脳室に最も多い(79％)。

　　　　➡第 4 脳室天蓋(roof)に最も多い(第 4 脳室発生例の 43％)。

　　　㋑次いで、側脳室(21％)。

　　ⓑ症候性

　　　㋐第 4 脳室に最も多い(51％)。

　　　　➡第 4 脳室底に最も多い(第 4 脳室発生例の半数)。

　　　㋑以下、側脳室(29％)＞透明中隔(15％)。

❽症状

（ⅰ）通常、無症状で経過し偶然発見されることが多い。

（ⅱ）症候性

　　　　➡大部分は、腫瘍の大きい症例。

　　ⓐ側脳室内発生例

　　　➡半数は症候性。

　　　㋐頭蓋内圧亢進症状(Monro 孔閉塞による)

　　　㋑記憶障害

　　　㋒運動失調

　　ⓑ第 4 脳室発生例

　　　➡症状を呈することは比較的稀。

　　　㋐頭蓋内圧亢進症状

　　　㋑運動失調

　　　㋒脳神経障害

❾エックス線 CT

（ⅰ）単純 CT

　　ⓐ低～等吸収域

　　ⓑ脳室拡大の所見。

　　ⓒ石灰化を半数に認める。

（ⅱ）造影 CT；増強されない。

❿MRI

（ⅰ）単純 MRI

ⓐT１強調画像；軽度低～等信号で、囊胞や石灰化のため不均一。

ⓑT２強調画像；不均一な高信号。

ⓒFLAIR 画像；高信号

（ⅱ）造影 MRI；増強されないか、あっても弱い。

⓫治療

（ⅰ）手術による摘出。

➡全摘出可能例が多い。

（ⅱ）術後の放射線治療は不要。

⓬病理学的所見

（ⅰ）肉眼的所見

ⓐ境界明瞭、白色で硬い腫瘍。

ⓑ血管に乏しい。

ⓒしばしば囊胞形成や石灰沈着を認める。

（ⅱ）組織学的所見

ⓐ毛髪状の Glia 線維産生が顕著な星状膠細胞様細胞の増殖が主体で、小型の上衣細胞様細胞が混在する。

ⓑ腫瘍は全体に細胞に乏しく、Acellular fibrilated matrix（線維性基質）の中に細胞群（cluster）が認められる。

ⓒ悪性所見はなく、発育も緩徐で良性の腫瘍。

ⓓ細胞間に豊富な Glia 線維がみられ、Glia 線維性基質の中に小型細胞が集簇しながら散在している。

ⓔ偽性ロゼット（psuedorosette）を認める。

⓭Ki-67 陽性率；1％以下（日本脳神経外科学会・日本病理学会編，2010）

⓮免疫組織化学的所見➡線維性基質が GFAP 陽性。

⓯WHO Grade Ⅰ（McLendon ら，2016）

⓰予後；極めてよい。

4．退形成性上衣腫 Anaplastic ependymoma

❶定義；明らかな退形成変化を示す上衣腫で、上衣腫の悪性型である。

❷頻度（本邦）

（ⅰ）全体

ⓐ原発性脳腫瘍全体の 0.5％

ⓑ神経膠腫全体の 2.0％

ⓒ上衣系腫瘍全体の 45％

（ⅱ）小児；小児原発性脳腫瘍全体の 5.6％

❸好発年齢(本邦)
　→小児期に多い(61.1%)。
　(ⅰ)5〜9歳にピークがある(16.7%)。
　(ⅱ)次いで、10〜14歳(13.3%)。
　(ⅲ)以下、1歳(11.1%)、3歳(7.8%)の順。
❹性別(本邦)；男性：女性＝1.5：1で、男性に多い。
❺部位別では、第4脳室に最も多く発生(本邦)。
❻症状；頭蓋内圧亢進症状
❼エックス線 CT
　(ⅰ)単純 CT
　　ⓐ高吸収域
　　ⓑ石灰化は少ない。
　(ⅱ)造影 CT；均一に増強されることが多い。
❽MRI
　(ⅰ)単純 MRI
　　ⓐT1強調画像；低〜等信号(図 3-2 A)
　　ⓑT2強調画像；高信号
　(ⅱ)造影 MRI；強く増強される(図 3-2 B)。

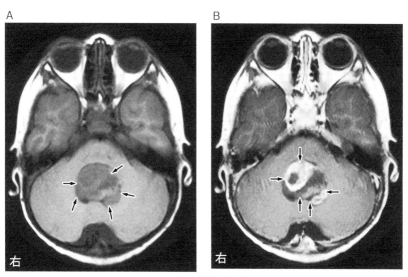

図 3-2．退形成性上衣腫の MRI

A(単純 MRI)；T1強調画像で、第4脳室内に等信号(一部、低信号)を認める(→)。
B(造影 MRI)；不均一に増強される(→)。

❾治療
　(ⅰ)手術により、可能な限り摘出する。
　(ⅱ)術後、局所に放射線治療。
　　　→髄腔内播種を認める症例では、全脳・全脊髄照射。
　(ⅲ)照射後、化学療法。

❿治療成績(本邦)

（ⅰ）手術摘出度と5年全生存率（**表 3-1**）

表 3-1. 退形成性上衣腫の手術摘出度と5年全生存率（日本脳腫瘍全国集計，14th，2017 より作成）

全摘出群 （gross total resection）	95～99% 摘出群	75～95% 摘出群	50～75% 摘出群	生検術群 （1～50%摘出群）
81.7%	56.7%	43.8%	37.5%	64.3%

（ⅱ）治療別による5年全生存率（**表 3-2**）

表 3-2. 退形成性上衣腫の治療別による5年全生存率（日本脳腫瘍全国集計，14th，2017 より作成）

手術単独群	手術と放射線治療の 二者併用群	手術、放射線治療、化学 療法の三者併用群	手術と化学療法の 二者併用群
78.8%	82.8%	54.3%	70.0%

手術単独群、手術と放射線治療の二者併用群による5年全生存率は約80%でよい。

⓫病理学的所見

（ⅰ）組織学的所見

　　ⓐ核細胞比の高い、小型の異型細胞。

　　ⓑ血管周囲性偽性ロゼットが明瞭にみられる。

　　　➡上衣ロゼットはほとんどみられない。

（ⅱ）退形成所見

　　ⓐ細胞密度の増加。

　　ⓑ多数の核分裂像。

　　ⓒ核の異型性。

　　ⓓ壊死巣の出現。

　　ⓔ血管内皮細胞の増殖。

　　ⓕ壊死巣周囲に腫瘍細胞の柵状配列。

⓬免疫組織学的所見

（ⅰ）GFPA；陽性

（ⅱ）S-100 タンパク；陽性

（ⅲ）Vimentin；陽性

（ⅳ）Cytokeratin；陽性

（ⅴ）EMA（epithelial membrane antigen）；陽性

⓭WHO Grade Ⅲ（佐々木，2017）

　➡退形成上衣腫における WHO Grade Ⅲの定義は以下のとおり（佐々木，2017）。

（ⅰ）高細胞性で、高い増殖能（核分裂像が強拡大 10 視野で 10 個以上）を示す。

（ⅱ）または、高細胞性で、比較的高い増殖能（核分裂像が強拡大 10 視野で5個以上、ないし
　　　Ki-67 標識率が Hot spot* で 10%以上）。

　　　（*Hot spot：最も染色されている部位、すなわち、陽性細胞がたくさん集まっている部位）

⓮予後(本邦)

　➡退形成性上衣腫全体の5年全生存率は 63.3%

第3章／バージョンアップ編

❸その他の神経膠腫 Other gliomas

1．第3脳室脊索腫様膠腫 Chordoid glioma of third ventricle

❶定義・概念

（ⅰ）上皮様の形態を示す Glia 細胞が、**脊索腫に類似の構造をつくる腫瘍**をいう。

（ⅱ）視床下部あるいは鞍上部の構造物から発生し、主に、第3脳室で増殖する。

（ⅲ）緩徐に発育する腫瘍。

❷頻度；稀

❸起源；Subependymal tissue（上衣下組織）から生じると考えられている。

❹好発年齢；25～70 歳で、平均 46 歳(小田ら，2002)。

❺性別；男性：女性＝1：2 で、女性に多い(Galloway ら，2001)。

❻好発部位；第3脳室前方中央部から視床下部。

❼症状

（ⅰ）頭蓋内圧亢進症状

（ⅱ）記憶障害

（ⅲ）内分泌症状

（ⅳ）視力・視野障害

❽エックス線 CT

（ⅰ）単純 CT

ⓐ軽度高吸収域

ⓑ石灰化は認められない。

（ⅱ）造影 CT；均一に増強される。

❾MRI

（ⅰ）単純 MRI

ⓐT 1 強調画像；等信号

ⓑT 2 強調画像；等～軽度高信号

（ⅱ）造影 MRI

ⓐ均一で著明に増強される。

ⓑ矢状断像で、漏斗（infundibulum）が後方へ変位する。

➡ラトケ嚢胞や視床下部過誤腫では、漏斗は前方へ変位。

❿鑑別疾患

（ⅰ）脊索腫や Chordoid meningioma（脊索腫様髄膜腫）との鑑別。

➡脊索腫や Chordoid meningioma では、GFAP が陰性。

（ⅱ）ラトケ嚢胞や視床下部過誤腫との鑑別。

➡ラトケ嚢胞や視床下部過誤腫では、MRI 矢状断像で漏斗は前方に変位。

（ⅲ）視神経膠腫（視交叉・視床下部発生例）との鑑別。

➡画像所見よりの鑑別は困難であるが、本疾患では視交叉や視索の方に伸展している所

469

見はみられない。

（iv）第3脳室内から発生する腫瘍（例；髄膜腫、脈絡叢乳頭腫、上衣腫など）との鑑別。

❶治療

（i）外科的治療（手術による摘出）が第一選択。

➡しばしば、視床下部に癒着している。

（ii）放射線療法

ⓐ通常（従来）の放射線治療（conventional radiotherapy）

ⓑγ-Knife

（iii）化学療法➡有効性はいまだ確立されていない。

❷術後合併症

（i）視床下部機能不全

（ii）肺梗塞

❸病理学的所見

（i）肉眼的所見

ⓐ灰白色で柔らかく、境界明瞭な充実性腫瘍。

ⓑ石灰化は認められない。

ⓒ嚢胞を伴うことがある（25％の頻度）(Kobayashi ら，2013)。

（ii）組織学的所見

ⓐ腫瘍細胞が索状に上皮様配列を示す。

ⓑ細胞間にムコ多糖体（mucopolysaccharide）の沈着をみる。

ⓒ所見は脊索腫に似ているが、Physaliphoraous cell（担空胞細胞）はない。

ⓓ核分裂像はない。

ⓔしばしば、リンパ球や形質細胞の浸潤を認める。

❹Ki-67 陽性率；5％以下 (日本脳神経外科学会・日本病理学会編，2010)

❺免疫組織化学的所見

（i）GFAP；陽性

（ii）Vimentin；陽性

（iii）S-100 タンパクおよび EMA（epithelial membrane antigen）；弱陽性あるいは陰性。

❻WHO Grade Ⅱ (Louis ら，2016)

❼予後 (Kobayashi ら，2013)

（i）病理学的には良性腫瘍であるが、予後は不良。

（ii）手術死亡率は 44.4％と高い。

❽再発率 (Kobayashi ら，2013)

（i）全摘出例；0％

（ii）部分摘出例；22.7％

第3章／バージョンアップ編

２．血管中心性膠腫 Angiocentric glioma

❶定義・概念(岡ら，2010；Burgerら，2016；小森，2016)

（ⅰ）てんかんに関連した、安定的あるいは緩徐に増大する大脳半球を侵す腫瘍をいう。

（ⅱ）上衣性分化を示す均一な紡錘形細胞が血管周囲に増殖する特徴をもつ。

❷頻度；極めて稀。

❸発生起源；上衣細胞の前駆細胞より発生すると考えられている(小森，2016)。

❹好発年齢

（ⅰ）主に、小児と若年成人に発生する。

（ⅱ）20歳以下に多い(平均年齢；16歳)(柴原，2011；小森，2016)。

❺性別；性差はない(Burgerら，2016)。

❻発生部位

（ⅰ）大脳半球表面の皮質内から皮質下にかけて発生する境界明瞭な腫瘍。

（ⅱ）好発部位(Takadaら，2011)

　ⓐ前頭葉に多い(約36％)。

　ⓑ以下、側頭葉(約35％)＞頭頂葉(約22％)＞後頭葉(約7％)の順。

❼症状

　➡難治性のてんかん、特に部分発作が多い。

❽エックス線CT

（ⅰ）単純CT；等～高吸収域

（ⅱ）造影CT；増強されない。

❾MRI

（ⅰ）単純MRI

　ⓐT１強調画像；低信号で、辺縁は高信号。

　ⓑT２強調画像；高信号(全体)

　ⓒFLAIR画像；高信号(全体)

（ⅱ）造影MRI；増強されない。

❿鑑別疾患

（ⅰ）上衣腫

（ⅱ）びまん性星細胞腫

⓫組織学的所見(岡ら，2010；柴原，2011；小森，2016)

（ⅰ）組織学的特徴

　ⓐ腫瘍細胞は双極性の紡錘形細胞。

　ⓑ双極性の紡錘形腫瘍細胞は血管に親和性があり、血管周囲に集簇しながら血管に対して垂直あるいは同心円状に増殖。

　　㋐血管軸とは垂直に、すなわち血管から放射状に配列(血管周囲性偽性ロゼット)。

　　㋑血管の軸に沿って平行または同心円状の配列を呈する(渦巻き状の血管周囲配列)。

　　㋒血管に沿って単層～多層に配列。

　ⓒ腫瘍細胞が密に存在する領域では必ずしも血管中心性の増殖は明らかでなく、紡錘形細

471

胞は束状に増殖し、シュワン細胞腫(schwannoma)に類似した柵状配列(palisade arrangement)を呈する。

　　　　ⓓ細胞内に好酸性顆粒がみられる。
　　　　　ⓐ細胞内の好酸性顆粒は上衣腫に特徴的な所見。
　　　　　ⓘ細胞内の好酸性顆粒は EMA(epithelial membrane antigen)陽性。
　　　　ⓔ軟膜下集積の像がみられる。
　　　　ⓕ細胞密度は高い。
　　　　ⓖ核の異型性は乏しい。
　　　　ⓗ腫瘍細胞の上衣細胞性分化の所見。
　　　　ⓘ核分裂像はほとんど認められない。
　　（ⅱ）組織学的所見のまとめ(小森, 2016)
　　　　ⓐ渦巻き状の血管周囲配列。
　　　　ⓑシュワン細胞腫様の束状配列。
　　　　ⓒ腫瘍細胞の軟膜下への集簇。
　　　　ⓓEMA(epithelial membrane antigen)による上衣細胞性分化。
❷Ki-67 陽性率：1%以下が多い(約62%の症例)(Takada ら, 2011)。
❸免疫組織化学的所見
　　（ⅰ）EMA；陽性
　　（ⅱ）GFAP；陽性
　　（ⅲ）S-100 タンパク；陽性
　　（ⅳ）Vimentin；陽性
　　（ⅴ）Synaptophysin；陰性
❹WHO Grade Ⅰ (Burger ら, 2016)
❺治療
　　（ⅰ）外科的治療
　　　　ⓐ手術により一塊として摘出する。
　　　　ⓑ腫瘍周囲の皮質に異形成(cortical dysplasia)がある場合には、異形成の部分を含めて腫瘍を摘出する。
　　（ⅱ）抗てんかん薬の投与。
❻予後；良好

3．星芽腫 Astroblastoma

❶定義・概念
　　（ⅰ）星細胞系の腫瘍細胞が、血管周囲性偽性ロゼットをつくって増殖する境界明瞭な大脳半球の腫瘍をいう。
　　（ⅱ）周囲脳に浸潤を示さない。
　　（ⅲ）半数以上に囊胞形成を認める。

❷頻度

（ⅰ）極めて稀。

（ⅱ）神経膠腫全体の0.07％（本邦）

❸分類(Lehman ら，2017)

（ⅰ）低悪性度(low grade)；増殖能の低いもの。

（ⅱ）高悪性度(high grade)；明瞭な分裂像や壊死のみられる例。

❹好発年齢；小児〜若年成人に好発（平均年齢；28歳、年齢中央値；22.5歳）(Lehman ら，2017)。

❺性別；「性差はない」との報告と、「女性に多い」との報告がある(Aldape ら，2016)。

❻好発部位

（ⅰ）大脳半球に好発。

（ⅱ）主座は、脳表の皮質。

（ⅲ）頭頂葉や側頭葉に好発(Lehman ら，2017)。

❼脳血管造影

（ⅰ）典型例➡腫瘍陰影、動静脈短絡や早期静脈(early venous filling)の出現。

（ⅱ）無血管野を呈することもある

❽エックス線CT

（ⅰ）単純CT

　ⓐ等吸収域のことが多い。

　ⓑ腫瘍周囲に、浮腫による低吸収域を伴うことは少ない。

（ⅱ）造影CT；均一に、著明に増強される。

❾MRI

（ⅰ）単純MRI

　ⓐT1強調画像；低信号

　ⓑT2強調画像；高信号

（ⅱ）造影MRI；均一に、著明に増強される。

❿治療

（ⅰ）外科的治療

（ⅱ）放射線治療

（ⅲ）化学療法；有効性は確立されていない。

⓫病理学的所見

（ⅰ）肉眼的所見

　ⓐ発育は遅い。

　ⓑ通常、周囲との境界は明瞭。

　ⓒ結節状で充実性腫瘍であるが、半数以上に囊胞を伴う。

（ⅱ）組織学的所見

　ⓐ血管周囲性偽性ロゼット(perivascular pseudorosette)（星芽腫偽性ロゼット astroblastic pseudorosette）を認める。

　　➡円柱様の単極腫瘍細胞が血管に向かって突起を伸ばし、血管を放射状に取り囲んでいる。

473

ⓑ腫瘍細胞は太い突起を血管に向かって伸ばしている。

ⓒ腫瘍内壊死を認めることが多い(70%)。

ⓓ石灰化を伴うことは少ない。

ⓔラブドイド細胞(510頁)、多核細胞や好酸性顆粒物質(eosinophilic granular material)を認める (Lehman ら，2017)。

❷Ki-67陽性率 (Aldape ら，2016)

（ⅰ）低悪性度例(low grade)；3%(平均)

（ⅱ）高悪性度例(high grade)；10%未満(＞10%)

❸免疫組織化学的所見

（ⅰ）GFAP；陽性

（ⅱ）Vimentin；陽性

（ⅲ）EMA(epithelial membrane antigen)；陽性

（ⅳ）S-100タンパク；陽性

（ⅴ）Olig 2；陽性

（ⅵ）Synaptophysin；陰性

❹遺伝子解析 (Lehman ら，2017)

（ⅰ）X連鎖αサラセミア・精神遅滞症候群(alpha thalassemia/mental retardation syndrome X-linked；*ATRX*)遺伝子の変異を認める。

（ⅱ）*BRAF-V600E*遺伝子の変異を認める。

ⓐ症例の38%にみられる。

ⓑほとんどが、12〜38歳の女性例。

（ⅲ）*IDH1*遺伝子の変異はみられない。

❺WHO Grade；確立するには時期尚早 (Aldape ら，2016)。

❻予後；良好で、手術による全摘出例の5年生存率は90%以上 (松谷，2016)。

❼長期生存と関連する因子(予後良好因子) (Lehman ら，2017)

（ⅰ）30歳未満

（ⅱ）女性

（ⅲ）*BRAF-V600E*遺伝子変異を認めない例。

❹混合神経膠腫 Mixed Gliomas

1．総説

❶定義；1つの腫瘍の中に2種類以上の神経膠腫の組織像からなるものをいう。
❷乏突起星細胞腫（oligoastrocytoma）が最も多い。

2．乏突起星細胞腫 Oligoastrocytoma

❶定義；乏突起膠腫と星細胞腫の2つの成分からなる腫瘍をいう。
❷今回のWHO改訂(廣瀬, 2017)
　（ⅰ）乏突起星細胞腫と診断されていた腫瘍のほとんどが、遺伝学的に星細胞腫かあるいは乏突起膠腫に分類される。
　（ⅱ）したがって、今後は乏突起星細胞腫の診断名は用いず、分子型に基づく診断を行うことが推奨されている。
　（ⅲ）分子診断が困難で、かつ組織学的に乏突起膠腫成分と星細胞腫成分の共存が明確な場合に限って、「未確定（not otherwise specified；NOS）」を付した診断名（乏突起星細胞腫、未確定 Oligoastrocytoma, NOS）を用いることが認められている。
　（ⅳ）分子遺伝学的解析が普及すれば消えていく可能性が高い。
❸WHO Grade Ⅱ (Reifenberger ら, 2016)

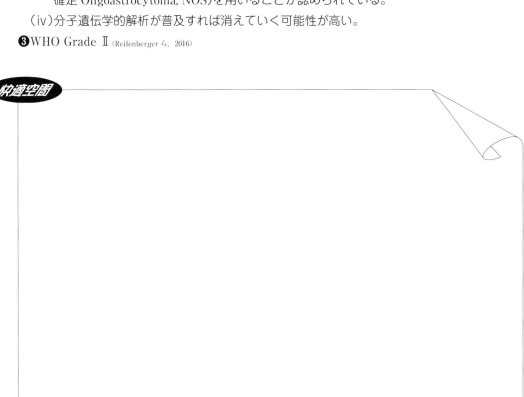

❺脈絡叢に発生する腫瘍 Choroid plexus tumors

1．総説

❶腫瘍の種類
（ⅰ）原発性脳腫瘍
ⓐ神経膠腫
ⓑ髄膜腫
ⓒ脈絡叢乳頭腫（231 頁）・脈絡叢癌（479 頁）
（ⅱ）転移性腫瘍（481 頁）
❷神経膠腫 Glioma
（ⅰ）星細胞腫（astrocytoma）や上衣腫（ependymoma）が多い。
（ⅱ）好発年齢；成人に好発。
（ⅲ）好発部位；側脳室前角や体部に多い。

2．各腫瘍

1）脳室外脈絡叢乳頭腫 Extraventricular choroid plexus papilloma
（1）概説
❶定義；脳室以外の部位より発生する脈絡叢乳頭腫をいう。
❷頻度；稀
❸発生部位
（ⅰ）小脳橋角部（cerebellopontine anlge）
➡最も多く、脳室外脈絡叢乳頭腫の大部分を占める。
（ⅱ）鞍上部（suprasellar）
（ⅲ）大孔部（foramen magnum）
（ⅳ）脳実質内（intraparenchymal）
ⓐ前頭葉（frontal lobe）
ⓑ小脳半球（cerebellar hemisphere）
❹発生機序
（ⅰ）正常の脈絡叢より発生するもの
ⓐ小脳橋角部脈絡叢乳頭腫
ⓑ大孔部脈絡叢乳頭腫
（ⅱ）異所性の遺残脈絡組織より発生するもの
ⓐ脳実質内脈絡叢乳頭腫
ⓑ鞍上部脈絡叢乳頭腫

第 3 章／バージョンアップ編

（2）小脳橋角部脈絡叢乳頭腫 Choroid plexus papilloma in the cerebello-pontine angle

❶定義・概念

（ⅰ）正常において、Luschka 孔（第 4 脳室外側口）の外側からくも膜下腔に突出している Choroid plexus tuft（脈絡叢）から発生する。

（ⅱ）第 4 脳室内に発育せず、脳室外に発育する。

➡下位脳神経、頚静脈孔や大孔の方に発育する傾向がある。

> （註）第 4 脳室内脈絡叢乳頭腫が小脳橋角部へ伸展したものは二次性であり、真の脳室外脈絡叢乳頭腫ではない。

❷頻度

（ⅰ）原発性頭蓋内腫瘍全体の 0.5%（Picard ら，1979）

（ⅱ）脈絡叢乳頭腫全体の 2～9%

（ⅲ）小脳橋角部腫瘍全体の 0.3～1.2%

❸分類

➡症状により 4 型に分類（Zhang, 1982）。

（ⅰ）頭蓋内圧亢進症状のみのタイプ。

➡脳神経麻痺症状を伴わない。

（ⅱ）早期より、耳鳴、聴力障害が出現し、それに続いて小脳性の運動失調をきたすタイプ。

➡頭蓋内圧亢進症状の出現は末期。

（ⅲ）小脳性の運動失調で初発し、それに続いて下位脳神経障害が出現するタイプ。

（ⅳ）初発症状は頭蓋内圧亢進症状で、その後脳神経障害を伴わない小脳症状が出現するタイプ。

❹好発年齢；高齢者に多い（Wolff ら，2002）。

❺性別；女性に多い（Wolff ら，2002）。

❻症状

（ⅰ）脳神経麻痺症状

ⓐ初発症状として最も多い。

ⓑ三叉神経から舌下神経障害（片側）までみられる。

㋐三叉神経、顔面神経および聴神経の障害が多いが、

㋑その中では聴力障害が最も多く、ほとんどの症例でみられる。

┗➡前庭神経鞘腫と比べて、乳頭腫では聴力障害の程度は軽い。

（ⅱ）小脳症状（運動失調 ataxia）

（ⅲ）頭蓋内圧亢進症状

ⓐ早期より頭蓋内圧亢進症状や水頭症による症状を呈することは少ない。

ⓑ発生機序

㋐第 4 脳室の閉塞。

㋑腫瘍による髄液産生能の亢進。

（ⅳ）時に、くも膜下出血を生じることがある。

❼椎骨動脈造影

　➡主たる流入動脈は、前下小脳動脈(anterior inferior cerebellar artery；AICA)。

❽エックス線CT

　（ⅰ）単純CT

　　　➡低、等、混合、あるいは高吸収域とさまざま。

　（ⅱ）造影CT；増強される。

❾MRI

　（ⅰ）単純MRI

　　　ⓐT1強調画像；均一な軽度低～等信号。

　　　ⓑT2強調画像；不均一な高信号。

　（ⅱ）造影MRI；均一に増強される。

❿鑑別診断(680頁の**表3-24**)

　（ⅰ）前庭神経鞘腫

　　　ⓐ前庭神経鞘腫では、頭部エックス線単純撮影で内耳孔の拡大を認める。

　　　ⓑMRI所見

　（ⅱ）頚静脈グロムス腫瘍(頚静脈球腫瘍)(jugular glomus tumor)(687頁)

　　　ⓐ頚静脈グロムス腫瘍では、頭部エックス線単純撮影で頚静脈孔の拡大を認める。

　　　ⓑ頚静脈孔は、骨の侵蝕像や破壊像を伴って拡大している。

　（ⅲ）髄膜腫(meningioma)

　　　ⓐ髄膜腫では、頭部エックス線単純撮影で周囲の骨に肥厚を認めることがある。

　　　ⓑMRI所見

　（ⅳ）類皮腫および類上皮腫(dermoid and epidermoid)

　　　ⓐ類皮腫および類上皮腫の特徴的なMRI所見より鑑別可能。

　　　ⓑ類皮腫および類上皮腫では、造影剤により増強されない。

⓫外科的治療

　（ⅰ）手術による摘出。

　　　➡脳幹や脳神経に強く癒着していることは少なく、摘出可能。

　（ⅱ）水頭症合併例➡シャント手術

（3）大孔部脈絡叢乳頭腫 Choroid plexus papilloma of foramen magnum

❶定義・概念

　（ⅰ）大槽(小脳延髄槽 cerebellomedullary cistern)に発生する脈絡叢乳頭腫をいう。

　（ⅱ）ちなみに、大孔とは、上方は斜台の下1/3、側方は頚静脈結節、下方は第2頚椎上縁、後方は後頭骨鱗部の前縁の領域に囲まれている部分をいう(69頁参照)(Bruneauら，2008)。

❷発生部位；Magendie孔にある脈絡組織より発生。

❸発生年齢；成人

❹症状・徴候

　（ⅰ）後頭部痛・項部痛

　（ⅱ）手のDysesthesia(異常感覚)

第3章／バージョンアップ編

（ⅲ）頭蓋内圧亢進症状

（4）鞍上部脈絡叢乳頭腫 Choroid plexus papilloma in suprasellar region
❶定義・概念
　（ⅰ）鞍上部に原発する脈絡叢乳頭腫をいう。
　（ⅱ）播種によるものを除く。
　（ⅲ）脳室の脈絡叢と関係をもたずに発生する脳室外脈絡叢乳頭腫の１つ。
❷頻度；極めて稀。
❸発生機序
　（ⅰ）鞍上部に遺残した脈絡組織より発生するとされている。
　（ⅱ）すなわち、**脳室の脈絡叢に付着していない脈絡叢乳頭腫**の１つ。
❹好発年齢；成人

（5）小脳内脈絡叢乳頭腫 Intracerebellar choroid plexus papilloma
❶定義・概念
　（ⅰ）小脳内に原発する脈絡叢乳頭腫をいう。
　（ⅱ）通常、第４脳室内の脈絡叢組織と連続性はない。
❷頻度；極めて稀。
❸発生機序
　（ⅰ）小脳半球内に遺残した脈絡叢組織より発生するとされている。
　（ⅱ）すなわち、**脳室の脈絡叢に付着していない脳室外脈絡叢乳頭腫**の１つ。
❹好発年齢；高齢者（60 歳代）に多い。
❺性別；男性に多い。
❻嚢胞を形成し、通常、黄色の液を含む。

２）脈絡叢癌 Choroid plexus carcinoma
❶定義；明らかな退形成所見を示す脈絡叢腫瘍をいう（日本脳神経外科学会・日本病理学会編, 2010）。
❷頻度（本邦）
　（ⅰ）全体
　　ⓐ原発性脳腫瘍全体の 0.1％
　　ⓑ脈絡叢腫瘍全体の 23.1％
　（ⅱ）小児；小児原発性脳腫瘍の 0.8％
❸特徴
　（ⅰ）出血や壊死を伴う。
　（ⅱ）髄腔内播種の傾向が強く、神経管外転移もきたす。
　（ⅲ）上衣細胞を破壊して、側脳室内より大脳半球へ伸展する傾向がある。
❹好発年齢（本邦）
　➡小児期に多い（66.7％）。
　（ⅰ）0 歳と２歳にピークがある（各 25.0％）。

479

（ⅱ）次いで、1歳(16.7%)。

（ⅲ）以下、30〜34歳＝50〜54歳＝60〜64歳＝70〜74歳(各8.3%)。

❺性別(本邦)；男性：女性＝1：1.4で、女性に多い。

❻好発部位

（ⅰ）全体；ほとんどが側脳室で、左側に多い。

（ⅱ）年齢別

　　ⓐ小児期；圧倒的に側脳室に多く、左側に多い。

　　ⓑ成人；大部分は第4脳室。

❼診断基準(McLendonら, 1998)

（ⅰ）周囲の神経組織への明らかな浸潤、およびその浸潤細胞のびまん性発育。

（ⅱ）規則正しい乳頭構造の消失(少なくとも浸潤している部位においては)。

（ⅲ）明らかな悪性像。

❽脳血管造影

（ⅰ）前脈絡叢動脈が流入動脈で、腫瘍陰影を認める。

（ⅱ）Early venous filling(早期静脈の出現)を認める。

❾エックス線CT

（ⅰ）単純CT；不均一な等〜軽度高吸収域。

（ⅱ）造影CT；著明に増強される。

❿MRI

（ⅰ）単純MRI

　　ⓐT1強調画像；等信号

　　ⓑT2強調画像；高信号

（ⅱ）造影MRI；不均一に、著明に増強される。

⓫鑑別疾患

（ⅰ）乳頭状上衣腫(papillary ependymoma)

　　ⓐ間質(stroma)はFibrillary neurogliaからなる。

　　ⓑ線毛(cilia)や細胞内にBlepharoplast(phototungustic acid hematoxylin＝PTAH染色で濃染)と呼ばれる小顆粒がみられる。

（ⅱ）脈絡叢への転移癌

　　ⓐ転移癌

　　　㋐低分化のときには転移癌を考える(脈絡叢癌は高分化)。

　　　㋑BerEP 4(抗体の商品名で、上皮細胞マーカー)が陽性なら転移癌の可能性が高い(日本脳神経外科学会・日本病理学会編, 2010)。

　　ⓑ気管支癌との鑑別➡ムチン染色で陽性。

⓬治療

（ⅰ）外科的治療(全摘出)

　　➡術前に、流入動脈の塞栓術(embolization)を行うことがある。

（ⅱ）放射線治療；3歳以降の患者に照射。

（ⅲ）化学療法

⒜白金製剤が主体。その他、Vincristine，Etoposide や Cyclophosphamide など。

⒝3 歳未満の患者には、放射線治療ではなく化学療法を行う。

❸病理学的所見

（ⅰ）組織学的所見

⒜細胞密度が高く、腫瘍細胞は丈の高い円柱状、あるいは立方状。

⒝核の異型性が強く、多くの分裂像を認める。

⒞不規則な重層配列を呈し、ところどころで乳頭状構造が消失。

⒟局所壊死を認める。

⒠間質(stroma)は、血管が豊富な結合組織からなる。

（ⅱ）悪性の病理学的診断基準

⒜隣接神経組織への浸潤性・破壊性発育。

⒝浸潤細胞はびまん性、かつ境界不鮮明に発育。

⒞乳頭状構造の消失。

❹Ki-67 陽性率；14〜19％程度(日本脳神経外科学会・日本病理学会編，2010)

❺免疫組織化学的所見

（ⅰ）脈絡叢乳頭腫に比べて、Cytokeratin および EMA(epithelial membrane antigen)の陽性率は上昇する。

（ⅱ）脈絡叢乳頭腫や神経膠腫に比べて、S-100 タンパク陽性率は低下する。

（ⅲ）脈絡叢乳頭腫に比べて、Transthyretin(トランスサイレチン)陽性率は低下する。

➡ちなみに、Transthyretin は血漿タンパク質の1つで、かつて Prealbumin（プレアルブミン）と呼ばれていたもの(安東，2008)。

❻WHO Grade Ⅲ (Paulus ら，2016)

❼遺伝子解析；*TP53* 遺伝子の変異を認める(約 40％)(Paulus ら，2016)。

❽予後

（ⅰ）生存期間中央値；19 カ月(Shinoda ら，1998)

（ⅱ）5 年全生存率；62％(Paulus ら，2016)

（ⅲ）予後良好な因子(Shinoda ら，1998)

⒜側脳室発生例

⒝全摘出例

⒞化学療法施行例

❾関連症候群；稀に、Li-Fraumeni 症候群(98 頁)との合併がみられる。

3）脈絡叢への転移性腫瘍 Metastatic choroid plexus tumor

❶頻度；極めて稀。

❷原発巣(Kitagawa ら，2013)

（ⅰ）腎癌が最も多い(約 42％)。

（ⅱ）次いで、結腸癌(約 12％)。

（ⅲ）以下、甲状腺癌＝肺癌＝皮膚癌(各約 9％)＞乳癌(約 6％)。

❸好発年齢；32〜81歳に好発する(Kitagawaら, 2013)。
❹性別(Kitagawaら, 2013)
　（ⅰ）全体；性差はない。
　（ⅱ）腎癌；男性：女性＝1：1.8で、女性に多い。
❺好発部位(Kitagawaら, 2013)
　（ⅰ）部位
　　　ⓐ側脳室三角部の脈絡叢に最も多い(約55％)。
　　　ⓑ次いで、側脳室体部(約21％)。
　　　ⓒ以下、第3脳室(約9％)＞第4脳室＝側脳室下角(各約6％)の順。
　（ⅱ）左右別
　　　ⓐ全体では、左右差はない。
　　　ⓑ側脳室三角部では、やや左側に多い(右側：左側＝1：1.25)。
❻脳血管造影
　（ⅰ）腫瘍陰影を認める。
　（ⅱ）栄養動脈は前・後脈絡叢動脈。
❼エックス線CT
　（ⅰ）単純CT；等吸収域、あるいは高吸収域。
　（ⅱ）造影CT；均一に増強される。
❽MRI
　（ⅰ）単純MRI
　　　ⓐT1強調画像；低信号
　　　ⓑT2強調画像；等信号
　（ⅱ）造影MRI；均一に増強される。

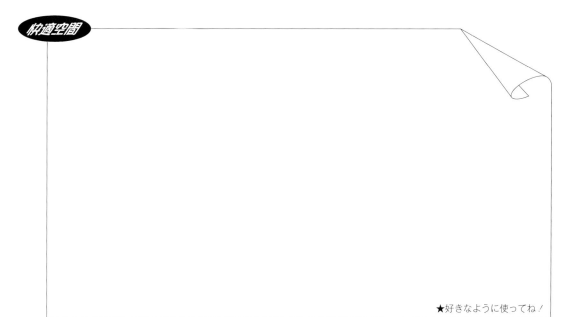

❻由来不明の神経上皮性腫瘍 Neuroepithelial tumors of uncertain origin

1．星芽腫 Astroblastoma（472頁）

「その他の神経膠腫」

2．大脳神経膠腫症 Cerebral gliomatosis（Gliomatosis cerebri）

今回のWHO改訂（2016年）で、大脳神経膠腫症（gliomatosis cerebri）の項目は削除された(阿部, 2016)。

★好きなように使ってね！

❼脳幹部神経膠腫 Brain stem glioma

1. 総説

❶定義・概念

（ⅰ）中脳、橋および延髄の、いわゆる脳幹（brain stem）に原発する神経膠腫をいう。

（ⅱ）中脳、橋および延髄の神経膠腫には種々のものが含まれるが、臨床的にはすべてを包括した"脳幹部神経膠腫"という診断名が用いられることが多い。

❷頻度

（ⅰ）頭蓋内腫瘍全体の1.5〜2.4%

（ⅱ）小児脳腫瘍全体の8〜20%

（ⅲ）成人の神経膠腫の2%未満

（ⅳ）テント下腫瘍全体の20〜30%

❸分類

発生部位による分類	①中脳神経膠腫 ②橋神経膠腫➡最も多い。 ③延髄神経膠腫
発育形式による分類 (Epstein ら, 1993)	①びまん性腫瘍 (diffuse tumor)；全例が退形成性星細胞腫。 ②延髄限局性腫瘍 (focal medullary tumor) 　ⓐ低悪性度星細胞腫 (low grade astrocytoma) が最も多い。 　ⓑ腹側や尾側への発育は制限されている。 ③頚髄延髄接合部腫瘍 (cervicomedullary tumor)；大多数が低悪性度星細胞腫 (low grade astrocytoma)。 ④背側髄外腫瘍 (dorsal exophytic tumor) 　ⓐ背側の第4脳室内に発育するもので、低悪性度星細胞腫 (low grade astrocytoma) が最も多い。 　ⓑ円柱状の脳幹の腹側および外側は軟膜に囲まれているが、背側は第4脳室の上衣という柔らかい障壁 (softer barrier) であるため、背側へ発育し、腹側や尾側への発育は制限される。
CT 所見による発育分類 (Stroink ら, 1986)	①Group Ⅰ 　ⓐ腫瘍は第4脳室底から発生し、髄外 (exophytic)、すなわち背側の第4脳室内に発育する（頻度；小児の脳幹部腫瘍の22%）。 　ⓑほとんどが、低悪性度星細胞腫 (low grade astrocytoma)。 　ⓒエックス線 CT 　　❶単純 CT；等吸収域、あるいは軽度低吸収域。 　　❷造影 CT；増強効果を認める。 ②Group Ⅱ 　ⓐGroup Ⅱ (a) 　　❶腫瘍は脳幹内 (intrinsic brain-stem tumor) に存在する（頻度；小児の脳幹部腫瘍の37%）。 　　❷エックス線 CT 　　　❶単純 CT；低吸収域 　　　❷造影 CT；増強効果を認めない。 　ⓑGroup Ⅱ (b) 　　❶腫瘍は脳幹内 (intrinsic) に存在するが、一部、腹側および外側の髄外、すなわち小脳橋角槽や橋前槽へ伸展（頻度；小児の脳幹部腫瘍の14%）。 　　❷エックス線 CT 　　　❶単純 CT；高吸収域 　　　❷造影 CT；小脳橋角槽や橋前槽へ伸展している腫瘍部が増強される。

CT所見による発育分類 (Stroinkら, 1986)	③Group Ⅲ 　ⓐ腫瘍は嚢胞性で、脳幹内(通常、頚髄延髄接合部 cervicome- 　　dullary junction)に局在する(頻度;小児の脳幹部腫瘍の 　　8％)。 　ⓑエックス線 CT 　　①単純 CT;低吸収域 　　②造影 CT;被膜が増強される(リング状)。 ④Group Ⅳ 　ⓐ腫瘍は脳幹内に局在する(頻度;小児の脳幹部腫瘍の 18％)。 　ⓑエックス線 CT 　　①単純 CT;等吸収域 　　②造影 CT;増強効果を認める。

- びまん性内在性橋神経膠腫(diffuse intrinsic pontine glioma)の多くは、Histone *H3 K27M* 変異を有する(499頁)。
- びまん性内在性橋神経膠腫は、大脳半球にみられる成人の神経膠腫とは起源が異なる(池村, 2017)。

❹腫瘍の種類
　(ⅰ)半数は、星細胞腫(astrocytoma)。
　(ⅱ)半数が、悪性神経膠腫(退形成性星細胞腫と膠芽腫)。

❺好発年齢
　(ⅰ)**小児期に多い**(60〜70％)。
　　ⓐ5〜10歳に最も多い。
　　ⓑ1歳未満は稀。
　(ⅱ)成人にもみられる(40歳代にピーク)。

❻性別;性差はない(Frazierら, 2009)。

❼好発部位
　(ⅰ)**橋**(特に、被蓋部)**に最も多く発生する。**
　　ⓐ小児では70％以上、成人では50％以上が橋(pons)に発生する。
　　ⓑ19歳未満の小児・若年者例では、腹側の橋前槽の方へ髄外発育することが多い(Barkovichら, 1990-1991)。
　(ⅱ)以下、中脳＞延髄。

❽発育・伸展形式
　(ⅰ)脳幹実質内(intrinsic)の浸潤性発育が主。
　　➡小児では、びまん性実質内(diffuse intrinsic)のものが最も多い。
　(ⅱ)一般に、腫瘍は中脳、橋や延髄の局所にとどまることが多く、中脳から延髄まで脳幹を縦断するものは極めて稀。すなわち、
　　ⓐ中脳・橋には横橋線維(transverse pontine fiber)や上小脳脚
　　ⓑ橋・延髄には橋小脳路(pontocerebellar tract)
　　ⓒ延髄・頚髄には錐体交叉や内側毛帯
　　などの脳幹を横断する伝導路の**障壁(barrier)**があるため、上下への伸展が困難。
　(ⅲ)低悪性度病変(low grade lesion)は、頚髄・延髄や橋・延髄レベルにおける伝導路や軟膜の**解剖学的障壁(anatomical barrier)**[*]により、その発育は制限される。悪性病変は、これらの解剖学的障壁を突破する。
　(ⅳ)時に(10〜20％)、脳幹背側より第4脳室内へ髄外発育するタイプがある。
　　ⓐ延髄内に発生する良性腫瘍は、吻側は Pontomedullary barrier(橋延髄障壁)、尾側は

Cervicomedullary barrier（頚髄延髄障壁）があるため、最も抵抗の弱い方向、すなわち第4脳室底の方へ拡がり、**背側髄外型（dorsally exophytic）**となることが多い。

ⓑ第4脳室底の上衣下（subependymal）から発生する腫瘍は、延髄内腫瘍より早期に背側髄外型（dorsally exophytic）となる。

ちょっとお耳を拝借

*【解剖学的障壁 Anatomical barrier（Epsteinら，1993）】

①頚髄・延髄接合部（cervicomedullary junction）における解剖学的障壁

◇①錐体交叉（pyramidal decussation）

◇②内弓状線維（internal arcuate fiber）

◇③内側毛帯（medial lemniscus）

◇④下オリーブ核複合体からの遠心線維（efferent fiber from inferior olivary complex）

➡Cervicomedullary barrier（頚髄延髄部障壁）のため、頚髄延髄部腫瘍（cervicomedullary tumor）は抵抗の弱い閂（かんぬき）（obex）の方に発育し、Obex のところで第4脳室内に穿破する。

②橋・延髄接合部（pontomedullary junction）における解剖学的障壁

◇①橋小脳路（pontocerebellar tract；橋核から対側の中小脳脚へ横断する線維）

◇②台形体（trapezoid body）

❾初発症状

（ⅰ）全体

ⓐ歩行障害（片麻痺や小脳症状による）が最も多い。

ⓑそれに続いて、嚥下困難や嘔吐を伴う頭痛、複視や構語障害。

（ⅱ）年齢別

ⓐ小児；歩行障害と複視が最も多い。

ⓑ成人（White, 1963）

㋐歩行障害が最も多い（77％）。

㋑次いで、複視（70％）。

㋒以下、上下肢の運動麻痺（59％）＞頭痛（52％）＞構語障害（48％）。

➡運動麻痺は、小児より成人に認められることが多い。

（ⅲ）初発脳神経麻痺（小林ら，1975）

ⓐ外転神経麻痺が最も多い。

ⓑ以下、顔面神経麻痺＞舌咽・迷走神経麻痺。

第3章／バージョンアップ編

❿症状

（ⅰ）全体

自覚症状	①複視
	②嘔吐
	  ⓐ頭痛なしに、噴出性嘔吐（projectile vomiting）の型をとる。
	  ⓑ頭蓋内圧亢進症状を伴わない。
	  ⓒ機序；嘔吐中枢や迷走神経核の障害など。
	③失調性歩行
	④嚥下障害
	⑤鼻声
	⑥頭痛➡悪心・嘔吐を伴わない。

他覚症状	①脳神経麻痺症状（90〜100％）
	  ➡外転神経を除いて、早期に両側性障害のみられることは非常
	    に少ない。
	  ⓐ顔面神経麻痺が最も多い。
	    ①顔が無表情・・・・・・・・・**特徴的所見**
	    ②末梢性が多いが、中枢性のこともある。
	  ⓑ以下、外転神経麻痺＞舌咽・迷走神経麻痺＞三叉神経障害。
	  ⓒ三叉神経障害
	    ➡感覚障害が運動障害に比べ、初期より高頻度にみられる。
	  ⓓ最初の脳神経麻痺より次の脳神経麻痺をきたすまでの期間
	    ➡ほとんどが（70％）1カ月以内。
	②錐体路症状（90〜95％）
	  ⓐ両側性の頻度；35〜40％
	  ⓑ脳神経麻痺初発時に他側の運動麻痺を認める（交叉性片麻痺）
	    頻度は、70％
	③小脳症状（70％）
	④排尿障害（排尿困難）
	  ➡排尿しようとしても放尿まで時間のかかるタイプが多い。
	⑤頭蓋内圧亢進症状は初期には少なく、末期の症状。
	  ⓐ出現頻度；20〜35％
	    ➡悪性神経膠腫では、その出現頻度は高くなる。
	  ⓑ中脳に発生したものでは早期より出現する。

（ⅱ）年齢別

  ⓐ小児

    ㋐外転神経麻痺（複視）および末梢性の顔面神経麻痺。

    ㋑小脳症状

    ㋒錐体路症状

  ⓑ成人

    ㋐主要症状(Guillamo ら, 2001)

      ①歩行障害が61％と最も多い。

      ②以下、頭痛（44％）＞上下肢の運動障害（42％）＞複視（40％）＞嚥下障害（15％）。

    ㋑入院時の脳神経障害(White, 1963)

      ①顔面神経障害が最も多い（77％）。

        ➡上位運動ニューロンと下位運動ニューロンとが障害される頻度は同じ。

      ②次いで、三叉神経知覚枝の障害（57％）。

      ③以下、舌咽神経障害（両側性が多い）（52％）＞迷走神経障害（両側性が多い）（48％）＞
        聴神経障害（蝸牛神経障害が多い）＝外転神経障害（各46％）

（ⅲ）部位別症状

　ⓐ中脳

　　㋐注視麻痺、精神症状と錐体路症状が主症状。

　　㋑うっ血乳頭（約半数は早期より出現）

　　㋒中脳背側部（中脳視蓋部）

　　　①初発症状；水頭症や頭蓋内圧亢進症状（中脳水道狭窄による）。

　　　②症状；眼球運動障害や瞳孔異常。

　ⓑ橋

　　㋐脳神経症状

　　㋑錐体路症状

　　㋒運動失調

　ⓒ延髄

　　㋐下位脳神経症状

　　㋑嚥下障害

　　㋒錐体路症状（上下肢の運動麻痺）

　　㋓呼吸障害

❶❶好発部位

（ⅰ）全体

　ⓐ橋に最も多い。

　ⓑ以下、延髄、中脳の順。

　ⓒ左側に多い（Tokuriki ら，1986）。

（ⅱ）年齢別

　ⓐ小児；橋に限局していることが最も多い。

　ⓑ成人（Tokuriki ら，1986）

　　㋐腫瘍は中脳から延髄まで広く存在していることが多い。

　　㋑次いで、主として、腫瘍が延髄に存在（30％）。

　　㋒主として、腫瘍が中脳に存在（10％）。

❶❷椎骨動脈造影（側面像）

（ⅰ）橋の髄内腫瘍では、脳底動脈は前方に凸、すなわち斜台の方へ弧状に伸展圧排される。

（ⅱ）髄内より腹側の髄外へ伸展（intrinsic exophytic）している橋腫瘍では、側面像で前橋・中脳静脈（anterior pontomesencephalic vein）が脳底動脈より前方に変位している。

❶❸エックス線 CT

（ⅰ）単純 CT

　ⓐ所見

　　㋐低吸収域を示すものが最も多い。

　　㋑次いで、等吸収域。

　ⓑ等吸収域を示すものは比較的良性、**低、あるいは高吸収域を呈するものは悪性度が高い**（根来ら，1980）。

（ⅱ）造影CT

　ⓐ2/3の症例で**増強されず**、1/3に増強効果を認める。

　　➡増強される場合はリング状が多い。

　ⓑ増強効果は悪性（退形成anaplastic）変化を示す指標で、予後不良(根来ら，1980)。

❹MRI

　➡矢状断像が有用。

（ⅰ）所見

　ⓐ単純MRI

　　㋐Ｔ１強調画像；通常、低信号。

　　㋑Ｔ２強調画像；高信号

　ⓑ造影MRI

　　㋐60％の症例で増強されない。

　　㋑増強される場合には、リング状あるいは斑点状（patchy）。

（ⅱ）悪性例では、半数に**髄腔内播種****の所見がみられる。

ちょっとお耳を拝借

＊＊【**髄腔内播種**(市川ら，1992；Guillamoら，2001)】

①小児例で高頻度にみられるとされている。

②成人例では13％の頻度で、成人例の死亡原因の1/4を占める。

③組織診断の得られたすべてが悪性度の高い星細胞腫。

④発生部位➡大部分（67％）が橋原発である。

⑤伸展形式➡Exophyticな発育例に多い。

⑥脊髄への播種が大多数である。

❺診断

（ⅰ）症状➡脳神経麻痺症状、錐体路症状および小脳症状。

（ⅱ）画像➡MRI所見

❻治療方針および治療

（ⅰ）**原則は放射線治療**

　ⓐ通常（従来）の放射線治療

　　㋐一時的な軽快が60〜80％の症例にみられるが、効果の持続は6カ月と短い。

　　㋑生存期間中央値は10カ月(Frazierら，2009)。

　　㋒再照射は、一般に無効。

　ⓑ定位放射線照射

（ⅱ）外科的治療

　ⓐ部位的に、手術による摘出は困難。

　ⓑ背側髄外（dorsal exophytic）に伸展するものでは、手術による摘出可能。

➡再発例でも再手術し、術後放射線治療。
ⓒFocal（局所型）および Cervicomedullary tumor（頸髄・延髄接合部型）は摘出可能。
ⓓ水頭症例➡シャント術（shunt operation）
（ⅲ）化学療法
ⓐ化学療法単独あるいは放射線治療との併用。
㋐化学療法は有効ではなく、また、その有用性は証明されていない。
㋑化学療法による治療成績は放射線治療（単独）と差はない(Frazier ら，2009)。
①放射線治療前に化学療法を施行した症例の生存期間中央値は 9〜11 カ月。
②放射線治療と化学療法の併用を同時に施行した症例の生存期間中央値は 8〜12 カ月。
③放射線治療終了後、すぐに化学療法を開始した症例の生存期間中央値は 10 カ月。
ⓑ薬剤；Temozolomide，Carboplatin，Cisplatin，Etoposide，Vincristine や Cyclophos-phamide など。

⓱病理学的所見
（ⅰ）肉眼的所見
ⓐ不均一な腫瘍。
㋐頸髄延髄接合部（cervicomedullary junction）や中脳発生例および背側髄外（dorsal exo-phytic）伸展型では、一般に組織学的に良性。
㋑延髄では膠芽腫（100％）(黒岩，2002)。
ⓑ橋は腫瘍により正常の 2〜3.5 倍に腫大。
ⓒ囊胞や石灰化形成は稀。
（ⅱ）組織学的所見
ⓐ星細胞腫のことが多い（60〜80％）。
ⓑ毛様細胞性星細胞腫（pilocytic astrocytoma）の群は、背側髄外（dorsal exophytic）伸展型である予後良好群の大部分を占める。
ⓒ延髄では膠芽腫。

⓲予後

全体	①一般に不良。 ⓐ生存期間中央値；4〜15 カ月 ⓑ診断後 2 年以内に死亡する例が多い。 ②背側髄外（第 4 脳室内）伸展例で亜全摘できれば、長期生存が期待できる。 ③成人例では、小児例に比べて良好。 ⓐ小児例 ➡2 歳未満の小児、脳神経麻痺および長経路症状の存在する症例は不良。 ①生存期間中央値；9〜15 カ月（約 1 年） ②生存率(Kaplan ら，1996) ◆1 年生存率；37％ ❷2 年生存率；20％ ❸3 年生存率；13％ ⓑ成人例 ①生存期間中央値；4.5〜5.4 年 ②5 年生存率；45％(Landolfi ら，1998)

第３章／バージョンアップ編

CT 分類と予後との関係 (Stroink ら，1986)	①Group Ⅰ 　ⓐ予後は良好(平均追跡期間 4.5 年の間、ほとんどが生存)。 　ⓑ組織型は、ほとんどが低悪性度星細胞腫。 ②Group Ⅱ 　➡予後は不良で、組織型は悪性の星細胞腫や膠芽腫。 　ⓐGroup Ⅱ(a)の平均生存期間；6.2 カ月 　ⓑGroup Ⅱ(b)の平均生存期間は 12 カ月で、診断後 23 カ 　　月以内に死亡。 ③Group Ⅲ 　ⓐ不良で、平均生存期間は 11.5 カ月。 　ⓑ組織型では、半数が高悪性度神経膠腫(high grade glio- 　　ma)。 ④Group Ⅳ 　ⓐ比較的良好(平均追跡期間 2.3 年の間、78％が生存) 　ⓑ組織型では、低悪性度星細胞腫が多い。
発生部位、発育形式と **予後との関係**	①発生部位と予後(19 歳未満の小児・若年者例) 　(Barkovich ら，1990–1991) 　ⓐ延髄発生例；半数は、2 年以内に死亡。 　ⓑ橋発生例；80％は、生存期間が 2 年未満。 　ⓒ中脳発生例；長期に生存(約 3 年間で死亡例なし)。 ②発育形式と予後(Epstein ら，1993) 　➡Cervicomedullary(頚髄延髄接合部型)、Dorsally exo- 　phytic(背側髄外型)、および Focal(局所型)なものは予 　後良好。
本邦における 5 年全生存率	①全症例；42.2％ ②年代別 　ⓐ20 歳未満；28.9％ 　ⓑ20 歳以上；52.5％ ③発生部位別 　ⓐ中脳；61％ 　ⓑ橋；24.5％ 　ⓒ延髄；65.1％ ④治療別 　ⓐ外科治療単独群；90.5％ 　ⓑ外科治療と放射線治療の二者併用群；39.5％ 　ⓒ外科治療と化学療法の二者併用群；68.6％ 　ⓓ外科治療、放射線治療と化学療法の三者併用群 　　➡36.4％ 　ⓔ放射線治療と化学療法の二者併用群；21.8％ 　ⓕ放射線治療単独群；52.4％ 　ⓖ化学療法単独群；53.3％

❶⓽予後因子

（ⅰ）小児例の予後良好因子

　ⓐ症状の持続期間が長い症例。

　ⓑ後方に髄外(posterior exophytic)発育している例や限局例。

　　➡限局性の 5 年生存率は 85％(これに対して、びまん性の 5 年生存率は 20％)

　ⓒNeurofibromatosis type 1 の脳幹部神経膠腫***。

　ⓓ単純エックス線 CT で石灰化を認める症例。

　ⓔ組織学的に低悪性度の症例(特に、毛様細胞性星細胞腫 pilocytic astrocytoma)。

（ⅱ）小児例の予後不良因子 (Albright ら，1986)

　ⓐ単純エックス線 CT で低吸収域を呈するもの。

　ⓑ脳幹全体に広く浸潤しているもの。

　ⓒ組織学的に悪性のもの。

（ⅲ）**成人例の予後良好因子**(Guillamo ら，2001)

　　ⓐ発症年齢が 40 歳未満。

　　ⓑKarnofsky's performance status(167 頁)が 70 以上。

　　ⓒ症状の持続期間が 3 カ月以上。

　　ⓓMRI 所見

　　　㋐壊死像を認めない例。

　　　㋑増強効果を認めない例。

　　ⓔ組織学的に低悪性度の症例。

ちょっとお耳を拝借

＊＊＊【神経線維腫症 1 型に伴う脳幹部神経膠腫 Brainstem glioma with neurofibromatosis type 1(Guillamo ら，2001)**】**

①神経線維腫症 1 型(neurofibromatosis type 1；698 頁)に伴う最も頻度の高い中枢神経系腫瘍は視路の神経膠腫で、次いで脳幹部神経膠腫。

②大部分の症例は無症状で、臨床的に進行しない。

2．小児の脳幹部神経膠腫と成人の脳幹部神経膠腫

1）小児例(Guillamo ら，2001；Guillamo ら，2001)

　➡主に 3 つのタイプに分類される(**表 3-3**)。

❶びまん性脳幹内在性神経膠腫(diffuse intrinsic brain stem glioma)

　（ⅰ）最も多いタイプ。

　（ⅱ）症状；失調、長経路徴候(long tract sign)および脳神経麻痺の 3 徴候。

　（ⅲ）しばしば小脳脚や延髄に浸潤する。

　（ⅳ）造影 MRI；軽度に増強される。

　（ⅴ）生検された症例の組織所見は、悪性型が多い。

　（ⅵ）予後は不良で、生存期間中央値は 1 年。

❷後方髄外型神経膠腫、頚髄・延髄部神経膠腫やその他の限局性脳幹部神経膠腫(posterior exophytic glioma, cervicomedullary glioma, and other focal brainstem glioma)

　➡4 つの特徴がある。すなわち、

　（ⅰ）症状の持続期間が長い。

　（ⅱ）組織学的所見は低悪性度で、大部分は毛様細胞性星細胞腫(pilocytic astrocytoma)。

　（ⅲ）多くの症例で外科的に摘出できる。

　（ⅳ）予後は良好(長期に生存)。

❸中脳蓋限局性神経膠腫(focal tectal glioma)

　（ⅰ）稀である。

　（ⅱ）臨床症状；頭蓋内圧亢進症状（水頭症）のことが多い。

（ⅲ）MRI；通常、造影剤により増強されない。

（ⅳ）予後は良好。

表 3-3. 小児の脳幹部神経膠腫の分類とその特徴(Guillamo ら, 2001)

	Diffuse intrinsic glioma（びまん性脳幹内在性神経膠腫）	Posterior exophytic/Cervicomedullary glioma（後方髄外/頚髄・延髄部神経膠腫）	Focal tectal glioma（中脳蓋限局性神経膠腫）
Frequency（頻度）	80%	10〜15%	5%
Age of onset（発症年齢）	5〜10 歳	Variable（さまざま）	Variable（さまざま）
Duration of symptoms（症状の持続期間）	＜2 カ月	＞2 カ月	＞2 カ月
Clinical presentation（臨床症状）	Ataxia, long tract signs, cranial nerve deficits（失調、長経路徴候、脳神経障害）	Headache and vomiting, swallowing problems, weakness of limbs（頭痛と嘔吐、嚥下障害、肢運動麻痺）	Increased intracranial pressure, headache and vomiting（頭蓋内圧亢進、頭痛と嘔吐）
Location（発生部位）	Pons（橋）	Floor of the fourth ventricle or cervicomedullary（第 4 脳室底あるいは頚髄延髄部）	Tectal plate（中脳蓋）
MRI features（MRI 像）	Diffuse, prepontine extension（びまん性、橋前部へ伸展）	Focal, posterior exophytic extension, contrast enhancement（限局性、後方の髄外へ伸展、増強される）	Focal, hydrocephalus（限局性、水頭症）
Histology（組織所見）	Diffuse astrocytoma（びまん性星細胞腫）	Pilocytic astrocytoma（毛様細胞性星細胞腫）	Low-grade glioma（低悪性度神経膠腫）
Treatment（治療）	Radiotherapy（放射線治療）	Surgery（外科的治療）	CSF shunt and follow-up（髄液シャントと経過観察）
Median survival（生存期間中央値）	1 年	＞5 年	＞7 年

2）成人例

（1）概説

❶好発年齢；30〜40 歳代に多い。

❷発生部位(Tokuriki ら, 1986)

（ⅰ）中脳から延髄まで広く存在している例が多い。

（ⅱ）次いで、腫瘍が主として延髄に存在(30%)。

（ⅲ）中脳に主として存在(10%)。

❸組織学的所見

➡星細胞腫と悪性神経膠腫とがほぼ同数(小児例と同様)。

❹予後

（ⅰ）生存期間中央値（放射線治療）；小児例より良好で、54 カ月。

（ⅱ）2 年生存率；57％

（ⅲ）5 年生存率；45％

（2）成人によくみられるタイプとその特徴 (Guillamo ら，2001；Guillamo ら，2001) （表 3-4）

❶びまん性脳幹内低悪性度神経膠腫（diffuse intrinsic low-grade glioma）

（ⅰ）最も多くみられるタイプ。

（ⅱ）通常、若年者に発症。

（ⅲ）MRI 所見

　　ⓐ脳幹がびまん性に腫大している。

　　　➡主座は、橋あるいは延髄。

　　ⓑ増強効果を認めない。

（ⅳ）放射線治療が効果的である。

（ⅴ）生検された症例の組織所見は、良性型が多い。

（ⅵ）予後

　　ⓐ小児例のびまん性脳幹内神経膠腫よりも予後はよく、生存期間は長い。

　　　➡テント上の低悪性度神経膠腫（low-grade supratentorial glioma）の生存期間と類似。

　　ⓑ死亡の原因は、退形成性転化（anaplastic tranformation）による。

❷悪性の脳幹内神経膠腫（malignant brainstem glioma）

（ⅰ）びまん性脳幹内低悪性度神経膠腫に次いで多い。

（ⅱ）発症年齢；通常、40 歳以降。

（ⅲ）臨床症状：急速に発症する脳神経麻痺と長経路徴候（long tract sign）。

（ⅳ）MRI 所見

　　ⓐ壊死を認める。

　　ⓑしばしば、リング状に増強される。

（ⅴ）治療抵抗性で、予後は不良。

　　　➡生存期間は、成人のテント上の膠芽腫と同様。

❸中脳蓋限局性神経膠腫（focal tectal glioma）

（ⅰ）頻度；8％と低い。

（ⅱ）若年者に多い。

（ⅲ）水頭症で発見されることが多く、経過は緩慢。

（ⅳ）予後は良好で、生存期間中央値は 10 年以上。

❹その他の腫瘍（other tumor）

（ⅰ）3 つのどのタイプにも属さないもので、15％に認められる。

（ⅱ）非典型的な広範な石灰化を呈する乏突起膠腫（oligodendroglioma）、神経線維腫症 1 型（neurofibromatosis type 1）や増強効果を認める背側（後方）髄外型神経膠腫（dorsal exophytic glioma）など。

第3章／バージョンアップ編

表 3-4. 成人の脳幹神経膠腫の分類とその特徴(Guillamo ら，2001)

	Low-grade diffuse intrinsic glioma (低悪性度びまん性脳幹内神経膠腫)	Malignant intrinsic glioma (悪性脳幹内神経膠腫)
Frequency(頻度)	46%	31%
Age of onset (発症年齢)	20〜30 歳	>40 歳
Duration of symptoms (症状の持続期間)	>3 カ月	<3 カ月
Clinical presentation (臨床症状)	Facial palsy, diplopia, ataxia (顔面麻痺、複視、失調)	Dependent on location (発生部位による)
Location(発生部位)	Pons/medulla(橋/延髄)	Variable(さまざま)
MRI features (MRI 像)	Diffuse, without contrast enhancement (びまん性、増強されない)	Enhancing mass often with central necrosis(増強され、しばしば中央部に壊死を伴う)
Histology (組織所見)	Low-grade(Ⅱ) (低悪性度)	High grade(Ⅲ，Ⅳ) (高悪性度)
Treatment(治療)	Radiotherapy(放射線治療)	Radiotherapy(放射線治療)
Median survival (生存期間中央値)	7 年	1 年

3．各部位の特徴

1）頚髄・延髄の神経膠腫 Cervicomedullary glioma

❶好発年齢；橋の神経膠腫に比べると成人(青年期)発症が多い。

❷症状

（ⅰ)後頭部痛

（ⅱ)失調(spinocerebellar tract の障害による)

（ⅲ)末梢性の筋力低下：多くみられる。

（ⅳ)下位脳神経麻痺；それほど多くない(50%以下)。

❸組織学的所見；星細胞腫が多い。

❹治療；嚢胞を有する例では、手術可能。

2）橋の神経膠腫 Pontine glioma(193 頁参照)

❶頻度

（ⅰ)原発性脳腫瘍の 1%以下。

（ⅱ)小児脳腫瘍の 5〜15%

❷好発年齢(日本脳腫瘍全国集計，12 th，2009)

➡14 歳以下の小児に多い(51.8%)。

（ⅰ)5〜9 歳にピークがある(28.6%)。

（ⅱ)次いで、0〜4 歳(13.2%)。

（ⅲ)以下、10〜14 歳(10.0%)、15〜19 歳(7.3%)、25〜29 歳(6.5%)の順。

❸性別；性差はない(日本脳腫瘍全国集計，12 th，2009)。

495

❹腹側の橋前槽の方に髄外発育することが多い（19歳未満の症例）(Barkovichら，1990-1991)。
❺腫瘍の種類；大多数は星細胞腫。
❻エックス線 CT
　（ⅰ）単純 CT(図 3-3 A)；低吸収域が多い。
　（ⅱ）造影 CT
　　　ⓐ増強されないことが多い(図 3-3 B)。
　　　ⓑ増強される場合は悪性。

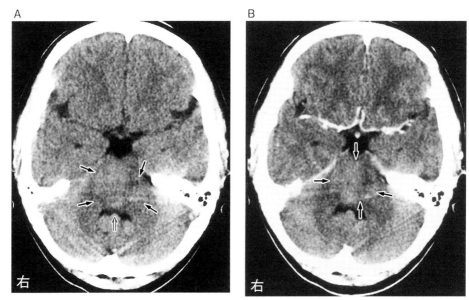

図 3-3. 橋神経膠腫のエックス線 CT
A（単純 CT）；橋は腫大し(→)、第4脳室は後方に変位(⇒)している。
B（造影 CT）；単純 CT で等吸収域の橋腫大部は、増強されていない(→)。

❼MRI
　（ⅰ）単純 MRI
　　　ⓐT１強調画像；通常、低信号(図 3-4 A)。
　　　ⓑT２強調画像；高信号
　（ⅱ）造影 MRI(図 3-4 B、C)；増強されないことが多い。

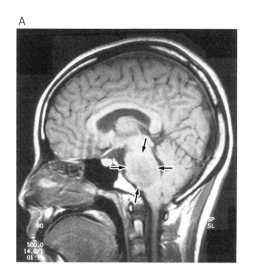

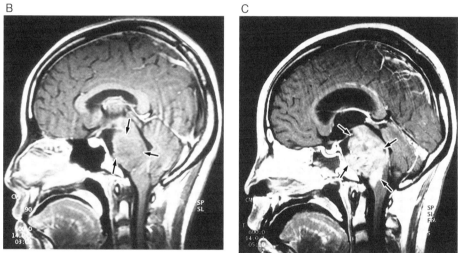

図 3-4. 橋神経膠腫の MRI 矢状断像
A（単純 MRI）；T1強調画像で、橋に低信号を認める（→）。
B、C（造影 MRI）；B では増強効果を認めないが（→）、経過中に（C）腫瘍部は増強されるようになった（→）。

❽予後（本邦）
　（ⅰ）不良
　（ⅱ）全症例の5年全生存率；24.5％

3）中脳蓋の神経膠腫 Tectal glioma
　❶頻度；5〜8％と稀。
　❷初発症状
　　（ⅰ）中脳水道狭窄による頭蓋内圧亢進症状がほとんど。
　　（ⅱ）中脳蓋（tectum）あるいはその近傍の脱落症状は呈さない。
　❸好発年齢；小児期（5〜15歳）に多い。

❹MRI（図3-5）
　（ⅰ）矢状断が有用。
　（ⅱ）T2強調画像；高信号

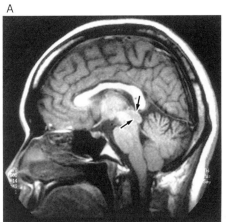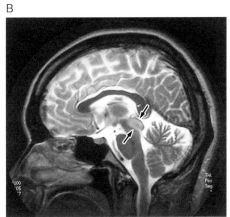

図 3-5．中脳蓋神経膠腫の単純 MRI 矢状断像
A（T1強調画像）；中脳蓋に等信号を認める（→）。
B（T2強調画像）；中脳蓋に等〜軽度高信号を認める（→）。

❺治療
　（ⅰ）経過観察が原則。
　（ⅱ）経過観察により増大する症例では手術による摘出。あるいは放射線治療。
　（ⅲ）水頭症例ではシャント術。
❻組織学的所見
　➡中脳蓋限局例では、ほとんどが低悪性度星細胞腫（low grade astrocytoma）。
❼予後；良好

第 3 章／バージョンアップ編

❽びまん性正中膠腫、*H3 K27M* 変異 Diffuse midline glioma, *H3 K27M*-mutant

❶定義・概念

（ⅰ）脳の正中線上（視床、脳幹、脊髄など）に発生する浸潤性神経膠腫のうち、Histone H3 のバリ
アントである H3.3 あるいは H3.1 をコードする遺伝子に変異を認めるものをいう(池村, 2017)。

➡浸潤性神経膠腫の一亜系(Solomon ら, 2016：池村, 2017)。

（ⅱ）小児に発生するびまん性内在性橋神経膠腫（diffuse intrinsic pontine glioma；DIPG）が本
疾患の代表。

➡びまん性内在性橋神経膠腫（DIPG）の発生頻度は、小児原発性脳腫瘍の 10～20％(武笠, 2017)

（ⅲ）ちなみに、Histone とは、

ⓐ染色体を構成する主要なタンパク質で、DNA が巻き付く芯の役割を果たしている(武笠,
2017：新田ら, 2017)。

ⓑHistone は遺伝子発現制御に重要な役割を果たしている(新田ら, 2017)。

ⓒHistone のうち、コアヒストン（core histone）と呼ばれる H2A、H2B、H3、H4 の 4 種類が
八量体を構成して、DNA に直接巻き付いている(武笠, 2017：新田ら, 2017)。

ⓓH3 histone には H3.1、H3.2、H3.3 などの機能的に異なるバリアントが存在する(武笠,2017)。

❷名称

（ⅰ）脳幹発生例や橋発生例は、以前、脳幹神経膠腫やびまん性内在性橋神経膠腫（DIPG）とし
て、それぞれ知られていたもので(Hawkins ら, 2016)、今回の WHO 改訂で独立した腫瘍型とし
て採用された。

（ⅱ）「*H3 K27M* 変異」いう名称は、H3.1、H3.2 などのバリアントが多数存在する H3 histone
を「H3」として 1 つにまとめていること、Histone tail（Histone の N 末端にある領域）か
ら 27 番目のアミノ酸が Lysine(K) から Methionine(M) に変わるような変異を「*K27M* 変
異」という名称にまとめている(三木ら, 2017：武笠, 2017)。

❸性質・特徴

（ⅰ）Histone *H3 K27M* 遺伝子変異を認める部位(Solomon ら, 2016)

ⓐ橋に発生する症例では、ほとんど（94％）に Histone *H3 K27M* 遺伝子変異が認められる。

ⓑ次いで、視床（65％）、脊髄（53％）。

（※：第 3 脳室発生例は 100％であるが、症例総数が 3 例と少ない）

（ⅱ）周囲の脳組織（視床や上位頸髄など）にびまん性に浸潤したり、遠隔部の脳組織（前頭葉な
ど）に拡大したりする(Hawkins ら, 2016)。

❹好発年齢

（ⅰ）全体

ⓐ小児に優位であるが、成人にもみられる(Hawkins ら, 2016)。

ⓑ2～67 歳で、年齢中央値は 14 歳(Solomon ら, 2016)。

（ⅱ）部位別（診断時の年齢中央値）(Solomon ら, 2016)

ⓐ橋➡7 歳

499

ⓑ視床➡24 歳

❺性別；性差はない(Hawkins ら，2016)。

❻好発部位

（ⅰ）全体(Solomon ら，2016)

ⓐ橋に最も多い。

ⓑ以下、視床、脊髄の順。

ⓒその他；第3脳室、視床下部、松果体や小脳。

（ⅱ）年代別(池村，2017)

ⓐ小児➡脳幹に多い。

ⓑ成人➡視床と小脳に多い。

❼症状

（ⅰ）多発性の脳神経麻痺症状。

（ⅱ）長経路症状・徴候（運動や感覚伝導路の障害による症状・徴候）

（ⅲ）運動失調症(ataxia)

（ⅳ）頭蓋内圧亢進症状（視床発生例）

❽MRI

（ⅰ）単純 MRI

ⓐ脳幹部の腫大が特徴的(武笠，2017)。

➡しばしば、脳底動脈を取り囲むように増大する(武笠，2017)。

ⓑ信号強度

ⓐ T 1 強調画像；低信号

ⓘ T 2 強調画像；高信号（橋を中心とした対称性、びまん性の高信号）

（ⅱ）造影 MRI；増強される。

❾治療

（ⅰ）定位的生検術；確定診断のため。

（ⅱ）放射線治療

➡通常（従来）の放射線治療（局所照射による単独治療）が標準的治療(園田ら，2012；武笠，2017)。

（ⅲ）化学療法

（ⅳ）Carboplatin, Cisplatin, Etoposide, Vincristine や Cyclophosphamide などであるが、有効とされるものはない(園田ら，2012；武笠，2017)。

❿病理学的所見

（ⅰ）肉眼的所見(Hawkins ら，2016)

ⓐ脳幹の捻れや拡大がみられる。

ⓑ出血や壊死がみられる。

（ⅱ）組織学的所見

ⓐ組織像はさまざまで、形態のみで診断を確定することは困難(池村，2017)。

➡乏突起膠腫様、毛様細胞性星細胞腫様、上衣腫様、あるいは原始神経外胚葉性腫瘍（primitive neuroectodermal tumor；PNET）様の組織像を呈する例がある(Hochart ら，2015；Orillac ら，2016；Solomon ら，2016；池村，2017)。

ⓑ典型例は浸潤性星細胞腫（183 頁参照）の形態を示すが、多形性が著しく、腫瘍細胞の大小
　　　不同の目立つ膠芽腫様の像を呈する例も多く存在する(Solomon ら，2016；池村，2017)。

　　ⓒ核分裂像や微小血管増生・壊死を欠く例もある（約 10％）(Hawkins ら，2016)。

❶❶Ki-67 陽性率；20〜30％(Hochart ら，2015；Orillac ら，2016)

❶❷免疫組織化学的染色

　（ⅰ）S-100 タンパク；陽性(Hawkins ら，2016)

　（ⅱ）Olig 2（乏突起膠細胞のマーカー）；陽性(Hawkins ら，2016)

　（ⅲ）Synaptophysin；部分的に陽性(池村，2017)。

　（ⅳ）Histone *H3 K27M* 遺伝子変異特異抗体の使用により Histone *H3 K27M* 変異の有無を診
　　　断することが可能(Solomon ら，2016；池村，2017)。すなわち、

　　ⓐ変異のある腫瘍細胞のみに陽性。

　　ⓑ血管内皮細胞、非腫瘍性の Glia 細胞や神経細胞は陰性。

　　ⓒ非特異的陽性像として、腫瘍内の Macrophage の胞体に陽性像が認められる。

　なお、Histone *H3.3* あるいは *H3.1* 遺伝子変異のどちらも同じ抗体で検出可能。

❶❸WHO Grade

　（ⅰ）WHO Grade Ⅳ(Hawkins ら，2016)

　（ⅱ）「びまん性正中膠腫、*H3 K27M* 変異(diffuse midline glioma, *H3 K27M*-mutant)」と分子
　　　診断（遺伝子診断）された腫瘍は、病理組織上の悪性度とかかわりなく（例えば、病理組織
　　　上 Grade Ⅱ と診断された症例でも）、Grade Ⅳ と診断される(三木ら，2017；武笠，2017)。

❶❹遺伝子・染色体異常

　（ⅰ）Histone *H3 K27M* 遺伝子の変異を大多数に認める(池村，2017)。

　（ⅱ）X 連鎖 α サラセミア・精神遅滞症候群(alpha thalassemia/mental retardation syndrome
　　　X-linked；*ATRX*)遺伝子の欠失を 10〜15％に認める(Hawkins ら，2016)。

　（ⅲ）*TP53* 遺伝子変異（過剰発現）を約 50％にみられる(Hawkins ら，2016)。

　（ⅳ）第 10 番染色体の Monosomy を認める(Solomon ら，2016)。

　（ⅴ）*BRAF-V600E* 遺伝子の変異は認められない(Orillac ら，2016；Solomon ら，2016)。

　（ⅵ）*IDH1* 遺伝子の変異は認められない(Solomon ら，2016)。

❶❺予後

　（ⅰ）予後は不良。すなわち、

　　ⓐ小児のびまん性内在性橋神経膠腫（DIPG）で、*H3 K27M* 遺伝子変異を有する症例の予後
　　　は極めて不良(新田ら，2017；寺島，2017)。

　　　➡全生存期間中央値は 1 年以内(園田ら，2012；武笠，2017)。

　　ⓑHistone *H3 K27M* 遺伝子変異のある場合、低悪性度神経膠腫(low grade glioma)様の組
　　　織像を呈していても予後は不良(池村，2017)。

　（ⅱ）2 年生存率；10％未満(Hawkins ら，2016)

❶❻髄液播種（びまん性内在性橋神経膠腫の剖検例）；約 40％(Hawkins ら，2016)

❶❼関連疾患；Li-Fraumeni 症候群（98 頁）や神経線維腫症 1 型(neurofibromatosis type 1；NF1)
　の患者に、稀に、浸潤性正中膠腫(miline infiltrating glioma)が発生する(Hawkins ら，2016)。

❾胎児性腫瘍 Embryonal tumors

1．髄芽腫 medulloblastoma －組織学的分類－

1）古典型髄芽腫 Classic medulloblastoma
❶定義・概念
（ⅰ）小脳や背側脳幹に発生する胎児性神経上皮性腫瘍をいう。
（ⅱ）従来、単に髄芽腫と呼ばれていたもの(236頁参照)。
❷頻度；髄芽腫全体の72％を占める(Ellisonら，2016)。
❸4つの遺伝子型(WNT、SHH、Group 3、Group 4)のすべてに認められる(238頁参照)。
❹好発年齢；乳児〜成人までにみられるが、小児期に多い(Ellisonら，2016)。
❺組織学的所見
（ⅰ）細胞密度は極めて高い。
（ⅱ）細胞質の極めて乏しい、未分化な小円形の細胞。
（ⅲ）核はクロマチンに富み、類円形から人参様で、多数の核分裂像を認める。
（ⅳ）腫瘍内に著明な線維形成(desmoplasia)を欠く。

2）線維形成性/結節性髄芽腫 Desmoplasitc/nodular medulloblastoma
❶定義・概念
（ⅰ）古典型髄芽腫の中に、淡明な島状の結節状構造(pale island)を増殖能の高い腫瘍細胞と豊富な細網線維(reticulin)が取り囲む組織亜型がある。このような髄芽腫を線維形成性/結節性髄芽腫(desmoplastic/nodular medulloblastoma)という。
（ⅱ）早期からの**髄膜への**顕著な局所**浸潤**と、種々の程度の網状線維形成が特徴。
❷頻度；髄芽腫全体の20％(Ellisonら，2016)
❸名称；従来、線維形成性髄芽腫(desmoplasitc medulloblastoma)と呼ばれていたもので、名称が変更された。
❹発生起源；小脳発生中に外顆粒細胞層を形成している顆粒細胞前駆細胞から発生する(Ellisonら，2016)。
❺好発年齢
（ⅰ）二峰性で、小児期と成人期に発生するが、好発年齢は、通常(古典型)の髄芽腫より高い。
（ⅱ）思春期から若年成人に多い(平均年齢；18歳)。
❻好発部位
（ⅰ）小脳半球に多い。
（ⅱ）一方、古典型髄芽腫では小脳虫部に好発する。
❼エックス線CT
（ⅰ）単純CT
　ⓐ均一な高吸収域のことが多い(60％)。
　ⓑ高吸収域と等吸収域の両方の部分をもった不均一なもの(30％)。

ⓒ等吸収域（14％）

（ⅱ）造影 CT；均一に、軽度増強される（60％）。

❽MRI

（ⅰ）単純 MRI

ⓐT 1 強調画像；低信号

ⓑT 2 強調画像；等〜軽度高信号

（ⅱ）造影 MRI；不均一に増強される。

❾組織学的所見(杉山ら, 2009)

（ⅰ）結節状の腫瘍細胞塊と、その背景組織として古典型髄芽腫が存在する。

（ⅱ）結節状腫瘍塊には Reticulin（細網線維）は認められないが、背景組織には Reticulin 網を認める。

（ⅲ）結節状腫瘍塊を形成する細胞には異型性は少なく、腫瘍塊全体が明るい。

（ⅳ）明るい結節状の腫瘍塊、すなわち、Reticulin を認めない淡明な島状の結節状構造を **Pale island（淡明島）**という。

（ⅴ）Pale island と、Pale island の周囲を細網線維が取り囲んでいる所見が本疾患の診断根拠となる。

❿免疫組織化学的所見

（ⅰ）Synaptophysin；陽性

（ⅱ）NeuN（Neuronal nuclei）（神経細胞系マーカーで核に反応）；陽性

⓫WHO Grade Ⅳ(Ellison ら, 2016)

⓬原因遺伝子・染色体

（ⅰ）ほぼ全例が SHH 型(238 頁参照)(金村ら, 2015：寺坂ら, 2017)。

（ⅱ）第 9 番染色体長腕と第 10 番染色体長腕の対立遺伝子欠失は、本疾患の一部に見い出されている(Ellison ら, 2016)。

⓭予後

（ⅰ）古典的髄芽腫より良好(杉山ら, 2009)。

（ⅱ）5 年生存率は 80％以上(長嶋ら, 2014)。

⓮局所再発、播種および転移(Ellison ら, 2016)

（ⅰ）局所再発や髄液播種を認める。

（ⅱ）稀に、骨格系などの中枢神経系以外の部位に転移する。

⓯関連症候群(杉山ら, 2009)

➡本疾患は、癌抑制遺伝子である Patched（*PTCH*）遺伝子異常を有する患者、すなわち、Gorlin-Goltz 症候群(76 頁)に好発する。

3）高度結節性髄芽腫 Medulloblastoma with extensive nodularity

❶定義・概念(中里, 2011)

（ⅰ）髄芽腫のうち、顕著な結節状構造を呈するものをいう。

（ⅱ）個々の結節は均一な神経細胞の形態を示す腫瘍細胞からなり、細胞は線維状基質の中に配列する性質を有する。

（ⅲ）線維形成性/結節性髄芽腫と近縁の腫瘍型であるが、本腫瘍では、結節性成分が組織像の優位を占め、腫瘍細胞の神経細胞系分化が進んでいる。

❷頻度；髄芽腫全体の 3.2〜4.2%(Giangaspero ら，2016)

❸好発年齢；2 歳以下の乳幼児に発生(杉山ら，2009)。

❹好発部位；ほとんどが（80%以上）、小脳虫部に発生する(Giangaspero ら，2016)。

❺症状；頭蓋内圧亢進症状が多い。

❻MRI

（ⅰ）単純 MRI

ⓐT 2 強調画像；等〜軽度高信号

ⓑ拡散強調画像（DWI）；高信号

（ⅱ）造影 MRI

ⓐ比較的均一に増強される。

ⓑブドウの房状・結節状の増強効果が特徴。

❼治療

（ⅰ）外科的治療（摘出術）

（ⅱ）放射線治療

（ⅲ）化学療法

❽組織学的所見(日本脳神経外科学会・日本病理学会編，2010；中里，2011；平戸，2014；平戸，2017)

（ⅰ）結節はよく分化した小型の神経細胞により構成されている。

（ⅱ）結節は大型で多数出現し、結節内部では、小さな正円形の核をもつ分化した小型の神経細胞類似の腫瘍細胞が、流れを形成する Neuropil 様の線維性基質に沿って数珠玉状に並ぶ。

➡ちなみに、Neuropil（神経絨、神経線維網）とは、灰白質において神経細胞体と Glia 細胞体の間に拡がる網状組織をいう。その部分には樹状突起や軸索、神経終末部が密に存在し、多数の神経細胞間シナプスが存在する(橋本，1988；松谷，2016)。

（ⅲ）小型の神経細胞には核分裂像はみられない。

（ⅳ）Pale island と細網線維（reticulin）に富む部分がみられるが、Pale island は線維形成性・結節性髄芽腫に比べてより大きく、また、細網線維に富む部分の腫瘍細胞は列状に配列している(杉山ら，2009)。

❾免疫組織化学的所見

（ⅰ）Synaptophysin；陽性

（ⅱ）Neurofilament タンパク；陽性

（ⅲ）NeuN（Neuronal nuclei）；陽性

❿WHO Grade Ⅳ(Giangaspero ら，2016)

⓫予後

（ⅰ）良好(平戸，2017)

（ⅱ）8 年生存率は 95%(Giangaspero ら，2016)

⓬局所再発や髄液播種を認めるが、治療によく反応し予後はよい(Giangaspero ら，2016)。

第3章／バージョンアップ編

4）大細胞/退形成性髄芽腫 Large cell/anaplastic medulloblastoma

❶定義・概念(Ellison ら，2016；平戸，2014；平戸，2017)

（ⅰ）多形性を示し、顕著な核小体、包み込み像（wrapping）および多数の核分裂像やアポトーシス像を示す未分化な細胞からなる胎児性腫瘍。

（ⅱ）高度退形成（核の著しい多形性と多数の核分裂像、アポトーシス像の出現を兼ね添えているもの）や大細胞の特徴を示す領域が優勢な腫瘍。

❷頻度；髄芽腫全体の 10％(Ellison ら，2016)

❸好発年齢；どの年齢層にも発生する(Ellison ら，2016)。

❹好発部位；小脳や脳幹背側部に発生。

❺組織学的所見(平戸，2014；平戸，2017)

（ⅰ）包み込み像（wrapping）や核の鋳型像が特徴的所見。

（ⅱ）核小体の明瞭な大型の核と境界が明瞭な細胞質を有する腫瘍細胞が、びまん性シート状あるいは小葉状に増殖している。

（ⅲ）核分裂像が多い。

（ⅳ）アポトーシス像が顕著。

（ⅴ）多形性は目立たない。

❻免疫組織化学的所見；NeuN（Neuronal nuclei）は陽性。

❼WHO Grade Ⅳ(Ellison ら，2016)

❽遺伝子解析；Group 3 と SHH 活性化型が高頻度にみられる。

❾予後(Ellison ら，2016)

➡不良

（ⅰ）古典型髄膜腫より侵襲性で悪性。

（ⅱ）5 年無増悪生存率は、30～40％

5）髄芽筋芽腫 Medullomyoblastoma
（筋性分化髄芽腫 Medulloblastoma with myogenic differentiation）

❶定義；髄芽腫要素に加えて、紡錘形や円形の横紋筋芽細胞や横紋を有するストラップ状の細胞（横紋筋細胞）を認めるものをいう(平戸，2017)。

❷頻度；極めて稀。

❸好発年齢；1～10 歳の小児に好発。

❹性別；男児に多い。

❺好発部位；ほとんどが小脳虫部や第 4 脳室。

❻症状

（ⅰ）頭蓋内圧亢進症状

（ⅱ）小脳失調

❼造影 CT；不均一に増強。

❽MRI

（ⅰ）単純 MRI

ⓐT 1 強調画像；等信号

505

ⓑT 2 強調画像；高信号
（ⅱ）造影 MRI；不均一に増強。
❾組織学的所見
　➡髄芽腫に類似する小型類円形細胞がびまん性に増殖している部分に、種々の成熟段階を示す平滑筋細胞や横紋筋細胞が混在している。
❿予後；不良で、多くが 15 カ月以内に死亡する。

6）メラニン性髄芽腫 Melanotic medulloblastoma
　（メラニン性分化髄芽腫 Medulloblastoma with melanotic differentiation）

❶定義・概念
　（ⅰ）髄芽腫要素に加えて、Melanin（黒色素）を含有する未分化な小型細胞あるいはやや大型の上皮様細胞を認めるものをいう（平戸, 2017）。
　（ⅱ）Melanin を産生する上皮様形態の細胞を含む髄芽腫をいう（日本脳神経外科学会・日本病理学会編, 2010）。
❷頻度；極めて稀。
❸好発年齢；小児（10 歳以下）で、2.5〜8 歳。
❹性別；男児に圧倒的に多い。
❺好発部位
　➡小脳虫部に原発し、広範に髄膜に浸潤する傾向がある。
❻治療
　（ⅰ）外科的治療（手術による摘出）
　（ⅱ）放射線治療
　（ⅲ）化学療法
❼組織学的所見
　（ⅰ）Desmoplastic/nodular medulloblastoma（線維形成性/結節性髄芽腫）の像を呈することが多い（70％）。
　　➡古典的髄芽腫（classic medulloblastoma）の像を呈する頻度は 30％（Sharma ら, 2002）
　（ⅱ）髄芽腫と区別できない腫瘍細胞を主体とした部分（色素をもたない未分化な部分）と、色素細胞の管状、乳頭状形成部分の 2 つの像よりなる。
　（ⅲ）核はクロマチンに富み、形は不規則である。
❽Ki-67 陽性率；13.3％（Sharma ら, 2002）
❾免疫組織化学的所見
　（ⅰ）S-100 タンパク；陽性
　（ⅱ）HMB（human melanin black）-45；陽性
　　ⓐHMB-45 は悪性黒色腫に存在する Premelanosome の糖タンパクに対する抗体で、悪性黒色腫（melanoma）のマーカー。
　　ⓑちなみに、Premelanosome とは、Melanosome の形成・成熟段階において、メラニン色素が沈着していない段階をいう（石田ら, 2013）。
　　　➡Melanosome は、Melanocyte（黒色素細胞）に存在する細胞小器官で、メラニンの合成および貯蔵を行う。

第3章／バージョンアップ編

❿WHO Grade Ⅳ(Kalimo ら，2000)

⓫大多数に髄腔内播種や転移を認める。

⓬予後；不良で、術後の生存期間は2カ月～2.5年(Kalimo ら，2000)。

2．多層ロゼット性胎児性腫瘍、*C19MC* 異状 Embryonal tumor with multi-layered rosettes(ETMR)，*C19MC*-altered

❶定義・概念

（ⅰ）多層性ロゼットの出現する極めて悪性度の高い中枢神経系胎児性腫瘍をいう。

（ⅱ）第19番染色体長碗に遺伝子座がある *C19MC*(oncogenic microRNA cluster)の異常を伴う。

❷名称

（ⅰ）従来、上衣芽腫(ependymoblastoma)、髄上皮腫(medulloepithelioma)や「Neuropil と真性ロゼットに富む胎児性腫瘍(embryonal tumor with abundant neuropil and true rosette；ETANTR)」と呼ばれていた腫瘍が単一の遺伝子変異をもつ腫瘍として包括された概念(入江ら，2016)。

➡ただし、髄上皮腫のうちで *C19MC* 変異のないものは、‘その他の中枢神経系胎児性腫瘍(other CNS embryonal tumors)*’ の1つとして、「髄上皮腫(512頁)」という名前は残された(入江ら，2016)。

（ⅱ）*C19MC* 異常のみられない腫瘍や、分子遺伝子学的検索が行われていない症例で、組織学的に多層ロゼット胎児性腫瘍と診断せざるを得ない場合には、「未確定、NOS」と付記する。

ちょっとお耳を拝借

*【その他の中枢神経系胎児性腫瘍 Other CNS embryonal tumors】

その他の中枢神経系胎児性腫瘍には、以下のものがある(McLendon ら，2016)。

①髄上皮腫(medulloepithelioma)(512頁)

②中枢神経系神経芽腫(CNS neuroblastoma)(246頁)

③中枢神経系神経節芽腫(CNS ganglioneuroblastoma)

④中枢神経系胎児性腫瘍、未確定(CNS embryonal tumour, NOS)

❸好発年齢(Korshunov ら，2016)

（ⅰ）4歳未満の小児に多い。

（ⅱ）大多数は2歳までの間に発症する。

❹性別；性差はない(Korshunov ら，2016)。

❺症状

（ⅰ）頭蓋内圧亢進症状(頭痛、悪心・嘔吐など)が最も多い。

（ⅱ）運動麻痺や失調

507

❻好発部位(Korshunov ら，2016)

（ⅰ）大脳半球に多い(70％)。

➡前頭部と頭頂側頭部に多い。

（ⅱ）テント下(30％)➡小脳や脳幹など。

❼治療

（ⅰ）外科的治療(摘出術)

（ⅱ）放射線治療

（ⅲ）化学療法

❽病理学的所見(Korshunov ら，2016)

（ⅰ）肉眼的所見

ⓐ腫瘍は灰色がかったピンクで、境界明瞭。

ⓑ壊死、出血、微小な石灰化を伴う。

ⓒ囊胞を認めることもある。

（ⅱ）組織学的所見

ⓐ小型の未分化な腫瘍細胞のびまん性増殖からなる領域がある(上松，2014)。

ⓑ神経細胞を含む豊富な Neuropil 様線維性基質からなる領域がある。

ⓒ上衣芽腫ロゼット（ependymoblstic rosette）を認める(Korshunov ら，2014)。

➡核は多層性に配列(多層ロゼット)。

❾Ki-67 陽性率；20〜80％(Korshunov ら，2016)

❿免疫組織化学的所見

（ⅰ）Vimentin；陽性

（ⅱ）Nestin；陽性

（ⅲ）LIN28A タンパク

ⓐ陽性(園田，2017；新田ら，2017)

ⓑちなみに、LIN28A タンパクは ETMR（多層ロゼット性胎児性腫瘍）の免疫組織化学的診断のマーカーとされているが、特異的ではない(Korshunov ら，2016)。

（ⅳ）INI1（511 頁参照）；陽性

⓫WHO Grade Ⅳ(Korshunov ら，2016)。

⓬原因遺伝子・染色体

➡第 19 番染色体長碗(19q13.42)上にある *C19MC*（oncogenic microRNA cluster）に異常がある(園田，2017；新田ら，2017)。

⓭しばしば、髄膜播種や頭蓋外への伸展を認める(末期)。

⓮予後；平均生存期間は 12 カ月で、極めて不良(平戸，2017)。

3．非定型奇形腫様/ラブドイド腫瘍 Atypical teratoid/rhabdoid tumor（AT/RT）

❶定義・概念

（ⅰ）ラブドイド細胞(rhabdoid cell)を構成要素とする悪性の中枢神経系胎児性腫瘍。

（ⅱ）未分化腫瘍細胞を含むものが多く、上皮性成分や間葉系成分を混在することもある。

❷頻度

（ⅰ）本邦；原発性脳腫瘍全体の 0.1％と極めて稀。

（ⅱ）小児脳腫瘍の 1.5％(佐々木ら, 2004)

（ⅲ）乳児脳腫瘍の 10％以下(Judkins ら, 2016)。

❸腫瘍細胞の起源（組織発生）；不明

❹性質・特徴

（ⅰ）中枢神経系胎児性腫瘍の中でも極めて悪性の腫瘍。

（ⅱ）乳幼児に好発する。

（ⅲ）進行は極めて早く、早期に播種する。

（ⅳ）種々の程度に、未分化な小型の円形細胞、上皮系、間葉系、神経系や Glia 系細胞の混在を認める(岡, 2010)。

❺好発年齢(岡, 2010；増本, 2013；Judkins ら, 2016)

（ⅰ）ほとんどが 3 歳以下（平均発症年齢；2 歳）。

（ⅱ）6 歳以上の小児や成人に発生することは稀。

❻性別；男性：女性＝1.6〜2：1 で、男性に多い(岡, 2010)。

❼症状

（ⅰ）年代別

　ⓐ乳児；嘔吐や頭位拡大などの頭蓋内圧亢進症状。

　ⓑ3 歳以上；頭痛や運動麻痺など。

（ⅱ）脳神経では、外転神経麻痺や顔面神経麻痺が多い(岡, 2013)。

❽好発部位(岡, 2010；岡, 2013；Judkins ら, 2016)

（ⅰ）全体

　ⓐ当初は、後頭蓋窩に多いとされていたが、現在ではテント上に多いとされている。

　ⓑテント上がテント下に比べて 1.3 倍高い（テント上：テント下＝4：3）。

（ⅱ）部位別

　ⓐテント上

　　㋐大脳半球に多い。

　　㋑脳室系、鞍上部や松果体に発生することは、それほど多くない。

　ⓑテント下

　　㋐小脳半球、小脳橋角部や脳幹に発生。

　　㋑後頭蓋窩発生例は 2 歳未満に多い。

❾エックス線 CT

（ⅰ）単純 CT

　ⓐ等〜高吸収域

　ⓑ嚢胞や出血を通常認める。

　ⓒ石灰化（結節性）を認めることがある。

（ⅱ）造影 CT；不均一に増強。

❿MRI

（ⅰ）単純 MRI

➡囊胞、壊死や出血を伴い、内部は不均一_(増本, 2013)。

ⓐ充実部

㋐ T 1 強調画像；混合信号

㋑ T 2 強調画像；等〜高信号

㋒ FLAIR 画像；等〜高信号

㋓拡散強調画像（DWI）；高信号

ⓑ囊胞・壊死部➡ T 2 強調画像で、著明な高信号。

（ⅱ）造影 MRI；充実部や囊胞壁が不均一に増強される。

⓫治療

（ⅰ）外科的治療

➡摘出度が転帰に影響し、全摘出例では部分摘出例に比して生存期間は有意に長い。

（ⅱ）放射線治療

➡3 歳未満では放射線治療は控えられる傾向にある。

ⓐ通常（従来）の放射線治療

ⓑ定位放射線照射（γ-Knife や CyberKnife など）

（ⅲ）化学療法

ⓐPE 療法（Cisplatin と Etoposide）や ICE 療法（Ifosfamide、Cisplatin、Etoposide）。

ⓑテモゾロミド（Temozolomide；TMZ）（Temodal®）の投与

➡ただし、本疾患に対しては、本邦では保険適応外。

ⓒ全身状態不良例では化学療法が控えられ、放射線単独治療となる傾向にある_(岡, 2010)。

⓬組織学的所見_(佐々木ら, 2004：岡, 2010：平戸, 2014：平戸, 2017)

（ⅰ）**ラブドイド細胞（rhabdoid cell）の出現が特徴。**

ⓐ典型的なラブドイド細胞は少なく、むしろ封入体をもたない境界明瞭な好酸性細胞質を有する細胞が多い。

ⓑちなみに、定型的なラブドイド細胞とは、明瞭な核小体を有する偏在性の淡明な核と、好酸性スリガラス様細胞質を有する大型の細胞をいう。

（ⅱ）原始神経外胚葉性腫瘍（primitive neuroectodermal tumor；PNET）様の未分化な小型細胞がみられる（2/3 の症例）。

（ⅲ）上皮性成分の増殖をみることがある。

➡円柱上皮様の腫瘍細胞が腺管構造や乳頭構造を形成するものが多い。

（ⅳ）間葉系成分の増殖をみることがある。

ⓐ紡錘形細胞が密に束状に配列し、増殖するものが多い。

ⓑ細胞間に好銀線維を形成し、肉腫と同様の所見を示すものもある。

ⓒ筋細胞や骨などの要素はみられない。

（ⅴ）腫瘍細胞の核には異型性が強くみられ、また核分裂像も多くみられる。

（ⅵ）壊死像はみられる。

第3章／バージョンアップ編

⓭Ki-67陽性率

（ⅰ）極めて高く、50％以上となることも稀でない(日本脳神経外科学会・日本病理学会編，2010)。

（ⅱ）25〜85％(平戸，2014)

⓮免疫組織化学的所見

（ⅰ）EMA(epithelial membrane antigen)；陽性 ┐

（ⅱ）Vimentin；陽性 ┘ ………●必須！(佐々木ら，2004)

（ⅲ）α-smooth muscle actin(SMA)；陽性

（ⅳ）Neurofilament protein(NFP)；陽性

（ⅴ）GFAP；陽性

（ⅵ）S-100タンパク；陽性

（ⅶ）Cytokeratin；陽性

（ⅷ）Synatophysin；陽性

（ⅸ）Desmin；陰性

（ⅹ）INI1/BAF47タンパク；陰性

ⓐ**INI1タンパク**が免疫組織化学的染色で**陰性**であることは**診断上重要な所見**(日本脳神経外科学会・日本病理学会編，2010)。

㋐INI1は、‘Integrase interactor 1’の略。

㋑INI1タンパクは*INI1/hSNF5*遺伝子の産物(日本脳神経外科学会・日本病理学会編，2010)。

ⓑINI1/BAF47タンパクの免疫組織化学的染色での陰性所見は、***INI1*遺伝子の不活性化**に対応している(瀬野ら，2013)。

➡もし、*SMARCB1*(*INI1*)遺伝子の不活化が実証されないときには、*SMARCA4*(*BRG1*)遺伝子の不活性化を実証する(Judkinsら，2016)。

ⓒちなみに、正常組織や大部分の腫瘍では、*SMARCB1*(*INI1*)は常に陽性(Judkinsら，2016)。

ⓓなお、SMARCB1の別名は、BAF47、hSNF5やINI1など。

⓯WHO Grade Ⅳ(Judkinsら，2016)

⓰遺伝子・染色体異常

（ⅰ）*SMARCB1*(*SNF5/INI1*)癌抑制遺伝子の欠失や突然変異(75％)を認める(曽根ら，2007；増本，2013；平戸，2017)。

ⓐ*SMARCB1*癌抑制遺伝子は第22番染色体長腕(22q11.2)上にある。

ⓑ本疾患では、第22番染色体のMonosomy（モノソミー）や部分欠失が認められる(曽根ら，2007)。

ⓒちなみに、SMARCB1はINI1(integrase interactor 1)とも呼ばれている(Kohashiら，2017)。

（ⅱ）極めて稀であるが、*SMARCA4*(*BRG1*)遺伝子の不活性化(平戸，2017)。

➡*BRG1*遺伝子は、ATP-dependent SWI/SNF chromatin-remodeling cmplexに属する(瀬野ら，2013)。

⓱診断

（ⅰ）組織型のみで診断することは困難で、識別のために免疫組織学的所見が必要(曽根ら，2007)。

（ⅱ）免疫組織学的検索に加えて*SMARCB1*遺伝子検索が日常的検査として実施できれば診断的有用性が高まる(曽根ら，2007)。

511

（ⅲ）遺伝子診断(平戸，2014；平戸，2017)

ⓐ*SMARCB1*（*INI1*）遺伝子の不活性化（欠失）を確認する。

㋐ *INI1* 遺伝子の欠失に対応する **INH1 タンパク陰性**が重要な所見。

㋑ INH1 タンパクの発現は通常の腫瘍では認められるが、本腫瘍（AT/RT）ではほぼ全例に発現を認めない(岡，2013)。

➡**本腫瘍の診断として、*INHI* 遺伝子の欠失が重要！**(岡，2013)

ⓑ*SMARCB1* 遺伝子が正常であれば、*SMARCA4* 遺伝子の不活性化を確認する(Judkins ら，2016)。

ⓒ*SMARCB1* 遺伝子および *SMARCA4* 遺伝子の不活性化が確認できない場合には、CNS embryonal tumor with rhabdoid features とする。

⓲通常、髄腔内播種を認める。

（ⅰ）頻度；20〜40％(岡，2010)

（ⅱ）発症時に播種を認める症例は全体の 1/4(平戸，2017)。

⓳予後(佐々木ら，2004)

（ⅰ）極めて不良で、大多数は術後 1 年以内に死亡（生存期間中央値；15 カ月）。

➡全摘出例での生存期間中央値は 21.3 カ月(岡，2013)。

☝手術による摘出度は転帰に大きく影響する。

（ⅱ）2 年生存率；18％

（ⅲ）5 年生存率；1％未満

4．髄上皮腫 Medulloepithelioma

❶定義；神経管あるいは原始髄板を構成する原始髄上皮に類似する組織像を有する腫瘍をいう。

❷頻度(日本脳腫瘍全国集計，12th，2009)

（ⅰ）全体；原発性脳腫瘍全体の 0.02％で、極めて稀。

（ⅱ）小児；小児原発性脳腫瘍全体の 0.1％で、極めて稀。

❸名称

（ⅰ）本腫瘍は、上衣芽腫や「Neuropil と真性ロゼットに富む胎児性腫瘍」と単一の遺伝子変異をもつ腫瘍であり、今回の改訂で、「多層ロゼット性胎児性腫瘍、*C19MC* 異状(embryonal tumour with multilayered rosettes, *C19MC*-altered)」に包括された(入江ら，2016)。

（ⅱ）組織学的に本腫瘍と診断されたが、第 19 番染色体長腕(19q13.42)上にある *C19MC* 異常のみられない場合や分子遺伝子学的検索が行われていなかった場合には、「その他の中枢神経系胎児性腫瘍(other CNS embryonal tumors)」の 1 つとして、名前が残された(Korshunov ら，2016；McLendon ら，2016；入江ら，2016)。

❹好発年齢；3 歳以下(中央値；2.2 歳)の小児に多い(Korshunov ら，2014)。

❺性別；男性：女性＝1：1.7 で、やや女性に多い(Korshunov ら，2014)。

❻好発部位

（ⅰ）大脳半球に多い。

（ⅱ）時に、テント下。
❼治療
　（ⅰ）外科的治療（摘出術）
　（ⅱ）放射線治療
　（ⅲ）化学療法
❽組織学的所見
　（ⅰ）丈の高い円柱上皮様の腫瘍細胞が、胎生期の神経管を模倣するように管状構造をつくって増殖する。
　　　➡この構造は髄上皮ロゼット（medulloepithelial rosette）と
　　　　呼ばれる(Korshunovら, 2014)。
　（ⅱ）腺管周囲は外限界膜と呼ばれる基底膜で包まれている。………… **特徴！**
　（ⅲ）未分化な細胞がびまん性、高密度に増殖する部分もある。
　　　➡この部分に多層ロゼットが形成されている(平戸, 2017)。
　（ⅳ）腫瘍細胞は、未熟な神経上皮細胞から成熟した神経細胞や星状膠細胞（astrocyte）まで、多様な段階の分化を示す(平戸, 2017)。
❾WHO Grade Ⅳ (日本脳神経外科学会・日本病理学会編, 2010)
❿免疫組織化学的所見
　（ⅰ）Vimentin；陽性
　（ⅱ）Nestin；陽性
　（ⅲ）GFAP；陰性
　（ⅳ）S-100 タンパク；陰性
⓫遺伝子解析；多くの場合、*C19MC* を欠き、特徴的な遺伝子学的異常は見い出されていない
(新田ら, 2017)。
⓬予後；生存期間中央値は約 11 カ月で、極めて不良(Korshunovら, 2014)。

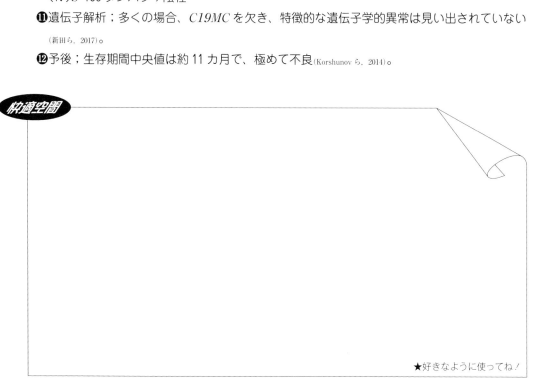

⑩嗅神経芽腫 Olfactory neuroblastoma

❶定義・概念
　（ⅰ）鼻腔内高位にある嗅覚受容細胞（olfactory receptor cell）から発生する腫瘍をいう(Finkelsteinら，2000)。
　（ⅱ）中枢神経系外に発生する神経芽腫（neuroblastoma）(Finkelsteinら，2000)。
　（ⅲ）本腫瘍は頭蓋外の末梢神経腫瘍であることから、2007年の中枢神経系腫瘍を中心とするWHO脳腫瘍分類からは削除された(中里，2008．中里，2008)。
❷頻度；鼻腔内腫瘍の2〜3％
❸名称；鼻腔神経芽細胞腫（esthesioneuroblastoma）とも呼ばれる。
❹特徴
　（ⅰ）局所浸潤が強く、緩徐ながら周囲組織を破壊しながら発育する。
　　➡前頭蓋底に浸潤・破壊し、篩板から頭蓋内に伸展する（頻度；20％）。
　（ⅱ）比較的血管に富む腫瘍。
　（ⅲ）時に、脳への浸潤や、肺や骨への遠隔転移がみられる。
　（ⅳ）めったに蝶形骨洞は侵されない。
❺病期分類(Kadishら，1976)
　（ⅰ）Stage A；病巣が鼻腔内にとどまるもの（Tumor is limited to the nasal cavity）。
　（ⅱ）Stage B；病巣が鼻腔と副鼻腔に局在しているもの（Tumor is localized to the nasal cavity and paranasal sinuses）。
　（ⅲ）Stage C；病巣が鼻腔や副鼻腔を越えて拡がるもの（Tumor extends beyond the nasal cavity and paranasal sinuses）。
❻好発年齢
　（ⅰ）どの年齢層にも発生する。
　（ⅱ）ピークは、11〜20歳と50〜60歳の二峰性 (Elkonら，1979)。
❼性別；やや男性に多い（男性：女性＝1.2:1）(Moritaら，1993)。
❽症状
　（ⅰ）鼻閉；70％と最も多い。
　（ⅱ）反復性の鼻出血（40〜70％）。
　（ⅲ）頭痛
　（ⅳ）嗅覚脱失
　（ⅴ）視力障害
❾脳血管造影（図3-6）；無血管野の場合と、腫瘍陰影のみられる場合とがある。
❿エックス線CT
　（ⅰ）単純CT；不均一な低、あるいは等吸収域。

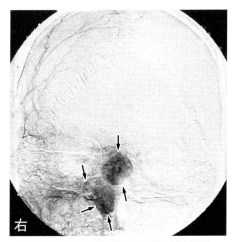

図 3-6．嗅神経芽腫の脳血管造影（前後像）
右外頸動脈撮影静脈相で、正中部に腫瘍陰影を認める（→）。

（ⅱ）造影 CT；均一、あるいは不均一に増強される。

⓫MRI
　➡冠状断像や矢状断像が有用。
（ⅰ）単純 MRI（**図 3-7 A、B**）
　　ⓐT1強調画像；低信号
　　ⓑT2強調画像；高信号
（ⅱ）造影 MRI（**図 3-7 C**）；均一、あるいは不均一に増強される。

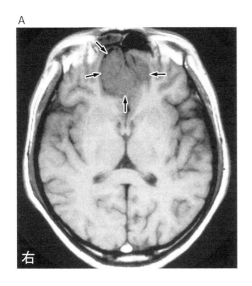
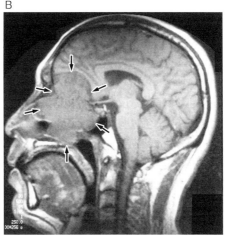
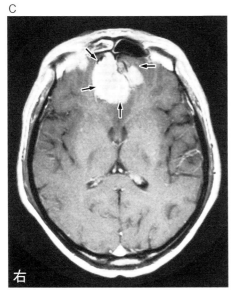

図 3-7．嗅神経芽腫の MRI

A（単純 MRI 水平断像）；T1強調画像で、前頭部正中に低〜等信号を認める（→）。
B（単純 MRI 矢状断像）；T1強調画像で、前頭蓋底から篩骨洞、鼻腔にかけて低〜等信号を認める（→）。A の水平断像より病変部位が明瞭にわかる。
C（造影 MRI 水平断像）；ほぼ均一に増強される（→）。

⓬治療
　（ⅰ）外科的治療（手術による摘出）
　（ⅱ）放射線治療
　　　ⓐ術前、あるいは術後に照射。

515

ⓑ放射線感受性は高い。

（ⅲ）化学療法；Cyclophosphamide，Cisplatin や Vincristine など。

❸病理学的所見

（ⅰ）肉眼的所見

ⓐ嚢胞性と充実性とが半々。

➡嚢胞性では、壁在結節を有する。

ⓑ正常脳との境界は明瞭。

ⓒ髄腔内播種は、死亡例の 30％以上にみられる。

（ⅱ）組織学的所見

ⓐ腫瘍細胞は**小型の円形の未熟な細胞**で、細胞質に乏しい。

ⓑ境界明瞭に区画された円形細胞集団を形成する。

ⓒ血管に富む結合組織がよく発達している。

ⓓHomer Wright rosette（神経芽細胞ロゼット）がみられる（多くはない）。

ⓔ区画された周辺に S-100 タンパク陽性の線維細胞が存在するのが**特徴**。

➡この細胞は、**Sustentacular cell（支持細胞）**と呼ばれる(脳腫瘍取扱い規約，2002)。

ⓕ間質の状態による分類(大久保，1998)

㋐ Classical type（古典型）；線維性間質は血管周囲のみで最も乏しい。

㋑ Desmoplastic type（線維形成型）；線維性間質は最も多い。

㋒ Transitional type（移行型）；線維性間質は、Classical type と Desmoplastic type との中間。

⓮Ki-67 陽性率；10〜50％ (Finkelstein ら，2000)

⓯免疫組織化学的所見(Finkelstein ら，2000)

（ⅰ）神経細胞マーカーが陽性。すなわち、

ⓐSynaptophysin；陽性

ⓑNSE（neuron specific enolase）；陽性

ⓒNFP（neurofilament protein）；陽性

（ⅱ）上皮細胞マーカー（epithelial marker）は陰性。すなわち、

ⓐEpithelial membrane antigen（EMA）；陰性

ⓑCytokeratin；陰性

⓰予後

（ⅰ）全体

ⓐ5 年生存率；50〜70％

ⓑ全摘出できれば良好。

（ⅱ）Kadish らの病期別（514 頁）による 5 年生存率(Elkon ら，1979)

ⓐStage A；75.0％

ⓑStage B；68.0％

ⓒStage C；41.2％

⓱予後に影響を及ぼす因子

（ⅰ）組織像（悪性度）が最も予後に影響(Morita ら，1993)。すなわち、

ⓐ低悪性度(low-grade)のものは良好(5年生存率；80%)。
　　　ⓑ高悪性度(high-grade)のものは不良(5年生存率；40%)。
　(ⅱ)手術摘出度
　(ⅲ)年齢；50歳以上で不良。
　(ⅳ)性別；女性で不良。
❽局所再発率(Morita ら, 1993)
　(ⅰ)低悪性度；44%
　(ⅱ)高悪性度；60%
❾遠隔転移
　(ⅰ)頻度(Morita ら, 1993)
　　　ⓐ低悪性度；25%
　　　ⓑ高悪性度；47%
　(ⅱ)転移部位；頸部リンパ節、肺や骨。

⓫髄膜腫 Meningioma

1．髄膜腫の栄養血管

種　　類	栄養動脈
嗅溝髄膜腫 （olfactory meningioma）	①眼動脈の枝である篩骨動脈（ethmoidal artery）。 ②中硬膜動脈
円蓋部髄膜腫 （convexity meningioma）	①浅側頭動脈 ②中硬膜動脈 ③後頭動脈
傍矢状洞あるいは大脳鎌髄膜腫 （parasagittal or falx meningioma）	①主な流入動脈は中硬膜動脈。 　①前頭部➡前大脳鎌動脈（anterior falx artery；眼動脈の枝） 　②頭頂部〜後頭部➡テント動脈、後硬膜動脈、後頭動脈。 ②一部、前大脳動脈や後大脳動脈から栄養。
蝶形骨縁髄膜腫 （sphenoidal ridge meningioma）	①内側型（medial type） 　①眼動脈の枝が最も多い（→後篩骨動脈）。 　②内頚動脈 C 2、C 4 部からの枝。 ②外側型（lateral type） 　➡主として、中硬膜動脈から栄養。
鞍結節部髄膜腫 （tuberculum sellae meningioma）	後篩骨動脈（posterior ethmoidal artery←眼動脈の枝）が主。
側脳室内髄膜腫 （lateral ventricular meningioma）	前脈絡叢動脈や後脈絡叢動脈。
第 3 脳室髄膜腫 （third ventricular meningioma）	内側後脈絡叢動脈（medial posterior choroidal artery；後大脳動脈の枝）
第 4 脳室髄膜腫 （fouth ventricular meningioma）	脈絡叢枝（choroidal branch；後下小脳動脈や前下小脳動脈の枝）
テント髄膜腫 （tentorial meningioma）	①以下の動脈の頻度が高い。 　①テント動脈（Bernasconi-Cassinari's artery） 　②髄膜下垂体動脈（meningohypophyseal artery） 　③後頭動脈 　④後髄膜動脈（posterior meningeal artery） 　⑤椎骨動脈の硬膜枝。 ②その他 　①上行咽頭動脈、②後大脳動脈、③後交通動脈、④後耳介動脈 　　（posterior auricular artery）
大脳鎌テント接合部髄膜腫 （falcotentorial meningioma）	後大脳動脈の枝。
小脳橋角部髄膜腫 （C-P angle meningioma）	①上行咽頭動脈、中硬膜動脈や後頭動脈が主。 　➡上行咽頭動脈が最も多い。 ②稀に、後下小脳動脈、前下小脳動脈や上小脳動脈。
斜台部髄膜腫 （clival meningioma）	髄膜下垂体動脈（meningohypophyseal trunk）、上行咽頭動脈や後頭動脈などからの硬膜枝。

2．小児の髄膜腫

❶頻度（日本脳腫瘍全国集計, 12 th, 2009）

（ⅰ）小児原発性脳腫瘍に占める割合

第 3 章／バージョンアップ編

ⓐ小児の髄膜腫全体（良性＋悪性）；小児の原発性脳腫瘍全体の 2.1％

ⓑ悪性度別

㋐小児の良性髄膜腫；小児原発性脳腫瘍全体の 1.9％

㋑小児の悪性髄膜腫；小児原発性脳腫瘍全体の 0.2％

（ⅱ）全髄膜腫に占める割合

ⓐ小児の髄膜腫全体（良性＋悪性）；全髄膜腫の 0.6％と稀。

ⓑ悪性度別

㋐小児の良性髄膜腫；良性髄膜腫全体の 0.5％

㋑小児の悪性髄膜腫；悪性髄膜腫全体の 2.2％

❷特徴

（ⅰ）性別；成人例に比べて、**男性に多い。**

（ⅱ）**発生部位**

ⓐ成人例に比して、側脳室発生例が多い（4〜45％の頻度）。

ⓑ思春期の髄膜腫は、成人例に比して側脳室や後頭蓋窩発生例が多い。

（ⅲ）成人例に比して、**硬膜に付着部をもたない髄膜腫**（シルビウス裂深部；533 頁、脳室内、脳
実質内）が多い（10〜30％）。

（ⅳ）小児では、Dural tail sign（硬膜裾野徴候）（258 頁）をエックス線 CT や MRI で認めること
は少ない。

（ⅴ）WHO Grade ⅡとⅢは、成人発生例に比べて、小児および思春期発生例に多い(Shimbo ら, 2011)。

（ⅵ）1 歳未満の乳児には、胎生内発症と考えられる**大きな腫瘍が多い。**

（ⅶ）成人例に比して、**囊胞を形成する頻度が高い**（45〜65％の頻度。通常の髄膜腫では 2〜
4％）。

（ⅷ）多発性の頻度が高い。

➡すなわち、成人発症の髄膜腫の多発性の頻度が 1〜3％であるのに対して、小児例のそ
れは 10〜20％の頻度。

（ⅸ）Neurofibromatosis の合併頻度は、5〜25％

❸好発年齢(Shimbo ら, 2011)

（ⅰ）0〜19 歳；78.3％

（ⅱ）14 歳以下；65.2％

❹性別

（ⅰ）Herz らの報告(1980)

ⓐ1 歳以下の乳児・新生児➡男児に多い。

ⓑ2〜12 歳の幼児・学童児➡性差はない。

ⓒ13〜18 歳の思春期・青年期➡女性に多い（男性：女性＝2：3）。

（ⅱ）Shimbo らの報告(2011)

ⓐ0〜19 歳；性差はない

ⓑ0〜14 歳；男性：女性＝1.6：1 で、男性に多い。

❺好発部位

（ⅰ）Herz らの報告(1980)

ⓐ全体

➡テント上に圧倒的に多い（後頭蓋窩に発生することは稀）。

㋐側脳室（lateral ventricle）に最も多い（26％）。

㋑次いで、円蓋部（convexity）；16％

㋒傍矢状洞（parasagittal）；12％

㋓多発性の頻度は10％

ⓑ年齢別

㋐1歳以下の乳児・新生児

①円蓋部が半数を占め、最も多い。

②次いで、側脳室（17％）。

㋑2～12歳の幼児・学童児

①円蓋部が23％で、最も多い。

②次いで、側脳室（21％）＞傍矢状洞（18％）

㋒13～18歳の思春期・青年期

①側脳室が33％で、最も多い。

②次いで、後頭蓋窩（15％）＞傍矢状洞（7％）

③多発性が19％を占める。

（ⅱ）脳実質内発生例(Shimboら, 2011)

ⓐ前頭葉に最も多い（40％）。

ⓑ次いで、頭頂葉と側頭葉（各25％）

ⓒ以下、後頭葉と脳幹（各5％）

❻症状

（ⅰ）頭蓋内圧亢進症状（頭痛、嘔吐、頭囲拡大など）が最も多い。

（ⅱ）けいれんも多い症状の1つ。

➡脳実質内発生例では最も多い(Shimboら, 2011)。

（ⅲ）局所症状；片麻痺や感覚障害など。

❼頭部エックス線単純撮影

➡骨増殖像、骨破壊像、石灰化などの異常を認めることが多い。

❽エックス線CT

（ⅰ）単純CT

ⓐ高吸収域が多い。

ⓑその他、等吸収域、低吸収域や混合吸収域。

（ⅱ）造影CT；均一に増強される。

❾MRI

（ⅰ）単純MRI

➡種々の信号強度を呈する。

㋐T1強調画像；低信号、等信号や高信号。

㋑T2強調画像；高信号や低信号。

（ⅱ）造影MRI；均一に増強される。

❿治療(手術による摘出)
⓫組織学的所見
（ⅰ）Meningothelial type(髄膜細胞型)、悪性の Anaplastic type(退形成型)、あるいは Papillary type(乳頭型)が多いとされているが、報告者により異なる。
（ⅱ）脳実質内発生例(Shimbo ら, 2011)
ⓐFibroblastic meningioma(線維芽細胞性髄膜腫)が最も多い(65.2%)。
ⓑ次いで、Transitional meningioma(移行性髄膜腫)(13.0%)。
ⓒ以下、Meningothelial meningioma(髄膜細胞性髄膜腫)と Psammomatous meningioma (砂腫性髄膜腫)(各8.7%)。
⓬脳実質内発生例の WHO Grade(Shimbo ら, 2011)
➡WHO GradeⅠが最も多い(約77%)。
⓭予後
（ⅰ）全摘出できれば良好。
（ⅱ）生存率(追跡期間中央値；5.8年)；95%(Perilongo ら, 1992)
⓮再発の頻度
（ⅰ）全摘出例；4%
（ⅱ）亜全摘出例；20〜30%

3．多発性髄膜腫 Multiple meningioma

❶定義；von Recklinghausen 病の徴候を示さず、びまん性でない2個以上の髄膜腫をいう(図3-8)。

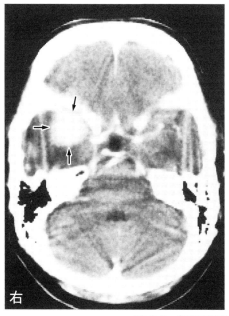
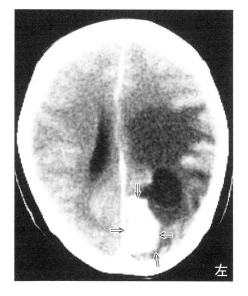

図 3-8．多発性髄膜腫の造影エックス線CT
右蝶形骨縁(→)と左後頭部(⇒)に増強される部分を認める。

❷頻度；6〜11%（CT 出現以後）

❸特徴

（ⅰ）性別；孤立性の髄膜腫に比して、はるかに高頻度に**女性**に認められる。

（ⅱ）発生部位；約半数は、一側に多発する（**hemicranial distribution**）。

（ⅲ）組織像；髄膜細胞型（meningothelial type）、線維型（fibrous type）、あるいはその両者にみられる。

❹発生部位；孤立性の髄膜腫と変わらない。

❺合併する脳腫瘍

（ⅰ）前庭神経鞘腫（聴神経鞘腫）の頻度が最も高い。

（ⅱ）次いで、神経膠腫（glioma）。

4．囊胞性髄膜腫 Cystic meningioma

❶定義・概念

（ⅰ）通常、肉眼的に捉え得る大きさの囊胞を形成する髄膜腫をいう。

（ⅱ）囊胞を形成するすべての髄膜腫を含む場合もある。

❷頻度；髄膜腫全体の 1.2〜4%（笹森ら，2004）

❸特徴

（ⅰ）通常の髄膜腫と比較して、発症年齢のピークはやや若い（笹森ら，2004）。

（ⅱ）性差はない。

（ⅲ）大脳円蓋部や傍矢状洞部に多い。

（ⅳ）囊胞は腫瘍実質外に形成されていることが多い（約 70%）（笹森ら，2004）。

（ⅴ）ほとんどが単一の囊胞（笹森ら，2004）。

❹発生機序（説）

（ⅰ）虚血による中心性壊死や変性。

（ⅱ）腫瘍内出血→壊死

（ⅲ）腫瘍細胞からの分泌。

❺分類（Nauta ら，1979）

（ⅰ）Type 1；囊胞は全部腫瘍内にあり、かつ囊胞は腫瘍の中心部にあるもの（The cyst is contained wholly within the tumour, and being located centrally）。

（ⅱ）Type 2；囊胞は腫瘍の辺縁部にあるが、腫瘍内にあるもの（The cyst is at the periphery of, but still wholly within the margins of the tumour）。

（ⅲ）Type 3；囊胞は腫瘍辺縁部にあり、かつ囊胞は腫瘍周囲の脳内にあるもの（The cyst appears to be peripheral, and lies within the adjacent brain rather than within the tumour itself）。

（ⅳ）Type 4；くも膜囊胞の形態をとる。囊胞は腫瘍と脳との境界面にあり、脳内および腫瘍内にない（The cyst appears at the interface between the tumour and brain as a loculation of CSF in the subarachnoid space, and does not appear within either the tumour or brain itself）。

❻好発年齢(笹森ら，2004)

（ⅰ）40 歳代と 50 歳代が全体の約半数を占める(平均年齢；47.8 歳)。

（ⅱ）通常の髄膜腫と比較して、発症のピークはやや若い。

❼性別；性差はない(笹森ら，2004)。

❽好発部位；大脳円蓋部や傍矢状洞部に多い。

❾脳血管造影；腫瘍陰影を呈することは少なく、占拠性病変の所見を呈することが多い。

❿エックス線 CT

➡CT で囊胞性髄膜腫と診断できる頻度は、40％以下。

（ⅰ）単純 CT；低吸収域

（ⅱ）造影 CT；**リング状に増強**される。

⓫MRI

（ⅰ）単純 MRI

　ⓐ囊胞部

　　㋐T 1 強調画像；低信号

　　㋑T 2 強調画像；高信号

　ⓑ充実部

　　㋐T 1 強調画像；低、等、および混合信号。

　　㋑T 2 強調画像；等、高、および混合信号。

（ⅱ）造影 MRI；**リング状に増強**される。

⓬治療；外科的治療(手術による摘出)

⓭病理学的所見

（ⅰ）囊胞内容液は、通常、Xanthochromia で、タンパク濃度が高い。

（ⅱ）組織型との関係(笹森ら，2004)

　ⓐ髄膜細胞性(meningothelial)が最も多い(約 46％)。

　ⓑ次いで、血管腫性(angiomatous)(約 14％)。

　　➡血管腫性が多いのが特徴。

　ⓒ以下、線維性(fibrous)(約 12％)＞移行性(transitional)(約 11％)の順。

5．悪性髄膜腫 Malignant meningioma

❶定義・概念

（ⅰ）悪性髄膜腫とは、組織学的に異型性を示し、臨床的には増殖が速く、摘出後短期間に再発したり、中枢神経系以外へ遠隔転移するなどの像を呈するものをいう。

（ⅱ）ちなみに、**異型性(atypical)**とは、核分裂像が豊富で、細胞密度が高く、核の多態性、巨細胞、局所壊死、脳浸潤、骨浸潤や硬膜下腔への広範な浸潤を呈し、かつ渦巻き形成(whorl formation)などの髄膜腫の基本的構築像を欠如しているものをいう(田村，1991)。

❷頻度

（ⅰ）原発性脳腫瘍全体の 0.3％(本邦)

（ⅱ）全髄膜腫に対する頻度

ⓐ本邦；1.2%

　　　ⓑ欧米の報告；5〜9%

　（ⅲ）年間発生頻度；人口 10 万人に対して 0.17 人(Rohringer ら，1989)。

❸分類

　（ⅰ）一次性か否かによる分類

　　　ⓐPrimary malignant meningioma（原発性悪性髄膜腫）

　　　　➡初回手術時より悪性としての生物学的性格を有するもの。

　　　ⓑSecondary malignant meningioma（続発性悪性髄膜腫）

　　　　㋐初回手術時良性の髄膜腫が、再発時に悪性変化を認めるもの。

　　　　㋑頻度；髄膜腫全体の 5.6%、再発例の 25%(田村，1991)

　　　　㋒悪性変化を起こす要素；放射線照射、手術による操作、ウイルス感染、種々の染色体欠
　　　　　損、増殖因子の活性化や癌抑制遺伝子の不活化など(河野ら，2002)。

　　　　㋓悪性変化例の再発までの期間；平均 31 カ月(田村，1991)。

　（ⅱ）組織学的所見による分類

　　　ⓐ脳腫瘍取扱い規約(脳腫瘍全国統計委員会・日本病理学会編，2002 より作成)

広義の悪性髄膜腫	狭義の悪性髄膜腫
①異型性髄膜腫 Atypical meningioma（WHO Grade Ⅱ） ②明細胞髄膜腫 Clear cell menigioma（WHO Grade Ⅱ） ③脊索腫様髄膜腫 Chordoid meningioma（WHO Grade Ⅱ） ④退形成性髄膜腫 Anaplastic meningioma（WHO Grade Ⅲ） ⑤乳頭状髄膜腫 Papillary meningioma（WHO Grade Ⅲ） ⑥ラブドイド髄膜腫 Rhabdoid meningioma（WHO Grade Ⅲ）	①退形成性髄膜腫 Anaplastic meningioma（WHO Grade Ⅲ） ②乳頭状髄膜腫 Papillary meningioma（WHO Grade Ⅲ） ③ラブドイド髄膜腫 Rhabdoid meningioma（WHO Grade Ⅲ）

　　　ⓑ再発や侵襲性（aggressive behaviour）の可能性の高い髄膜腫(Perry ら，2016)

　　　　㋐異型性髄膜腫（atypical meningioma）➡WHO Grade Ⅱ

　　　　㋑明細胞髄膜腫（clear cell menigioma）➡WHO Grade Ⅱ

　　　　㋒脊索腫様髄膜腫（chordoid meningioma）➡WHO Grade Ⅱ

　　　　㋓退形成性髄膜腫（anaplastic meningioma）➡WHO Grade Ⅲ

　　　　㋔乳頭状髄膜腫（papillary meningioma）➡WHO Grade Ⅲ

　　　　㋕ラブドイド髄膜腫（rhabdoid meningioma）➡WHO Grade Ⅲ

❹好発年齢（本邦）

　（ⅰ）全体；50〜74 歳に好発する。

　（ⅱ）年代別

　　　ⓐ55〜59 歳と 70〜74 歳にピークがある（各 18.8%）。

　　　ⓑ次いで、60〜64 歳（12.5%）。

　　　ⓒ40〜44 歳と 50〜54 歳（各 10.4%）

❺性別

　（ⅰ）本邦；男性：女性＝1.3：1 で、男性に多い。

第 3 章／バージョンアップ編

（ⅱ）欧米；男性に多い(Zulch ら, 1975；Thomas ら, 1981；Jääskeläinen ら, 1986；Alvarez ら, 1987)。

❻好発部位；ほとんどがテント上で、半数は大脳円蓋部(cerebral convexity)。

❼症状；頭痛、うっ血乳頭、運動麻痺、けいれん(20％)。

❽悪性の診断基準

（ⅰ）臨床的基準

ⓐ発育速度の早い症例。

ⓑ再発を繰り返す症例。

ⓒ脳、頭蓋骨や硬膜などへの浸潤例。

➡腫瘍の脳への浸潤*は、それだけで悪性の指標となるが、硬膜や頭蓋骨へ浸潤している
だけでは悪性度が高いと判断できない。

ⓓ髄腔内播種例**

ⓔ頭蓋外への転移例(545 頁)。

（ⅱ）エックス線 CT 所見(松谷, 1988)

ⓐ周囲脳組織との境界が不明瞭で、時に脳内への葉状伸展像が観察される症例。

ⓑ腫瘍内に壊死あるいは囊胞形成がみられる症例。

ⓒ腫瘍本体より脳表や大脳鎌に沿う伸展像(mushrooming pannus)が観察される症例。

ⓓ腫瘍内石灰化のみられない症例。

ⓔ発生部位の広範な骨破壊を伴っている症例。

（ⅲ）組織学的基準(Zülch ら, 1975)

ⓐ核分裂像を多く認める(high numbers of mitoses)➡最も重要。

➡特に、異型性のある核分裂像。

ⓑ髄膜腫に特有な構造の消失。

➡未分化(poor or low differentiation)の表現型。

ⓒ多くの核分裂像を伴って細胞密度が増加(increased cellularity)

★応援
セミナー

---

*【脳実質への浸潤 Brain invasion】

①頻度
　①良性型で髄膜腫の 4％、異型性(atypical)で 16％、退形成性(anaplastic)で 35％
　にみられる(Jääskeläinen ら, 1986)。
　②ちなみに、頭蓋骨への浸潤は髄膜腫の 20％に認められる。
②異型性髄膜腫(atypical meningioma)と同様の経過を示す。
③悪性度の判定に重要な所見。
④脳内浸潤を疑わせる画像所見
　①腫瘍の周囲の浮腫が広範な場合。
　②腫瘍の流入動脈が硬膜動脈(外頚動脈)だけでなく、内頚動脈からの血流が硬膜
　動脈と同等以上に認められる場合。
⑤腫瘍細胞が脳実質内へ不規則に、舌状に突出している(Perry ら, 2016)。

**【髄腔内播種(松本ら, 1999)】

①髄膜腫の髄腔内播種は稀。
②性別；性差はない。
③原発部位
　➡前頭部や脳室内の髄膜腫に多い。
④ほとんどが手術例である。
⑤初回手術から播種発現までの期間；6 週〜4 年で、平均 18 カ月。
⑥初発病巣の組織学的所見；ほとんどが悪性例である。

❾頭部エックス線単純撮影；頭蓋骨の破壊像を認める。
❿脳血管造影
　（ⅰ）一般に、特徴的所見はない。
　（ⅱ）早期静脈造影(early venous filling)を認めることがある。
　　　➡特に、深部静脈の早期造影は悪性の可能性がある。
⓫エックス線CT
　（ⅰ）単純CT
　　　ⓐ大多数は、高吸収域(中等度)を呈する。
　　　ⓑ腫瘍内に著明、かつ広い範囲の低吸収域(壊死巣や囊胞)を認める。
　　　ⓒほとんどの症例(85％)に、腫瘍周囲に中等度～重度の浮腫像を認める。
　　　ⓓ境界は不明瞭。
　　　ⓔ石灰化を認めることはほとんどない。
　（ⅱ）造影CT
　　　➡不均一に増強効果を示す例が多い(1/4は、良性の髄膜腫と同様の像を呈する)。
　　　ⓐMushrooming(pannus)(**きのこ様、パンヌス状**)(図3-9)
　　　　㋐球形の腫瘍本体から結節状の腫瘍塊が脳表、あるいは硬膜に沿って発育する状態をいう。
　　　　㋑脳表に沿って発育したパンヌス部、すなわち、きのこの"かさ"の部分の長さは、少なくとも2.5cm必要。
　　　　㋒悪性の所見。

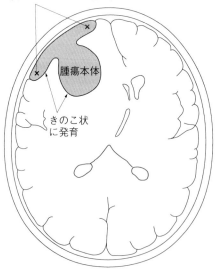

図 3-9. 悪性髄膜腫の造影CT像(模式図)
(Newら、1982の論文を参考にして作成)

悪性髄膜腫は、腫瘍本体から脳表に向かってきのこ状に発育するMushrooming patternが特徴である。

　　　ⓑ腫瘍縁から脳実質の方へ"ふさ状(fringelike)"、あるいは"葉状(frond)"に伸展・発育する(良性型でこの所見がみられる頻度は、8％)。
　　　ⓒ腫瘍の辺縁は不規則で、分葉状。

第 3 章／バージョンアップ編

❷MRI
（ⅰ）単純 MRI
ⓐT 1 強調画像；低信号
ⓑT 2 強調画像；高信号
ⓒ拡散強調画像（DWI）；高信号(岡本, 2002)。
（ⅱ）造影 MRI；増強される（均一のものから不均一のものまでさまざま）。
❸治療
（ⅰ）外科的治療
ⓐ手術による全摘出。
ⓑ硬膜や骨を、良性の髄膜腫より広範囲に切除する。
（ⅱ）放射線治療
ⓐ無効であるが、腫瘍の発育を遅らせ、再発までの期間を延長させる目的で照射する。
ⓑ照射線量；60 Gy
（ⅲ）化学療法
ⓐ有効なものはない。
ⓑ放射線治療後に、Cyclophosphamide（Endoxan^R），Doxorubicin hydrochloride や Vincristine sulfate（Oncovin^R）などを投与する。
❹病理学的所見
（ⅰ）肉眼的所見
ⓐ腫瘍は、脳に接する部位で脳内に指状に突出している（brain invasion）。
ⓑ退形成髄膜腫では、脳との境界が不鮮明なところが多くなる。
（ⅱ）組織学的所見
ⓐ核分裂像；強拡大 10 視野あたり 20 個以上認める。
ⓑ微小壊死巣（micronecrosis）を多中心性に認める。
ⓒ渦巻き形成（whorl formation）など髄膜腫に特有な構造の消失。
ⓓ異型性の強い腫瘍細胞。
（ⅲ）悪性髄膜腫は、組織型別では髄膜細胞型（meningothelial type）が多い。
❺Ki-67 陽性率；14.7％（平均）(Maier ら, 1997)
❻WHO Grade Ⅲ (Louis ら, 2016)
❼予後
（ⅰ）悪性髄膜腫の 5 年累積生存率(日本脳腫瘍全国集計, 12th, 2009)
ⓐ全摘出例；71.9％
ⓑ95％摘出例；56.5％
ⓒ75％摘出例；58.6％
ⓓ50％摘出例；60.9％
（ⅱ）退形成性髄膜腫➡不良で、平均生存期間は 1.5 年。

⓲再発率

➡ほとんどが(70〜80％)、再発する。

（ⅰ）全摘出例 (河内ら，2002)

　　ⓐ全摘出のみ；33％

　　ⓑ全摘出＋放射線治療；12％

（ⅱ）部分摘出例

　　ⓐ部分摘出のみ；100％ (河内ら，2002)

　　ⓑ部分摘出＋放射線治療；5年後の再発率は52％ (Goldsmith ら，1994)

⓳平均生存期間

（ⅰ）摘出術のみ；7.2カ月 (Chan ら，1984)

（ⅱ）摘出術＋放射線治療例；5.1年 (Chan ら，1984)

6．無症候性（偶発性）髄膜腫 Asymptomatic（Incidental）meningioma

❶定義

➡他の疾患や健康診断において、エックス線 CT や MRI で偶然発見されるもので、腫瘍による症状（局所症状や頭蓋内圧亢進症状）が出現していないものをいう。

❷頻度

（ⅰ）無症候性脳腫瘍の中では、髄膜腫が最も多い。

（ⅱ）10万人あたり2〜3人 (羽柴ら，2005)。

（ⅲ）脳ドックでの発見率；0.15％

（ⅳ）剖検での発見率

　　ⓐ全体

　　　㋐年齢が上がるにつれて頻度は高くなる。

　　　㋑剖検例の1〜2％

　　ⓑ年齢別 (Nakasu ら，1987)

　　　㋐30〜39歳の剖検例；0.5％

　　　㋑40〜49歳；1.2％

　　　㋒50〜59歳；1.3％

　　　㋓60〜69歳；2.4％

　　　㋔70〜79歳；3.6％

　　　㋕80歳以上；4.6％

❸特徴

（ⅰ）頻度➡加齢とともに増加し、特に70歳以上の高齢者では有意に多い。

（ⅱ）無症候性脳腫瘍（714頁）の中では、髄膜腫が最も多い（55〜65％を占める）。

（ⅲ）画像上の特徴

　　➡エックス線 CT での石灰化および MRI の T2 強調画像での低信号、あるいはそのどちらか一方を認める症例では、その発育は遅い (Kuratsu ら，2000)。

❹発見時の年齢

（ⅰ）症候性より若干平均年齢は高い。

（ⅱ）特に、50 mm 以上の髄膜腫が無症候性で発見される場合は、ほとんどが高齢者。

（ⅲ）60〜80 歳代が大部分であり、全体のほぼ半分が 70 歳以上の高齢者（倉津, 2004）。

❺性別

（ⅰ）臨床例では、女性に多い。

（ⅱ）剖検例では、性差はない。

❻好発部位

（ⅰ）臨床例では、症候性髄膜腫と発生部位に差はない。

（ⅱ）剖検例では、傍矢状洞部（parasagittal）に多い。

❼多発性；8〜16％の頻度。

❽腫瘍の大きさ

（ⅰ）通常、小さい➡大半は、直径 3 cm 以下。

（ⅱ）加齢とともに、大きくなる。

　　　➡高齢者では中等度〜大きなものが多い。すなわち、

　ⓐ30 歳代；ほとんどが、直径 1 cm 以下。

　ⓑ50 歳以降；直径 3 cm 以上のものが多くなる。

❾自然歴

（ⅰ）最大腫瘍径の変化

　ⓐ変化なし；78％と最も多い（平均経過観察期間；29 カ月）（Olivero ら, 1995）。

　ⓑ増大例

　　㋐増大例の頻度

　　　①症例の 15〜35％に腫瘍の増大を認める（観察期間；16 カ月〜5 年）。

　　　　➡経過観察期間が長くなれば、腫瘍増大例の頻度は増加する傾向がある。

　　　②錐体斜台部髄膜腫（petroclival meningioma）（531 頁）では、76％に腫瘍の増大を認める（平均経過観察期間；82.2 カ月）（Van Havenbergh, 2003）。

　　㋑増殖速度（平均）；0.24 cm（2.4 mm）/年（Olivero ら, 1995）

（ⅱ）発育率

　ⓐ腫瘍は、1 年間で 0.5〜21.0％（中央値；3.6％）大きくなる（Firsching ら, 1990）。

　ⓑ3〜4 年の間に増大を示すのは約 2〜3 割の症例（倉津, 2004）。

（ⅲ）症候性の有無

　ⓐ症状が出現する頻度；0〜4％（平均経過観察期間；約 30 カ月）

　ⓑ錐体斜台部髄膜腫（petroclival meningioma）では、63％に神経症状の悪化を認める（平均経過観察期間；82.2 カ月）（Van Havenbergh, 2003）。

（ⅳ）増大しない群と増大する群（森ら, 2007）

　ⓐ増大しない群

　　㋐MRI の T 2 強調画像で低信号を呈する症例。

　　㋑石灰化を伴う症例。

　　㋒高齢者

ⓑ増大する群

　　ⓐ MRI の T 2 強調画像で高信号を呈する症例。

　　ⓘ腫瘍周囲に浮腫を伴う症例。

　　ⓤ若年者

　　ⓔ腫瘍が大きい症例。

❿治療方針

（ⅰ）脳ドックのガイドライン（2014 年）

　　ⓐ蝶形骨縁髄膜腫の内側型に対しては、予防的な摘出術が勧められる。

　　　➡（理由）視力障害が発症してから腫瘍を摘出しても、視力の回復が困難なため。

　　ⓑ蝶形骨縁内側型以外の髄膜腫は、MRI で経過観察する。

　　　➡MRI 検査の間隔は、当初 6 カ月ごと 2 回、以後年 1 回（注）。

> （注）
> ・腫瘍の石灰化、T 2 強調画像での低信号、60 歳以上の高齢者、頭蓋底発生例など
> 　は腫瘍の増大が遅いことを示唆している。
> ・稀に悪性髄膜腫があるため、6 カ月後の MRI が必要である。
> ・長径が 2 cm 以下の髄膜腫の場合は、平均 4.6 年の経過観察でもほとんど発症し
> 　ていない。一方で 2〜2.5 cm のサイズで腫瘍の増大率が年間 10％以上の場合、
> 　症候性となる可能性が高い。

（ⅱ）松谷の方針(2001)

　　ⓐ直径 2 cm 以内の腫瘍は、直径 3 cm になるまで経過観察。

　　　ⓐ通常、6 カ月ごとに MRI 追跡を 1 年間行う。

　　　ⓘ6 カ月間で直径が 50％増加する場合は、悪性の可能性があるので手術。

　　ⓑ直径 3 cm 前後の腫瘍は、75％の確率で 3〜4 年後に症候性（直径 4 cm 以上）になり得る。

　　　➡1 年間追跡して直径が 20％以上増大するならば、その後 6 カ月〜1 年以内に手術を考
　　　　慮。

　　ⓒ直径 4 cm を超す腫瘍では、6 カ月〜1 年以内に手術。

（ⅲ）中村らの方針(2015)

　　ⓐ70 歳未満

　　　ⓐ腫瘍が視神経近傍に存在する場合

　　　　➡視機能を考慮し、予防的に手術を施行。

　　　ⓘ腫瘍が視神経近傍以外に存在する場合

　　　　①まず、経過観察。

　　　　②経過観察中に増大した場合

　　　　　❶頭蓋底以外であれば手術施行。

　　　　　❷頭蓋底の場合には、放射線治療もしくは手術を選択。

　　ⓑ70 歳以上

　　　ⓐ無症候性➡経過観察

第3章／バージョンアップ編

　　　　⑦2.5 cm 以上に増大した場合、あるいは症候性の場合
　　　　　➡定位手術的照射（radiosurgery）
⓫治療と治療法
　（ⅰ）経過観察の適応例
　　　ⓐ観察期間中無症状で、増大しない症例。
　　　ⓑ70 歳以上の高齢者；合併症の頻度が高くなるので。
　（ⅱ）手術適応症例➡急速に増大する症例や症候性になった症例。
　（ⅲ）γ-Knife
　　　ⓐ大きさが直径 3 cm 以下の症例。
　　　ⓑ手術に耐えられない症例。
⓬組織型
　（ⅰ）一般に、特別の傾向はないとされている。
　（ⅱ）「Psammomatous type（砂腫型）が多い」との報告もある（佐山ら，1982）。

★応援
セミナー

【腫瘍容積の倍加時間】
①腫瘍容積の倍加時間（doubling time）を 1,000 日とすると（Jääskeläinen ら，1985）、
　①1 cm³ の大脳円蓋部（convexity meningioma）の無症候性髄膜腫がエックス線 CT で発見された
　　場合、数年間は手術の必要はない。
　②64 cm³ の容積になるのに 17 年かかる。
②悪性所見のない髄膜腫が直径 3 cm および 4 cm（局所症状を示し得る大きさ）になるまでに増大す
　る期間 [Jääskeläinen ら (1985) による腫瘍倍加時間より計算]（松谷，2001）

| 初回 | 期　　間 | |
腫瘍直径	直径 3 cm	直径 4 cm
1 cm	4.5 年	8.6 年
2 cm	1.9 年	5.4 年
3 cm		3.5 年

7．特殊な部位の髄膜腫

1）錐体斜台部髄膜腫 Petroclival meningioma
❶定義・概念
　（ⅰ）内耳孔、三叉神経および顔面・聴神経群より内側に発生し、錐体骨先端部から斜台上部
　　　2/3 の間に付着部を有する小脳橋角部および斜台部の髄膜腫をいう（大畑ら，2002）。
　　　すなわち、
　　　ⓐ錐体斜台裂（petroclival fissure）（斜台と錐体骨との間にある間隙）、あるいは斜台の硬膜
　　　　から発生する髄膜腫をいう。
　　　ⓑ発生母地が Meckel 腔ー頚静脈孔の線より内側かつ斜台上部 2/3 にあるものを総称して
　　　　いう。
　（ⅱ）MRI による分析や、顕微鏡手術手技の進歩により分類されるようになった比較的新しい
　　　　概念。
❷頻度；後頭蓋窩髄膜腫の 5〜40％

❸名称

（ⅰ）"Meningioma of clivus and apical petrous bone" や "Meningiomas involving the clivus and cerebellopontine angle" とも呼ばれる。

（ⅱ）小脳橋角部髄膜腫で聴神経と三叉神経の内側前方に付着部を有するものも、本髄膜腫に含まれる。

❹特徴(大畑ら, 2002)

（ⅰ）中頭蓋窩、メッケル腔、海綿静脈洞、テント、大孔や、さらには頭蓋外にまで伸展する。

➡海綿静脈洞への浸潤は、腫瘍の全摘出を妨げる原因の1つ。

（ⅱ）腫瘍は三叉神経～舌咽神経の内側にあり、しばしば脳底動脈や Willis 動脈輪を巻き込む。

（ⅲ）脳幹を圧迫しながら発育する。

➡脳幹浮腫を伴う頻度は 15～20％で、腫瘍の全摘出を妨げる因子。

❺好発年齢(大畑ら, 2002)

（ⅰ）30～60 歳に多い。

（ⅱ）50 歳前半にピークがある。

❻性別；男性：女性＝1：2～3 で、女性に多い(大畑ら, 2002)。

❼症状

（ⅰ）脳神経障害が最も多い(90～100％)。

ⓐ三叉神経障害が最も多い。

ⓑ次いで、舌咽・迷走神経障害。

ⓒ以下、聴神経障害＞顔面神経麻痺＞外転神経麻痺(Bricolo ら, 1992)。

（ⅱ）次いで、小脳症状(60～70％)。

❽栄養血管

（ⅰ）中硬膜動脈の枝である上鼓室動脈や内頚動脈から分岐するテント動脈から主に栄養されている(吉田, 2004；吉田ら, 2004)。

（ⅱ）ちなみに、上鼓室動脈は顔面神経も栄養している(吉田, 2004)。

❾治療

（ⅰ）外科的治療(手術による摘出)

（ⅱ）γ-Knife(Subach ら, 1998)

ⓐ腫瘍制御率(観察期間；平均 37 カ月)；91％

㋐腫瘍縮小例；23％

㋑不変例；68％

㋒増大例；8％

ⓑ神経症状

㋐改善例；21％

㋑不変例；66％

㋒悪化例；13％

❿術後合併症

（ⅰ）脳神経麻痺が最も多い(15～55％)。

ⓐ顔面神経麻痺および聴神経障害が最も多い。

ⓑ以下、滑車神経麻痺＞舌咽神経および迷走神経麻痺。

（ⅱ）次いで、片麻痺（15〜35％）。

（ⅲ）以下、精神障害（30％）＞小脳失調（10％）。

❶❶予後

（ⅰ）亜全摘出例の無増悪生存期間中央値（median progression-free survival time）；66 カ月

（ⅱ）5 年無増悪生存率（5-year progression-free survival rate）；60％

❶❷増大率（直径）

（ⅰ）亜全摘出例の残存腫瘍の増大率；3.7 mm/年(Jung ら，2000)

（ⅱ）保存的治療群の増大率（平均観察期間 82.2 カ月）(Van Havenbergh, 2003)

ⓐ全症例（非増大例＋増大例）の増大率；0.81 mm/年

ⓑ増大例のみの増大率；1.16 mm/年

❶❸亜全摘出後の残存腫瘍の倍加時間（doubling time）；平均 8 年(Jung ら，2000)

❶❹再発率；0〜15％

2） シルビウス裂深部髄膜腫 Deep sylvian meningioma

❶定義・概念

（ⅰ）シルビウス裂内深部に発生する髄膜腫をいう。

（ⅱ）硬膜あるいは脳室脈絡叢に付着をもたない髄膜腫の 1 つ。

❷頻度；髄膜腫全体の 0.3％で(日本脳腫瘍全国集計，12 th，2009)、稀。

❸発生母地；シルビウス裂深部の軟膜層や中大脳動脈小枝の Virchow-Robin 腔に存在する「くも膜の表層細胞（くも膜帽細胞 arachnoid cap cell）」から発生するとされている。

❹好発年齢；平均 29 歳で、通常の髄膜腫より若い年代に多い。

❺性別

（ⅰ）「男性に多い」との報告と、「性差はない」との報告がある。

（ⅱ）通常の髄膜腫（女性に多い）と比べると、相対的に男性に多い。

❻症状

（ⅰ）けいれん

（ⅱ）意識障害

（ⅲ）頭蓋内圧亢進症状

❼脳血管造影；外頸動脈が関与することはなく、中大脳動脈分枝より豊富な血液供給を受けている。

❽組織像；線維型（fibrous type）や砂腫型（psammomatous type）が多い。

3） 頚静脈孔髄膜腫 Meningioma of the jugular foramen(Molony ら，1992)

❶定義；頚静脈球（jugular bulb）に伴うくも膜細胞から発性する髄膜腫をいう。

❷頻度(Bakar, 2010)

➡極めて稀。

（ⅰ）後頭蓋窩に発生する髄膜腫の 0.7〜4％

（ⅱ）頭蓋内髄膜腫全体の 9〜10％

❸分類(Bakar, 2010)

（ⅰ）TypeⅠ；腫瘍が頚静脈孔内にあるもの。

（ⅱ）TypeⅡ；小脳橋角部に伸展しているもの。

　　Type Ⅱa；小脳橋角部と中耳に伸展しているもの。

（ⅲ）Type Ⅲ；頚部に伸展しているもの。

　　Type Ⅲa；頚部と中耳に伸展しているもの。

（ⅳ）Type Ⅳ；小脳橋角部と頚部に伸展しているもので（亜鈴型）、最も多いタイプ。

　　Type Ⅳa；小脳橋角部、頚部および中耳に伸展しているもの。2番目に多い。

❹好発年齢（平均）；39.4歳(Bakar, 2010)

❺性別；男性：女性＝1：2.5で、女性に多い(Bakar, 2010)。

❻左右別；右：左＝1.3：1で、右側に多い(Bakar, 2010)。

❼症状

（ⅰ）聴力低下・消失 ┐
（ⅱ）耳鳴り（拍動性）┘ ·········· 最も多い症状

（ⅲ）下位脳神経障害；舌咽・迷走神経や舌下神経麻痺。

❽脳血管造影

➡選択的血管造影で、軽度に腫瘍陰影を認めるが、Jugular glomus tumor（頚静脈グロムス腫瘍）（687頁）に通常みられる早期静脈の出現は認められない。

❾エックス線CT

（ⅰ）単純CT

　ⓐ軽度高吸収域

　ⓑ頚静脈孔周囲の骨の破壊は、Jugular glomus tumorより明らかに少なく、骨皮質が不明瞭であったり、時に骨増殖像や硬化像を認める。

（ⅱ）造影CT；頚静脈孔外へ伸展している場合には、中等度に増強される。

❿MRI

（ⅰ）単純MRI

　ⓐT1強調画像；低～等信号

　ⓑT2強調画像；等信号

　ⓒ大きなJugular glomus tumorに通常みられる'蛇行状の無信号域（serpentine flow void）'（→salt and pepper appearance）は、認められない。

（ⅱ）造影MRI；著明に増強される(Bakar, 2010)。

⓫治療

（ⅰ）外科的治療

　ⓐ手術到達法；Infratemporal fossa approach（側頭下窩到達法）、Transcondylar approach（経後頭顆到達法）、Retrosigmoid approach（後S状洞到達法）やTranslabyrinthine approach（経迷路法）など。

　ⓑ腫瘍を手術的に摘出すると同時に、周囲の骨を積極的に除去する。

　ⓒ必要に応じて、手術前に流入動脈の塞栓術を施行。

（ⅱ）定位放射線照射（stereotactic irradiation；STI）

ⓐγ-Knife、CyberKnife や Novalis。
　　　ⓑ悪性例、残存例や再発例に対して施行。
　⓬組織学的所見(Bakar, 2010)
　　（ⅰ）髄膜細胞型が最も多い（約61％）。
　　（ⅱ）次いで、砂腫型と移行型（各約11％）。
　　（ⅲ）以下、退形成型(anaplastic)（約7％）＞乳頭状型(papillary)（約5％）の順。
　⓭再発
　　（ⅰ）再発率；全摘出例の5〜10％
　　（ⅱ）頚静脈グロムス腫瘍(jugular glomus tumor)よりも、摘出後の再発頻度は高い。

4）視神経鞘髄膜腫 Optic nerve sheath meningioma（668頁）

8．組織学的亜型による髄膜腫

1）微小嚢胞性髄膜腫 Microcystic meningioma
　❶定義・概念
　　（ⅰ）顕微鏡学的に微小嚢胞(microcyst)、あるいは空胞形成が著明な髄膜腫をいう。
　　（ⅱ）細胞突起間に形成される微小嚢胞と形容される組織間隙を特徴とする。
　　（ⅲ）Microcystic meningioma は、通常の髄膜腫と嚢胞性髄膜腫(cystic meningioma)との橋
　　　　渡し的存在である(織田ら, 1985)。
　❷頻度（本邦）
　　（ⅰ）原発性脳腫瘍全体の0.3％
　　（ⅱ）髄膜腫全体の1.1％と稀。
　❸名称；Vacuolated meningioma、あるいは Humid meningioma とも呼ばれる。
　❹微小嚢胞形成の成因（説）
　　（ⅰ）腫瘍悪性化による変性説。
　　（ⅱ）タンパク液の漏出説(protein fluid transudation)。
　　（ⅲ）くも膜下腔組織構築模倣説
　　（ⅳ）血行障害説
　　（ⅴ）腫瘍細胞分泌説
　❺好発年齢（本邦）
　　（ⅰ）70〜74歳に最も多い（23.8％）。
　　（ⅱ）次いで、55〜59歳（19.0％）。
　　（ⅲ）60〜64歳（16.7％）
　❻性別（本邦）；ほぼ性差はない。
　❼好発部位
　　（ⅰ）大脳円蓋部(cerebral convexity)が半数を占め、最も多い。
　　（ⅱ）前頭部および頭頂部に多い。

❽脳血管造影

（ⅰ）通常の髄膜腫と同様、腫瘍血管や腫瘍陰影を認めることが多い。

（ⅱ）時に、無血管野で、腫瘍陰影を認めないことがある。

❾エックス線 CT

（ⅰ）単純 CT；低吸収域（80％）

（ⅱ）造影 CT

　ⓐ多く（80％）は、均一あるいは不均一に増強される。

　ⓑ時に、一部増強される症例や増強されない例がある。

❿MRI

（ⅰ）単純 MRI

　ⓐT 1 強調画像；低信号（髄液よりわずかに高い）

　ⓑT 2 強調画像；高信号（髄液よりやや高い）

（ⅱ）造影 MRI

　ⓐ均一あるいは不均一に増強される。

　　➡微小嚢胞成分が多くなると増強効果を受ける部分が少なくなり、増強されないことがある。

　ⓑDural tail sign を認める。

⓫病理学的所見

（ⅰ）肉眼的所見；柔らかい腫瘍。

（ⅱ）組織学的所見

　ⓐ組織型は、髄膜細胞型（meningothelial type）や血管腫型（angiomatous type）。

　ⓑ種々の大きさの空胞、あるいは嚢胞状空隙が多数あり、その間に腫瘍細胞がある。

　　㋐この空胞は腫瘍細胞間隙であるが、一部にタンパク様物質、PAS 陽性物質や好酸性顆粒を含んでいる。

　　㋑微小嚢胞は、細長い腫瘍細胞突起（stellate cell process）間に形成される。

　　　➡ちなみに、Stellate cell（星状細胞）は髄膜細胞の変性したものと考えられている。

　ⓒ腫瘍細胞は、胞体内に PAS 陽性顆粒を有している。

　ⓓ通常、Whorl 形成や Psammoma body はみられない。

⓬免疫組織化学的所見

（ⅰ）Vimentin；陽性

（ⅱ）EMA（epithelial membrane antigen）；陽性

⓭WHO Grade Ⅰ （日本脳神経外科学会・日本病理学会編，2010）

⓮予後；良好（通常の髄膜腫と同じ）

2）分泌性髄膜腫 Secretory meningioma

❶定義・概念

（ⅰ）細胞内に円形の好酸性の硝子様封入体を豊富に認める髄膜細胞性、あるいは移行性の髄膜腫をいう。

（ⅱ）分泌能をもつ上皮性細胞に類似しているので、このように呼ばれる。

第3章／バージョンアップ編

（ⅲ）本腫瘍は、髄膜腫細胞の上皮性性格を明確に表している。

❷頻度（本邦）

（ⅰ）原発性脳腫瘍全体の0.2％

（ⅱ）髄膜腫全体の0.7％

❸好発年齢（本邦）

（ⅰ）全体；45〜74歳に好発する。

（ⅱ）年齢別

ⓐ50〜54歳にピーク（23.1％）。

ⓑ65〜69歳（19.2％）

ⓒ以下、55〜59歳（15.4％）＞45〜49歳＝70〜74歳（11.5％）の順。

❹性別（本邦）；男性：女性＝1：2.3で、女性に多い。

❺好発部位（友金ら，2006）

（ⅰ）大脳円蓋部に最も多い。

ⓐ前頭部に多い。

ⓑ次いで、側頭部。

ⓒ以下、頭頂部＞後頭部の順。

（ⅱ）次いで、蝶形骨縁。

（ⅲ）以下、頭蓋底、後頭蓋窩。

❻末梢血液所見

（ⅰ）腫瘍細胞からCEA（carcinoembryonic antigen；胎児性癌抗原）が放出され、血中CEA値が上昇することがある。

ⓐ直径約4cm以上の症例で血中CEA値の上昇が認められ、約2cm以下の症例では血中CEA値の上昇はみられない（友金ら，2006）。

ⓑ腫瘍摘出後、血中CEA値は低下する。

（ⅱ）浮腫が強い症例ほど血中CEA値は上昇（友金ら，2006）。

❼エックス線CT

（ⅰ）単純CT

ⓐ低〜等吸収域

ⓑ**著明な脳浮腫**を伴っている（2/3の症例）。

➡本腫瘍では、腫瘍の大きさに比し脳浮腫が強いのが特徴。

（ⅱ）造影CT；均一に増強される。

❽MRI

（ⅰ）単純MRI

ⓐT1強調画像

㋐等信号のことが多い（63％）。

㋑次いで、低信号（40％）。

ⓑT2強調画像

㋐等信号のことが多い（50％）。

㋑次いで、軽度高信号（40％）。

（ⅱ）造影 MRI；均一に増強される。

❾組織学的所見

（ⅰ）髄膜細胞型（meningothelial type）や移行型（transitional type）が多い。

（ⅱ）細胞質内に、円形あるいは卵円形の硝子様封入体（hyaline inclusion）と呼ばれる**好酸性の封入体**を認める。

　　ⓐPAS（periodic acid-Schiff）陽性の小顆粒。

　　ⓑ**偽砂腫体（pseudopsammoma body）**とも呼ばれる。

　　ⓒGlycoprotein を含有している。

　　ⓓ髄膜細胞（meningothelial cell）の分泌産物と考えられている。

　　ⓔ偽砂腫体は、組織学的に上皮細胞マーカーである EMA，CEA，Cytokeratin が陽性(友金ら, 2006)。

（ⅲ）血管に富む。

❿免疫組織化学的所見

（ⅰ）**封入体をもつ細胞**は、CEA，EMA や Cytokeratin が陽性。

　　➡CEA 上昇例では、転移性脳腫瘍との鑑別が必要。

　　　📖本髄膜腫の摘出後、CEA は低下する。

（ⅱ）EMA（epithelial membrane antigen）は多くの髄膜腫で陽性であるが、**CEA と Cytokeratin は分泌性髄膜腫のみに陽性。**

（ⅲ）Progesterone receptor 陽性

　　➡すなわち、Progesterone Receptor を 1/3 の症例に認める(Çolakoğlu ら, 2003)。

⓫WHO Grade Ⅰ (日本脳神経外科学会・日本病理学会編, 2010)

⓬予後；良好

3）リンパ球形質細胞豊富性髄膜腫 Lymphoplasmacyte-rich type meningioma

❶定義；髄膜腫細胞の集団に極めて多数のリンパ球や形質細胞が浸潤している腫瘍をいう。

❷頻度；極めて稀。

❸名称；リンパ球・形質細胞型（lymphoplasmacyte type）とも呼ばれる。

❹特徴

（ⅰ）半数に、画像で**著明な脳浮腫像**を認める。

（ⅱ）通常、末梢血に異常を伴う（❾を参照）。そしてその異常所見は、腫瘍切除後消失する。

（ⅲ）脊索腫様髄膜腫（Chordoid meningioma）（539 頁）と関連がある。

❺リンパ球や形質細胞の浸潤を認める理由（説）

（ⅰ）髄膜腫と形質細胞腫（plasmacytoma）との Collision 説。

（ⅱ）軟膜反応（leptomeningeal reaction）を伴う髄膜の形質細胞腫との説。

（ⅲ）髄膜腫に対する炎症細胞反応説。

❻好発年齢

（ⅰ）4〜71 歳で、平均年齢 32 歳。

（ⅱ）40％は、小児期にみられる。

第3章／バージョンアップ編

❼性別
➡やや女性に多い（男性：女性＝1：1.4）(Yamaki ら，1997)。
☝通常の髄膜腫（男性：女性＝1：2.7）に比べると、女性の比率は低い。
❽好発部位
（ⅰ）髄膜腫が好発するどの部位にも発生するが、頭蓋底（特に後頭蓋窩）に多いという報告がある(Yamaki ら，1997)。
（ⅱ）多発性が多い（17〜24％）。
➡通常の髄膜腫の多発性の頻度；1〜3％
❾末梢血液所見
（ⅰ）貧血
（ⅱ）高γグロブリン血症（hyper γ-globulinemia）
➡高γグロブリン血症は、通常、腫瘍切除後に消失する。
❿治療；手術による摘出。
⓫組織学的所見
（ⅰ）髄膜腫の組織像は、多くは髄膜細胞型である。
➡時に、異型髄膜腫や微小嚢胞髄膜腫にもみられる。
（ⅱ）髄膜腫に、高度にリンパ球や形質細胞の浸潤がみられる。
➡リンパ球は、B細胞優位である。
⓬WHO Grade Ⅰ (日本脳神経外科学会・日本病理学会編，2010)
⓭予後；良好

4）化生性髄膜腫 Metaplastic meningioma
❶定義；髄膜腫が局所的に間葉細胞に化生し、骨、軟骨、粘液などを形成するものをいう。
❷名称；反応性に著明に骨形成を伴うものは骨形成性髄膜腫（osseous meningioma）、軟骨形成を伴うものは軟骨形成性髄膜腫（cartilaginous meningioma）、粘液様変性（myxoid change）が著明なものは類粘液性髄膜腫（myxoid meningioma）と呼ばれる。
❸髄膜腫の組織型；髄膜細胞型、線維型あるいは移行型。
❹WHO Grade Ⅰ (日本脳神経外科学会・日本病理学会編，2010)

5）脊索腫様髄膜腫 Chordoid meningioma
❶定義・概念
（ⅰ）脊索腫に類似した組織像を呈する髄膜腫をいう。
➡すなわち、粘液基質を背景に好酸性胞体をもつ細胞が索状あるいは肉柱状に増殖。
（ⅱ）脊索腫のように細胞内に空胞はない。
❷頻度（本邦）；髄膜腫全体の0.4％で、極めて稀。
❸特徴
（ⅰ）Castleman 病（63頁）を合併することがある（頻度；16％）。
ⓐ成人発症例では、Castleman 病を合併する頻度は極めて低い。
ⓑCastleman 病などの全身疾患を合併するのは小児発症例に限られている。

539

ⓒCastleman 病は、本疾患（髄膜腫）の治療により消失する。

　（ⅱ）リンパ球や形質細胞の浸潤を認めるにもかかわらず Castleman 病を合併しない症例は、
　　　　Castleman 病合併例より発症年齢は有意に高い。

　（ⅲ）腫瘍周囲に強い浮腫を伴う。

　（ⅳ）播種傾向が強い。

❹好発年齢

　（ⅰ）小児・思春期に多い。

　　　➡小児に少なく（5.2％）、成人（平均年齢；47.4 歳）に多いとの報告もある（Couce ら，2000）。

　（ⅱ）Castleman 病合併の有無による好発年齢（Yano ら，2000）

　　　ⓐCastleman 病を伴う場合；15.4 歳（平均年齢）

　　　ⓑCastleman 病を伴わない場合；45.1 歳（平均年齢）

❺性別；性差はない。

❻好発部位；通常の髄膜腫と同様。

❼エックス線 CT および MRI

　（ⅰ）脳浮腫の所見が強い。

　（ⅱ）単純・造影 CT および MRI 所見は、通常の髄膜腫と同様。

❽末梢血液所見

　　➡通常、異常を伴う。

　（ⅰ）鉄抵抗性（鉄不応性）の低色素性小球性貧血。

　（ⅱ）免疫グロブリン異常（dysgammaglobulinemia）

❾脊索腫（416 頁）との鑑別

　（ⅰ）発生部位

　（ⅱ）造影 CT および MRI 所見。

　（ⅲ）免疫組織化学的所見

　（ⅳ）脊索腫では細胞内に空胞を認める。

❿組織学的所見

　（ⅰ）脊索腫に類似した組織像。

　（ⅱ）典型的な髄膜腫の所見を示す部位がある。

　（ⅲ）腫瘍の周囲に**リンパ球や形質細胞の浸潤**を認める。

　　　ⓐリンパ球は、ほとんどが B 細胞由来である。

　　　ⓑ成人発症例ではリンパ球や形質細胞の浸潤を認めないことがある。

　（ⅳ）粘液様間質内に腫瘍細胞が上皮細胞様に配列している。

⓫Ki-67 陽性率；1％（Yano ら，2000）

⓬免疫組織化学的所見

　（ⅰ）Vimentin；陽性

　（ⅱ）EMA（epithelial membrane antigen）；陽性

　（ⅲ）Cytokeratin；陰性（脊索腫では陽性）

　（ⅳ）S-100 タンパク；陰性（脊索腫では陽性）

⓭WHO Grade Ⅱ（日本脳神経外科学会・日本病理学会編，2010）

第3章／バージョンアップ編

⓮予後；通常の髄膜腫より、やや不良。

⓯再発；亜全摘例の再発頻度は高い。

⓰合併症

➡**Castleman 病**(63 頁)を合併する。

（ⅰ）Chordoid meningioma に Castleman 病を合併する頻度；16%

（ⅱ）Chordoid meningioma に Castleman 病が発生する原因

➡不明であるが、腫瘍に対する宿主の免疫反応と考えられている。

（ⅲ）Chordoid meningioma に Castleman 病を合併するものは、ほとんどが若年者である。

（ⅳ）徴候

ⓐ低色素性小球性貧血(鉄剤抵抗性)

ⓑ肝脾腫

ⓒ免疫グロブリン異常(dysgammaglobulinemia)

ⓓ成長遅延および性発達障害。

（ⅴ）上記徴候は、腫瘍摘出により改善する。

（ⅵ）リンパ球および形質細胞の浸潤(Yano ら, 2000)

ⓐCastleman 病合併例➡全例にリンパ球および形質細胞の浸潤を認める。

ⓑCastleman 病を伴わない症例➡リンパ球および形質細胞の浸潤を認めるのは約半数。

6）明細胞髄膜腫 Clear cell meningioma

❶定義・概念

（ⅰ）腫瘍細胞体が明るく抜けている髄膜腫をいう。

ⓐ明るく抜けた部分は Glycogen 顆粒(PAS 陽性)が存在している部分である。

➡Glycogen 顆粒が組織固定の際に抜け落ちたために、細胞体が明るく見える。

ⓑGlycogen を豊富に含んだ胞体をもつ多形性細胞の増殖が特徴。

（ⅱ）細胞間に棍棒状の膠原線維の増生を認める。

❷頻度；髄膜腫全体の 0.2%(Zorludemir ら, 1995)

❸名称；Glycogen-rich meningioma とも呼ばれる。

❹特徴

（ⅰ）Whorl 形成などの髄膜腫の特徴的な所見を欠く。

（ⅱ）時に(8%)、硬膜に付着を認めない例がある。

（ⅲ）頭蓋内に発生するものは**再発することが多い。**

➡組織学的には良性であるが、局所再発や浸潤性が強いのが特徴。

（ⅳ）播種傾向があり、1/4 にみられる。

❺好発年齢

➡幅広い年齢層に認められるが、若い年齢層(平均年齢；29 歳)にみられる傾向がある。

❻性別；性差は少ない(保格ら, 2001)。

❼好発部位

➡脊髄(50〜60%)と後頭蓋窩(22%)が好発部位。すなわち、

541

（ⅰ）脊髄に最も多い。

    ➡硬膜内で、腰椎部に多い。

（ⅱ）次いで、小脳橋角部。

（ⅲ）その他、大孔部。

（ⅳ）テント上；17%

❽鑑別診断

（ⅰ）微小嚢胞性髄膜腫（microcystic meningioma）

    ➡Microcystic meningioma では腫瘍細胞間に液体の貯留を認めるのに対して、Clear cell meningioma では細胞間に液体の貯留はなく、また細胞質内に Glycogen を豊富に認める。

（ⅱ）腎癌による転移性脳腫瘍。

❾病理組織学的所見

（ⅰ）肉眼的所見

    ⓐ灰桃色あるいは黄赤茶色の充実性腫瘍。

    ⓑ通常、柔らかい腫瘍であるが、一部硬い部分もある。

    ⓒ嚢胞形成や壊死を認めることはない。

（ⅱ）組織学的所見

    ⓐ均一なクロマチンに富んだ核と、明るく抜けた細胞質をもつ細胞がシート状に配列しているのが特徴。

    ⓑ明るく抜けた部分には、Glycogen 顆粒（PAS 陽性）が豊富に存在している。

        ➡明るく抜けた細胞の細胞質内は PAS（periodic acid-Schiff）染色陽性。

    ⓒWhorl 形成や Psammoma body は少ない。

    ⓓ小塊状のヒアリン化（hyalinization）した間質線維も特徴的。

    ⓔ組織型；髄膜細胞型、線維型、移行型や砂腫型。

❿超微細構造(久保田，1997)

（ⅰ）細胞質内に Glycogen 顆粒が充満。

（ⅱ）細胞間接着装置の発達。

⓫Ki-67 陽性率(Zorludemir ら，1995)

（ⅰ）非再発例；6.7%（中央値）

（ⅱ）再発例；13.4%（中央値）

⓬免疫組織化学的所見

（ⅰ）Vimentin；陽性

（ⅱ）Epithelial membrane anigen（EMA）；陽性

（ⅲ）Progesterone receptor；陽性（clear cell に対して）

（ⅳ）CD-68；陽性（clear cell に対して）

⓭WHO Grade Ⅱ (日本脳神経外科学会・日本病理学会編，2010)

⓮予後・再発

（ⅰ）不良

（ⅱ）高率（約半数）に再発する。

第 3 章／バージョンアップ編

7）異型性髄膜腫 Atypical meningioma

❶定義・概念(杉山, 2008)

（ⅰ）以下のⓐ〜ⓒのうち 1 つ以上該当するものをいう。

ⓐ高い分裂能［10 視野(0.16 mm^2)あたり 4 個以上 20 個未満の核分裂像］を有する髄膜腫。

ⓑ次の 5 つの(ⓐ〜ⓔ)所見のうち、3 要素以上あるもの。

ⓐ配列の特徴がない一様なシート状増殖。

ⓘ高い細胞密度。

ⓤ核・細胞質比(nuclear-cytoplasmic ratio)の高い小型細胞。

ⓔ明瞭な核小体。

ⓞ壊死巣

ⓒ脳実質への浸潤。

（ⅱ）良性型と悪性型との中間に属する髄膜腫。

❷頻度(本邦)；髄膜腫全体の約 6.0%

❸好発年齢；62 歳(平均年齢)

❹性別；男性：女性＝1.6：1 で、男性に多い。

❺好発部位；大多数は、テント上。

❻病理学的所見

（ⅰ）脳組織への浸潤(フォーク状に浸潤)を認める。

（ⅱ）組織像；大部分は、髄膜細胞性髄膜腫(meningothelial meningioma)に似た像を呈する。

❼Ki-67 陽性率；3.7〜9%(森下ら, 2002)

❽WHO Grade Ⅱ (日本脳神経外科学会・日本病理学会編, 2010)

❾予後

➡予後は退形成性髄膜腫よりよい。

（ⅰ）5 年全生存率(本邦)；89.1%

（ⅱ）10 年生存率；80%

8）乳頭状髄膜腫 Papillary meningioma

❶定義・概念

（ⅰ）悪性の細胞密度の高い髄膜腫で、血管周囲に乳頭状構造をもつものをいう。

（ⅱ）病理組織学的概念である。

❷頻度(本邦)

（ⅰ）髄膜腫全体の 0.2% と稀。

（ⅱ）小児髄膜腫の 4.5%

❸好発年齢；小児を含む若年者に多い。

❹性別；男性：女性＝1：1.4 で、女性に多い。

❺好発部位；ほとんどが(80%)テント上で、円蓋部や傍矢状洞近傍に発生する。

❻画像所見

（ⅰ）腫瘍の辺縁が不整。

（ⅱ）Mushrooming pattern(526 頁)の存在。

❼治療

（ⅰ）外科的治療；全摘出を試みる。

（ⅱ）放射線治療

ⓐ通常（従来）の放射線治療

ⓑγ-Knife

（ⅲ）化学療法

➡Cyclophosphamide（Endoxan[R]），Doxorubicin hydrochloride や Vincristine sulfate（Oncovin[R]）など。

❽組織学的所見

（ⅰ）通常、髄膜細胞型や血管腫型髄膜腫の一部に、乳頭状発育の部分を認める。

➡全体が乳頭状構造を呈することは少ない。

（ⅱ）核の異型性は強い(杉山, 2008)。

（ⅲ）壊死や嚢胞形成を呈することが多い。

（ⅳ）脳や骨など**周囲組織への浸潤を認める**ことが多い（75％）。

❾免疫組織化学的所見

（ⅰ）EMA（epithelial membrane antigen）；陽性

➡上皮系組織のマーカーで、通常（良性）の髄膜腫で陽性。

（ⅱ）Vimentin；陽性

（ⅲ）GFAP；陰性➡上衣腫との鑑別点の１つ。

❿WHO Grade Ⅲ (日本脳神経外科学会・日本病理学会編, 2010)

⓫遺伝子解析

➡*NF 2* 遺伝子異常のあるものが多い(澁谷, 2014)。

⓬予後

➡不良で、多くは５年以内に死亡（５年生存率は 40％）。

⓭再発

（ⅰ）約半数に再発を認める。

（ⅱ）多発性再発がほとんど。

⓮頭蓋外転移

（ⅰ）頻度；20〜30％

（ⅱ）肺への転移が大部分。

9）ラブドイド髄膜腫 Rhabdoid meningioma

❶定義・概念

（ⅰ）Rhabdoid cell（類横紋筋細胞）への変化を示す髄膜腫をいう。

➡好酸性の封入体様構造物をもつ胞体と、偏在した明瞭な核が特徴的な細胞のびまん性増殖(杉山, 2008)。

（ⅱ）通常の髄膜腫に Rhabdoid cell の領域が出現する場合と、Rhabdoid cell のみからなる髄膜腫とがある。

第3章／バージョンアップ編

（ⅲ）Rhabdoid cell は小児の腎に発生する Malignant rhabdoid tumor で定義された細胞で、明瞭な核小体を有し、偏在する核と好酸性硝子様の類円形封入体をもつ。

❷好発年齢；小児に多い。

❸組織学的所見

（ⅰ）Rhabdoid cell（類横紋筋細胞）

　　ⓐ細胞は円形あるいは卵円形。

　　ⓑ細胞質に**好酸性の硝子様封入体**を有する。

　　ⓒ核は偏在し、しばしば明瞭な核小体がある。

（ⅱ）Rhabdoid cell がシート状発育を示す。

（ⅲ）高い増殖能を示す（悪性度の高い腫瘍）。

❹免疫組織化学的所見

（ⅰ）Vimentin；陽性

（ⅱ）Cytokeratin；陽性

（ⅲ）EMA（epithelial membrane antigen）；陽性

❺WHO Grade Ⅲ （日本脳神経外科学会・日本病理学会編，2010）

❻予後；不良（手術から死亡までの期間は、平均6年）

10）退形成性髄膜腫 Anaplastic（malignant）meningioma

❶定義（杉山，2008）

➡異型性髄膜腫（atypical meningioma）（543頁）のうち、悪性所見が明瞭に観察され、かつ10視野（0.16 mm^2）で20個以上の核分裂像を認めるものをいう。

❷頻度（本邦）；髄膜腫全体の 1.2％

❸組織学的所見

（ⅰ）多数の核分裂像、すなわち強拡大10視野ごとに20個以上みられる。

（ⅱ）Whorl pattern などの髄膜腫の基本形態は認められる。

❹Ki-67 陽性率；11〜23％（森下ら，2002）

❺WHO Grade Ⅲ （日本脳神経外科学会・日本病理学会編，2010）

❻予後；生存期間（中央値）は2年未満。

❼再発率；70％

9．髄膜腫の頭蓋外（神経管外）転移 Extracranial metastasis in meningioma

❶頻度；髄膜腫全体の 0.1〜0.2％

❷転移様式

（ⅰ）通常、血行性転移。

　　ⓐ腫瘍細胞が硬膜静脈洞*や板間静脈に侵入→内頸静脈→上大静脈→肺循環→肺に転移巣→体循環→全身臓器に転移

　　ⓑ腫瘍細胞が硬膜静脈洞*や板間静脈に侵入→椎骨静脈系（Batson）→脊椎骨や脊髄硬膜外へ転移巣→奇静脈や下大静脈→肝臓やその他の臓器へ転移巣

ちょっとお耳を拝借

＊【静脈洞内への腫瘍浸潤】

①髄膜腫全体の14％にみられる。
②傍矢状洞髄膜腫（parasagittal meningioma）では、40％に上矢状静脈洞内への浸潤を認める。

（ⅱ）稀に、リンパ行性。
　　ⓐ頭蓋骨より頭皮に浸潤→頭皮のリンパ節→全身のリンパ系
　　ⓑ神経根の Perineural space（神経周囲腔）→全身のリンパ系

❸転移部位
（ⅰ）転移部位 (Karasick ら, 1974)
　　ⓐ肺が最も多い（60％）。
　　ⓑ次いで、腹腔内臓器（34％、肝臓が多い）。
　　ⓒ以下、縦隔（18％）＞頚部リンパ節（14％）＞頚椎以外の脊椎（11％）＝長管骨、骨盤、頭蓋骨（11％）＞胸膜（9％）。
（ⅱ）単発性と多発性転移とは、ほぼ同数。

❹特徴
（ⅰ）原発巣に対して手術を施行している例に多い（70％）。
　　➡時に、非手術例や開頭手術前に転移している例もある。
　　　［術後に転移をきたした症例との比較 (小野田ら, 1985)］
　　　ⓐ非手術例と原発部位や転移部位および組織型に差はない。
　　　ⓑ非手術例では、やや男性に多い。◀術後転移例では、女性がやや多い。
（ⅱ）静脈洞近傍の髄膜腫例に多い。
（ⅲ）組織学的所見による特徴
　　ⓐ悪性度の高い髄膜腫が 2/3 と、最も多い。
　　ⓑ悪性度の低いものでは、移行型（transitional type）、髄膜細胞型（meningothelial or syncytial type）や線維型（fibrous type）にみられる（20％の頻度）。

❺WHO Grade
　➡ほとんどが Grade Ⅲ の髄膜腫 (Perry ら, 2016)。

❻遺伝子解析
　➡NF2 遺伝子異常のあるものが多い (澁谷, 2014)。

❼治療
（ⅰ）外科的治療
（ⅱ）放射線治療

第3章／バージョンアップ編

⓬頭蓋内（脳）原発悪性黒色腫
Primary intracranial(intracerebral)malignant melanoma

❶定義・概念

（ⅰ）異型性の強い Melanocyte（黒色素細胞；Melanin 産生能を有する細胞）の増殖からなる腫瘍で、頭蓋内に原発するものをいう。

［原発性の診断］

ⓐ厳密には、剖検により頭蓋内以外に黒色腫が認められないことが必要。

ⓑ臨床的には、全身検索により頭蓋外に原発巣が発見できない場合。

（ⅱ）時に（30％）、外見上黒色を呈さない**無色素性黒色腫（amelanotic melanoma）**が存在する。

（ⅲ）ちなみに Melanocyte は、発生学的には神経堤（neural crest）由来と考えられており、中枢神経系では脳軟膜や脳内血管鞘に存在する。

❷頻度（本邦）；原発性脳腫瘍全体の 0.05％と極めて稀。

❸分類

（ⅰ）Melanin（黒色素）産生の有無による分類

ⓐ黒色素性黒色腫（melanotic melanoma）；肉眼的に腫瘍塊全体が黒色を呈している。

ⓑ無色素性黒色腫（amelanotic melanoma）

㋐Melanin をもたず、外見上も黒色を呈さない。

㋑大部分は、Epithelioid type（類上皮細胞型）に属する。

（ⅱ）組織学的亜型(Bär ら. 1997)

➡構成細胞のうち、どの細胞が優位かにより 4 つの亜型に分類される。

ⓐPleomorphic and undifferentiated subutype（多形細胞および未分化型）

㋐核の大小不同やクロマチンに富むタイプ。

㋑頻度；14.3％

ⓑEpithelioid subtype（類上皮細胞型）

㋐比較的大きな細胞で、明瞭な核小体をもつ円形〜卵円形の核の類上皮細胞よりなるタイプ。

㋑頻度；62％で、最も多い。

㋒4 型の中では、メラニンを含まない頻度が最も高い。

ⓒSpindle-shaped cell subtype（紡錘形細胞型）

㋐クロマチンに富む核と、紡錘形の黒色素細胞（menlanocyte）が束をなして錯走し、花むしろ状を示したりする特徴的な構造をもつタイプ。

㋑頻度；9.5％

ⓓMixed-cell subtype（混合細胞型）

㋐Epithelioid type と Spindle-shaped cell type の混在するタイプ。

㋑頻度；14.3％

❹特徴

（ⅰ）腫瘍内出血をきたしやすい。

547

（ⅱ）孤立性結節性腫瘤を形成するものと、脳軟膜をびまん性に侵すものとがあるが、両者はほぼ同数。

（ⅲ）**頭蓋内悪性黒色腫の多くは転移性**で、原発性のものは少ない。

➡転移性悪性黒色腫の頻度は、転移性脳腫瘍の 1.5％

❺好発年齢（日本脳腫瘍全国集計. 12th, 2009）

（ⅰ）45〜59 歳が 41.2％を占め、最も多い。

➡45〜49 歳、50〜54 歳、55〜59 歳が各 13.7％の発生率。

（ⅱ）次いで、40〜44 歳(11.8％)。

❻性別；男性：女性＝1.8：1 で、男性に多い（日本脳腫瘍全国集計. 12th, 2009）。

❼症状

（ⅰ）頭蓋内圧亢進症状

（ⅱ）けいれん

（ⅲ）精神症状

❽好発部位

（ⅰ）全体（Watanabe ら, 2008）

ⓐ中枢神経系で、メラニン細胞(melanocyte)が主に存在する部位は軟膜(pia mater)。

➡メラニン細胞は、その他、脳幹網様体、黒質や青斑核にも存在する。

ⓑしたがって、一般に、小脳橋角部を含む神経系の表面に発生する。

（ⅱ）部位別

ⓐ前頭葉、頭頂葉や後頭葉に多い。

ⓑ側頭葉は少ない。

❾脳血管造影；通常、腫瘍陰影を認めない。

❿SPECT

（ⅰ）陽性率；50％

（ⅱ）^{123}I-IMP SPECT では、早期および後期に著明な異常集積像を認める（高野ら, 1992）。

⓫エックス線 CT

（ⅰ）単純 CT；高吸収域

（ⅱ）造影 CT；均一に増強される。

⓬MRI

（ⅰ）黒色素性黒色腫 Melanotic melanoma

ⓐ単純 MRI（図 3-10 A）

㋐T 1 強調画像；著明な高信号（メラニン内に存在する常磁性体の Free radical に起因）。

㋑T 2 強調画像；等、あるいは軽度低信号。

ⓑ造影 MRI（図 3-10 B）；増強される。

（ⅱ）無色素性黒色腫 Amelanotic melanoma

ⓐ単純 MRI

㋐T 1 強調画像；等、あるいは軽度低信号。

㋑T 2 強調画像；等、あるいは軽度高信号。

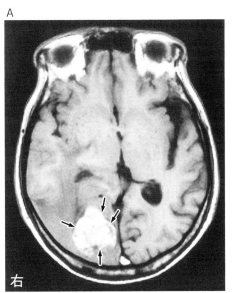
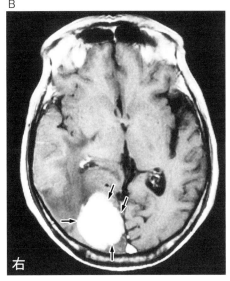

図 3-10. 悪性黒色腫の MRI
A（単純 MRI）；T1強調画像で、右後頭葉に高信号を認める（→）。
B（造影 MRI）；均一に、著明に増強される（→）。

　　　ⓑ造影 MRI；増強される。
❸治療
　（ⅰ）外科的治療（手術による摘出）
　（ⅱ）化学療法；Dacarbazine, ACNU（ニドラン®）や Vincristine など。
　（ⅲ）放射線治療
　　　ⓐ通常（従来）の放射線治療；無効
　　　ⓑγ-Knife
❹病理学的所見
　（ⅰ）肉眼的所見
　　　ⓐ出血や壊死を認めることが多い。
　　　ⓑ脳実質への浸潤を認めることが多い。
　（ⅱ）組織学的所見
　　　ⓐ細胞密度が高く、異型細胞の増殖を認める。
　　　ⓑ核分裂像を認める。
　　　ⓒ腫瘍細胞質内に茶褐色の色素顆粒がみられる。この色素顆粒は、メラニン染色で黒褐色に染まる。
　　　ⓓ無色素性黒色腫が疑われる場合には、腫瘍細胞中の Tyrosinase（Melanocyte にのみ存在）活性の検索が必要。
❺免疫組織学的所見
　（ⅰ）HMB-45
　　　ⓐ陽性(Bär ら. 1997)

ⓑちなみに、HMB-45 は悪性黒色腫に存在する Premelanosome の糖タンパクに対する抗体で、悪性黒色腫(melanoma)のマーカー。
　　　➡特に、Amelanotic melanoma(無色素性黒色腫)の診断には HMB-45 の陽性所見が重要(野手，2005)。
　　(ⅱ)S-100 タンパク；陽性
　　(ⅲ)Vimentin；陽性
⓰予後(Watanabe ら，2008)
　　(ⅰ)不良
　　(ⅱ)平均生存期間；20.7 カ月
⓱遠隔転移；頻度は低い。

第 3 章／バージョンアップ編

⓭下垂体腫瘍とその他の類似疾患
Pituitary tumors & similar lesions

1．下垂体腺腫 Pituitary adenoma

1）小児の下垂体腺腫 Pediatric pituitary adenoma
（1）概説
❶「小児」とは
（ⅰ）通常、14 歳以下（15 歳未満）をいう。
（ⅱ）広義に解釈し、20 歳未満を対象としている報告もある。
❷頻度（本邦）
（ⅰ）下垂体腺腫全体の 0.4％と稀。
（ⅱ）小児原発性脳腫瘍全体の 1.1％
❸種類
（ⅰ）日本脳腫瘍全国集計（14 th. 2017 より作成）
　　ⓐプロラクチン（PRL）産生下垂体腺腫が最も多い（45.5％）。
　　ⓑ次いで、GH 産生下垂体腺腫と GH-PRL 産生下垂体腺腫（各 18.2％）。
（ⅱ）Kunwar らの報告（1999）
　　ⓐ**ほとんどが（97％）、ホルモン産生下垂体腺腫。**
　　　㋐**思春期前（0〜11 歳）**
　　　　①**ACTH 産生下垂体腺腫**が最も多い（54.8％）。
　　　　②次いで、PRL 産生下垂体腺腫（16.1％）。
　　　㋑**思春期（12〜17 歳）**
　　　　①**PRL 産生下垂体腺腫**が最も多い（59.8％）。
　　　　②次いで、ACTH 産生下垂体腺腫（29.4％）。
　　　㋒**思春期後（18〜19 歳）**
　　　　①**PRL 産生下垂体腺腫**が最も多い（70.6％）。
　　　　②次いで、ACTH 産生下垂体腺腫（17.6％）。
　　ⓑホルモン非産生腺腫は少ない（3％）。
❹特徴
以下のような特徴がいわれているが、必ずしも意見の一致をみているわけではない。
（ⅰ）下垂体機能低下症状や視野障害を呈するものは少ない。
　　　➡ただし、ゴナドトロピンは抑制されている。
（ⅱ）頭痛、体重増加（肥満）を示すことが多い。
（ⅲ）早期に鞍外伸展を示すことが多い。
❺性別
（ⅰ）日本脳腫瘍全国集計（14 th. 2017 より作成）
　　　➡症例数が少なく正確さに欠けるが、女児に多い（男児：女児＝1：1.8）。

551

（ⅱ）Mindermann ら（カリフォルニア大学）の報告(1995)

　　ⓐPRL 産生腺腫；男児：女児＝1：4.5 で、女児に多い。

　　ⓑACTH 産生腺腫；男児：女児＝1：3 で、女児に多い。

　　ⓒGH 産生腺腫；男児：女児＝2：1 で、男児に多い。

❻症状・徴候(Mindermann ら，1995)

　（ⅰ）GH 産生下垂体腺腫以外の腺腫で、成長停止（growth arrest）（低身長）を認める。

　（ⅱ）月経異常

　（ⅲ）男児の PRL 産生下垂体腺腫では巨大腺腫が多く、術前および術後の血中 PRL 値が高い。

❼治療方針；成人例と大きく変わらない(永谷，2009)。

❽治療

　（ⅰ）外科的治療（経蝶形骨洞法）

　（ⅱ）放射線治療；通常の放射線治療、γ-Knife や CyberKnife などの定位放射線照射。

　（ⅲ）薬物治療

❾予後（治療成績）；成人と変わらない。

（2）プロラクチン産生下垂体腺腫 Prolactinoma in children

❶頻度（本邦）

　（ⅰ）PRL 産生下垂体腺腫全体の 1.3％と、極めて稀。

　（ⅱ）小児下垂体腺腫の 45.5％

❷好発年齢（本邦）；10～14 歳

❸性別（本邦）

　➡症例数が少なく正確さに欠けるが、女児に多い（男児：女児＝1：1.5）。

❹症状

　（ⅰ）頭痛

　（ⅱ）視力・視野障害

　（ⅲ）乳汁漏出；出現頻度は、成人に比して低い。

　（ⅳ）発育遅延

❺男児例の特徴

　（ⅰ）臨床症状が乏しく発見が遅れるので、巨大腺腫（macroadenoma）が多い。

　（ⅱ）血中 PRL 値の高値のものが多い。

　（ⅲ）術後の血中 PRL 値のコントロールが困難。

　　　➡女児例に比べて、増殖能が高いため。

❻腫瘍の拡がり

　（ⅰ）鞍内にとどまる例、鞍上伸展を示す例、および浸潤型（invasive type）を示す例は、ほぼ同じ頻度。

　（ⅱ）10～14 歳では、浸潤型が多い（67％）(Kanter ら，1985-6)。

❼血中 PRL 値；1,000 ng/ml 以上の高値を示す例が多い。

（3）副腎皮質刺激ホルモン産生下垂体腺腫（ACTH 産生下垂体腺腫）
Adrenocorticotropic hormone（ACTH）-producing pituitary adenoma in children

❶診断時期；思春期前（0〜11 歳）に最も多い(田中ら, 2004)。

❷性別；「女児に多い」との報告と、「性差はない」との報告がある(田中ら, 2004)。

❸微小腺腫（microadenoma）のことが多い(田中ら, 2004)。

❹症状(田中ら, 2004)

　（ⅰ）Cushing 病の症状

　（ⅱ）低身長

　（ⅲ）肥満

　（ⅳ）月経異常

　（ⅴ）精神症状

（4）成長ホルモン産生下垂体腺腫（GH 産生下垂体腺腫）
Growth hormone（GH）-producing pituitary adenoma in children

❶頻度（本邦）

　（ⅰ）GH 産生下垂体腺腫全体の 0.4％と、極めて稀。

　（ⅱ）小児下垂体腺腫の 18.2％

❷特徴；発症から診断までの期間が成人に比べて短い(田中ら, 2004)。

❸診断時期；思春期(12〜17 歳)に最も多い(田中ら, 2004)。

❹性別；男児：女児＝2〜3：1 と、男児に多い(田中ら, 2004)。

❺症状(田中ら, 2004)

　（ⅰ）急速な成長

　（ⅱ）月経異常

（5）非機能性下垂体腺腫 Non-functioning pituitary adenoma in children

❶頻度（本邦）

　（ⅰ）非機能性腺腫全体の 0.1％と、極めて稀。

　（ⅱ）小児下垂体腺腫の 9.1％

❷特徴；若年発症であるほど、腺腫の増大速度は速い(田中ら, 2004)。

❸好発年齢；10〜14 歳(日本脳腫瘍全国集計, 12th, 2009)

❹性別；やや女児に多い(日本脳腫瘍全国集計, 12th, 2009)

❺巨大腺腫（macroadenoma）のことが多い(田中ら, 2004)。

❻症状(田中ら, 2004)

　（ⅰ）低身長

　（ⅱ）二次性徴発現の遅延。

　（ⅲ）月経異常

2）成人男性のプロラクチン産生腺腫 Male prolactinoma in adult

❶特徴

（ⅰ）臨床症状が乏しく、性機能不全を主訴に来院しないため、発見が遅れる。

（ⅱ）発見が遅れるため Macroadenoma（巨大腺腫）がほとんどで（95％）、また浸潤型（invasive type）が多い。

（ⅲ）術前の血中 PRL 値が高いため、手術成績は悪い。

❷症状

（ⅰ）全体

　ⓐ性欲の低下（40〜85％）。

　ⓑ頭痛（30〜40％）

　ⓒ女性化乳房（30％）

　ⓓ視力・視野障害（20％）

　ⓔ乳汁漏出（2〜20％）

（ⅱ）病期による症状

　ⓐ初期症状

　　㋐射精障害

　　㋑性欲の低下

　ⓑ進行期

　　㋐頭痛

　　㋑視力・視野障害

❸治療

（ⅰ）手術

（ⅱ）ドパミン受容体作動薬（Cabergoline や Bromocriptine）の投与。

（ⅲ）ホルモン補充療法（例；Testosteron）

❹予後

（ⅰ）鞍内限局例では手術による成績は良好で、血中 PRL 値の正常化をきたす。

（ⅱ）浸潤型で手術により血清 PRL 値が正常化する頻度は、20〜40％と低い（これに対して、女性例では 75％）。

（ⅲ）Bromocriptine の単独投与群および術後投与群の成績は良好で、血中 PRL 値も 60〜100％で正常化する。

3）異所性下垂体腺腫 Ectopic pituitary adenoma

❶定義・概念

（ⅰ）トルコ鞍内にある正常下垂体組織と解剖学的に連続せず、かつトルコ鞍外に発生する下垂体腺腫をいう。

　➡鞍外ではないが、下垂体後葉内に発生するものも異所性である（堀ら, 2003）。

（ⅱ）トルコ鞍内の下垂体前葉は正常であること。

（ⅲ）術後の内分泌機能が正常であること。

第3章／バージョンアップ編

❷発生部位による分類(堀ら，2003)

　（ⅰ）頭蓋内異所性下垂体腺腫

　　　ⓐトルコ鞍上。

　　　ⓑ下垂体後葉内；極めて稀。

　（ⅱ）頭蓋外異所性下垂体腺腫

　　　ⓐ頭蓋底（頻度；89.5%）

　　　　㋐蝶形骨洞内；最も多い（63%）。

　　　　㋑斜台内；2番目に多い（18%）。

　　　　㋒海綿静脈洞内（8%）

　　　ⓑ鼻咽喉部（頻度；10.5%）

❸発生機序（説）

　（ⅰ）下垂体が発生する過程において、Rathke囊（ラトケ）の一部が鼻咽頭部や蝶形骨洞内などに遺残し、その遺残組織から腺腫が発生するとの説。

　（ⅱ）正常組織あるいは解剖学的破格としての迷入腺下垂体細胞より発生するとの説(堀ら，2003)。

　（ⅲ）腺下垂体隆起部（pars tuberalis）に存在する下垂体前葉組織が腺腫になるとの説。

❹腫瘍の種類

　➡ホルモン産生腺腫が大多数。その中では、

　（ⅰ）副腎皮質刺激ホルモン（ACTH）産生腺腫が最も多い。

　　　➡頭蓋外、頭蓋内異所性下垂体腺腫のいずれも、1/3がACTH産生腺腫(堀ら，2003)。

　（ⅱ）次いで、乳腺刺激ホルモン（PRL）産生腺腫。

　（ⅲ）その他、成長ホルモン（GH）産生腺腫。

❺好発年齢

　（ⅰ）蝶形骨洞内限局例；46歳（平均）

　（ⅱ）鞍上部発生例；42.8歳（平均）(秋元ら，1995)

❻性別

　（ⅰ）蝶形骨洞内限局例；男性：女性＝1：2で、女性に多い。

　（ⅱ）鞍上部発生例；男性：女性＝1.4：1で、男性に多い(秋元ら，1995)。

❼症状

　（ⅰ）ホルモン過剰分泌症状

　（ⅱ）その他、鞍上部発生例では、

　　　ⓐ視力・視野障害➡視野障害は両耳側半盲がほとんど。

　　　ⓑ頭痛➡鞍隔膜の刺激症状。

❽内分泌学的検査；血中のPRL値、ACTH値やGH値などが高値。

❾頭部エックス線単純撮影

　（ⅰ）蝶形骨洞内発生例➡トルコ鞍底の骨破壊像を認めることが多い。

　（ⅱ）鞍上部発生例➡トルコ鞍の拡大はないが、時に皿状拡大を認める。

❿エックス線CT

　（ⅰ）単純CT；等吸収域

　（ⅱ）造影CT；均一に増強される（蝶形骨洞内発生例では、造影の程度が軽度）。

555

⓫MRI

（ⅰ）トルコ鞍内に、腫瘍と非連続性の**正常下垂体組織**を確認できることが重要。

　　ⓐ鞍隔膜の描出を確認し（Ｔ１強調矢状断像）、腫瘍と正常下垂体とが連続性を有していないこと。

　　ⓑ下垂体後葉の高信号（Ｔ１強調矢状断像）と腫瘍との位置関係。

（ⅱ）所見

　　ⓐ単純 MRI

　　　⑦Ｔ１強調画像；低～等信号

　　　⑦Ｔ２強調画像；低～等～軽度高信号

　　ⓑ造影 MRI；均一に増強される（蝶形骨洞内発生例では、造影の程度が軽度）。

⓬臨床的診断基準（榊原ら，2002）

（ⅰ）トルコ鞍内に腫瘍が存在しないこと。

（ⅱ）正常下垂体組織と腫瘍との間に連続性が認められないこと。

（ⅲ）術前の MRI で、トルコ鞍内に異常な信号域や増強所見がみられないこと。

　その他、

（ⅳ）トルコ鞍内組織の生検を必須とする場合もある。

⓭外科的治療（手術による摘出）；術後の下垂体機能は保たれている。

⓮組織学的所見；蝶形骨洞内発生例では、腫瘍細胞間に膠原線維（collagen fiber）がみられる。

4） 偶発性（無症候性）下垂体腺腫

Incidental（Asymptomatic）pituitary adenoma（pituitary incidentaloma）

❶定義（厚生労働科学研究費補助金 難治性疾患等政策研究事業 間脳下垂体機能障害に関する診療ガイドライン作成に関する研究，2017）

　➡慢性頭痛、めまい、頭部外傷、健診など、下垂体腫瘍による症候（視野異常、下垂体機能低下症など）以外の理由で施行された CT、MRI で発見され、下垂体腺腫に合致する画像所見を示す腫瘤性病変をいう。

❷頻度

（ⅰ）脳ドックでの発見頻度；0.1～0.3%

（ⅱ）無症候性脳腫瘍の中で、髄膜腫に次いで多い。

（ⅲ）Microincidentaloma（偶発性微小下垂体腺腫）

　　ⓐ剖検例の 14～27%（Elster, 1993）

　　ⓑ対象者は下垂体疾患以外の理由で頭蓋内検査を受けた成人（Freda ら，2011）

　　　⑦CT での発見率；4～20%

　　　⑦MRI での発見率；10～38%

（ⅳ）Macroincidentaloma（偶発性巨大下垂体腺腫）

　　　➡偶発性下垂体腺腫の 45% は Macroadenoma（Freda ら，2011）。

❸腺腫の種類；ほとんどが、非機能性腺腫。

❹好発年齢；50～60 歳代に最も多い（Parent ら，1981）。

❺性別；男性に多い（Parent ら，1981）。

❻症候；病変に基づく直接的な臨床症候を欠く。

第 3 章／バージョンアップ編

❼診断基準_(厚生労働科学研究費補助金 難治性疾患克服研究事業 間脳下垂体機能障害に関する調査研究班, 平成 13 年度)

➡[確実例]；病変に基づく直接的な臨床症候を欠き、かつ画像診断(CT、MRI)で偶然発見される下垂体腺腫。

❽治療方針と治療

（ⅰ）厚生労働科学研究費補助金 難治性疾患等政策研究事業 間脳下垂体機能障害に関する診療ガイドライン作成に関する研究による「偶発的下垂体腫瘍(インシデンタローマ)」の治療方針は、以下のとおり₍₂₀₁₇₎。

ⓐ機能性下垂体腺腫と診断された場合は、それぞれの機能性下垂体腺腫の治療指針に従う。

ⓑ非機能性下垂体腺腫の場合には下記の方針とする。

㋐画像診断(主に MRI)上、腫瘍が視神経・視交叉を圧迫しており、眼科的な検査で視機能障害が明らかな場合は手術療法が強く推奨される。

㋑眼科的な検査で視機能障害はないが、画像診断(主に MRI)上、腫瘍が視神経・視交叉に接触あるいはこれを圧迫している場合は手術療法を考慮する。

註；年齢、合併症、全身状態などに配慮し、十分なインフォームドコンセントを行ったうえで、患者が手術を希望する場合に手術を実施する。手術療法を選択しない場合には経過観察とする。

㋒上記㋐㋑以外の場合は原則として定期的な経過観察とする。経過観察としては、当初半年ごと 2 回、以後 1 年ごとに MRI と血中下垂体前葉ホルモンおよびその標的ホルモン基礎値を測定する。

註；採血は早朝空腹時に行い、血中の GH、IGF-1、PRL、TSH、FT_4、ACTH、コルチゾール、LH、FSH、Testosterone(男性の場合)、エストラジオール(E_2；女性の場合)を測定する。

（ⅱ）Molitch₍₁₉₉₇₎による治療方針_{（一部, Freda ら, 2011 による）}

ⓐホルモン産生腺腫

㋐PRL 産生腺腫の場合

➡ドパミン作動薬(Bromocriptine や Cabergoline)の投与_(Freda ら, 2011)。

㋑他のホルモン産生腺腫の場合➡手術

ⓑホルモン非産生腺腫

㋐大きさが＜1 cm の場合➡経過観察(MRI で追跡)

㋑大きさが＞1 cm の場合

①視野障害や下垂体機能不全のない場合➡経過観察(MRI で追跡)

②視野障害や下垂体機能不全のある場合➡手術

❾組織型；HE 染色では、嫌色素性腺腫が多い_(Parent ら, 1981)。

❿自然歴

（ⅰ）Sanno らの報告₍₂₀₀₃₎（平均追跡期間；26.9 カ月）

ⓐ腫瘍の大きさ

㋐増大例

①頻度；13.3%

②増大までの期間(平均)；45.5 カ月

557

③年齢（平均）；不変例や縮小例より高い。

④MRI 所見；実質性（solid）

㋑不変例；74.7％

㋒縮小例

①頻度；12.0％

②縮小するまでの平均期間；31.3 カ月

③MRI 所見；囊胞（cyst）の傾向がある。

ⓑ下垂体卒中

㋐頻度；0.4％

㋑年間発生率；0.2％

（ⅱ）Macroadenoma は増大しやすく、下垂体機能低下を起こしやすく、有症状率が高い。また、増大例では下垂体卒中を起こしやすい(富永ら, 2016)。

（ⅲ）実質性と囊胞性とでは、実質性の方が増大しやすい(石井ら, 2016)。

２．Thyroid transcription factor-1（TTF-1）陽性トルコ鞍部腫瘍

１）概説

❶定義・概念

（ⅰ）下垂体腺腫以外で、神経下垂体（漏斗、下垂体後葉、下垂体茎）に発生する、細胞起源が同一と考えられている腫瘍群をいう(高野, 2016)。

（ⅱ）この腫瘍群の細胞核内には、正常の下垂体後葉の Pituicyte（後葉 Glia 細胞）にある **Thyroid transcription factor-1（TTF-1）（甲状腺転写因子 1）**がみられる(高野, 2016)。

ⓐTTF-1 は成人の正常下垂体後葉の Pituicyte でも陽性なので、本腫瘍と正常の後葉とは細胞密度で区別する(高野, 2016)。

ⓑTTF-1 は、下垂体前葉の支持細胞（非ホルモン産生細胞）である濾胞性星状細胞（folliculostellate cell）を含め前葉細胞にはまったく発現しない(長谷川ら, 2016)。

ⓒTTF-1 は甲状腺だけでなく、マウス胎生期の肺や漏斗（視床下部）にも発現し、また神経下垂体の分化誘導にも関与する転写因子(Kimura ら, 1996；西岡, 2016)。

❷種類

（ⅰ）トルコ鞍部（神経下垂体）顆粒細胞腫（granular cell tumor of sellar region or the neurohypophysis）

（ⅱ）下垂体細胞腫（pituicytoma）

（ⅲ）紡錘形細胞オンコサイトーマ（spindle cell oncocytoma）

※：トルコ鞍部（神経下垂体）顆粒細胞腫と紡錘形細胞オンコサイトーマは、下垂体細胞腫の亜型であるとの報告もある(Xie ら, 2017)。

❸共通の症状

（ⅰ）視機能障害

（ⅱ）頭痛

（ⅲ）下垂体前葉機能低下症状

❹鑑別すべき疾患

➡下垂体腺腫、頭蓋咽頭腫、Germinoma、神経膠腫、髄膜腫やランゲルハンス組織球症など。

2）トルコ鞍部顆粒細胞腫 Granular cell tumor of the sellar region（神経下垂体部顆粒細胞腫 Granular cell tumor of the neurohypophysis）

❶定義・概念

（ⅰ）神経下垂体（漏斗、下垂体茎や下垂体後葉）より発生する、顆粒細胞を主体とする良性腫瘍。

（ⅱ）下垂体細胞腫（pituicytoma）（次項）とともに TTF-1 陽性腫瘍の１つで、細胞起源が同一と考えられている。

（ⅲ）無症候性のものが多い(Covington ら, 2011)。

（ⅳ）ちなみに顆粒細胞腫は、全身（皮膚、舌、消化管や軟部組織など）のどこにでも発生する腫瘍。

❷頻度；原発性脳腫瘍全体の 0.04％で、極めて稀(日本全国集計 2005-2008, 14 th, 2017)。

❸名称の混乱

（ⅰ）以前は、Choristoma（分離腫）、Granular cell myoblastoma（顆粒細胞筋芽腫）や Abrikossoff 腫瘍と呼ばれていた(Fuller ら, 2016)。

➡ちなみに分離腫（choristoma）とは、胎生期に、ある組織の一部がなんらかの原因によって正常組織から離断して連続性を失い、本来存在することのない他の組織内に迷入し増大したものをいう(田中ら, 2016)。

（ⅱ）また、Infundibuloma（漏斗腫）や Pituicytoma（下垂体細胞腫）と呼ばれていたこともあり、名称の混乱がある。

➡顆粒細胞腫は、かつては神経下垂体の Pituicyte（後葉細胞）から発生すると考えられたので Pituicytoma と呼ばれたが、現時点では異なる別の疾患単位とされている(長谷川ら, 2016)。

❹発生起源

（ⅰ）本腫瘍は Pituicyte の中の Granular pituicyte から発生するとされている(Park ら, 2015)。

（ⅱ）ちなみに、**Pituicyte（後葉細胞）**とは、

ⓐPituicyte は上衣細胞系の変化した Glia 細胞で、下垂体茎や後葉に存在する(Brandão ら, 2010)。

ⓑPituicyte は Vasopresssin（抗利尿ホルモン）や Oxytocin を産生する視床下部ニューロンの軸索を支持している(Yang ら, 2016)。

ⓒPituicyte は、細胞質の電子顕微鏡的特徴から５つの異なるタイプに分けられる。すなわち、㋐ Major pituicyte、㋑ Dark pituicyte、㋒ Granular pituicyte、㋓ Ependymal pituicyte、および㋔ Oncocytic pituicyte(Shah ら, 2005；長谷川ら, 2016；Yang ら, 2016)。

㋐大部分の Pituicytoma（下垂体細胞腫）（次項）は、上記の中の Major pituicyte や Dark pituicyte から生じるとされている(Shah ら, 2005)。

㋑顆粒細胞腫は上記の中の Granular pituicyte から生じるとされている(Shah ら, 2005)。

❺好発年齢

（ⅰ）成人に好発する(Covington ら，2011；Fuller ら，2016)。

（ⅱ）発生年齢のピークは、男性が 50 歳代(50〜59 歳)、女性が 40 歳代(40〜49 歳)(Fuller ら，2016)。

（ⅲ）平均年齢；49.2 歳(Covington ら，2011)

❻性別；男性：女性＝1：2 で、女性に多い(Covington ら，2011；Fuller，2016)。

❼好発部位

（ⅰ）漏斗や下垂体茎に好発する。

（ⅱ）腫瘍の局在部位(Covington ら，2011)

ⓐ鞍上部に最も多い(約 62％)。

ⓑ次いで、トルコ鞍内と鞍上部の両者にまたがるもの(約 39％)。

ⓒトルコ鞍内には発生していない。

❽症状

（ⅰ）視力・視野障害

ⓐ最も多い症状。

ⓑ視神経や視交叉への圧迫により生じる。

（ⅱ）頭痛➡視力・視野障害に次いで多い。

（ⅲ）下垂体前葉機能低下症状；全身倦怠感、性欲低下や不妊など。

（ⅳ）高 PRL 血症を呈する頻度は少ない(約 9％)(Piccirilli ら，2015)。

（ⅴ）尿崩症は稀。

❾脳血管造影

➡腫瘍陰影を認めるときと、認めないときとがある(長谷川ら，2016)。

❿エックス線 CT

（ⅰ）単純 CT

ⓐ高吸収域(Covington ら，2011；Park ら，2015)

ⓑ石灰化は極めて稀。

（ⅱ）造影 CT；均一に増強される(Covington ら，2011)。

⓫MRI

（ⅰ）単純 MRI(Covington ら，2011)

ⓐT 1 強調画像；等信号のことが多い。

ⓑT 2 強調画像；等信号(約 60％)、あるいは低信号(約 40％)。

（ⅱ）造影 MRI；均一または不均一に増強される(ほぼ同頻度)(Covington ら，2011)。

⓬治療

（ⅰ）外科的治療

ⓐ経蝶形骨洞法あるいは開頭術であるが、主として経蝶形骨洞法。

ⓑ全摘出を目指すが、全摘出は困難(西岡，2016)。

➡硬く易出血性で、周囲組織との境界は不明瞭なことが多いため。

ⓒ術後尿崩症や下垂体前葉機能障害を合併することが多い(西岡，2016)。

（ⅱ）放射線治療

ⓐ放射線治療については議論がある。

ⓑ再増大例に対して通常の放射線治療（局所照射）や定位放射線照射を施行することもある。

❸病理学的所見

（ⅰ）肉眼的所見

ⓐゴムのように硬く、血管に富み出血しやすい(Covington ら, 2011)。

ⓑ浸潤性で、正常下垂体との境界は不明瞭なことが多い(Covington ら, 2011；西岡, 2016)。

ⓒ切断面は灰色〜黄色。

（ⅱ）組織学的所見(西岡, 2016)

ⓐ多角形の細胞がシート状に配列している(Fuller, 2016)。

ⓑ細胞質内に好酸性の顆粒（本体は Lysosome）を豊富に認める(Fuller, 2016)。

➡この顆粒は神経分泌顆粒ではない。

ⓒPAS(periodic acid-Schiff)陽性を示す顆粒が細胞質内に充満。

ⓓ血管周囲にリンパ球が集簇。

❹電子顕微鏡的所見；細胞質に無数の Lysosome が充満(西岡, 2016)。

❺免疫組織化学的所見

（ⅰ）S-100 タンパク、CD 68, Vimentin, Neuron-specific enolase(NSE)；陽性

（ⅱ）TTF-1 染色では腫瘍細胞の核が陽性。

（ⅲ）抗ミトコンドリア抗体(anti-mitochondria antibody；AMA)；陽性(西岡, 2016；長谷川ら, 2016)

（ⅳ）Cytokeratin, Synaptophysin, Desmin, Neurofilament protein（NFP）, Epithelial membrane antigen(EMA)，下垂体前葉ホルモン；陰性(Fuller, 2016；長谷川ら, 2016)

（ⅴ）GFAP(glial fibrillary acidic protein)；陰性の場合と、陽性の場合とがある。

❻WHO Grade Ⅰ (Louis ら, 2016)

3）下垂体細胞腫 Pituicytoma

❶定義・概念

（ⅰ）神経下垂体原発の紡錘形細胞からなる良性の Glia 系腫瘍(西岡, 2016)。

（ⅱ）非機能性腫瘍(Ogiwara ら, 2011)

（ⅲ）神経下垂体部顆粒細胞腫（前項)とともに TTF-1 陽性腫瘍の 1 つで、細胞起源が同一と考えられている。

❷頻度；原発性脳腫瘍全体の 0.05％で、極めて稀(日本全国集計 2005-2008, 14 th, 2017)。

❸名称；以前は、Infundibuloma(漏斗腫)、Posterior pituitary astrocytoma(下垂体後葉星細胞腫)、Choristoma(分離腫)や Granular cell myoblastoma(顆粒細胞筋芽腫)、さらには、Granular cell tumor(顆粒細胞腫)と呼ばれていた(Covington ら, 2011；Brat ら, 2016)。

❹発生起源(説)

（ⅰ）神経下垂体の Pituicyte(後葉細胞)から発生するされている。

（ⅱ）紡錘形細胞オンコサイトーマ(次項)と同様、下垂体前葉の支持細胞である濾胞性星状細胞(folliculostellate cell)から発生するとの報告もある(Ogiwara ら, 2011)。

❺好発年齢

（ⅰ）成人に好発する。

（ⅱ）40～60 歳が多い（約 2/3）(Brat ら，2016)。

（ⅲ）診断時平均年齢；50 歳(Brat ら，2016)

❻性別

（ⅰ）男性に多い（男性：女性＝1.5～1.6：1）(Nakasu ら，2006；Brat ら，2016)。

（ⅱ）「性差はない」との報告もある(Covington ら，2011)。

❼好発部位(Brat ら，2016)

（ⅰ）神経下垂体、すなわち、下垂体茎や下垂体後葉に好発。

（ⅱ）腫瘍の局在部位(Yang ら，2016)

　ⓐ鞍上部に最も多い（約 44％）

　ⓑ次いで、トルコ鞍内から鞍上部にみられる鞍上部伸展型（約 36％）。

　ⓒトルコ鞍内限局型は少ない（約 19％）。

❽症状(頻度は Yang ら，2016 による)

（ⅰ）視力・視野障害（両耳側半盲）

　ⓐ最も多い症状（約 56％）。

　ⓑ視神経や視交叉への圧迫により生じる。

（ⅱ）頭痛➡約 44％の頻度で、視力・視野障害に次いで多い。

（ⅲ）下垂体機能低下症状（約 22％）；全身倦怠感や性欲の低下など。

（ⅳ）尿崩症は稀（約 4％の頻度）。

（ⅴ）軽度の高 PRL 血症(Nakasu ら，2006)。

❾脳血管造影(Gibbs ら，2006)

　➡静脈相で、明瞭な腫瘍陰影を認める。

❿エックス線 CT(Yang ら，2016)

（ⅰ）単純 CT

　ⓐ等吸収域

　ⓑ石灰化はみられない。

（ⅱ）造影 CT；均一に増強される

⓫MRI(Chu ら，2011；Covington ら，2011)

（ⅰ）単純 MRI

　ⓐT 1 強調画像；等信号のことが多い。

　ⓑT 2 強調画像；高信号のことが多い。

（ⅱ）造影 MRI；均一で、著明に増強される。

⓬鑑別疾患

　➡下垂体腺腫、頭蓋咽頭腫、胚細胞腫瘍、髄膜腫や毛様細胞性星細胞腫など。

⓭治療

（ⅰ）外科的治療

　ⓐ経蝶形骨洞法や開頭術であるが、主として経蝶形骨洞法。

　ⓑ全摘出できれば根治が得られるが、硬く易出血性で、部分摘出にとどまる。

　ⓒ術後尿崩症や下垂体前葉機能障害のリスクが高い(西岡，2016)。

第3章／バージョンアップ編

（ⅱ）放射線治療

　　ⓐ通常の放射線治療（局所照射）や定位放射線照射。

　　ⓑ亜全摘出後の局所再発例に対して施行(Yang ら，2016)。

❹病理学的所見

（ⅰ）肉眼的所見(Covington ら，2011；Chu ら，2011；西岡，2016)

　　ⓐ硬く、血管に富み、出血しやすい。

　　ⓑ色調はピンクあるいは赤色。

　　ⓒ浸潤性で、正常下垂体との境界は不明瞭なことが多い。

　　　➡非浸潤性とされているが、下垂体茎の上面が腫瘍によりびまん性に浸潤されている(Gibbs

　　　　ら，2006)。

（ⅱ）組織学的所見

　　ⓐ双極性の長紡錘形細胞が、線維束状または花むしろ状（放射状）に配列。

　　ⓑRosenthal fiber や好酸性顆粒小体(eosinophilic granular body)はみられない（毛様細胞

　　　性星細胞腫 pilocytic astrocytoma と異なる点）(Chu ら，2011)。

❺免疫組織化学的所見

（ⅰ）S-100 タンパク、Vimentin；陽性

（ⅱ）GFAP；陽性例が多いが、陰性例もあり（約24％）、その程度はさまざま(Ogiwara ら，2011)。

（ⅲ）TTF-1 染色では腫瘍細胞の核が陽性。

（ⅳ）Epithelial membrane antigen(EMA)

　　ⓐ大部分の症例で陰性(Nakasu ら，2006)。

　　ⓑEMA は紡錘形細胞オンコサイトーマ（次項）との鑑別に有用(Ogiwara ら，2011)。

（ⅴ）Cytokeratin, Synaptophysin, Desmin, Neurofilament；陰性

❻WHO Grade Ⅰ (Louis ら，2016)

❼予後：全摘出できれば予後は良好。

❽再発；亜全摘出後の再発率は高い(Gibbs ら，2006；Brandão ら，2010)。

4）下垂体の紡錘形細胞オンコサイトーマ Spindle cell oncocytoma of pituitary

❶定義・概念

（ⅰ）下垂体前葉の支持細胞である濾胞性星状細胞(folliculostellate cell)に由来する成人の良

　　　性腫瘍(西岡，2016)。

（ⅱ）下垂体前葉の非機能性腫瘍(Ogiwara ら，2011)。

（ⅲ）TTF-1 陽性腫瘍の１つ。

　　　➡下垂体前葉の濾胞性星状細胞では TTF-1 は陰性であるが、本腫瘍では TTF-1 が発現

　　　　することから、本腫瘍は Pituicyte と同じ下垂体後葉由来(oncocytic pituictyoma)の可

　　　　能性が指摘されているが、異論もある(西岡，2016；長谷川ら，2016)。

❷頻度

（ⅰ）極めて稀。

（ⅱ）トルコ鞍部腫瘍全体の 0.1〜0.4％(Fujisawa ら，2012)

563

❸発生起源（説）

　➡議論はあるが、下垂体前葉の支持細胞である濾胞性星状細胞（folliculostellate cell）から発生するとされている (Ogiwara ら，2011；西岡，2016；Xie ら，2017)。

❹好発年齢（発症時年齢）(Fujisawa ら，2012)

　➡26〜76 歳（平均年齢；60 歳）

❺性別；性差はない (Fujisawa ら，2012；Mu ら，2015)。

❻腫瘍の部位 (Mu ら，2015)

　（ⅰ）ほとんどの例で（約 81％）、鞍上伸展を認める (Custodio ら，2016)。

　（ⅱ）トルコ鞍内限局例は稀（約 9％）。

❼症状

　（ⅰ）視力・視野障害

　（ⅱ）下垂体機能低下症状；全身倦怠感や性欲の低下など。

❽脳血管造影

　➡細い腫瘍血管を多く認める。

❾エックス線 CT

　（ⅰ）単純 CT；等吸収域 (Osman ら，2017)

　（ⅱ）造影 CT；増強される。

❿MRI (Mu ら，2015)

　（ⅰ）単純 MRI

　　ⓐT 1 強調画像；等信号

　　ⓑT 2 強調画像；等信号

　（ⅱ）造影 MRI；均一で、著明に増強される。

⓫鑑別疾患；非機能性下垂体腺腫との鑑別が重要。

⓬治療

　（ⅰ）外科的治療

　　ⓐ経蝶形骨洞法または開頭術。

　　ⓑ腫瘍は硬く易出血性で、全摘出が困難。

　（ⅱ）放射線治療；残存例や再発例に対して通常の放射線治療（局所照射）や定位放射線照射。

⓭病理学的所見 (Fujisawa ら，2012；西岡，2016)

　（ⅰ）肉眼的所見

　　ⓐ硬度は、柔らかく周囲組織から剥離しやすいものから、硬くて周囲組織と癒着しているものまで、さまざま (Custodio ら，2016)。

　　ⓑ血管に富み（約 27％の症例）(Custodio ら，2016)、易出血性。

　　ⓒ色調は灰色〜黄色。

　（ⅱ）組織学的所見

　　ⓐ線維束状の紡錘形あるいは多角形細胞からなる。

　　　㋐細胞はシート状、束状や巣状に配列している (Mu ら，2015)。

　　　㋑類上皮細胞（epithelioid cell）が混在している (Custodio ら，2016)。

　　ⓑ細胞質内に好酸性の顆粒を豊富に認める。

ⓒ細胞は好酸性膨大変化(オンコサイト化)を示す。

ⓓ壊死は認められない。

ⓔ分裂像は稀。

❹電子顕微鏡的所見；細胞質内に豊富なミトコンドリアを認める。

❺免疫組織化学的所見

（ⅰ）S-100タンパク、Vimentin，EMA；陽性

➡EMAの陽性が、下垂体細胞腫(pituicytoma)(EMAは陰性)との**鑑別点**になる(Ogiwaraら，2011)。

（ⅱ）TTF-1染色では腫瘍細胞の核が陽性(Muら，2015)。

（ⅲ）GFAP，Synaptophysin，Neurofilamen，Cytokeratin，下垂体前葉ホルモン；陰性

❻WHO Grade Ⅰ(Louisら，2016)

❼予後：良好

❽再発；不完全摘出後の再発率は高い（約35％）(Ogiwaraら，2011；Custodioら，2016)。

3．リンパ球性下垂体炎 Lymphocytic hypophysitis ―下垂体の慢性炎症性疾患 Chronic inflammatory lesions of pituitary gland―

1）概説

❶定義・概念

（ⅰ）**リンパ球性下垂体炎**(**lymphocytic hypophysitis**)とは、リンパ球や形質細胞の浸潤が下垂体にみられる非感染性の慢性炎症性疾患をいう。

（ⅱ）病理学的診断名である。

❷頻度(Cateregliら，2005)

（ⅰ）年間発症率は、人口900万人に1人。

（ⅱ）下垂体手術例全体の1％未満(0.24〜0.88％)。

❸名称；自己免疫性視床下部下垂体炎とも呼ばれる(阿部，2011)。

❹発症機序(阿部，2011)

（ⅰ）自己免疫疾患説が有力。

（ⅱ）リンパ球性下垂体炎の約20〜50％になんらかの自己免疫性疾患が関与。

ⓐこれら自己免疫疾患発症後にリンパ球性下垂体炎が発症している。

ⓑ最も多いのは自己免疫性甲状腺疾患(特に、慢性自己免疫性甲状腺炎＝橋本甲状腺炎)で、その他、自己免疫性副腎炎。

❺分類

炎症が**前葉に限局**しているもの。	➡**リンパ球性下垂体前葉炎** (lymphocytic adenohypophysitis)（569頁） ①病変が下垂体前葉に限局しているもの。 ②このタイプが最も多い。 ③妊娠や出産に関係して発症する。 　①Lymphocytic adenohypophysitis related to pregnancy or delivery である。 　②女性例の約60％で、妊娠や分娩との関連がある。 ④女性に圧倒的に多い。 ⑤尿崩症はみられない。 ⑥MRIのＴ1強調画像で、下垂体後葉の高信号は保たれている。

炎症が**神経下垂体に限局し**ているもの。	➡リンパ球性漏斗・下垂体後葉炎 (lymphocytic infundibulo-neurohypo-physitis) (573頁) ①病変が神経下垂体、すなわち下垂体後葉と漏斗(視床下部)に存在するもの。 ②リンパ球性下垂体後葉炎とも呼ばれる。 ③尿崩症で発症し、下垂体前葉機能低下症状を欠く。 ④前葉は、MRIや組織学的検査で異常を認めない。 ⑤性差はない。 ⑥MRIのT1強調画像で、後葉の高信号の消失。
炎症が**前葉および神経下垂体の両者に認められるもの。**	➡リンパ球性汎下垂体炎 (lymphocytic panhypophysitis) (575頁) ①病変が下垂体前葉と神経下垂体の両者に認められるもの。 ②症状は、尿崩症と下垂体前葉機能低下症状。 ③女性に多い。 ④MRIで、下垂体全体および下垂体茎の腫大を認める。

(※) 従来、下垂体前葉炎と下垂体漏斗・後葉炎は独立して起こり、前葉炎は下垂体前葉に限局してみられ尿崩症は合併せず、漏斗・後葉炎は視床下部漏斗、下垂体茎、下垂体後葉に限局してみられ下垂体前葉機能は保たれるとされていた。しかし、最近、尿崩症を伴った前葉炎や前葉機能不全を伴った漏斗後葉炎の報告があり、これら下垂体前葉あるいは後葉の一方に生じたリンパ球性の炎症が他方にも波及し得ることが注目されている(阿部, 2011)。

(ⅰ)病変部位による分類と特徴

(ⅱ)原発性か否かによる分類

  ⓐ原発性(一次性)

    ㋐原発性とは、最初から下垂体に炎症がある場合をいう。

    ㋑発生機序としては自己免疫的な機序が考えられる。

      ➡したがって、**自己免疫性下垂体炎**(autoimmune hypophysitis)とも呼ばれる。

  ⓑ続発性(二次性)

    ➡続発性とは、他の疾患によって引き起こされる下垂体炎をいう。

    ㋐トルコ鞍近傍の病変[例；ラトケ嚢胞、胚細胞腫、頭蓋咽頭腫、Tolosa-Hunt症候群(116頁)や肥厚性硬膜炎など]に伴う炎症が下垂体に波及するもの、あるいは全身性疾患(例；サルコイドーシス、結核やIgG4関連疾患など)の部分症として下垂体に炎症が生じるもの(片上, 2016)。

    【IgG4関連疾患とは(川, 2012；島津, 2016)**】**

      ◆ Immunoglobulin G(IgG)のサブクラスであるIgG4が関連する全身性で、慢性の炎症性疾患をいう。

      ◆すなわち、血中IgG4の高値、罹患臓器へのIgG4陽性形質細胞の著明な浸潤と線維化により、全身諸臓器の腫大や肥厚性病変などを呈する原因不明の疾患をいう。

    ㋑最近では、免疫チェックポイント阻害薬(immune checkpoint inhibitor)[イピリムマブ(ヤーボイ®)やニボルマブ(オプジーボ®)など]の使用後にも発症する(片上, 2016；片上, 2016)。

      ①免疫チェックポイント阻害薬関連下垂体炎(immune checkpoint inhibitor-related hypophysitis；IRH)と称される。

      ②IRHでは、副腎皮質刺激ホルモン(ACTH)やプロラクチン(PRL)などの下垂体前葉ホルモンの単独欠損症を早期より示すことが少なくない。

      ③IRHの過半数に血中ACTHとCortisolの基礎値と分泌能の低下を、IRHの4割強に甲状腺刺激ホルモン(TSH)分泌低下と性腺刺激ホルモン(LH/FSH)分泌不全を認める。

④IRH の 1/4 に成長ホルモン（GH）や PRL の基礎値と分泌予備能の低下を認める。

❻症状

（ⅰ）炎症により腫大した下垂体組織による周囲組織への圧迫症状

➡頭痛、視力・視野障害など。

（ⅱ）炎症による下垂体機能不全症状

ⓐ下垂体前葉機能不全

ⓑ下垂体後葉機能不全（中枢性尿崩症）

❼画像(片上, 2016)

（ⅰ）頭部 MRI は必須の検査。

（ⅱ）エックス線 CT の解像度は MRI より劣るため、MRI 禁忌症例以外の適応はない。

（ⅲ）初期や活動期では、下垂体や下垂体茎は腫大している。

（ⅳ）経過とともに下垂体は萎縮してくるので、画像上 Empty sella として呈示され得る。

❽鑑別疾患

➡下垂体腺腫、頭蓋咽頭腫、胚細胞腫瘍やラトケ嚢胞など。

❾治療の手引き

➡厚生労働科学研究費補助金 難治性疾患等政策研究事業 間脳下垂体機能障害に関する診療ガイドライン作成に関する研究による「自己免疫性視床下部下垂体炎」の治療方針は、以下のとおり(2017)。

（ⅰ）下垂体の腫大が著明で、腫瘤による圧迫症状（視力、視野の障害や頭痛）がある場合は、グルココルチコイドの薬理量（プレドニン換算で 1 mg/kg 体重/日、高齢の場合や病態に応じて 0.6〜1.0 mg/kg 体重/日で調節する）を投与し、症状の改善が認められれば漸減する。病態によってはステロイドパルスあるいはミニパルス療法を検討する。症状の改善が認められない場合は生検とともに腫瘤の部分切除による減圧を試みる。ステロイド抵抗性あるいは依存性の場合には免疫抑制薬の併用を考慮する。

（ⅱ）下垂体の腫大による圧迫症状が認められない場合で、下垂体−副腎系の機能低下（や尿崩症）が認められる場合には、グルココルチコイドの補充療法を試みる。急性期であれば、薬理量を試みることも勧められるが、結核などの感染症を十分に除外する必要がある。

（ⅲ）下垂体腫大による圧迫症状がなく下垂体機能の低下が認められない場合は、MRI などによって下垂体腫瘤の形態学的変化を経過観察する。

（ⅳ）下垂体機能低下症、尿崩症の評価を行い、適切なホルモン補充療法を行う。

（ⅴ）リンパ球性下垂体炎の診断は基本的に除外診断による。したがって類似病変を示す諸疾患の鑑別が重要であり、ステロイド治療前に病変部の組織学的検索が望まれる。

❿治療

（ⅰ）外科的治療

ⓐ主として経蝶形骨洞手術。

ⓑ手術適応例(阿部, 2011)

㋐術前診断が困難な例。

㋑保存的治療の無効例。

ⓒ手術でリンパ球性下垂体炎の診断が確定した場合は、必ず生検にとどめ、不必要な腫瘤

の摘出は慎むべきである(阿部，2011)。

（ⅱ）副腎皮質ステロイド薬（Glucocorticoid 糖質コルチコイド）の投与。

（ⅲ）ホルモン補充療法

（ⅳ）免疫抑制薬の投与(Caturegli ら，2005；Hamnvik ら，2010；Faje，2016)
　　　　ⓐMethotrexate®，Azathioprine(Imuran®)，Rituximab，Cyclosporine など。
　　　　ⓑ副腎皮質ステロイド薬抵抗例に対して使用されることがある。

❶❶病理組織学的所見

（ⅰ）下垂体組織の硬さや色は炎症時期により異なる(阿部，2011)。

（ⅱ）下垂体前葉にはリンパ球がびまん性に浸潤し、時折、形質細胞や炎症細胞の浸潤を認める(阿部，2011)。
　　　➡浸潤しているリンパ球は T リンパ球が主体(阿部，2011)。

（ⅲ）しばしば、間質の線維化(fibrosis)を伴う(片上，2016)。
　　　➡線維化は本疾患の後期にみられる所見(Faje，2016)。

（ⅳ）時に、リンパ濾胞を伴う(片上，2016)。

（ⅴ）免疫学的検査で、抗下垂体抗体が検出される(Caturegli ら，2005)。

❶❷予後と成績

（ⅰ）術後の改善率；約16%(Caturegli ら，2005)

（ⅱ）長期間のホルモン補充療法；73%の症例に必要(Caturegli ら，2005)。

（ⅲ）自然消失例；約3.4%の頻度(Caturegli ら，2005)。

ちょっとお耳を拝借

【下垂体炎(hypophysitis)の組織学的分類(Faje，2016)】

①リンパ球性下垂体炎 Lymphocytic hypophysitis
　①下垂体へのびまん性リンパ球(主として、T リンパ球)浸潤が特徴。
　②リンパ濾胞がみられ、時に、形質細胞、好酸球や線維芽細胞もみられる。
　③下垂体炎の中では最も多い。

②肉芽腫性下垂体炎 Granulomatous hypophysitis
　➡肉芽腫形成とそれに伴い多くの多核巨細胞や組織球(組織マクロファージ)がみられるもの。

③黄色腫性下垂体炎 Xanthomatous hypophysitis
　①脂質を含む泡状組織球(foamy histiocytes)がみられる。
　②肉芽腫の形成はない。

④形質細胞性下垂体炎 Plasmacytic hypophysitis
　①IgG4 関連下垂体炎(IgG4-related hypophysitis)とも呼ばれる。
　②多数の IgG4 陽性形質細胞浸潤が下垂体の広範囲にみられる。
　(※)時に、上記の 4 つのほかに混合性が加わることがある。なお、壊死性下垂体炎(necrotizing hypophysitis)は亜型。

（ⅳ）死亡(Caturegli ら, 2005)

ⓐ頻度；約7.8％

ⓑ死亡原因；副腎機能不全による。

❸合併疾患；慢性甲状腺炎(橋本病)、萎縮性胃炎、悪性貧血、特発性副腎炎、特発性副甲状腺炎など。

2）各原発性リンパ球性下垂体炎

（1）原発性リンパ球性下垂体前葉炎 Primary lymphocytic adenohypophysitis

❶定義・概念

（ⅰ）リンパ球を主体とする原発性の細胞浸潤が下垂体前葉に限局して認められる非感染性の慢性炎症性疾患をいう。

（ⅱ）妊娠や出産に関連して発症する。

（ⅲ）下垂体後葉は侵されない(尿崩症を伴わない)。

❷頻度；リンパ球性下垂体炎(自己免疫性下垂体炎)全体の34.7％(相村, 2016)

❸特徴

（ⅰ）周産期の女性に好発する。

➡女性例の約60％で、妊娠や分娩との関連がある。

（ⅱ）下垂体後葉は侵されない。

ⓐしたがって、通常、尿崩症を合併することはない。

ⓑ尿崩症を合併する場合は、二次性の下垂体炎か、あるいは腫瘤増大による漏斗部－下垂体後葉への物理的圧迫を疑う(片上, 2016)。

❹症状や所見

（ⅰ）頭痛が多く、約半数にみられる。

➡腫瘤増大による硬膜や鞍隔膜の膨張や捻れにより生じる。

（ⅱ）視力・視野障害が約40％にみられる。

（ⅲ）下垂体前葉機能低下の症状

ⓐ全身倦怠感、易疲労感、耐寒性低下、月経異常、不妊、乳汁分泌不全や食欲不振など。

ⓑ末梢血液所見

㋐副腎皮質不全では低ナトリウム血症や低浸透圧血症など。

㋑甲状腺機能低下では高コレステロール血症など。

（ⅳ）高プロラクチン血症による症状(約20％)；乳汁漏出や無月経など。

（ⅴ）外眼筋麻痺

➡海綿静脈洞への伸展例にみられる。

（ⅵ）尿崩症

➡尿崩症は認められないのが原則であるが、稀に(1～5％)みられることがある(橋本ら, 1999；Caturegli ら, 2005)

❺好発年齢

（ⅰ）妊孕可能年齢(片上, 2016)

➡若い女性に好発。

（ⅱ）女性では 35±13 歳で、男性では 45±14 歳(Caturegli ら，2005)。

❻性別

➡男性：女性＝1：6 で、**女性**に圧倒的に多い(Caturegli ら，2005)。

❼好発時期

（ⅰ）妊娠後期と分娩後初期に多い。

（ⅱ）妊娠に関連した場合は、ほとんどが出産前 1 カ月～出産後 2 カ月の間に発症(Caturegli ら，2005)。

❽内分泌学的検査所見

（ⅰ）全体(橋本ら，1999)

ⓐ部分的な前葉ホルモン(2～4 種類のホルモン)分泌低下が最も多い(約 49％)。

ⓑ次いで、前葉ホルモンの単独低下(約 21％)。

ⓒ汎下垂体前葉機能低下が最も少ない(約 11％)。

（ⅱ）前葉ホルモン低下の順序(橋本ら，1999：Caturegli ら，2005)

ⓐ **ACTH 分泌低下が最も多い**(約 61％)。

ⓑ次いで、TSH 分泌低下(約 47％)≧LH/FSH(gonadotropin)分泌低下(約 42％)

ⓒ以下、GH 分泌低下(約 37％)≧PRL 分泌低下(約 34％)の順。

➡下垂体腺腫では、まず GH と FSH/LH 値が低下し、次いで TSH と ACTH 値が低下する(Cosman ら，1989)。

（ⅲ）前葉ホルモン低下の組み合わせ(橋本ら，1999)

ⓐACTH＋TSH の二者を含む分泌低下が最も多い(約 42％)。

ⓑ以下、ACTH＋Gonadotropin の二者を含む分泌低下(約 31％)、ACTH＋TSH＋Gonadotropin の三者を含む分泌低下(約 25％)の順。

（ⅳ）その他の所見(橋本ら，1999)

ⓐ血中 PRL 値の上昇(高プロラクチン血症 hyperprolactinemia)；約 35％

ⓑ血中 TSH 値の上昇；約 4％

ⓒ血中 GH 値の上昇；約 2％

❾抗下垂体抗体が検出されることがある。

❿頭部エックス線単純撮影

➡通常、正常。時にトルコ鞍の拡大(軽度)。

⓫エックス線 CT

（ⅰ）単純 CT

ⓐ円形で境界明瞭な等吸収域。

ⓑ大部分の例で鞍上伸展を認める。

（ⅱ）造影 CT；均一に増強。

⓬MRI

（ⅰ）単純 MRI

ⓐT 1 強調画像

㋐均一な等信号。

㋑下垂体全体がほぼ均等に対称性に腫大。

⑦腫大した下垂体は、上方に凸な三角形を呈する。

　　　　➡下垂体腺腫との相異。

　　⑭大部分の例で鞍上伸展がみられる。

　　⑰下垂体茎の変位はない。

　　　　➡下垂体腺腫（macroadenoma）では下垂体茎の変位を認める。

　　⑰下垂体後葉の高信号は保たれている。

　ⓑT 2 強調画像；高信号

（ⅱ）造影 MRI；早期より、均一で著明に増強される。

❸診断の手引き（表 3-5）

表 3-5. リンパ球性下垂体前葉炎（典型例）の診断（平成 21 年度改訂）
［島津　章（研究代表者）：厚生労働科学研究費補助金 難治性疾患等政策研究事業，2017］

Ⅰ．主症候
　1．頭痛、視野障害、乳汁分泌などの下垂体腫瘍に類似の症候。
　2．疲労感、無月経などの下垂体機能低下症に類似の症候。

Ⅱ．検査・病理所見
　1．血中下垂体前葉ホルモンの 1 ないし複数の基礎値または分泌刺激試験における反応性が低い。
　2．画像検査では下垂体の対称性腫大を認める。造影剤により強い造影増強効果を認める。また、
　　　嚢胞性もある。
　3．下垂体の生検で、前葉に下垂体細胞の破壊像、線維化およびリンパ球を中心とした細胞浸潤を
　　　認める（注 1）。
　　　（注 1）下垂体生検で肉芽腫病変や泡沫化組織球の細胞浸潤を認める場合は、肉芽腫性下垂体
　　　　　　炎、黄色腫性下垂体炎と呼称される。

Ⅲ．参考所見
　1．女性でしかも妊娠末期、産褥期の発症が多い。
　2．プロラクチンの上昇が 1/3 の症例に認められる。
　3．他の自己免疫疾患（慢性甲状腺炎など）の合併例が比較的多い。
　4．抗下垂体抗体を認める例がある。
　5．長期経過例ではトルコ鞍空洞症（empty sella）を示すことがある。

〔診断基準〕
　確実例：ⅠとⅡを満たすもの。
　疑い例：ⅠとⅡの 1、2 を満たすもの。
　疑い例では、経過中常に下記の鑑別を要する疾患を念頭に置く。
　＜鑑別を要する疾患＞
　　①局所疾患による下垂体病変；胚細胞腫、ラトケ嚢胞、頭蓋咽頭腫、下垂体腺腫、そして副鼻腔
　　　炎、海綿静脈洞炎など下垂体周囲組織からの慢性炎症の波及（傍鞍部非特異的慢性炎症）。
　　②全身性疾患による下垂体病変；サルコイドーシス、多発血管炎性肉芽腫症、ランゲルハンス細
　　　胞組織球症、梅毒、結核、真菌感染症、IgG 4 関連疾患。

---

❹鑑別疾患

（ⅰ）下垂体腺腫

　ⓐ頭部エックス線単純撮影

　　⑦下垂体腺腫では、トルコ鞍の風船状拡大や二重底を認める。

　　⑭一方、リンパ球性下垂体前葉炎では、トルコ鞍は通常、正常。

　ⓑMRI（T 1 強調画像）（橋本ら，1999）

　　⑦下垂体腺腫では、下垂体後葉の高信号は認められないか、変位や変形している。また、
　　　造影 MRI では軽度の増強効果。

　　⑭リンパ球性下垂体前葉炎では、腫大した下垂体は上方に凸な三角形。また、下垂体後
　　　葉の高信号は保たれている。造影 MRI では著明に増強される。

ⓒ前葉ホルモン低下の順序

㋐下垂体腺腫では、GH や Gonadotropin の分泌低下が起こりやすい。

㋑一方、リンパ球性下垂体前葉炎では、ACTH や TSH の分泌低下をきたしすい。

（ⅱ）Sheehan 症候群（108 頁）

（ⅲ）その他、頭蓋咽頭腫、胚細胞腫瘍やラトケ嚢胞など。

❶⓹治療

（ⅰ）まず、ホルモン補充療法。

ⓐ副腎皮質ステロイド薬の投与（糖質コルチコイド）は必須！

㋐緊急で外科的に減圧を必要とする視力・視野障害のない場合には、まず副腎皮質ステロイド薬の投与を行う(Caturegli ら，2005)。

㋑この治療で効果のない場合には外科的治療（経蝶形骨洞手術）を選択する。

ⓑその他、必要に応じて甲状腺ホルモンの補充。

（ⅱ）手術（経蝶形骨洞手術）

ⓐ自然寛解例が多いので、必ずしも手術は必要でない。

ⓑ手術の必要な症例

㋐視力・視野障害例➡減圧が図れる程度に摘出する。

㋑副腎皮質ステロイド薬の投与により、症状の改善が得られない場合。

㋒確定診断のため（生検術）。

➡迅速診断により、本症と診断された場合には生検術にとどめる。

ⓒ術後も、炎症が消退するまで副腎皮質ステロイド薬を投与。

（ⅲ）放射線治療（通常の放射線治療や定位放射線照射）

➡議論があるが、外科的治療や副腎皮質ステロイド治療の無効例に対して行うことがある。

❶⓺病理組織学的所見

（ⅰ）硬い腫瘤で、色調は灰白色から黄色。

（ⅱ）下垂体**前葉**にリンパ球の浸潤やリンパ濾胞を認める。

➡浸潤リンパ球は、主に T リンパ球(Hashimoto ら，1997)。

（ⅲ）しばしば、間質の線維化（fibrosis）を認める(片上，2016)。

（ⅳ）時に、形質細胞の浸潤を認める(Hashimoto ら，1997)。

（ⅴ）前葉細胞の破壊が種々の程度にみられる。

（ⅵ）巨細胞、壊死や肉芽腫はみられない。

（ⅶ）下垂体後葉は正常。

（ⅷ）免疫プロット法で、抗下垂体抗体が高率（68％）に検出される(Caturegli ら，2005)。

❶⓻予後(Hashimoto ら，1997；Caturegli ら，2005)

（ⅰ）手術（経蝶形骨洞手術）による改善率；約 15.6％

（ⅱ）長期間のホルモン補充療法；55.9％の症例に必要。

（ⅲ）自然消失例；約 4.5％

（ⅳ）死亡

ⓐ頻度；9〜15％

ⓑ死亡原因；副腎機能不全による。

⓲合併疾患

（ⅰ）頻度；20〜56%（橋本ら，1999）

（ⅱ）慢性甲状腺炎（橋本病）、萎縮性胃炎、悪性貧血、特発性副腎炎、特発性副甲状腺炎など。

➡合併疾患の中では、慢性甲状腺炎（橋本病）が多い。

（2）原発性リンパ球性漏斗・下垂体後葉炎
Primary lymphocytic infundibulo-neurohypophysitis

❶定義・概念

（ⅰ）妊娠・出産に関係なく、リンパ球を主体とする原発性の細胞浸潤が**下垂体後葉と漏斗**（視床下部）に限局して認められる非感染性の慢性炎症性疾患をいう。

（ⅱ）本疾患は**特発性中枢性尿崩症の主因**と考えられている。

（ⅲ）下垂体前葉に異常を認めない。

❷頻度

（ⅰ）本邦；リンパ球性下垂体炎（自己免疫性下垂体炎）全体の 36.7%（椛村，2016）

（ⅱ）欧米；リンパ球性下垂体炎（自己免疫性下垂体炎）全体の 10.3%（Caturegli ら，2005）

❸名称；リンパ球性下垂体後葉炎とも呼ばれる。

❹特徴

（ⅰ）**妊娠・出産と関係ない。**

（ⅱ）リンパ球性下垂体前葉炎（lymphocytic adenohypophysitis）のように視力・視野障害をきたすほど大きくなることはない。

（ⅲ）下垂体前葉機能は保たれていることが多い。

（ⅳ）尿崩症の症状（多飲、口渇や多尿）で発症する。

（ⅴ）本邦からの報告が多い。

❺好発年齢（平均年齢）；42±17 歳（Caturegli ら，2005）。

❻性別；性差はない（Caturegli ら，2005）。

❼症状や所見

（ⅰ）**尿崩症**の症状、すなわち、多飲、口渇や多尿など。

（ⅱ）頭痛⬅トルコ鞍内の内圧増加による。

（ⅲ）高ナトリウム血症や高浸透圧血症。

（ⅳ）稀であるが（5%）、高 PRL 血症による症状（乳汁漏出や無月経など）（Hamnvik ら，2010）。

❽内分泌学的検査所見

（ⅰ）原則的には、下垂体前葉ホルモンの分泌は正常。

➡GH や Gonadodropin の分泌低下を軽度に認めることがある（橋本ら，1999）。

（ⅱ）血中 PRL 値の上昇（高 PRL 血症 hyperprolactinemia）を稀に認めることがある。

❾頭部エックス線単純撮影

➡正常、あるいはトルコ鞍の拡大やトルコ鞍底の骨菲薄化。

❿エックス線 CT

（ⅰ）単純 CT；トルコ鞍内〜鞍上部に、円形で境界明瞭な等吸収域。

（ⅱ）造影 CT；均一に増強。

❶MRI

（ⅰ）単純 MRI（T１強調画像）

　　ⓐ正常でみられる**後葉の高信号の消失**。

　　ⓑ**下垂体後葉の腫大**

　　　➡T１強調画像で等信号。

　　ⓒ**漏斗から下垂体茎の限局的肥厚**

　　　➡T１強調画像で等信号。

（ⅱ）造影 MRI；腫大した下垂体茎および下垂体が均一で著明に増強される。

❷診断の手引き（表 3-6）

表 3-6．リンパ球性漏斗・下垂体後葉炎（典型例）の診断（平成 21 年度改訂）［島津　章（研究代表者）：厚生労働科学研究費補助金 難治性疾患等政策研究事業，2017］

Ⅰ．主症候
頻尿、多飲、口渇などの尿崩症に特有な症候。
Ⅱ．検査・病理所見
1．中枢性尿崩症に合致する検査所見。 　2．画像検査で、下垂体茎の限局的肥厚、または下垂体神経葉の腫大。造影剤による強い造影増強効果。 　3．下垂体または下垂体茎の生検で、リンパ球を中心とした細胞浸潤、慢性炎症像。
Ⅲ．参考所見
1．下垂体前葉機能は保たれていることが多い。 　2．画像検査の異常は自然経過で消退することが多い。
〔診断基準〕 　確実例：ⅠとⅡを満たすもの。 　疑い例：ⅠとⅡの1、2を満たすもの。 　疑い例では、経過中常に下記の鑑別を要する疾患を念頭に置く。 　＜鑑別を要する疾患＞ 　　①局所疾患による下垂体病変；胚細胞腫、ラトケ嚢胞、頭蓋咽頭腫、下垂体腺腫、そして副鼻腔炎、海綿静脈洞炎など下垂体周囲組織からの慢性炎症の波及（傍鞍部非特異的慢性炎症）。 　　②全身性疾患による下垂体病変；サルコイドーシス、多発血管炎性肉芽腫症、ランゲルハンス細胞組織球症、梅毒、結核、真菌感染症、IgG 4 関連疾患。

❸鑑別疾患

　➡下垂体腺腫、頭蓋咽頭腫、胚細胞腫瘍、ラトケ嚢胞、ランゲルハンス細胞組織球症、Tolosa-Hunt 症候群など。

❹治療

（ⅰ）ホルモン補充療法

　　➡酢酸デスモプレシン（desmopressin acetate；DDAVP）の投与。

（ⅱ）副腎皮質ステロイド薬（糖質コルチコイド）の投与。

　　➡投与の要否については結論は出ていないが、症状の改善の得られることがある。

（ⅲ）外科的治療（経蝶形骨洞手術）

　　ⓐ通常、**手術を行わないで経過観察**。

　　〔理由〕

　　　㋐通常、腫瘤は視覚障害をきたすほど大きくないこと、および尿崩症は手術により改善されないこと、による。

　　　㋑２年ほどの経過で自然退縮する。

　　ⓑ下垂体腫大による周辺組織への圧迫症状のある場合や副腎皮質ステロイド薬で症状の改

善の得られない場合に、手術を施行する。

⓯病理組織学的所見

（ⅰ）下垂体後葉や漏斗茎にリンパ球、形質細胞などの炎症細胞の浸潤を認める。

➡ 浸潤リンパ球は、多くはTリンパ球である (井村, 2002)。

（ⅱ）壊死を認めることがある。

➡ この壊死を認めるタイプを壊死性リンパ球性漏斗・下垂体後葉炎（necrotizing lymphocytic infundibulo-neurohypophysitis）という (Seki ら, 2012)。

（ⅲ）下垂体前葉は正常。

（ⅳ）抗下垂体抗体の検出率（免疫ブロット法）は低い（33％）(Caturegli ら, 2005)。

⓰予後

（ⅰ）手術（経蝶形骨洞手術）による改善率；約7.7％ (Caturegli ら, 2005)

（ⅱ）長期間のホルモン補充療法；69.2％の症例に必要 (Caturegli ら, 2005)。

（ⅲ）死亡 (Caturegli ら, 2005)

ⓐ頻度；約5.1％

ⓑ死亡原因；副腎機能不全による。

（3）原発性リンパ球性汎下垂体炎 Primary lymphocytic panhypophysitis

❶定義・概念

（ⅰ）リンパ球を主体とする細胞浸潤が、原発性に下垂体前葉および神経下垂体の両者に認められる非感染性の慢性炎症性疾患をいう。

（ⅱ）妊娠や出産と無関係。

（ⅲ）尿崩症に下垂体前葉機能低下症状を伴う。

➡ すなわち、リンパ球性下垂体前葉炎とリンパ球性漏斗・下垂体後葉炎の両者の特徴を呈する。

❷頻度；リンパ球性下垂体炎（自己免疫性下垂体炎）全体の28.6％ (椙村, 2016)

❸症状

（ⅰ）尿崩症の症状、すなわち、多飲、口渇や多尿。

（ⅱ）下垂体前葉機能低下症状；全身倦怠感、易疲労感、月経異常、不妊、乳汁分泌不全や食欲不振など。

（ⅲ）頭痛

（ⅳ）高PRL血症による症状；乳汁漏出や無月経など（頻度；17〜23％）(Hamnvik ら, 2010)。

（ⅴ）視野障害を呈することは、ほとんどない。

❹好発年齢（平均年齢）；42±17歳 (Caturegli ら, 2005)。

❺性別；男性：女性＝1：1.9で、女性に多い (Caturegli ら, 2005)。

❻内分泌学的検査所見

（ⅰ）抗利尿ホルモン（ADH）の欠乏

（ⅱ）下垂体前葉ホルモン分泌低下 (Wada ら, 2011)

ⓐTSHの分泌低下が最も多い。

ⓑその他；GH、ACTHやGonadotropinの分泌低下。

（ⅲ）血中 PRL 値の上昇（高 PRL 血症）を認めることがある。

❼エックス線 CT

（ⅰ）単純 CT

ⓐ下垂体や下垂体茎の腫大。

ⓑ等吸収域

（ⅱ）造影 CT；均一に増強。

❽MRI

（ⅰ）単純 MRI

ⓐ下垂体および下垂体茎の腫大➡T１強調画像で等信号。

ⓑ正常でみられる後葉の高信号の消失。

（ⅱ）造影 MRI；均一に増強される。

❾診断の手引き（表 3-7）

表 3-7．リンパ球汎性下垂体炎の診断（平成 21 年度改訂）
［島津　章（研究代表者）：厚生労働科学研究費補助金　難治性疾患等政策研究事業，2017］

Ⅰ．主症候
　1．下垂体腫瘍および下垂体機能低下症に類似の症候。
　2．尿崩症に特有な症候。

Ⅱ．検査・病理所見
　1．血中下垂体前葉ホルモンの１ないし複数の基礎値または分泌刺激試験における反応性が低い。
　2．中枢性尿崩症に合致する検査所見（仮面尿崩症の場合がある）。
　3．画像検査で下垂体の腫大と下垂体茎の肥厚を認める。造影剤により強い造影増強効果を認める。
　4．下垂体または下垂体茎の生検で、下垂体細胞の破壊像、線維化およびリンパ球を中心とした細胞浸潤、慢性炎症を認める（注）。
　　（注）下垂体生検で肉芽腫病変や泡沫化組織球の細胞浸潤を認める場合は、肉芽腫性下垂体炎、黄色腫性下垂体炎と呼称される。

Ⅲ．参考所見
　1．高プロラクチン血症を認めることがある。
　2．視床下部性と下垂体性の下垂体機能低下症が混在する場合がある。

〔診断基準〕
　確実例：ⅠとⅡを満たすもの。
　疑い例：ⅠとⅡの1、2を満たすもの。
　疑い例では、経過中常に下記の鑑別を要する疾患を念頭に置く。
　＜鑑別を要する疾患＞
　　①局所疾患による下垂体病変；胚細胞腫、ラトケ囊胞、頭蓋咽頭腫、下垂体腺腫、そして副鼻腔炎、海綿静脈洞炎など下垂体周囲組織からの慢性炎症の波及（傍鞍部非特異的慢性炎症）。
　　②全身性疾患による下垂体病変；サルコイドーシス、多発血管炎性肉芽腫症、ランゲルハンス細胞組織球症、梅毒、結核、真菌感染症、IgG４関連疾患。

❿治療

（ⅰ）まず、副腎皮質ステロイド薬を投与。

（ⅱ）手術；経蝶形骨洞法による生検術。

（ⅲ）不足しているホルモンの補充療法

➡副腎皮質ステロイド薬、甲状腺ホルモンや酢酸デスモプレシン（desmopressin acetate；DDAVP）の投与。

⓫病理組織学的所見

（ⅰ）下垂体前葉にリンパ球、形質細胞や Macrophage（大食細胞）の浸潤。

第3章／バージョンアップ編

（ⅱ）下垂体前葉細胞の破壊を認める(Wada ら，2011)。

（ⅲ）免疫プロット法で、抗下垂体抗体が高率（80％）に検出される(Caturegli ら，2005)。

❶予後

（ⅰ）手術（経蝶形骨洞手術）による改善率；約10.5％(Caturegli ら，2005)

（ⅱ）長期間のホルモン補充療法；72.6％の症例に必要(Caturegli ら，2005)。

（ⅲ）死亡(Caturegli ら，2005)

　　ⓐ頻度；約2.1％

　　ⓑ死亡原因；副腎機能不全による。

4．トルコ鞍空洞症候群 Empty sella syndrome

❶定義・概念

（ⅰ）**トルコ鞍空洞症候群**（empty sella syndrome）とは、トルコ鞍空洞が原因でさまざまな臨床症状を呈することをいう。

（ⅱ）ちなみに、**トルコ鞍空洞**（empty sella）とは、くも膜下腔がトルコ鞍内に陥入し、その結果、トルコ鞍内が髄液で満たされ、下垂体が鞍底部に圧迫・菲薄化した状態をいう。

　　➡トルコ鞍空洞は、形態学的あるいは画像診断的な病名。

❷頻度；人口の8％以上(吉富，1999)。

❸分類

（ⅰ）**原発性**（一次性）（**primary**）

　　➡鞍隔膜が先天的に脆弱、あるいは鞍隔膜の開口部が先天的に大きいことが原因で生じるもの。

（ⅱ）**続発性**（二次性）（**secondary**）

　　➡下垂体がなんらかの原因（下垂体卒中、自己免疫性下垂体炎、外科的治療や放射線療法など）で萎縮し、下垂体容積が減少することにより生じるもの。

❹好発年齢；40〜60歳

❺性別

（ⅰ）女性に圧倒的に多い（80％）。

（ⅱ）70％は、肥満女性である。

❻症状

（ⅰ）頭蓋内圧亢進に伴う頭痛

（ⅱ）視力・視野障害

（ⅲ）下垂体機能低下症(泉山，2016)

　　ⓐ成長ホルモン分泌不全症が最も多い。

　　ⓑ次いで、性腺機能低下症、甲状腺機能低下症、副腎機能低下症。

　　ⓒ尿崩症（中枢性）は稀。

（ⅳ）高PRL血症が8〜10％程度にみられる(泉山，2016)。

（ⅴ）髄液鼻漏

❼頭部エックス線単純写真；トルコ鞍の風船状拡大（**図 3-11**）。

577

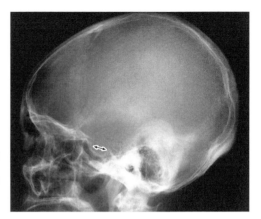

図 3-11. 原発性トルコ鞍空洞症候群の頭部
エックス線単純撮影（側面像）
(窪田惺著, 脳神経外科ビジュアルノート, 金原出版, 2003 より許可を得て転載)

トルコ鞍の軽度風船状拡大を認める（←→）。

❽エックス線 CT
　（ⅰ）単純 CT；低吸収域（髄液と同程度）
　（ⅱ）造影 CT；増強効果は認められない。
❾MRI
　（ⅰ）単純 MRI
　　　ⓐT1 強調画像；トルコ鞍内に低信号（髄液と同信号）（図 3-12）。
　　　ⓑT2 強調画像；高信号（髄液と同信号）
　（ⅱ）造影 MRI；増強効果は認められない。

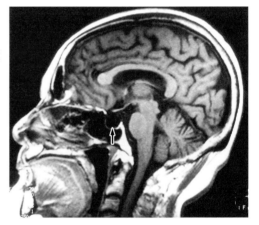

図 3-12. 原発性トルコ鞍空洞症候群の MRI
矢状断像
(窪田惺著, 脳神経外科ビジュアルノート, 金原出版, 2003 より許可を得て転載)

T1 強調画像で、トルコ鞍内に髄液と同等の低信号を認める（→）。

❿治療
　（ⅰ）手術
　　　ⓐ適応例；視力・視野障害例、髄液鼻漏例や頭蓋内圧亢進症状例。
　　　ⓑ開頭し、トルコ鞍内に筋肉片を充填する。
　（ⅱ）ホルモン補充療法➡下垂体機能低下症に対して。
　（ⅲ）ドパミン作動薬（Cabergoline や Bromocriptine など）
　　　　➡高 PRL 血症に対して。

第 3 章／バージョンアップ編

⓮シュワン細胞腫 Schwannoma（神経鞘腫 Neurinoma）

1．総説

❶分類

（ⅰ）神経の種類による分類

ⓐ感覚神経から発生するシュワン細胞腫

㋐シュワン細胞腫は、ほとんどが**感覚神経から発生**する。

㋑種類

➡第 8 脳神経鞘腫、三叉神経鞘腫や顔面神経鞘腫。

➡三叉神経および顔面神経は解剖学的には混合神経に属するが、シュワン細胞腫は感覚神経から発生する。

ⓑ混合神経から発生するシュワン細胞腫

㋐ Neurofibromatosis type 2 に合併してみられることがほとんど。

㋑種類；舌咽神経鞘腫や迷走神経鞘腫。

ⓒ運動神経から発生するシュワン細胞腫

㋐単独に運動神経から発生することは極めて稀。

㋑運動神経や混合神経から発生するシュワン細胞腫は、ほとんどが Neurofibromatosis type 2 に合併してみられる。

㋒種類；動眼・滑車・外転神経鞘腫（眼運動神経から発生するシュワン細胞腫）、副神経鞘腫や舌下神経鞘腫。

（ⅱ）頭蓋内シュワン細胞腫の分類(Haga ら，1997)

①脳神経鞘腫 （cranial nerve sheath schwanno-ma）	ⓐ前庭神経鞘腫（第 8 脳神経鞘腫）(381 頁) ⓑ三叉神経鞘腫(390 頁) ⓒ顔面神経鞘腫(580 頁) ⓓその他
②脳内シュワン細胞腫 （intracerebral schwannoma）	ⓐ脳実質内シュワン細胞腫(intra-axial schwannoma) ⓑ脳室周囲シュワン細胞腫(periventricular schwannoma) ⓒ硬膜に付着部を有するシュワン細胞腫(schwannoma with du-ral attachment) ⓓその他(others)
③前頭下シュワン細胞腫(subfrontal schwannoma)	
④脳室内シュワン細胞腫(intraventricular schwannoma)	
⑤小脳シュワン細胞腫(cerebellar schwannoma)	
⑥延髄シュワン細胞腫(schwannoma of the medulla oblongata)	
⑦その他(others)	

❷発生起源

（ⅰ）感覚神経から発生するシュワン細胞腫は、Glia-Schwann 鞘移行部から発生する。

（ⅱ）運動神経から発生するシュワン細胞腫は、移行部から離れた Schwann 細胞で包まれた部

579

分から発生する。

❸エックス線 CT

（ⅰ）単純 CT；低吸収域、あるいは等吸収域。

（ⅱ）造影 CT；均一、あるいはリング状に増強される。

❹MRI

（ⅰ）単純 MRI

　ⓐT 1 強調画像；低信号、あるいは等信号。

　ⓑT 2 強調画像；等信号、あるいは高信号。

（ⅱ）造影 MRI；均一、あるいはリング状に増強される。

2．脳神経から発生するシュワン細胞腫 Cranial nerve sheath schwannoma

1）感覚神経から発生するシュワン細胞腫

（1）前庭神経鞘腫（第 8 脳神経鞘腫）（381 頁）

（2）三叉神経鞘腫（390 頁）

（3）顔面神経鞘腫 Facial nerve neurinoma（schwannoma）

❶定義・概念

（ⅰ）顔面神経の Schwann 細胞より発生する腫瘍をいう。

（ⅱ）顔面神経は混合神経であるが、シュワン細胞腫は**中間神経**（感覚神経）**より発生**する。

❷頻度

（ⅰ）剖検例の 0.7%（Saito ら，1972）

（ⅱ）末梢性顔面神経麻痺例の 0.2〜5.6%

（ⅲ）錐体骨内占拠性病変全体の 0.8%

（ⅳ）第 8 脳神経鞘腫以外のシュワン細胞腫の中では 16% を占め、三叉神経鞘腫に次いで多い。

❸分類

➡発生部位により 4 つに分類される。

（ⅰ）膝神経節部（geniculate portion）

（ⅱ）鼓室部（tympanic portion）

（ⅲ）垂直部（vertical portion）

（ⅳ）小脳橋角部（cerebellopontine angle portion）

❹発育方向

（ⅰ）抵抗の少ない方向へ伸展する。

（ⅱ）顔面神経腫の中の 15〜30% が頭蓋内に伸展する。

　ⓐ中頭蓋窩へ伸展することが最も多い（67%）。

　　［理由］

　　　㋐鼓室や鼓室蓋の骨皮質が薄いこと。

　　　㋑腫瘍の好発部位が膝部から鼓室部にかけての水平部であること。

ⓑ中頭蓋窩と後頭蓋窩への伸展（亜鈴型）；19％

ⓒ後頭蓋窩への伸展；14％

❺特徴

（ⅰ）ほとんどが、側頭骨内に発生している。

（ⅱ）腫瘍の大きさに比して顔面筋の麻痺が強い。

（ⅲ）Bell 麻痺との誤診例が17％

（ⅳ）反復性顔面神経麻痺例の30％に、本腫瘍が存在する。

❻好発年齢；30〜60 歳（吉岡．2013）。

❼性別；やや女性に多い（吉岡．2013）。

❽好発部位

（ⅰ）多くは中間神経より発生する（Rosenblum ら．1987）。

（ⅱ）部位

➡顔面神経管内に好発する。頭蓋内に伸展することは稀。

ⓐRosenblum らの報告（1987）

㋐垂直部（顔面神経管）が 45％と最も多い。

㋑次いで、膝神経節部（31％）。

㋒以下、水平部（顔面神経管）（14％）＞内耳道内（9％）＞小脳橋角部（2％）の順。

ⓑSymon らの報告（1993）；膝神経節部あるいは鼓室部に最も多い。

❾症状

全　　　　体	①核下性顔面神経障害 ➡顔面筋麻痺、味覚障害（舌前 2/3）、涙腺や唾液腺の分泌障害。 ②聴力障害（伝導性あるいは感音性） ③耳痛		
発生部位別	膝部発生例	①核下性顔面神経麻痺で発症することが多い。 ②流涙低下、唾液分泌低下や味覚障害。 ➡上錐体神経症状・鼓索神経症状である。 ③感音性または伝音性難聴 ➡腫瘍が内耳や中耳に伸展している場合。	
	鼓室部発生例	①伝音性難聴で初発することが多い。 ➡早期に中耳へ伸展するため。 　📝迷路にまで伸展すると混合性難聴となる。 ②顔面神経麻痺は初期にはなく、聴神経症状に続いて出現することが多い。	
	垂直部発生例	①早期から核下性顔面神経麻痺で発症することが多い。 ②伝音性難聴 ➡中耳へ伸展した場合。	

❿頭部エックス線単純撮影

（ⅰ）錐体骨の破壊像。

（ⅱ）顔面神経管の拡大。

⓫エックス線 CT

（ⅰ）単純 CT

ⓐほとんどが低吸収域（嚢胞を形成することが多いため）。

ⓑ腫瘍周囲に点状あるいは線状の石灰化像。

ⓒ耳小骨や錐体骨前壁の破壊像。

ⓓ顔面神経管の拡大。

（ⅱ）造影 CT；不均一、あるいはリング状に増強される。

❷MRI

（ⅰ）単純 MRI

ⓐT 1 強調画像；軽度低～等信号

ⓑT 2 強調顔像；高信号（軽度から著明）

（ⅱ）造影 MRI；均一に、著明に増強される。

❸治療

（ⅰ）外科的治療

ⓐ摘出術により顔面神経麻痺は圧倒的に悪化する（木田ら，2014）。

ⓑ術後、顔面神経麻痺が残存している場合。

➡神経再建術（例；舌下神経・顔面神経吻合術）

（ⅱ）γ-Knife（木田ら，2014）

ⓐ腫瘍の大きさ

㋐完全寛解率；5.6%

㋑部分寛解率；55.6%

㋒不変；38.9%

ⓑ顔面神経麻痺

㋐顔面神経麻痺はまったくないか、あるいは著明改善例；52.9%の頻度。

㋑不変例；35%

2）混合神経から発生するシュワン細胞腫—舌咽・迷走神経鞘腫—

➡舌咽神経、迷走神経から発生するシュワン細胞腫は、その解剖学的位置関係から頚静脈孔シュワン細胞腫（681 頁）とも呼ばれている。

3）運動神経から発生するシュワン細胞腫
（1）眼運動神経系のシュワン細胞腫
Ⅰ．概説

❶定義・概念

（ⅰ）運動神経からシュワン細胞腫が発生することは稀。

（ⅱ）大部分は Neurofibromatosis type 2 に合併してみられ、単独で運動神経に発生することは極めて稀。

❷頻度

（ⅰ）極めて稀。

（ⅱ）眼運動神経の中では、

ⓐ動眼神経鞘腫が最も多い（60%）。

ⓑ次いで、滑車神経鞘腫（30%）。

ⓒ外転神経鞘腫（10%）

第3章／バージョンアップ編

❸発生部位（発生起源）

（ⅰ）感覚神経から発生するシュワン細胞腫は、Glia-Schwann 鞘移行部から発生する。

（ⅱ）しかし、動眼神経や滑車神経鞘腫はこのルールに当てはまらず、移行部から離れた部位から発生する。

❹発生部位による分類(Celli ら，1992)

（ⅰ）脳槽群(cisternal group)

➡脳幹から海綿静脈洞までの脳槽(precavernous cistern)を走行する神経から発生するもの。

（ⅱ）脳槽・海綿静脈洞群(cisterno-cavernous group)

ⓐ海綿静脈洞の領域、および斜台後部や錐体後部の脳槽を走行する神経から発生するもの。

ⓑ腫瘍は後頭蓋窩や中頭蓋窩に伸展する。

ⓒ海綿静脈洞や中頭蓋窩の硬膜を穿破して硬膜外に伸展することは、めったにない。

（ⅲ）海綿静脈洞群(cavernous group)

ⓐ海綿静脈洞部(中頭蓋窩)を走行する神経から発生するもの。

ⓑ海綿静脈洞の硬膜を穿破して硬膜外に伸展することは、めったにない。

❺治療

（ⅰ）外科的治療(手術による摘出)

（ⅱ）放射線治療

ⓐ通常(従来)の放射線治療(conventional radiotherapy)

ⓑ定位放射線照射(stereotactic irradiation)

Ⅱ．各腫瘍

A．動眼神経鞘腫 Oculomotor nerve neurinoma(schwannoma)

❶定義；動眼神経の Schwann 細胞より発生する腫瘍をいう。

❷頻度

（ⅰ）極めて稀。

（ⅱ）眼運動神経系の中では、最も発生頻度が高い(60％)。

❸好発年齢；40〜65 歳(平均年齢；47 歳)

❹性別；男性：女性＝1：1.4 で、女性に多い(Hatakeyama ら，2003)。

❺好発部位

（ⅰ）脳槽部(脚間窩槽)と海綿静脈洞部(傍鞍部)に多い。

（ⅱ）左側に多い。

❻症状

（ⅰ）**動眼神経麻痺が最も多い**(出現頻度；70％)。

➡初発症状として複視が最も多い。

🖎これに対して、脳動脈瘤では瞳孔散大や眼瞼下垂で初発する。

（ⅱ）頭痛や眼窩周囲の疼痛。

（ⅲ）片麻痺

❼合併する脳神経障害

（ⅰ）三叉神経と滑車神経が障害されることが多い。

（ⅱ）外転神経が障害されることは少ない。

　　➡三叉神経鞘腫では、外転神経が障害されることが多い。

❽治療

（ⅰ）一般的に、手術適応はない。

（ⅱ）手術適応例は、圧排効果（mass effect）のある大きい腫瘍。

❾予後

　➡動眼神経麻痺に対する機能的予後は極めて不良で、大多数の症例で術後悪化する。

B．滑車神経鞘腫 Trochlear nerve neurinoma（schwannoma）

❶定義；滑車神経の Schwann 細胞より発生する腫瘍をいう。

❷頻度

（ⅰ）頭蓋内シュワン細胞腫全体の 1％以下で、極めて稀。

（ⅱ）眼運動神経系の中では、動眼神経鞘腫に次いで多い（頻度；30％）。

❸好発年齢；30〜60 歳（平均年齢；43 歳）

❹性別；性差はない(Kohama ら，2009)。

❺発生部位

（ⅰ）ほとんどが脳槽部を走行する滑車神経より発生。

　　➡腫瘍はテント切痕中央部の迂回槽に存在。

（ⅱ）右側に多い(阿部ら，1994)。

❻症状・徴候(Kohama ら，2009)

（ⅰ）滑車神経麻痺

　ⓐ頻度；44％

　ⓑ複視を呈する。

（ⅱ）三叉神経障害

　ⓐ頻度；17％

　ⓑ顔面のしびれ感、異常感覚や神経痛。

（ⅲ）片麻痺

　ⓐ頻度；44％

　ⓑ大脳脚が圧迫されることにより生じる。

（ⅳ）顔面神経麻痺（26％の頻度）

（ⅴ）小脳症状

　ⓐ頻度；41％

　ⓑ失調や測定異常（dysmetria）。

❼MRI(Kohama ら，2009)

（ⅰ）単純 MRI

　ⓐT 1 強調画像；等信号

　ⓑT 2 強調画像；等信号

（ⅱ）造影 MRI；強く増強される。

❽治療；手術による摘出。

❾組織学的所見；Antoni A と B の混合型が最も多い。

C．外転神経鞘腫 Abducens nerve neurinoma（schwannoma）

❶定義；外転神経の Schwann 細胞より発生する腫瘍をいう。

❷頻度

（ⅰ）極めて稀。

（ⅱ）眼運動神経系の中では、最も発生頻度が低い（10%）。

❸発生部位による分類（Tung ら，1991）

（ⅰ）Type 1；腫瘍は海綿静脈洞や傍鞍部に存在する。

（ⅱ）Type 2；腫瘍は橋前部（prepontine area）や小脳橋角部に存在する。

❹Tung らの分類によるタイプ別の特徴
（表 3-8）

（ⅰ）好発年齢；Type 1 の方が、Type 2
　　よりやや高齢。

（ⅱ）性別；Type 1 は男性に、Type 2 は
　　女性に多い。

（ⅲ）症状；Type 2 の方がより重篤。

（ⅳ）罹病期間；Type 2 で短い。

（ⅴ）腫瘍の大きさ；発見時、Type 1 の
　　方が小さい。

（ⅵ）Type 1 では左側に多い。

（ⅶ）両タイプとも囊胞形成を高率に認める。

表 3-8．タイプ別の特徴（小野田ら，2003 より作成）

	Type 1	Type 2
好発年齢	52.8 歳（平均年齢）	43.3 歳（平均年齢）
性別	男性に多い	女性に多い
症状	外転神経麻痺のみ	水頭症、脳幹症状
罹病期間	14.0 カ月（平均）	2.9 カ月（平均）
腫瘍の大きさ	2.2 cm（平均）	5.0 cm（平均）
腫瘍の局在	左側に多い	左右差なし
囊胞形成	60%	67%

❺好発年齢；40〜60 歳に多い（平均年齢；45 歳）。

❻性別（小野田ら，2003）

（ⅰ）Type 1；男性：女性＝4：1 で、**男性**に多い。

（ⅱ）Type 2；男性：女性＝1：2 で、**女性**に多い。

❼好発部位

（ⅰ）好発部位は海綿静脈洞（Type 1）と橋前（Type 2）で、発生頻度はほぼ同じ。

（ⅱ）左右別（小野田ら，2003）

　　ⓐType 1；左側に多い。

　　ⓑType 2；左右差なし。

❽症状

（ⅰ）全体

　　ⓐ外転神経麻痺が最も多い（出現頻度；60%）。

　　ⓑ頭蓋内圧亢進症状

　　ⓒ脳幹症状

（ⅱ）タイプ別(小野田ら，2003)

　　ⓐType 1；外転神経麻痺が最も多い。

　　ⓑType 2；頭蓋内圧亢進症状（閉塞性水頭症）が最も多い。

❾治療

　（ⅰ）外科的治療（手術による摘出）

　　　➡海綿静脈洞部のもの（Type 1）では、全摘出は困難。

　（ⅱ）放射線治療

　　ⓐ通常（従来）の放射線治療（conventional radiotherapy）や定位放射線照射（stereotactic irradiation）。

　　ⓑ海綿静脈洞部のもの（Type 1）に対して考慮。

❿予後；術後の外転神経麻痺改善率は悪い。

（2）副神経鞘腫 Accessory nerve neurinoma（schwannoma）

❶概説

　（ⅰ）副神経は延髄根と脊髄根からなる（13 頁）。

　（ⅱ）副神経鞘腫は脊髄根由来の報告が多い(竹崎ら，2005)。

　　　[理由]延髄根は迷走神経と合流するため発生母地と同定することは困難。

❷頻度；極めて稀

❸名称；舌咽神経、迷走神経、副神経より発生するシュワン細胞腫は、その解剖学的位置関係から頚静脈孔シュワン細胞腫（681 頁）とも呼ばれる。

❹特徴(竹崎ら，2005)

　（ⅰ）嚢胞を形成していることが多い（57％）。

　（ⅱ）脳血管造影で腫瘍陰影を認めることは、前庭神経鞘腫に比して少ない。

　（ⅲ）日本からの報告が多い（約 43％）。

❺発生部位による分類

　（ⅰ）頚静脈孔内型（intrajugular type）；腫瘍が頚静脈孔内に存在するもの（50％）。

　（ⅱ）脳槽内型（intracisternal type）；腫瘍が大槽内に存在するもの（43％）。

　（ⅲ）頭蓋外型（extracranial type）；腫瘍が脊柱管（頚椎管）内に存在するもの（7％）。

❻症状

　（ⅰ）頚静脈孔内型；舌咽・迷走・副神経障害（頚静脈孔症候群、121 頁）。

　（ⅱ）脳槽内型

　　ⓐ副神経障害

　　ⓑ小脳症状

　　ⓒ頚髄症状

　（ⅲ）頭蓋外型

　　　➡腫瘍は主に第 1、第 2 頚椎管内に存在するので、四肢運動障害やしびれなどを呈する。

❼エックス線 CT

　（ⅰ）単純 CT；低～等吸収域

　（ⅱ）造影 CT；均一、あるいは不均一に増強される。

第3章／バージョンアップ編

❽MRI

（ⅰ）単純 CT

　　ⓐT 1 強調画像；低〜等信号

　　ⓑT 2 強調画像；高信号

（ⅱ）造影 CT；不均一に増強。

❾治療；外科的治療（摘出術）

（3）舌下神経鞘腫 Hypoglossal nerve neurinoma（schwannoma）

❶定義・概念

（ⅰ）舌下神経の Schwann 細胞より発生する腫瘍をいう。

（ⅱ）舌下神経鞘腫は Rootlet（根糸）からではなく、Bundle（神経束）となった部分から発生することが多い。

（ⅲ）ちなみに、舌下神経は延髄からの 10〜15 本の神経根糸（rootlet）より発生し、舌下神経管で神経束（bundle）となる。

❷頻度；非常に稀

❸分類と特徴

頭蓋内型 Intracranial type	①腫瘍が頭蓋内のみに存在するもの（頻度；約 32％）。 ②大槽（cisterna magna）の方に発育する傾向がある。 ③性別；女性に多い（男性：女性＝1：2）。 ④左右別；左側に多い（右側：左側＝1：1.7）。
頭蓋内・頭蓋外型 Intracranial/extracranial type （亜鈴型 dumbbell type）	①頭蓋内・外（←舌下神経管を通過）の両方にまたがって腫瘍が存在するもの（頻度；約 50％）(Hoshi ら，2000)。 ②性別；圧倒的に女性に多い（90％）。 ③左右別；左右差はない。
頭蓋外型 Extracranial type	①腫瘍が頭蓋外のみに存在するもの（頻度；約 19％）。 ②性別；女性に多い（男性：女性＝1：1.8）。 ③左右別；右側に多い（右側：左側＝1.8：1）。

❹好発年齢；20〜59 歳（平均年齢；48 歳）

❺性別；男性：女性＝1：2.0 で、女性に多い(Hoshi ら，2000)。

❻症状・徴候

（ⅰ）舌下神経麻痺が最も多い（85〜95％）。

　　➡舌の萎縮や運動麻痺。

（ⅱ）患側の後頭部痛や後頚部痛（55％）。

　　ⓐ頭蓋内圧亢進症状ではなく、第 2 頚神経が腫瘍により圧迫・伸展されることによる。

　　ⓑ頭位により、痛みの程度が変化するのが特徴。

　　ⓒ初発症状として最も多い。

（ⅲ）その他の脳神経障害（40〜60％）

　　ⓐ舌咽神経障害≧迷走神経障害が最も多い。

　　ⓑ以下、副神経障害＞顔面神経麻痺＞三叉神経障害＞聴神経障害。

（ⅳ）小脳症状（45〜50％）

（ⅴ）運動・感覚障害（41％、37％）

587

（ⅵ）頭蓋内圧亢進症状➡腫瘍の増大による髄液路の閉塞による。

❼左右別；左右差はないか、やや左側に多い（左側；約55％）(Hoshi ら. 2000)。

❽頭部エックス線単純・断層撮影

➡舌下神経管の拡大を認める（2mm以上の左右差を異常）。

☞亜鈴型に認められることが多く、特徴的。

❾脳血管造影

（ⅰ）無血管野で、腫瘍陰影を認めることは少ない。

（ⅱ）栄養血管は、Hypoglossal branch（上行咽頭動脈の Neuromeningeal trunk の枝）

❿エックス線CT

（ⅰ）単純CT

ⓐ低～等吸収域

ⓑ舌下神経管の拡大。

（ⅱ）造影CT；均一、あるいはリング状に増強される。

⓫MRI

（ⅰ）単純MRI

ⓐT1強調画像；低信号

ⓑT2強調画像；高信号

（ⅱ）造影MRI；均一、あるいはリング状に増強される。

⓬治療；外科的治療（全摘出可能）

3．頭蓋内シュワン細胞腫（脳神経に由来しないシュワン細胞腫）
Intracranial schwannoma (Schwannoma not arising from cranial nerves)

❶定義；脳神経と関係なく、頭蓋内に発生するシュワン細胞腫（schwannoma）をいう。

❷頻度；外科的に治療されたシュワン細胞腫の1％以下と、極めて稀。

❸発生部位による分類

（ⅰ）Extra-axial schwannoma（**頭蓋内・脳実質外シュワン細胞腫** intracranial extracerebral schwannoma）

➡ほとんどが、前頭蓋底（subfrontal）に発生。

（ⅱ）Intra-axial(intraparenchymal) schwannoma（**脳実質内シュワン細胞腫**）

➡脳室と関係なく、また硬膜にも付着部をもたない、純粋に脳実質内より発生するもの。

❹発生母地（説）

（ⅰ）硬膜に分布する知覚神経（三叉神経の髄膜枝など）や前篩骨神経（anterior ethmodal nerve）の Schwann 細胞から発生するとの説。

➡頭蓋内・脳実質外（extra-axial）発生例に対して有力な説。

（ⅱ）中胚葉性の Pial cell（軟膜細胞）から発生するとの説。

➡中胚葉性の Pial cell と神経外胚葉性の Schwann 細胞とに移行形がある。

（ⅲ）嗅球（olfactory bulb）から約0.5mm離れたところにある嗅糸（fila olfactoria）から発生するとの説。

第 3 章／バージョンアップ編

　　　ⓐ嗅糸(fila olfactoria)は Schwann 細胞を有する。
　　　　　㋐嗅糸のみが真の末梢神経。
　　　　　㋑嗅糸は、篩骨篩板の小孔を通って嗅球に入る。
　　　ⓑちなみに、嗅球と嗅索の両者を合わせたものが '嗅神経' で、中枢神経系。
　　　　　㋐嗅神経は無髄神経なので、Schwann 細胞ではなく Glia 細胞に覆われている。
　　　　　㋑嗅神経には Schwann 細胞が存在しないため、通常、シュワン細胞腫は発生しない。
　　　　　　➡したがって嗅神経を発生起源とすることは、一般的に無理。
（ⅳ)くも膜下腔、軟膜や脳内の血管周囲神経叢の Schwann 細胞から発生するとの説。
（ⅴ)発生学的迷入説
　　　➡胎生期に脳実質内に迷入した Schwann 細胞より発生するとの説。
❺好発年齢
　➡大多数は、30 歳以下の若年者や小児。
（ⅰ)頭蓋内・脳実質外発生例(extra-axial)；33 歳(平均年齢)
（ⅱ)脳実質内発生例(intra-axial)
　　　ⓐ大多数は 20 歳以下に好発する。
　　　ⓑ幼児(infant)には発生しない。
❻性別
（ⅰ)頭蓋内・脳実質外(前頭蓋底)発生例；男性：女性＝3〜4：1 で、男性に多い。
（ⅱ)脳実質内発生例(intra-axial)；男性：女性＝1.4：1 で、男性に多い。
❼好発部位(発生部位)
（ⅰ)頭蓋内・脳実質外発生例；前頭蓋底(subfrontal)
（ⅱ)脳実質内発生例(Khoo ら，2012)
　　　ⓐテント上が 63％、テント下が 37％で、テント上に多い。
　　　ⓑ表在性(superficial)よりも脳室周囲(periventricular)に多い(表在性；34％、脳室周囲；
　　　　66％)。
　　　ⓒテント上の好発部位
　　　　　㋐側頭葉に最も多い(テント上発生例の 34.6％)。
　　　　　㋑次いで、前頭葉(テント上発生例の 26.9％)。
　　　　　㋒以下、頭頂葉・後頭葉(テント上発生例の 15.4％)、頭頂葉＝後頭葉(各テント上発生例
　　　　　　の 7.7％)の順。
　　　ⓓテント下の好発部位
　　　　　㋐小脳に最も多い(テント下発生例の 53.3％)。
　　　　　㋑次いで、橋と延髄(両者とも、テント下発生例の 20％)。
❽症状
（ⅰ)頭蓋内・脳実質外発生例；けいれん、嗅覚障害や頭痛など。
（ⅱ)脳実質内発生例
　　　ⓐけいれんと頭痛が多い。
　　　ⓑ局所症状

❾脳血管造影

（ⅰ）頭蓋内・脳実質外発生例；血管の圧排像のみ。

（ⅱ）脳実質内発生例；腫瘍血管や腫瘍陰影を認める（45％）。

❿エックス線 CT

（ⅰ）頭蓋内・脳実質外発生例

ⓐ単純 CT；低吸収域

ⓑ造影 CT；不均一に増強。

（ⅱ）脳実質内発生例

ⓐ単純 CT

㋐低吸収域、あるいは等吸収域。

㋑ほとんどの例で、腫瘍周囲に**浮腫**を認める。

㋒30～55％の頻度で、**囊胞を合併**。

㋓**石灰化**を認めることがある（20％）。

ⓑ造影 CT

㋐囊胞

①壁在結節、あるいは壁（周囲）が増強（リング状に増強）。

②不均一に増強。

㋑充実性；均一に増強。

⓫MRI

（ⅰ）頭蓋内・脳実質外発生例

ⓐ単純 MRI

㋐T 1 強調画像；低信号、あるいは等信号。

㋑T 2 強調画像；等信号、あるいは高信号。

ⓑ造影 MRI；不均一に増強。

（ⅱ）脳実質内発生例

ⓐ単純 MRI

㋐T 1 強調画像；低信号

㋑T 2 強調画像；高信号、あるいは混合信号。

㋒腫瘍周囲の**浮腫**や**囊胞**を認めることが多い。

ⓑ造影 MRI；均一、あるいは不均一に増強。

⓯頭蓋内胚細胞腫瘍 Intracranial germ cell tumors

1．基底核・視床の胚細胞腫瘍
Germ cell tumor in basal ganglia and thalamus

❶定義；基底核部や視床に発生する胚細胞腫瘍。
❷頻度；頭蓋内胚細胞腫瘍全体の5〜10％と稀。
❸特徴
　（ⅰ）**嚢胞（多房性）を形成しやすい**（60〜90％）。
　　　➡基底核以外での嚢胞形成の頻度は14％
　（ⅱ）患側（同側）の**大脳半球の萎縮**を伴いやすい。
　　　➡最近の報告では、その頻度は高くないとされている（頻度；15〜30％）。
　　　ⓐ萎縮の発生機序（説）
　　　　㋐視床や基底核からの求心性線維のワーラー変性（Wallerian degeneration）により、萎縮
　　　　　が生じるとの説。
　　　　　　➡ワーラー変性を最も認めやすい部位は皮質脊髄路。
　　　　㋑腫瘍の浸潤による神経節細胞や神経線維の消失により、遠心性線維が逆行性に変性
　　　　　（retrograde degeneration）し、萎縮が生じるとの説。
　　　ⓑ萎縮像は、初期像というよりは進行期（advanced stage）にみられることが多い。
　　　ⓒ内包へ浸潤している例に多く、基底核などに限局している症例には少ない。
　（ⅲ）他の部位のものに比べて、**腫瘍内出血をきたしやすい**（50％）。
　（ⅳ）ほとんどが、本邦からの報告である。
　（ⅴ）好発年齢は、生殖器官が急速に発達する学童期や思春期。
❹好発年齢；7〜20歳で、半数は6〜11歳（平均年齢；11歳）。
❺性別；**男性に圧倒的に多い**（95％）。
❻症状
　（ⅰ）徐々に進行する**運動麻痺**（片麻痺）
　　　➡最も多く（90％）、初発症状としても最も多い。
　（ⅱ）精神症状（40％）
　　　ⓐ性格変化
　　　ⓑ知能障害
　（ⅲ）思春期早発症（367、652頁）
　（ⅳ）**頭蓋内圧亢進症状は稀**（末期）。
　　　➡視床神経膠腫（thalamic glioma）では、局所症状に頭蓋内圧亢進症状を伴う。
　（ⅴ）けいれんや不明熱。
❼発生部位
　➡視床に発生することが最も多く、そして基底核へ伸展・浸潤していく。
❽腫瘍マーカー；血清や髄液中のHCG（human chorionic gonadotropin）やAFP（alphafetopro-

tein)が陽性(25%)。
❾エックス線 CT
　(ⅰ)単純 CT
　　ⓐ等～高吸収域
　　　➡ある程度の大きさになると、石灰化や囊胞を合併しモザイク状(混合吸収域)となる。
　　ⓑしばしば、囊胞や石灰化を認める。
　　ⓒ圧排効果(mass effect)は少ない。
　　ⓓ**患側の大脳半球の萎縮像**(シルビウス裂の拡大や側脳室の拡大など)。
　(ⅱ)造影 CT；不均一に増強されることが多い。
❿MRI
　(ⅰ)単純 MRI
　　ⓐT1強調画像(図 3-13 A)；低～等信号
　　ⓑT2強調画像；高信号、あるいは混合信号。
　　ⓒ圧排効果(mass effect)は少ない。
　　ⓓ**患側の大脳半球や大脳脚の萎縮像**を認める。
　(ⅱ)造影 MRI(図 3-13 B)；不均一に増強されることが多い。

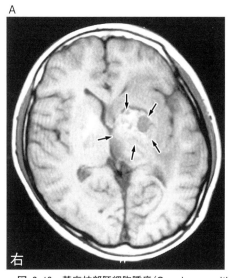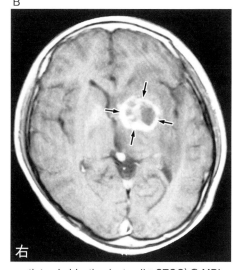

図 3-13. 基底核部胚細胞腫瘍(Germinoma with syncytiotrophoblastic giant cell；STGC)の MRI
　　　　A(単純 MRI)；T1強調画像で左基底核部に低～等信号を認める(→)。
　　　　B(造影 MRI)；不均一に増強される(→)。

⓫鑑別疾患；神経膠腫や悪性リンパ腫。
⓬治療；手術、放射線治療および化学療法。
⓭組織型
　➡すべての組織型が発生し得るが、**ほとんどが(80%)Germinoma** である。
⓮予後
　(ⅰ)良好；60%

（ⅱ）死亡；20%

2．トルコ鞍内ジャーミノーマ Intrasellar germinoma

❶定義・概念
（ⅰ）トルコ鞍内に発生（充満）する Germinoma をいう。
（ⅱ）トルコ鞍内から周囲組織に浸潤・破壊性に伸展する（→より抵抗の少ない鞍上部や斜台骨膜下へ拡がる傾向がある）。

❷分類
（ⅰ）一次性（原発性）；トルコ鞍内に原発するもの。
（ⅱ）二次性（続発性）
　　➡神経下垂体部（鞍上部）Germinoma が下垂体茎を通りトルコ鞍内（下垂体後葉）に伸展するものをいう。

❸症状
（ⅰ）一次性（Primary）
　　ⓐ尿崩症（diabetes insipidus）；初発症状として多いが、欠くこともある。
　　ⓑ視力・視野障害；欠くか、後期に出現。
（ⅱ）二次性（Secondary）
　　ⓐ尿崩症（diabetes insipidus）がほとんどの例でみられ、また初発症状としても最も多い。
　　ⓑ下垂体前葉機能低下
　　ⓒ視力・視野障害

❹好発年齢；小児期あるいは若年期（8～20 歳、平均 15 歳）。
❺性別；男性：女性＝1：1.5 で、女性に多い。
❻頭部エックス線単純撮影；トルコ鞍は正常、あるいは軽度拡大。
❼エックス線 CT
（ⅰ）単純 CT；等～高吸収域
（ⅱ）造影 CT；均一に、強く増強。
❽MRI
（ⅰ）単純 MRI
　　ⓐT 1 強調画像
　　　㋐等信号
　　　㋑下垂体後葉の高信号の消失。
　　ⓑT 2 強調画像；高信号
（ⅱ）造影 MRI
　　ⓐ均一に、著明に増強される。
　　ⓑ正中・矢状断像が有用で、腫瘍は正常下垂体より後方に増強される (Kidooka ら, 1995)。
　　　➡すなわち、 下垂体は腫瘍の前方 （前下方）に存在する。

ⓒ鞍上伸展のある症例では、鞍隔膜の部分で腫瘍がくびれている。

　　ⓓ斜台上部の硬膜が増強される（dural tail）。

❾鑑別疾患；下垂体腺腫、頭蓋咽頭腫や脊索腫。

❿治療

　（ⅰ）外科的治療；経蝶形骨洞法により摘出。

　（ⅱ）放射線治療；拡大局所照射

　（ⅲ）化学療法；Cisplatin と Etoposide の併用。

⓫予後；良好

3．小脳および小脳橋角部の胚細胞腫瘍
Germ cell tumor in cerebellum and cerebello-pontine angle region

❶定義；小脳や小脳橋角部に発生する胚細胞腫瘍。

❷頻度；極めて稀。

❸腫瘍の種類；小脳半球の Endodermal sinus tumor、小脳橋角部の Germinoma with syncytio-trophoblastic giant cell（合胞体栄養細胞性巨細胞を伴う Germinoma）（595頁）。

ちょっとお耳を拝借

【異所性ジャーミノーマ Ectopic germinoma】

①定義；異所性 Germinoma とは、松果体や神経下垂体以外の部位に発生するものをいう。

②頻度；5〜10%（Yonezawa ら，2010）

③発生起源；神経板領域における胚細胞の遊走異常により生じるとされている（Yonezawa ら，2010）。

④発生部位

　◇①基底核や視床に最も多い（Yonezawa ら，2010）。

　◇②その他；稀であるが、前頭葉、側頭葉、脳梁、下垂体、放線冠、海綿静脈洞、小脳、小脳橋角部や脳幹（図3-14）など。

- -

[Ⓐ**脳梁に発生する胚細胞腫瘍 Germ cell tumor in corpus callosum**]

　㋐種類（Yonezawa ら，2010）

　　◇①Germinoma が最も多い。

　　◇②その他、合胞体栄養細胞性巨細胞を伴う Germinoma、成熟奇形腫、未熟奇形腫や胎児性癌。

　㋑好発年齢（平均±標準偏差）；23.7±10.9歳で、通常の頭蓋内 Germinoma より高齢（Yonezawa ら，2010）。

　㋒性別；圧倒的に（92%）、男性に多い（Yonezawa ら，2010）。

　㋓症状；頭蓋内圧亢進症状、片麻痺、記憶障害、尿崩症や思春期早発症など（Yonezawa ら，2010）。

　㋔Germinoma では、25 mm 以上の大きな囊胞を伴っている（Utsuki ら，2005）。

［Ⓑ小脳橋角部の合胞体栄養細胞性巨細胞を伴うジャーミノーマ Germinoma with syncytiotrophoblastic giant cell in cerebellopontine angle(Fujiwara ら, 2002)］
　㋐好発年齢（平均）；27歳で、通常の頭蓋内胚細胞腫瘍より高い。
　㋑性別；全例、男性。
　㋒症状；顔面神経麻痺、聴力障害や小脳失調。
　㋓MRI；髄膜腫と類似の所見。

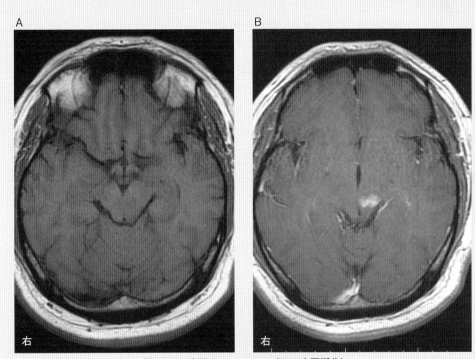

図 3-14. 中脳の Germinoma（MRI 水平断像）
(鈴木 慶やすらぎクリニック院長鈴木 慶博士のご厚意による)

A（単純 MRI；T1 強調画像）；中脳に病的な輝度変化はみられない。
B（造影 MRI）；左の中脳に増強される病変を認める。
　※：生検術により採取した組織で Germinoma と診断。

4．延髄の胚細胞腫瘍 Germ cell tumor in medulla oblongata

❶定義；延髄に発生する胚細胞腫瘍。
❷頻度；極めて稀
❸好発年齢
　（ⅰ）14〜32歳（平均年齢；23歳）
　（ⅱ）頭蓋内の他の部位の胚細胞腫瘍より、好発年齢は高い。
❹性別；ほとんどが女性。

❺症状
　（ⅰ）下位脳神経障害（嚥下障害や嗄声）
　（ⅱ）小脳症状
　（ⅲ）脳幹（下部）障害；錐体路症状は伴わない。
　（ⅳ）四肢のしびれ。
❻発生部位と発育方向
　➡延髄背側部に発生し、第4脳室や大槽に伸展する。
❼治療
　（ⅰ）外科的治療（生検、あるいは部分摘出）
　（ⅱ）放射線治療
　（ⅲ）化学療法；Cisplatin と Etoposide など。
❽組織型；**全例**、Germinoma。
❾予後；良好
❿関連症候群；男性例では、Klinefelter 症候群（90頁）。

★好きなように使ってね！

第 3 章／バージョンアップ編

⓰神経細胞および混合神経細胞・膠細胞系腫瘍
Neuronal and mixed neuronal-glial tumors

1. 総説

❶定義・概念

（ⅰ）成熟分化した神経細胞と腫瘍性の Glia 細胞が混在した良性腫瘍の総称。

（ⅱ）過誤腫的性格を有する。

❷頻度（本邦）；原発性脳腫瘍全体の 1.2%

❸WHO 分類（表 3-9）

表 3-9. 神経細胞および混合神経細胞・膠細胞系腫瘍の WHO 分類（Loius ら，2016 より引用：邦訳名は，主として廣瀬，2017 による）

①胚芽異形成性神経上皮腫瘍 Dysembryoplastic neuroepithelial tumour（607 頁）
②神経節細胞腫 Gangliocytoma（600 頁）
③神経節膠腫 Ganglioglioma（601 頁）
④退形成性神経節膠腫 Anaplastic ganglioglioma
⑤小脳異形成性神経節細胞腫（Lhermitte-Duclos 病）Dysplastic cerebellar gangliocytoma（Lhermitte-Duclos disease）
⑥線維形成性乳児星細胞腫および神経節膠腫 Desmoplastic infantile astrocytoma and ganglioglioma（605 頁）
⑦乳頭状グリア神経細胞腫瘍 Papillary glioneuronal tumour
⑧ロゼット形成性グリア神経細胞腫瘍 Rosette-forming glioneuronal tumour（610 頁）
⑨びまん髄膜性グリア神経細胞腫瘍 Diffuse leptomeningeal glioneuronal tumour（613 頁）
⑩中枢性神経細胞腫 Central neurocytoma（614 頁）
⑪脳室外神経細胞腫 Extraventricular neurocytoma（618 頁）
⑫小脳脂肪神経細胞腫 Cerebellar liponeurocytoma
⑬傍神経節腫 Paraganglioma（619 頁）

❹好発年齢；小児〜若年期

❺組織学的所見

（ⅰ）腫瘍を構成する神経細胞は、大型の神経細胞と小型の神経細胞とからなる。

（ⅱ）Glia 細胞は、星状膠細胞（astrocyte）が大部分。

2. 小脳異形成性神経節細胞腫 Dysplastic cerebellar gangliocytoma（Lhermitte-Duclos 病 Lhermitte-Duclos' disease）

❶定義・概念

（ⅰ）片側の小脳半球皮質の顆粒層で神経細胞が層構造をつくって腫瘍様に増生し、小脳半球回（cerebellar folia）が腫大しているものをいう。

（ⅱ）緩徐に進行する良性の限局性病変。

（ⅲ）過誤腫（hamartoma）と考えられているが、真の腫瘍（ture neoplasm）なのか、先天奇形（congenital malformation）なのか、あるいは形成異常（dysplasia）なのかは議論があり、いまだ明らかではない。

（ⅳ）Cowden 症候群（67 頁）との関係。

597

ⓐ本症は、Cowden 症候群が中枢神経系に発現したものと考えられている。

➡成人で発症する Lhermitte-Duclos 病は、Cowden 症候群と同義(前田, 2013)。

ⓑ本症の 1/3 に Cowden 症候群がみられる。

❷頻度(本邦)；原発性脳腫瘍全体の 0.02％で、極めて稀。

❸好発年齢；20〜50 歳がほとんど(平均年齢；34 歳)。

❹性別；性差はない(Koeller ら, 2001)。

❺好発部位；小脳半球で、**左側に多い。**

❻症状

➡無症状のことが多いが、症状を呈する場合は以下のとおり。

（ⅰ)頭蓋内圧亢進や水頭症の症状(頭痛、悪心・嘔吐、うっ血乳頭)➡最も多い。

（ⅱ)小脳症状(不安定歩行、失調)➡徐々に進行する小脳症状で、40％に認められる。

（ⅲ)Megalencephaly(巨脳症)

（ⅳ)精神発達遅滞(mental retardation)

❼症状の持続時間；2、3 カ月〜10 年以上

❽エックス線 CT

（ⅰ)単純 CT

ⓐ通常、低吸収域(Koeller ら, 2001)。

ⓑ時に、局所的な石灰化や囊胞形成を認める。

➡石灰化は微細で、小脳回に沿っている(秋元, 2016)。

ⓒ病変の大きさに比して圧迫所見は軽度。

（ⅱ)造影 CT；増強されない。

❾MRI

（ⅰ)単純 MRI

ⓐT 1 強調画像

㋐病変部は軽度低信号。

㋑低信号の中に等信号の線状の筋(すじ)(parallel linear striation)がみられる。

ⓑT 2 強調画像

㋐病変部は高信号。

㋑**高信号と等信号が平行に交互でみられ、縞状(帯状)を呈している**(alternating bands of high signal intensity and normal signal intensity)。

➡この所見は Tiger stripe sign(虎の縞模様徴候)と呼ばれ、**肥厚した小脳回**(enlarged cerebellar folia)を反映している。

ⓒ拡散強調画像(DWI)；高信号

（ⅱ)造影 MRI

ⓐ増強されないか、あるいは軽度で、線状に増強される。

ⓑ増強される場合には、Tiger stripe(虎の縞模様)の外観を呈する。

❿灌流 MRI(前田, 2013)

➡病変部の局所脳血液量(regional cerebral blood volume；rCBV)や局所脳血流量(regional cerebral blood flow；rCBF)の増大が特徴。

第3章／バージョンアップ編

❶磁気共鳴スペクトロスコピー（MRS）(Akiyama ら，2006)

（ⅰ）Choline(コリン含有物質；Cho)の低下。

（ⅱ）Lac(lactate)の上昇。

（ⅲ）Creatine(Cr)の上昇。

（ⅳ）Myo-Inositol の上昇。

❷FDG-PET➡病変部の高集積が特徴(前田，2013)。

❸治療

➡小脳失調や頭蓋内圧亢進症状を呈した場合に限り手術適応(秋元，2016)。

（ⅰ）外科的治療（摘出術）

（ⅱ）水頭症に対してシャント術。

❹病理学的所見

（ⅰ）肉眼的所見……………………………………………… **特徴！**

ⓐ小脳半球回（cerebellar folia）の限局性腫大。

➡腫大した有髄線維と肥大したニューロンとが関与。

ⓑ白質の神経線維の著明な減少（退行）。

ⓒ正常な皮質構築の消失。

（ⅱ）組織学的所見

➡正常の小脳皮質構造が消失。

ⓐ分子層（molecular layer）の肥厚

➡肥厚した分子層が小脳回を思わせるような回転をみせている(秋元，2016)。

ⓑPurkinje 細胞は著明に減少あるいは消失。

ⓒ顆粒層（granular layer）

㋐顆粒層の内層は肥厚し、その中に大型の神経細胞の増生がみられる(戸村，2002)。

㋑大型神経細胞は放射状に肥厚した皮質に拡がっていく(秋元，2016)。

❺WHO Grade(Eberhart ら，2016)

（ⅰ）本疾患は腫瘍か過誤腫か、いまだ決定されていない。

（ⅱ）腫瘍ならば、WHO Grade Ⅰ。

❻免疫組織化学的所見

（ⅰ）Synaptophysin；陽性

（ⅱ）Neurofilament protein(NFP)；陽性

（ⅲ）d-Calbindin(Purkinje 細胞の胞体および突起に発現)；陰性(秋元，2016)

（ⅳ）GFAP；陰性

❼遺伝子・染色体異常

（ⅰ）成人発症例では、すべて、第 10 番染色体長腕(10q23.3)上にある癌抑制遺伝子 *PTEN*
(phosphatase and tensin homolog)の突然変異を認める(前田，2013；大石，2014)。

➡ただし、小児発症例では、*PTEN* 変異は認められない(前田，2013)。

（ⅱ）*PTEN* 遺伝子に突然変異を認める遺伝性疾患を総称して *PTEN* **過誤腫症候群**(*PTEN*
hamartoma tumor syndrome；PHTS)という(大石，2014)。

➡この PHTS には、Lhermitte-Duclos 病や Cowden 病などが含まれる(大石，2014)。

599

❸予後；良好であるが、稀に、再発することがある。

❹合併奇形

（ⅰ）頻度の高い合併奇形（Nowakら，2002）

➡巨頭症（megalocephaly）、巨脳症（megalencephaly）、水頭症、脊髄空洞症や骨格異常
（顔面非対称、多指症 polydactylia、合指症 syndactylia）

（ⅱ）稀な合併奇形（Nowakら，2002）

ⓐ皮膚と粘膜の病変➡脂肪腫、血管腫や神経線維腫など。

ⓑ良性病変（甲状腺、乳腺や泌尿生殖器）

ⓒ悪性病変（乳腺、甲状腺や泌尿生殖器）

（ⅲ）その他；動静脈瘻（arteriovenous fistula）（Akiyamaら，2006）

❹関連症候群；Cowden 症候群（67 頁）

3．神経節細胞腫 Gangliocytoma

❶定義・概念

（ⅰ）成熟、分化しているが、異常な神経細胞（神経節細胞）からなる腫瘍をいう。

（ⅱ）形成異常（dysplasia）の性格を有する。

❷頻度（本邦）；原発性脳腫瘍全体の 0.1％

❸好発年齢

（ⅰ）小児や若年者に好発する。

（ⅱ）30 歳以下が 77％で、20 歳以下が 65％

ちょっとお耳を拝借

トルコ鞍内に発生する神経節細胞腫（intrasellar gangliocytoma）は 30〜50 歳代の女性に多い（田鹿ら，1989）。

❹性別；男性に多い（男性：女性＝1.5：1）。

❺好発部位（Koellerら，2001）

（ⅰ）第 3 脳室底部に最も多い。

（ⅱ）以下、側頭葉、小脳、頭頂・後頭葉、前頭葉、脊髄の順。

❻症状

（ⅰ）てんかん（難治性）が多い。

（ⅱ）頭蓋内圧亢進症状

（ⅲ）局所症状

❼頭部エックス線単純撮影；頭蓋骨の菲薄化や膨隆。

❽脳血管造影；無血管野で、腫瘍陰影を認めない。

❾エックス線 CT

（ⅰ）単純 CT

ⓐ典型例では、高吸収域。

ⓑ圧迫所見はほとんどなく、周囲の浮腫はみられない。

（ⅱ）造影 CT；増強される場合と、増強されない場合とがある。

❿MRI

（ⅰ）単純 MRI

ⓐT 1 強調画像；低信号

ⓑT 2 強調画像；高信号

（ⅱ）造影 MRI；増強される場合（半数）と、増強されない場合とがある。

⓫治療

（ⅰ）外科的治療

ⓐ手術が第一選択。

ⓑ難治性てんかん発作症例に対して手術を施行。

（ⅱ）放射線治療

ⓐ通常、施行しない。

ⓑ放射線には抵抗性。

⓬病理学的所見

（ⅰ）肉眼的所見

ⓐ境界鮮明な腫瘍。

ⓑしばしば皮質形成異常、囊胞（50％）や石灰化（30％）を伴う。

（ⅱ）組織学的所見

ⓐ2 核細胞を含む神経細胞（神経節細胞）が塊状に存在する。

ⓑ神経細胞の間に、非腫瘍性の Glia 細胞がみられる。

⓭WHO Grade Ⅰ (Capper ら, 2016)

⓮免疫組織学的所見

（ⅰ）Synaptophysin；陽性

（ⅱ）Neurofilament protein（NFP）；陽性

（ⅲ）Neuron-specific enolase（NSE）；陽性

⓯予後

（ⅰ）てんかん発作の抑制が期待できる。

（ⅱ）長期生存例が多い。

⓰合併腫瘍

（ⅰ）円蓋部髄膜腫が多い。

（ⅱ）トルコ鞍内神経節細胞腫では、下垂体腺腫との合併が多い。

4．神経節膠腫 Ganglioglioma

❶定義・概念

（ⅰ）よく分化した腫瘍性の神経細胞と腫瘍性の Glia 細胞の両者からなる混合腫瘍。

（ⅱ）緩徐発育性の Glia 神経細胞腫瘍（glioneuronal tumor）。

（ⅲ）ちなみに、神経節細胞腫（gangliocytoma）（前項）との相違は、本疾患ではさまざまな程度

の異型性を示す Glia 細胞の増殖を伴っていることである。

❷頻度

（ⅰ）本邦；原発性脳腫瘍全体の 0.3％で、極めて稀。

（ⅱ）低悪性度星細胞腫全体の 5.8％

（ⅲ）神経膠腫全体の 1.4％

（ⅳ）小児の中枢神経系腫瘍全体の 1〜4％(Koeller ら, 2001)

（ⅴ）てんかんで側頭葉切除術を受けた患者の 16％

❸特徴

（ⅰ）神経細胞と Glia 細胞の数の割合は、症例により異なる。

　　➡腫瘍としての性格は、星状膠細胞成分によって決まる。

（ⅱ）嚢胞性変化を伴う（40〜60％）。

　　ⓐ壁在結節(mural nodule)が 40％の頻度で認められる。

　　ⓑ壁在結節は必ずしも脳表側に位置しない(川瀧ら, 2008)。

（ⅲ）多くは、大脳半球の表層部に発生する。

（ⅳ）大脳半球発生例では、正中部発生例（例；第 3 脳室）より診断時の年齢は高い（大脳半球発生例；17.6 歳、正中部発生例；10.75 歳）(Haddad ら, 1992)。

（ⅴ）側頭葉てんかんで生じる脳腫瘍の中では最も多い(増本, 2013)。

（ⅵ）稀に悪性変化するが、その際は星状膠細胞の悪性変化。

❹好発年齢

（ⅰ）日本

　　ⓐ脳腫瘍全国集計（2005〜2008）(14 th, 2017)

　　　㋐25〜29 歳にピーク（19.0％）。

　　　㋑次いで、15〜19 歳と 30〜34 歳（12.1％）。

　　　㋒以下、20〜24 歳（10.3％）＞10〜14 歳（8.6％）の順。

　　ⓑ全年齢に発生するが、比較的若年者に多く、約半数が 10〜30 歳までの間に生じる(入江ら, 2016)。

（ⅱ）欧米

　　ⓐ大部分は（80％）、30 歳より若い年齢で、ピーク年齢は 10〜20 歳(Koeller ら, 2001)。

　　ⓑ2 カ月〜70 歳(Becker ら, 2016)

❺性別

（ⅰ）本邦；ほぼ性差はない（男性：女性＝1：1.15）。

（ⅱ）Becker らの報告(2016)；男性：女性＝1.1〜1.9：1 で、男性に多い。

❻好発部位

（ⅰ）大脳半球の脳表に多く発生する(入江ら, 2016)。

（ⅱ）各部位の発生頻度(Becker ら, 2016)

　　ⓐ側頭葉に最も多い（84％）。

　　ⓑ次いで、前頭葉（5％）。

　　ⓒ以下、頭頂葉（3％）、後頭葉（2％）の順。

（ⅲ）多発性；5％の頻度(Becker ら, 2016)。

❼症状

（ⅰ）けいれんが最も多い(65〜100％)。

　　➡難治性で、薬剤抵抗性のけいれん。

（ⅱ）局所症状

（ⅲ）頭蓋内圧亢進症状

❽頭部エックス線単純撮影

（ⅰ）頭蓋骨の菲薄化。

（ⅱ）石灰化を認める(頻度；10％)。

❾脳血管造影；通常(50〜100％)無血管野で、腫瘍陰影は認められない。

❿エックス線CT

（ⅰ）単純CT

　　ⓐ種々の吸収域を呈する(Koellerら, 2001)。

　　　⑦低吸収域が38％を占め、最も多い。

　　　⑦以下、混合吸収域(32％)、等吸収域(15％)、高吸収域(15％)。

　　ⓑ圧排所見や周囲に浮腫を伴うことはほとんどない。

　　ⓒ石灰化を35〜50％に認める(増本, 2013)。

（ⅱ）造影CT；増強効果を認める場合(15〜45％)と、増強されない場合とがある。

⓫MRI

（ⅰ）単純MRI

　　ⓐT1強調画像

　　　⑦充実部；低〜等信号

　　　⑦囊胞部；軽度高信号(髄液と比べて)

　　ⓑT2強調画像

　　　⑦充実部；不均一な高信号。

　　　⑦囊胞部；高信号

（ⅱ）造影MRI；増強される場合と、増強されない場合とがある。

⓬鑑別診断(木下ら, 2002；増本, 2013)

（ⅰ）乏突起膠腫

　　ⓐ前頭葉に多い。

　　ⓑ境界不明瞭で、びまん性に発育。

（ⅱ）多形黄色星細胞腫➡神経節膠腫の方が石灰化の頻度が高い。

（ⅲ）胚芽異形成性神経上皮腫瘍(DNT)

　　ⓐ多房性囊胞様の所見を呈する。

　　ⓑ増強効果は稀。

（ⅳ）毛様細胞性星細胞腫

　　➡本疾患(神経節膠腫)が小脳に発生した場合には、毛様細胞性星細胞腫との鑑別が必要。

　　ⓐ発症年齢は毛様細胞性星細胞腫の方が低い。

　　ⓑ石灰化率は毛様細胞性星細胞腫の方が低い。

❸治療

（ⅰ）外科的治療➡手術が第一選択で、全摘出可能。

（ⅱ）放射線治療や化学療法の役割については議論がある。

　　　　➡一般的には、悪性型（anaplastic ganglioglioma）や外科的治療が困難な部位（例；視床下部）の発生例に対して施行。

❹病理学的所見

（ⅰ）肉眼的所見

　　　ⓐ充実性の部分（43％）、嚢胞性の部分（5％）および嚢胞と充実部の混在部（52％）とがある（Koeller ら，2001）。

　　　ⓑ境界明瞭なことが多い。

　　　ⓒ腫瘍実質に石灰化巣を含む。

　　　ⓓ出血巣や壊死巣は半数に認める。

（ⅱ）組織学的所見

　　　ⓐ腫瘍性の大型の神経細胞（神経節細胞）と Glia 細胞で構成されている。

　　　　㋐大型の神経細胞と Glia 細胞との比率はさまざま。

　　　　㋑Glia 細胞は、ほとんどが星状膠細胞。

　　　　　①時に、乏突起膠細胞（oligodendrocyte）。

　　　　　②星細胞腫（astrocytoma）の要素は高分化なことが多く、退形成（anaplastic）のことは少ない。

　　　　　　➡退形成性神経節膠腫（anaplastic ganglioglioma）では、通常、Glia 成分に悪性変化が生じる（増本，2013）。

　　　　㋒本疾患では、既存の神経細胞と異なり、神経細胞は配列の乱れや形態異常を示していることが多い。

　　　ⓑ石灰化を半数以上に認める。

　　　ⓒ血管周囲にリンパ球浸潤を認めることが多い（半数）。

❺免疫組織化学的所見

（ⅰ）Synaptophysin；陽性（神経細胞に対して）

（ⅱ）Neurofilament protein（NFP）；陽性（神経細胞に対して）

（ⅲ）S-100 タンパク；陽性（星状膠細胞に対して）

（ⅳ）GFAP；陽性（星状膠細胞に対して）

❻WHO Grade（Becker ら，2016）

（ⅰ）神経節膠腫（ganglioglioma）；WHO Grade Ⅰ

（ⅱ）退形成性神経節膠腫（anaplastic ganglioglioma）；WHO Grade Ⅲ

❼遺伝子・染色体解析（Becker ら，2016）

（ⅰ）染色体異常を 1/3 に認める。

　　　➡第 7 番染色体の増幅が最もよくみられる変化。

（ⅱ）*BRAF V600E* 遺伝子変異を 20～60％に認めるが、本症に特異的ではない。

（ⅲ）*IDH1/IDH2* 遺伝子変異は認められない。

（ⅳ）1p/19q 共欠失はみられない。

第3章／バージョンアップ編

❿予後

（ⅰ）Glia 成分の悪性度により決まるが、通常、良好。

　　ⓐ大脳半球発生例の5年生存率；90％

　　ⓑ本邦の5年全生存率；97.7％

（ⅱ）手術による‘けいれん’の抑制は良好(Haddad ら, 1992)。

　　ⓐ全摘例

　　　㋐半数に、術後、けいれんは消失。

　　　㋑46％に、けいれんの回数が減少。

　　ⓑ亜全摘例

　　　㋐半数に、けいれんが消失。

　　　㋑半数に、けいれんは改善。

（ⅲ）術前のけいれん期間は、予後に影響を及ぼさない。

⓳合併奇形

（ⅰ）頻度；5〜24％

（ⅱ）種類；Down 症候群(70 頁)や脳梁形成不全。

5．線維形成性乳児星細胞腫および線維形成性乳児神経節膠腫
Desmoplastic infantile astrocytoma and Desmoplastic infantile ganglioglioma（DIA/DIG）

❶定義・概念

（ⅰ）乳幼児の大脳に発生し、著明な Desmoplasia(線維形成)と囊胞を伴い、Glia 細胞と神経細胞への分化のみられる腫瘍をいう。

（ⅱ）大脳半球に大きな腫瘤を形成し、腫瘍は**硬膜に強く付着**(戸村, 2002)。

（ⅲ）腫瘍は囊胞成分と充実成分とからなる(戸村, 2002)。

　　ⓐ大部分は囊胞成分からなる(丹羽, 2013)。

　　ⓑ髄膜と接する部位に充実成分を伴う(丹羽, 2013)。

❷頻度

（ⅰ）本邦；原発性脳腫瘍全体の 0.02％と極めて稀。

（ⅱ）小児脳腫瘍の1％と稀。

（ⅲ）乳児脳腫瘍の 15.8％(Zuccaro ら, 1986)

❸名称

（ⅰ）組織学的に、主に星状膠細胞からなる場合には線維形成性乳児星細胞腫(desmoplastic infantile astrocytoma；DIA)(丹羽, 2013)。

（ⅱ）組織学的に、星状膠細胞(astrocyte)に加え、さまざまな神経細胞形成を伴うものは線維形成性乳児神経節膠腫(desmoplastic infantile ganglioglioma；DIG)(丹羽, 2013)。

（ⅲ）組織学的には、上記のように分類されるが、臨床病理学的な特徴が類似しているため、同一範疇の腫瘍と理解されている(廣瀬ら, 2004)。

605

❹好発年齢

（ⅰ）ほとんどは、1歳6カ月以下の乳児や幼児。

（ⅱ）通常、生後4カ月以内にみられる。

❺性別；やや男児に多い（丹羽，2013）。

❻好発部位

（ⅰ）前頭葉と頭頂葉の表面で、髄膜付近。

（ⅱ）複数の脳葉にまたがることが多い。

❼症状

（ⅰ）頭囲拡大や大泉門膨隆などの頭蓋内圧亢進症状。

（ⅱ）けいれん

（ⅲ）片麻痺

❽エックス線CT

（ⅰ）単純CT

　ⓐ充実部；軽度高吸収域

　ⓑ囊胞部；低吸収域（髄液と等吸収域）

　ⓒ石灰化や腫瘍に接する頭蓋骨の菲薄化がみられることがある。

（ⅱ）造影CT

　ⓐ充実部は増強される。

　　➡囊胞は明らかな壁を有さないので、増強されないことが多い。

　ⓑ髄膜腫のように、硬膜に連続する増強効果を認める。……………………… **特徴！**

❾MRI

（ⅰ）単純MRI

　ⓐT1強調画像

　　㋐充実部；等信号

　　㋑囊胞部；低信号（髄液と等信号）

　ⓑT2強調画像

　　㋐充実部；等信号

　　㋑囊胞部；高信号（髄液と等信号）

（ⅱ）造影MRI

　ⓐ充実部は増強される。

　　➡囊胞は増強されないことが多い。

　ⓑ典型例では、周囲の肥厚した髄膜に増強効果を認める。……………………… **特徴！**

❿鑑別（VandenBergら，1987）

（ⅰ）多形黄色星細胞腫（pleomorphic xanthoastrocytoma）との鑑別

　ⓐ発症年齢の相違。

　ⓑ発生部位の相違（多形黄色星細胞腫では側頭葉に好発）。

　ⓒ多形黄色星細胞腫では神経細胞への分化を認めない。

（ⅱ）古典的な神経節膠腫（classical gangalioglioma）との鑑別

　ⓐ発症年齢の相違。

第3章／バージョンアップ編

　　ⓑ発生部位の相違（神経節膠腫では側頭葉に好発）。
　　ⓒ組織学的所見
　　　➡線維形成性乳児神経節膠腫では著明な Desmoplasia（線維形成）を認め、またさまざまな分化を示す神経上皮細胞が存在する。
⓫病理学的所見
　（ⅰ）肉眼的所見
　　ⓐ周囲の脳組織との境界は不明瞭。
　　ⓑ髄膜を巻き込む表在性の硬い腫瘍結節と、深部の囊胞からなる。
　　ⓒ**大きな囊胞性腫瘍**（多くは多房性）で、囊胞内容液は黄色。
　　　➡囊胞壁の一部は充実性部分と、他の周辺部はくも膜と接している。
　（ⅱ）組織的所見
　　ⓐ神経上皮性細胞の増殖と間質の膠原線維形成を認める(別府ら, 2007)。
　　　㋐増殖する神経上皮性細胞が主に Astrocyte（星状膠細胞）由来であれば線維形成性乳児星細胞腫（Desmoplastic infantile astrocytoma；DIA）(別府ら, 2007)。
　　　㋑星状膠細胞に神経細胞分化を示す細胞が混在する場合は線維形成性乳児神経節膠腫（Desmoplastic infantile ganglioglioma；DIG）(別府ら, 2007)。
　　ⓑ間質部分は Desmoplasia（線維形成）な所見、すなわち膠原線維を伴う線維芽細胞が増生している。
　　ⓒさまざまな分化を示す神経上皮細胞が結合組織間に増殖する。
　　ⓓ細胞や核の異型性、細胞分裂像や壊死がみられる。
　　　➡悪性腫瘍と誤診される。
⓬WHO Grade Ⅰ (廣瀬ら, 2004)
⓭Ki-67 陽性率；1％以下(中里, 2003)
⓮免疫組織化学的所見
　（ⅰ）GFAP；陽性（astrocyte の部分）
　（ⅱ）Vimentin；陽性（astrocyte の部分）
　（ⅲ）NFP（neurofilament protein）；陽性（神経細胞の部分）
　（ⅳ）NSE（neuron specific enolase）；陽性（神経細胞の部分）
　（ⅴ）Synaptophysin；陽性（神経細胞の部分）
⓯治療
　（ⅰ）外科的治療➡手術が第一選択で、充実性の部分を摘出。
　（ⅱ）放射線治療および化学療法➡不要
⓰予後；良好

6. 胚芽異形成性神経上皮腫瘍
Dysembryoplastic neuroepithelial tumor（DNT）

❶定義・概念
　（ⅰ）テント上の大脳皮質に発生する混合腫瘍の一型。

（ⅱ）若年者の難治性てんかん患者にみられる腫瘍性病変のうち、特徴的な病理学的組織所見を呈するものをいう。

（ⅲ）神経細胞と Glia 細胞が特有な構築をつくりながら**多結節性に増殖**し、その部分の皮質形成異常（dysplasia）を伴う。

❷頻度

（ⅰ）本邦；原発性脳腫瘍全体の 0.1%

（ⅱ）20 歳以下の全脳腫瘍の 1.2%（入江ら, 2016）

（ⅲ）てんかんで側頭葉切除術を受けた患者の 3%

❸特徴

（ⅰ）大脳**皮質に局在**する（**主座は皮質**）。

（ⅱ）胎生期発達異常を基盤とする良性腫瘍。

（ⅲ）**小児期から若年期の複雑部分発作で発症**する。

（ⅳ）**神経脱落症状はない。**

（ⅴ）腫瘍に接する頭蓋骨の菲薄化や変形を高率に認める。

（ⅵ）**脳浮腫はみられない。**

（ⅶ）長期間にわたって大きさを変えない。

（ⅷ）しばしば、皮質縁を越えて伸展する。

❹好発年齢

（ⅰ）本邦

　ⓐ10～14 歳にピーク（21.7%）。

　ⓑ次いで、20～24 歳（17.4%）。

　ⓒ以下、15～19 歳と 30～34 歳（各 13.0%）＞5～9 歳と 40～44 歳（各 8.7%）の順。

（ⅱ）若年者に多く、75% が 20 歳までに発見される（入江ら, 2016）。

❺性別（本邦）；男性：女性＝1.3：1 で、男性に多い。

❻好発部位

➡**主座は皮質表面（灰白質）**で、**白質は侵されない。**

（ⅰ）側頭葉に最も多い（50～85%）。

　➡特に、側頭葉内側（増本, 2013）。

（ⅱ）次いで、前頭葉（30%）。

（ⅲ）その他；基底核、小脳や透明中隔。

❼症状

（ⅰ）難治性（薬剤抵抗性）の部分てんかん。

（ⅱ）初回発作は、ほとんどが（約 90%）20 歳までに起こる（入江ら, 2016）。

❽エックス線 CT

（ⅰ）単純 CT

　ⓐ低～等吸収域

　ⓑ**周囲に脳浮腫を認めない。**

　ⓒ囊胞（多房性が多い）を約半数に認める。

　　➡囊胞内容液は、厳密には液体でなく、豊富な粘液基質を反映したものであるため、偽囊

胞と称される(増本, 2013)。

⒟石灰化は15〜25％の頻度で認められる。

⒠腫瘍に接する頭蓋骨の菲薄化をしばしば伴う。

（ⅱ）造影CT；増強される場合と（半数以下で、増強像はリング状、斑状または結節状）、増強されない場合とがある。

❾MRI

（ⅰ）単純MRI

➡**脳浮腫を認めない。**

⒜T１強調画像

㋐嚢胞部；低信号

㋑充実部；低〜等信号

⒝T２強調画像

㋐嚢胞部；著明な高信号。

㋑充実部；高信号

⒞FLAIR画像；高信号（充実部）

⒟拡散強調画像（DWI）；低信号（充実部）

（ⅱ）造影MRI；増強される場合と（35〜50％の頻度で、リング状、斑状または結節状に増強）、増強されない場合とがある。

❿治療

（ⅰ）外科的治療➡手術が第一選択で、摘出。

（ⅱ）**放射線治療および化学療法は禁忌！**

⓫病理学的所見

（ⅰ）肉眼的所見

⒜境界鮮明な皮質内腫瘍。

⒝多結節状構造を認める。

（ⅱ）組織学的所見

➡Glia細胞（astrocyteとoligodendroglia）と神経細胞が混在。

⒜**Specific glioneuronal element**を認める。

㋐本疾患の**特徴的所見**。

㋑**Oligodendroglia-like cell**（稀突起膠細胞に類似の細胞）と神経細胞が、背景の粘液様基質の中に存在する所見を**Specific glioneuronal element**という。

①肺胞状のパターン（alveolar pattern）を示す。

②肺胞腔に相当する部分には粘液様基質があり、その粘液様基質の中に神経細胞（neuron）が浮かぶように存在する。このような神経細胞をFloating neuronと呼ぶ。

⒝Oligodendroglia-like cellが結節状に増殖している。

⒞腫瘍に隣接する皮質は、正常の層状構造が乱れた**皮質形成異常（cortical dysplasia）**を示す。

⓬免疫組織化学的所見

➡Glia系細胞と神経系細胞とからなる所見を認める。すなわち、

（ⅰ）Oligodendroglia-like cell

  ⓐS-100 タンパク；陽性

  ⓑGFAP；陰性

（ⅱ）神経細胞成分➡Synaptophysin；陽性

⓭WHO Grade Ⅰ (Louis ら，2016)

⓮遺伝子解析；*IDH1* 遺伝子変異はみられない(入江ら，2016)。

⓯予後

 ➡良好。すなわち、

（ⅰ）手術によりけいれんは完治する。

（ⅱ）部分摘出でも、けいれんは完全に停止する。

（ⅲ）再発は、非常に稀。

7．ロゼット形成性グリア神経細胞腫瘍
Rosette-forming glioneuronal tumor(RGNT)

❶定義・概念

（ⅰ）毛様細胞性星細胞腫様の神経膠腫を背景として、小型の神経細胞がロゼットを形成しながら緩徐に増殖する腫瘍。

（ⅱ）しばしば、閉塞性水頭症を合併する。

❷頻度；極めて稀。

❸名称

（ⅰ）2007 年の旧分類では、「第 4 脳室ロゼット形成性グリア神経細胞腫瘍(rosette-forming glioneuronal tumor of the fourth ventricle)」として収載されていたが、第 4 脳室以外に生じる例が報告され、今回の改訂では ‘第 4 脳室(fourth ventricle)’ が削除された(入江ら，2016)。

（ⅱ）最初、小脳の胚芽異形成性神経上皮腫瘍(Dysembryoplastic neuroepithelial tumor；DNT)として記載されていた腫瘍(Schlamann ら，2014)。

❹好発年齢(Yang ら，2017)

 ➡若年成人に多い。

（ⅰ）発症年齢は 2～81 歳(平均年齢；28.06 歳)。

（ⅱ）18 歳以上が約 70％を占める。

❺性別；性差はない(Yang ら，2017)。

❻好発部位

（ⅰ）テント下に多く発生する。

（ⅱ）各発生部位(Yang ら，2017)

  ⓐ第 4 脳室に最も多い(38.3％)。

  ⓑ次いで、小脳虫部(23.4％)。

  ⓒ以下、松果体部/中脳蓋(10.6％)＞第 3 脳室(8.5％)＞小脳半球(8.0％)＞脊髄(5.9％)＞側脳室(3.7％)＞中脳水道(3.2％)＞側頭葉＝視床＝脳幹(各 2.7％)＞前頭葉＝鞍上部(各 2.1％)の順。

第3章／バージョンアップ編

❼症状

（ⅰ）頭蓋内圧亢進症状（頭痛、嘔吐など）。

（ⅱ）小脳症状

（ⅲ）けいれん

❽エックス線CT

（ⅰ）単純CT（Yangら，2017）

　　ⓐ通常（約69％）、均一あるいは不均一な低吸収域。

　　ⓑしばしば（36.8％）、水頭症を認める。

　　ⓒ時に（約25％）、石灰化を認める。

　　ⓓ脳浮腫は少ない。

（ⅱ）造影CT；通常、増強される。

❾MRI（Yangら，2017）

（ⅰ）単純MRI

　　ⓐ嚢胞性（35％の頻度）や固形性（充実性）（47％の頻度）。

　　ⓑ信号強度

　　　㋐T1強調画像；ほとんどが（約90％）、低信号。

　　　㋑T2強調画像；ほとんどが（約84％）、高信号。

（ⅱ）造影MRI

　　ⓐ通常、増強される。

　　　㋐不均一に増強されることが最も多い（約44％）。

　　　㋑その他；リング状（約16％）、限局性（約12％）あるいは均一（約4％）に増強される。

　　ⓑ増強されないこともある（約25％）。

❿MRS（magnetic resonance spectroscopy）（Yangら，2017）

（ⅰ）Cho（choline）；軽度上昇

（ⅱ）N-acetyl-aspartate（NAA）；減少

（ⅲ）NAA/Creatine比；減少

（ⅳ）NAA/Choline比；減少

（ⅴ）LipidやLactateのピークは認められない。

⓫鑑別疾患（増本，2013）

（ⅰ）毛様細胞性星細胞腫；好発年齢が低く、嚢胞成分が主。

（ⅱ）上衣腫；石灰化、出血や嚢胞を伴い内部が不均一。

⓬治療

（ⅰ）外科的治療；摘出術が第一選択。

（ⅱ）放射線治療や化学療法

　　ⓐ通常、不要。

　　ⓑ残存例、再発例や手術不能例に対して、放射線治療を施行することがある。

⓭病理学的所見

（ⅰ）肉眼的所見

　　➡比較的境界明瞭な充実性、あるいは充実部と嚢胞の混在している腫瘍。

（ⅱ）組織学的所見

　　➡腫瘍性格をもつ神経細胞と Glia 細胞の 2 つの成分からなる。

　ⓐ神経細胞成分

　　㋐神経細胞成分は小型の神経細胞。

　　㋑小型の円形核をもつ、細胞質の極めて乏しい細胞が血管周囲や好酸性のコアの周囲に
　　　ロゼット状に配列している。

　　㋒偽性ロゼット（pseudorosette）が特徴(Schlamann ら，2014)。

　ⓑGlia 成分

　　㋐Glia 成分は紡錘形あるいは星形の星状膠細胞からなる。

　　㋑局所的に、乏突起膠細胞様の細胞がみられる部位もある。

　　㋒Glia 成分はロゼットの間を埋めるようにみられ、類毛様細胞（piloid cell）が増殖。

　　㋓形態学的には毛様細胞性星細胞腫に類似。

　ⓒ細胞の異型性、核分裂像や壊死はめったにみられない。

❹Ki-67 陽性率；約半数が 0〜5％（中央値；1.0％）(Schlamann ら，2014；Yang ら，2017)

❺免疫組織化学的所見(Yang ら，2017)

　（ⅰ）Synaptophysin；陽性（ロゼット中心）

　（ⅱ）GFAP；陽性（星状膠細胞や乏突起膠細胞様の細胞）

　（ⅲ）Oligodendrocyte transcription factor 2（Olig-2）；陽性

　（ⅳ）S-100 タンパク；陽性

　（ⅴ）Microtubule-associated protein（MAP-2）；陽性

　（ⅵ）Neuron-specific enolase（NSE）；陽性

　（ⅶ）Epithelial membrane antigen（EMA）；陰性

❻WHO Grade Ⅰ (Louis ら，2016)

❼遺伝子・染色体解析(入江ら，2016)

　（ⅰ）*BRAF* 変異はみられない。

　（ⅱ）*IDH1/IDH2* 変異はみられない。

　（ⅲ）1p/19q 共欠失はみられない。

❽予後

　（ⅰ）1.5 年の全生存率は 100％で、予後は良好(Schlamann ら，2014)。

　（ⅱ）全摘出例と亜全摘出例の予後は同じで、良好(Yang ら，2017)。

❾腫瘍増大に関連する危険因子(Yang ら，2017)

　（ⅰ）小児

　（ⅱ）充実性腫瘍

　（ⅲ）部分摘出例や生検術例。

❿髄液播種；1.6％の頻度(Yang ら，2017)。

第3章／バージョンアップ編

8．びまん髄膜性グリア神経細胞腫瘍
Diffuse leptomeningeal glioneuronal tumor

❶定義・概念

（ⅰ）びまん性に軟髄膜に広がる Glia 神経細胞性腫瘍。

（ⅱ）神経細胞系にも膠細胞系（Glia 細胞系）にも分化傾向のある乏突起膠腫様形態を示す腫瘍。

❷頻度；稀

❸性質

（ⅰ）大部分は、組織学的には低悪性度。

（ⅱ）緩徐進行性であるが、水頭症のため死亡することもある(廣瀬, 2017)。

❹好発年齢(Reifenberger ら, 2016)

（ⅰ）小児に好発。

（ⅱ）発生年齢は5カ月〜46歳で、中央値は5歳。

➡18歳を超える年齢での発生頻度は、約8％と少ない。

❺性別➡男性：女性＝1.7：1で、男性に多い(Reifenberger ら, 2016)。

❻好発部位

（ⅰ）頭蓋内の髄膜や脊髄髄膜。

（ⅱ）頭蓋内では、脳幹周囲の後頭蓋窩と脳底部の髄膜に好発。

❼症状・症候

（ⅰ）頭蓋内圧亢進症状（頭痛、嘔吐など）

（ⅱ）髄膜刺激症状

（ⅲ）時に、小脳症状。

（ⅳ）稀に、けいれん。

❽髄液所見

（ⅰ）総タンパク量の増加。

（ⅱ）腫瘍細胞は認められないことが多い。

❾エックス線 CT

（ⅰ）単純 CT；脳室拡大（水頭症の所見）

（ⅱ）造影 CT；髄膜がびまん性に増強される。

❿MRI

（ⅰ）単純 MRI の T2 強調画像；脳の軟膜下に沿って高信号を認める。また、脳室周囲に高信号を認める。

（ⅱ）造影 MRI；髄膜がびまん性に増強される。

⓫治療

（ⅰ）水頭症に対する治療

（ⅱ）放射線治療

（ⅲ）化学療法

ⓐTemozolomide

613

　　　　ⓑVincristine と Carboplatin

⓬組織学的所見；乏突起膠細胞に似た腫瘍細胞が髄膜を中心にびまん性に増殖。

⓭Ki-67 陽性率；通常、低い(中央値；1.5％)(Reifenberger ら, 2016)。

⓮免疫組織化学的所見(Reifenberger ら, 2016)

　（ⅰ）Olig2(乏突起膠細胞のマーカー)；陽性

　（ⅱ）S-100 タンパク；陽性

　（ⅲ）Synaptophysin；一定でなく、さまざま。

　（ⅳ）GFAP；一定でなく、さまざま。

⓯WHO Grade；まだ、決定されていない(Reifenberger ら, 2016)。

⓰遺伝子・染色体解析(Reifenberger ら, 2016)

　（ⅰ）*BRAF* と *KIAA1549* の融合遺伝子と第 1 番染色体単腕(1p)の欠失を同時に認めるか、
　　　　または *BRAF* と *KIAA1549* の融合遺伝子と第 1 番染色体単腕(1p)/第 19 番染色体長腕
　　　　(19q)の共欠失(1p/19q 共欠失)を同時に認める。

　（ⅱ）*IDH1* 変異はみられない。

⓱予後

　（ⅰ）長年にわたって安定しているか、あるいは緩徐に進行。

　（ⅱ）診断後 3 カ月〜21 年の間(中央値；3 年)で、10 年を超えての生存率；約 33％(Reifenberger ら,
　　　　2016)

　（ⅲ）診断後 3 カ月〜21 年の間(中央値；3 年)での死亡率は 38％(Reifenberger ら, 2016)

9．中枢性神経細胞腫 Central neurocytoma

❶定義・概念

　（ⅰ）神経細胞への分化を示す均一な小型細胞からなる脳室内腫瘍。

　（ⅱ）組織学的には、高分化の良性腫瘍。

　（ⅲ）稀に(3％)、腫瘍内出血をきたすことがある(Terakawa ら, 2010)。

❷頻度(本邦)；原発性脳腫瘍全体の 0.4％

❸名称

　（ⅰ）疾患概念が確立するまでは、脳室内の乏突起膠腫や上衣腫として報告されていた。

　（ⅱ）脳室外の発生は稀であるが、脳室外に発生した場合には脳室外中枢性神経細胞腫と呼ば
　　　　れる(次項)。

❹発生起源；側脳室壁の Subependymal plate や脳室周囲器官が推測されている(増本, 2013)。

❺好発年齢(本邦)

　➡若年から中年の成人に好発。

　（ⅰ）20〜24 歳と 25〜29 歳にピーク(各 20.0％)。

　（ⅱ）次いで、30〜34 歳(14.7％)。

　（ⅲ）以下、35〜39 歳(10.7％)＞40〜44 歳と 45〜49 歳(各 8.0％)の順。

❻性別；男性：女性＝4.7：1 で、圧倒的に男性に多い(Terakawa ら, 2010)。

第 3 章／バージョンアップ編

❼好発部位
（ⅰ）側脳室内に発生し、透明中隔あるいは脳室壁に付着している。
  ⓐ大半は、Monro 孔付近の側脳室前角から体部に発生する。
  ⓑMonro 孔付近に発生するので、しばしば閉塞性水頭症を合併する。
（ⅱ）左側の側脳室に多い(Engら，1997)。
❽症状；頭痛や頭蓋内圧亢進症状。
❾脳血管造影
（ⅰ）腫瘍陰影はみられないか、あってもごく軽度。
（ⅱ）腫瘍陰影が認められる場合の腫瘍への血行路
  ⓐ内側および外側レンズ核線条体動脈（medial and lateral lenticulostriate artery）
  ⓑ前および後視床穿通動脈（anterior and posterior thalamoperforating artery）
  ⓒ視床膝状体動脈（thalamogeniculate artery）
  ⓓ前および後脈絡叢動脈（anterior and posterior choroidal artery）
❿エックス線 CT
（ⅰ）単純 CT（図 3-15A）
  ⓐ等～軽度高吸収（石灰化以外の部分）
  ⓑ腫瘍内の多発性小嚢胞を伴う点在性、散在性の高吸収域、すなわち顆粒状の外観を呈するのが最もよくみられる所見。
  ⓒ石灰化を 50～60％に認める。
    ➡石灰化は、点在性、散在性のことが多い。
  ⓓ小嚢胞を 65～70％に認める。
  ⓔ水頭症の所見を認める。
  ⓕ脳浮腫像を認めない。

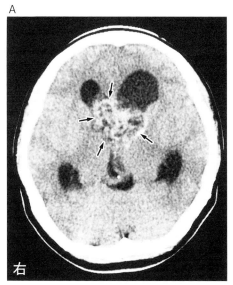 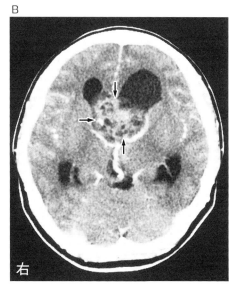

図 3-15．中枢性神経細胞腫のエックス線 CT

A（単純 CT）；Monro 孔付近に軽度高吸収域と低吸収域の混合吸収域を認める(→)。
B（造影 CT）；本例では、腫瘍本体はほとんど増強されていない(→)。

(ⅱ)造影 CT(**図 3-15B**)；不均一で、中等度に増強される。
- **⓫**MRI
    (ⅰ)単純 MRI(**図 3-16A**)
        ⓐT 1 強調画像；低～等信号
        ⓑT 2 強調画像
            ㋐不均一な高信号。
            ㋑充実部に嚢胞が混在する'Soap bubble(石けん泡)状'の所見を呈する。
    (ⅱ)造影 MRI(**図 3-16B**)；充実部は不均一で中等度～高度に増強される。

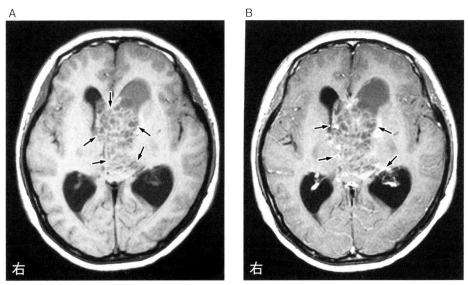

図 3-16. 中枢性神経細胞腫の MRI
A(単純 MRI)；Monro 孔付近に不均一な混合信号を認める(→)。
B(造影 MRI)；ごく軽度増強される(→)。

- **⓬**治療
    (ⅰ)外科的治療➡手術による全摘出。
    (ⅱ)放射線治療
        ⓐ放射性感受性が高い。
        ⓑ術後照射については意見の一致をみていないが、一般に、残存例や再発例に施行される。
        ⓒ通常(従来)の放射線治療
            ㋐術後、腫瘍の残存例や再発例に対して放射線治療。
                ➡腫瘍の縮小は、亜全摘出例で放射線照射後 6 カ月～2 年目にかけて始まる。
            ㋑全摘出例に対しては不要。
        ⓓγ-Knife
            ㋐一般に、亜全摘出例(残存例)や再発例に施行。
            ㋑亜全摘出例および再発例の縮小率は 48～81％(追跡期間：12～99 カ月)(Cobery ら，2001)

第3章／バージョンアップ編

❸病理学的所見

（ⅰ）肉眼的所見

ⓐ脳室壁に付着部をもつ。

ⓑ脳実質への浸潤はなく、境界明瞭な腫瘍。

ⓒ脳室内に発育する充実性の腫瘍であるが、高率に嚢胞を伴う。

ⓓ高率に石灰化を伴う。

（ⅱ）組織学的所見

ⓐ無細胞と無核の線維状構造が島状に存在する**好酸性線維性無細胞野が特徴**（峯浦, 2000）。

ⓑ小型の均一な腫瘍細胞が敷石状に配列している。

ⓒ類円形の核と淡明な細胞質がみられる。

ⓓ乏突起膠腫類似の蜂巣状構造（honeycomb appearance）を呈する。

ⓔ血管周囲性偽性ロゼットを認める。

ⓕしばしば石灰沈着や小嚢胞を認める。

⓮Ki-67 陽性率；ほとんどが 1％以下（峯浦, 2000）。

⓯免疫組織化学的所見

（ⅰ）Synaptophysin；陽性

（ⅱ）Neuron-specific enolase（NSE）；陽性

（ⅲ）GFAP；陰性のことが多い。

（ⅳ）Neurofilament protein（NFP）；陰性

（ⅴ）Vimentin；陰性

⓰WHO Grade Ⅱ （Louis ら, 2016）

⓱電子顕微鏡学的所見

（ⅰ）成熟シナプスの存在。

（ⅱ）Microtubule（微小管）、神経突起やシナプス前後の Dense-core vesicle や Clear vesicle など神経分泌小胞の存在。

⓲予後

（ⅰ）一般に良好。

（ⅱ）5 年生存率

ⓐ全体；80〜90％

➡腫瘍摘出度に依存する（全摘出例は亜全摘出例よりよい）。

ⓑ亜全摘出例の 5 年生存率（峯浦, 2000）

➡放射線治療併用例で 88％、非併用例で 71％

ⓒ本邦の 5 年全生存率；91.2％

⓳予後因子（峯浦, 2000）

（ⅰ）高齢者は予後不良。

（ⅱ）Ki-67 が 2％以上の症例では、再発率が高い。

⓴播種；認めることがある（戸村, 2002）。

㉑再発；良性腫瘍であるが、局所再発を認める（21〜33％の頻度）（Matsunaga ら, 2010）。

617

10. 脳室外神経細胞腫 Extraventricular neurocytoma

❶定義；脳室から離れた中枢神経系実質内（大脳半球、脳幹や脊髄など）に発生し、形態学的に明らかな神経細胞への分化を示す腫瘍をいう(Nishio ら, 1992：日本脳神経外科学会・日本病理学会編, 2010)。

❷頻度（本邦）；原発性脳腫瘍全体の0.01％で、極めて稀。

❸名称；大脳神経細胞腫（cerebral neurocytoma）とも呼ばれる。

❹好発年齢；若年成人に多い。

❺性別；性差はない(伊古田ら, 2014)。

❻好発部位；前頭葉と側頭葉に多い。

❼症状；けいれん

❽エックス線CT

（ⅰ）単純CT；低、あるいは等吸収域。

（ⅱ）造影CT；軽度増強される。

❾MRI

（ⅰ）単純MRI

ⓐT1強調画像；低信号

ⓑT2強調画像；高信号

（ⅱ）造影MRI；軽度増強される。

❿鑑別診断

➡乏突起膠腫との鑑別が必要(日本脳神経外科学会・日本病理学会編, 2010：伊古田ら, 2014)。

（ⅰ）乏突起膠腫では、GFAPやOlig2が陽性。

（ⅱ）乏突起膠腫では、第1番染色体単腕（1p）および第19番染色体長腕（19q）が共に欠失（1p/19q共欠失）。

⓫治療；外科的治療（手術による摘出）

⓬病理学的所見

（ⅰ）肉眼的所見

ⓐ柔らかい、充実（結節）性の腫瘍。

ⓑ比較的境界明瞭な腫瘍。

ⓒ発育は緩徐。

（ⅱ）組織学的所見

ⓐ類円形から楕円形の核と狭い細胞質をもつ腫瘍細胞が増殖。

ⓑ核周囲に明暈（halo）を伴うのが特徴。

ⓒ腫瘍細胞が蜂巣状に増殖する部分もみられる(伊古田ら, 2014)。

ⓓ間質には血管が豊富で、Chicken wire（鶏小屋の金網）様の構造もみられる(伊古田ら, 2014)。

ⓔ神経節細胞もみられる。

⓭Ki-67陽性率；1〜1.5%(Tortori-Donati ら, 1999)

⓮免疫組織化学的所見

（ⅰ）Synaptophysin；陽性

（ⅱ）Neuronal nuclei（NeuN）；陽性

第 3 章／バージョンアップ編

（ⅲ）GFAP；陰性(伊古田ら，2014)

（ⅳ）Olig2(乏突起膠細胞のマーカー)；陰性

❻WHO Grade Ⅱ (岡ら，2010)

❻予後；全摘出例の予後は良好。

❼再発・増殖能

（ⅰ）中枢性神経細胞腫より再発しやすい(Ferreolら，1989)。

（ⅱ）中枢性神経細胞腫より増殖能は高い(伊古田ら，2014)。

11. 傍神経節腫 Paraganglioma

❶定義・概念

（ⅰ）傍神経節より生じ、緩徐に進行する富血行性の腫瘍。

（ⅱ）頭頸部の傍神経節腫は大部分がクローム非親和性で、非分泌性(尾尻，2004)。

❷頻度

（ⅰ）稀

（ⅱ）馬尾領域発生例；馬尾領域に発生する腫瘍全体の 3.4〜3.8％(Brandnerら，2016)

❸頭頸部発生例における分類

（ⅰ）頸静脈球腫瘍(glomus jugular tumor)➡頸静脈球に生じるもの(686 頁)。

（ⅱ）鼓室型腫瘍

　　ⓐ約半数は、頸静脈球前外側の外膜、舌咽神経鼓室枝(Jacobson's nerve)に発生。

　　ⓑ残る半数は、頸静脈球から鼓室に連続する鼓室小管、鼓室内側壁で蝸牛岬角の Jacob-son's nerve に沿った部位、迷走神経耳介枝(Arnold's nerve)の走行する乳突小管に、ほぼ同頻度で認められる。

（ⅲ）頸静脈鼓室型腫瘍➡頸静脈球と鼓室の両者にまたがるもの。

（ⅳ）頸動脈小体腫瘍(carotid body tumor)➡外頸動脈と内頸動脈の分岐部にある頸動脈小体より生じるもの(687 頁参照)。

❹頸静脈鼓室領域発生例の性質と特徴(尾尻，2004)

（ⅰ）良性腫瘍であるが、局所侵襲性が高い。

（ⅱ）側頭骨病変では、進行するに従い、頸静脈窩、鼓室、乳突洞、錐体骨や頸動脈管周囲などに骨浸食を伴って伸展する。

（ⅲ）白人に圧倒的に多い(有色人種の 10 倍弱)。

（ⅳ）17〜40％の頻度で頭蓋内伸展をきたす。

（ⅴ）約 10％は多中心性。

❺好発年齢

（ⅰ）頸静脈鼓室領域発生例；幅広くみられるが、主に 40〜50 歳代に多い(尾尻，2004；Brandnerら，2016)。

（ⅱ）馬尾領域発生例；成人で、30〜50 歳代にピーク(平均年齢；46 歳)(Brandnerら，2016)。

❻性別

（ⅰ）頸静脈鼓室領域発生例；圧倒的に女性に多い(尾尻，2004；Brandnerら，2016)。

（ⅱ）馬尾領域発生例；男性：女性＝1.4〜1.7：1 で、やや男性に多い(Brandnerら，2016)。

619

❼中枢神経系における発生部位(Brandner, 2016)

（ⅰ）馬尾/終糸領域(cauda equina/filum terminale region)

➡中枢神経系では、大部分は、この領域に発生する。

（ⅱ）頚静脈鼓室領域(jugulotympanic region)

（ⅲ）頭蓋内

ⓐ頭蓋内の傍神経節腫は、通常、頚静脈鼓室領域の傍神経節腫が伸展することにより発生。

ⓑ稀に、頭蓋内純型例がある。

➡トルコ鞍部、小脳橋角部や小脳実質。

❽症状（頚静脈鼓室領域発生例）

（ⅰ）拍動性耳鳴

（ⅱ）難聴

（ⅲ）耳痛

（ⅳ）脳神経障害；三叉神経、顔面神経、聴神経、舌咽神経や迷走神経の障害。

❾脳血管造影

（ⅰ）腫瘍陰影を認める。

（ⅱ）栄養血管；上行咽頭動脈、後頭動脈や顎動脈など。

❿MRI（脊椎領域発生例）(Brandner ら，2016)

（ⅰ）典型例では、境界明瞭で、時に、一部嚢胞を認める。

（ⅱ）所見

ⓐ単純 MRI

㋐T１強調画像（典型例）；低～等信号（脊髄と同等）。

㋑T２強調画像（典型例）

①高信号

②Salt and pepper appearance を認めることがある。

➡Salt and pepper appearance とは、白（高信号）と黒（低信号）の入り交じった不均一な像で、Hypervascular structure（血管に富む構造物）によって生じる。

③Hypointense rim（低信号縁）を認めることがある。

ⓑ造影 MRI；典型例では、著明に増強される。

⓫治療

（ⅰ）外科的治療

ⓐ小病変に対しては、外科的摘出術が第一選択(尾尻, 2004)。

ⓑ術中の出血量を少なくする目的で、術前に塞栓術を行うことがある。

（ⅱ）放射線治療

ⓐ通常（従来）の放射線治療。

ⓑ定位放射線照射（γ-Knife や CyberKnife）

⓬病理学的所見

（ⅰ）肉眼的所見

ⓐ腫瘍は卵円形からソーセージ型(Brandner ら，2016)。

ⓑ分葉状、拍動性の柔らかい腫瘍(尾尻, 2004)。

ⓒ腫瘍の色調は赤褐色。
　　　ⓓ被膜の形成は弱く、容易に破れ、出血する(尾尻, 2004)。
　（ⅱ）組織学的所見(日本脳神経外科学会・日本病理学会編, 2010；Brandner ら, 2016)
　　　ⓐよく分化した腫瘍で、正常の傍神経節に類似している。
　　　ⓑ異型性の乏しい類円形核と好酸性の細胞質をもつ均一な主細胞が、周囲を紡錘形の支持
　　　　細胞(sustentacular cell)に取り囲まれて胞巣構造をつくる。
　　　ⓒ間質には毛細血管網がよく発達している。
　　　ⓓ主細胞は、繊細な毛細血管網や細網線維網(reticulin fiber network)によっても取り囲ま
　　　　れている。
　　　ⓔ時に神経節細胞もみられる。
❸免疫組織学的染色
　（ⅰ）Synaptophysin；陽性(主細胞に対して)
　（ⅱ）Neurofilament；陽性(主細胞に対して)
　（ⅲ）S-100 タンパク；陽性(支持細胞に対して)
❹WHO Grade Ⅰ(終糸発生例 filum terminale)(Brandner ら, 2016)
❺転移と頻度
　（ⅰ）本腫瘍は良性であるが、転移能(metastatic potential)は、一般に 10〜20％程度(Brandner ら,
　　　2016)。
　（ⅱ）頸静脈鼓室領域発生例(尾尻, 2004)
　　　ⓐ稀
　　　ⓑ転移部位
　　　　㋐頸部リンパ節に転移することが最も多い(半数)。
　　　　㋑その他；肝臓、肺や骨など。
　（ⅲ）頸動脈小体腫瘍(carotid body tumor)；2〜9％の転移頻度(Soffer ら, 2000)。
　（ⅳ）頸静脈グロムス腫瘍(jugular glomus tumor)；転移の頻度は 5％(Soffer ら, 2000)
❻再発
　（ⅰ）頸静脈グロムス腫瘍(jugular glomus tumor)；約半数は局所再発(Soffer ら, 2000)。
　（ⅱ）馬尾領域；全摘出後の再発率は 4％(Soffer ら, 2000；Brandner ら, 2016)

⑰悪性リンパ腫 Malignant lymphoma

1．リンパ系腫瘍全体を対象とした分類

1）Revised European-American Lymphoma（REAL）分類

❶REAL 分類は、免疫組織化学的・分子生物学的解析結果を取り入れた分類で、国際分類（Working formulation 分類；WF 分類）（表 3-11）に記載されていない疾患を取り込んでいる。

❷REAL 分類は全リンパ系腫瘍を対象とし、ホジキン（Hodgkin）病と非ホジキン病とに分けられる（表 3-10）。

（ⅰ）**ホジキン病**（Hodgkin's disease）

　ⓐホジキン病とは、リンパ組織に原発する増殖性疾患のうち、**Hodgkin 細胞**あるいは **Reed-Sternberg 細胞**が出現し、背景のリンパ球に異型性のないものをいう。

　　㋐ **Reed-Sternberg 細胞**とは、以下のような形態的特徴をもつ腫瘍性の組織球様細胞をいう。

　　　①**2 核から多核**の巨核細胞で、2 核の場合には互いに倒立像を呈している。

　　　②核は比較的染色質に乏しく、巨大な好酸性に染まる核小体を有する。

　　㋑上記と同様な性状をもち、単核の場合には **Hodgkin 細胞**と呼ばれる。

　ⓑホジキン病は、ほとんどがリンパ節に初発し、節外に初発することはほとんどない。

（ⅱ）**非ホジキン病**（non-Hodgkin's disease）

　ⓐ非ホジキン病とは、リンパ組織に原発する腫瘍性増殖性疾患のうち、ホジキン病以外のリンパ腫をいう（総称）。

　ⓑ非ホジキン病は B 細胞性と T/NK（natural killer）細胞性に分けられる。

　　➡それぞれを前駆性（precursor）と末梢性（peripheral）とに分ける（表 3-10）。

　ⓒ非ホジキン病はリンパ節に初発することが多いが、節外性リンパ腫（426 頁）で発症することもある（20～40％）。

❸REAL 分類では、WF 分類（表 3-11）の Diffuse small cleaved（びまん性小切れ込み型）と Diffuse mixed（びまん性混合型）をなくしている。

表 3-10．REAL 分類（Harris ら．1994 より抜粋）

Ⅰ．B 細胞性腫瘍（B-cell neoplasms）
　①前駆性 B 細胞性腫瘍（Precursor B-cell neoplasm）
　　・前駆 B リンパ芽球性白血病/リンパ腫（Precursor B-lymphoblastic leukemia/lymphoma）
　②末梢性 B 細胞性腫瘍（Peripheral B-cell neoplasms）
　　①B 細胞性慢性リンパ性白血病/前リンパ球性白血病/小リンパ球性リンパ腫（B-cell chronic lymphocytic leukemia/prolymphocytic leukemia/small lymphocytic lymphoma）
　　②リンパ形質細胞様リンパ腫/免疫細胞腫（Lymphoplasmacytoid lymphoma/immunocytoma）
　　③マントル細胞リンパ腫（Mantle cell lymphoma）
　　④濾胞中心性リンパ腫、濾胞性（Follicular center lymphoma, follicular）
　　⑤辺縁帯 B 細胞性リンパ腫（Marginal zone B-cell lymphoma）
　　⑥ヘアリー細胞白血病（Hairy cell leukemia）
　　⑦形質細胞腫/形質細胞性骨髄腫（Plasmacytoma/plasma cell myeloma）
　　⑧びまん性大細胞型 B 細胞性リンパ腫（Diffuse large B-cell lymphoma）
　　⑨バーキットリンパ腫（Burkitt's lymphoma）

第3章／バージョンアップ編

Ⅱ．T細胞性およびNK細胞性腫瘍［T-cell and putative natural killer（NK）cell neoplasms］
　①前駆性T細胞性腫瘍（Precursor T-cell neoplasm）
　　・前駆T細胞性リンパ芽球性リンパ腫／白血病（Precursor T-lymphoblastic lymphoma/leukemia）
　②末梢性T細胞性腫瘍（Peripheral T-cell neoplasms）
　　①T細胞性慢性リンパ性白血病／前リンパ球性白血病（T-cell chronic lymphocytic leukemia/prolympho-cytic leukemia）
　　②大細胞顆粒型リンパ球性白血病（Large granular lymphocytic leukemia）
　　　・T細胞型（T-cell type）
　　　・NK細胞型（NK-cell type）
　　③末梢性T細胞性リンパ腫、非特殊性（Peripheral T-cell lymphomas, unspecified）
　　④末梢性T細胞性リンパ腫、特殊亜型（Peripheral T-cell lymphoma, specific variants）
　　⑤血管免疫芽球T細胞性リンパ腫（Angioimmunoblastic T-cell lymphoma）
　　⑥成人T細胞性リンパ腫／白血病（Adult T-cell lymphoma/leukemia）
　　⑦退形成性大細胞型リンパ腫（T細胞およびナル細胞型）［Anaplastic large cell lymphoma（T-and null-cell types）］

Ⅲ．Hodgkin病（Hodgkin's disease）
　①リンパ球優位型（Lymphocyte predominance）
　②結節性硬化型（Nodular sclerosis）
　③混合細胞型（Mixed cellularity）

著者註：B細胞性腫瘍の②末梢性B細胞性腫瘍の⑤辺縁帯B細胞性リンパ腫は、さらに、（ⅰ）リンパ節性（nodal）、（ⅱ）節外性粘膜関連リンパ組織型［extranodal mucosa associated lymphoid tissue（extranodal MALT）type］、（ⅲ）脾原発、に細分類される。

2）国際分類 Working formulation（WF分類）（表3-11）

➡この分類は予後との関係が明らかで、よく利用される。

表 3-11. 国際分類とLSG分類の比較（難波ら，1982）

国際分類（WF分類）		LSG分類
臨床的悪性度	組織学的病型	
Low grade（低悪性群）	A．small lymphocyte（小リンパ球型）	diffuse small cell
	B．follicular small cleaved（濾胞性リンパ腫小切れ込み核細胞型）	follicular medium cell
	C．follicular mixed（濾胞性リンパ腫混合型）	follicular mixed
Intermediate grade（中等度悪性群）	D．follicular large cell（濾胞性リンパ腫大細胞型）	follicular large cell
	E．diffuse small cleave（びまん性リンパ腫小切れ込み核細胞型）	diffuse medium cell
	F．diffuse mixed（びまん性リンパ腫混合型）	diffuse mixed
	G．diffuse large cell（びまん性リンパ腫大細胞型）	diffuse large cell
High grade（高度悪性群）	H．large cell, immunoblastic（大細胞免疫芽球型）	pleomorphic
	I．lymphoblastic（リンパ芽球型）	lymphoblastic
	J．small non-cleaved（小型非切れ込み核細胞型）	Burkitt

3）新WHO分類（表3-12）

➡白血病を含む血液リンパ系腫瘍全体を対象としている。

❶新WHO分類は、REAL分類を修正・発展させたもので、改訂REAL分類と評価されている。

623

❷「ホジキンリンパ腫」という名称を採用。

❸「非ホジキンリンパ腫」という用語はなくなり、B 細胞性リンパ腫と T/NK（natural killer）細胞性リンパ腫とに分け、さらに発生分化により未熟（前駆）型と成熟（末梢）型とに分ける。

➡ T 細胞性リンパ腫と NK 細胞性リンパ腫とは、T リンパ球と NK 細胞とがその起源は同じとされているので、同一範疇として分類されている。

❹ B 細胞性リンパ腫、T/NK 細胞性リンパ腫、およびホジキンリンパ腫の 3 つに大別される。

表 3-12. 新 WHO 分類（大島，2002；堀田，2002 より抜粋）

```
①B 細胞性腫瘍（B-cell neoplasms）
  ⓐ未熟（前駆）性 B 細胞性腫瘍［Immature（Precursor）B-cell neoplasm］
    ・前駆性 B 細胞性リンパ芽球性白血病/リンパ腫［Precursor B-cell lymphoblastic leukemia/lymphoma］
  ⓑ成熟（末梢）性 B 細胞性腫瘍［Mature（Peripheral）B-cell neoplasms］
    ①B 細胞性慢性リンパ性白血病/小リンパ球性リンパ腫（B-cell chronic lymphocytic leukemia/small
      lymphocytic lymphoma）
    ②形質細胞性骨髄腫（Plasma cell myeloma）
    ③びまん性大細胞型 B 細胞性リンパ腫（Diffuse large B-cell lymphoma）
    ④バーキットリンパ腫/白血病（Burkitt's lymphoma/leukemia）
②T 細胞性および NK 細胞性腫瘍（T-cell and NK-cell neoplasms）
  ⓐ未熟（前駆）性 T 細胞性腫瘍［Immature（Precursor）T-cell neoplasm］
    ・リンパ芽球性白血病/リンパ腫（Lymphoblastic leukemia/lymphoma）
  ⓑ成熟（末梢）性 T 細胞性腫瘍［Mature（Peripheral）T-cell neoplasms］
    ①白血病/播種（Leukemia/disseminated）
      ◆攻撃型 NK 細胞性白血病（Aggressive NK-cell leukemia）
      ◆成人 T 細胞性白血病/リンパ腫（Adult T-cell leukemia/lymphoma）
    ②皮膚性（Cutaneous）
      ・原発性皮膚未分化大細胞型リンパ腫（Primary cutaneous anaplastic large cell lymphoma）
    ③その他の節外性（Other extranodular）
      ・節外性 NK/T 細胞性リンパ腫、鼻型（Extranodular NK/T cell lymphoma, nasal type）
    ④節性（Nodal）
      ◆血管免疫芽球 T 細胞性リンパ腫（Angioimmunoblastic T-cell lymphoma）
      ◆末梢性 T 細胞性リンパ腫、非特殊性（Peripheral T-cell lymphoma, unspecified）
③ホジキンリンパ腫 Hodgkin's lymphoma
  ⓐ結節性リンパ球著明ホジキンリンパ腫（Nodular lymphocyte predominant Hodgkin's lymphoma）
  ⓑ古典的ホジキンリンパ腫（Classical Hodgkin's lymphoma）
    ①結節硬化型ホジキンリンパ腫（grade ⅠとⅡ）［Nodular sclerosis classical Hodgkin's lymphoma（grade
      ⅠandⅡ）］
    ②混合細胞型ホジキンリンパ腫（Mixed cellularity classical Hodgkin's lymphoma）
```

2．非ホジキンリンパ腫の病理組織学的分類

1）米国がん研究所（National Cancer Institute；NCI）分類（表 3-13）

➡ 臨床予後をより重視した分類。

表 3-13. 非ホジキンリンパ腫の米国がん研究所（NCI）分類（山口ら，2002）

Ⅰ．Indolent （緩慢型）	①小リンパ球型（Small lymphocytic） ②濾胞性小型切れ込み核細胞型（Follicular small cleaved） ③濾胞性混合型（Follicular mixed） ④中等度型リンパ球性リンパ腫/マントル細胞リンパ腫 　（Intermediate lymphocytic lymphoma/Mantle cell lymphoma） ⑤皮膚 T 細胞性リンパ腫（Cutaneous T-cell lymphoma）
Ⅱ．Aggressive （攻撃型）	①濾胞性大細胞型（Follicular large） ②びまん性小型切れ込み核細胞型（Diffuse small cleaved） 　（＋Diffuse medium；＋びまん性中細胞型） ③びまん性混合型（Diffuse mixed） ④びまん性大細胞型（Diffuse large）
Ⅲ．Highly aggressive （高度攻撃型）	①リンパ芽球性リンパ腫（Lymphoblastic lymphoma） ②小型非切れ込み核細胞型（Small noncleaved） ③成人 T 細胞性白血病/リンパ腫（Adult T-cell leukemia/lymphoma）

第3章／バージョンアップ編

2）Lymphoma-Leukemia Study Group（LSG）分類（須知，1982）

➡リンパ腫を構成する細胞群の大きさに基づいた分類で、簡便ではあるが、予後との関連性に欠ける。

表 36．LSG 分類（須知，1982）

濾胞性リンパ腫 （follicular lymphoma）	①中細胞型 medium-sized cell type（B） ②混合型 mixed type（B） ③大細胞型 large cell type（B）
びまん性リンパ腫 （diffuse lymphoma）	①小細胞型 small cell type（B、T） ②中細胞型 medium-sized cell type（B、T、N） ③混合型 mixed type（B、T） ④大細胞型 large cell type（B、T、N） ⑤多形細胞型 pleomorphic type（T 2） ⑥リンパ芽球型 lymphoblastic type（T 1） ⑦バーキット型 Burkitt type（B、N）

（　）内は免疫学的細胞性格

3）表面マーカーによる分類（免疫組織化学的分類）

❶非ホジキンリンパ腫を腫瘍細胞の表面形質により、T 細胞型と B 細胞型に大別する。

❷国際分類（表 3-11）と異なり、予後との関係は明らかでない。

3．ホジキン病の病期分類

1）Ann Arbor 病期分類（表 3-14）

❶この分類はホジキン病に対する病期分類で、病期は重要な予後予測因子。

❷この分類はホジキン病のものであるが、非ホジキンリンパ腫に対しても便宜的に用いられている。

❸腫瘍性増殖の拡がりの程度により、Ⅰ～Ⅳ期に分類される。

表 3-14．ホジキン病の Ann Arbor 病期分類（喜多嶋ら，1999）

Ⅰ期	1 つのリンパ節領域の病変（Ⅰ）、またはリンパ節以外の単一の臓器または部位に限局性（ⅠE）。
Ⅱ期	横隔膜の同側で 2 つ以上のリンパ節領域への侵襲（Ⅱ）、または横隔膜の同側でリンパ節以外の臓器または部位への限局性侵襲と、1 つ以上のリンパ節への侵襲（ⅡE）。
Ⅲ期	横隔膜の両側にわたるリンパ節領域への侵襲（Ⅲ）、またはこれに伴うリンパ節以外の臓器または部位への限局性侵襲を伴う（ⅢE）か、あるいはこれに脾への侵襲を伴う（ⅢS）か、さらに両者の侵襲を伴う（ⅢES）。
Ⅳ期	リンパ節以外の臓器または部位へのびまん性あるいは播種性の侵襲で、リンパ節への侵襲の有無は問わない。

A：B に示す全身症状のないもの。
B：全身症状を有するもの。
　（1）診断前 6 カ月における 10％以上の原因不明の体重減少。
　（2）38℃以上の原因不明の発熱。
　（3）盗汗

注）上記は非侵襲的に設定された臨床病期分類（CS）であるが、試験開腹により設定された場合、病理学的病期（PS）とし、検査した臓器を以下のごとく付記する。
　N：リンパ節、H：肝、S：脾、L：肺、M：骨髄、P：胸膜、O：骨、D：皮膚
　（－）；陰性、（＋）；陽性
　記載例：CS ⅡEA、PS ⅢS＋N＋H－M－

625

2) Cotswolds 分類(表 3-15)

❶ホジキン病に対する病期分類で、主体を臨床病期分類に置いている。

❷Ann Arbor 分類の修正分類である。

（ⅰ）巨大腫瘤病変(最大径 10 cm 以上)に、"X" を付記する。

（ⅱ）Ann Arbor 分類のⅢ期を、Ⅲ₁期とⅢ₂期の 2 群に分ける。

（ⅲ）治療効果判定基準として、長期間腫瘤径に変化のない部分的寛解(partial remission)例に対して、Complete remission(unconfirmed/uncertain)；CR(u)(不確定完全寛解)という新しい部門を設けている。

表 3-15. ホジキン病における Cotswolds 分類の主な改正点(Lister ら、1989)

①胸腔内、腹腔内や骨盤腔内のリンパ節腫大の診断にエックス線 CT を用いる。
②"X" は腫瘤塊(bulky)を示す。
　①最大径が 10 cm 以上のリンパ節腫瘤、または、
　②縦隔腫瘤が胸部エックス線撮影で発見された場合、その最大幅が胸椎 5/6 のレベルで胸郭内径の 1/3 に等しいか、あるいは 1/3 を超える場合。
③Ann Arbor 分類のⅢ期を 2 群に分類する。
　①Ⅲ₁期；脾臓や脾門部、腹腔動脈、あるいは肝門脈リンパ節領域への侵襲。
　②Ⅲ₂期；傍大動脈、腸骨、あるいは腸間膜リンパ節領域への侵襲。
④治療効果の新しい判定基準として CRu(unconfirmed/uncertain complete remission) を採用。
　➡寛解状態が不確かなものをいう。すなわち、健康でホジキン病の臨床所見はないが、いくらかのエックス線学的異常を認めるもの。

4．予後予測モデルと成績

1) 非ホジキンリンパ腫における国際予後指数と成績

(1) 攻撃型(進行性)非ホジキンリンパ腫における国際予後指数(Shipp ら、1993)

International prognostic index(IPI) for aggressive non-Hodgkin's lymphoma

❶攻撃型(aggressive)非ホジキンリンパ腫の予後を予測するのに用いられる(表 3-16)。

➡本予測モデルは、ホジキン病に対しては適応されない。

（ⅰ）全年齢を対象にした場合と、60 歳以下を対象とした場合とで予後因子の項目は異なる。

（ⅱ）すなわち 60 歳以下では、予後因子の年齢と節外病変数を除いた項目で判定する。

表 3-16. Aggressive non-Hodgkin's lymphoma の International prognostic factor(Shipp ら、1993)

予後予測項目	全年齢を対象 条件	60 歳以下を対象 条件
①年齢	＞60 歳	
②血清 LDH 値	＞1×正常値 (正常値上限を超える)	＞1×正常値 (正常値上限を超える)
③Performance status	2〜4	2〜4
④Ann Arbor stage	ⅢまたはⅣ	ⅢまたはⅣ
⑤節外病変数	＞1 個	

・各項目を 1 として合計し、判定する。
・判定に関しては、627 頁の「❸判定」を参照。

第3章／バージョンアップ編

❷予後因子は、年齢（診断時）、血清の LDH（lactate dyhydrogenase）値、Performance status（**Eastern Cooperative Oncology Group；ECOG**）、Ann Arbor stage、節外病変数、の5項目である。

（ⅰ）診断時の年齢

　　ⓐ60歳を境に、成績は有意に異なる（**表3-17**）。すなわち、

　　ⓑ60歳以下の5年生存率が60％であるのに対して、60歳を超えると（＞60歳）41％と悪くなる。

　　　➡したがって、60歳を超える年齢（＞60歳）は予後不良因子である。

（ⅱ）血清の LDH 値

　　ⓐCuttoff point は、＞正常値上限。

　　ⓑLDH 値は、腫瘍量あるいは腫瘍の増殖能を反映していると考えられている(尾山ら，1982)。

（ⅲ）ECOG performance status（下表）(Shipp ら，1993)

　　ⓐECOG が0あるいは1

　　　➡歩行可能（ambulatory）で、Karnofsky score 80％以上に相当。

　　ⓑECOG が2、3あるいは4

　　　➡歩行不能（not ambulatory）で、Karnofsky score 70％以下に相当。

0	無症状 No symptoms
1	症状はあるが、歩行可能。 Symptoms but ambulatory
2	臥床しているが、臥床時間は1日の半分未満。 Bedridden less than half the day
3	1日の半分以上、臥床。 Bedridden half the day or longer
4	1日中臥床し、日常生活に介助が必要。 Chronically bedridden and required assistance with activities of daily living

（ⅳ）Ann Arbor stage

　　　➡臨床病期は、Ann Arbor stage を用いる。

（ⅴ）節外病変

　　ⓐ部位➡骨髄、胃腸、肝臓、肺、中枢神経、その他。

　　ⓑ数；0、1、あるいは＞1個。

❸判定

➡表 3-16 の各項目を 1 として合計する。そして 4 つのリスク群（low、low intermediate、high intermediate および high risk）を設定する（下表）(Shipp ら，1993)。

〔全年齢〕 表 3-16 の①〜⑤の項目がいくつ当てはまるかを検討して、右のリスク群に分類する。	Low risk（低リスク群）	0〜1
	Low intermediate risk（低中程度リスク群）	2
	High intermediate risk（高中程度リスク群）	3
	High risk（高リスク群）	4〜5
〔60 歳以下〕 表 3-16 の①の年齢、⑤の節外病変数を除き、②〜④の項目で判定する。 （年齢調整予後指数 Age-adjusted international index）	Low risk（低リスク群）	0
	Low intermediate risk（低中程度リスク群）	1
	High intermediate risk（高中程度リスク群）	2
	High risk（高リスク群）	3

(2) 国際予後指数と年齢調整予後指数（age-adjusted international index）によるリスク別成績（表 3-17）

表 3-17. 国際予後指数によるリスク別成績(Shipp ら，1993 より抜粋)

	Complete response（著効）		Survival（生存者）
	Rate（%） （著効率）	Relapse-free survival； 5 year rate（%） （5 年無再発・生存率）	5 year rate（%） （5 年生存率）
国際予後指数 〔全症例〕 Low risk（低リスク群）	87	70	73
Low intermediate risk （低中程度リスク群）	67	50	51
High intermediate risk （高中程度リスク群）	55	49	43
High risk（高リスク群）	44	40	26
年齢調整予後指数 〔60 歳以下〕 Low risk（低リスク群）	92	86	83
Low intermediate risk （低中程度リスク群）	78	66	69
High intermediate risk （高中程度リスク群）	57	53	46
High risk（高リスク群）	46	58	32
〔>60 歳〕 Low risk（低リスク群）	91	46	56
Low intermediate risk （低中程度リスク群）	71	45	44
High intermediate risk （高中程度リスク群）	56	41	37
High risk（高リスク群）	36	37	21

(1) リスクが高くなるほど、成績は不良。
(2) 成績は 60 歳を境にして異なる。すなわち、年齢が 60 歳を超えると、成績は不良。

2）進行期ホジキン病における国際予後点数と成績
International prognostic score (IPS) for advanced Hodgkin's disease

❶予後因子
　（ⅰ）血清アルブミン；＜4 g/l
　（ⅱ）ヘモグロビン；＜10.5 g/l
　（ⅲ）性別；男性
　（ⅳ）臨床病期；Ann Arbor Ⅳ期
　（ⅴ）年齢；≧45歳
　（ⅵ）白血球数；≧15,000/mm^3
　（ⅶ）リンパ球数；＜600/mm^3、または、＜白血球数の8％

❷判定；該当する上記の7つの予後因子の数を加えて、予後点数とする。

❸成績（表 3-18）

表 3-18. 進行期ホジキン病における国際予後点数からみた5年目の無増悪率と生存率 (Hasenclever ら, 1998)

予後点数 (prognostic score)	5年目の無増悪率（%） (Rate of freedom from progression at five years)	5年全生存率（%） (rate of overall survival at five years)
0	84±4	89±2
1	77±3	90±2
2	67±2	81±2
3	60±3	78±3
4	51±4	61±4
≧5	42±5	56±5

予後点数が少ないほど、5年時の無増悪率および全生存率はよい。

★好きなように使ってね！

5．非ホジキンリンパ腫における治療効果判定基準(表3-19)

❶臨床所見、放射線学的所見および病理学的所見(骨髄)より判定する。

❷胸腔内、腹腔内、および骨盤腔内のリンパ節腫大の診断にCTを用いる。

❸完全寛解(complete response)を確認するために、骨髄穿刺および生検を行う。

表 3-19. 国際ワークショップ判定基準(Cheson ら, 1999)

	理学的検査所見 (Physical examination)	リンパ節の大きさ (Lymph nodes)	リンパ節塊 (Lymph node mass)	骨髄穿刺所見 (Bone marrow)
完全寛解 (complete re- sponse；CR)	正常化(normal)	正常化(normal)	正常化(normal)	正常化(normal)
不確定完全寛解 (complete re- sponse/uncon- firmed；CRu)	正常化(normal)	正常化(normal)	正常化(normal)	不確定 (indeterminate)
	正常化(normal)	正常化(normal)	75%以上減少 (≧75% decrease)	正常化または不確 定(normal or in- determinate)
部分寛解 (partial response)	正常化(normal)	正常化(normal)	正常化(normal)	陽性(positive)
	正常化(normal)	50%以上減少 (≧50% decrease)	50%以上減少 (≧50% decrease)	決定には無関係 (irrelevant)
	肝臓/脾臓の結節が減 少(decrease in liver/ spleen)	50%以上減少 (≧50% decrease)	50%以上減少 (≧50% decrease)	決定には無関係 (irrelevant)
再発/進行 (relapse/pro- gression)	肝臓/脾臓の結節が増 大；新病変(enlarging liver/spleen；new sites)	新病変、あるいは 増大(new or in- creased)	新病変、あるいは 増大(new or in- creased)	再出現 (reappearance)

6．特殊な悪性リンパ腫

1）T細胞性非ホジキンリンパ腫 Primary T-cell non-Hodgkin lymphoma

❶頻度(欧米)；2～5%と、非常に稀。

❷特徴

（ⅰ)髄膜播種や、脳表に接して腫瘤形成をみることが多い。

➡したがって、髄液細胞診での陽性率が高い。

（ⅱ)白血病化しやすく、急速な経過をとりやすい。

（ⅲ)B細胞性のものより若い年齢に発生する。

（ⅳ)日本や韓国などの極東地域に多い(頻度；8～16%)(Choi ら, 2003)。

❸好発年齢

（ⅰ)どの年齢層にも発生するが、**B細胞性のものより若い年齢に発生する。**

（ⅱ)T細胞性では40歳代、一方B細胞性では50～60歳代に好発。

❹性別：男性：女性＝2：1で、男性に多い。

❺症状
（ⅰ）頭蓋内圧亢進症状
（ⅱ）局所症状
❻好発部位
（ⅰ）欧米の報告では、後頭蓋窩に多く（45％）、小脳に多い(Choi ら，2003)。
➡B 細胞性のテント下の発生頻度は、13〜30％
（ⅱ）一方、極東地域からの報告では後頭蓋窩の発生頻度は低く（9％）、テント上で大脳半球（前頭葉や側頭葉）皮質下の表在に好発する(Choi ら，2003；Liu ら，2003)。
➡B 細胞性では脳室近傍に多く、髄液中に腫瘍細胞を認める頻度が高い。
❼MRI
（ⅰ）単純 MRI
ⓐT 1 強調画像；軽度低信号
ⓑT 2 強調画像；高信号
ⓒ周囲の脳浮腫像が強い。
（ⅱ）造影 MRI；均一、あるいはリング状に増強される。
❽組織学的所見
（ⅰ）多角形の核で、クロマチンに富む。
（ⅱ）UCHL-1（T リンパ球マーカーの 1 つ）；陽性
❾予後
（ⅰ）ほとんどが 2 年以内に死亡する。
（ⅱ）Takeshita らの報告(1999)では、B 細胞性のものよりややよい。
ⓐ1 年生存率；78.3％
ⓑ2 年生存率；43.5％

2）原発性軟膜リンパ腫 Primary leptomeningeal lymphoma

❶定義・概念
（ⅰ）脳実質内および全身にリンパ腫が存在せず、脳軟膜に原発性のリンパ腫を認めるものをいう。
（ⅱ）大多数は、非ホジキンリンパ腫（non-Hodgkin lymphoma）で、B 細胞由来。
（ⅲ）ちなみに、悪性リンパ腫の転移は、脳実質内への転移は少なく、ほとんどが髄膜転移。
❷頻度；脳悪性リンパ腫全体の 7〜8％と稀。
❸好発年齢；35〜76 歳（平均；57 歳）
❹性別；性差はない。
❺症状
（ⅰ）頭蓋内圧亢進症状が最も多い。
（ⅱ）髄膜刺激症状
（ⅲ）視力障害や複視。
（ⅳ）聴力障害
（ⅴ）錯乱（confusion）

❻髄液所見

（ⅰ）細胞数増多

（ⅱ）タンパク量の増加

（ⅲ）糖量の減少

（ⅳ）時に、悪性細胞を認める。

❼治療；放射線療法、化学療法。

❽予後；生存期間中央値は 8 カ月で、不良。

3）血管内リンパ腫 Intravascular lymphoma

❶定義・概念

（ⅰ）脳内の血管内腔（小動脈、毛細血管、細静脈）でリンパ腫細胞が増大して血管を閉塞し、その領域に虚血病変を形成するものをいう。

（ⅱ）腫瘍塞栓により種々の神経症状や皮膚症状を呈する。

（ⅲ）腫瘤を形成しにくい。

（ⅳ）攻撃型（aggressive）の非ホジキンリンパ腫。

（ⅴ）本疾患は、びまん性大細胞型 B 細胞リンパ腫の亜型（subtype）(Murase ら，2000)。

❷頻度；中枢神経系の非ホジキンリンパ腫の 2％で、稀。

❸名称；Angiotropic large-cell lymphoma とも称される。

❹特徴

（ⅰ）種々の皮膚病変や神経学的異常などの臨床像が多彩で、かつ症状が動揺性。

➡したがって、生前診断が困難。

（ⅱ）通常、脳実質内に腫瘤塊を形成せず、また髄腔内播種もきたさない。

（ⅲ）腫瘍は**血管内**で**増殖**する。

（ⅳ）血管内リンパ腫は、主として、中枢神経系および皮膚の血管を侵す。

（ⅴ）左右の大脳半球の皮質・白質にかかわらず、小梗塞巣が散在。

（ⅵ）**大細胞型**（large cell）の非ホジキンリンパ腫の一型である。

（ⅶ）ほとんどが **B 細胞由来**。

❺好発年齢；34〜90 歳（中央値；70 歳）(Ferreri ら，2004)

❻性別；性差はない (Ferreri ら，2004)。

❼発生部位 (Ferreri ら，2004)

➡皮膚、中枢神経系、骨髄、肝臓、脾臓が侵されるが、中枢神経系と皮膚が好発部位。

❽症状（頻度は Beristain ら，2002；Ferreri ら，2004 による）

（ⅰ）認知機能低下（85％）(Beristain ら，2002)

（ⅱ）緩徐な意識低下。

（ⅲ）局所神経症状

ⓐ頻度；67〜82％ (Beristain ら，2002)

ⓑ症状；運動障害、感覚障害や失語症。

（ⅳ）けいれん

ⓐ頻度；症例の 1/4 (Beristain ら，2002)。

第3章／バージョンアップ編

　　　ⓑ大部分は全身性けいれんで、末期に起こる。
　（ⅴ）皮膚症状
　　　ⓐ頻度；症例の 1/3(Beristain ら，2002)。
　　　ⓑ症状；小結節や毛細血管拡張(telangiectasis)
　（ⅵ）発熱(45％の頻度)(Ferreri ら，2004)
　（ⅶ）易疲労感(16％の頻度)(Ferreri ら，2004)
　（ⅷ）体重減少(11％の頻度)(Ferreri ら，2004)
❾末梢血液検査所見(青山ら，2012)
　（ⅰ）血清乳酸脱水素酵素(lactate dehydrogenase；LDH)；高値
　（ⅱ）C 反応性タンパク(C-reactive protein；CRP)；高値
　（ⅲ）可溶性インターロイキン 2 受容体(soluble interleukin-2 receptor；sIL-2R)；高値
　　　【可溶性インターロイキン 2 受容体(sIL-2R)とは(藤原ら，2004)】
　　　ⓐsIL-2 R は、非ホジキンリンパ腫や成人 T 細胞白血病(Adult T-cell Leukemia；ATL)な
　　　　どの腫瘍マーカー。
　　　ⓑ一般に、抗原により活性化された T 細胞が Interleukin-2 receptor(IL-2R)を発現させる
　　　　ときにその可溶性部分が細胞外に遊離されるが、B 細胞や単球などからも産生される。
　（ⅳ）血球減少(貧血、白血球減少、血小板減少)
❿エックス線 CT
　（ⅰ）一般的事項
　　　➡腫瘍が血管内で増殖するため、分水嶺領域や深部白質などに多発脳梗塞の所見がみら
　　　　れる(村上ら，2016)。
　（ⅱ）所見
　　　ⓐ単純 CT；等～低吸収域で、**虚血巣と同様の所見。**
　　　ⓑ造影 CT；髄膜が増強される(meningeal enhancement)。
⓫MRI
　（ⅰ）一般的事項
　　　ⓐ**梗塞の所見**が前景に立つ。
　　　ⓑほとんどが、多病巣(multifocus)である。
　（ⅱ）所見
　　　ⓐ単純 MRI
　　　　㋐FLAIR 画像および T 2 強調画像；皮質、白質や深部の灰白質に散在性の、大小不同の
　　　　　びまん性の高信号(頻度；35～45％)。
　　　　㋑拡散強調画像(DWI)；高信号
　　　ⓑ造影 MRI
　　　　㋐通常、増強効果を認めない。
　　　　㋑以下の部分に増強効果を認めることがある。
　　　　　①血管内の腫瘍自体が増強されることがある。
　　　　　②髄膜が増強されることがある(**meningeal enhancement**)。
　　　　　　➡髄膜血管への腫瘍浸潤、あるいは脳梗塞に伴う二次的所見。

633

③脳実質内に、線状、点状、あるいは斑点状に造影される部分を認めることもある。

➡線状の増強効果は Virchow-Robin 腔に沿って、側脳室周囲から放射状に認められる。

❷本症を疑う手がかり

（ⅰ）生前診断は困難（29%）。

（ⅱ）診断の手がかり (山口ら，2003；青山ら，2012)

ⓐ支配動脈に一致しない不規則な虚血病変の場合、本症を疑う。

ⓑ脳梗塞の危険因子がなく短期間に再発を繰り返す多発性脳梗塞で、特に非典型的画像所見の場合、本症を疑う。

ⓒ先行感染症状のある多発性脳梗塞の場合、本症を疑う。

ⓓ血液検査で、LDH や sIL-2R が高値の場合、本症を疑う。

➡腫瘍細胞が崩壊することにより、LDH は高値を呈する。

❸確定診断

（ⅰ）末梢血液中に異常リンパ球が出現(山口ら，2003)。

（ⅱ）生検術

ⓐ組織（皮膚、筋肉、肝臓や脳など）の小血管内に腫瘍細胞を証明(青山ら，2012)。

ⓑ各生検部位による診断率(Ferreri ら，2004)

➡脳；43%、皮膚；39%、骨髄；32%、肝臓および脾臓；26%

ⓒ日本人では、西洋人に比べて、皮膚生検で陽性に出る割合は低い(廣瀬，2012)。

ⓓ脳生検が最も有用(廣瀬，2012)。

➡開頭生検術を行う際の標的部位は、Non eloquent area（非症候発現域）で、かつ脳表で、拡散強調画像（DWI）で高信号を呈するなど活動性の高い部位(青山ら，2012)。

❹治療

（ⅰ）化学療法

ⓐCHOP 療法（cyclophosphamide＝Endoxan[R]，doxorubicin hydrochloride，vincristine，prednisolone）

ⓑMethotrexate[R]大量療法；このタイプには有効ではない。

ⓒRituximab 併用による CHOP 療法（R-CHOP 療法）(青山ら，2012)

➡Rituximab は、B 細胞特異抗原である CD20 に対するモノクロナール抗体。

（ⅱ）副腎皮質ステロイド薬の投与。

（ⅲ）放射線治療

➡全身性疾患と考えた方がよいので、放射線治療は行われない(廣瀬，2012)。

❺予後

（ⅰ）死亡率は 80% 以上、平均生存期間は 9～13 カ月で、極めて不良。

（ⅱ）R-CHOP 療法による全生存率（確定診断 2 年後）；66%(Shimada ら，2008)

ちょっとお耳を拝借

【アジアの血管内リンパ腫】(Murase ら，2000；Ponzoni, 2007)

①血管内リンパ腫は、びまん性大細胞型 B 細胞リンパ腫の亜型（subtype）。

②主にアジアで報告されている血球貪食症候群（hemophagocytic syndrome）を伴うびまん性大細胞型 B 細胞リンパ腫は、血管内リンパ腫の変異型（variant）である。

　➡ちなみに血球貪食症候群とは、免疫細胞（macrophage や好中球）が自らの血球（特に、血小板）を食べてしまう疾患をいう。

③欧米諸国でみられる典型的な血管内リンパ腫では、神経学的異常や皮膚病変を認める。

④アジア（主に日本）でみられる血管内リンパ腫では、しばしば血球貪食症候群や骨髄障害を伴い、典型例（欧米）でみられる神経学的異常や皮膚病変はめったにみられない。

　①アジアでみられる血管内リンパ腫は Asian varinat of intravascular lymphomatosis（AIVL）と名づけられている。

　②アジア型の症状は、発熱、貧血、血小板減少、肝脾腫、骨髄障害、呼吸障害、血球貪食や播種性血管内凝固症候群（disseminated intravascular coagulation；DIC）。

　③アジア型の臨床経過は非常に早く、生存期間中央値は 7 カ月。

★好きなように使ってね！

⓲後天性免疫不全症候群と中枢神経系合併症
Acquired immunodeficiency syndrome（AIDS）and The central nervous system complications

1．後天性免疫不全症候群 Acquired immunodeficiency syndrome（AIDS）

❶定義・概念
　（ⅰ）AIDS とは、ヒト免疫不全ウイルス 1 型（human immunodeficiency virus type 1；HIV-1）感染者が末期に細胞性免疫不全状態に陥り、その結果、特有の症状（日和見感染、悪性腫瘍や脳症の発生）を呈するようになった状態をいう（森，1994；松田，2006；村上ら，2016）。
　（ⅱ）すなわち、日和見感染、悪性腫瘍（悪性リンパ腫や Kaposi 肉腫）および脳症の 3 項目のうちの 1 つを満たすようになると AIDS と呼ばれる（森，1994）。
　　➡HIV に感染してから AIDS 発症まで、すなわち症状のない時期は「**HIV 感染者**」であり、HIV 感染者が末期となり種々の症状を認めるようになった段階からは「**AIDS 患者**」と呼ばれる。
❷原因；HIV に感染した後、CD4 陽性 T リンパ球が減少し、免疫不全状態に陥ることによる（村上ら，2016）。
❸HIV の感染経路
　（ⅰ）HIV 感染者との性交
　　➡ほとんどはこの感染経路による。
　（ⅱ）HIV が混入している血液との濃厚接触（輸血、注射の回し打ち）。
　（ⅲ）HIV 感染者の妊娠・出産
❹AIDS は、男性同性愛者に好発する。
❺臨床症状（高橋ら，1988）
　（ⅰ）神経症状
　　➡AIDS の初期症状として神経学的所見が出現する頻度は、10％（Helweg-Larsen ら，1986）
　（ⅱ）日和見感染
　　➡AIDS の主な死因。
　　ⓐカリニ肺炎
　　　㋐呼吸器感染症の中では最も多く、AIDS 患者の 50～70％
　　　㋑予後不良で、死因となることが多い。
　　ⓑカンジダ症➡最も多い真菌感染症。
　　ⓒサイトメガロウイルス感染➡脳炎、腸炎や間質性肺炎の原因。
　（ⅲ）悪性腫瘍
　　ⓐKaposi 肉腫
　　　㋐AIDS における悪性腫瘍の代表。
　　　㋑頻度；AIDS 患者の 20～30％で、大半は男性同性愛者に発生。
　　　㋒好発部位➡顔面、上肢、躯幹などの上半身に好発。

　　　　㋑Kaposi 肉腫そのものの悪性度は比較的低い。
　　　ⓑ悪性リンパ腫
　　　　㋐頻度：AIDS 患者の 4％
　　　　㋑一般の悪性リンパ腫と際立った差異を示す（次項参照）。
❻AIDS の合併症
（ⅰ）全体としては、**カンジダ口内炎が最も多い。**
（ⅱ）AIDS に伴う**悪性腫瘍の中では、Kaposi 肉腫が最も多く**、次いで悪性リンパ腫である。
　　ⓐKaposi 肉腫そのものの悪性度は比較的低く、生命予後に対する影響は少ない。
　　ⓑAIDS 患者における非ホジキンリンパ腫の発生率は、正常者の 60 倍。
　　　➡非ホジキンリンパ腫をもつ AIDS 患者の約半数に、中枢神経系に病変を認める。
（ⅲ）AIDS の**中枢神経障害**
　　ⓐ発生頻度；AIDS 患者の 10～30％（小柳，1994：岸田，1996）
　　ⓑ種類別頻度
　　　㋐全体（Helweg-Larsen ら，1986）
　　　　①日和見感染である**脳トキソプラズマ症が**、AIDS 患者の 34％と**最も多い。**
　　　　②次いで、HIV の直接感染である亜急性脳炎（19％）。
　　　㋑細菌による中枢神経系の日和見感染では、Mycobacteria の頻度が高い。
　　　㋒AIDS 患者における**非感染性の頭蓋内占拠性病変では、脳原発性悪性リンパ腫が最も多い。**
　　　　➡臨床例での発生頻度は 2.7％、剖検例で 6％（Alves，1998）
　　　㋓成人の AIDS 患者における中枢神経系の腫瘍性病変
　　　　①トキソプラズマが最も多い。
　　　　②次いで、悪性リンパ腫。

２．中枢神経系合併症 The central nervous system complications

１）AIDS 関連悪性リンパ腫 AIDS-related malignant lymphoma
（1）総説
❶HIV 感染者に発生した悪性リンパ腫は、**AIDS 関連リンパ腫**（AIDS-related lymphoma）とも
呼ばれるが、通常の悪性リンパ腫とは際立った相違がある（高橋ら，1988：森，1994）。すなわち、
（ⅰ）発生部位
　　　➡大半はリンパ節以外の臓器に発生する。
　　ⓐ脳に最も多い。
　　ⓑ次いで、皮膚、副腎、肺や皮膚など。
　　※：リンパ節に発生することは少ない。
（ⅱ）ほとんどが非ホジキンリンパ腫。
（ⅲ）病理学的に高度悪性群が多い（60～80％）。
（ⅳ）すべて大型細胞。
（ⅴ）多くが B 細胞性。

❷腫瘍細胞の増殖は早い。
❸AIDS 関連悪性リンパ腫は、治療抵抗性のことが多い。
❹AIDS 関連悪性リンパ腫の予後は不良。
　（ⅰ）死亡率；70〜80％
　（ⅱ）平均的予後；5〜11 カ月

【男性同性愛者における非ホジキンリンパ腫】(Ziegler ら, 1984)
①概説
　①高度悪性群が多く、60％を占める。
　②B 細胞由来である。
　③ほとんどが、節外リンパ腫である。
　　➡節外リンパ腫の部位では、骨髄および中枢神経系に好発する。
②脳悪性リンパ腫の発生頻度➡男性同性愛者における非ホジキンリンパ腫の 24％
③予後；不良

(2) AIDS 関連脳原発悪性リンパ腫 AIDS-related primary cerebral malignant lymphoma

❶定義；AIDS 患者の脳実質に発生する悪性リンパ腫をいう。
❷AIDS 患者における脳原発悪性リンパ腫の発生頻度
　（ⅰ）AIDS 患者における中枢神経系の腫瘤病変としては脳トキソプラスマ症(641 頁)に次いで多い。
　（ⅱ）AIDS 患者では、年間、1,000 人に対して 4.7 人。
　　➡一般(非 AIDS)の脳悪性リンパ腫の発生率と比べて、1,600 倍の発生頻度(大西, 2002)。
　（ⅲ）AIDS 患者の 2〜13％
　（ⅳ）非ホジキンリンパ腫全体の 18〜42％
❸発生機序；B 細胞(リンパ球の 1 つ)に潜伏している Epstein-Barr(EB)ウイルスが、免疫不全の進行により再活性化されて発症する(森, 1994；村上ら, 2016)。
❹発症
　（ⅰ）HIV 感染後、悪性リンパ腫発生までの潜伏期は 50 カ月。
　（ⅱ）CD4 陽性 T リンパ球が $50/\mu l$ 以下で発症することが多い(村上ら, 2016)。
❺好発年齢
　（ⅰ）平均年齢；31 歳で、若い。
　（ⅱ）発症年齢の中央値；39 歳
❻性別；男性に圧倒的に多い。
❼好発部位
　（ⅰ）テント上が大部分で、脳室周囲や基底核に多い。
　（ⅱ）小脳や脳幹にも稀ではない。
　（ⅲ）多発性の頻度；約 60％は多発性で(村上ら, 2016)、非 AIDS 患者(25％)に比べて高い。
　（ⅳ）軟膜(leptomeninges)への波及は、非 AIDS 患者に比べてしばしばみられる。

❽非 AIDS 患者に比して、髄液播種は少ない。

❾症状

（ⅰ）記銘力の低下。

（ⅱ）片麻痺

（ⅲ）けいれん

❿エックス線 CT

（ⅰ）単純 CT

　ⓐ等吸収域のことが多い（約 55％）。

　ⓑ次いで、低吸収域（約 20％）。

　ⓒ高吸収域（約 19％）

（ⅱ）造影 CT

　ⓐほとんどが、著明に増強される。

　　㋐半数は、**リング状に増強**（ring enhancement）される。

　　㋑均一で、結節状に増強される頻度は 35％

　ⓑ10％は増強されない。

　　➡非 AIDS 患者に比して有意に高い。

⓫MRI

（ⅰ）単純 MRI

　ⓐＴ１、Ｔ２強調画像とも等信号。

　ⓑ拡散強調画像；高信号

（ⅱ）造影 MRI；リング状に増強されることが多い。

⓬^{201}Tl-SPECT

（ⅰ）悪性リンパ腫では、タリウム（^{201}Tl）の集積増加像を認める（森，2003）。

（ⅱ）^{201}Tl の SPECT は、脳トキソプラズマ症（641 頁）との鑑別に有用（頼高ら，2003）。

　　➡脳トキソプラズマ症では、^{201}Tl の有意な取り込みの増加はみられない。

⓭PET；^{18}F-FDG（fluorine-fluorodeoxyglucose）や^{11}C-methionine の PET で、集積増加像として認められる（森，2003）。

❹AIDS 関連悪性リンパ腫と非 AIDS 悪性リンパ腫の比較（表 3-20）

表 3-20. 非 AIDS 患者と AIDS 患者の中枢神経系原発悪性リンパ腫の比較（Fine ら，1993 より作成）

Characteristics & Finding （臨床像と所見）	Immunocompetent patients （非 AIDS 患者）	Patients with AIDS （AIDS 患者）
Male：female（男女比）	1.35：1	7.38：1
Mean age（平均年齢）	55.2 歳	30.8 歳
Initial symptoms（初発症状） 　1．Mental status changes 　　（精神状態の変化）	34.6%	53.3%
2．Seizures（けいれん）	11.2%	26.7%
3．Increased intracranial pressure 　　（頭蓋内圧亢進症状）	32.4%	14.2%
Ring enhancement （造影 CT でリング状に増強）	0%	52%
Multipe lesions（多発性）	25%	52%
High-grade histology (immunoblastic or small noncleaved cell) （高度悪性の組織像；免疫芽球型や小型非切れ込み核細胞型）	22%	60%
Epstein-Barr virus genomic DNA （Epstein-Barr virus ゲノムの検出）	Few （ほとんどなし）	Almost all （ほとんどすべて）
Survival（生存期間） 　1．no therapy（無治療群）	2.7 カ月	0.9 カ月
2．with treatment（治療群）	18.9 カ月	2.6 カ月

❺治療

（ⅰ）放射線治療が基本。

　　ⓐ感受性はあるが、その効果は短い。

　　ⓑ生存期間中央値；3〜5 カ月以下。

（ⅱ）副腎皮質ステロイド薬；免疫機能を低下させるため、一般的には使用しない。

（ⅲ）予後を改善させるには、HIV 感染の進行をコントロールすることが重要。

❻病理組織学的所見

（ⅰ）病型分類では、通常、大細胞免疫芽球型およびびまん性大細胞型（large cell immuno-blastic and diffuse large cell type）である。

（ⅱ）免疫組織化学的には B 細胞由来で、非ホジキンリンパ腫。

（ⅲ）WF 分類（623 頁）の**高度悪性群**（high grade）**が多い**（60%）。

　　➡非 AIDS では、高度悪性群は 20% と少ない。

❼予後

（ⅰ）極めて不良。

（ⅱ）生存期間中央値；3 カ月以下（最も長い報告で、28 カ月）。

640

第 3 章／バージョンアップ編

2）脳トキソプラズマ症 Cerebral toxoplasmosis

❶定義・概念

（ⅰ）寄生虫であるトキソプラズマ（Toxoplasma gondii）が経口摂取により体内に侵入し、脳内に囊胞を形成する疾患をいう。

（ⅱ）HIV 感染者以外の発症は稀で、CD4 陽性 T リンパ球数が $100/\mu l(\mathrm{mm}^2)$ 以下の感染者に発症することが多い。

（ⅲ）HIV 感染者でトキソプラズマ陽性例の約 1/4 に脳病変がみられる（村上ら，2016）。

❷頻度；AIDS 患者の中枢神経系合併症として最も多い（34％）。

❸発症機序

（ⅰ）免疫不全の進行により、組織中に潜伏していた囊子（cyst）が再活性化して発症する。

（ⅱ）すなわち、囊子型虫体（囊子中の原虫をいい、緩増虫体とも呼ばれる）が脱囊して増殖型（急増虫体）に変化して活性化し、組織を破壊して症状が惹起される。

❹症状

（ⅰ）発熱、頭痛やけいれん。

（ⅱ）意識レベルの低下。

（ⅲ）巣症状；片麻痺、失語症や視野障害。

❺好発部位

（ⅰ）基底核に最も多い。

（ⅱ）その他；前頭葉、脳室周囲や視床。

　　　➡脳葉では皮髄境界部に好発する。

（ⅲ）多発例が多い。

❻エックス線 CT

（ⅰ）一般的事項

　　ⓐ周囲に脳浮腫を伴い、圧迫所見を認める。

　　ⓑ脳室壁への拡がりがみられる場合には、悪性リンパ腫を考慮する。

（ⅱ）所見

　　ⓐ単純 CT；低〜等吸収

　　ⓑ造影 CT

　　　㋐多発性のリング状の増強効果を認める。

　　　㋑しかし、非 AIDS 例に比べると増強される頻度は低い。

❼MRI

（ⅰ）一般的事項

　　ⓐ周囲に脳浮腫を伴い、圧迫所見を認める。

　　ⓑ脳室壁への拡がりがみられる場合には、悪性リンパ腫を考慮する。

（ⅱ）所見

　　ⓐ単純 MRI

　　　㋐T 1 強調画像

　　　　①軽度低〜等信号

　　　　②病変辺縁部に高信号を認めることがある。

641

  ㋑T２強調画像
   ①中心部が低信号(壊死による)、周囲は浮腫による高信号。
   ②すなわち、**Target sign(標的徴候)** を認めることがあるが、この所見は悪性リンパ腫でもみられる。
  ㋒拡散強調画像(DWI);低～高信号までさまざま(柳町,2013)。
 ⓑ造影MRI;リング状の増強効果を認める。

❽ ^{201}Tl-SPECT
 (ⅰ)脳トキソプラズマ症では、有意な取り込みの増加はみられない(集積低下や集積像を認めない)。
 (ⅱ)これに対して、悪性リンパ腫では明らかな集積像を認める。

❾PET(^{18}F-FDGや^{11}C-methionine)
 (ⅰ)脳トキソプラズマ症では、集積低下や異常集積像を認めない(堀内ら,2010)。
 (ⅱ)一方、悪性リンパ腫では集積増加像を認める。

❿治療
 (ⅰ)Pyrimethanine,Sulfadiazine®とLeucovorin®の併用投与。
  ※:Leucovorin®は、本邦ではトキソプラズマ症に対して保険適応外。
 (ⅱ)その他;Clindamycin(本邦ではトキソプラズマ症に対して保険適応外)など。

⓫予後;不良

第 3 章／バージョンアップ編

⑲小児の脳腫瘍 Brain tumors in children

1．総説

❶定義・概念

（ⅰ）14 歳以下の小児期に発生する脳腫瘍をいう。

（ⅱ）新生児脳腫瘍*とは、通常、生後 60 日以内に発症したものをいう。

❷頻度

（ⅰ）全体（本邦）；原発性脳腫瘍全体の 6.4％

（ⅱ）乳児脳腫瘍（1 歳未満）（本邦）

　ⓐ原発性脳腫瘍全体の 0.4％

　ⓑ小児原発性脳腫瘍全体の 6.9％

❸種類と頻度（本邦）

（ⅰ）小児全体

　ⓐ毛様細胞性星細胞腫（pilocytic astrocytoma）が第 1 位（小児原発性脳腫瘍の 11.3％）。

　ⓑ次いで、髄芽腫（medulloblastoma）（11.1％）。

　ⓒ以下、頭蓋咽頭腫（10.7％）＞Pure Germinoma（8.2％）＞退形成性上衣腫（5.6％）の順。

　　※：Germ cell tumor を細分類せずに全体として扱うと、小児原発性脳腫瘍の 16.1％で、
　　　　第 1 位となる。

（ⅱ）乳児（1 歳未満）

　ⓐ髄芽腫が第 1 位（乳児原発性脳腫瘍の 13.6％）。

　ⓑ次いで、非定形奇形腫様／ラブドイド腫瘍（atypical teratoid/rhabdoid tumor）と未熟奇形
　　腫（immature teratoma）；各々、乳児原発性脳腫瘍の 10.6％

　ⓒ以下、脈絡叢乳頭腫＝髄膜腫（各 7.6％）＞膠芽腫＝退形成性上衣腫＝脂肪腫（各 6.1％）の
　　順。

❹家族歴

　➡先天異常（先天性聾、先天性心疾患、多指症、口蓋裂など）の家族歴が母方にある場合には、
　　小児（特に女児）脳腫瘍の発生する危険率がやや高い（Gold ら，1994）。

❺好発年齢（日本脳腫瘍全国集計，12th，2009）

（ⅰ）14 歳にピークがある（8.7％）。

（ⅱ）11 歳以上では、年齢が長じるに従って発生頻度が高くなる。

（ⅲ）最も発生頻度の低い年齢は、2 歳と 3 歳（各 5.1％）。

❻性別（日本脳腫瘍全国集計，12th，2009）

（ⅰ）全体；やや男児に多い（男児：女児＝1.3：1）。

（ⅱ）年齢別

　ⓐ1 歳未満、6 歳では、性差はない。

　ⓑ1〜5 歳および 7 歳以上では、男児に多い。

　　➡最も男児に多い年齢は、13 歳（男児：女児＝1.7：1）。

643

❼腫瘍の局在(日本脳腫瘍全国集計, 12th, 2009)

（ⅰ）全体；テント上に多い(テント上：テント下＝1.5：1)。

（ⅱ）年齢別

　　ⓐ1歳未満、3歳、および8歳以上(13歳が最も多い)➡テント上

　　ⓑ1歳、4歳および7歳(1歳が最も多い)➡テント下

　　ⓒ2歳、3歳、5歳と6歳➡テント上とテント下の発生頻度は、ほぼ同じ。

★応援
セミナー

*【新生児および乳児脳腫瘍】

①定義・概念
　①新生児脳腫瘍は、乳児(1歳未満)脳腫瘍の中で新生児期に発症したものをいう。
　　➡新生児期は「生後1カ月まで」であるが、新生児脳腫瘍を「生後60日以内に発
　　症あるいは発見されたもの」と定義している報告もある。
　②新生児脳腫瘍は、胎生期に発生した先天性脳腫瘍**と考えられる。
②頻度；小児原発性脳腫瘍全体の6.9%(日本脳腫瘍全国集計, 14th, 2017)
③発症年齢(佐藤ら, 1978)
　①生下時に最も多い(60%)。
　②以下、生後8～28日(15%)＞生後1～7日(9%)。
④性別(本邦)；男性：女性＝1：1.3で、女性に多い。
⑤症状
　①頭囲拡大が最も多い。
　②その他、嘔吐、けいれん、意識障害や片麻痺。
⑥腫瘍の局在；テント上に多い。
⑦腫瘍の種類
　①日本脳腫瘍全国集計(14th, 2017より作成)
　　❶髄芽腫が最も多い(乳児原発性脳腫瘍の13.6%)。
　　❷次いで、Atypical teratoid/rhabdoid tumorと未熟奇形腫(乳児原発性脳腫瘍の
　　各10.6%)。
　　❸以下、脈絡叢乳頭腫＝髄膜腫(乳児原発性脳腫瘍の各7.6%)＞膠芽腫＝退形
　　成性上衣腫＝脂肪腫(乳児原発性脳腫瘍の各6.1%)の順。
　②佐藤らの報告(1978)では、
　　❶奇形腫が最も多い(39%)。
　　❷以下、髄芽腫(8%)＞上衣腫(7%)＞星細胞腫(6%)。
⑧腫瘍の大きさ；早期発症ほど巨大で、広範囲伸展を示す。
⑨予後；不良
⑩合併奇形(合指症、血管腫など)の頻度；7～8%

**【先天性脳腫瘍 Connatal or congenital brain tumor】

①定義・概念
　①先天性脳腫瘍とは、生下時あるいは新生児期に発生するものをいう(Jellingerら,
　　1973)。
　②1歳未満の発症、すなわち新生児期および乳児期に発症するものを先天性脳腫
　　瘍と定義している報告もある。
②先天性脳腫瘍の診断基準(Jellingerら, 1973)
　① "Definitely connatal" tumours(確診例)
　　➡「生下時あるいは生後2週間以内に腫瘍が存在するか発症するもの」は、確実
　　に先天性脳腫瘍と診断できる。
　② "Probably connatal" tumours(ほぼ確診例)
　　➡「生後1年以内に腫瘍が存在するか発見されるもの」は、先天性脳腫瘍と診断
　　してほぼ間違いない(十中八九)。
　③ "Possibly connatal" tumours(疑診例)
　　➡「初発症状が1歳に遡ることができるが、1歳以後に発見されるもの」は、お
　　そらく(確率は低いが)、先天性脳腫瘍である。

第3章／バージョンアップ編

2．小児の各脳腫瘍 Various brain tumors in children

1）髄芽腫 Medulloblastoma（236頁）

2）小脳星細胞腫 Pediatric cerebellar astrocytoma
❶定義；小児を代表する最も良性の神経膠腫（glioma）。
❷頻度
　（ⅰ）20歳以下の後頭蓋窩腫瘍の1/3を占める。
　（ⅱ）小児の原発性脳腫瘍の10～20％で、髄芽腫と1、2位を争う。
❸好発年齢
　（ⅰ）平均年齢；12～14歳。
　（ⅱ）1歳以下は稀。
❹性別；性差はない。
❺発生部位；小脳半球と虫部はほぼ同頻度に発生。
❻症状
　（ⅰ）頭蓋内圧亢進症状；最も多い。
　（ⅱ）小脳症状；眼振や失調性歩行。
❼エックス線CT
　（ⅰ）所見
　　ⓐ単純CT
　　　㋐嚢胞；低吸収域
　　　㋑充実部および結節部；等吸収域
　　ⓑ造影CT
　　　㋐嚢胞壁；通常、増強されないが、時に（20％）増強される。
　　　㋑充実部および結節部；増強される。
　（ⅱ）CTによる分類と特徴（Laprasら，1986）

Type 1 **典型的嚢胞型** （typical cystic astrocytoma）	①小脳半球あるいは虫部に、単純CTで大きな低吸収域（嚢胞）を認める。 ②嚢胞壁に結節（壁在結節 mural nodule）を認める。 　①結節は、単純CTで等吸収域として認められる。 　②結節は、造影CTで増強効果を認める。 ③嚢胞壁は、造影CTで増強効果を認めない。 ④嚢胞壁には腫瘍細胞は認められない。 ⑤頻度；最も多く61％を占める。
Type 2 **偽性嚢胞型** （false cystic astrocytoma）	①単純CTでは、Type 1と同様の所見を認める。すなわち、小脳半球あるいは虫部に、嚢胞による低吸収域と等吸収域の壁在結節を認める。 ②造影CTで、嚢胞壁と壁在結節の両者が増強される。 ③嚢胞壁には腫瘍細胞を認める。 ④頻度；17％
Type 3 **充実型** （solid astrocytoma）	①単純CTでは等吸収域。 ②造影CTで、不規則に増強され、微小嚢胞が明らかとなる（→microcystic astrocytoma）。 ③頻度；20％

645

❽MRI

（ⅰ）単純 MRI

ⓐT 1 強調画像

㋐囊胞；低信号

㋑壁在結節；等信号

ⓑT 2 強調画像

㋐囊胞；著明な高信号

㋑壁在結節；等信号

（ⅱ）造影 MRI

㋐壁在結節；増強される。

㋑囊胞壁；増強される場合と、増強されない場合とがある。

❾治療

（ⅰ）外科的治療

ⓐ腫瘍の摘出術➡全摘出可能な腫瘍。

㋐造影 CT で壁在結節のみが増強され、囊胞壁が増強されない場合

➡壁在結節のみを除去する。

㋑造影 CT で壁在結節と囊胞壁の両者が増強される場合

➡囊胞壁を含めて壁在結節を除去する。

ⓑシャント術；著明な第 4 脳室の拡大を伴う水頭症例に対して施行。

（ⅱ）放射線治療

➡通常、放射線治療の必要はない。

ⓐ全摘出された症例には不要。

ⓑ再発例に対しては、

㋐手術可能な部位の再発例➡再手術

㋑脳幹部(手術不可能な部位)の再発例➡放射線治療

❿病理学的所見

（ⅰ）肉眼的所見

ⓐ境界明瞭な腫瘍。

ⓑ浸潤性格は極めて弱い。

ⓒ囊胞性のものが多く、その壁の一部に壁在結節(mural nodule)を認める。

㋐腫瘍細胞は、壁在結節に集まっている。

㋑囊胞内容液は黄色透明な液で、穿刺吸引後放置するとゼラチン状に固まる。

（ⅱ）組織学的所見

➡ほとんどが毛様細胞性星細胞腫(pilocytic astrocytoma)。

⓫予後

➡良好である。

（ⅰ）全摘出例の 5 年生存率；ほぼ 100％

（ⅱ）非全摘出例の 5 年生存率；80％

⓬再発の頻度；6〜10％

第 3 章／バージョンアップ編

3） 視神経膠腫 Pediatric optic nerve glioma（661 頁）

4） 脳幹部神経膠腫 Pediatric brain stem glioma（492 頁）

5） 視床腫瘍 Pediatric thalamic tumor（673 頁参照）

6） 頭蓋内脊索腫 Pediatric intracranial chordoma

❶頻度（本邦）

（ⅰ）小児原発性脳腫瘍全体の 0.3％と稀。

（ⅱ）脊索腫全体の 3.9％

❷性別；男児に多い（日本脳腫瘍全国集計. 12th, 2009）。

❸発生部位

（ⅰ）頭蓋底に最も多い（63％）。

（ⅱ）仙尾部（21％）＞脊椎（16％）

❹5 歳未満と 5 歳以上の症例の比較（Borba ら, 1996 より作成）

	5 歳未満の症例	5 歳以上の症例
性別	男児に多い。 （男児：女児＝1.3：1）	性差はない。
好発部位	ほとんどが（95％）、斜台（蝶形骨後頭部 sphenooccipital area）に発生する。	大部分が（83％）斜台であるが、傍鞍部にも発生する（14.5％）。
症状	①頭蓋内圧亢進症状と外転神経麻痺が最も多い。 ②次いで、四肢麻痺や嚥下障害。	①複視・外転神経麻痺が最も多い。 ②次いで、頭痛。
組織学的所見	①典型的な脊索腫の所見を呈するより、異型性（atypical）を認める頻度が高い（65％）。 ②発育が速い。	①典型的な脊索腫の所見を呈することが多い（78.7％）。 ②異型性（atypical）を認める頻度は低い（4.2％）。 ③軟骨成分（chondroid component）を 17.1％の頻度で認める。
遠隔転移	高率に転移する（頻度；57.9％）。	頻度は低い（8.5％）。
予後	不良で、2 年以内に死亡（死亡率；68.5％）。	5 歳未満の症例より良好で、65.5％が生存（平均追跡期間；44.2 カ月）。

❺治療

（ⅰ）外科的治療（手術による摘出）

（ⅱ）放射線治療

ⓐ小児例は、成人例より有効。

ⓑ外科的治療単独群より、外科的治療＋術後放射線照射群の方が予後はよい（Borba ら, 1996）。

❻予後；一般に、不良。

❼遠隔転移

（ⅰ）転移部位

ⓐ肺に最も多い（80％）。

647

ⓑ次いで、骨とリンパ節（15％）。
　　ⓒその他、肝臓、腎臓や副腎など。
　（ⅱ）転移例のほとんどは、異型性のもの（atypical pattern）。

7）下垂体腺腫 Pediatric pituitary adenoma（551頁）

8）髄膜腫 Pediatric meningioma（518頁）

【小児の膠芽腫】
　小児の膠芽腫では、Histone H3.3をコードする *H3F3A* 遺伝子の変異が高頻度に認められ、分子的に成人の膠芽腫から区別されている(Schwartzentruberら，2012；増井，2018)（499頁参照）。

第3章／バージョンアップ編

❷⓪視床下部過誤腫 Hypothalamic hamartoma

❶定義・概念

（ⅰ）視床下部過誤腫とは、正常視床下部の腹側灰白質（灰白隆起あるいは乳頭体）に発生する非腫瘍性異所性結節性病変をいう(山根ら, 2004)。

（ⅱ）視床下部の神経細胞と Glia 細胞が、第3脳室の底面から脳表に突出している(高野, 2016)。

（ⅲ）ちなみに、過誤腫（hamartoma）とは身体のある部分に正常に存在する組織や臓器の構成細胞が過剰に増殖して腫瘤を形成するものをいい、増殖した細胞や組織は正常のものと変わらない。

➡ すなわち、構成する個々の要素は正常組織を構成する成分とまったく同一であるが、各成分の割合が正常とは異なるものをいう。

❷頻度；中枢性思春期早発症の 14%

❸人種差や性差はない(Aritaら, 2005)。

❹発生機序と発生時期；妊娠第5〜6週頃に、組織が迷入することにより生じる。

❺分類

（ⅰ）全体

ⓐ過誤腫が視床下部と広く付着し、視床下部自体が腫大したようなタイプ。

➡ 無茎（広基）性タイプ（sessile type）

ⓑ過誤腫が視床下部と茎でつながっているタイプ。

㋐有茎性タイプ（pedunclated type）

㋑茎が灰白隆起（tuber cinereum）に付着するものと、乳頭体（mammillary body）に付着するものとがある。

（ⅱ）Valdueza ら(1994)の分類

➡ 発生部位、付着の形式（無茎か有茎か）、視床下部の変位程度、および過誤腫の大きさにより分類（表 3-21）。

表 3-21. 視床下部過誤腫の分類と治療方針(Valdueza ら, 1994)

	Type Ⅰa	Type Ⅰb	Type Ⅱa	Type Ⅱb
大きさ(Size)	小〜中 (small-medium)	小〜中 (small-medium)	中〜大 (medium-large)	中〜大 (medium-large)
付着形態 (Attachment)	有茎 (Pedunculated)	有茎 (Pedunculated)	無茎 (Sessile)	無茎 (Sessile)
付着部位 (Origin)	灰白隆起 (tuber cinereum)	乳頭体 (mammillary body)	灰白隆起/乳頭体 (tuber cinereum/ mammillary body)	灰白隆起/乳頭体 (tuber cinereum/ mammillary body)
視床下部の変位 (Hypothalamic displacement)	無(no)	無(no)	軽度(slight)	著明(marked)
主症状 (Common features)	思春期早発症(または無症状) [precocious puberty (or asymptomatic)]	思春期早発症(または無症状) [precocious puberty (or asymptomatic)]	笑いてんかん、全身性および、あるいは他のタイプのてんかん (gelastic epilepsy, generalized and/or other epileptic types)	笑いてんかん、全身性および、あるいは他のタイプのてんかん (gelastic epilepsy, generalized and/or other epileptic types)
治療 (Treatment)	・無症状は無治療。 ・思春期早発症例では、長時間作用の LH-RH 誘導体の投与(Type Ⅰa では手術)。		・抗てんかん薬の投与。 ・薬剤無効例は手術。	

(1) Type Ⅰa および Ⅰb
　(ⅰ)視床下部は障害されていない。
　(ⅱ)笑い発作や行動異常はみられない。
　(ⅲ)思春期早発症は、通常、小さい過誤腫(Type Ⅰa、Ⅰb)に生じる。
　(ⅳ)思春期早発症を呈する Type Ⅰa の若年者では、LH-RH 誘導体の長期連用を避けるため、手術を選択する。
　　➡灰白隆起より茎をもって発育している Type Ⅰa では、手術による乳頭体への損傷の危険性が少なく、摘出可能。
(2) Type Ⅱ
　(ⅰ)大きさは、通常、直径 1.5 cm 以上。
　(ⅱ)茎をもたず、第 3 脳室底や乳頭体に拡く接着しているタイプ。
　　➡笑い発作やけいれんは、乳頭体に拡く接着しているこのタイプにのみ認められる。
　(ⅲ)Type Ⅱa では、視床下部底部の明らかな変位を認めない。
　(ⅳ)Type Ⅱb では、第 3 脳室の明らかな変形・変位を認める。

(ⅲ)Arita ら(1999)の MRI 所見による分類
　ⓐ Parahypothalamic type(傍視床下部型)
　　㋐視床下部との接触面積の広さや茎(peduncle)の有無にかかわらず、過誤腫が形態的に視床下部内に侵入していないもの(有田ら, 2010)。
　　㋑過誤腫は第 3 脳室底から茎によってぶら下がっているか、あるいは第 3 脳室底に付着している。
　　　➡第 3 脳室は変位していないか、変位していてもごく軽度。
　　㋒症状
　　　①通常、思春期早発症(中枢性)*を認める。
　　　②発作や発育遅滞は、通常、みられない。
　ⓑ Intrahypothalamic type(視床下部内型)
　　㋐過誤腫が視床下部を巻き込んでいるか、あるいは視床下部内に埋没しているもの。
　　　➡第 3 脳室は変形・変位している。

㋑症状
　　　　①発作(笑い発作および他のタイプのけいれん)が主。
　　　　　◆発作が思春期早発症*に先行(有田ら, 2010)。
　　　　　❷発作は薬剤に抵抗性。
　　　　②その他；精神遅滞(mental retardation)、思春期早発症(中枢性)*や行動異常。
❻好発年齢；小児に好発し、大部分は２歳までに発症する(山根ら, 2004)。
❼性別；男児に多い。
❽発生部位
　➡灰白隆起(tuber cinereum)や乳頭体(mamillary body)に発生する(無茎、あるいは有茎)。
　(ⅰ)通常、脚間窩槽(interpeduncular cistern)に突出している。
　(ⅱ)時に、第３脳室底に突出する。
　(ⅲ)稀に、前視交叉槽(prechiasmatic cistern)に存在することもある。
❾症状
　(ⅰ)思春期早発症(precocious puberty or pubertas praecox)*
　　ⓐ真性型の思春期早発症(367頁)
　　ⓑ頻度；63％(Aritaら, 2005)
　　ⓒ視床下部過誤腫では、約80％が２歳前に思春期早発症をきたす。
　　ⓓ有茎性タイプに多い。
　(ⅱ)てんかん性笑い発作(gelastic or laughing seizure)
　　ⓐ笑い発作のてんかん原は視床下部過誤腫自体に存在する(小川ら, 2014)。
　　ⓑ頻度；発作を有する視床下部過誤腫の90％(Aritaら, 2005)
　　　➡ちなみに、発作(seizure)の頻度は、視床下部過誤腫全体の61％
　　ⓒ初発発作は、通常、笑い発作(Aritaら, 2005)。
　　ⓓ機械的な笑い、すなわち感情や情動などの発現を伴わないのが特徴(山根ら, 2004)。
　　ⓔ小児期早期よりみられることが多く(成人まで持続)、'くすくす笑い'で始まることが多
　　　い。
　　ⓕ笑い発作は、通常、意識障害を伴わない(Aritaら, 2005)。
　　ⓖ年長児では、別のタイプの発作を併発することが多い。
　　ⓗ無茎(広基)性タイプに多い。
　　ⓘ薬剤に抵抗性。
　(ⅲ)その他のてんかん発作
　　ⓐ種類；強直性発作、強直間代性発作や複雑部分発作など。
　　ⓑ頻度；20％
　　ⓒ焦点性発作や強直性発作に対しては、抗てんかん薬は中程度に効果がある(Aritaら, 2005)。
　(ⅳ)認知機能の障害；49％の頻度(Aritaら, 2005)。
　(ⅴ)行動異常(例；不穏、暴力行為)；31％の頻度(Aritaら, 2005)。
　(ⅵ)肥満
　(ⅶ)無症状で、偶然発見例もある。

ちょっとお耳を拝借

*【思春期早発症 Precocious puberty（367 頁参照）】

①定義・概念(厚生労働科学研究費補助金 難治性疾患克服研究事業 間脳下垂体機能障害に関する調査研究, 2006)

 ⓐ男児

  ①9 歳未満で精巣、陰茎、陰嚢などの明らかな発育を認める。

  ②10 歳未満で陰毛の発生をみる。

  ③11 歳未満で腋毛、ひげの発生や声変わりをみる。

 ⓑ女児

  ①7 歳 6 カ月未満で乳房の発育をみる。

  ②8 歳未満で陰毛の発生、または小陰唇色素沈着などの外陰部早熟、あるいは腋毛の発生が起こる。

  ③10 歳 6 カ月未満で初経をみる。

②原因(Hibi ら, 1987)

 ⓐ脳の腫瘍性病変（36％）

  ➡男性例では、このグループが原因として圧倒的に多い（思春期早発症全体の77％）。

  ①胚細胞腫瘍が約半数を占め、最も多い。

  ②次いで、過誤腫で、40％を占める。

  ③その他、鞍上部や視床下部に発生する他の腫瘍グループ

   ➡中でも、神経膠腫（≒星細胞腫）が多い（11％）。

 ⓑ脳の非腫瘍性病変（11％）；分娩時損傷、頭部外傷、先天性水頭症や髄膜炎（あるいは脳炎）など。

 ⓒ特発性（idiopathic）（原因不明）（53％）

  ➡女性例では、圧倒的に特発性が多い（70～90％）。

③分類(金柿ら, 2002)

 ⓐ中枢性

  ①間脳下垂体の器質性病変（腫瘍や炎症性病変）により下垂体から性腺刺激ホルモン（gonadotropin）が過剰に分泌され、思春期早発症をきたすものをいう。

  ②頻度；10％

 ⓑ特発性

  ①間脳下垂体に器質性病変を認めずに思春期早発症をきたすものをいう。

  ②頻度；75％と、最も多い。

 ⓒ末梢性

  ①ホルモン産生卵巣腫瘍などによるエストロゲンの分泌により、思春期早発症をきたすものをいう。

  ②頻度；15％

④発現機序

  ⓐ視床下部の局所圧迫説

    ➡病変による機械的圧迫が、「性腺刺激ホルモン（gonadotropin）分泌細胞抑制機構を障害する」、あるいは「性腺刺激ホルモン放出ホルモン（gonadotropin releasing hormone；GnRH＝luteinizing hormone releasing hormone；LH-RH)支配中枢を刺激する」との説。

  ⓑ異常な神経回路の存在説

  ⓒ過誤腫自体が内分泌活性を有するとの説

    ➡視床下部過誤腫内にある性腺刺激ホルモン放出ホルモン（GnRH）が律動的に分泌され、下垂体性ゴナドトロピン（LH、FSH）の分泌が亢進し生じるとの説。

⑤性別（中枢性と特発性）(Hibi ら, 1987)

  ⓐ全体；男性：女性＝1：2で、女性に多い。

  ⓑ疾患別

    ①中枢性（脳性）

      ❶腫瘍性病変

        1．全体；男性：女性＝2.7：1で、男性に多い。

        2．胚細胞腫瘍では、ほとんどが男性例である（男性：女性＝22：1）。

        3．過誤腫では、性差はない。

      ❷非腫瘍性病変；男性：女性＝1：9.3で、圧倒的に女性に多い。

    ②特発性；男性：女性＝1：6.8で、圧倒的に女性に多い。

⑥過誤腫例における思春期早発症では、HCG 産生腫瘍（胚細胞腫瘍）と異なり、男児では精子形成、女児では排卵を伴う真性の思春期早発症である。

⑦中枢性の思春期早発症は、LH-RH 誘導体（analogue）により、よく制御される。

〔過誤腫による思春期早発症の特徴(森, 1984；有田ら, 2010)〕

①視床下部過誤腫に伴う思春期早発症は、特発性思春期早発症に比較して発症時期が早く（ほとんどが 2～3 歳までに発症）、また進行も早い。

②性成熟のテンポが速い。

③思春期早発症の発現頻度について、男女間の差はみられない。

❿内分泌学的検査所見

  （ⅰ）血中の LH 値、FSH 値やテストステロン値が高値。

  （ⅱ）下垂体前葉の予備能は保たれていることが多い。

⓫脳波所見

  （ⅰ）笑い発作➡両側びまん性の高振幅徐波を伴う(有田ら, 2010)。

  （ⅱ）その他の発作➡高振幅徐波や棘徐波。

⓬エックス線 CT

  （ⅰ）単純 CT

    ⓐ等吸収域

ⓑ石灰化や囊胞はみられない。……………………………………　特徴！

（ⅱ）造影 CT；増強されない。

❸MRI

　➡冠状断像あるいは矢状断像が有用。

（ⅰ）単純 MRI

　　ⓐT 1 強調画像；等信号

　　ⓑT 2 強調画像；等信号あるいは高信号。

（ⅱ）造影 MRI；増強されない。

（ⅲ）漏斗（infundibulum）は腫瘍により前方に変位。

❹磁気共鳴スペクトロスコピー（MRS）

　➡NAA（N-acetyl-aspartate）/Cr（Creatine）比は低下（Aritaら，2005）。

❺治療方針、治療および治療成績

（ⅰ）無症状例；治療の必要はない。

（ⅱ）症候性

　　ⓐ全体

　　　㋐長時間作用型 LH-RH 作動薬の投与。

　　　　➡思春期早発症のみを呈する症例に対しては第一選択。

　　　㋑外科的治療（山根ら，2004）

　　　　①笑い発作の原因と考えられる過誤腫を外科的に周囲神経組織から離断する。

　　　　②方法；定位的過誤腫焼灼術、外科的部分摘出術や神経内視鏡的離断術など。

　　　㋒定位放射線照射（γ-Knife や CyberKnife など）

　　　　①定位放射線照射は、笑い発作やその他のけいれんに対して、また、認知機能障害や行
　　　　　動異常に対して有効（有田ら，2010；Kato ら，2006）。

　　　　　➡しかし、γ-Knife は思春期早発症（中枢型）を改善させることはない（Aritaら，2005）。

　　　　②定位放射線照射後、一過性に発作頻度は増加するが、長期間にわたって減少する（Kato
　　　　　ら，2006）。

　　ⓑ症状別

　　　㋐思春期早発症例

　　　　➡まず、長時間作用型の LH-RH（gonadotropin releasing hormone；GnRH）作動薬を
　　　　　投与する（皮下注射）。そして、本剤の無効例や長期間の治療が必要と考えられる症
　　　　　例に対しては外科的治療を考慮する。

　　　　①外科的治療（手術による摘出）

　　　　　➡思春期早発症、および筋骨格の発達や青年期様の性格や態度（adolescent person-
　　　　　　ality）も改善させる（新多ら，1998）。

　　　　②長時間作用の LH-RH 作動薬の投与（新多ら，1998）。

　　　　　◆作用機序

　　　　　　➡長時間作用型の LH-RH 作動薬が下垂体に作用すると、性腺刺激ホルモン
　　　　　　　（gonadotropin）産生細胞が LH-RH に対する反応性を失い（脱感作）、その結果、
　　　　　　　性腺刺激ホルモン（LH、FSH）の分泌が抑制され、思春期早発症が停止する。

❷薬剤；本邦では、Leuprorelin acetate（Leuplin®）（皮下注射）が用いられる。

❸治療の中止時期；基準はないが、思春期年齢に達したときに中止することが多い。

❹効果；思春期早発症は改善するが、筋骨格の発達や青年期様の性格や態度は必ずしも改善しない。

　　　㋑笑い発作やその他のてんかん発作例

　　　　㋑まず、**抗てんかん薬の投与**を行い、抑制困難な症例に対して手術を考慮する。

　　　　➡通常、抗てんかん薬に対して抵抗性。

　　　　㋺外科的治療

　　　　➡抗てんかん薬により抑制困難、すなわち難治性てんかんに対しては、早急に外科的治療が必要。

　　　　❶笑い発作は、半数は手術（過誤腫の摘出）により改善する。

　　　　➡時に（20〜30％）、消失することもある。

　　　　❷その他のてんかん発作は、手術により改善するが、治癒することはない。

　　　　➡手術によるてんかん発作の改善率は50％

　　　　❸手術による摘出度が高いほど、術後、てんかんのコントロールは良好。

　　　　➡全摘出例や亜全摘出例では90％以上、部分摘出例では50％未満の発作減少を認める(Kato ら，2006)。

　　　　❹有茎性のものは、比較的安全に手術で摘出されるが、内分泌異常が残存することが多い。

　　　　㋩定位放射線照射

　　　　➡難治性てんかんで外科的治療を希望しない場合や手術不能例に対して。

⓰病理学的所見

　（ⅰ）肉眼的所見

　　ⓐ腫瘤（過誤腫）は円形あるいは卵形。

　　ⓑ腫瘤の大きさ（直径）は5〜30 mm で、通常、約10〜30 mm(Arita ら，2005)。

　（ⅱ）組織学的所見

　　ⓐ正常な視床下部に類似した組織であり、成熟した神経細胞と Glia 細胞からなる。

　　　➡神経細胞は、正常な灰白隆起の神経細胞に類似している(Arita ら，2005)。

　　ⓑ腫瘍性変化は認められない。

　　ⓒ思春期早発症を呈した症例では、過誤腫の神経細胞内に LH-RH 分泌顆粒がみられる。

⓱免疫組織化学的所見

　（ⅰ）NSE（neuron specific enlose）；陽性

　（ⅱ）NFP（neurofilament protein）；陽性

　（ⅲ）Synaptophysin；陽性

⓲予後

　（ⅰ）灰白隆起に病変があり、思春期早発症を呈する症例では、手術（亜全摘出）により10〜15年の生存が得られる。

　（ⅱ）けいれんは難治性が多い。

　（ⅲ）笑い発作が消失すると、発達障害や行動異常が速やかに改善する。また、有意な知的改

善も認められる(亀山, 2015)。

（ⅳ）予後は、成人の方が小児よりもよい(Yamaguchi ら，2010)。

❿合併奇形；しばしば Microgyria(小脳回症)、脳梁欠損、異所性灰白質、合指多指症、鎖肛、心奇形や顔面奇形などを合併。

⓴関連症候群；Pallister-Hall 症候群(102 頁)

快適空間

★好きなように使ってね！

第 3 章／バージョンアップ編

㉑高齢者の脳腫瘍 Brain tumors in elderly

1．総説

❶高齢者は何歳から？

（ⅰ）高齢者を 60 歳以上とするもの、65 歳以上とするもの、あるいは 70 歳以上とするものなどさまざまで、世の趨勢によって変化している。

（ⅱ）一般に、70 歳以上としていることが多い(野村ら, 2001)。

❷高齢者(70 歳以上)の発生頻度(日本脳腫瘍全国集計, 14th, 2017 より作成)

（ⅰ）全体(転移性脳腫瘍を含む)；脳腫瘍全体の 19.4%

（ⅱ）内訳

  ⓐ原発性脳腫瘍全体の 17.3%

  ⓑ転移性脳腫瘍全体の 30.1%

❸原発性脳腫瘍は、年齢とともに増加していく(Kuratsu ら, 1996)。

（ⅰ）男性では、60〜69 歳にピーク。

（ⅱ）女性では、70〜79 歳にピーク。

❹脳腫瘍(70 歳以上)の種類と頻度(日本脳腫瘍全国集計, 14th, 2017 より作成)

（ⅰ）全体(転移性脳腫瘍を含む)

  ⓐ転移性脳腫瘍が最も多い(高齢者脳腫瘍全体の 25.7%)。

  ⓑ次いで、髄膜腫(高齢者脳腫瘍全体の 21.9%)。

  ⓒ以下、膠芽腫(15.9%)＞下垂体腺腫(10.0%)＞悪性リンパ腫(7.9%)＞シュワン細胞腫(5.0%)の順。

（ⅱ）原発性脳腫瘍(70 歳以上)の種類と頻度

  ⓐ髄膜腫が最も多い(高齢者原発性脳腫瘍全体の 32.7%)。

  ⓑ次いで、膠芽腫(21.4%)。

  ⓒ以下、下垂体腺腫(13.5%)＞悪性リンパ腫(10.6%)＞シュワン細胞腫(6.7%)＞退形成性星細胞腫(3.7%)の順。

❺症状の特徴

（ⅰ）頭蓋内圧亢進症状を呈することが少ない。

（ⅱ）認知機能障害や見当識障害などの精神症状が前景に出やすく、脳血管障害との鑑別が困難なことがある。

（ⅲ）髄膜腫では、無症状のことが多い。

❻治療上の問題点

（ⅰ）全身合併症(高血圧、糖尿病など)を有していることが多い。

  ➡手術成績に影響する。

（ⅱ）脳の脆弱性がある。

  ➡術後脳内血腫の合併頻度が高い。

（ⅲ）肺炎、心筋梗塞、脳梗塞などの術後合併症の頻度が高い。

（ⅳ)水分－電解質バランスに関して、耐性が低下している。

❼治療

（ⅰ)外科的治療（手術による摘出）が原則。

（ⅱ)放射線治療

（ⅲ)化学療法；患者の QOL（quolity of life；生活の質）を著しく損なうので、細心の注意が必要。

❽腫瘍別の予後規定因子

（ⅰ)悪性神経膠腫や悪性リンパ腫

➡年齢が予後因子。すなわち、高齢であること自体が予後不良因子。

（ⅱ)髄膜腫やシュワン細胞腫などの良性腫瘍➡腫瘍の大きさや部位が予後因子。

2．各脳腫瘍の特徴

1）原発性脳腫瘍

（1）髄膜腫 Meningioma

❶頻度（本邦）

（ⅰ)良性型

ⓐ髄膜腫全体の 20.4％

ⓑ良性型髄膜腫全体の 22.5％

（ⅱ)悪性型

ⓐ広義の悪性型

㋐髄膜腫全体の 2.4％

㋑広義の悪性型髄膜腫全体の 29.9％

ⓑ狭義の悪性型

㋐髄膜腫全体の 0.5％

㋑悪性型髄膜腫全体（狭義）の 29.0％

❷高齢者（80～89 歳）の予後不良因子(Mastronardi ら, 1995)

（ⅰ)重大な全身性の合併症を有する症例。

（ⅱ)Karnofsky performance scale が 60 以下の症例。

（ⅲ)腫瘍の最大直径が 5 cm を超える症例。

（2）神経膠腫 Glioma

❶種類

（ⅰ)膠芽腫が最も多い。

（ⅱ)以下、悪性星細胞腫＞星細胞腫。

❷70 歳以上の高齢者における膠芽腫の治療(佐々木, 2014)

（ⅰ)MGMT メチル化がある場合には、Temozolomide 単独療法、あるいは短期放射線照射と Temozolomide の併用療法。

（ⅱ)MGMT メチル化がない、あるいは不明の場合には、短期放射線照射単独治療、あるいは 短期放射線照射と Temozolomide の併用療法。

第 3 章／バージョンアップ編

※：MGMT；O^6-methylguanine-DNA methyltransferase の略。

❸予後(70 歳以上の高齢者の 5 年生存率)(野村ら，2001)

➡5 年生存率は低くなる。

（ⅰ)退形成性星細胞腫；20%

（ⅱ)膠芽腫；5%未満

(3) 下垂体腺腫 Pituitary adenoma

❶種類(本邦)

（ⅰ)ホルモン非産生腺腫

ⓐNull cell adenoma＋Gonadotropin 産生腺腫➡圧倒的に多い(85.4%)。

ⓑNull cell adenoma のみ➡76.6%で、圧倒的に多い。

（ⅱ)次いで、GH 産生腺腫が多い(7.5%)。

➡ホルモン非産生腺腫を Null cell adenoma のみにすると、Gonadotropin 産生腺腫が 8.8%で第 2 位となり、その場合、GH 産生腺腫(7.5%)は第 3 位となる。

（ⅲ)以下、ACTH 産生腺腫(3.7%)。

❷巨大腺腫(macroadenoma)のことが多い。

❸性別(本邦)

（ⅰ)ホルモン非産生腺腫

ⓐNull cell adenoma＋Gonadotropin 産生腺腫

➡男性：女性＝1.4：1 で、男性に多い。

ⓑNull cell adenoma のみ

➡男性：女性＝1.3：1 で、男性に多い。

ⓒGonadotropin 産生腺腫のみ➡男性：女性＝2.7：1 で男性に多い。

（ⅱ)GH 産生腺腫および PRL 産生腺腫➡ほぼ性差はない。

（ⅲ)TSH 産生腺腫および ACTH 産生腺腫➡女性に多い。

❹初発症状(田原ら，2001)

（ⅰ)ほとんどの症例が視力・視野障害で発見される。

（ⅱ)下垂体機能低下症状は約 20%

➡低 Na 血症（←下垂体機能低下症に基づく急性副腎機能不全による)をきたすのが特徴。

❺治療上の注意点と外科的治療(田原ら，2001)

（ⅰ)経蝶形骨洞手術が原則。

➡髄液漏をきたさないように留意。

🔖髄膜炎の危険性が増す。また、長期臥床による認知機能障害の出現。

（ⅱ)摘出度にこだわらない。

（ⅲ)下垂体機能低下による抵抗力の減弱から感染症の併発。

（ⅳ)水分－電解質バランスの耐性低下。

（4）悪性リンパ腫 Malignant lymphoma
❶発生率（本邦）
　➡年齢が長ずるに従って発生率は高くなる。
　（ⅰ）60歳以上では70.0％を占める。
　（ⅱ）70歳以上で36.2％
❷高齢者でもB cell typeが多い。
　（ⅰ）60歳以上では61.9％
　（ⅱ）70歳以上で33.1％
❸性別（本邦）
　（ⅰ）全体；ほぼ性差はない。
　（ⅱ）タイプ別；T cell typeでは女性に圧倒的に多い（ただし、総数が少ない）。
❹再発率が高い。
❺治療による合併症が多い。
❻予後；不良

2）転移性脳腫瘍
❶高齢者が多い（本邦）。
　（ⅰ）60歳以上の高齢者が転移性脳腫瘍全体の半数以上（59.1％）を占める。
　（ⅱ）70歳以上では、転移性脳腫瘍全体の29.6％
❷原発巣（70歳以上）（本邦）
　（ⅰ）肺癌が70歳以上の転移性脳腫瘍の55.0％を占め、最も多い。
　（ⅱ）以下、結腸癌（5.9％）、乳癌（5.4％）、腎癌（1.9％）、胃癌（4.4％）の順。

第 3 章／バージョンアップ編

㉒部位別の脳腫瘍

1．視路の腫瘍 Optic pathway tumors

1）概説

❶頻度(Steinbok, 2003)

（ⅰ）脳腫瘍全体の 1 ％(Steinbok, 2003)

（ⅱ）小児脳腫瘍全体の 4〜6 ％(Steinbok, 2003)

（ⅲ）2 歳以下の小児脳腫瘍の 20 ％(Aihara ら，2018)

❷種類

（ⅰ）神経膠腫が圧倒的に多い。

　ⓐ小児では、ほとんどが低悪性度星細胞腫(low grade astrocytoma)。

　　➡毛様細胞性星細胞腫(pilocytic astrocytoma)が大多数。

　ⓑ成人では、悪性型(悪性星細胞腫や膠芽腫)。

（ⅱ）その他、髄膜腫(668 頁)。

❸分類(Steinbok, 2003)

（ⅰ）視神経腫瘍(optic nerve tumor)；視交叉より前方の視神経に発生する腫瘍。

（ⅱ）視交叉腫瘍(optic chiasm tumor)

　ⓐ視交叉内に発生するが、視床下部に伸展していない腫瘍。

　ⓑ腫瘍は、通常、小さい。

　ⓒ神経線維腫症 1 型(neurofibromatosis type 1)に合併する傾向がある。

　ⓓほとんどが、低悪性度星細胞腫(low grade astrocytoma)。

（ⅲ）視交叉・視床下部腫瘍(optic chiasma/hypothalamic tumor)

　ⓐ視交叉を侵して実質外(exophytic)に発育し、視床下部領域に伸展している腫瘍。

　ⓑトルコ鞍内に伸展していないのが典型例。

　ⓒ腫瘍は大きいものが多く、通常充実性。

　ⓓほとんどが、低悪性度星細胞腫(low grade astrocytoma)。

❹好発年齢；大多数は、小児。

2）各腫瘍

（1）視路の神経膠腫 Optic pathway glioma（視神経膠腫 Optic glioma）

❶定義・概念

（ⅰ）視路から発生する神経膠腫をいう。

（ⅱ）ほとんどが、低悪性度星細胞腫(low grade astrocytoma)。

（ⅲ）視神経膠腫では、腫瘍は視神経周囲の硬膜によって明瞭に境界されている。

❷頻度

（ⅰ）原発性脳腫瘍全体の 0.6〜1.2 ％

（ⅱ）神経膠腫全体の 1.7〜7 ％(Khan ら，2012)

661

（ⅲ）小児の原発性脳腫瘍の中で、視神経に発生する頻度は 0.4％

（ⅳ）小児に発生する神経膠腫の 2～5％(Khan ら，2012)

（ⅴ）視神経に発生する原発性腫瘍の中では、最も多い(Tailor ら，2013)。

（ⅵ）神経線維腫症 1 型(neurofibromatosis type 1；NF1)（狭義の von Recklinghausen 病）患者
の 20～50％は視神経膠腫を有する(Tailor ら，2013；Purohit ら，2016)。

    ⓐ合併例は小児に多い。

    ⓑ視神経膠腫の 1/3 に NF1 の合併を認める。

❸種類

（ⅰ）星細胞腫(低悪性度)がほとんど。

（ⅱ）その他、乏突起膠腫や膠芽腫。

❹分類と特徴（視路の神経膠腫）

（ⅰ）発生部位による分類と特徴

前方型 Anterior type	①一側の視神経(眼窩内から頭蓋内)に限局しているもの。 ②幼児期で、女児に多い。 ③25％の症例に、視交叉の浸潤が観察される。 ④神経線維腫症合併例に多い。

後方型
Posterior type
	①視交叉に発生するもの
	  ㋑視神経に及ぶもの(視神経＋視交叉型)。
	  ㋺視床下部や第 3 脳室に及ぶもの。
	②このタイプが 2/3 を占め、**最も多い**。
	③小児・青年期に多く、性差はない。

多中心性型	

（ⅱ）発症年齢による分類と特徴(杉田ら，1977)

幼児型	①初発症状が 1 歳未満で出現するもの。 ②症状；頭蓋内圧亢進症状を伴い、視力障害も高度。 ③腫瘍の大きさ；巨大 ④頭部エックス線単純撮影；ω(オメガ)型のトルコ鞍。 ⑤組織像；未熟な星細胞腫。 ⑥予後；不良
小児型	①2～3 歳以降に初発症状が出現するもの。 ②症状の進行は緩徐。 ③腫瘍の大きさ；比較的小さく、限局性。 ④頭部エックス線単純撮影；J型のトルコ鞍。 ⑤組織像；成熟型の星細胞腫。 ⑥予後；良好

❺好発年齢

（ⅰ）全体

    ⓐ大部分は 8 歳未満の小児に発生する(Tailor ら，2013)。

      ㋐2～8 歳にピークがある(Khan ら，2012)。

      ㋑約半数は 5 歳前に診断されている(Darsaut ら，2001)。

    ⓑ75％は 10 歳以下の小児にみられる(利波ら，1996)。

    ⓒNF1 に合併するものでは、発症年齢はより若い(平均年齢；5 歳)。

    ⓓ成人に発生することは非常に稀。

    ➡成人発生例は悪性で、進行も早い(退形成性星細胞腫か膠芽腫)。

（ⅱ）発生部位別

　　ⓐ眼窩内視神経に限局するもの➡幼児期に多い。

　　ⓑ視交叉部に発生するもの➡小児～青年期に多い。

❻性別

　（ⅰ）全体；男性：女性＝1：2で、女性に多い。

　（ⅱ）発生部位別

　　ⓐ眼窩内視神経に限局するもの➡女性に多い。

　　ⓑ視交叉部に発生するもの➡性差はない。

❼好発部位

　（ⅰ）眼窩内の視神経より発生することが多い（約半数）(Khan ら，2012)。

　（ⅱ）次いで、眼窩内から頭蓋内の視神経(Khan ら，2012)。

　（ⅲ）視交叉より後方の視路に発生することは比較的少ない。

❽片側性か両側性か

　（ⅰ）通常、片側性。

　　　➡左右別では、右側に多い（右：左＝1.5：1）。

　（ⅱ）両側性は稀（5％）。

　　　➡ただし、NF1 に本症がみられる場合には、その 30％が両側性。

❾神経線維腫症（neurofibromatosis）との関係

　（ⅰ）視神経膠腫の小児例の約 38％は NF1 をもっている(Purohit ら，2016)。

　（ⅱ）視路に発生する神経膠腫全体の約半数に NF1 がある(Rao ら，2013)。

　（ⅲ）NF1 患者の 20～50％に視神経膠腫がある(Tailor ら，2013；Purohit ら，2016)。

　（ⅳ）NF1 合併の有無による視神経の形(Tailor ら，2013)。

　　ⓐNF1 を合併している場合

　　　➡視神経は捻れていたり、屈曲していて、びまん性に腫大。

　　ⓑNF1 を合併していない場合

　　　➡視神経（腫瘍）は紡錘形を呈している。

　（ⅴ）NF1 を合併していない視神経膠腫では、NF1 合併例に比べて、より頻繁に視交叉や視床
　　　　下部を侵す(Kralik ら，2012)。

　（ⅵ）両側性の視神経膠腫は NF1 に特徴的である。

　（ⅶ）悪性の視神経膠腫では NF1 を伴わない(Tailor ら，2013)。

　（ⅷ）視交叉部の神経膠腫は NF1 を合併していないことが多く、また、視交叉部を侵していく
　　　　ものは NF1 のない患者にみられることが多い(Tailor ら，2013)。

　（ⅸ）発生部位と神経線維腫症との関係(中村，1992)

　　ⓐ一側の視神経に視神経膠腫が発生している症例➡71％に神経線維腫症を合併。

　　ⓑ両側の視神経に視神経膠腫が発生している症例➡100％に神経線維腫症を合併。

　　ⓒ視交叉に視神経膠腫が発生している症例➡神経線維腫症の合併頻度は低い（8％）。

❿症状

　（ⅰ）視神経発生例

　　ⓐ眼球突出

663

ⓑ一側の視力・視野障害。

　　ⓒ斜視

（ⅱ）視交叉部発生例；両側の視力・視野障害。

（ⅲ）視交叉・視床下部発生例

　　ⓐ重篤な視力障害や視野障害。

　　ⓑ水頭症（Monro 孔閉塞による）および頭蓋内圧亢進症状。

　　ⓒ尿崩症

　　ⓓ間脳症候群（88 頁）

❶❶眼底所見

（ⅰ）乳頭浮腫あるいは視神経萎縮のみられることがある。

（ⅱ）Optociliary shuntvein（乳頭毛様体短絡静脈）（670 頁）のみられることがある。

❶❷頭部エックス線単純撮影

（ⅰ）視神経発生例

　　ⓐ視神経管撮影で患側の視神経管の拡大（74％）。

　　ⓑ視神経管は、エックス線上、直径 7 mm 以上、または左右差が 2 mm 以上の場合には異常。

（ⅱ）視交叉部発生例；J 型、あるいは ω（オメガ）型のトルコ鞍（30％）。

❶❸エックス線 CT（視神経膠腫）

（ⅰ）**視神経が紡錘状に腫大している**ことが多い。

　　ⓐ腫大した視神経の辺縁は平滑で規則正しい。

　　ⓑ一方、視神経鞘髄膜腫では辺縁は不規則。

（ⅱ）**視神経の屈曲（optic nerve kinking）**を認める。

　　➡腫瘍がムチンに富むために屈曲しやすいとされている。

（ⅲ）一般に、正常の視神経と腫瘍とを分離して観察することはできない。

　　➡この所見は、視神経鞘髄膜腫との鑑別に有用。

（ⅳ）所見

　　ⓐ単純 CT（図 3-17A）

　　　㋐軽度低吸収域、等吸収域、あるいは軽度高吸収域。

　　　㋑石灰化は少ない（10％）。

　　　　①視神経鞘髄膜腫よりも石灰化の頻度は低い。

　　　　②石灰化を認める場合は後方型（662 頁❹の（ⅰ）参照）。

　　ⓑ造影 CT（図 3-17B）

　　　➡増強効果はさまざま。すなわち、

　　　㋐著明に増強されるものから（視神経鞘髄膜腫より程度は軽い）、ほとんど認められないものまでさまざま。

　　　㋑腫瘍全体が均一に増強されるものから、腫瘍の一部が不規則、斑点状に増強されるものまでさまざま。

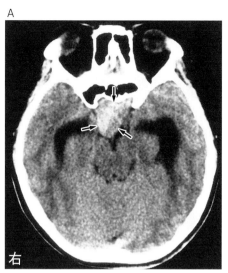 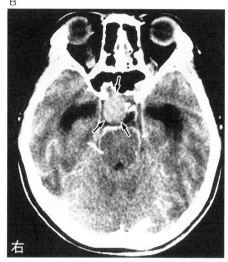

図 3-17. 視神経膠腫(星細胞腫)のエックス線 CT
A(単純 CT);鞍上部に高吸収域を認める(→)。
B(造影 CT);ごく軽度増強される(→)。

(ⅴ)CT 所見による分類(Jakobiec ら, 1984)

被膜紡錘型 Fusiform and encapsulated type	①頻度;45％と最も多い所見。 ②視神経陰影は紡錘形。境界は非常に明瞭で、かつ被膜を有するような外観を呈している。
屈曲紡錘型 Fusiform with kink type	①頻度;32％で2番目に多い所見。 ②視神経陰影は紡錘形で、かつ視神経の屈曲を伴っているもの。
細長いびまん型 Diffuse and narrow expansion type	①頻度;14％ ②視神経陰影はびまん性に腫大しているが、その幅が狭いもの。
嚢胞紡錘型 Fusiform with cyst type	①頻度;9％ ②視神経陰影は紡錘形で、かつ嚢胞を伴うもの。 　①長期例では虚血による変性で、嚢胞が形成される。 　②一方、急性例では、手術後や照射例にみられる。
浸潤型 Infiltrative type	①頻度;5％ ②浸潤性のもの。

❹MRI(視神経膠腫)

(ⅰ)一般に、正常の視神経と腫瘍とを分離して観察することはできない。

　➡この所見は、視神経鞘髄膜腫との鑑別に有用。

(ⅱ)視神経の下方への屈曲像(optic nerve kinking)の描出には矢状断像が有用。

(ⅲ)所見

　ⓐ単純 MRI(図 3-18A)

　　⑦T1強調画像;軽度低〜等信号(脳灰白質と比較して)

　　④T2強調画像

　　　①通常、等信号(脳灰白質と比較して)。

　　　②大きい視神経膠腫では、高信号(脳灰白質と比較して)。

　ⓑ造影 MRI(図 3-18B);増強効果はさまざま。

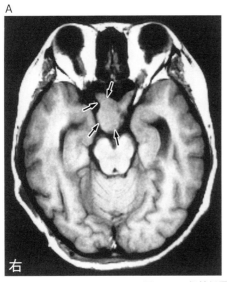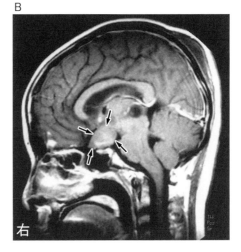

図 3-18. 視神経膠腫(星細胞腫)の MRI

A(単純 MRI)
 ・右視神経から視交叉に等信号を認める(→)。
 ・図 3-17 と同一症例で、MRI では右視神経から視交叉が病変部位であることを明瞭に描出している。
B(造影 MRI 矢状断像);ごく軽度増強される(→)。

❶❺治療方針
 (ⅰ)経過観察を原則とする場合
  ⓐ有効な視力が保たれている場合。
  ⓑ腫瘍の進行性の増大がみられない場合。
 (ⅱ)治療の介入が必要となる場合
  ⓐ有効な視力が失われたとき。
  ⓑ腫瘍の進行性増大例。
  ⓒ進行性の眼球突出例(特に醜形のある場合)。
  ⓓ腫瘍が頭蓋内に伸展している場合。
  ⓔ腫瘍による他の重篤な症状を認める場合。

❶❻治療
 (ⅰ)外科的治療
  ⓐ腫瘍に対する治療
   ㋐一側の視神経限局例(特に、眼窩内視神経例)
    ➡視神経を含めた腫瘍全摘出術を行う。
   ㋑視交叉部発生例
    ➡外科的に全摘出することは不可能で、部分摘出後に放射線治療。
   ㋒視交叉・視床下部発生例
    ➡全摘出は不可能で、化学療法を行う(園田ら, 2012;寺島, 2017)。
  ⓑ水頭症発生例に対してはシャント術。

第 3 章／バージョンアップ編

（ⅱ）化学療法(園田ら，2012；寺島，2017)

　　ⓐ白金製剤に高感受性。

　　ⓑ初期治療は、組織確認と腫瘍の減圧を目的に手術を行い、白金製剤を基本とした化学療法を施行する。

　　　➡（例）Carboplatin と Vincristine（あるいは Vinblastine）の投与。

（ⅲ）放射線治療

　　　➡3 歳未満の乳幼児では、まず化学療法を行い、放射線照射を避けるのが原則。

　　ⓐ初期治療としては、腫瘍の制御や視機能の維持に有用(園田ら，2012)。

　　ⓑ長期的には、認知機能障害、内分泌障害、神経障害などの危険性がある(園田ら，2012)。

❼γ-Knife の腫瘍に対する治療効果(Xu ら，2010)

（ⅰ）縮小例；66.7％の頻度。

（ⅱ）不変例；25％の頻度。

（ⅲ）増大例；8.3％の頻度。

❽組織学的所見

（ⅰ）組織学的には、ほとんどが毛様細胞性星細胞腫(pilocytic astrocytoma)。

　　ⓐ**二相性組織像(biphasic pattern)**が毛様性星状細胞腫の診断の根幹。

　　ⓑすなわち、毛様の細長い双極性突起をもつ紡錘形細胞が緻密に配列する**充実部**と、細胞密度が低く微小囊胞変性を伴う**海綿状部**とが入り交じる二相性組織像(212 頁参照)。

（ⅱ）大きな囊胞を伴うことは稀。

　　　➡小脳に発生するものとの相違。

（ⅲ）悪性所見は乏しく、また悪性変化も極めて稀(一般に良性)。

　　　➡悪性例は、成人に多い。

（ⅳ）組織学的な伸展・発育形式(中村，1992)

　　ⓐ腫瘍細胞が視神経内部に浸潤し、視神経全体が一様に肥大するもの。

　　ⓑ腫瘍細胞が視神経周囲のくも膜下腔に浸潤し、視神経の割面では腫瘍が視神経を取り囲んでいるように見えるもの。

　　　➡このタイプは、神経線維腫症合併例に多い。

❾予後

（ⅰ）生存率

　　ⓐ全体

　　　㋐5 年生存率；100％(Aihara ら，2018)

　　　㋑10 年生存率；70〜80％

　　ⓑ部位別

　　　㋐視神経限局例(前方型)

　　　　➡長期生存または永久的治癒が可能で、10 年生存率は 90％

　　　㋑視交叉部発生例(後方型)

　　　　➡10 年生存率は 50％

　　　㋒視交叉・視床下部発生例；予後不良

667

ⓒ悪性度別の5年生存率(Raoら，2013)

ⓐ低悪性度例；96％

ⓘ高悪性度例；20％

（ⅱ）視機能および内分泌機能の著明な改善は得られない(Aiharaら，2018)。

❷⓪予後不良の予測因子

（ⅰ）発症年齢

ⓐ5歳以下の乳幼児発生例は、年長児のものより発育が早く予後不良。

➡1～3歳の間(Aiharaら，2018)。

ⓑ成人例ではほとんどが悪性で、予後不良。

（ⅱ）視交叉より後方に病変のある場合(Aiharaら，2018)。

（ⅲ）合併症として、間脳症候群(88頁)を呈している場合(Aiharaら，2018)。

（ⅳ）神経線維腫症1型(NF1)を有する患者(Aiharaら，2018)。

（ⅴ）*BRAF V600E* 遺伝子変異のある患者(Aiharaら，2018)。

（2）視神経鞘髄膜腫 Optic nerve sheath meningioma

❶定義・概念

（ⅰ）視神経鞘内のくも膜の表層細胞(くも膜帽細胞 arachnoid cap cell、髄膜細胞 meningo-thelial cell)から発生する腫瘍をいう。

（ⅱ）通常、視神経の周囲を取り巻くように発育する(Blochら，2012)。

（ⅲ）20歳以下の発症例では腫瘍の発育は早い。

❷頻度

（ⅰ）髄膜腫全体の1～2％(Perilongoら，2012)

（ⅱ）眼窩内腫瘍全体の2％(Perilongoら，2012)

（ⅲ）視神経から発生する腫瘍の中では2番目に多い(Tailorら，2013)。

➡すなわち、視神経膠腫に次いで多い(Shapeyら，2013)。

❸好発年齢

（ⅰ）全体

ⓐ頭蓋内髄膜腫より、小児に発生する頻度が高い(Alper，1981)。

ⓑ通常、思春期や若年成人に好発(Perilongoら，2012)。

➡発症年齢は頭蓋内髄膜腫より若い。

（ⅱ）年代別(Alper，1981)

ⓐ35～50歳に最も多い(29％)。

ⓑ次いで、3～20歳と20～35歳。

（ⅲ）性別による好発年齢(Dutton，1992)

➡発症年齢は、女性より**男性の方が若い**。すなわち、

ⓐ男性；36.1歳(平均年齢)

ⓑ女性；42.5歳(平均年齢)

❹性別

（ⅰ）全体；男性：女性＝1：2.4で、女性に多い。

（ⅱ）20歳以下の若年者；男性：女性＝1：1.5で、男性の占める割合が多くなる。

（ⅲ）小児例では性差はない(Eddeleman ら，2007)。

❺小児例の特徴(Eddeleman ら，2007；Shapey ら，2013)

　　ⓐしばしば神経線維腫症2型(neurofibromatosis type 2)を合併している。

　　ⓑ両側性の頻度が高い(特に、10歳未満)。

　　ⓒ腫瘍の発育は早い。

　　ⓓ頭蓋内に伸展する頻度が高い。

　　ⓔ再発率が高い。

❻発生部位

（ⅰ）視神経のどの部位からも発生するが、通常、眼窩尖端部における視神経管の眼窩側近傍
　　　から発生することが多い。

（ⅱ）腫瘍は、視神経の硬膜下腔内に存在し発育する。

　　➡腫瘍は眼動脈の枝から血液供給を受けている軟膜血管叢(pial blood supply)(視神経を
　　　栄養)や網膜中心動・静脈を閉塞する。

（ⅲ）左右別；左右差はほぼないか、やや右側に多い。

（ⅳ）ほとんどは一側性で、両側性は4〜6％の頻度。

❼症状・所見

（ⅰ）視力障害

　　ⓐ早期に出現することが多い。

　　ⓑ緩徐に進行する。

（ⅱ）視野障害

　　ⓐ周辺部の視野が見えにくくなる周辺性視野狭窄(peripheral constrciton)が多い。

　　ⓑその他；中心性視野狭窄、水平性視野欠損や盲点(blind spot)の拡大など。

（ⅲ）眼球突出

　　ⓐ眼球突出が視力障害より先に起こることは稀であるが、他の症状に先んじて自覚されや
　　　すい。

　　ⓑ眼球突出の程度は軽度。

（ⅳ）眼球運動制限

　　➡最も多いのは上方への運動制限。

（ⅴ）眼痛は、通常、みられない。

（ⅵ）眼底所見

　　ⓐOptociliary shunt vein(乳頭毛様体短絡静脈)(670頁の「応援セミナー」を参照)

　　　➡末期にみられる(Romanelli ら，2007)。

　　ⓑ乳頭浮腫(disk edema)あるいは視神経萎縮；それぞれ半々にみられる。

★応援
セミナー

【20 歳以上の症例における三徴候】

①長期にわたる視力障害
②視神経乳頭萎縮
③Optociliary shunt vein（乳頭毛様体短絡静脈）
　㋑視神経乳頭付近にみられる拡張した異常血管（側副血行路）をいう。
　㋺網膜中心静脈から脈絡膜静脈へ流出する Shunt vein（短絡静脈）と考えられている。
　㋩眼球後部の網膜中心静脈還流が長期にわたって障害されることにより生じるとされている。
　㋥視神経鞘髄膜腫（頻度；15～33％）や蝶形骨縁髄膜腫でみられることが多いが、視神経膠腫、網
　　膜中心静脈血栓症や緑内障などでも出現する。
　㋭通常、乳頭浮腫や視神経萎縮の症例にみられる。
④Optociliary shuntvein、視神経乳頭蒼白（視神経萎縮）、および進行性の無痛性の視力障害（視力低
　下）の三徴候（triad）を Hoyt-Spencer 徴候（Hoyt-Spencer sign）という。

❽脳血管造影；腫瘍陰影がみられる。

❾エックス線 CT

（ⅰ）単純 CT

　　ⓐびまん性に腫大した視神経陰影を認めることが多い。

　　ⓑ腫瘤は高吸収域。

　　ⓒ眼窩内側壁内や外側壁内への腫瘍の伸展像がみられる。

　　ⓓ蝶形骨縁の過骨像を認める。

　　ⓔ石灰化を 20～50％の頻度で認める。

（ⅱ）造影 CT

　　ⓐ均一に増強される。

　　ⓑTram-track sign がみられる。

　　　【Tram-track sign（電車線路所見）】

　　　㋐Tram-track sign とは、視神経に沿ってみられるレールのような 2 本の線状陰影（腫瘍
　　　　の中を正常な視神経が走っている所見）をいう。

　　　㋑単純 CT でもみられるが、造影 CT の方がより鮮明にわかる。すなわち、腫瘍が造影剤
　　　　で高吸収域に描出されるので、視神経が陰影欠損像（あるいは相対的に低吸収域）とな
　　　　る。

　　　　㋐したがって、視神経に沿って 2 本のレール様陰影がみられる。

　　　　㋑視神経充盈欠損像（negative optic nerve shadow）とも呼ばれる。

　　　㋒横断像では Tram-track sign であるが、**冠状断像ではドーナツ状（doughnut sign）**とな
　　　　る。

　　　㋓Tram-track sign は視神経膠腫との鑑別点になる。

❿MRI

（ⅰ）単純 MRI

　　ⓐT 1 強調画像；等信号（脳灰白質と比較して）

　　ⓑT 2 強調画像

㋐高～等信号（脳灰白質と比較して）

　　　㋑Tram-track sign を認める。

　　ⓒ拡散強調画像（DWI）；低信号(Hemat, 2016)

（ⅱ）造影 MRI

　　ⓐ均一に増強される。

　　ⓑTram-track sign がみられる。

❶❶視神経膠腫（optic glioma）との鑑別

（ⅰ）視神経鞘髄膜腫では石灰化の頻度が視神経膠腫より高い。

（ⅱ）視神経膠腫では、単純 CT あるいは単純 MRI で視神経の屈曲像（optic nerve kinking）を認める。

（ⅲ）視神経鞘髄膜腫では、造影 CT あるいは造影 MRI で Tram-track sign を認める。

（ⅳ）視神経鞘髄膜腫では、造影 CT あるいは造影 MRI で均一に増強される。

❶❷治療方針

（ⅰ）最適な治療法については議論がある。特に有用な視力を有する患者に対しては議論がある(Liu ら，2010)。

（ⅱ）現在では放射線治療を第一選択としていることが多い。

　　ⓐ外科的治療により視力が改善することはめったにないので、放射線治療が第一選択(Eddele-man ら，2007；Pacelli ら，2011)。

　　ⓑ放射線治療単独、あるいは最初に腫瘍減量術（tumor debulking）を行い、続いて放射線治療を行うのが標準的治療である(Liu ら，2010)。

　　　➡定位分割放射線治療（stereotacitc fractionated radiotherapy；SFRT）が標準的治療(Romanelli ら，2007)。

（ⅲ）経過観察（未治療）は、機能的に高い視力を有する患者や無視できるほどの視力低下しか認めない患者に対しては有用な選択(Shapey ら，2013)。

　　ⓐこの場合においても、予測できない経過をとる場合があるので厳重な追跡が必要である(Shapey ら，2013)。

　　ⓑ経過観察は、ほとんどの症例で、経過中に視力は悪化し盲目となる(Dutton, 1992；Bloch ら，2012)。

❶❸治療

（ⅰ）外科的治療

　　ⓐ通常、手術による視力の改善や術前の視力の維持は期待できず、ほとんどの例で、術後、視力は悪化する(Bloch ら，2012)。

　　　➡視神経鞘髄膜腫は、通常、視神経周囲を取り巻くように包んでいる。そのため、視神経へ血液を供給している血管を傷つけることなく腫瘍を摘出することはできないので、術後に盲目となる(Romanelli ら，2007)。

　　ⓑ手術後の局所再発率は高い。

　　　➡全摘出が困難なため。

　　ⓒ術前、患眼に視力のない場合には、腫瘍とともに視神経を一塊として摘出する(Romanelli ら，2007)。

ⓓ手術適応(Eddeleman ら，2007；Romanelli ら，2007；Pacelli ら，2011；Bloch ら，2012；Shapey ら，2013)

➡手術適応については議論があるが、一般に以下のような症例に対して考慮される。

㋐盲目あるいは有効な視力のない症例。

㋑視力の回復が不能な症例。

㋒醜形のある眼球突出を呈している場合。

㋓腫瘍が急速に発育している場合、すなわち侵襲的(aggressive)な腫瘍の場合。

㋔頭蓋内に伸展している場合や反対側の視神経に伸展している場合。

㋕頭蓋内への伸展や反対側の視神経への波及を予防する場合。

㋖視力のよい若年者。

➡(理由)若年者例では、腫瘍の発育は速く(aggressive)、予後が不良であることや、視交叉への伸展の危険性および両側の視力消失をきたすことを考慮して手術が必要。

（ⅱ）放射線治療

ⓐ髄膜腫は、一般に放射線抵抗性であると考えられているが、腫瘍の発育を防ぐことができ効果がある(Eddeleman ら，2007；Liu ら，2010)。

ⓑ定位放射線治療(stereotacitc radotherapy；SRT)が標準的治療(Romanelli ら，2007)。

ⓒ放射線治療は、方法は問わず、視力に対してよい結果をもたらす(Shapey ら，2013)。

㋐視力に対する効果は、通常の放射線治療と定位放射線治療(SRT)の両者において有意差はない(Saeed ら，2010)。

㋑境界明瞭な腫瘍に対しては SRT が適している(Saeed ら，2010)。

ⓓ適応症例

㋐術前の視力が軽度～中等度障害されているが、まだ時間が経っていない症例。

㋑進行性あるいは急速に視力が悪化している症例(Liu ら，2010；Pacelli ら，2011)。

㋒術後の腫瘍残存例。

㋓再発例

㋔手術不能例あるいは禁忌例。

❶❹組織学的所見(Dutton, 1992；Eddeleman ら，2007；Shapey ら，2013)

➡通常、髄膜細胞型(meningotheliomatous type)(合胞体型)か移行型(transitional pattern)。

❶❺治療成績

（ⅰ）外科的治療(Dutton, 1992)

ⓐ術後、ほとんどの例で(約94％)、視力は悪化。

ⓑ再発率；25％

（ⅱ）放射線治療

ⓐ通常放射線治療(conventional radiotherapy)

➡視力に対する改善率は73％で、悪化率は18％(Dutton, 1992)

ⓑγ-Knife や CyberKinfe の定位放射線照射(分割照射を含む)

㋐視力に対する改善率は約35～55％で、悪化率は0～20％(Eddeleman ら，2007；Liu ら，2010；Marchetti ら，2011)

㋑腫瘍に対する効果(Liu ら，2010；Marchetti ら，2011；Shapey ら，2013)

①縮小効果➡縮小率は約10～67％で、増大率は約7％

②腫瘍制御率➡約93〜100％

2．視床腫瘍 Thalamic tumor

❶頻度；脳腫瘍全体の1〜5％(Özekら, 2002)
❷発育形式による分類
　（ⅰ）視床局所にとどまって発育・腫大し、内包や基底核などの周囲組織を圧迫するタイプ。
　（ⅱ）視床を越えて発育し、周囲の白質に伸展するタイプ。
　（ⅲ）脳室上衣を穿破しないで、側脳室内に膨隆するタイプ。
❸種類
　（ⅰ）通常、神経膠腫(glioma)で、大半が星細胞腫。
　（ⅱ）その他、上衣腫、乏突起膠腫、神経節膠腫(ganglioglioma)や胚細胞腫瘍(591頁)。
❹好発年齢
　➡どの年齢層にも発生するが、**小児や若年者**に好発する。
❺性別；性差はない。
❻症状
　（ⅰ）頭蓋内圧亢進症状
　（ⅱ）運動麻痺
　（ⅲ）感覚障害
　（ⅳ）言語障害（腫瘍が優位半球に存在するとき）
　（ⅴ）精神症状；人格の変化、活動力の低下、無欲情や認知機能障害など。
　（ⅵ）てんかん；30〜40％の頻度。
❼好発部位；視床の上・前方(superior-anterior)と後方(視床枕)。
❽エックス線CT
　（ⅰ）単純CT；等吸収域
　（ⅱ）造影CT；増強される（半数以上）。
❾MRI
　（ⅰ）単純MRI
　　ⓐT1強調画像；低信号
　　ⓑT2強調画像；高信号
　（ⅱ）造影MRI（**図3-19**）；増強されない場合と、増強される場合とがある。

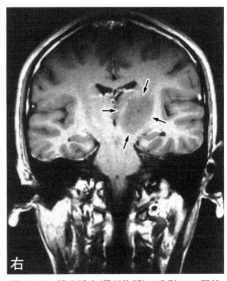

図 3-19．視床腫瘍（星細胞腫）の造影MRI冠状断像

左視床に増強されない腫瘍を認める(→)。

❿治療

（ⅰ）定位的生検術；播種を惹起する可能性がある（武笠ら，2001）。

（ⅱ）放射線治療（局所照射）が主体。

（ⅲ）化学療法；組織型による。

⓫組織型

➡大半が星細胞腫（低悪性度のものから悪性度の高いものまでさまざま）。

⓬予後

（ⅰ）不良

（ⅱ）生存期間中央値；1〜3年

（ⅲ）3年生存率（Nishioら，1997）

ⓐ全体；20％

ⓑ組織型別

㋐低悪性度星細胞腫（low-grade astrocytoma）；40％

㋑高悪性度星細胞腫（high-grade astrocytoma）；0％

ⓒ年齢別

㋐25歳以下；ほぼ半数が、診断後2〜16年生存。

㋑26歳以上；全例、治療後3年以内に死亡。

⓭予後因子

（ⅰ）年齢；若年者は良好。

（ⅱ）組織型；悪性型は不良（生存期間；診断後5カ月〜1年）。

⓮再発；局所再発がほとんど。

3．視床下部腫瘍 Hypothalamic tumor

1）概説

❶種類；過誤腫、神経膠腫（ほとんどが星細胞腫）。

❷主座

（ⅰ）鞍上部および第3脳室にある。

（ⅱ）多くは、トルコ鞍内に伸展しない。

2）各腫瘍の特徴

（1）過誤腫 Hamartoma（649頁）

（2）神経膠腫 Glioma

❶種類；ほとんどが毛様細胞性星細胞腫（pilocytic astrocytoma）。

❷好発年齢；小児に好発する（Robertsonら，1974）。

❸性別；男性：女性＝1：1.2 で、やや女性に多い（Robertsonら，1974）。

❹発生部位；視交叉の後方で、第3脳室底に位置することが多い。

❺症状
　（ⅰ）視力・視野障害
　（ⅱ）間脳症候群（Russell 症候群）（88 頁）
　（ⅲ）Monro 孔閉塞による頭蓋内亢進症状。
　（ⅳ）多飲や口渇。
　（ⅴ）思春期早発症（652 頁）
　（ⅵ）下垂体機能低下
❻エックス線 CT
　（ⅰ）単純 CT；低、あるいは混合吸収域。
　（ⅱ）造影 CT；増強される（低悪性度のものは増強されない）。
❼MRI（図 3-20）
　（ⅰ）単純 MRI
　　ⓐT 1 強調画像；低、あるいは等信号。
　　ⓑT 2 強調画像；高信号
　（ⅱ）造影 MRI；増強される（低悪性度のものは増強されない）。

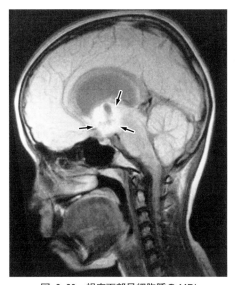

図 3-20．視床下部星細胞腫の MRI
プロトン密度強調画像で視床下部に高信号（一部低信号）を認める（→）。

❽治療
　（ⅰ）外科的治療；可及的に摘出。
　（ⅱ）放射線治療；通常（従来）の放射線治療や γ-Knife。
　（ⅲ）化学療法；Cisplatin，Vincristine や ACNU（ニドラン®）など。
❾組織学的所見；毛様細胞性星細胞腫（pilocytic astrocytoma）が多い。
❿予後；比較的良好

4．トルコ鞍（下垂体）近傍病変 Lesions of the sellar region

❶定義；下垂体およびその近傍に発生する病変をいう。
❷種類と頻度(日本脳腫瘍全国集計，12th，2009 より作成)
　（ⅰ）下垂体腺腫（pituitary adenoma）（284 頁）；約 70％を占め、最も多い。
　（ⅱ）頭蓋咽頭腫（craniopharyngioma）（332 頁）；約 14％で、2 番目に多い。
　（ⅲ）鞍結節部髄膜腫（272 頁）；約 8％で、第 3 位。
　（ⅳ）Germinoma（341 頁）；約 3％で、第 4 位。
　（ⅴ）星細胞腫；約 1％で、第 5 位。
　（ⅵ）類上皮腫（epidermoid）（346 頁）；約 0.3％で、第 6 位。
❸症状
　（ⅰ）下垂体機能障害（内分泌症状）
　（ⅱ）視野・視力障害
　（ⅲ）視床下部症状

❹鑑別診断

➡下垂体腺腫、頭蓋咽頭腫や鞍結節部髄膜腫などの鑑別を要する(**表 3-22**)。

表 3-22. トルコ鞍近傍病変の鑑別診断

	好発年齢	性別	頭部単純撮影	下垂体前葉機能	CT	MRI
下垂体腺腫	成人	PRL と ACTH は女性に多い	トルコ鞍の風船状拡大と二重底	障害	(巨大腺腫) ・単純;等～軽度高 ・造影;均一に増強	(巨大腺腫) ①単純 MRI ・T1、T2;等または高(不均一) ②造影 MRI;増強
頭蓋咽頭腫	小児と成人(二峰性)		・トルコ鞍が平皿状拡大 ・石灰化	障害	①単純 ・充実部;等 ・囊胞部;低 ②造影;充実部や壁が増強	①単純 MRI ①T1; ・充実部;低 ・囊胞部;低～高 ②T2;高 ③DWI;高 ②造影 MRI;増強
鞍結節部髄膜腫	成人	女性に多い	・鞍結節部の骨肥厚 ・Blistering	正常	・単純;高 ・造影;均一に増強	①単純 MRI ・T1、T2;等 ②造影 MRI;均一に増強
視神経膠腫	小児		・視神経管拡大 ・トルコ鞍がオメガ型またはJ型	正常	・単純;低～高 ・造影;増強されないものから増強されるものまでさまざま	①単純 MRI ①T1;軽度低～等 ②T2;等 ②造影 MRI;増強されないものから増強されるものまでさまざま
神経下垂体部 Germinoma	小児から思春期		変化なし	障害	・単純;等～軽度高 ・造影;増強	①単純 MRI ・T1、T2;混合 ②造影 MRI;増強
視床下部神経膠腫	小児		変化なし	障害	・単純;低～混合 ・造影;増強	①単純 MRI ①T1;低～等 ②T2;高 ②造影 MRI;増強
類上皮腫	成人		トルコ鞍の破壊	正常	・単純;低 ・造影;増強されない	①単純 MRI ①T1;低(不均一) ②T2;高(不均一) ③DWI;著明な高信号 ②造影 MRI;増強されない
トルコ鞍空洞症候群	成人	肥満女性に多い	トルコ鞍の風船状拡大	障害	・単純;低 ・造影;増強されない	①単純 MRI ①T1;低 ②T2;高 ②造影 MRI;増強されない

PRL;プロラクチン産生腺腫。ACTH;ACTH 産生腺腫。DWI;拡散強調画像。

❺治療

(ⅰ)手術

(ⅱ)放射線治療

第3章／バージョンアップ編

（ⅲ）ドパミン受容体作用薬（例；Bromocriptine）の投与。

（ⅳ）不足しているホルモンの補充療法。

5．海綿静脈洞部腫瘍 Cavernous sinus tumor

❶定義；海綿静脈洞を構成している組織より発生する腫瘍をいう。

❷分類および腫瘍の種類(El-Kalliny ら．1992 より作成)

腫瘍の部位		腫瘍の種類
Type Ⅰ	海綿静脈洞内	①髄膜腫（図 3-21） ②血管周皮腫 ③神経節芽腫 図 3-21．海綿静脈洞髄膜腫の造影 MRI 右海綿静脈洞部に均一に増強される部分を認める（→）。
Type Ⅱ	海綿静脈洞の外側壁の外層と内層との間（硬膜間 interdural）にある。	①シュワン細胞腫 ②類上皮腫 ③悪性黒色腫 ④海綿状血管腫
Type Ⅲ	浸潤性（invasive）	①内方（medial） ➡浸潤性下垂体腺腫 ②外方（lateral） ➡蝶形骨縁髄膜腫（大翼型） ③上方（superior） ➡蝶形骨縁髄膜腫（内側型） ④下方（inferior） ➡癌、脊索腫や軟骨肉腫 ⑤後部（posterior） ➡錐体斜台部髄膜腫

❸治療

（ⅰ）外科的治療（手術による摘出）

　ⓐ一般に全摘出は困難で、合併症や新たな脳神経症状の発現などの頻度が高い。

　ⓑType Ⅱ（硬膜間 interdural）のものは、全摘出が可能。

（ⅱ）放射線治療

　ⓐ通常（従来）の放射線治療（conventional radiotherapy）

677

ⓑγ-Knife

　　ⓐ髄膜腫に対する腫瘍制御率（追跡期間 2～3 年）；74～100%

　　ⓘ下垂体腺腫

　　　　①鞍上部伸展のある症例では、経蝶形骨洞法により摘出を行い、視神経と腫瘍の距離を確実に確保してから照射する。

　　　　②照射による下垂体機能不全を起こさず有用。

6．松果体部腫瘍 Pineal tumor（363 頁）

7．脳幹部神経膠腫 Brain stem glioma（484 頁参照）

❶種類と頻度（組織型不明な神経膠腫 unkown glioma は、順位より除く）（本邦）

（ⅰ）全体

　　ⓐびまん性星細胞腫（grade Ⅱ）が最も多い（脳幹部神経膠腫全体の 16.9%）。

　　ⓑ次いで、膠芽腫（15.0%）。

　　ⓒ以下、退形成星細胞腫（12.7%）＞毛様細胞性星細胞腫（10.3%）の順。

（ⅱ）部位別

　　ⓐ中脳

　　　　ⓐ毛様細胞性星細胞腫が最も多い（中脳神経膠腫全体の 24.3%）。

　　　　ⓘ次いで、びまん性星細胞腫（16.2%）。

　　　　ⓦ以下、膠芽腫（13.5%）＞退形成星細胞腫（5.4%）の順。

　　ⓑ橋

　　　　ⓐ膠芽腫が最も多い（橋神経膠腫全体の 17.5%）。

　　　　ⓘ以下、退形成星細胞腫（16.7%）＞びまん性星細胞腫（14.9%）の順。

　　ⓒ延髄

　　　　ⓐ毛様細胞性星細胞腫とびまん性星細胞腫が多い（延髄神経膠腫全体の各 21.8%）。

　　　　ⓘ次いで、膠芽腫（10.9%）。

　　　　ⓦ以下、退形成星細胞腫（7.3%）＞上衣腫（5.5%）の順。

❷好発年齢（組織型不明な神経膠腫を含む）（本邦）

（ⅰ）5～9 歳に最も多い（脳幹部神経膠腫全体の 17%）。

（ⅱ）次いで、10～14 歳（11%）。

（ⅲ）以下、30～34 歳（10%）＞35～39 歳＝40～44 歳＝45～49 歳（各 7%）の順。

第3章／バージョンアップ編

8．小脳橋角部腫瘍 Cerebello-pontine angle tumor

1）概説

❶小脳橋角部 Cerebello-pontine angle(C-P angle)

（ⅰ）小脳橋角部とは、橋の前外側面、延髄外側、小脳腹側、錐体骨後面、および後頭蓋窩に囲まれる領域をいう。

（ⅱ）小脳橋角部に存在する脳神経と主要な動脈

　　ⓐ脳神経➡第5脳神経（三叉神経）〜第12脳神経（舌下神経）

　　ⓑ主要な動脈

　　　㋐上小脳動脈

　　　㋑前下小脳動脈およびその分枝である内耳動脈

　　　㋒後下小脳動脈

❷頻度；原発性脳腫瘍全体の10%

❸腫瘍の種類と頻度

（ⅰ）日本脳腫瘍全国集計(12th, 2009)（**表 3-23**）

表 3-23. 小脳橋角部に発生する腫瘍とその頻度
(日本脳腫瘍全国集計, 12th, 2009 より作成)

種類	頻度(%)
①神経鞘腫（neurinoma）（シュワン細胞腫）*	77.6
②髄膜腫（meningioma）	14.9
③類上皮腫（epidermoid）	5.3
④von Recklinghausen	1.2
⑤星細胞腫（astrocytoma）*	0.4
⑥上衣腫（ependymoma）*	0.3
⑦膠芽腫（glioblastoma）	0.09
⑧髄芽腫（medulloblastoma）	0.08
⑧乏突起膠腫（oligodendroglioma）	0.08

*悪性例を含む。

（ⅱ）神経鞘腫（シュワン細胞腫）を細分類した場合の小脳橋角部腫瘍の頻度

　　ⓐ聴神経鞘腫（acoustic neurinoma）が80%を占め、最も多い。

　　ⓑ次いで、髄膜腫(10%)。

　　ⓒ類上皮腫(5%)

　　ⓓ三叉神経鞘腫(3%)

❹鑑別診断

　➡前庭神経鞘腫、三叉神経鞘腫、髄膜腫や類上皮腫などの鑑別が必要（**表 3-24**）。

表 3-24. 小脳橋角部腫瘍の鑑別診断

	好発年齢	性別	臨床症状・所見	頭部単純撮影	CT	MRI
前庭神経鞘腫	成人		・耳鳴、難聴 ・カロリックテスト；低下または消失	内耳道の拡大や破壊	・単純；等 ・造影；均一に増強	①単純 ①T1；軽度低～等 ②T2；高 ②造影；均一に増強
三叉神経鞘腫	成人	女性に多い	・顔面神経麻痺 ・聴神経障害 ・小脳症状	錐体骨先端部の破壊像	・単純；等～軽度高 ・造影；不均一に増強	①単純 ①T1；低～等 ②T2；高 ②造影；不均一に増強
髄膜腫	成人	女性に多い	・頭蓋内圧亢進症状が前景 ・聴力は後におかされる。	錐体骨の破壊像あるいは骨増殖像	・単純；等～高（錐体骨に広く付着） ・造影；均一に増強	①単純 ・T1、T2；等 ②造影；均一に増強
類上皮腫	成人		・顔面痛 ・無菌性髄膜炎 ・片側顔面けいれん	錐体骨先端部や中頭蓋底内側部の破壊像	・単純；低 ・造影；増強されない	①単純 ①T1；低（不均一） ②T2；高（不均一） ③DWI；著明な高信号 ②造影；増強されない
上衣腫	小児に多い		・頭蓋内圧亢進症状 ・下位脳神経症状 ・小脳症状	正常	・単純；等 ・造影；増強	①単純 ①T1；等 ②T2；等～高 ②造影；増強
脈絡叢乳頭腫	高齢者	女性に多い	・聴力障害 ・三叉神経障害 ・顔面神経麻痺 ・小脳症状	正常	・単純；低、等、混合、高吸収域とさまざま ・造影；増強	①単純 ①T1；軽度低～等（均一） ②T2；高（不均一） ②造影；均一に増強
星細胞腫	小児～思春期		・聴力障害 ・小脳症状 ・顔面神経麻痺	正常	・単純；低～等 ・造影；増強、あるいは増強されない	①単純 ①T1；低～等 ②T2；高 ③造影；増強、あるいは増強されない

2）各腫瘍

（1）前庭神経鞘腫 Acoustic schwannoma（381 頁）

（2）髄膜腫 Meningioma（275 頁参照）
❶頻度；前庭神経鞘腫に次いで多い。
❷前庭神経鞘腫と比べて、聴力は腫瘍が大きくなっても残存していることが多い。

（3）類上皮腫 Epidermoid（351 頁）
❶頻度；小脳橋角部腫瘍の 5％
❷三叉神経痛や片側顔面けいれんで発症することが多い。

（4）**三叉神経鞘腫** Trigeminal neurinoma（390 頁参照）

❶神経根型（root type）である。

❷錐体前方から斜台にかけて伸展する。

❸顔面痛や顔面の感覚障害で発症することが多い。

（5）**脈絡叢乳頭腫** Choroid plexus papilloma（477 頁参照）

❶小脳橋角部に発生し、第 4 脳室内に発育せず脳室外に発育する脈絡叢乳頭腫をいう。

❷小脳橋角部脈絡叢乳頭腫は、脳室外脈絡叢乳頭腫の大部分を占める。

（6）**顔面神経鞘腫** Facial nerve neurinoma（schwannoma）（580 頁参照）

❶小脳橋角部に発生することは稀で、垂直部や膝神経節部に発生することが多い。

❷小脳橋角部や内耳道内の小腫瘍で発見された場合には、前庭神経鞘腫と鑑別できない。

9．頚静脈孔腫瘍 Jugular foramen tumor

1）概説

❶定義；頚静脈孔付近に発生する腫瘍をいう。

❷腫瘍の種類

（ⅰ）シュワン細胞腫（神経鞘腫）が最も多い。

（ⅱ）Jugular glomus tumor（頚静脈グロムス腫瘍）（687 頁）

➡シュワン細胞腫と頚静脈グロムス腫瘍が多い。

（ⅲ）その他、髄膜腫、脊索腫や類上皮腫。

❸初発症状；聴神経症状（耳鳴や難聴）が多い。

❹特徴的症状；頚静脈孔症候群（121 頁）

2）各腫瘍

（1）**頚静脈孔シュワン細胞腫** Jugular foramen schwannoma

❶定義・概念

（ⅰ）舌咽・迷走・副神経は頚静脈孔より一緒に出るので、この部に発生するシュワン細胞腫を
頚静脈孔シュワン細胞腫として一括して取り扱う。

（ⅱ）舌咽・迷走・副神経のいずれの脳神経から発生したか同定できない場合が多いので、この
場合にも頚静脈孔シュワン細胞腫として扱っている。

❷頻度

（ⅰ）頭蓋内シュワン細胞腫全体の 1.4〜2.9%（松下ら．2005）

（ⅱ）頚静脈孔シュワン細胞腫：前庭神経鞘腫＝1：24

❸分類(Samii ら, 1995)

Type A	①このタイプが最も多く、半数を占める。 ②腫瘍は主に小脳橋角部にあり、軽度の頚静脈孔の拡大を伴うもの(a tumor primarily at the cerebellopontine angle with minimal enlargement of the jugular foramen)。
Type B	①頻度；13% ②腫瘍は主に頚静脈孔にあり、頭蓋内伸展を伴うもの(a tumor primarily at the jugular foramen with intracranial extension)。
Type C	①頻度；6%と最も少ない。 ②腫瘍は主に頭蓋外にあり、頚静脈孔への伸展を伴うもの(a primarily extracranial tumor with extension into the jugular foramen)。
Type D	①頻度；31%で2番目に多い。 ②頭蓋内と頭蓋外にわたる亜鈴型腫瘍(a dumbbell-shaped tumor with both intra-and extracranial components)。

❹発生起源(Hakuba ら, 1979；Martinez ら, 1981)

（ⅰ）舌咽神経、迷走神経および副神経の3神経全体が最も多い(40〜45%)。

（ⅱ）次いで、舌咽神経(単独)が多い(26〜30%)。

（ⅲ）以下、舌咽神経および迷走神経の2神経(13〜14%)＞迷走神経(単独)(8〜10%)＞副神経(単独)(4〜5%)。

──────────────────────────（チョット役に立つお話）──

　　　頚静脈孔シュワン細胞腫のうち発生母地となる脳神経は、単独では舌咽神経が最も多く(75%)、次いで迷走神経、副神経の順(すなわち、9→10→11)。

❺好発年齢；14〜63歳に好発(平均；37歳)。

❻性別；男性：女性＝1：2で、女性に多い。

❼初発症状(Samii ら, 1995)

➡頚静脈孔症候群(Vernet 症候群)が初発症状であることは稀で、耳鳴や難聴などの**第8脳神経症状で発症**することが多い。

（ⅰ）頭痛が最も多い(66%)。

（ⅱ）聴力障害(50%)

（ⅲ）嗄声(38%)

（ⅳ）嚥下障害(38%)

❽下位脳神経障害(福井ら, 1997)

（ⅰ）迷走神経障害が最も多い(66%)。

（ⅱ）次いで、舌咽神経障害(59%)。

（ⅲ）以下、副神経障害(37%)≧舌下神経障害(36%)。

❾症状

（ⅰ）初発症状

　　ⓐ頚静脈孔症候群(121頁)が初発症状のことは稀。

　　ⓑ眩暈、耳鳴や**難聴**などの第8脳神経症状が半数を占める。

（ⅱ）症状
- ⓐ聴神経をはじめ、他の脳神経症状（三叉神経障害；30％、顔面神経麻痺；35％、下位脳神経障害）。
- ⓑ小脳症状
- ⓒ頭蓋内圧亢進症状

❿左右差はない。

⓫頭部エックス線単純・断層撮影
（ⅰ）半数に頚静脈孔の拡大を認める（図3-22）。
（ⅱ）拡大している頚静脈孔の辺縁は平滑。
　➡これに対して、頚静脈グロムス腫瘍（jugular glomus tumor）（687頁）では辺縁は不整で、骨破壊像を示す。

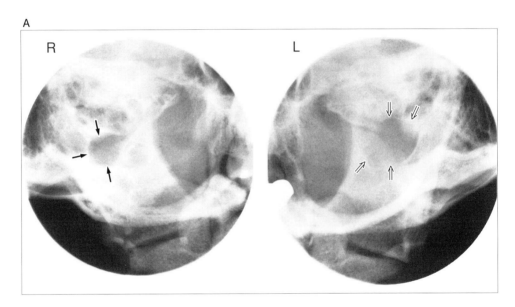

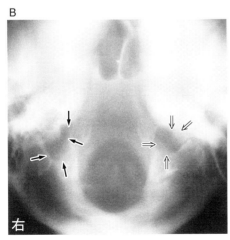

図 3-22. 頚静脈孔シュワン細胞腫の頭部エックス線単純・断層撮影

A（頚静脈孔撮影；Porcher撮影）；辺縁明瞭な左頚静脈孔の拡大を認める（⇒）。右（R）は正常（→）。
B（頭蓋底断層撮影）；辺縁明瞭な左頚静脈孔の拡大を認める（⇒）。右は正常（→）。

⓬脳血管造影

(ⅰ)通常、圧排所見のみで腫瘍陰影を認めることは稀(栄養動脈は、後頭動脈や上行咽頭動脈の硬膜枝)。

(ⅱ)これに対して、頚静脈グロムス腫瘍では著明な腫瘍陰影が不均一に描出される。

⓭エックス線 CT

(ⅰ)単純 CT(図 3-23A)

ⓐ低〜等吸収域

ⓑ辺縁が平滑な頚静脈孔の拡大を認める。

(ⅱ)造影 CT(図 3-23B);通常、不均一に増強される。

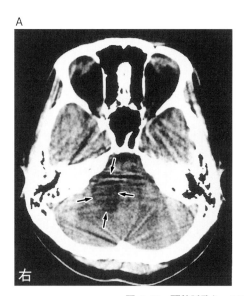 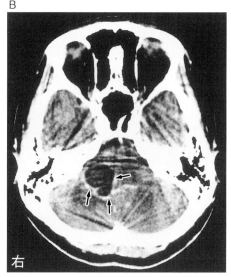

図 3-23. 頚静脈孔シュワン細胞腫のエックス線 CT
A(単純 CT);右小脳橋角部に低吸収域を認める(→)。
B(造影 CT);リング状に増強される(→)。

⓮MRI

(ⅰ)単純 MRI(図 3-24A)

ⓐT 1 強調画像;低信号、あるいは等信号。

ⓑT 2 強調画像;高信号

(ⅱ)造影 MRI(図 3-24B);不均一に増強される。

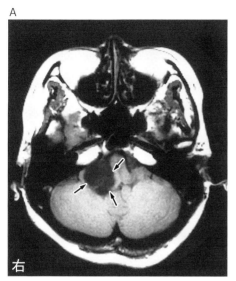 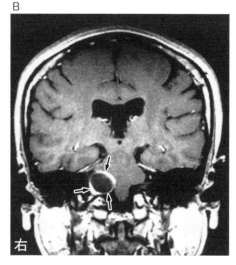

図 3-24. 頚静脈孔シュワン細胞腫の MRI
A（単純 MRI）；T1強調画像で右小脳橋角部に低信号を認める（→）。
B（造影 MRI 冠状断像）；リング状に増強される（→）。

⓯鑑別疾患
　➡頚静脈グロムス腫瘍（jugular glomus tumor）（687 頁）との鑑別が必要。
　（ⅰ）頚静脈グロムス腫瘍では、頭部エックス線単純撮影で頚静脈孔は不規則に拡大し、破壊像も認める。
　（ⅱ）頚静脈グロムス腫瘍では、脳血管造影で腫瘍陰影を明瞭に認める。
　（ⅲ）頚静脈グロムス腫瘍では、MRI で 'Salt and pepper appearance'。
⓰治療と治療成績
　（ⅰ）外科的治療
　　ⓐ全摘出は困難。
　　ⓑ摘出術により、術前の麻痺の改善が期待できるのは舌下神経麻痺のみ。
　（ⅱ）γ-Knife
　　ⓐ適応症例
　　　㋐高齢者
　　　㋑合併症により手術が不可能な症例。
　　　㋒腫瘍の大きさが3cm以下の症例。
　　ⓑ効果
　　　➡腫瘍抑制率は 95〜100％（平均追跡期間；19〜43 カ月）
　　　㋐縮小例；45〜60％
　　　㋑不変例（発育停止例）；50％
　　　㋒増大例；4〜6％
　　ⓒ副作用
　　　㋐一過性の脳神経障害。
　　　㋑永久的症状：3％

⓱再発；頻度が高い。

（2）グロムス腫瘍 Glomus tumor（非クロム親和性傍神経節腫 Nonchromaffin paragan-
　　glioma）
　A．総説
❶定義
　（ⅰ）傍神経節（paraganglion）の実質細胞からなる神経内分泌性腫瘍をいう。
　（ⅱ）自律神経系の神経堤細胞由来の化学受容体から発生する腫瘍。
❷頻度；頭蓋内腫瘍の 0.3％以下。
❸名称
　（ⅰ）頭頸部の Glomus（小体、糸球）と大動脈弓付近の Glomus aorticum は化学受容体の 1 つ
　　　で、**化学感受体腫**（chemodectoma）と呼ばれる。
　（ⅱ）Glomus は副交感神経系の傍神経節（paraganglion）であるから、この部の腫瘍は**傍神経節
　　　腫**（paraganglioma）と呼ばれる。
　（ⅲ）頸静脈グロムス腫瘍（jugular glomus tumor）や頸動脈小体腫瘍（carotid body tumor）は、
　　　褐色細胞腫（pheochromocytoma）*の 1 つであるが、非クロム親和性傍神経節腫である。

ちょっとお耳を拝借

*【褐色細胞腫 Pheochromocytoma】

①褐色細胞腫は、副腎髄質や傍神経節のクロム親和性細胞（chromaffine cell）から生じ
　る腫瘍。
②腫瘍細胞は、クロム染色により Cathecholamine が反応して褐色に染まるので、こ
　のように呼ばれる。
③好発年齢；20～40 歳
④性差はない。
⑤褐色細胞腫の 90％は副腎髄質から発生する。
⑥腫瘍は、Adrenaline および Noradrenaline の Cathecholamine を分泌する。
　①褐色細胞腫の 60％は、Noradrenaline のみを分泌する。
　②褐色細胞腫の 40％は、Adrenaline と Noradrenaline の両方を分泌する。

❹種類と特徴
　（ⅰ）**頸静脈グロムス腫瘍（頸静脈球腫瘍）（jugular glomus tumor）**
　　ⓐ頸静脈孔近傍で中耳底直下にある頸静脈球の外膜にある Glomus body（頸静脈小体）から
　　　発生。
　　　➡周囲の骨を侵蝕したり、破壊する。
　　ⓑこれに対して化学感受体腫（chemodectoma）は、頸静脈小体のみならず頸動脈球（carotid
　　　body）からも発生する。

第 3 章／バージョンアップ編

（ⅱ）鼓室小体腫瘍（glomus tympanicum tumor）

 ⓐ迷走神経の枝である **Arnold 神経**や舌咽神経の枝である **Jacobson 神経**の小体（glomus body）から発生する。

 ⓑ主座は中耳。

 ⓒ褐色細胞腫*と同様、Norepinephrine や Dopamine を産生し、高血圧を呈する場合がある（頻度；1〜3％）。

（ⅲ）**頚動脈小体腫瘍（carotid body tumor）**

 ⓐ総頚動脈分岐部（内頚動脈と外頚動脈との分岐部）の後内側の外膜にある頚動脈小体（carotid body）から発生。

 ⓑ良性で、発育が遅く、再発にも時間を要するが、周囲の神経や動・静脈に圧迫・浸潤する。

 ⓒ動脈の内膜への浸潤を 30％に認める。

 ⓓ症状；上頚部に無痛性腫瘤として認める。

 ⓔ好発年齢・性別；中年の女性に多い。

 ⓕ家族内発生を 26％に認めるが、この場合には両側性が多い。

 ⓖ一側性が多く、両側性は稀（5％）。

 ⓗ脳血管造影所見；頚動脈分岐部に腫瘍陰影。

 ⓘ治療

  ㋐外科的治療；手術による摘出、あるいはバイパス術の併用。

  ㋑術前に栄養動脈の塞栓術。

 ⓙ手術摘出に際して合併症が多い。

❺Glomus body（小体、糸球）の存在部位

（ⅰ）半数は、中耳底直下で頚静脈窩内の頚静脈球の Dome の外膜内にある。

（ⅱ）残りは、Jacobson 神経（→この部の小体より発生するものを鼓室小体腫瘍 Glomus tympanicum tumor という）や Arnold 神経（→glomus auricularis tumor）に沿って存在する。

❻緩徐に発育する腫瘍；5 年間で 2 cm 以内。

❼組織学的には良性腫瘍。

❽電顕所見；分泌顆粒を認める。

B．頚静脈グロムス腫瘍（頚静脈球腫瘍）Jugular glomus tumor

❶定義・概念

（ⅰ）頚静脈孔近傍で中耳底直下にある頚静脈球の外膜にある**頚静脈小体から発生**する腫瘍をいう。

 ➡頚静脈球は頚静脈窩内にある。

（ⅱ）頚静脈小体から発生する腫瘍のみならず、Arnold 神経や Jacobson 神経の Glomus body（小体）から発生するものも頚静脈グロムス腫瘍に含めることもある。

 ➡頚静脈小体から発生するものは、特に、**固有性頚静脈グロムス腫瘍（proper jugular glomus tumor）**と呼ばれる。

❷特徴

（ⅰ）頭蓋底に存在し、骨を浸潤破壊して発育する。

687

（ⅱ）女性に圧倒的に多い。

（ⅲ）白人に圧倒的に多く、有色人には非常に稀。

（ⅳ）血管に富む腫瘍（赤い腫瘍）。

（ⅴ）本疾患の 3〜8％ に、対側、同側あるいは両側の頚動脈小体腫瘍を認める（尾尻，2004）。

（ⅵ）発育の遅い腫瘍で、無治療でも 15〜20 年の間変化しないこともある。

（ⅶ）組織学的には良性であるが、頭蓋底を浸潤破壊して発育するため治療が困難。

❸好発年齢

（ⅰ）40〜60 歳

（ⅱ）小児期の報告はない。

❹性別；男性：女性＝1：4〜6 で、女性に圧倒的に多い。

❺発生部位

（ⅰ）頚静脈球の上部から発生する。

（ⅱ）ほとんどが片側性。

➡左側に多い（特に男性例）との報告もある。

❻症状

➡第 7 および第 8 脳神経が最も障害されやすい。

（ⅰ）拍動性耳鳴

（ⅱ）伝音系難聴

➡迷路への浸潤による感音系難聴のこともある。

（ⅲ）顔面神経、舌咽・迷走・副神経麻痺。

（ⅳ）舌下神経麻痺（←腫瘍が頭蓋底に沿って拡がっている例）

❼末梢血液所見；通常、Norepinephrine や Epinephrine などの Cathecholamine の分泌は認められない（Cathecholamine の産生が認められるのは、1〜4％の頻度）。

❽頭部エックス線単純撮影

（ⅰ）頚静脈孔の拡大

➡辺縁は不整で、骨破壊像（**虫食い像**‘moth eaten’appearance）を認める。

☝頚静脈孔シュワン細胞腫や頚静脈孔髄膜腫との鑑別点の 1 つ。

（ⅱ）錐体骨先端下（底）部の破壊像。

❾脳血管造影

（ⅰ）著明な腫瘍陰影。

➡外頚動脈の**上行咽頭動脈から血液供給**を受けることが多い（その他、後耳介動脈、後頭動脈、上顎動脈の枝）。

☝頚静脈孔シュワン細胞腫との鑑別点の 1 つ。

（ⅱ）動・静脈短絡による**頚静脈の早期造影**（early venous filling）を認める。

❿エックス線 CT

（ⅰ）単純 CT

ⓐ等吸収域

ⓑ頚静脈孔の拡大と不規則な骨破壊像（**虫食い像**"moth eaten"appearance）。

（ⅱ）造影 CT；中等度から高度に増強される。

⓫MRI

（ⅰ）単純 MRI

ⓐ頭蓋内部分

㋐T 1 強調画像；軽度低〜等信号

㋑T 2 強調画像；高信号

ⓑ頭蓋外部分

㋐T 1 強調画像；等〜軽度高信号（筋肉と比較して）

㋑T 2 強調画像；軽度高信号（筋肉と比較して）

ⓒ腫瘍血管による Flow void（無信号）がみられる（'Salt and pepper' appearance）。

（ⅱ）造影 MRI；中等度から高度に増強される。

⓬治療

（ⅰ）外科的治療

ⓐ手術による摘出

㋐完全摘出率は 41〜100％

㋑術後の脳神経脱落症状

➡発生率は 77％で、若年者では一過性で、機能回復はよい。高齢者では、通常回復しない。

ⓑ栄養動脈の塞栓術（術前）

ⓒCathecholamine 分泌例では、術前に約 2 週間 α-blcoker や β-blocker を投与する。

（ⅱ）放射線治療

ⓐ通常（従来）の放射線治療；腫瘍抑制率は 88〜100％

ⓑγ-Knife

㋐治療可能範囲は、大孔より頭側に限定される。

㋑効果（平均追跡期間；20〜24 カ月）

①腫瘍制御率は 100％

❶腫瘍縮小例；10〜40％の頻度

❷不変例；70〜90％

②臨床症状

❶改善例；30〜80％の頻度。

❷悪化例；10〜20％

（ⅲ）化学療法（vincristine や bleomycin など）

⓭組織学的所見

（ⅰ）豊富な毛細血管と類上皮細胞（epithelioid cell）より構成されている。

（ⅱ）毛細血管と細い結合織により蜂巣状に区画されている。

（ⅲ）周囲を囲む細胞は支持細胞（sustentacular cell）と呼ばれる（S-100 タンパク陽性）。

⓮手術後の再発率；7％

⓯転移

（ⅰ）時に（7〜11％）みられる。

（ⅱ）転移部位；肺、肝臓、骨（脊椎、肋骨や頭蓋骨）。

（3）頚静脈孔髄膜腫 Meningioma of the jugular foramen（533頁）

10. 大脳半球腫瘍

❶種類；星細胞腫、膠芽腫、乏突起膠腫、上衣腫。
❷成人；膠芽腫を代表とする悪性神経膠腫。
❸症状
　（ⅰ）けいれん
　（ⅱ）意識障害
　（ⅲ）頭蓋内圧亢進症状
　（ⅳ）局所症状
❹原発性脳腫瘍の大脳半球部位別での好発部位（本邦）
　（ⅰ）全体
　　ⓐ前頭葉に最も多い。
　　ⓑ次いで、側頭葉。
　　ⓒ以下、頭頂葉＞後頭葉の順。
　（ⅱ）悪性度別
　　ⓐ良性型
　　　㋐前頭葉に最も多い。
　　　㋑次いで、頭頂葉。
　　　㋒以下、側頭葉＞後頭葉の順。
　　ⓑ悪性型
　　　㋐前頭葉に最も多い。
　　　㋑次いで、側頭葉。
　　　㋒以下、頭頂葉＞基底核＞後頭葉＝視床の順。

11. 小脳腫瘍 Cerebellar tumor

❶種類
　髄芽腫（236頁）、星細胞腫（190、645頁）、血管芽腫（409頁）、上衣腫（221頁）、脈絡叢乳頭腫
　（231頁）など。
❷症状
　（ⅰ）小脳症状
　（ⅱ）頭蓋内圧亢進症状

12. 大孔部腫瘍 Foramen magnum tumor

❶定義・概念
　（ⅰ）腫瘍が第2頚椎（C2）から大孔部（大後頭孔部）にあるものをいう。

第3章／バージョンアップ編

（ⅱ）第3頚椎(C3)以下に腫瘍があるもの、あるいは腫瘍が頚静脈孔や小脳橋角部にあるものは除外する。

（ⅲ）ちなみに、大孔とは、上方は斜台の下1/3、側方は頚静脈結節、下方は第2頚椎上縁、後方は後頭骨鱗部の前縁の領域に囲まれる部分をいう(69頁)_(Bruneau ら, 2008)。

❷分類

（ⅰ）上下方向における分類

　ⓐSpinocranial type(脊髄頭蓋型)

　　㋐上位頚椎管内に発生し(腫瘍の付着部が大孔より下方にあり)、大孔を通って頭蓋内に伸展するタイプ。

　　㋑シュワン細胞腫(neurinoma)に多い。

　ⓑCraniospinal type(頭蓋脊髄型)

　　㋐後頭蓋窩内に発生し(腫瘍の付着部が大孔より上方にあり)、大孔を通って下方の頚椎管内に伸展するタイプ。

　　㋑髄膜腫に多い。

（ⅱ）横断面における分類_(寶子丸, 2008)

　ⓐ硬膜外腫瘍

　　㋐転移性腫瘍(乳癌、肺癌や前立腺癌)が多い。

　　㋑脊索腫➡外科的治療の対象となる腫瘍の中で最も多い。

　　㋒巨細胞腫

　ⓑ硬膜内髄外腫瘍

　　㋐髄膜腫が最も多い(髄膜細胞型 meningothelial type が多い)。

　　㋑次いで、シュワン細胞腫。

　　㋒類皮腫

　ⓒ髄内腫瘍(延髄頚髄移行部)

　　㋐大孔レベルには延髄頚髄移行部がある。

　　　①ちなみに、延髄と頚髄の境界は第1頚神経根が出現する部位の頭側端。

　　　②第1頚神経根が出現する部位は環椎の上端。

　　㋑延髄頚髄移行部に発生する髄内腫瘍の種類

　　　①上衣腫

　　　　❶頭蓋内の他の部位に発生する上衣腫に比べて MIB-1 index が低く、良性。

　　　　❷肉眼的全摘出後の再発率は極めて低い。

　　　　❸中心管に沿って増大するので、中心管が終わる 閂^(かんぬき) より頭側に伸展することはない。

　　　②星細胞腫

　　　③血管芽腫；ほとんどは背側部に発生する。

❸種類と特徴

（ⅰ）髄膜腫

　ⓐこの部の腫瘍の中では最も多い。

　ⓑ腫瘍は、脊髄・延髄の前部や前外側部にあることが多い。

691

ⓒ初期症状；頚部痛や手の Dysesthesia(異常感覚)。

（ⅱ）シュワン細胞腫

ⓐ髄膜腫に次いで多い。

ⓑ発生部位

㋐ほんどは第2頚神経から発生する(實子丸, 2008)。

㋑舌咽・迷走神経、副神経、舌下神経や第1頚神経から発生するシュワン細胞腫は、非常に稀。

ⓒ腫瘍は、脊髄・延髄の側方にあることが多い。

ⓓ腫瘍は純粋に硬膜内に限局する例は少なく、多くは硬膜外の部分を有する(實子丸, 2008)。

ⓔ初期症状；頚部痛や手の Dysesthesia。

ⓕSpinocranial type が多い。

（ⅲ）血管芽腫

ⓐ症状；頭蓋内圧亢進症状、小脳症状(運動失調)

ⓑ腫瘍は、延髄内(背側)に発生する。

ⓒ脳血管造影；腫瘍陰影は均一、あるいは斑点状。

（ⅳ）脈絡叢乳頭腫

ⓐ症状

（ⅰ）後頭部痛・項部痛

（ⅱ）手の Dysesthesia。

ⓑ発生部位；Magendie 孔にある脈絡組織より発生。

（ⅴ）その他；星細胞腫や上衣腫などの神経膠腫、脊索腫。

❹症状・症候

➡大孔症候群(69頁)を呈する。

❺画像診断としては、MRI が最も有用。

❻治療

（ⅰ）外科的治療(手術的に摘出)

➡一般に、Spinocranial type では後方正中到達法、Craniospinal type では外側あるいは後外側到達法がよい。

（ⅱ）手術アプローチ

ⓐ後方正中到達法

➡腫瘍が脊髄・延髄の背側などにあり、術中に脊髄や延髄を圧迫することなく腫瘍に到達することができる症例が適応。

ⓑ後外側－外側到達法

㋐延髄・脊髄の腹側にある腫瘍に対して用いられる。

㋑Far lateral inferior suboccipital approach(超外側下方後頭下到達法)、Extreme lateral transcondylar approach(最外側後頭顆経由法)などの名称で呼ばれている。

㋒骨成分を外側から腹側に向かって極力削ることにより、神経組織を圧迫することなく腫瘍に到達することを目的とする。

第 3 章／バージョンアップ編

❼術後合併症

（ⅰ）頻度；30％

（ⅱ）合併症の種類

ⓐ四肢麻痺

ⓑ下位脳神経障害（→嚥下障害や肺炎）

➡術前から下位脳神経障害のある症例では、術後これらの障害があっても重篤な嚥下障害や肺炎に至ることは少ない。一方、術後に新たに出現した下位脳神経障害は回復することは少なく、致死的となるものが多い。

13. 脳室内腫瘍 Intraventricular tumor

1 ）概説

❶定義・概念

（ⅰ）脳室内に一次的に発生する腫瘍をいう（狭義）。

（ⅱ）広義には、脳室外から脳室内に浸潤する腫瘍も含む。

❷頻度；脳腫瘍全体の 10％

❸種類

（ⅰ）小児に発生する病変

ⓐ脈絡叢乳頭腫、ⓑ上衣下巨細胞性星細胞腫（subependymal giant cell astrocytoma）、ⓒ上衣下腫（subependymoma）、ⓓ上衣腫

（ⅱ）成人に発生する病変

ⓐ髄膜腫、ⓑ中枢性神経細胞腫（central neurocytoma）、ⓒコロイド囊胞、ⓓ第 3 脳室脊索腫様膠腫

❹症状；髄液の流れの障害による頭蓋内圧亢進症状。

2 ）側脳室内腫瘍 Lateral ventricular tumor

❶定義；側脳室内に発生する腫瘍をいう。

❷頻度

（ⅰ）頭蓋内腫瘍全体の 1％未満。

（ⅱ）小児頭蓋内腫瘍の 5％

❸分類(宇塚ら，2009)

（ⅰ）脳室内組織、すなわち脈絡叢やくも膜などから発生するもの

➡脈絡叢乳頭腫、脈絡叢乳頭癌、髄膜腫、くも膜囊胞、脈絡叢囊胞や転移性脳腫瘍など。

（ⅱ）脳室壁、すなわち脳室上衣下細胞や上衣下神経膠細胞などから発生するもの

➡上衣腫、上衣下腫や中枢性神経細胞腫など。

（ⅲ）脳室近傍から発生し脳室内に発育するもの

➡星細胞腫、乏突起膠腫や悪性リンパ腫など。

❹種類と頻度

（ⅰ）全体(日本脳腫瘍全国集計，12th，2009 より作成)

ⓐ髄膜腫が最も多い(29.6％)。

ⓑ次いで、星細胞腫*(16.6％)。

ⓒ以下、上衣腫*(7.6％)＞乏突起膠腫*(5.2％)＞悪性リンパ腫(3.9％)。

（*；悪性型を含む）

（ⅱ）部位別(Jelinek ら，1990；Tien, 1991)

ⓐ三角部(trigone/atrium)

㋐10歳未満；脈絡叢乳頭腫および脈絡叢癌。

㋑10～40歳；星細胞腫や上衣腫。

㋒＞40歳；髄膜腫や転移性脳腫瘍。

ⓑ体部(body)

㋐10～30歳；上衣腫や星細胞腫。

㋑＞30歳；上衣下腫、星細胞腫や転移性脳腫瘍。

ⓒMonro孔近傍

㋐10歳未満；脈絡叢乳頭腫、上衣腫や上衣下巨細胞性星細胞腫。

㋑10～40歳；上衣下巨細胞性星細胞腫、星細胞腫、上衣腫やコロイド嚢胞。

㋒＞40歳；転移性脳腫瘍、上衣下腫やコロイド嚢胞。

（ⅲ）年齢別(Jelinek ら，1990)

ⓐ0～5歳；脈絡叢乳頭腫が最も多い。

ⓑ6～30歳；上衣下巨細胞性星細胞腫が最も多く、次いで星細胞腫。

ⓒ＞30歳

㋐髄膜腫が最も多い。

㋑次いで、上衣下腫。

㋒悪性リンパ腫や転移性脳腫瘍。

（ⅳ）小児例(Zuccaro ら，1999)

ⓐ上衣下巨細胞性星細胞腫が最も多い。

ⓑ次いで、脈絡叢乳頭腫と上衣腫。

ⓒ以下、星細胞腫＞脈絡叢癌。

❺好発年齢

（ⅰ）脳腫瘍の種類により好発年齢は異なるが、30歳以上が多い。

（ⅱ）小児例；2歳と11歳にピークがある(Zuccaro ら，1999)。

❻性別

（ⅰ）全体；男性：女性＝1.2：1で、やや男性に多い(Jelinek ら，1990)。

（ⅱ）小児例；男児：女児＝1.8：1で、男児に多い(Zuccaro ら，1999)。

❼症状

（ⅰ）大きくなるまで無症状のことが多い。

（ⅱ）頭蓋内圧亢進症状が主体。

（ⅲ）その他、頭痛、歩行障害や認知機能障害。

❽好発部位；半数は、三角部(trigone/atrium)に発生。

❾治療

（ⅰ）手術による摘出。

（ⅱ）腫瘍が側脳室下角や三角部にあるとき。

　　ⓐ側頭葉に皮質切開を加える必要のある場合には、中側頭回から侵入する。

　　　➡その理由は、上側頭回の縁上回を損傷しないため。

　　ⓑ三角部に到達するには、島回の後端部に切開を加えて侵入する方法もある。

　　ⓒ下角に到達するには、島回の下端部に沿って切開し侵入する方法もある。

❿予後；良性腫瘍が多いので、通常、良好。

3）第 3 脳室内腫瘍 Third ventricular tumor
（1）概説
❶種類（日本脳腫瘍全国集計, 12 th, 2009 より作成）

（ⅰ）頭蓋咽頭腫が最も多い(32.4％)。

（ⅱ）次いで、星細胞腫*(17.8％)。

（ⅲ）以下、Germinoma(10.4％)＞下垂体腺腫*(5.8％)＞膠芽腫＝悪性リンパ腫(各 3.5％)の

　　　順。

　　＊：悪性型を含む。

❷症状；頭蓋内圧亢進症状(←水頭症)

（2）第 3 脳室脊索腫様膠腫 Chordoid glioma of third ventricle(469 頁)

（3）神経膠腫 Glioma
❶稀であるが、上衣腫や脈絡叢乳頭腫が発生する。

❷発生部位

（ⅰ）上衣腫；第 3 脳室壁のどこからでも発生する。

（ⅱ）脈絡叢乳頭腫；第 3 脳室前上壁。

（4）髄膜腫 Meningioma
❶頻度（日本脳腫瘍全国集計, 12 th, 2009）

（ⅰ）原発性脳腫瘍全体の 0.03％と稀。

（ⅱ）第 3 脳室内腫瘍全体の 2.3％

（ⅲ）髄膜腫全体の 0.1％

❷第 3 脳室の脈絡組織より発生。

❸好発年齢；小児が 40％を占める。

❹性差はない。

❺症状

（ⅰ）頭蓋内圧亢進症状

（ⅱ）精神症状

（ⅲ）内分泌症状

❻組織型；線維型(fibrous type)や砂腫型(psamomatous type)が多い。

(5) 頭蓋咽頭腫 Craniopharyngioma (Iwasaki ら, 1992)

❶頻度；稀

❷発生母地；第3脳室底部の灰白隆起とされている。

❸好発年齢；成人に圧倒的に多い（平均年齢；49歳）。

❹性別；男性：女性＝2：1で、男性に多い。

❺初発症状

（ⅰ）頭蓋内圧亢進症状が大多数。

　ⓐ頭痛と嘔吐が最も多い(71％)。

　ⓑ次いで、精神症状(46％)。

（ⅱ）ホルモン症状は呈さない。

❻頭部エックス線単純撮影；トルコ鞍の変化を認めることはない。

❼単純エックス線 CT；石灰化は35％に、嚢胞は24％に認める。

❽組織型；ほとんどが(86％)、扁平上皮乳頭状型(squamous-papillary type)。

(6) コロイド嚢胞 Colloid cyst（361頁）

4）第4脳室内腫瘍 Fourth ventricular tumor

❶種類 (Tien, 1991)

（ⅰ）30歳未満；上衣腫や脈絡叢乳頭腫。

（ⅱ）30歳以上；脈絡叢乳頭腫、上衣下腫、類上皮腫、髄膜腫や転移性脳腫瘍。

❷症状；頭蓋内圧亢進症状（水頭症）

14. 頭蓋底腫瘍 Skull base tumor

❶定義・概念

（ⅰ）頭蓋底を構成する骨、硬膜や脳神経などから発生する腫瘍をいう。

（ⅱ）その他；上咽頭や副鼻腔などの腫瘍が頭蓋底に浸潤することもある。

❷種類

（ⅰ）全体；髄膜腫、脊索腫、軟骨腫やシュワン細胞腫など。

（ⅱ）部位別

前頭蓋窩	髄膜腫、鼻・副鼻腔腫瘍の伸展や転移性腫瘍
中頭蓋窩	髄膜腫、下垂体腺腫の伸展、脊索腫、軟骨腫や転移性腫瘍
後頭蓋窩	シュワン細胞腫、髄膜腫、脊索腫、類上皮腫や転移性腫瘍

❸症状；頭痛、めまい、脳神経麻痺。

❹治療

（ⅰ）外科的治療（腫瘍摘出）

（ⅱ）放射線治療；通常（従来）の放射線治療や γ-Knife。

第 3 章／バージョンアップ編

㉓家族性脳腫瘍 Familiar brain tumors

1．総説

❶定義；同一家族内に発生する脳腫瘍をいう。

❷種類

（ⅰ）遺伝性疾患に伴う家族性脳腫瘍

　➡神経皮膚症候群としての家族性脳腫瘍は、遺伝的要素が強い。

ⓐ神経線維腫症（neurofibromatosis type 1、type 2）

　➡前庭神経鞘腫や髄膜腫。

ⓑvon Hipple-Lindau 症候群➡血管芽腫

ⓒ結節性硬化症（tuberous sclerosis）➡上衣下巨細胞性星細胞腫（subependymal giant cell astrocytoma）

ⓓCowden 症候群➡髄膜腫やシュワン細胞腫。

ⓔTurcot 症候群➡星細胞腫、膠芽腫や髄芽腫。

ⓕ多発性内分泌症候群のⅠ型➡下垂体腺腫

（ⅱ）遺伝性疾患を伴わない家族性脳腫瘍（familial isolated brain tumor）

2．遺伝性疾患・症候群に伴う脳腫瘍

1）神経線維腫症 Neurofibromatosis（NF）（広義の von Recklinghausen 病）

❶定義・概念

（ⅰ）全身の皮膚に生じる多発性の結節と色素斑を伴う遺伝性疾患をいう。

（ⅱ）皮膚所見が母斑状である母斑症（phacomatosis）の１つである。

❷分類

（ⅰ）NF 1〜8 に分類されるが、脳神経外科領域においては次の NF 1 と NF 2 が重要。

ⓐ**神経線維腫症１型**（neurofibromatosis type 1；NF 1）

㋐皮膚症状が著明なもの。

㋑von Recklinghausen 病（狭義）とも呼ばれる。

㋒末梢型神経線維腫症（peripheral neurofibromatosis）とも呼ばれる。

ⓑ**神経線維腫症２型**（neurofibromatosis type 2；NF 2）

㋐両側の前庭神経腫瘍を特徴とするもの。

　➡皮膚病変は乏しい。

㋑中枢神経腫瘍の合併が高頻度にみられる。

㋒中枢型神経線維腫症（central neurofibromatosis）とも呼ばれる。

（ⅱ）末梢型（peripheral type）と中枢型（central type）

ⓐ**末梢型**神経線維腫症（peripheral neurofibromatosis）

㋐Café-au-lait 斑や神経線維腫の皮膚所見を主体とするもの。

697

⑦NF 1 は、神経線維腫（neurofibroma）が末梢神経系に多発するため、末梢型神経線維腫
　　　　症（peripheral neurofibromatosis）とも呼ばれる。
　　ⓑ**中枢型**神経線維腫症（central neurofibromatosis）
　　　⑦前庭神経鞘腫を主体とするもの。
　　　⑦両側性聴神経線維腫症（bilateral acoustic NF）とも呼ばれる。
❸Recklinghausen 病に合併する頭蓋内腫瘍
　（ⅰ）頻度；61％(設楽. 1988)
　（ⅱ）腫瘍の種類と頻度(設楽. 1988)
　　ⓐ前庭神経鞘腫（第 8 脳神経鞘腫）が最も多い（57％）。
　　ⓑ次いで、髄膜腫（31％）。
　　ⓒ神経膠腫などの脳実質内腫瘍（23％）。
　　ⓓ第 8 脳神経鞘腫以外のシュワン細胞腫（19％）。
　　ⓔ視神経膠腫（optic glioma）（13％）
　（ⅲ）神経膠腫は、星細胞系腫瘍が多い。
　（ⅳ）多発性が特徴。
❹組織学的所見；Schwann 細胞、線維芽細胞（fibroblast）、および神経周膜（perineurium）から
　なる神経線維腫（neurofibroma）。

(1) 神経線維腫症 1 型 Neurofibromatosis type 1

❶定義；全身に多発する皮膚の色素斑（café-au-lait 斑）と神経系腫瘍を特徴とする全身性母斑症
　で、遺伝性疾患である。
❷名称；**von Recklinghausen 病**（狭義、古典的）とも呼ばれる。
❸頻度
　（ⅰ）人口 10 万人に対して 30〜40 人で、2,500〜3,300 人の出生に 1 人。
　（ⅱ）神経線維腫症全体の 90％を占める。
　（ⅲ）神経皮膚症候群の中で最も発生頻度が高い。
　（ⅳ）神経線維腫症 2 型の 10 倍の頻度(関. 2009)。
❹人種・性別
　➡人種差および性差はない。
❺発症形式
　➡親からの遺伝により発症するものと突然変異により発症する孤発例とがほぼ半数ずつを占
　　めるが、いずれの場合でも遺伝性は強い。
　（ⅰ）遺伝発症
　　ⓐ常染色体優性遺伝
　　　⑦浸透率は 100％である。
　　　⑦したがって、両親のいずれかが本症であれば子どもでの出現率は 50％で、2 人に 1 人
　　　　の割合で出現する。
　　ⓑ原因遺伝子・染色体
　　　⑦原因遺伝子は**第 17 番染色体**長腕（17q11.2）に存在する。

ⓘ 第 17 番染色体長腕上にある *Neurofibromin*（癌抑制遺伝子として機能）に異常が生じ、細胞分化や増殖に異常をきたし腫瘍化するとされている。
　　　➡ *Neurofibromin* は、細胞増殖や神経系細胞の分化に関与している。
（ⅱ）突然変異による発症
　　➡ **半数**は家族歴のない**孤発例**（**突然変異**）であるが、子どもに対しては常染色体優性遺伝となる。
❻発症年齢；10 歳以下
❼症状・徴候

①皮膚の色素斑（café-au-lait 斑）…………………………	
➡出生時に出現していることが多いが、加齢とともに数が増え、色も濃くなる。	
②腋窩や鼠径部のソバカス様褐色斑（freckling） ➡4、5 歳頃から出現していることが多い。	
③皮膚や皮下組織の異常増殖による象皮症。	
④神経線維腫	ⓐ皮膚の神経線維腫 　①小児期から思春期に出現する。 　②腫瘍の大きさは直径 0.5〜2 cm くらいで、神経線維細胞からなる腫瘤。 　③腫瘍は徐々に大きくなり、特に思春期と妊娠期は加速的に大きくなる。 　④通常、Café-au-lait 斑とは違う部分にできる。 ⓑ蔓（叢）状神経線維腫（plexus neurofibroma） 　①肉眼的に複数の神経や神経束がおかされて蔓状になったもので、皮下の神経線維腫の大部分はこれに属する。 　②びまん性の神経線維腫。 　③四肢の屈側にやや多くみられる。 　④皮下神経の走行に沿って、紡錘形あるいは楕円形の境界鮮明なやや硬い腫瘍として触れる（→神経が扇状に拡大）。 　⑤悪性例（5％）は皮膚の神経線維腫から発生することは少なく、多くは蔓状神経線維腫から発生する。
⑤骨病変	ⓐ脊柱の変形（脊柱側弯） ⓑ頭蓋骨の骨欠損（図 3-25）や蝶形骨形成異常。 　①頭蓋骨の骨欠損は、泉門および縫合と関係している。 　②頭蓋骨の骨欠損は、ラムダ縫合部の骨欠損が特徴。 　　➡ラムダ縫合部の骨欠損は、頭頂乳突縫合と後頭乳突縫合の合流付近に生じ、大多数は左側で、高頻度に同側の乳突蜂巣の形成不全を伴う。 ⓒ眼窩後上壁の骨欠損。 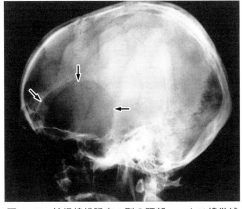 図 3-25. 神経線維腫症 1 型の頭部エックス線単純撮影 側面像で、前頭骨下部〜側頭骨前部に骨欠損像を認める（→）。

⑥虹彩小結節 (Lisch nodule)	ⓐ虹彩のブドウ膜の異常で発生する境界鮮明な小腫瘤で、虹彩輪上にみられる。 ⓑ4〜5歳頃からみられるようになり、成人では95%に認められる。 ⓒ通常、視力に影響しない。 ⓓ過誤腫である。
⑦視神経膠腫 (optic glioma)	ⓐNF-1患者の頭蓋内に発生する最も頻度の高い腫瘍。 ⓑNF-1患者の20〜50%に認められる (Tailorら, 2013 ; Purohitら, 2016)。 ⓒ大部分は(90%)、1〜7歳までに発見される。 ⓓ組織学的には毛様細胞性星細胞腫。
⑧知能障害	

❽MRI
➡Unidentified bright object(UBO)*がNF 1患者の60〜65%にみられる。

【*UBO】

①MRI T 2強調画像で淡蒼球、内包、大脳脚、小脳、脳幹にみられる**高信号**をいう（図3-26）。
　➡大脳基底核と小脳歯状核に多い。
②頻度；NF 1患者の2/3に認められる。
③名　称；Neurofibromatosis bright object(NBO)とも呼ばれる。
④発生原因(説)
　ⅰ過誤腫(hamartoma)説
　ⅱ髄鞘形成異常説
　ⅲ異所性(heterotopia)説
⑤3歳頃から出現し、10歳頃がピーク。20歳以降に認められることは稀。
　➡小児期に自然に消失する傾向がある。
⑥画像所見
　ⅰMRI T 1強調画像で異常を認めず、また造影剤の投与により増強効果を示さない。
　ⅱ通常、圧排効果(mass effect)を伴わない。
　ⅲ自然に消失することがある。
　ⅳ腫瘍性病変ではない。

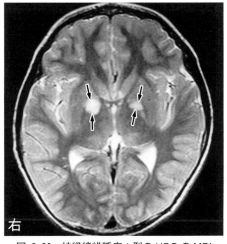

図 3-26. 神経線維腫症1型のUBOのMRI
(写真は、埼玉医科大学皮膚科学教室助教授倉持　朗博士のご厚意による)

T 2強調画像で両側(右側が顕著)の淡蒼球に高信号を認める(→)。

❾National Institutes of Health(NIH)の診断基準 (NIH, 1994 より引用・翻訳)
➡以下の7項目のうち2つ以上該当する場合。

(ⅰ)思春期前は最大径5 mm、思春期以降は最大径15 mmを超えるCafé-au-lait斑

が 6 個以上あるとき（≧6 café-au-lait macules whose greatest diameter is ＞5 mm in prepubescent patients and＞ 15 mm in postpubescent patients）。
(ⅱ) 2 個以上の神経線維腫（どのようなタイプでもよい）、あるいは 1 個の蔓(叢)状神経線維腫（≧2 neurofibromas of any type or one plexiform neurofibroma）。
(ⅲ) 腋窩あるいは鼡径部のソバカス様褐色斑（freckling in the axillary or inguinal region）。
(ⅳ) 蝶形骨の形成障害や長管骨皮質の菲薄化などの特徴的な骨病変で、偽関節を伴うことも伴わないこともある（distinctive osseous lesion as sphenoid dysplasia or thinning of long-bone cortex, with or without pseudoarthrosis）。
(ⅴ) 視神経膠腫（optic glioma）
(ⅵ) 2 個以上の虹彩結節（虹彩過誤腫）［≧2 Lisch nodules(iris hamartomas)］。
(ⅶ) 上の基準を満たす NF 1 患者が、親、兄弟姉妹、または子どもにいるとき（parent, sibling, or child with NF 1 based on previous criteria）。

❿合併疾患
(ⅰ) 脳腫瘍（図 3-27）
　➡ほとんどが視神経の毛様細胞性星細胞腫（pilocytic astrocytoma）。
　ⓐしばしば両側性。
　ⓑNF 1 患者の 15％にみられる（欧米）。
　➡視神経の毛様細胞性星細胞腫の 1/3 は、NF 1 患者にみられる。
(ⅱ) 脳血管病変
　➡頭蓋内内頚動脈の狭窄・閉塞とそれに伴うもやもや血管。
(ⅲ) 脊髄空洞症
⓫治療；症状が出現した時点で外科的治療（摘出術）。
⓬予後；生命予後は良好。

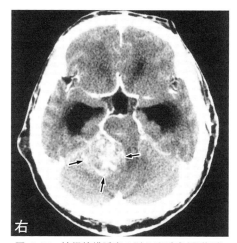

図 3-27. 神経線維腫症 1 型の脳腫瘍（膠芽腫）合併例の CT

造影 CT で右小脳半球に不均一に増強される腫瘤を認める（→）。

(2) 神経線維腫症 2 型 Neurofibromatosis type 2

❶定義；両側性の前庭神経鞘腫をいう。
❷頻度
(ⅰ) 人口 10 万～20 万人に 1 人で、3 万 5,000～4 万人の出生に 1 人の割合で発症。
(ⅱ) NF 1 の約 1/10 以下。
(ⅲ) 男女差はない(関，2009)。
(ⅳ) 人種差はない(関，2009)。
❸病型分類
(ⅰ) 重症型（severe type；Wishart type）

➡若年発症で（通常 25 歳未満）、進行が速く、両側の前庭神経鞘腫のほか多発性に神経系腫瘍を生じるタイプ。

（ⅱ）軽症型（mild type；Gardner type）

➡晩期発症で、進行は緩徐で、腫瘍は両側の前庭神経鞘腫のみのタイプ。

（ⅲ）Lee-Abbott type；多発性の髄膜腫を伴うタイプ。

❹発症形式

➡親からの遺伝により発症するものと、突然変異により発症する孤発例とがほぼ半数ずつを占める。

（ⅰ）遺伝発症

ⓐ常染色体優性遺伝

㋐浸透率は 100％である。

㋑したがって、両親のいずれかが罹患していれば子どもの出現率は 50％で、2 人に 1 人の割合で出現する。

ⓑ原因遺伝子・染色体

㋐原因は、第 22 番染色体長腕（22q12）上にある責任遺伝子の異常による。

➡この責任遺伝子がつくり出すタンパク質は、Merlin（moesin-ezrin-radixin like protein）、あるいは Schwannomin と呼ばれている。

㋑すなわち、この *Merlin* 遺伝子の欠損や点変異が原因（齋藤ら，2004）。

➡*Merlin* は腫瘍抑制遺伝子。

（ⅱ）**半数**は、家族歴のない**突然変異**による発症（**孤発例**）。

❺頭蓋内腫瘍の発症年齢（平均）；20 歳前後

❻性別；性差はない。

❼診断基準

NIH の診断基準 (1994)	➡次の①、②のうち 1 項目があるとき。 ①造影 MRI により両側性の第 8 脳神経腫瘍が発見される場合（Bilateral 8 th-nerve masses seen by MRI with gadolinium）。 ②NF 2 患者が両親、兄弟姉妹、または子どもに存在し、かつ片側の第 8 脳神経腫瘍が存在するか、あるいは以下のいずれかの 1 項目があるとき。 　①神経線維腫、②髄膜腫、③神経膠腫、④シュワン細胞腫、⑤若年性の白内障あるいは水晶体混濁（parent, sibling, or child with NF 2 and either unilateral 8 th-nerve mass or any 1 of following：neurofibroma, meningioma, glioma, schwannoma, juvenile capsular cataract or opacity at young age）
Gutmann らの診断基準 (1997)	①**確診**（new criteria for confirmed NF 2） ➡以下のⓐまたはⓑの条件を満たす場合（Individuals with the following clinical features have confirmed NF 2）。 ⓐMRI で確認された両側前庭神経鞘腫（bilateral vestibular schwannomas visulalized by MR imaging or）。 ⓑ両親、兄弟姉妹、または子どもが NF 2 患者で、かつ以下のいずれかを満たす場合（a parent, sibling, or child with NF 2, plus）。 　①30 歳未満で発見された一側性の前庭神経鞘腫（unilateral vestibular schwannoma detected before the age of 30 years or）。 　②以下の病変が 2 種類認められる。 　　❶髄膜腫、❷神経膠腫、❸シュワン細胞腫、❹若年性後嚢下水晶体混濁（白内障）（any 2 of the following：meningioma, glioma, schwannoma, or juvenile posterior subcapsular lenticular opacity） ②**疑診**（new criteria for presumptive or probable NF 2） ➡以下のⓐまたはⓑの条件を満たす場合（Individuals with the following clinical features should be evaluated for NF 2）。

Gutmann らの診断基準 (1997)	ⓐ以下の①と②を満たす場合。 　①30歳未満で発見された一側性の前庭神経鞘腫。 　②以下の病変が1つ以上認められる。 　　❶髄膜腫、❷神経膠腫、❸シュワン細胞腫、❹若年性白内障 　(unilateral vestibular schwannoma＜30 years plus at least one of the following：meningioma, glioma, schwannoma, juvenile posterior subcapsular lenticular opacity) ⓑ以下の①と②、または①と③を満たす場合。 　①多発性（2個以上）髄膜腫 　②30歳未満で発見された一側性の前庭神経鞘腫。 　③以下の病変が1つ以上認められる。 　　❶神経膠腫、❷シュワン細胞腫、❸若年性後嚢下水晶体混濁（白内障） 　(multiple meningiomas（≧2）plus a unilateral vestibular schwannoma＜30 years and multiple meningiomas（≧2）plus 1 or more of the following：glioma, schwannoma, juvenile posterior subcapsular lenticular opacity)

❽合併疾患

（ⅰ）中枢神経系の腫瘍

　ⓐ頭蓋内腫瘍

　　㋐**両側の前庭神経鞘腫が最も多い**（90％）。

　　　①通常の前庭神経鞘腫よりも**若年発症**である（20歳代が好発年齢）。

　　　②10歳代あるいは20歳代前半に**聴力低下（両側性）で発症**する。

　　　③性差はない。

　　㋑**次いで、多発性**の髄膜腫（50〜60％）。

　　　[神経線維腫症に合併する**髄膜腫の特徴**]

　　　①脈絡叢に発生する髄膜腫は、両側性でソーセージ型を呈し、強い石灰化を伴う。

　　　②線維型（fibrous type）が多い。

　　　③他の中枢神経系腫瘍、特に両側性前庭神経鞘腫と合併することが多い。

　　㋒三叉神経鞘腫（29％）

　　㋓その他；星細胞腫（4％）や上衣腫（2％）。

　ⓑ脊髄腫瘍

　　㋐脊髄硬膜内髄外腫瘍

　　　①頻度；26％

　　　②多くはシュワン細胞腫で、多発性。

　　　③その他；髄膜腫

　　㋑脊髄髄内腫瘍；星細胞腫（4％）や上衣腫（2％）。

（ⅱ）皮膚の色素斑（café-au-lait 斑）；40％の症例に認めるが、斑の数は多くても6個。

（ⅲ）皮下の神経線維腫；通常、数はNF1より少なく10個以下。

（ⅳ）若年性白内障（40〜60％）

（ⅴ）末梢神経障害

（ⅵ）通常、知能障害はない。

❾両側前庭神経鞘腫の治療方針

（ⅰ）保存的治療➡症状が進行するまで保存的治療との考えもある。

（ⅱ）齋藤ら(2004)による治療方針

　ⓐ聴力の状態による治療方針

⑦両側に有効な聴力がある場合

　　　①腫瘍の大きい側または増大のある側を手術。

　　　　➡このとき、腫瘍が小さければ定位放射線照射も有効。

　　　②手術後に有効聴力が温存されれば、反対側にも手術または定位放射線照射を行う。

　　④有効聴力が一側の場合

　　　①聴力損失側の腫瘍が大きいとき、または増大するなら手術をする。

　　　　➡このとき、腫瘍が小さければ定位放射線照射も有効。

　　　②聴力残存側が増大するときには、症例ごとに経過観察または治療を選択する。

　　⑦両側に聴力のない場合

　　　　➡大きい腫瘍や増大する腫瘍は手術するが、腫瘍が小さければ定位放射線照射も有効。

　ⓑ一側目と二側目の治療方針

　　⑦一側目の治療方針

　　　①経過中に増大する、または聴力損失を伴うならば積極的に治療。

　　　　➡早期治療が望ましい。

　　　②手術による全摘出が望ましいが、小さい腫瘍には定位放射線照射も有効。

　　④二側目の治療方針

　　　①一側目の治療後に有効聴力が温存されれば、二側目にも手術または定位放射線照射を行う。

　　　②一般に、一側目の手術後に聴力を失うので、二側目の治療は有効聴力がなくなってから行う。

　　　　➡ただし、この間に二側目の腫瘍が増大して脳幹症状や小脳症状を呈するなら、聴力を犠牲にしても治療が必要となる。

（ⅲ）いずれ全聾になる可能性があるので、**聴力のある間に手話を習得**させる。

❿外科的治療にあたっての一般的事項

（ⅰ）NF 2 の（両側性）前庭神経鞘腫において、通常の前庭神経鞘腫に比べて顔面神経や聴力を温存することは困難。

（ⅱ）NF 2 の前庭神経鞘腫では、顔面神経や蝸牛神経は、しばしば腫瘍内に直接巻き込まれており、顔面神経や蝸牛神経が障害される頻度が高くなる。

　　➡これに対し、通常の前庭神経鞘腫では顔面神経や蝸牛神経は、通常、腫瘍に圧排され、腫瘍の被膜より外にある。

⓫両側前庭神経鞘腫の治療成績

（ⅰ）外科的治療による聴力の温存率；0～15％

（ⅱ）γ-Knife(Linskey ら, 1992)

　ⓐ効果

　　⑦腫瘍増大抑制効果；70～90％

　　　①腫瘍の縮小例；36％（照射後 1 年）

　　　②不変例（発育停止例）；55％（照射後 1 年）

　　④増大例；10％

　ⓑ合併症

⑦遅発性顔面神経麻痺の発生頻度；37%

　　④聴力

　　　　①温存率；33%

　　　　②γ-Knife 後の聴力障害は徐々に発生。

　　　　　➡これに対し、手術による聴力障害は即発性。

　　⑦三叉神経障害の発生頻度；25%

❷NF 2 の予後_(Otsuka ら，2003)

　（ⅰ）全体

　　ⓐ診断後の 10 年生存率；67%

　　ⓑ診断後の 20 年生存率；38%

　（ⅱ）発症年齢別

　　ⓐ若年発症（25 歳未満）

　　　⑦診断後の 10 年生存率；60%

　　　④診断後の 20 年生存率；28%

　　ⓑ晩発発症例（25 歳以上）

　　　⑦診断後の 10 年生存率；87%

　　　④診断後の 20 年生存率；62%

2 ）<ruby>von Hipple-Lindau<rt>フォン　ヒッペル　リンダウ</rt></ruby> 症候群（122 頁）

　　➡血管芽腫

3 ）結節性硬化症 Tuberous sclerosis

❶定義・概念

　（ⅰ）顔面の血管線維腫（anigofibroma）、てんかん発作、精神発育遅滞を三主徴とする神経皮膚
　　　症候群をいう。

　（ⅱ）胎生初期に異常が発生するため、三胚葉すべてに障害が及ぶが、特に神経外胚葉の発育
　　　分化の障害が強い。

　（ⅲ）脳室壁に結節（subependymal nodule）が多発し、脳室壁に蝋を垂らしたような外観（**candle guttering**）を呈する。

　　　➡真性腫瘍よりも過誤腫の性格が強い。

　（ⅳ）母斑症（phacomatosis）の 1 つである。

❷名称

　（ⅰ）大脳の多発性の皮質結節は、触診すると硬く触れるので結節硬化症と呼ばれる。

　（ⅱ）<ruby>Bourneville<rt>ブルヌビーユ</rt></ruby> 病、<ruby>Pringle<rt>プリングル</rt></ruby> 病、あるいは <ruby>Bourneville-Pringle<rt>ブルヌビーユ・プリングル</rt></ruby> 母斑症とも呼ばれる。

❸頻度；10 万人に 3〜7 人。

❹発病時期による分類

　（ⅰ）乳幼児期に点頭てんかんなどのけいれんで発症するもの。

　（ⅱ）学童期になり皮疹が出て、少し遅れて"てんかん発作"が出現するもの。

❺人種・性別；人種差、および性差はない。

❻遺伝

（ⅰ）**常染色体優性遺伝**

➡浸透率は95％

（ⅱ）**原因遺伝子・染色体**

➡第9番染色体長腕（9q34）と上にある Tuberous sclerosis complex 1（TSC 1）（*hamartin*）の変異、または第16番染色体短腕（16p13）上にある Tuberous sclerosis complex 2（TSC 2）（*tuberin*）の変異による。

（ⅲ）**孤発例が多く、2/3（60〜70％）を占める。**

❼30〜90％の患者が中枢神経系にも病変を有する。

➡本症にみられる脳腫瘍は上衣下巨細胞性星細胞腫（subependymal giant cell astrocytoma；217頁）で、本症例の6〜16％に認められる。

❽臨床症状

（ⅰ）年齢の増加に伴い症状の出現率は高くなり、また数年から数十年にわたり徐々に進行する。

（ⅱ）**三徴候**

ⓐてんかん

㋐頻度；てんかんは80〜90％の頻度で合併（川合，2012）。

㋑ほとんどは小児期の発症で、多くは1歳までに出現する。

㋒種類；点頭てんかんや精神運動発作。

ⓑ知能低下（精神発達遅滞）

ⓒ顔面の血管線維腫（facial angiofibroma）（旧名；皮脂腺腫 adenoma sebaceum）

㋐出生時には存在せず、4歳頃に出現し始め思春期に入るとともに増加・増大する。

㋑鼻を中心にして両側の頬に蝶が羽を広げたような形。

➡以上（ⓐ、ⓑ、ⓒ）が三徴候で、各症状の出現率は各々約70％で、三徴候が揃うのは1/3程度。

ⓓ脳腫瘍が合併している場合には、頭蓋内圧亢進症状。

❾診断基準（Roach ら，1998）

Major features（大徴候）	①顔面血管線維腫あるいは前額部斑（facial angiofibromas or forehead plaque） ②非外傷性の爪あるいは爪周囲の線維腫（nontraumatic ungual or periungual fibroma） ③3つ以上の脱色素斑［hypomelanotic macules（three or more）］ ④粒起革様皮膚［shagreen patch（connective tissue nevus）］ ⑤多発性網膜結節性過誤腫（multiple retinal nodular hamartomas） ⑥皮質結節（cortical tuber） ⑦上衣下結節（subependymal nodule） ⑧上衣下巨細胞性星細胞腫（subependymal giant cell astrocytoma） ⑨単発性あるいは多発性の心臓の横紋筋腫（cardiac rhabdomyoma, single or multiple） ⑩リンパ管腫症（lymphangiomatosis） ⑪腎臓の血管筋脂肪腫（renal angiomyolipoma）
Minor features（小徴候）	①象牙質（歯牙）に多発性で、不規則に分布する小窩（multiple, randomly distributed pits in dental enamel） ②直腸過誤腫性ポリープ（hamartomatous rectal polyp） ③骨嚢腫（bone cysts） ④大脳白質の放射状遊走線（cerebral white matter radial migration lines） ⑤歯肉線維腫（gingival fibromas）

第3章／バージョンアップ編

Minor features （小症状）	⑥腎臓以外の臓器の過誤腫（nonrenal hamartoma） ⑦網膜の白斑（retinal achromic patch） ⑧金平糖の皮膚病変（'Confetti' skin lesions） ⑨多発性腎嚢胞（multiple renal cysts）

［判定］
Definite tuberous sclerosis complex（確診）：
　Either two major features or one major feature plus two minor features
　（大徴候が2つか、大徴候1つと小徴候2つ、のどちらか）

- -

Probable tuberous sclerosis complex（ほぼ確実）：
　One major plus one minor feature（大徴候1つと小徴候1つ）

- -

Possible tuberous sclerosis complex（疑診）：
　Either one major feature or two or more minor features
　（大徴候1つか、2つ以上の小徴候、のどちらか）

❿合併病変

（ⅰ）中枢神経系病変

➡大部分が大脳に集中して認められ、主に**3種類の結節性病変**（皮質結節、脳室壁の上衣下結節、白質内の異所性細胞集団）が認められる。

大脳皮質の結節 Cortical tuber	①肉眼的には脳回の限局性肥厚で、周囲の正常皮質に比べて硬い。 ②隣接した脳回よりわずかに隆起し、その中央部は臍状に陥凹している。 ③皮質結節はてんかんと直接関係している（川合，2012）。 ④皮質結節のMRI所見は、年齢とともに変化する（堤，2003）。 　ⓐ新生児 　　➡病変の存在する脳回は腫大。 　　①T1強調画像；髄鞘化が未完成な白質に対して、高信号。 　　②T2強調画像；髄鞘化が未完成な白質に対して、低信号。 　ⓑ加齢とともに髄鞘化が進行すると、結節は、 　　①T1強調画像；低信号 　　②T2強調画像；高信号 ⑤皮質結節は、組織学的には異形成性ニューロンや巨大細胞からなる（川合，2012）。
脳室壁の上衣下結節 Subependymal nodule	①側脳室、第3脳室、第4脳室壁に沿って認められる。 　ⓐ尾状核と視床の間の側脳室壁（Monro孔近傍）に好発する。 　ⓑ脳室壁の結節は、**Candle-guttering**（燃えているロウソクの側面に、溶け落ちた蝋が再び冷えて固まったもの）と表現される。 ②結節性硬化症患者の88％に上衣下結節を認める。 ③しばしば石灰化する。 　ⓐ1歳までに石灰化することは稀で、加齢とともに石灰化の頻度は高くなる。 　ⓑ頭蓋内の石灰化は、脳室壁以外に基底核、皮質下や小脳にみられる。 ④結節が腫瘍化した場合は、ほとんどが**上衣下巨細胞性星細胞腫**（subependymal giant cell astrocytoma）である。 　ⓐ頻度；結節性硬化症患者に脳腫瘍を合併する頻度は3.4～17％で、その80％は上衣下巨細胞性星細胞腫である。 　　➡結節性硬化症患者の6～16％に上衣下巨細胞性星細胞腫を認める。 　ⓑ好発部位；側脳室壁、中でもMonro孔付近。 　ⓒ診断時の年齢；5～10歳に発見されることが最も多い（平均年齢；14歳）。 　ⓓ症状；頭蓋内圧亢進症状 　ⓔエックス線CT 　　①単純CT；等吸収域 　　②造影CT；造影剤により増強される。 　ⓕ上衣下結節が上衣下巨細胞性星細胞腫に伸展する可能性の高い症例 　（Nabbout ら，1999） 　　①直径5mm以上の上衣下結節。 　　②石灰化の少ない症例。 　　③造影CTで増強効果のある例。
白質病変	灰白質より頻度は低いが、灰白質と同様の巨細胞を含む結節を認める。

707

（ⅱ）皮膚結節や心横紋筋腫；早期に発見されることが多い。
（ⅲ）皮膚病変
ⓐ60〜70％の頻度で認められる。
ⓑ病変
㋐血管線維腫；皮膚症状の中で最も高頻度に認められる。
㋑葉状白斑
①出生時から乳児期早期に出現している。
②躯幹、臀部、四肢に好発。
㋒粒起革様皮膚
①皮膚が"なめし革様"を呈している。
②多くは10歳頃までに認められる。
㋓爪下線維腫
①思春期頃に出現し始め、年齢とともに増加・増大する。
②女性に多い傾向がある。
（ⅳ）腎病変
ⓐ成人した後に発見されることが多い。
ⓑ多発性、両側性が特徴。
ⓒ種類と頻度
㋐腎過誤腫は40〜80％の症例にみられ、最も多い。
➡その中でも、血管筋脂肪腫（血管、平滑筋、脂肪からなる過誤腫）が多い（50％）。
㋑その他、腎嚢胞（30％）、腎細胞癌（2％）。
❶❶エックス線CT
（ⅰ）単純CT（図3-28A、B）
ⓐ石灰化（60〜90％）は高吸収域。
➡石灰化は乳児では明らかでなく、加齢とともに進む。
ⓑ結節；新生児では軽度高吸収域、年長児では軽度低吸収域。
（ⅱ）造影CT（図3-28C）；増強されない（上衣下巨細胞性星細胞腫は増強される）。

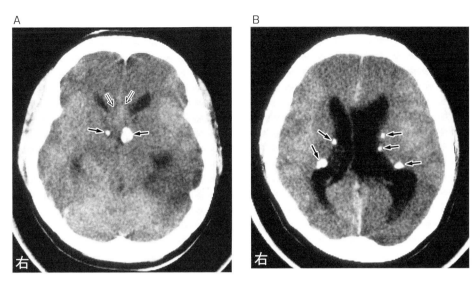
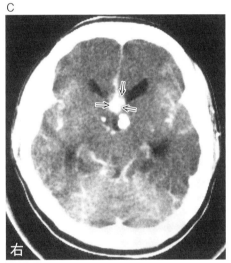

図 3-28．結節性硬化症のエックス線 CT

A（単純 CT）；Monro 孔付近に等吸収域（⇒）、そして第 3 脳室近傍に石灰化による高吸収域（→）を認める。
B（単純 CT）；両側の側脳室壁に、石灰化による高吸収域を散在性に認める（→）。
C（造影 CT）；単純 CT で Monro 孔付近の等吸収域が均一に増強される（⇒）。

⓬MRI

　（ⅰ）単純 MRI（結節）

　　　ⓐT 1 強調画像；低信号

　　　ⓑT 2 強調画像；高信号

　（ⅱ）造影 CT；増強されない（上衣下巨細胞性星細胞腫は増強される）。

⓭病理学的所見

　（ⅰ）肉眼的所見

　　　ⓐ脳回は硬い。

　　　ⓑ複数の部位で皮質が突出している（皮質形成異常 cortical dysplasia）。

ⓒ脳室上衣下に白色あるいは灰白色の硬い結節を認める。

　　　ⓓ結節が硬いのは、主として Glia 線維のためで、「結節性硬化症」の名もこれに由来する。

　（ⅱ）組織学的所見

　　　➡腫瘍細胞は Glia 細胞と神経細胞の両方の性質を示すことが多い。

　　　ⓐ巨細胞の存在が特徴。

　　　　➡形態学的には神経細胞様、肥胖細胞性星状膠細胞（gemistocytic astrocyte）様、あるいは両者の中間。

　　　ⓑ小型の紡錘形細胞。

　　　ⓒしばしば石灰沈着を伴う。

　　　ⓓGlia 線維が増加し、有髄線維が減少。

❷免疫組織化学的所見

　（ⅰ）S-100 タンパク；陽性

　（ⅱ）半数に、GFAP が陽性。

　（ⅲ）神経細胞のマーカー；17〜83％で陽性。

❸治療

　（ⅰ）諸臓器の病変は、機能障害がない限り、治療の必要はない。

　（ⅱ）抗てんかん薬の投与。

　（ⅲ）上衣下巨細胞性星細胞腫に対する治療

　　　ⓐ腫瘍摘出術

　　　ⓑ水頭症があればシャント術。

❹予後

　（ⅰ）表現形の重症度によりさまざま。

　　　ⓐ軽症例では、予後良好。

　　　ⓑ重症例では、重度の知的障害を残したり、脳腫瘍のため死亡する。

　（ⅱ）20 歳までに半数が死亡（その多くは脳病変による）。

　（ⅲ）腫瘍死以外の死因は、けいれん重積、心・腎障害や感染症など。

4 ） Turcot 症候群（119 頁）

　❶Type 1；星細胞腫や膠芽腫（glioblastoma）。

　❷Type 2；髄芽腫（medulloblastoma）

5 ） Cowden 症候群（67 頁）

　➡髄膜腫やシュワン細胞腫。

6 ） Li-Fraumeni 症候群（98 頁）

　➡髄芽腫（medulloblastoma）や脈絡叢癌。

7 ） Gorlin-Goltz 症候群（76 頁）

　➡髄芽腫（medulloblastoma）

第 3 章／バージョンアップ編

8）多発性内分泌腫瘍症候群 Multiple endocrine neoplasia（MEN）syndrome
（1）概説
❶定義；種々の内分泌腺に、同時または異時性に腺腫または過形成を多発する疾患をいう。

❷分類

（ⅰ）Type Ⅰ

ⓐWermer 症候群とも呼ばれる。

ⓑ下垂体、副甲状腺および膵臓に病変（腫瘍あるいは過形成）を生じるものをいう。

（ⅱ）Type Ⅱ

ⓐSipple 症候群とも呼ばれる。

ⓑ甲状腺癌（髄様癌）、副甲状腺腫（または過形成）および副腎褐色細胞腫を合併するものをいう。

❸遺伝形式；常染色体優性遺伝

❹症状

（ⅰ）Type Ⅰ

ⓐ症状は多彩。

ⓑ最も侵されやすい臓器は副甲状腺で、副甲状腺機能亢進の症状を呈する。

ⓒ膵島腫瘍では

㋐ガストリン産生をきたす場合➡難治性多発性の胃潰瘍（Zollinger-Ellison 症候群）。

㋑インスリン産生をきたす場合➡低血糖

ⓓ下垂体腺腫；先端肥大症、頭痛や視力・視野障害。

（ⅱ）Type Ⅱ

ⓐ甲状腺癌が先に生じる場合が多い。

ⓑ褐色細胞腫発生例➡高血圧

（2）各型の特徴
Ａ．多発性内分泌腫瘍症候群Ⅰ型
❶定義・概念

（ⅰ）下垂体（前葉）、副甲状腺および膵ランゲルハンス島に腫瘍あるいは過形成を生じる疾患。

（ⅱ）最も侵されやすい臓器は、副甲状腺。

（ⅲ）家族性疾患

❷頻度

（ⅰ）10 万人に 1～2 人。

（ⅱ）副甲状腺機能亢進症の 2～13％

❸名称；Wermer 症候群とも呼ばれる。

❹発症形式

➡遺伝により発症するものと、突然変異により発症する散発例とがほぼ半数ずつを占める。

（ⅰ）遺伝発症

ⓐ常染色体優性遺伝；家族内に約半数、発症する。

ⓑ原因遺伝子；第 11 番染色体長腕（11q13）に存在する *Menin* 遺伝子の変異が原因とされて

711

いる(松野ら，2010)。

（ⅱ）突然変異による発症（散発例）；半数

❺好発年齢；30～50 歳

❻性別；性差はない。

❼初発疾患

（ⅰ）副甲状腺機能亢進症が最も頻度が高い（90～97％）。

（ⅱ）次いで、膵臓内分泌腫瘍（ガストリノーマ）；2/3 に発症する。

（ⅲ）下垂体腺腫；1/2 に発症する。

❽疾患の組み合わせ

（ⅰ）副甲状腺と膵臓の組み合わせが最も多い。

（ⅱ）次いで、副甲状腺と下垂体。

❾診断基準(鈴木，2017)

➡以下のうち、いずれかを満たすもの。

（ⅰ）原発性副甲状腺機能亢進症、膵消化管内分泌腫瘍、下垂体腺腫のうち 2 つ以上を有する。

（ⅱ）上記 3 病変のうち 1 つを有し、1 度近親者（親、子ども、同胞）に多発性内分泌腫瘍症 1 型
　　　と診断された者がいる。

（ⅲ）上記 3 病変のうち 1 つを有し、多発性内分泌腫瘍症 1 型遺伝子の病原性変異が確認され
　　　ている。

❿合併する**下垂体病変の特徴**(吉本ら，1995)

（ⅰ）性別；男性：女性＝1：1.8 で、女性に多い。

（ⅱ）ほとんどが（84％）腺腫で、時に（14％）過形成。

（ⅲ）下垂体（前葉）腺腫の種類と頻度

　　ⓐ非産生腺腫が最も多い（54％）。

　　ⓑ次いで、GH 産生腺腫（28％）。

　　　➡症状として、下垂体性巨人症は 6％しか認められない。

　　ⓒ以下、PRL 産生腺腫（15％）＞ACTH 産生腺腫（8％）。

B．多発性内分泌腫瘍症候群Ⅱ型

❶定義；甲状腺癌（髄様癌）、副甲状腺腺腫（または過形成）および副腎褐色細胞腫を合併するも
のをいう。

❷頻度

（ⅰ）100 万人に 5 人。

（ⅱ）甲状腺髄様癌患者の 1/3。

❸名称；Sipple 症候群とも呼ばれる。

❹発症形式

（ⅰ）常染色体優性遺伝；90％は、家族性に発生。

（ⅱ）原因遺伝子；第 10 番染色体長腕（10q）に存在する。

❺好発年齢；20～35 歳

❻性別；女性に多い（男性：女性＝1：2.5）。

第 3 章／バージョンアップ編

❼初発疾患；甲状腺癌（髄様癌）で初発することが最も多い。

3．遺伝性疾患を伴わない家族性脳腫瘍 Familial isolated brain tumors

❶頻度；極めて稀。

❷脳腫瘍の種類

（ⅰ）病理組織学的に同じ腫瘍の家族内発生例が圧倒的に多い（80％）。

　　ⓐ星細胞腫が最も多い。

　　ⓑその他、膠芽腫、乏突起膠腫、髄芽腫や下垂体腺腫。

（ⅱ）異なる腫瘍の家族内発生は少ない。

❸家族間の発生頻度 (Aita ら．1968)

（ⅰ）兄弟姉妹（**同胞**）例が最も多い（半数以上）。

（ⅱ）次いで、母親と子ども（17％）。

（ⅲ）父親と子ども；4％

❹**各腫瘍の特徴**

（ⅰ）**下垂体腺腫** (吉本ら．1995)

　　ⓐ種類

　　　㋐GH 産生腺腫が最も多い（67％）。

　　　　➡症状として、下垂体性巨人症は 17％に認められる。

　　　㋑次いで、PRL 産生腺腫（27％）。

　　　㋒ホルモン非産生腺腫（7％）

　　ⓑ家族間の発生

　　　㋐同胞例が最も多い（半数）。

　　　㋑次いで、父親と子ども（25％）。

　　　㋒母親と子ども（15％）。

（ⅱ）**髄芽腫**

　　ⓐ極めて稀。

　　ⓑ家族間の発生；同胞例が多く、かつ**同性**が多い。

　　ⓒ発症年齢；同胞間で違うことが多い。

　　ⓓ発生部位；虫部が多い。

　　ⓔ予後；不良で、ほとんどが診断後 2 年以内に死亡。

（ⅲ）**髄膜腫や神経膠腫** (Malmer ら．2003)

　　➡この患者の 1 度近親者には、同型の脳腫瘍が発生する危険率は 2 倍高い。

713

㉔無症候性（偶発性）脳腫瘍
Asymptomatic (Incidental) brain tumors

❶定義・概念
  （ⅰ）脳ドックや他の疾患の精査中に偶然発見される脳腫瘍で、腫瘍による局所症状や頭蓋内圧亢進症状を呈していないものをいう。
  （ⅱ）偶発性(incidental)と無症候性(asymptomatic)とは、ほぼ同義語に用いられる。
❷頻度
  （ⅰ）無症候性脳腫瘍の脳ドックでの発見率；0.3%(Onizukaら, 2001)
  （ⅱ）微小下垂体腺腫の発見率；剖検例の2%
❸無症候性脳腫瘍の種類とその頻度
  （ⅰ）髄膜腫が55〜65%を占め、最も多い(528頁)。
  （ⅱ）次いで、下垂体腺腫(12〜27%)(556頁)。
  （ⅲ）以下、シュワン細胞腫、神経膠腫(glioma)の順。
❹治療方針
  （ⅰ）髄膜腫；MRIの追跡により腫瘍の増大を認めれば、手術あるいはγ-Kinife。
  （ⅱ）下垂体腺腫
    ⓐ視交叉を圧迫するほどの大きさの腫瘍は、手術適応がある。
    ⓑホルモン産生腺腫か非産生腺腫かにより、治療方針は異なる。

第3章／バージョンアップ編

㉕転移性脳腫瘍 Metastatic brain tumors

1．転移性下垂体腫瘍（下垂体への転移）Metastatic pituitary tumor

❶頻度

　（ⅰ）転移性脳腫瘍患者全体の 0.7％（本邦）

　（ⅱ）外科的に治療された下垂体腫瘍の 1％(Habu ら，2015)

❷原発巣（本邦）(Habu ら，2015)

　（ⅰ）全体

　　ⓐ肺癌が最も多い(36.8％)。

　　ⓑ以下、乳癌(22.9％)＞腎癌(7.0％)＞結腸・直腸癌(6.5％)の順。

　（ⅱ）性別

　　ⓐ男性

　　　㋐肺癌が最も多い(45.9％)。

　　　㋑以下、腎癌(11.0％)＞リンパ腫(8.3％)＞肝癌(7.3％)の順。

　　ⓑ女性

　　　㋐乳癌が最も多い(50.0％)。

　　　㋑以下、肺癌(26.1％)、結腸・直腸癌(8.7％)の順。

❸転移部位

　（ⅰ）後葉に最も多い(80％)。

　　➡〔理由〕後葉は動脈により、前葉は主として門脈系により灌流されているため。

　（ⅱ）前葉のみの転移；20％

❹転移経路

　➡血行性転移が主。

　（ⅰ）血流を介して、直接下垂体組織に転移。

　（ⅱ）血流を介して、下垂体周囲の骨組織に転移し、それが下垂体に伸展。

　（ⅲ）血流を介して、硬膜に転移し、それが下垂体に伸展。

❺特徴

　（ⅰ）腫瘍は下垂体茎に沿って浸潤性に増殖するため、鞍隔膜裂孔部で'くびれ'をつくり、亜
　　　　鈴型に増殖することが多い(藤尾ら，2016)。

　（ⅱ）下垂体への転移時には、既に半数以上は全身の臓器にも転移している(Habu ら，2015)。

　（ⅲ）画像上、下垂体茎部の肥厚、海綿静脈洞への浸潤(特に両側)がみられやすい(足立，2005)。

❻好発年齢(Habu ら，2015)

　（ⅰ）全体

　　ⓐ60〜64 歳に最も多い。

　　ⓑ次いで 55〜59 歳。

　　ⓒ平均年齢；59 歳

　（ⅱ）性別による平均年齢

715

ⓐ男性；61.1 歳

　　　ⓑ女性；56.5 歳

❼性別；男性：女性＝1.2：1 で、やや男性に多い(Habu ら，2015；藤尾ら，2016)。

❽症状

　（ⅰ）無症状(asymptomatic)なことが多い。

　　　➡症状性(symptomatic)は 7%

　（ⅱ）症状(頻度は Habu ら，2015 による)

　　　ⓐ視力・視野障害(30.3%)

　　　ⓑ尿崩症(27.4%)

　　　　➡下垂体腺腫との鑑別に有用。

　　　ⓒ下垂体前葉機能低下による症状

　　　　㋐活動性の低下や倦怠感など。

　　　　㋑下垂体前葉機能低下は、腫瘍の前葉への浸潤、あるいは下垂体門脈の閉塞による前葉
　　　　　梗塞が原因。

　　　ⓓ頭痛(20.4%)

　　　ⓔ外眼筋麻痺

　　　　➡下垂体腺腫では、通常、下垂体卒中以外では外眼筋麻痺は生じない(足立，2005)。

❾原発巣の診断から下垂体への転移巣発見までの期間(Habu ら，2015)

　（ⅰ）平均期間；2.8 年

　（ⅱ）1 年以内に発見されることが最も多い(45.0%)。

　（ⅲ）原発巣別

　　　ⓐ肺癌

　　　　㋐転移巣発見までの平均期間は 0.68 年(8.16 カ月)。

　　　　㋑1 年以内に転移巣が発見される原発巣の中で、最も多いのが肺癌(61.9%)。

　　　ⓑ腎癌

　　　　㋐転移巣発見までの平均期間は 2.84 年。

　　　　㋑5 年以上経ってから転移巣が発見される原発巣の中で、2 番目に多いのが腎癌(10.7%)。

　　　ⓒ乳癌

　　　　㋐転移巣発見までの平均期間は 4.76 年。

　　　　㋑5 年以上経ってから転移巣が発見される原発巣の中で、最も多いのが乳癌(53.6%)。

❿MRI

　（ⅰ）T 1 強調画像；下垂体後葉の高信号が消失。

　（ⅱ）造影 MRI

　　　ⓐ腫瘍は、一般に、強く増強される(Habu ら，2015)。

　　　ⓑ時に(約 17%)、下垂体窩周囲の硬膜に増強効果を認める(Habu ら，2015)。

　　　ⓒ鞍結節から斜台にかけての硬膜に増強効果を認める(dural tail sign)(湯之上ら，2009)。

　　　ⓓトルコ鞍内から鞍上に伸展している亜鈴型では、鞍隔膜切痕部での‘くびれ像’が約 45%
　　　　にみられる(Habu ら，2015)。

716

第3章／バージョンアップ編

⓫治療

（ⅰ）外科的治療（経蝶形骨洞法）

（ⅱ）放射線治療

　　ⓐ照射方法

　　　㋐通常（従来）の放射線治療；全脳照射

　　　㋑定位放射線照射；転移巣が下垂体に限局している場合に施行(藤尾ら，2016)。

　　ⓑ放射線照射群の方が非照射群より生存期間中央値は長い。すなわち、

　　　㋐放射線照射群；16.4カ月（通常の放射線治療群；16.1カ月、定位放射線照射群；18.7カ月）

　　　㋑非照射群；6.4カ月

（ⅲ）化学療法

（ⅳ）ホルモン補充療法

　　➡下垂体機能障害を伴っている場合には適切なホルモン補充療法を行う。

⓬予後

（ⅰ）予後は、原発巣により異なるが、一般に不良。

（ⅱ）生存期間(Habuら，2015)

　　ⓐ生存期間中央値

　　　㋐全体；12.9カ月

　　　㋑各原発巣別

　　　　①肺癌；8.9カ月

　　　　②乳癌；25.6カ月

　　　　③腎癌；33.4カ月

　　ⓑ3年生存率；28.2％

　　ⓒ70歳以上の人の生存期間は若い人より短い。

　　➡すなわち、70歳以上の生存期間中央値は6.9カ月であるのに対して、50〜59歳のそれは18.3カ月。

　　ⓓ女性の生存期間中央値は男性より長い（女性；16.8カ月、男性；9.1カ月）。

⓭予後良好因子(Habuら，2015)

（ⅰ）若年者

（ⅱ）遅発性下垂体転移例

（ⅲ）下垂体に転移した腫瘍が小さい症例。

（ⅳ）放射線治療例

2．脈絡叢への転移 Metastatic choroid plexus tumor

❶頻度；稀（剖検例の2％）

❷種類；肺癌や腎癌が多い。

❸脳室内への転移は、側脳室の三角部（trigone）に多い。

❹脳血管造影；腎癌、甲状腺癌や絨毛癌などでは血管に富み、腫瘍陰影を認める。

717

❺エックス線 CT

（ⅰ）単純 CT；等、あるいは高吸収域。

（ⅱ）造影 CT；均一に増強される。

❻MRI

（ⅰ）単純 CT

　ⓐT 1 強調画像；低信号

　ⓑT 2 強調画像；等信号

（ⅱ）造影 MRI；均一に増強される。

3．髄膜癌腫症 Meningeal carcinomatosis

❶定義・概念

（ⅰ）癌細胞（悪性腫瘍細胞）が髄膜（くも膜下腔や軟膜）にびまん性に浸潤するものをいう。

（ⅱ）腫瘍塊形成がなく、臨床症状が髄膜炎に似ている。

❷頻度

（ⅰ）転移性脳腫瘍患者全体の 2.8％（本邦）

（ⅱ）癌患者全体の 3〜4％（鈴村ら，2000）

❸名称；びまん性転移性軟膜癌腫症（diffuse metastatic leptomeningeal carcinomatosis；DMLC）、軟膜癌腫症（leptomeningeal carcinomatosis）、あるいは癌性髄膜炎（meningitis carcinomatosa）とも呼ばれる。

❹転移経路

（ⅰ）髄膜や脈絡叢への血行性転移。

　➡その後、二次的に脳室系やくも膜下腔に播種。

（ⅱ）硬膜や頭蓋骨に転移し、そこから髄膜に浸潤。

（ⅲ）転移脳腫瘍の髄膜への直接浸潤。

（ⅳ）椎骨静脈叢（Batson's plexus）への転移からの波及。

（ⅴ）リンパ行性転移（鈴村ら，2000）

　ⓐPerineural lymphatics（神経周膜リンパ液）を介してくも膜下腔に達する経路。

　ⓑリンパ行性に後腹膜リンパ節を介して脊髄くも膜下腔に至る経路。

　ⓒ頸部リンパ節を介した経路

❺原発巣

（ⅰ）どの原発巣が多いか（各癌の分布）

　ⓐ日本（大村ら，1988）

　　㋐胃癌が最も多い（52.9％）。

　　㋑次いで、肺癌（28.2％）。

　　㋒大腸癌（3.4％）

　ⓑ欧米

　　➡乳癌が最も多く、次いで肺癌。

　　㋐Wasserstroma らの報告（1982）

　　　　①乳癌が約 51.1％で最も多い。

　　　　②次いで、肺癌（約 25.6％）。

　　　　③悪性黒色腫（約 12.2％）

　　　ⓘDemopoulos の報告(2004)

　　　　①乳癌が最も多い(12〜34％)。

　　　　②次いで、悪性黒色腫(17〜25％)、肺癌(10〜26％)。

　　　　③消化器癌(4〜14％)

　　　ⓦLe Rhun らの報告(2017)

　　　　①乳癌が最も多い(12〜35％)。

　　　　②次いで、肺癌(10〜26％)。

　　　　③悪性黒色腫(5〜25％)

（ⅱ）組織型

　　➡腺癌がほとんどである。

　ⓐ低分化腺癌と印環細胞癌が多いが、中でも印環細胞癌が多い(高橋ら, 2009)。

　　➡乳頭状腺癌と分化型腺癌は脳実質内に転移することが多い(倉津ら, 1984)。

　ⓑ肺癌の中で髄膜に転移しやすいのは腺癌で、扁平上皮癌ではその頻度は低い(Kilpatrick ら, 1966)。

（ⅲ）各腫瘍による髄膜癌腫症の発生頻度(Balm ら, 1996；Le Rhun ら, 2013)

　ⓐ悪性黒色腫は、悪性黒色腫患者全体の 22〜46％を占め、最も高い。

　ⓑ次いで、小細胞性肺癌(10〜25％)。

　ⓒ乳癌患者全体の 2.5〜5％

　ⓓ非小細胞性肺癌；1％

❻好発年齢；50 歳代に最も多い。

❼性別；女性に多い。

❽初発症状

（ⅰ）頭痛が最も多い(50〜70％)。

（ⅱ）悪心・嘔吐(半数)

（ⅲ）脳神経症状(25〜30％)

❾症状・徴候

（ⅰ）脳の障害による症状・徴候

　ⓐ頭痛が最も多い。

　ⓑその他、歩行困難、精神状態の変化や悪心・嘔吐が多い。

　※：頭痛、悪心・嘔吐は頭蓋内圧亢進症状。

（ⅱ）脳神経障害

　ⓐ脳神経症状・徴候

　　ⓟ複視が最も多い。すなわち、眼球運動神経（動眼神経、滑車神経および外転神経）の麻痺。

　　ⓘその他、顔面神経麻痺、視力障害や聴力障害が多い。

　　ⓦ脳神経症状は多発性に出現することが多い。

ⓑ侵される脳神経(大越, 2003)

　　㋐外眼筋を支配する脳神経、すなわち、滑車神経、動眼神経および外転神経が最も多い。

　　㋑次いで、顔面神経。

（ⅲ）脊髄や神経根障害による症状・徴候

　　ⓐ下肢の筋力低下、Paresthesia、感覚障害、背部痛や頚部痛、神経根障害が多い。

　　ⓑ項部硬直は 15％未満、けいれんは 10％未満で、両者とも稀(Le Rhun, Taillibert ら, 2017)。

❿髄液検査所見

（ⅰ）髄液圧の亢進。

（ⅱ）細胞増多；リンパ球優位

（ⅲ）タンパク量の増加。

（ⅳ）**糖量の減少**。

　　［糖量減少の機序（説）］

　　ⓐ腫瘍細胞は嫌気性解糖を促進するため、腫瘍細胞により糖が消費されるとの説。

　　ⓑ脳 − 髄液関門が腫瘍細胞の髄膜浸潤により物理的に遮断され、その結果、血中から髄液
　　　への糖の移行が障害されるとの説。

（ⅴ）細胞診（悪性細胞出現の有無）

　　ⓐ初回検査での陽性率；1/3〜2/3

　　ⓑ初回検査で陰性でも、**反復して行うことが重要！**

　　　㋐繰り返すことにより、検出率は上がる。

　　　㋑3 回目では、陽性率は 80％程度となる。

　　ⓒ髄液細胞数が正常であっても、細胞陽性例が 29％にみられる。

⓫エックス線 CT

（ⅰ）単純 CT

　　ⓐ水頭症による脳室拡大像（頻度；10〜35％）。

　　ⓑ脳底槽や脳溝の狭小化。

（ⅱ）造影 CT；脳表のくも膜下腔、脳室壁や脳槽（特に、四丘体槽や脳底槽）が増強される（頻
　　　度；10〜60％）。

⓬MRI

（ⅰ）単純 MRI

　　ⓐくも膜や脳実質の結節巣。

　　ⓑ水頭症（脳室拡大）の所見。

（ⅱ）造影 MRI

　　ⓐ画像診断上有用で、造影 MRI は造影 CT より検出率は高い。

　　ⓑ所見

　　　㋐脳溝や脳槽が増強される。

　　　➡髄膜が増強される頻度は 40〜60％程度(日根野ら, 2011)。

　　　㋑くも膜や脳実質の結節巣が増強される。

　　　㋒上衣組織が増強される。

⓭確定診断➡髄液細胞診による悪性細胞の検出。

第3章／バージョンアップ編

❹治療

（ⅰ）水頭症に対してシャント術。

（ⅱ）放射線治療（全脳照射）

（ⅲ）化学療法；Methotrexate®や Cytosine-arabinoside（cytarabine）（Ara-C）の全身投与ある
　　　いは髄腔内投与。

⓯予後

（ⅰ）診断後の生存期間中央値は 3 カ月(日本脳腫瘍学会, 2017)。

（ⅱ）無治療群の生存期間中央値；極めて不良で、1〜2 カ月(Le Rhun ら, 2017)。

（ⅲ）治療群

　　ⓐ原疾患により異なるが、不良。

　　ⓑ各癌の生存期間と生存率

　　　㋐生存期間中央値

　　　　①乳癌；3〜8 カ月

　　　　➡1 年以上の生存者は 7〜24％の頻度で、肺癌や悪性黒色腫による髄膜癌腫例よりよ
　　　　　い(Le Rhun ら, 2017)。

　　　　②肺癌；3〜6 カ月

　　　　③悪性黒色腫；2〜4 カ月

　　　㋑1 年生存率(Le Rhun ら, 2017)

　　　　①乳癌；16〜24％

　　　　②肺癌；19％

　　　　③悪性黒色腫；7％

⓰予後に影響を及ぼす因子(Le Rhu ら, 2017)

（ⅰ）診断時の Performance status（全身状態）（167 頁）；最も重要。

（ⅱ）原発巣の種類

　　　（例 1）乳癌は、肺癌や悪性黒色腫より予後はよい。

　　　（例 2）悪性黒色腫の予後は不良。

（ⅲ）髄液中のタンパク量。

⓱死因(Le Rhun ら, 2017)

（ⅰ）癌性髄膜炎の進行（24〜34％）。

（ⅱ）全身性疾患の進行（19〜44％）。

（ⅲ）癌性髄膜炎と全身性疾患の両者の進行（22〜25％）。

721

㉖脳の放射線障害 Radiation-induced brain injury

1．分類

一次障害	➡神経細胞、膠細胞(Glia 細胞)や血管に直接影響を及ぼす障害をいう。 ①急性障害(acute reaction)；照射中に生じる。 ②遅発性障害(delayed reaction) 　ⓐ早期遅発性障害(early delayed reaction)(亜急性障害) 　　➡放射線治療終了後 2〜6 カ月で生じる障害をいう。 　ⓑ晩期遅発性障害(late delayed reaction) 　　①放射線治療終了後 6 カ月〜3 年で生じる障害をいう。 　　②遅発性放射線壊死がその代表である。 　　③進行性で不可逆性で、重篤な障害をきたしたり死亡したりする。
二次障害	10 年以上を経て発症する放射線誘発腫瘍をいう。

2．一般的事項

❶放射線による組織障害の程度は、**照射された線量に依存**する。

　➡**許容線量を低下させる因子**(川崎，2001)

　　（ⅰ）既存の脳障害

　　（ⅱ）化学療法の併用

　　（ⅲ）低年齢

❷放射線照射による神経障害

　（ⅰ）小血管の閉塞によることが最も多い。

　　➡中枢神経細胞は放射線に比較的抵抗性があり、初期の神経症状の出現は Glia 細胞や小血管の障害によるとされている。

　（ⅱ）その他；大血管障害や腫瘍(放射線誘発)による。

❸放射線障害の発生は、**細胞の感受性**と関係する。

　（ⅰ）白質は、灰白質より放射線感受性が高い。

　（ⅱ）視床下部は、皮質や皮質下部および下垂体より放射線感受性が高い。

　（ⅲ）視路(visual pathway)は、他の脳神経より放射性感受性が最も高い。

　　ⓐ視覚路の各部分、すなわち視神経、視交叉および視索で放射線感受性に差はない。

　　　㋐視神経に対する照射線量

　　　　①視神経の放射線耐用線量は 1 回照射線量で 8〜10 Gy 程度(立林ら，2007)。

　　　　②視神経は照射線量が 10 Gy を超えると障害される(Lee ら，2008)。

　　　㋑放射線治療後、視神経障害が発生するまでの期間(立林ら，2007)

　　　　➡6〜50 カ月で、そのうち 90％が照射後 3 年以内に発症。

　　ⓑ動眼神経、滑車神経、三叉神経、外転神経、および舌咽神経、迷走神経、副神経、舌下神経は放射線抵抗性である。

（ⅳ）**放射線感受性の高い細胞**

ⓐ白質の乏突起膠細胞。

ⓑ小脳の Bergmann's glia*。

ⓒ脈絡叢上皮細胞

ⓓ血管内皮細胞

❹分割照射の場合、各々の照射までの間に放射線障害を受けた正常組織の修復が期待できるため、1回照射に比べると正常組織に対して愛護的である（立林ら，2007）。

ちょっとお耳を拝借

*【Bergmann's glia】

①小脳の膠細胞（Glia 細胞）は、星状膠細胞（astrocyte）と乏突起膠細胞（oligodendro-cyte）が主なものである。

②小脳の星状膠細胞は、以下のような特徴をもっている（白井，1984）。

◇Purkinje（プルキンエ）細胞間に上皮細胞のように1層に並び、この胞体より細胞質突起を分子層に伸ばし、Purkinje 細胞の突起を取り囲む。

◇さらに、軟膜直下で終足（end foot）をつくる。

◇この細胞を Bergmann's glia という。

③したがって Bergmann's glia とは（白井，1984；辻山，1977）、

◇星状膠細胞で、原形質性（protoplasmic）のものと原線維性（fibrillary）のものとがある。

◇Golgi's epithelial cell とも呼ばれる。

◇胎生末期より出生時にかけて、幼弱な Purkinje 細胞の間に現れる。

◇Purkinje 細胞層と分子層で神経細胞（neuron）の間隙を埋める支持細胞。

◇Purkinje 細胞が死滅すると、Bergmann 膠細胞が増殖し始める。

3．一次障害

1）急性障害 Acute reaction

❶発生機序（原因）

（ⅰ）血液脳関門の機能障害による脳浮腫が原因とされている。

（ⅱ）通常の分割照射では起こりにくい。

❷発現時期

➡照射中、通常、照射2週間後から現れる。

❸症状

（ⅰ）頭痛、悪心・嘔吐、けいれん、頭蓋内圧亢進症状。

（ⅱ）一過性、軽症で、自然に回復する。

❹治療

（ⅰ）副腎皮質ステロイド薬が有効。

（ⅱ）Glyceol®の投与。

２）遅発性障害 Delayed reaction

（1）早期遅発性障害 Early delayed reaction（亜急性障害 subacute reaction）

❶発現時期；放射線治療終了後２～６カ月で出現する。

❷脱髄病変が主体。

❸病変は、主に白質にみられる。

➡有髄線維の減少と細血管の硝子化。

❹症状

（ⅰ）傾眠状態、微熱、無気力、食欲不振、悪心・嘔吐など。

（ⅱ）一過性で、６週間ぐらいで消失する（可逆性）。

❺治療；副腎皮質ステロイド薬や Glyceol®の投与。

（2）遅発性放射線壊死 Delayed radiation necrosis

❶定義・概念

（ⅰ）放射線治療終了後６カ月～３年（中央値；14カ月）で生じる。

（ⅱ）照射野内で、原発腫瘍と異なる部位の正常組織の不可逆的な壊死で、病理学的に確認されたものをいう。

（ⅲ）血管病変を主体とした変化（凝固壊死）である。

❷発生頻度

（ⅰ）一般に、0.25～25％

（ⅱ）頭蓋内腫瘍への照射の場合；45 gray（Gy）以上で５％、60 Gy 以上で３年以上経過した症例で 16.1％(城山ら，1985)

（ⅲ）下垂体腺腫への放射線治療後；0.5～18％

（ⅳ）60 Gy の通常の分割照射法で、３～25％(Rizzoli ら，1984)

❸原疾患の種類と放射線壊死の発生部位

（ⅰ）原疾患➡下垂体腫瘍、頸部悪性腫瘍や副鼻腔癌。

（ⅱ）壊死の発生部位➡側頭葉に多い。

❹発生時期

➡２カ月～19年（ピークは６カ月～２年）

❺発生要因

（ⅰ）総線量、照射期間、照射野の大きさ、１回線量および照射回数や局所の血流量が挙げられているが、照射線量に依存しているとされている。

➡分割照射法で、脳では 60 Gy 以上、脊髄では 45 Gy 以上の照射で放射線壊死が発生する。

（ⅱ）発生しやすい因子(川崎，2001)

ⓐ照射線量が 60 Gy 以上。

ⓑNimustine hydrochloride(ACNU)(ニドラン®)の動注と放射線照射との併用。

ⓒ高齢者

❻発生機序

（ⅰ）放射線照射により神経細胞(neuron)や Glia 細胞が一時的に障害されるとの説（脳実質の直接障害説）。

ⓐ照射により脳実質、特に白質が壊死に陥り、二次的に血管変化をきたす。

ⓑ乏突起膠細胞(oligodendroglia)の直接障害による脱髄が、白質病変の主体との考え。

➡乏突起膠細胞や星状膠細胞(astrocyte)は放射線により障害されやすく、神経細胞は障害を受けにくい。

（ⅱ）放射線照射により一時的に血管が障害されるとの説（脳血管障害説）。

➡照射による血管変化が一時的であり、脳障害は血管病変に伴って二次的に生じるとの説。

☝この説が支持されている。

❼症状

（ⅰ）運動麻痺

（ⅱ）けいれん

（ⅲ）認知機能障害、人格の変化や記憶障害。

（ⅳ）意識障害

（ⅴ）頭蓋内圧亢進症状

❽脳血管造影

（ⅰ）無血管野および血管の圧排像。

（ⅱ）びまん性の動脈細小化と循環時間の遅延。

❾エックス線 CT

（ⅰ）単純 CT

ⓐ照射野に一致して低吸収域を認める。

➡低吸収域は楓の葉状で、白質に沿って拡がることが多い。

ⓑ圧迫所見を認める。

（ⅱ）造影 CT（**図 3-29**）；不規則な増強効果、あるいは**リング状増強効果**を認める。

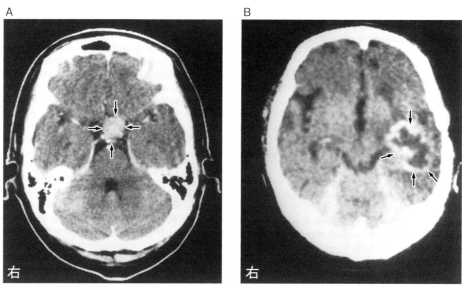

図 3-29. 放射線壊死の造影エックス線 CT
A（放射線照射前）；原疾患は下垂体腺腫で、鞍上部に均一に造影される部分を認める（→）。
B（放射線照射後約 3 年の放射線壊死例）；左側頭葉に不規則なリング状に増強される部分を認める（→）。

⓾MRI

（ⅰ）単純 MRI

　　ⓐT 1 強調画像；低信号

　　ⓑT 2 強調画像；白質に帆立貝状（scalloped appearance）、あるいは不規則な高信号。

（ⅱ）造影 MRI；不規則な、あるいは**リング状増強効果**。

⓫放射線壊死と再発腫瘍との鑑別

　➡一般に鑑別は困難であるが、以下のような報告がある。

Ⓐ放射線壊死では、副腎皮質ステロイド薬の投与により臨床症状および CT 所見の改善がみられることが多い。	
ⒷSPECT（single photon emission computed tomogarphy）や PET（positron emission tomography）による鑑別 (Buchpiguel ら, 1995)	①一般に、腫瘍では代謝活性は亢進し、放射線壊死では低下している。 ②Thalium（^{201}Tl）-SPECT や ^{18}FDG（fluorodeoxyglucose）PET では、腫瘍は取り込み亢進部位として描出され、放射線壊死では取り込み低下部位として描出される。
ⒸL-methionine-PET（MET-PET）(Nakajima ら, 2009)	①病変部の値と反対側の正常な灰白質の値の比が 2.0 より大きい場合（＞2.0） 　➡腫瘍の再発。 ②病変部の値と反対側の正常な灰白質の値の比が 2.0 より小さい場合（＜2.0） 　➡放射線壊死 ③ちなみに、L-methionine-PET は細胞膜のアミノ酸代謝を反映し、腫瘍の再発と放射線壊死とを区別するのに有用。 （※）拡散強調画像 　㋐放射線壊死では不均一な信号強度。 　㋑これに対して、再発腫瘍では、大部分、高信号。

ⓓ Thalium (^{201}Tl) と ^{99m}Tc-HMPA (hexam-ethyl-propyleneamine oxime) の SPECT による鑑別(Schwartz ら, 1991)	①^{201}Tl が強く取り込まれる場合➡腫瘍の再発。
	②^{201}Tl の取り込みが弱い場合➡放射線壊死
	③^{201}Tl が中程度に取り込まれる場合。
	  🔲^{99m}Tc-HMPAO による検査が有用。すなわち、
	  ①病変部への灌流が増加、あるいは保たれている場合
	   ➡腫瘍の再発。
	  ②病変部への灌流が低下している場合
	   ➡放射線壊死

ⓔ^{1}H-MRS (Proton magnetic resonance spectroscopy)による鑑別(Kamada ら, 1997)	①乳酸/コリン含有化合物の比(Lac/Cho ratio)が 1.0 を超える場合(>1)
	  ①放射線壊死
	  ②乳酸は放射線壊死部に著明に蓄積している。
	②乳酸/コリン含有化合物の比(Lac/Cho ratio)が 1.0 より小さい場合(<1)
	  ➡再発神経膠腫

❷治療(川崎, 2001)

（ⅰ）エックス線 CT で増強効果を認める低吸収域はあるが、Mass effect（圧排効果）のないとき（早期）には、以下の治療を行う。

   ⓐ大量の Dexamethasone と Heparin（ヘパリン）、Warfarin®（ワーファリン）の併用。

   ⓑ高圧酸素療法

（ⅱ）Mass effect（圧排効果）のある場合；外科的切除（変性を起こした病巣部を切除）

❸病理学的所見

（ⅰ）肉眼的所見

   ⓐ灰白質と白質との境界が消失。

   ⓑ白質の浮腫性変化。

   ⓒ黄色で、弾性硬。

（ⅱ）組織学的所見

    ➡白質の変化が主体。

   ⓐ脳組織の凝固壊死。

   ⓑ囊胞形成

   ⓒ血管壁の肥厚と類線維素変性(fibrinoid degeneration)。

   ⓓ血管内皮細胞の増殖とそれによる血管の狭窄。

   ⓔ血栓形成

❹予後

  ➡不可逆的、進行性で、程度によっては死に至る。

（3） 白質脳症 Leukoencephalopathy（播種性壊死性脳症 Disseminated necrotizing leukoencephalopathy）

❶定義

  ➡照射により脳の白質が変性し、その程度により知能障害、意識障害や性格変化などの症状を呈するものをいう。

❷発生原因・危険因子

（ⅰ）発生原因

➡全脳照射により血液脳関門（blood-brain barrier）が障害され、Methotrexate®などの薬剤に対する透過性が上昇し脳実質に移行することによる。

（ⅱ）危険因子

ⓐMethotrexate®の髄腔内注射と全脳照射との併用により、最も生じやすい。

㋐Methotrexate®の髄腔内注射単独でも生じる。

㋑全脳照射単独でも生じる。

ⓑDiphenylhydantoin（phenytion）の併用。

❸発生時期；治療から3〜15カ月後に生じやすい。

❹症状

（ⅰ）性格変化

（ⅱ）認知機能障害

（ⅲ）運動麻痺

❺好発年齢；小児に多い。

❻エックス線CT

（ⅰ）単純CT；白質に低吸収域。

（ⅱ）造影CT；増強される場合と、されない場合とがある。

❼MRI

（ⅰ）単純MRI；T2強調画像で、白質にびまん性の高信号。

（ⅱ）造影MRI；増強される場合と、されない場合とがある。

❽治療

（ⅰ）副腎皮質ステロイド薬のパルス療法。

（ⅱ）Glyceol®の投与。

❾組織学的所見

（ⅰ）髄鞘の変性。

（ⅱ）小血管の障害；血管壁の硝子様変性や血管周囲の線維性増殖。

（ⅲ）凝固壊死

❿予後

（ⅰ）極めて不良。

➡症状は進行性で、死に至る。

（ⅱ）発症1〜3カ月で死亡することが多い。

（4）情動・知能障害

❶発生頻度

（ⅰ）全体；全脳照射で2〜5%

（ⅱ）精神発達遅滞➡脳腫瘍で放射線治療を受けた小児の10〜80%

❷小児では、年齢が低いほど知能低下をきたしやすい。

❸3歳以下では、全脳照射（24〜30Gy）による知能障害が生じやすい。

（ⅰ）したがって、3歳以下の悪性脳腫瘍患者では、化学療法を先に行い、**照射は3歳以降に行う**（可能な限り、放射線治療の時期を遅らせる）。

（ⅱ）1～3歳の脳腫瘍患者における放射線治療では、60％に知能低下をきたす。

❹診断時に7歳以下の小児では、明らかに知能低下をきたす。

❺成人の悪性脳腫瘍に対する全脳照射例でも、年を経るごとに知能・精神機能が低下する（広範な大脳機能障害）。

➡50歳以上の症例や化学療法併用例で起こりやすい。

（5）下垂体前葉の障害

❶頻度；下垂体腺腫例の13～55％

❷照射線量

（ⅰ）視床下部・下垂体系の耐容線量は、小児では約25 Gy。

（ⅱ）低線量照射では視床下部に影響を及ぼす。

（ⅲ）小児では、放射線照射により甲状腺機能に影響を及ぼす。

❸発生時期

（ⅰ）下垂体機能低下の発生時期➡1～11年（平均；5.8年）

（ⅱ）成長ホルモンの欠乏（小児例）

ⓐ発生時期；照射終了3カ月後に明らかとなる。

ⓑ照射終了後6カ月までに小児の80％にみられる。

❹頭部放射線照射後の下垂体前葉機能低下

（ⅰ）頭部放射線照射後の下垂体前葉ホルモン低下は、GH＞LH/FSH≧ACTH＞TSH＞PRLの順に進行する（片上，2012）。

（ⅱ）ちなみに、下垂体腺腫や視床下部腫瘍による下垂体前葉ホルモンは、GH＞LH/FSH＞TSH＞ACTHの順に低下する（片上，2012）。また、原発性リンパ球性下垂体前葉炎では、最初にACTHの分泌が低下する（橋本ら，1999；Caturegliら，2005）。

❺下垂体前葉ホルモンへの影響（Snyderら，1986）

➡対象は下垂体腺腫例で、全例男性、巨大腺腫。

（ⅰ）術後に放射線治療を施行した症例（平均観察期間は4.2年で、照射線量は4,250～5,344 rads）

ⓐ副腎皮質ホルモンの欠乏➡症例の67％に認められる。

ⓑ甲状腺ホルモンの欠乏➡症例の55％に認められる。

ⓒ性腺ホルモンの欠乏➡症例の67％に認められる。

（ⅱ）放射線治療単独例（観察期間は5年で、照射線量は4,400～5,000 rads）

ⓐ副腎皮質ホルモンの欠乏➡症例の55％に認められる。

ⓑ甲状腺ホルモンの欠乏➡症例の15％に認められる。

ⓒ性腺ホルモンの欠乏➡症例の50％に認められる。

（ⅲ）手術単独例（観察期間は4年）

ⓐ副腎皮質ホルモンの欠乏➡症例の13％に認められる。

ⓑ甲状腺ホルモンの欠乏➡症例の13％に認められる。

ⓒ性腺ホルモンの欠乏➡症例の 0％

❻症状

（ⅰ）思春期前の患者➡成長および二次性徴の遅延。

（ⅱ）成人➡性的不能や無月経。

（6）視障害（radiation-induced optic neuropathy）

❶頻度

（ⅰ）遅発性視力障害の原因としては稀。

（ⅱ）しかし、中頭蓋窩の良性頭蓋底腫瘍に対する γ-Knife 治療例では 23％に発生 (Leber ら，1998)。

❷原疾患

➡ほとんどが良性腫瘍で、主として下垂体腺腫への照射。

❸原因；視神経や視交叉の虚血による。

❹発生要因（照射線量）

（ⅰ）通常（従来）の放射線治療（conventional radiotherapy）

ⓐ総線量が過剰な場合（＞60 Gy）か、あるいは分割照射で 1 回の線量が過剰な場合（＞2 Gy）に発生することが多い。

ⓑ稀に、総線量が 50 Gy 以下、あるいは 1 回線量が 2 Gy 以下でも生じることがある。

（ⅱ）γ-Knife (Leber ら，1998)

ⓐ照射線量が 10 Gy 未満では、視障害は発生しない。

ⓑ照射線量が 15 Gy 以上では、高率に視障害が発生する。

※：ちなみに、海綿静脈洞内の脳神経障害は、5〜30 Gy の照射線量では発生しない。

❺症状発現時期

（ⅰ）総線量と関係する。すなわち、総線量が多いほど症状の発現時期は早い。

（ⅱ）一般に、照射後 5 カ月〜7 年（ピークは 1〜1.5 年）で、ほとんどが（90％）**3 年以内**。

❻症状

（ⅰ）突然発症で、急速に進行する視力低下。

ⓐ視力障害は一眼に発生し、数週間あるいは数カ月後、他眼に及ぶ。

ⓑ視力障害の程度は重篤で、通常、全盲となる。

（ⅱ）視野障害

➡種々の程度の視野障害は、放射線誘発視障害で常にみられる所見。

（ⅲ）視神経萎縮は、初発症状発現数週間後に出現する。

（ⅳ）経過は、急性あるいは慢性。

❼MRI

➡活動期（active phase）には、視神経が増強効果を示す。

❽視神経および視交叉の組織学的所見

➡脱髄（demyelination）を示し、以下の所見を伴う (Kline ら，1985)。

（ⅰ）類線維素壊死（fibrinoid necrosis）

（ⅱ）小血管の内皮細胞の肥厚による狭窄。

（ⅲ）星状膠細胞の増殖。

第３章／バージョンアップ編

（7）脳血管障害（radiation cerebrovasculopathy）

❶定義・概念

（ⅰ）放射線治療後に頭蓋内（特に脳底部）主幹動脈に狭窄像や閉塞像を認めるものをいう。

　　ⓐ小児では、大部分がもやもや現象（もやもや血管）*を伴っている（90％）。

　　ⓑ成人では、もやもや血管を伴わない脳底部主幹動脈の狭窄・閉塞像を呈することが多い。

　　　➡もやもや血管を伴う頻度は 11％と少ない。

（ⅱ）照射量や照射部位と関係があり、**照射野内に限局**して認められる。

❷原疾患・発生機序

（ⅰ）原疾患；神経膠腫（視交叉付近）や間脳下垂体系腫瘍が多い。

（ⅱ）脳血管障害の発生機序

　　ⓐ照射による中膜損傷や内皮・内膜の肥厚が、狭窄・閉塞の原因とされている。

　　ⓑ閉塞血管は、主として大血管の閉塞であるにもかかわらず梗塞巣が小さいことから、狭窄が徐々に進行し、側副循環が機能していると考えられる。

❸好発年齢

　➡照射時の年齢は、15 歳以下の**小児**、特に 5 歳以下に多い。

　　☝小児では年齢が低いほど血管が未熟で、脆弱性が強いため。

（ⅰ）10 歳以下の発生頻度；90％

（ⅱ）5 歳以下の発生頻度；70％

❹照射から発症までの期間

（ⅰ）小児；6 カ月〜20 年（平均；5.4 年）

（ⅱ）成人；4 カ月〜14 年（平均；5.2 年）

❺好発部位

（ⅰ）内頚動脈、前大脳動脈や中大脳動脈の**主幹動脈の起始部**に多い。

（ⅱ）両側性が多い。

❻発症時の症状

（ⅰ）意識障害

（ⅱ）けいれん

（ⅲ）片麻痺

❼脳血管造影

　➡照射野に一致して、頭蓋内主幹動脈の狭窄・閉塞像を認める。

❽神経線維腫症（neurofibromatosis）との関係

（ⅰ）小児例；17％に神経線維腫症を合併している。

（ⅱ）成人例；神経線維腫症の合併を認めない。

❾治療

（ⅰ）確立したものはないが、副腎皮質ステロイド薬の投与。

（ⅱ）バイパス術（浅側頭動脈・中大脳動脈吻合術）

楽々講座

*【放射線照射後のもやもや現象
Moyamoya phenomenon after radiation(Kestle ら．1993)】

①頻度；小児の視神経膠腫(星細胞腫)で放射線治療を受けた症例の 18%
②照射時の年齢
　➡1.3〜4.5 歳(平均；3 歳)、すなわち 5 歳以前に照射を受けている。
③性別；男児がほとんど(80%)。
④症状
　①虚血症状が大部分。
　②けいれん
⑤全例、術後 6 カ月以内に放射線治療を受けている。
⑥放射線治療からもやもや現象発生までの期間
　➡平均 3.7 年、すなわち、もやもや現象は 4 年以内に発生。
⑦視神経膠腫で神経線維腫症 I 型を伴う例に多く認められる。すなわち、
　①視神経膠腫単独例；放射線照治療射を受けた視神経膠腫の 18%
　②神経線維腫症 I 型に伴う視神経膠腫例；60％の発生頻度。
　③ちなみに、視神経膠腫例の 1/3 は神経線維腫症 1 型をもっている。
⑧神経線維腫症の患者は、放射線誘発による血管障害を生じやすい。

❿組織学的所見

➡血管内皮細胞の増殖、血管壁の硝子化、内弾性板の断裂、中膜の線維芽細胞の増殖や外膜の線維化。

⓫予後；不良で、死亡例が多い。

4．放射線誘発腫瘍 Radiation-induced tumor —二次障害—

❶定義

➡照射前になかった腫瘍が、時期を経て、照射部位に一致して発生する腫瘍をいう。

❷頻度

（ⅰ）骨肉腫の発生頻度➡放射線照射を受けた患者の 0.017〜0.22%

（ⅱ）下垂体腺腫への放射線照射

　ⓐ放射線誘発腫瘍(髄膜腫、星細胞腫や悪性脳腫瘍)が発生する危険率➡通常の発生頻度の 9.4〜16 倍。

　ⓑ髄膜腫や星細胞腫の累積危険率(Brada ら．1992)

　　㋐放射線治療終了後最初の 10 年以上経た時点➡1.3%

　　㋑放射線治療終了後 20 年以上経た時点➡1.9%

　ⓒ神経膠腫の累積危険率(Tsang ら．1993)

　　㋐放射線治療終了後 10 年➡1.7%

　　㋑放射線治療終了後 15 年➡2.7%

（ⅲ）頭部白癬(tinea capitis)で低線量の放射線治療を受けた小児での発生頻度

　ⓐ神経系腫瘍(髄膜腫、神経膠腫やシュワン細胞腫)の発生頻度

　　㋐年間、1 万人に対して 1.8 人(Ron ら．1988)。

　　㋑30 年の累積危険率➡0.8±0.2%(Ron ら．1988)

　ⓑ髄膜腫➡コントロール群に比して 4〜9 倍の発生頻度。

❸照射線量と誘発腫瘍

（ⅰ）低線量（15 Gy 以下）(Cantini ら，1987)

ⓐ線維腫（fibroma）や髄膜腫などの良性腫瘍の発生が多い。

ⓑ大多数は髄膜腫。

（ⅱ）高線量（15〜56 Gy）(Cantini ら，1987)

➡線維肉腫（fibrosarcoma）や悪性神経膠腫などの悪性腫瘍の発生が多い。

❹誘発腫瘍（二次性腫瘍）の種類と性質

（ⅰ）種類(鷲山，2004)

ⓐ髄膜腫が最も多い。

ⓑ次いで、膠芽腫（glioblastoma）や骨肉腫。

（ⅱ）一般に、悪性度が高い。

（ⅲ）低線量照射では髄膜腫が発生しやすく、肉腫は稀。

❺原疾患

➡トルコ鞍近傍腫瘍と髄芽腫が大半を占める。

❻発生しやすい因子

（ⅰ）照射時の年齢が若い人。

（ⅱ）照射線量の多い人。

➡照射線量が多くなればなるほど頻度は高くなり、また腫瘍発生までの期間は短くなる傾向がある。

ⓐ低線量照射➡2.6 倍の発生危険度。

ⓑ中等度の線量照射（18〜24 Gy）➡22 倍の発生危険度。

❼中胚葉性悪性腫瘍の発生に関与する因子(Norwood ら，1974)

（ⅰ）4,000 R（roentgen）以上の照射線量。

（ⅱ）反復性の放射線治療。

（ⅲ）短期間の照射。

著者註：1 R＝8.73×10⁻³ gray（Gy）(田中ら、1989)

❽放射線照射から腫瘍発生までの期間

（ⅰ）誘発腫瘍の悪性度が高いものほど、また照射線量が多いほど短い傾向にある。

（ⅱ）全体；3〜30 年（平均；10〜12 年）

（ⅲ）種類別

ⓐ髄膜腫(Harrison ら，1991)

㋐低線量（＜1,000 rad）；12〜58 年（平均；35.2 年）

㋑中等度線量（1,000〜2,000 rad）；2〜63 年（平均；26.1 年）

㋒高線量（＞2,000 rad）；4〜50 年（平均；19.5 年）

著者註：1 rad＝0.01 Gy

ⓑ神経膠腫（glioma）；1〜26 年（平均；11 年）

ⓒ膠芽腫；5〜14 年（平均；7.9 年）

ⓓ線維腫（fibroma）；10〜15 年

ⓔ肉腫；5〜27 年（中央値；9.7 年）

❾放射線誘発腫瘍の**診断基準**

（ⅰ）Cahan ら(1948)の放射線誘発骨肉腫と診断するための必要条件が、広く用いられている。

　　ⓐ照射前にその部に、顕微鏡的あるいはレントゲン学的に腫瘍が存在しないこと。

　　ⓑ**腫瘍は照射野内に発生**していること。

　　ⓒ放射線照射から腫瘍発生までに、比較的長い潜伏期間があること(5 年以上)。

　　ⓓ発生した腫瘍が組織学的に確認されていること。

（ⅱ）その他(Rappaport ら, 1991)；最初の腫瘍とは組織学的に異なること。

楽々講座
【放射線誘発髄膜腫 Radiation-induced meningioma】

①通常、低線量照射後に発生する。
　➡20％は高線量照射後に発生。
②原因
　ⓐ頭部白癬(tinea capitis)に対する頭皮への低線量照射によるものが圧倒的に多い。
　ⓑ次いで、原発性脳腫瘍に対する高線量照射。
③照射線量による分類(Harrison ら, 1991)
　ⓐ＜1,000 rad の低線量照射により発生する髄膜腫。
　ⓑ1,000〜2,000 rad の中等度線量照射により発生する髄膜腫。
　ⓒ＞2,000 rad の高線量照射により発生する髄膜腫。
④発生年齢
　ⓐ発生年齢は、通常の髄膜腫より若い。
　ⓑ照射線量が多くなるほど、発生年齢は若くなる(→発症までの期間が短くなる)。
　ⓒ特に、高線量照射では発生年齢は若い。
⑤性別
　➡「男性に多い」との報告があるが、頭皮照射例が男性に多いことを勘案すると、放射線誘発髄膜
　　腫は女性に多い(Harrison ら, 1991；Mack ら, 1993)。
⑥症状；けいれんが最も多い。
⑦発生部位
　➡照射部位と関係する。すなわち、
　ⓐ頭蓋冠、特に上矢状静脈洞に接する部位(大脳鎌や傍矢状洞)に多い(Harrison ら, 1991)。
　ⓑ頭蓋底には少ない。
⑧多発性の頻度；20〜30％
⑨放射線照射から髄膜腫発生までの期間
　ⓐ全体(平均)；25〜40 年
　ⓑ照射線量が多くなるほど、腫瘍発生までの期間は短くなる(Harrison ら, 1991)。
　　すなわち、
　　①低線量(＜1,000 rad)；12〜58 年(平均；35.2 年)
　　②中等度線量(1,000〜2,000 rad)；2〜63 年(平均；26.1 年)
　　③高線量(＞2,000 rad)；4〜50 年(平均；19.5 年)
⑩放射線誘発の髄膜腫例では(低線量、高線量照射でも)、頭皮の萎縮や脱毛を伴うことが多い。
　➡しばしば腫瘍は、萎縮した頭皮下に存在・浸潤している。
⑪**低線量照射により発生する髄膜腫の特徴**(Mack ら, 1993)
　ⓐ若年者に発生する傾向がある。
　ⓑ悪性例が多く、また再発例も多い(20〜25％の頻度)。
　ⓒ多発例が多い。
⑫診断基準(Harrison ら, 1991)
　ⓐ髄膜腫が照射野内に発生していること。
　ⓑ照射前に存在しなかったと実証するのに十分に長い潜伏期間(通常、数年間)を経て、髄膜腫が
　　発生していること。
　ⓒ髄膜腫が最初の腫瘍と組織学的に異なること。
　ⓓ髄膜腫が照射との因果関係を示唆するのに十分な頻度で発生していること。
　ⓔ髄膜腫が非照射群よりも照射群に高率に発生していること。
⑬治療
　➡手術により頭蓋骨および硬膜を含めて広範に切除する。
⑭組織学的所見
　➡細胞密度が非常に高く、核の多形性や分裂像を認める悪性例が多い。
⑮再発
　ⓐ頻度；20〜50％
　ⓑ再発までの期間(平均)；6〜11 年

5．放射線照射による石灰化

❶発生機序
　（ⅰ）血管炎説
　　　➡放射線による血管炎とその後の線維化および硝子化が進行して生じるとの説。
　（ⅱ）脱髄説
　　　➡放射線により脱髄が生じ、その組織崩壊物に対して自己免疫反応（autoimmune reaction）が起こると石灰化が生じるとの説。
　（ⅲ）副甲状腺機能障害説
　　　➡照射野が視床下部を含んでいる場合、照射により視床下部・副甲状腺系を介して副甲状腺機能障害をきたすとの説。
　（ⅳ）カルシウム代謝異常の関与説。
❷特徴
　（ⅰ）放射線治療が小児期に施行されている。
　（ⅱ）放射線治療後5年以上経過してから、石灰化が発見されていることが多い。

★好きなように使ってね！

㉗囊胞および腫瘍類似病変 Cysts and tumor-like lesions

1. 総説

❶名称；種々の名称で呼ばれ、名称の使用に際し混乱がみられる。

❷分類(本橋ら，2001)

発生過程よりの分類		①Ectodermal origin(外胚葉起源)の囊胞 ➡Epidermoid(346頁)、Dermoid(353頁)、Ependymal cyst、Epithelial cyst など。 ②Mesodermal origin(中胚葉起源)の囊胞 　　　≒ arachnoid cyst(くも膜囊胞) ③Endodermal origin(内胚葉起源)の囊胞 ➡Rathke's cleft cyst(356頁)、Colloid cyst(361頁)、Endodermal cyst(内胚葉囊胞)、Neurenteric cyst(神経腸囊胞)や Enterogenous cyst(腸囊胞)など。
上皮性か非上皮性かによる分類	上皮性囊胞 (epithelial cyst)	①定義・概念 　ⓐ上皮細胞表面に Microvilli や、Microvilli 表面を被覆する Coating material を認める。 　ⓑ上皮細胞下に基底膜が連続している。 　ⓒ神経外胚葉と中胚葉の両者から派生し、上皮性の特徴と間質性の特徴とを兼ね備えている。 ②分類 　ⓐEctodermal cyst 　➡Neuroepithelial (ependymal) cyst、Choroidal epithelial cyst など。 　〔Choroidal epithelial cyst〕 　❶側脳室内に発生することが多い。 　❷組織学的には基底膜を有する一層の脈絡上皮性様細胞より形成され、囊胞壁の一部が脈絡叢に接着部を認めることが多い。 　ⓑEndodermal cyst 　➡Neurenteric (enteric) cyst、Enterogenous cyst、Endodermal epithelial cyst など。
	非上皮性囊胞 (non-epithelial cyst)	くも膜囊胞(Arachnoid cyst)

❸エックス線 CT

（ⅰ）単純 CT；通常、低吸収域。

（ⅱ）造影 CT；通常、増強されない。

❹MRI

（ⅰ）単純 MRI

　ⓐT 1 強調画像

　　㋐通常、低信号。

　　㋑タンパク濃度が高い場合には(10 g/dl を超えると)高信号。

　ⓑT 2 強調画像

　　㋐通常、高信号。

　　㋑タンパク濃度が 17 g/dl 以上の高濃度の場合には低信号(Hayashiら，1999)。

（ⅱ）造影 MRI；通常、増強されない。

（ⅲ）拡散強調画像（DWI）；低信号

　　　　➡類上皮腫（epidermoid）では高信号。

❺外科的治療

　　（ⅰ）可能であれば全摘出を行う。

　　（ⅱ）可及的に嚢胞壁を切除することが困難な症例に対しては、嚢胞・腹腔短絡術。

　　（ⅲ）水頭症を認める場合には、脳室・腹腔短絡術。

❻免疫組織化学的所見

　　（ⅰ）Ectodermal cyst➡S-100 タンパクがよく相関する。

　　（ⅱ）Endodermal cyst➡CEA 陽性がよく相関する。

　　（ⅲ）EMA（epithelial membrane antigen）は上皮のよい指標。

ちょっとお耳を拝借

ラトケ嚢胞、コロイド嚢胞および Neurenteric cyst（神経腸嚢胞）
を区別する病理学的および免疫組織化学的な基準はなく、これら
の嚢胞の発生部位が唯一の区別しうる指標となる（Grazian ら，1995）。

❼組織起源の同定

　　➡光学顕微鏡、PAS 染色、Mucicarmine 染色、免疫組織化学的所見や電子顕微鏡所見を総合
　　　して、嚢胞の発生由来を判定する。

　　（ⅰ）**Ectodermal cyst の診断**（本橋ら，2001）

　　　　ⓐ脳室系や脈絡叢との解剖学的連続性や、神経細胞、Glia 細胞の存在、電子顕微鏡上の Glia
　　　　　線維の存在や血管内皮の Fenestration などが参考となる。

　　　　ⓑMelanocyte（黒色素細胞）のような外胚葉由来組織の存在。

　　　　ⓒ免疫組織学的所見；S-100 タンパク陽性、GFAP 陽性。

　　（ⅱ）**Endodermal cyst の診断**（朝本ら，1999；本橋ら，2001）

　　　　ⓐ光学顕微鏡所見において上皮細胞が PAS 陽性。

　　　　ⓑ光学顕微鏡で Mucicarmine 陽性で粘液産生を示す杯細胞（goblet cell）の証明。

　　　　ⓒ筋、軟骨組織の存在。

　　　　ⓓ電子顕微鏡において基底膜（basement membrane）の存在や、上皮細胞内の分泌顆粒の存
　　　　　在。

　　　　ⓔEctodermal cyst の特徴がないこと。

　　　　ⓕCEA；陽性

　　（ⅲ）**Mesenchymal cyst の診断**（朝本ら，1999）

　　　　ⓐくも膜嚢胞（arachnoid cyst）とほぼ同義語。

　　　　ⓑ嚢胞壁がくも膜細胞からなることを光学顕微鏡および電子顕微鏡で証明。

2．上皮性囊胞 Epithelial cyst

1）概説
❶定義・概念
（ⅰ）上皮細胞を有する囊胞性病変をいう。
（ⅱ）非上皮性囊胞（arachnoid cyst）と対峙する概念（本橋ら，2001）。
❷名前の表記法（本橋ら，2001）
（ⅰ）発生由来がある程度想定できる場合➡Choroidal epithelial cyst、Ependymal epithelial cyst、Glioependymal epithelial cyst や Respiratory epithelial cyst など、想定部位＋Epithelial cyst と表現した方がよい。
（ⅱ）発生由来の想定が困難な場合➡Ectodermal epithelial cyst、あるいは Endodermal epithelial cyst と表記。
（ⅲ）不明なもの➡Epithelial cyst のみの表記。
❸組織起源（説）
（ⅰ）脳室上衣や脈絡叢などの神経上皮（neuroepithelium）由来説。
➡神経上皮由来の細胞が発生途中において突出、あるいは陥入して囊胞として遺残したとの説。
（ⅱ）消化管や器官上皮などと同様に内胚葉由来説。
❹組織学的所見
（ⅰ）1層の立方または円柱状の上皮細胞で、上皮細胞下によく発達した基底膜を認める。
（ⅱ）円柱上皮細胞層の下に結合組織層がある。
（ⅲ）線毛を有する細胞と、有しない細胞とがある。
（ⅳ）線毛を有しない細胞表面には Microvilli が存在し、その表面は Coating material で被覆されている。
（ⅴ）上皮細胞内に分泌顆粒（PAS、または Mucicarmine 陽性）や束状の Tonofilament（表皮有棘細胞内にみられる線維性構造物で、電子顕微鏡的に張原線維と呼ばれる）を認める。
❺免疫組織化学的所見
（ⅰ）Cytokeratine；陽性
（ⅱ）EMA（epithelial membrane antigen）；陽性

2）Ependymal cyst（上衣囊胞）
❶定義・概念
（ⅰ）通常、**基底膜は存在せず**、Ependymal cell が1層に配列する囊胞性病変をいう。
➡Ependymal cell は、くも膜下腔に直接接する部分以外は、基底膜により境されていない。
（ⅱ）神経外胚葉組織（neuroectodermal tissue）から派生した上皮層（epithelial lining）を含んでいる。
（ⅲ）Ectodermal origin（外胚葉起源）の囊胞の1つである。
❷好発年齢；成人（40歳代）に好発。

❸性別；女性に多い（男性：女性＝1：1.8）。

❹好発部位

（ⅰ）前頭葉に最も多く発生する。

（ⅱ）脳内から脳室の方に向かって発育する。

（ⅲ）左右別；左側に多い（65％）。

❺病理学的所見

（ⅰ）肉眼的所見

➡囊胞内容液は、清明、ミルク状、キサントクロミーなどさまざま。

（ⅱ）組織学的所見

ⓐ単層の上皮が基底膜を介さず Glia 組織に直接、接している。

ⓑ上皮細胞層、結合組織層、Glia 層の3層構造がみられる場合は Glioependymal cyst。

ⓒ通常、基底膜を認めない。

❻免疫組織化学的所見 (Abe ら, 1999)

（ⅰ）GFAP；陽性

（ⅱ）Cytokeratin；陰性

3） 内胚葉囊胞 Endodermal cyst

❶定義・概念

（ⅰ）囊胞壁が気管支上皮や腸管上皮に類似する上皮細胞からなる囊胞をいう。

（ⅱ）正常の内胚葉組織と連続性はない。

❷頻度；全中枢神経系腫瘍の 0.01％で、極めて稀。

❸名称

（ⅰ）Enterogenous cyst（腸囊胞）、Neurenteric cyst（神経腸囊胞）＊や Bronchogenic cyst（気管支囊胞）などを含む総称名。

（ⅱ）組織学的に軟骨や筋層組織が認められる場合には、Respiratory cyst や Enterogenous cyst と呼ばれる。

➡後頭蓋窩発生例では、Enterogenous cyst の報告が多い。

❹発生機序

➡胎生3週頃の外胚葉（脊索）と内胚葉（前腸）の分離不全のために、内胚葉組織が神経管内に取り残されることにより生じるとされている。

❺好発年齢

➡いずれの年齢層にも発生する。

（ⅰ）20～40 歳が最も多い。

（ⅱ）平均年齢；34 歳

❻性別；男性に多い（60％）(Bejjani ら, 1998)。

❼症状

（ⅰ）頭痛が最も多い。

（ⅱ）歩行障害

（ⅲ）運動麻痺

739

❽好発部位

（ⅰ）大部分は脊柱管内で、脊髄（下部頚髄〜上部胸髄に多い）前面（腹側）の硬膜下腔に発生する。

（ⅱ）頭蓋内発生は稀。

➡ほとんどが（90％）、**後頭蓋窩**。

ⓐ**脳幹前面**が最も多い（半数）。

ⓑ次いで、第4脳室内（21％）。

ⓒ小脳橋角部（17％）

❾外科的治療

（ⅰ）全摘出できれば再発はない。

➡一般に、囊胞は脳幹や周囲組織と癒着しており、全摘出は困難なことが多い。

（ⅱ）囊胞壁の開放；再発することがある。

❿病理学的所見

（ⅰ）肉眼的所見

➡囊胞内容液は、水様、ゼラチン様やチーズ様とさまざま。

（ⅱ）組織学的所見

ⓐ一層の円柱状あるいは立方状の上皮からなる。

ⓑ基底膜を認める。

ⓒ線毛やGoblet（杯細胞→ムチン産生）を認める。

ⓓ上皮細胞内に粘液が存在することがある。

ⓔ時に、扁平上皮化生を伴い、軟骨や筋層を伴うこともある。

⓫組織起源の同定

（ⅰ）組織内に軟骨を含む場合➡Respiratory cyst

（ⅱ）筋層組織を認め、PAS染色やMucicarmine染色で上皮細胞内の空胞に粘液が証明される場合➡Enterogenous cyst

⓬免疫組織化学的所見

（ⅰ）CEA；陽性

➡CEAは、内胚葉系由来の組織診断に有用。

（ⅱ）Cytokeratin；陽性

（ⅲ）EMA（epithelial membrane antigen）；陽性

（ⅳ）GFAP；陰性

➡Ependymal cystでは、GFAPは陽性。

⓭合併奇形；椎骨の形成異常（半椎体、二分脊椎）、脊椎破裂や腸管の奇形など。

第3章／バージョンアップ編

楽々講座 ＊【神経腸嚢胞 Neurenteric cyst】

①定義・概念
　①呼吸上皮、腸管上皮に類似したムチン産生細胞からなる囊胞性病変をいう。
　②Heterotopic(異所性)な腸管組織から派生した上皮層(epithelial lining)を含んでいる。
②頻度；中枢神経系腫瘍全体の0.01％で、極めて稀。
③名称；Enterogenous cyst(腸囊胞)とも呼ばれる。
④発生機序；胎生3週頃の外胚葉(脊索)と内胚葉(前腸)の分離不全により生じるとされている。
⑤特徴
　①東南アジアに多くみられる。
　②左側に多い。
⑥好発部位
　①頭蓋内は稀であるが、頭蓋内での好発部位は、脳幹前面や小脳橋角部の**後頭蓋窩(腹側)**の硬膜下腔(くも膜下腔)である。
　②通常、好発部位は下部頚髄～上部胸髄で、腹側の硬膜下腔。
⑦症状
　①平衡障害
　②頭痛
　③聴力障害
⑧免疫組織化学的所見；CEAが診断に有用で、陽性となる。

3．非上皮性囊胞 Non-epithelial cyst

➡くも膜囊胞(arachnoid cyst)

★好きなように使ってね！

❷❽腫大性脱髄病変 Tumefactive demyelinating lesions

❶定義・概念

（ⅰ）脳腫瘍に類似する画像所見を呈する脱髄疾患をいう。

➡すなわち、脳腫瘍と鑑別困難な脱髄疾患（demylinating diseases mimicking brain tumors, or brain tumor-like demyelinating lesions）。

（ⅱ）2 cm 以上の大きさの腫瘤性病変で、基本的には孤発性(Given ら，2004；Kim ら，2009；村上ら，2016)。

（ⅲ）側脳室周囲の白質に多発する(Cha ら，2001；Lucchinetti ら，2008)。

❷頻度

（ⅰ）年間、10 万人に 0.3 人。

（ⅱ）多発性硬化症患者 1,000 人に対して 1〜2 人(石川ら，2017)。

（ⅲ）種々の疾患の脳生検術例(Masu ら,2009)；0.09(22 年間の観察期間)〜0.3%(5 年間の観察期間)

❸名称

➡Transitional sclerosis(移行型硬化症)、急性限局性脱髄病変(脱髄性偽腫瘍)や、Myelinoclastic diffuse sclerosis(髄鞘崩壊びまん性硬化症)などと呼ばれる。

❹本疾患を呈する疾患

（ⅰ）多発性硬化症(multiple sclerosis；MS)

➡本疾患は、多発性硬化症(MS)によることが最も多い(Lucchinetti ら，2008)。

（ⅱ）急性散在性脳脊髄炎(acute disseminated encephalomylitis；ADEM)(745 頁の**図 3-30**)

（ⅲ）神経ベーチェット病(neuro-Behçet's disease)

（ⅳ）シェーグレン症候群(Sjögren syndrome)

（ⅴ）Monofocal acute inflammatory demylination(MAID)

❺好発年齢

（ⅰ）平均年齢；37 歳(Lucchinetti ら，2008；村上ら，2016)

（ⅱ）小児に発生することは極めて稀(Lucchinetti ら，2008)。

❻性別；女性に多い(Lucchinetti ら，2008；村上ら，2016)。

❼好発部位

（ⅰ）全体

ⓐテント上で、側脳室周囲の白質に好発する(Cha ら，2001；Given ら，2004；Lucchinetti ら，2008)。

ⓑ皮質(灰白質)や脳梁に伸展する傾向がある(Given ら，2004；Kiriyama ら，2011)。

➡脳梁に伸展し蝶型(butterfly confjgration)を呈する頻度は 12%(Lucchinetti ら，2008)

（ⅱ）各部位

ⓐLucchinetti らの報告(2008)

㋐前頭葉に最も多い(50%)。

㋑次いで、頭頂葉(43%)。

㋒以下、後頭葉、側頭葉の順。

ⓑKiriyama らの報告(2011)

㋐前頭葉に最も多い(43%)。

　　　　㋑次いで、側頭葉（29％）。

　　　　㋒以下、頭頂葉＝後頭葉（各14％）

❽症状

　（ⅰ）認知機能障害（cognitive dysfunction）；記憶障害や注意障害など。

　（ⅱ）頭痛

　（ⅲ）けいれん

　（ⅳ）その他；運動麻痺、感覚障害や視障害など。

❾脳血管造影

　（ⅰ）特徴的な所見はない。

　（ⅱ）腫瘍への栄養血管は認められない。

❿エックス線CT

　（ⅰ）単純CT

　　　➡低吸収域を呈することが多い（石川ら，2017）。

　（ⅱ）造影CT

　　ⓐ増強効果を示す。

　　ⓑ増強像の形状はさまざま。

　　　➡すなわち、リング状、びまん性、花冠状（garland-shaped）、あるいは辺縁型（marginal）など。

⓫MRI

　（ⅰ）単純MRI

　　ⓐ圧排所見（45〜71％の頻度）や脳浮腫像（77〜100％の頻度）を認める。

　　　➡腫瘍周囲に著明な浮腫を伴い、病変の大きさの割には圧排所見は軽い。

　　ⓑT1強調画像；比較的低信号

　　ⓒT2強調画像

　　　㋐高信号

　　　㋑Hypointense rim（低信号縁）を認める（45〜79％）（Lucchinetti ら，2008；Kiriyama ら，2011）。

　（ⅱ）造影MRI

　　ⓐ増強されるが、増強像の形状はさまざま。

　　ⓑ増強像の形状

　　　㋐リング状に増強されることが最も多い（Lucchinetti ら，2008）。

　　　　①完全なリング状に増強される（closed ring sign）（45.5％）（Lucchinetti ら，2008）。

　　　　②**Open ring sign**（リング開口徴候）

　　　　　◆Open ring signとは、一部が造影されない不完全なリング型、すなわち「C」型を呈しているものをいう（Masdeu ら，2000）。

　　　　　◆リングの開口部は、灰白質あるいは基底核の方に向いている（Masdeu ら，2000）。

　　　　　◆**White matter crescent sign**（白質三日月型徴候）とも呼ばれる。

　　　　　　➡白質に限局した三日月型陰影。

　　　　　◆本疾患に特徴とされているが、その出現頻度は22〜31％（Kiriyama ら，2011；Lucchinetti ら，2008）

　　　㋑次いで、不均一に増強される（Lucchinetti ら，2008）。

㋒ちなみに、リング状増強部は脱髄の先端部を表し、中心部の増強されない部分は炎症
　　　過程の慢性期を表しているとされている(Given ら，2004)。
（ⅲ）Diffusion tensor tractography（拡散テンソルトラクトグラフィー）(Masu ら，2009)
　　ⓐ本疾患による錐体路障害では、トラクトグラフィーは不完全ながらも保たれている。
　　　［理由］脱髄疾患では、一般に、急性期には髄鞘は崩壊されるが、軸索は晩期でも保たれて
　　　　いるので。
　　ⓑ一方、悪性脳腫瘍による白質での錐体路障害では、トラクトグラフィーは消失している。
⓬磁気共鳴スペクトロスコピー（magnetic resonance spectroscopy；MRS）
（ⅰ）NAA/Cr 比の低下（NAA の低下）(Cianfoni ら，2007；景山ら，2011)。
　　➡NAA（N-acetyl-aspartate）の低下は、神経組織の相対的体積の減少を意味する(Masu ら，
　　　2009)。
（ⅱ）Cho/Cr 比の増加（Cho の上昇）(Cianfoni ら，2007；景山ら，2011)。
　　➡Cho（Choline）の増加は、反応性の Astrogliosis（星状膠細胞増多症；星状膠細胞の増生）
　　　に伴う細胞膜の代謝回転の亢進を意味する(Masu ら，2009)。
　　※：Cr；Creatine
（ⅲ）Lactate の増加(Masu ら，2009)。
　　➡虚血に伴う乳酸産生の増加を意味する(Masu ら，2009)。
（ⅳ）Lipid の増加(Masu ら，2009)。
　　➡Lipid の増加は、髄鞘破壊中の脂質プロトン（lipid proton）の移動増加を意味する(Masu ら，
　　　2009)。
（ⅴ）グルタミン・グルタミン酸複合（glutamine/glutamate complex）の上昇(Cianfoni ら，2007；景山ら，
　　2011；真島ら，2017)。
　　➡グルタミンとグルタミン酸の増加は、神経細胞と Glia 細胞の両者の細胞崩壊を意味す
　　　る(Masu ら，2009)。
⓭単一フォトン断層撮影（single photon emission computed tomography；SPECT）
　➡^{201}Tl-chloride（塩化タリウム；^{201}Tl）による SPECT で高集積像（悪性神経膠腫でも高集積像
　　を呈する）(石川ら，2017)。
⓮局所脳血液量が低下している(Cha ら，2001；石川ら，2017)。
⓯脳腫瘍との鑑別
（ⅰ）しばしば困難（**図 3-30**）。
（ⅱ）脳血管造影所見による鑑別
　　➡悪性脳腫瘍では、Early venous filling（早期静脈描出）、A-V shunt（動静脈シャント）や
　　　腫瘍陰影がみられる。
（ⅲ）造影 CT や造影 MRI による鑑別
　　ⓐ脱髄疾患では、通常、活動期を過ぎれば造影されなくなる。
　　ⓑ急性限局性脱髄病変では、造影 MRI で Open ring sign を認める。
（ⅳ）MRS
　　ⓐ本疾患の MRS では、グルタミン・グルタミン酸複合（glutamine-glutamate）が上昇する
　　　ので、本疾患と悪性脳腫瘍との鑑別点になる(Cianfoni ら，2007)。

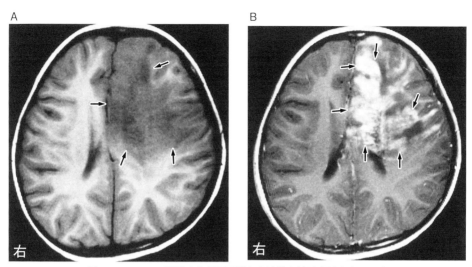

図 3-30. MRI で脳腫瘍と鑑別困難な急性散在性脳脊髄炎（ADEM）
A（単純 MRI）；左前頭葉に大きな低信号（→）、および圧迫所見を認める。
B（造影 MRI）；不均一に増強される（→）。

➡悪性脳腫瘍ではグルタミンとグルタミン酸の増加はみられない(Masu ら，2009)。
ⓑNAA や Cho は、本疾患と脳腫瘍との鑑別の指標とならない(Cianfoni ら，2007)。
　［理由］NAA の低下や Cho の増加（NAA/Cr 比の低下や Cho/Cr 比の増加）は脳腫瘍でもみられるので(Cianfoni ら，2007)。
（ⅴ）生検術

★好きなように使ってね！

ちょっとお耳を拝借

【脱髄疾患の MRI 所見】

①多発性硬化症

　➡大脳白質、脳幹、小脳や脊髄に多発性の輝度変化を認め、典型例では側脳室周囲の深部白質病変は側脳室壁と垂直方向に長い卵円形病変(ovoid lesion)を示す。

　ⓐ単純 MRI

　　◇T 1 強調画像；低信号

　　◇T 2 強調画像；高信号

　ⓑ造影 MRI

　　◇活動期には、結節状あるいはリング状に増強される。

　　◇急性限局性脱髄病変では、リング状に増強されることが多い。

②Neuro-Behçet 病

　ⓐ単純 MRI

　　◇T 1 強調画像；低信号

　　◇T 2 強調画像；高信号

　ⓑ造影 MRI；リング状に増強されることがある。

③急性散在性脳脊髄炎(ADEM)

　➡大脳皮質下白質、基底核、視床、脳幹、小脳、視神経や脊髄に、通常両側性に輝度変化を認める。所見は、対称性のことも非対称性のこともある。

　ⓐ単純 MRI

　　◇T 1 強調画像；低信号

　　◇T 2 強調画像；高信号

　ⓑ造影 MRI；活動期には増強されることがあるが、そのパターンはさまざま。

第**4**章

便 利 編

この章は、ベッドサイドや試験勉強の際に
役立つようにとの趣旨から設けました。
第2、3章で取りあげた項目については、
まとめ的な意味で"なまけもの編"として記載しました。
また、新しく"耳よりな情報編"を設けました。
これは、"なまけもの編"と
一部重複していますが、
"是非おさえておきたいポイント集"
という意味で設けました。是非ご活用下さい。

I．重症度および機能評価分類 ▼

1．意識レベルの評価法

1）成人の意識障害評価法
❶日本式昏睡尺度 Japan coma scale(JCS)（表 4-1）
❷Glasgow coma scale(GCS)（表 4-2）

表 4-1．Japan coma scale (太田, 2016)

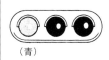
（青）

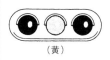
（黄）

Ⅰ．刺激しないでも覚醒している状態(1桁で表現)
　　(delirium, confusion, senselessness)
　1．大体意識清明だが、今1つはっきりしない。
　2．見当識障害がある。
　3．自分の名前、生年月日が言えない。
Ⅱ．刺激すると覚醒する状態—刺激を止めると眠り込む—
　　(2桁で表現)
　　(stupor, lethargy, hypersomnia, somnolence, drowsiness)
　10．普通の呼びかけで容易に開眼する。
　　〔合目的な運動(例えば、右手を握れ、離せ)
　　をするし言葉も出るが間違いが多い。〕*
　20．大きな声または体を揺さぶることにより開眼する。
　　〔簡単な命令に応ずる。例えば離握手〕*
　30．痛み刺激を加えつつ呼びかけを繰り返すと辛うじて開眼する。
　　*なんらかの理由で開眼できない場合
Ⅲ．刺激をしても覚醒しない状態(3桁で表現)
　　(deep coma, coma, semicoma)
　100．痛み刺激に対し、はらいのけるような動作をする。
　200．痛み刺激で少し手足を動かしたり、顔をしかめる。
　300．痛み刺激に反応しない。

　　註　R：Restlessness；I：Incontinence
　　　　A：Akinetic mutism, apallic state
　　例：100-I；20-R

（赤）

表 4-2．Glasgow coma scale (GCS) (Jennettら, 1977)

A．Eye opening（開眼）		B．Best verbal response（発語）		C．Best motor response（運動機能）	
Spontaneous（自発的に）	4	Orientated（見当識良好）	5	Obeys（命令に従う）	6
To speech（音声により）	3	Confused conversation（会話混乱）	4	Localises（痛み刺激部位に手足をもってくる）	5
To pain（疼痛により）	2	Inappropriate words（言語混乱）	3	Withdraws（逃避）	4
				Abnormal Flexion（異常屈曲）	3
Nil（開眼せず）	1	Incomprehensible sounds（理解不明の声）	2	Extends（四肢伸展反応）	2
		Nil（発語せず）	1	Nil（まったく動かさない）	1

A、B、C各項の評価の総和をもって意識障害の重症度とする。
すなわち、
　A＋B＋C＝3〜15
　Normal（正常）＝15、Deep coma（深昏睡）＝3

2）乳幼児の日本式昏睡尺度（表4-3）

表 4-3. 乳幼児の日本式昏睡尺度（坂本，1978）

Ⅰ．刺激しないでも覚醒している状態	
0．正常	
1．あやすと笑う。ただし不十分で声を出して笑わない。	（　1）
2．あやしても笑わないが視線は合う。	（　2）
3．母親と視線が合わない。	（　3）
Ⅱ．刺激すると覚醒する状態（刺激を止めると眠り込む）	
1．飲み物を見せると飲もうとする。あるいは、乳首を見せればほしがって吸う。	（ 10）
2．呼びかけると開眼して目を向ける。	（ 20）
3．呼びかけを繰り返すと辛うじて開眼する。	（ 30）
Ⅲ．刺激をしても覚醒しない状態	
1．痛み刺激に対し、はらいのけるような動作をする。	（100）
2．痛み刺激で少し手足を動かしたり顔をしかめたりする。	（200）
3．痛み刺激に反応しない。	（300）

2．体表面積のノモグラム（図4-1）

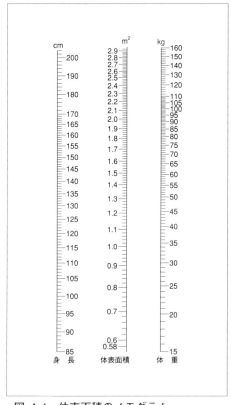

図 4-1. 体表面積のノモグラム（金井ら，2002）

第4章／便利編

3．徒手筋力テストの評価法 Grading and recording of muscle strength（表4-4）

表 4-4．徒手筋力テストの評価法（長谷川，1993）

5（正常；normal）	年齢、性別および体格からみて、健常側の同名筋と比較して正常と考えられるもの（強い抵抗を与えても、完全に運動できる）。
4（優；good）	正常より弱いが、抵抗に打ち勝って運動できる。
3（良；fair）	重力に抗して関節の全可動域の運動は可能であるが、抵抗を加えるとできないもの。
2（不良；poor）	重力を除去した位置で行えば、全領域の運動が可能なもの。
1（痕跡；trace）	関節の動きはないが、筋肉の収縮は認めるもの。
0（ゼロ；zero）	関節の運動はもちろん、筋肉の収縮もまったくみられないもの。

①5段階で評価する。
②すなわち、正常の筋力を5/5とし、低下により4/5、3/5、…、0/5と評価、記録する。

4．髄芽腫の病期分類（Chang ら，1969）

T_1		腫瘍の直径は3cm未満。腫瘍は小脳虫部および第4脳室天蓋の中心部に限局し、小脳半球に認めることは稀。
T_2		腫瘍の直径は3cm以上。腫瘍は1カ所の周辺構造へ浸潤しているか、あるいは第4脳室を一部充満している。
T_3	T_{3a}とT_{3b}に細分類される。	
	T_{3a}	腫瘍は2つの近接組織へ浸潤しているか、あるいは中脳水道、Magendie孔やLuschka孔への伸展を伴って第4脳室を完全に充満している。したがって著明な水頭症を認める。
	T_{3b}	腫瘍は第4脳室底あるいは脳幹部から発生し、第4脳室を充満している。
T_4		腫瘍は中脳水道を経て第3脳室や中脳へ拡がっているか、あるいは上位頸髄へ伸展している。
M_0		くも膜下腔への播種や血行性転移が認められない。
M_1		髄液中に光顕上腫瘍細胞が認められる。
M_2		肉眼的にわかる結節性の播種が小脳および大脳のくも膜下腔、あるいは第3脳室や側脳室に認められる。
M_3		肉眼的にわかる結節性の播種が脊髄くも膜下腔に認められる。
M_4		神経管外（中枢神経外）転移を認める。

T；原発性腫瘍で、腫瘍の大きさおよび浸潤程度によりT_1、T_2、T_3、およびT_4に再分類する。
M；転移を表す。転移の程度によりM_0、M_1、M_2、M_3、およびM_4に再分類する。

5．下垂体腺腫の海綿静脈洞浸潤に関する病期分類（図4-2）

Grade 0	正常で、腫瘍が内頸動脈の内側の接線を越えていないもの。
Grade 1	腫瘍は内頸動脈の内側の接線を越えているが、中心線は越えていないもの。
Grade 2	腫瘍は中心線を越えているが、外側の接線は越えていないもの。
Grade 3	腫瘍が外側の接線を越えているもの。
Grade 4	腫瘍が内頸動脈を巻き込んでいるもの。

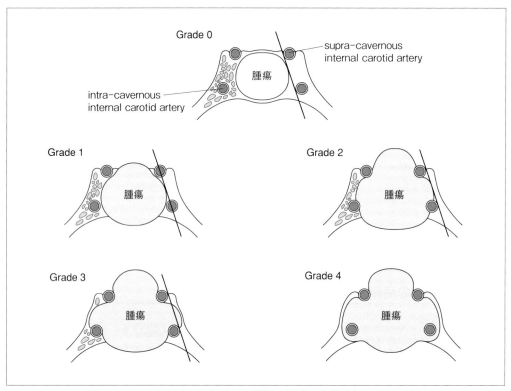

図 4-2. 下垂体腺腫の海綿静脈洞浸潤に関する病期分類(Knosp ら, 1993)

6. Performance status

1) Karnofsky's performance scale(Karnofsky ら, 1949)

日常活動を営むことができ、働くこともできる。特別な看護を必要としない。	100%	正常で、訴えはまったくない。病気をまったく認めない。
	90%	疾患による軽い症状や徴候はあるが、日常活動を営むことはできる。
	80%	かなりの症状や徴候はあるが、努力により日常活動は可能。
家庭での生活はできるが、働くことはできない。大部分の人は、自分自身に必要なことはできるが、種々の程度の介助が必要。	70%	自分自身の世話はできるが、日常活動や活動的な仕事はできない。
	60%	自分に必要なことはできるが、時々介助が必要である。
	50%	かなりの介助が必要であり、頻回に医学的管理が必要。
自分自身に対して世話をすることはできない。施設あるいは病院での管理が必要。病気は急速に進行する可能性がある。	40%	身体が不自由で、特別な管理や介助が必要。
	30%	重篤な身体障害がある。死は差し迫ってはいないが、入院が指示される。
	20%	非常に重症で、入院・積極的な治療が必要。
	10%	瀕死の状態で、致死的な過程が急速に進行している。
	0%	死亡

2）Eastern Cooperative Oncology Group（ECOG）performance status（Shipp ら，1993）

0	無症状
1	症状はあるが、歩行可能。
2	臥床しているが、臥床時間は1日の半分未満。
3	1日の半分以上、臥床。
4	1日中臥床し、日常の生活に介助が必要。

> ①ECOG が 0 あるいは 1 ➡歩行可能（ambulatory）で、Karnofsky score 80%以上に相当。
> ②ECOG が 2，3 あるいは 4 ➡歩行不能（not ambulatory）で、Karnofsky score 70%以下に相当。

7．Barthel index（Barthel 指数）（Mahoney ら，1965）

❶10 項目の評定からなっている。

❷それぞれの項目について、「独力で行うことができる」、「援助が必要」、および「できない」のいずれであるかを判定する。

❸該当する得点を選び、それらを合計する。

（ⅰ）最高点は 100 点である。

（ⅱ）判定（武富，1990）

　ⓐ60 点以上➡家庭復帰か短期入院。

　ⓑ20～60 点まで➡なんらかの介助が必要。

　ⓒ20 点以下➡全介助

項目	点数 Score		定義 Definition
1．食事（もし食べ物を切る必要があるならば） Feeding (if food needs to be cut＝help)	10	自立 (independent)	・届く範囲内に食べ物が置かれているとき、自分自身で盛り皿やテーブルから食べ物を取って食べることができる。 ・必要ならば、補助具を身につけなければならないし、食べ物を細かく刻んだり、塩やコショウを使用したり、バターを塗り広げたりしなければならない。 ・食事を妥当な時間内に成し遂げなければならない。 The patient can feed himself a meal from a tray or table when someone puts the food within his reach. He must put on an assistive device if this is needed, cut up the food, use salt and pepper, spread butter, etc. He must accomplish this in a reasonable time.
	5	介助 (with help)	・上に挙げたような食べ物を切ったりすることなどに関して、誰かの介助が必要。 Some help is necessary (with cutting up food, etc., as listed above).
2．車椅子からベッドへの移乗および戻り（ベッドでの起き上がりを含む） Moving from wheelchair to bed and return (includes sitting up in bed)	15	自立 (independent)	以下のすべての動作が自立で可能。 ・患者は自分の車椅子を安全にベッドに近づけることができる。 ・車椅子のブレーキをかけることができる。 ・足台を持ち上げることができる。 ・安全にベッドへ移れ、ベッドで臥位になることができ、ベッド脇に腰を掛けることができる。 ・車椅子の位置を変えることができ、必要ならば、安全にベッドから車椅子に乗り換え、そして車椅子に戻ることができる。 Independent in all phases of this activity. Patient can safely approach the bed in his wheelchair, lock brakes, lift footrests, move safely to bed, lie down, come to a sitting positon on the side of the bed, change the position of the wheelchair, if necessary, to transfer back into it safely, and return to the wheelchair.

2．車椅子からベッドへの 移乗および戻り（ベッドでの起き上がりを含む） Moving from wheelchair to bed and return (includes sitting up in bed)	10	介助 （with help）	・上記のいくつかの動作において、最小限の介助が必要である。 ・あるいは、患者は、上記の動作の1つ、またはより多くの部分を安全に行うために、指示や見守りが必要。 Either some minimal help is needed in some step of this activity or the patient needs to be reminded or supervised for safety of one or more parts of this activity.
	5	介助 （with help）	・他人の介助なしで座位をとることはできるが、ベッドから起き上がらせることが必要。 ・また、車椅子に移乗する場合には、かなりの介助が必要。 Patient can come to a sitting position without the help of a second person but needs to be lifted out of bed, or if he transfers with a great deal of help.
3．本人の身支度（洗顔、整髪、髭剃り、歯磨き） Personal toilet (wash face, comb hair, shave, clean teeth)	5	自立 （independent）	・手や顔を洗ったり、整髪したり、歯を磨いたり、髭を剃ったりすることができる。 ・どんな種類のかみそりを使ってもよいが、介助なしでかみそりの刃をつけたり、電気かみそりをプラグに差し込むことができなければならない。またかみそりを引き出しや戸棚から取り出すことができなければならない。 ・女性は、必要ならば化粧をしなければならないが、髪を編んだり整えたりする必要はない。 Patient can wash hands and face, comb hair, clean teeth, and shave. He may use any kind of razor but must put in blade or plug in razor without help as well as get it from drawer or cabinet. Female patients must put on own make-up, if used, but need not braid or style hair.
	0	介助 （with help）	
4．トイレへの出入り（衣服の扱い、拭く、水流しを含む） Getting on and off toilet (handling clothes, wipe, flush)	10	自立 （independent）	・介助なしで、トイレへの出入り、衣類を緩めたり締めたり、衣服が汚れないようにしたり、トイレットペーパーを使用したりすることができる。 ・必要ならば、支持のために壁の手すりやほかの安定した物を使用してもよい。 ・トイレの代わりに便器を使う必要があるならば、便器を椅子の上に置いたり、便器を空にしたり、便器をきれいにしたりすることができなければならない。 Patient is able to get on and off toilet, fasten and unfasten clothes, prevent soiling of clothes, and use toilet paper without help. He may use a wall bar or other stable object for support if needed, if it is necessary to use a bed pan instead of a toilet, he must be able to place it on a chair, empty it, and clean it.
	5	介助 （with help）	・不安定なため介助が必要。 ・あるいは衣類の扱いやトイレットペーパーの使用で介助が必要。 Patient needs help because of imbalance or in handling clothes or in using toilet papaer.
5．自身の入浴 Bathing self	5	自立 （independent）	・浴槽に入る、シャワーを使用する、あるいは、入浴の代わりにタオルで身体全体を拭いてもよい。 ・どんな方法を用いてもよいので、これらのすべてを介助なしで可能。 Patient may use a bath tub, a shower, or take a complete sponge bath. He must be able to do all the steps involved in whichever method is employed without another person being present.
	0	介助 （with help）	

項目	点数	自立/介助	説明
6．平面歩行(あるいは歩行不能の場合は車椅子操作) Walking on level surface (or if unable to walk, propel wheelchair)	15	自立 (independent)	・介助や見守りなしで、少なくとも50ヤード(≒46 m)歩くことができる。 ・歩行に際しては装具(brace)または義肢を着けてもよい。そして松葉杖、杖(cane)や歩行器(車輪付きの歩行器を除く)を使用してもよい。 ・装具を使用する場合には、立位や座位で開・閉錠ができ、必要な補助器具を使用する位置に装着できなければならない。そして座位時には補助器具を片づけることができなければならない(装具の着脱は '更衣'の項で採点する)。 Patient can walk at least 50 yards without help or supervision. He may wear braces or prostheses and use crutches, canes, or a walkerette but not a rolling walker. He must be able to lock and unlock braces if used, assume the standing position and sit down, get the necessary mechanical aides into position for use, and dispose of them when he sits (Putting on and taking off braces is scored under dressing).
	10	介助 (with help)	・上記のいずれかの行動に介助や見守りが必要であるが、軽介助で少なくとも50ヤード(≒46 m)歩行できる。 Patient needs help or supervision in any of the above but can walk at least 50 yards with a little help.
6a．車椅子操作 *歩行不能の場合のみ採点 Propelling a wheelchair *score only if unable to walk	5*	自立 (independent)	・歩行できないが、車椅子を自分で操作することができる。 ・車椅子で角を曲がったり、方向転換したり、机、ベッドやトイレなどのところへ移動することができなければならない。 ・少なくとも50ヤード(≒46 m)車椅子を移動できなければならない。 ・歩行で採点した場合には、この項を採点してはならない。 If a patient cannot ambulate but can propel a wheelchair independently. He must be able to go around corners, turn around, maneuver the chair to a table, bed, toilet, etc. He must be able to push a chair at least 50 yards. Do not score this item if the patient gets score for walking.
	0*	介助 (with help)	
7．階段昇降 Ascend and descend stairs	10	自立 (independent)	・介助や見守りなしで、安全に階段の昇降ができる。 ・必要な場合には、手すり、杖あるいは松葉杖を使ってもよいし、使うべきである。 ・階段の昇降に際して、杖や松葉杖を携えることができなければならない。 Patient is able to go up and down a flight of stairs safely without help or supervision. He may and should use handrails, canes, or crutches when needed. He must be able to carry canes or crutches as he ascends or descends stairs.
	5	介助 (with help)	・上記の項目のいずれか1つを行うのに、介助や見守りを必要とする。 Patient needs help with or supervision of any one of the above items.
8．着付け(含；靴ひもを結ぶ、留め具を締める) Dressing (includes tying shoes, fastening fasteners)	10	自立 (independent)	・すべての衣類を着たり、脱いだり、締めたりすることができ、また靴ひもを結ぶことができる(靴ひもの代替品を使う必要がない限り)。コルセットや装具が用いられている場合には、これらの着脱や締め付けも含む。 ・サスペンダー(ズボンつり)、ローファー型の靴(靴ひもを結ぶ必要のない靴)や前開きの服装のような特別な衣類は、必要な場合には使用してもよい。 Patient is able to put on and remove and fasten all clothing, and tie shoe laces (unless it is necessary to use adaptations for this). The activity includes putting on and removing and fastening corset or braces when these are prescribed. Such special clothing as suspenders, loafer shoes, dresses that open down the front may be used when necessary.

8. 着付け(含;靴ひもを結ぶ、留め具を締める) Dressing (includes tying shoes, fastening fasteners) (unless it is necessary to use adaptations for this) (細かい着方まで必要条件としない)	5	介助 (with help)	・すべての衣類を着たり、脱いだり、締めたりするのに介助が必要。 ・少なくとも半分は自分で行うことができなければならない。 ・妥当な時間内に成し遂げなければならない。 Patient needs help in putting on and removing or fastening any clothing. He must do at least half the work himself. He must accomplish this in a reasonable time.
			・婦人は、ブラジャーやガードルを着用するように決められていないのならば、これらの使用に関して採点される必要はない。 Women need not be scored on use of a brassiere or girdle unless these are prescribed garments.
9. 排便コントロール Controlling bowels	10	自立 (independent)	・排便をコントロール(自制)することができ、そして失敗がない。 ・必要なときに坐薬を使用したり、浣腸したりすることができる(排便訓練を受けた脊髄損傷患者)。 Patient is able to control his bowels and have no accident. He can use a suppository or take an enema when necessary (as for spinal cord injury patients who have had bowel training).
	5	介助 (with help)	・坐薬の使用や浣腸に際して介助を必要とするし、あるいは、時に失敗する。 Patient needs help in using a suppository or taking an enema or has occasional accidents.
10. 排尿コントロール Controlling bladder	10	自立 (independent)	・日夜、排尿をコントロール(自制)することができる。 ・排尿用具や蓄尿袋を着用している脊髄損傷患者は、自分でそれらを身につけ、蓄尿袋をきれいに空にすることができなければならないし、絶えず乾燥状態にしておくことができなければならない。 Patient is able to control his bladder day and night. Spinal cord injury patients who wear an external device and leg bag must put them on independently, clean and empty bag, and stay dry day and night.
	5	介助 (with help)	・時々漏らしたり、あるいは便器(おまる)を待つことができない。 ・あるいはトイレへ行くのに間に合わないし、または排尿用具に関しては介助が必要。 Patient has occasional accidents or cannot wait for the bed pan or get to the toilet in time or needs help with an external device.

第4章／便利編

8．片麻痺機能テスト—Brunnstrom's recovery stage—

❶わが国で、広く用いられている片麻痺回復評価法である。

❷随意性喪失➡共同運動出現➡共同運動➡共同運動逸脱➡分離運動優位➡協調運動、の6段階を基準とする。

1）肩と肘（上肢）の回復段階—Brunnstrom's recovery stage of shoulder and elbow movements—(Brunnstrom, 1966；Brunnstrom, 1970)

回復段階1；初期段階 （Recovery stage 1；Initial stage）	・患肢の随意運動なし。 ・受動的運動に対してほとんど、あるいはまったく筋肉の抵抗はない。 No voluntary movement of the affected limb. Little or no muscular resistance to movement.
回復段階2 （Recovery stage 2）	・基本的な四肢の共同運動*またはそれらの要素が、連合反応**か患者自身の随意的共同運動によって出現。 ・上肢の屈筋共同運動の要素が、通常、伸筋共同運動の要素よりも先に出現する。 ・痙縮が発現しつつあるが、著明ではない。 Basic limb synergies or some of their components make their appearance either as weak associated reactions or on voluntary attempt to move by patient. Components of the flexor synergy of the upper limb usually appear before components of the extensor synergy. Spasticity is developing but may not be very marked.
回復段階3 （Recovery stage 3）	・基本的な四肢の共同運動またはそれらの要素は随意的に行われ、そして明確な関節運動を示せるように十分発達している。 ・痙縮は強くなり、この Stage で著明となる可能性がある。 The basic limb synergies or some of their components are performed voluntary and are sufficiently developed to show definite joint movements. Spasticity has increased, and during this stage it may become marked.
回復段階4 （Recovery stage 4）	・Stage 3 を超えてよくなると、痙縮は減少し始める。そして基本的な四肢の共同運動から逸脱したいくつかの運動の組み合わせが利用できるようになる。 ・比較的マスターしやすい3つの運動の組み合わせは、Stage 4 のテストとして選ばれる。 　①手背を腰部に置く。 　②肘を伸ばした状態で、上腕を前方水平の位置に挙上する。 　③肘を 90°屈曲して、前腕の回内・回外運動を行う。 When the patient progresses beyond Stage 3, spasticity begins to decrease, and some movement combinations that deviate from the basic limb synergies become available. Three movement combinations that are comparatively easy to master have been selected for testing in Stage Four. 　①Placing the dorsum of the hand in the lumbar region. 　②Elevation of the arm to a forward-horizontal position with the elbow extended. 　③A pronation-supination movement with the elbow at 90 degrees.
回復段階5 （Recovery stage 5）	・この Stage は、基本的な四肢の共同運動から比較的独立した運動ができるのが特徴で、痙縮は弱くなっている。 ・さらに難しい運動の組み合わせが行えるようになり、そしてある個々の関節運動もうまくできることもある。 ・Stage 4 と 5 との間に境界線を引くことは困難である。 ・Stage 5 の代表的運動として、以下の3つの運動が選ばれる。 　①肘は伸展位で、前腕は回内位にして上腕を側方水平位まで挙上する。 　②肘を伸展位に保持した状態で、上腕を前方・頭上に挙上する。 　③肘は伸展位で、前腕の回内・回外運動をする。 A relative independence of the basic limb synergies characterizes this stage, and spasticity is waning. More difficult movement combinations can be performed, and certain individual joint movements may succeed. The borderline between Stages 4 and 5 is difficult to draw. Three movements have been chosen to represent Stage 5. 　①Raising the arm to a side-horizontal position with the elbow extended and the forearm pronated. 　②Raising the arm forward and overhead, keeping the elbow extended. 　③Pronation-supination with the elbow extended.

757

回復段階6 (Recovery stage 6)	・関節の分離運動は自由に可能。すなわち、健側と同じように患側でもできるようになる。 ・一般に、運動は協調して上手にできるようになり、運動は正常かほぼ正常に近い状態にできる。 Isolated joint movements are now freely performed, that is, as well on the affected as on the unaffected side. In general, movements are well coordinated and appear normal or near normal.

〔上肢の屈筋共同運動 Flexor synergy of upper limb〕
①以下の要素からなる。
　①肘の鋭角度の屈曲、②前腕の完全な回外、③肩関節の90°外転、④肩関節の外旋、⑤肩甲帯の後退と挙上。
②肘屈曲は、上肢の屈筋共同運動の最強の要素として出現する。
〔上肢の伸筋共同運動 Extensor synergy of upper limb〕
①以下の要素からなる。
　①肘の完全な伸展、②前腕の完全な回内、③身体の前面での上腕の内転、④上腕の内旋、⑤やや前方に伸ばした位置での肩甲帯の固定。
②上肢の伸筋共同運動の最も強い要素は、大胸筋(上腕の内旋と身体の前面での上腕の内転を行う)である。
*共同運動(synergy movement)とは、1つの筋のみを働かすことができず、1肢の筋全体が働き、上肢あるいは下肢全体が動くことをいう(松澤, 2005)。
**連合反応(associated reaction)とは、健側肢の筋を強く働かすことにより、その影響が患側肢に及び、患側肢の筋収縮が起こることをいう(松澤, 2005)。

2）手指の回復段階—Brunnstrom's recovery stage of individual finger movements—(Brunnstrom, 1966 ; Brunnstrom, 1970)

段階1 (Stage 1)	弛緩性麻痺 Flaccidity
段階2 (Stage 2)	手指の有効な屈曲はほとんど、あるいはまったくない。 Little or no active finger flexion.
段階3 (Stage 3)	指の集団屈曲は可能；鉤形握りはできるが、離すことは不可；手指の随意的伸展は不可；反射による手指伸展はおそらく可能。 Mass grasp ; use of hook grasp but no release ; no voluntary finger extension ; possibly, reflex extension of digits.
段階4 (Stage 4)	横つかみは可能で、拇指の動きにより離すことは可能；半随意的な手指伸展は小範囲で可能。 Lateral prehension, release by thumb movement ; semivoluntary finger extension, small range.
段階5 (Stage 5)	対向つまみは可能で、おそらく筒握りや球握りも可能であるが、不器用で、実用的使用は限定的；随意的な手指の集団伸展は可能であるが、その範囲は一定でない。 Palmer prehension, possibly cylindrical and spherical grasp, awkwardly performed and with limited functional use ; voluntary mass extension of digits, variable range.
段階6 (Stage 6)	統率下ですべての握りが可能；技量は改善している；手指の随意的伸展は全可動域で可能；個々の手指の運動もできるが、反対側(健側)よりも正確さは劣る。 All prehensile types under control ; skills improving ; full-range voluntary extension of digits ; individual finger movements present, less accurate than on opposite side.

①握りの種類を困難さの順に挙げると、「鉤形握り(hook grasp)」が最も簡単で、「球握り(spherical grasp)」が最も難しい。
②各握り方の検査法
　①鉤形握り(hook grasp)；ハンドバッグ(約900 g)を提げて保持できるか否かを検査する。
　②横つかみ(lateral prehension)；小さな物、例えば拇指と示指の橈側の間でカードをつまめるか否かを検査する。
　③対向つまみ(palmer prehension)；拇指と他の指との対向運動により、小さい物をつかめるか否かを検査する。
　④筒握り(cylindrical grasp)；ジャー(jar)やMug(取っ手のついた円筒形の大型カップ)のような大きい物を拾い上げたり、握ったりできるか否かを検査する。
　⑤球握り(spherical grasp)；ボールを握る、離すのに加えて、ボールを受けたり、投げたりできるか否かを検査する。
③鉤形握りのテストには、握った手を開くことは必要とされないが、その他の握りのテストには、握ることと、手を開くことの両方が必要。

第 4 章／便利編

3）下肢の回復段階─Brunnstrom's recovery stage of lower limb movements─

(Brunnstrom, 1966；Brunnstrom, 1970)

段階 1 (Stage 1)	弛緩性麻痺 Flaccidity
段階 2 (Stage 2)	下肢の随意運動がわずかに可能。 Minimal voluntary movements of the lower limb.
段階 3 (Stage 3)	座位と立位で股関節・膝関節・足関節の屈曲が可能。 Hip-knee-ankle flexion in sitting and standing.
段階 4 (Stage 4)	座位で、床の上に足を滑らせながら、膝屈曲が 90°以上可能；座位で足（踵）を床につけたままで、足関節の随意的背屈が可能。 Sitting, knee flexion beyond 90 degrees with the foot sliding backward on the floor；voluntary dorsiflexion of the ankle without lifting the foot off the floor.
段階 5 (Stage 5)	立位、股関節伸展位あるいはそれに近い状態で、体重を負荷していないで膝の屈曲が分離運動として可能；立位、膝は伸展位で、踵を少し前方に出して、足関節の背屈が分離運動として可能。 Standing, isolated nonweight-bearing knee flexion, hip extended or nearly extended；standing, isolated dorsiflexion of the ankle, knee extended, heel forward in a position of a short step.
段階 6 (Stage 6)	立位で、骨盤の挙上範囲を超えて股関節の外転が可能（身体を真っ直ぐにして立ち、骨盤を水平位に保って足趾を正面に向けたまま、下肢の外転が可能）；座位で、半腱膜様筋および大腿二頭筋の交互収縮により、膝で下腿の内旋・外旋が、足関節の内反および外反を伴って可能。 Standing, hip abduction beyond range obtained from elevation of the pelvis；sitting, reciprocal action of the inner and outer hamstring muscles, resulting in inward and outward rotation of the leg at the knee, combined with inversion and eversion of the ankle.

〔下肢の屈筋共同運動 Flexor synergy of lower limb〕
 ①以下の要素からなる。
  ①足趾の背屈、②足関節の背屈と内反、③膝の約 90°屈曲、④股関節の屈曲、⑤股関節の外転と外旋。
 ②股関節屈曲は、下肢の屈筋共同運動の最強の要素として出現する。
〔下肢の伸筋共同運動 Extensor synergy of lower limb〕
 ①以下の要素からなる。
  ①足趾の底屈（一定でなく、母趾は伸展することもある）、②足関節の底屈と内反、③膝の伸展、④股関節の伸展、⑤股関節の内転と内旋。
 ②下肢の伸筋共同運動は、膝において強く現れる。

9．日常生活動作 Activity of daily living（ADL）（表 4-5）

表 4-5．日常生活動作による成績評価判定法（高血圧性脳出血の外科的治療に関する Grading 作製委員会, 1986）

ADL Ⅰ	ほとんど正常に回復したもの（社会復帰可能）
ADL Ⅱ	日常生活はほとんど自力で可能（一部社会復帰可能）
ADL Ⅲ	日常生活は可能だが他人の助けを必要とする（社会復帰は困難）
ADL Ⅳ	寝たきり
ADL Ⅴ	植物状態
死亡	

759

10. 顔面神経機能の評価法

\multicolumn{3}{c}{顔面神経機能の評価 House-Brackmann grade（House ら，1985）}
重症度	障害程度	所見
Grade I	正常	異常なし。
Grade II	軽症	軽度の麻痺を認める。閉眼可能。
Grade III	中等症	明らかな麻痺はある。努力すれば完全に閉眼可能。
Grade IV	比較的重症	明らかな麻痺はある。完全に閉眼することは不可能。
Grade V	重症	認められる動きはほとんどない。 安静時においても顔面は非対称。
Grade VI	完全麻痺	顔面の動きはまったく認められない。

11. 治療効果の判定―有効度の表現法―（日本脳神経外科学会・日本病理学会編，2010）

著効 Complete response（CR）	測定可能病変または評価可能病変が消失し、かつその状態が4週間以上継続したもの。
有効 Partial response（PR）	①2方向測定可能病変の積の総和が全体として50%以上縮小するとともに、腫瘍による二次的病変の増悪もなく、かつその状態が4週間以上継続したもの。 ②評価可能病変が明らかに50%以上改善し、腫瘍による二次的病変の増悪もなく、かつその状態が4週間以上継続したもの。
不変 No change（NC）	①2方向測定可能病変の積の総和が全体として50%未満の縮小、または25%未満の増大があるが、腫瘍による二次的病変の増悪もなく、かつその状態が4週間以上継続したもの。 ②評価可能病変がPRの条件を満たさないが、腫瘍による二次的病変の増悪もなく、かつその状態が4週間以上継続したもの。
進行 Progressive disease（PD）	①測定可能病変の積の総和が25%以上増大したもの。 ②評価可能病変が明らかに増悪したもの。 ③新病変の出現したもの。

Ⅱ. なまけもの編

1．びまん性星細胞腫 Diffuse astrocytoma

❶びまん性星細胞腫は、正常の星状膠細胞からなる細胞がびまん性に増殖する腫瘍で、境界不鮮明な充実性の腫瘍。
❷従来、星細胞腫（low-grade astorcytoma）と呼ばれていたものが、2000年のWHO分類改訂で'びまん性星細胞腫（diffuse astrocytoma）'と改名された。
❸典型例では、脳表に露出している。
❹浸潤性格を有する。
❺成人の大脳半球と小児の脳幹や小脳や視路に好発。
❻小脳の星細胞腫
　（ⅰ）神経膠腫の中で最も良性な腫瘍。
　（ⅱ）囊胞性のものが多く、その壁に腫瘍細胞が集まっている結節、すなわち、壁在結節（mural nodule）がある。
❼遺伝子解析
　（ⅰ）*IDH*（isocitrate dehydrogenase）、*TP53*、X連鎖αサラセミア・精神遅滞症候群（alpha thalassemia/mental retardation syndrome X-linked；*ATRX*）の遺伝子変異を同時にもつ。
　（ⅱ）一方、テロメア逆転写酵素（telomerase reverse transcriptase；*TERT*）の遺伝子変異は稀。
❽予後
　（ⅰ）比較的良好。
　（ⅱ）手術による摘出率が高くなると生存率は高くなる。
　（ⅲ）*IDH*変異のあるものの予後は、*IDH*変異のない野生型より明らかに良好。

2．退形成性（悪性）星細胞腫 Anaplastic（Malignant）astrocytoma

❶退形成が明らかで、増殖能が亢進している星細胞腫をいう。
❷好発年齢
　（ⅰ）30～79歳で、幅広くみられる（本邦）。
　（ⅱ）*IDH*遺伝子変異例の平均年齢は、びまん性星細胞腫とほぼ同様。
❸遺伝子解析；*IDH*遺伝子や*TP53*遺伝子の変異を認める。
❹予後
　（ⅰ）不良
　（ⅱ）*IDH*遺伝子変異のない野生型の予後は悪く、膠芽腫に似た臨床経過をとる傾向にある。

3．膠芽腫 Glioblastoma

❶星状膠細胞由来の極端に未分化な腫瘍。
❷成人の代表的な原発性の悪性腫瘍。

❸分類

（ⅰ）一次性膠芽腫（primary glioblastoma＝De novo gliobastoma）

　　ⓐ前駆病変を認めず、初発時に膠芽腫（glioblastoma）の病理像を呈するものをいう。

　　ⓑ高齢者に多い。

　　ⓒ*IDH* 遺伝子変異のない野生型。

　　ⓓ臨床経過が短く、予後は極めて不良。

（ⅱ）二次性（続発性）膠芽腫（secondary glioblastoma）

　　ⓐ星細胞腫の先行性病変が経過中に膠芽腫へと悪性転化するものをいう。

　　ⓑより若年者に多い。

　　ⓒ*IDH* 遺伝子変異や *TP53* 遺伝子変異を高率に認める。

❹発生部位は深部白質であり、脳表に露出することは少ない。

❺浸潤性格が強く、前頭葉から脳梁（corpus callosum）を介して、反対側の大脳半球に蝶型（butterfly shape）に発育することがある。

　➡脳梁を介して反対側の大脳半球に進展するものは *IDH* 変異のない野生型にみられる。

❻易出血性で、しばしば腫瘍内出血を認める。

❼遺伝子解析による性差

（ⅰ）野生型➡男性に多い。

（ⅱ）*IDH* 遺伝子変異例➡男女差は、ほぼない。

❽世界的な標準治療は、手術による腫瘍の最大摘出、および Temozolomide 同調放射線療法と Temozolomide 維持療法。

❾肉眼的にも組織学的にも多彩な像を呈する。

❿遺伝子解析

（ⅰ）*IDH* 遺伝子

　　ⓐ膠芽腫は *IDH* 遺伝子変異のない野生型が圧倒的に多い。

　　　➡野生型は、従来の一次性膠芽腫に相当。

　　ⓑ*IDH* 遺伝子変異のある膠芽腫は、多くはびまん性星細胞腫や退形成性星細胞腫から悪性転化したもの。

　　　➡従来の二次性膠芽腫に相当。

（ⅱ）*IDH* 遺伝子変異や 1p/19q 欠失を伴わないテロメア逆転写酵素（*TERT*）遺伝子変異を高率に認める。

（ⅲ）X 連鎖 α サラセミア・精神遅滞症候群（*ATRX*）遺伝子の変異を伴うことは稀。

⓫予後は不良。

⓬神経管外転移

（ⅰ）稀

（ⅱ）転移部位としては、肺・胸膜が最も多い。

4．毛様細胞性星細胞腫 Pilocytic astrocytoma

❶毛様の細長い突起をもつ双極または単極の紡錘形細胞からなる星細胞腫をいう。

第4章／便利編

❷分類
（ⅰ）Juvenile type（若年型）
➡毛様の細長い突起をもつ紡錘形の細胞が血管を中心に並列する充実部と、細胞密度の低い嚢胞性の部分との両者の組織像を呈するものをいう。
（ⅱ）Adult type（成人型）
ⓐ毛様の細長い突起をもつ紡錘形の細胞が血管を中心に並列する充実部のみの組織像からなるものをいう。
ⓑJuvenile type より少ない。
❸好発部位
（ⅰ）小脳に最も多く、半数以上に壁在結節を伴う嚢胞形成がみられる。
（ⅱ）次いで、視神経および視交叉。
➡視路の毛様細胞性星細胞腫の 1/3 は、神経線維腫症（neurofibromatosis；NF）1 型患者にみられる。
❹充実部には、しばしば Rosenthal fiber がみられる。
❺遺伝子解析
（ⅰ）小脳発生例の多くに、*BRAF* と *KIAA1549* の融合遺伝子を認める。
（ⅱ）*IDH* 遺伝子の変異は認められない。
❻予後；全摘出できれば完治可能。

5．毛様類粘液性星細胞腫 Pilomyxoid astrocytoma

❶乳幼児の視床下部や視交叉部に発生し、毛様細胞からなる腫瘍で、毛様細胞性星細胞腫の亜型。
❷毛様細胞性星細胞腫に比して臨床的に悪性度が高い。
❸局所再発をきたしやすい。
❹髄液播種をきたしやすい。
❺腫瘍内出血の頻度が高い。
❻約半数は小児期に発生し、男性に多い。
❼視交叉や視床下部に好発。
❽遺伝子解析
（ⅰ）*BRAF* 遺伝子の異常を認める。
（ⅱ）*IDH* 遺伝子の変異はみられない。
❾予後；毛様細胞性星細胞腫より不良。

6．多形黄色星細胞腫 Pleomorphic xanthoastrocytoma

❶大脳半球の表層に発生し、腫瘍細胞の多形性（pleomorphism）が著明で、細胞質内に脂肪滴がみられる星細胞腫をいう。
❷小児と 30 歳以下の若年者に好発する。

763

❸大脳半球の脳表に好発する。

（ⅰ）側頭葉に最も多い。

（ⅱ）皮質と直上の軟膜に接して発育する。

❹腫瘍は表在性で、くも膜下腔に伸展するが、硬膜には浸潤しない。

❺腫瘍細胞は星細胞腫の特徴を有する。

❻しばしば囊胞を形成し、囊胞壁に壁在結節を認めることが多い。

❼組織学的所見

（ⅰ）細胞質内に脂肪滴(lipid droplet)を含んだ Xanthoma cell(黄色腫細胞)を認める。

（ⅱ）しばしば好酸性顆粒小体(eosinophilic granular body)を認める。

（ⅲ）巨細胞を認める。

（ⅳ）分裂像、壊死像や血管内皮細胞の増殖像は極めて少ない。

❽遺伝子解析；*BRAF-V600E* 遺伝子の変異を認める。

❾組織像は一見悪性にみえるが、比較的良性の臨床経過をとる。

❿予後は良好。

7．上衣下巨細胞性星細胞腫 Subependymal giant cell astrocytoma

❶脳室壁に発生し、肥胖性星細胞様あるいは神経細胞様の大型細胞や小型の紡錘形細胞の増殖からなる腫瘍をいう。

❷ほとんどが結節性硬化症に合併。

❸水頭症を合併する。

❹ほとんどが 20 歳未満の若年者に発生する。

❺大部分は、Monro 孔付近の側脳室壁から発生。

❻予後；全摘出できれば、予後は良好。

8．乏突起膠腫 Oligodendroglioma

❶乏突起膠細胞(oligodendroglia)に類似の細胞からなる腫瘍をいう。

❷びまん性、浸潤性に発育する腫瘍で、皮質や皮質下を侵す傾向が強い。

❸成人の大脳半球に好発する。

❹石灰化の頻度が高い。

❺組織学的所見

（ⅰ）目玉焼き像(fried egg appearance)

（ⅱ）蜂窩構造(honeycomb appearance)

（ⅲ）間質の Chicken wire pattern(鶏小屋の金網像)。

（ⅳ）Perineuronal satellitosis(衛星形成)

❻遺伝子解析

（ⅰ）*IDH* 遺伝子変異に加え、第 1 番染色体単腕(1p)および第 19 番染色体長腕(19q)が共に欠失(1p/19q 共欠失)。

（ⅱ）テロメア逆転写酵素（*TERT*）の遺伝子変異を高頻度に認める。

❼予後は良好。

9．退形成性乏突起膠腫 Anaplastic oliogdentroglioma

❶明らかな退形成変化を示す乏突起膠腫で、悪性。

❷成人の男性に多い。

❸遺伝子解析

　➡*IDH* 遺伝子変異と 1p/19q 共欠失。

❹予後は不良。

10．上衣腫 Ependymoma

❶脳室壁や脊髄中心管を構成している上衣細胞（ependymal cell）から発生する腫瘍。

❷あらゆる年齢層に発生する。

❸小児では後頭蓋窩（テント下）に発生することが多く、成人ではテント上に多い。

❹髄芽腫との鑑別には、MRI の拡散強調画像が有用。

❺石灰化を伴いやすい。

❻第 4 脳室内に発生しくも膜下腔へ伸展する例では、腫瘍細胞は“溶けた蝋”のように第 4 脳室の孔より流れ出てくも膜下腔を埋めていくので、**Plastic ependymoma**（可塑性上衣腫）と呼ばれる。

❼組織学的所見

　（ⅰ）真性ロゼット

　（ⅱ）血管周囲性偽性ロゼット

　（ⅲ）Blepharoplast

❽遺伝子解析

　（ⅰ）発生部位別

　　ⓐテント上発生例

　　　㋐大部分の症例で（2/3 以上）、*RELA* と *C11orf95* の融合遺伝子を認める。

　　　㋑残りの一部の症例で *YAP1*（Yes-associated protein 1）遺伝子変異を認める。

　　ⓑ後頭蓋窩発生例

　　　➡2 つの亜型、すなわち Group A と Group B に分類される。

　　　㋐Group A；CpG island のメチル化亢進した CpG island メチル化表現型。

　　　㋑Group B；CpG island メチル化表現型は陰性。

　（ⅱ）*IDH* 遺伝子や *BRAF V600E* 遺伝子の変異は認められない。

❾予後

　（ⅰ）全体；良好

　（ⅱ）発生部位別

　　ⓐテント上発生例のうち、*RELA* と *C11orf95* と融合遺伝子を認める例は、*YAP1* 遺伝子

変異を認める例に比べて、予後は不良。

　ⓑ後頭蓋窩発生例➡Group B の予後は良好。

11. 退形成性上衣腫 Anaplastic（Malignant）ependymoma

❶明らかな退形成変化を示す上衣腫で、悪性。

❷小児期に多い。

❸第 4 脳室発生例に多い。

12. 上衣下腫 Subependymoma

❶脳室壁から発生し、脳室内に発育する増殖の遅い良性の腫瘍。

❷大多数は、剖検で偶然発見される。

❸中年の男性に好発する。

❹腫瘍は小さく、無症候性のことが多い。

❺第 4 脳室に発生することが最も多い。

13. 脈絡叢乳頭腫 Choroid plexus papilloma

❶ほとんどが脳室内に発生する。

❷発生部位による分類

　（ⅰ）脳室内脈絡叢乳頭腫

　　　ⓐ全体；側脳室に最も多く、次いで第 4 脳室。

　　　ⓑ年代別

　　　　㋐小児；左側の側脳室（三角部）。

　　　　㋑成人；第 4 脳室

　（ⅱ）脳室外脈絡叢乳頭腫

　　　ⓐ小脳橋角部に最も多い➡高齢者で、女性に多い。

　　　ⓑ鞍上部や小脳内に発生するものは、脳室の脈絡叢に付着していない脈絡叢乳頭腫。

❸第 4 脳室発生例では、Magendie 孔や Luschka 孔より脳室外へ伸展する傾向がある。

❹小児期と成人に好発する。

❺一般に、放射線感受性は低い。

❻予後は良好。

14. 脈絡叢癌 Choroid plexus carcinoma

❶明らかな退形成所見を示す脈絡叢腫瘍をいう。

❷小児期に多い。

❸*TP53* 遺伝子の変異を認める（約 40%）。

第4章／便利編

❹予後は不良。

15. 第3脳室脊索腫様膠腫 Chordoid glioma of third ventricle

❶上皮様の形態を示す Glia 細胞が、脊索腫に類似の構造をつくる腫瘍をいう。

❷成人の女性に好発する。

❸第3脳室前方中央部から視床下部に好発する。

❹予後；病理学的には良性腫瘍であるが、予後は不良。

16. 血管中心性膠腫 Angiocentric glioma

❶上衣性分化を示す均一な紡錘形細胞が血管周囲性に増殖する特徴をもち、緩徐に増大する大脳半球を侵す腫瘍。

❷上衣細胞の前駆細胞より発生すると考えられている。

❸主に、小児と若年成人に発生する(20歳以下に多い)。

❹症状

➡難治性のてんかん、特に部分発作が多い。

❺組織学的所見

（ⅰ）渦巻き状の血管周囲配列。

（ⅱ）シュワン細胞腫様（神経鞘腫様）の束状配列。

（ⅲ）腫瘍細胞の軟膜下への集簇。

❻予後は良好。

17. 星芽腫 Astroblastoma

❶星細胞系の腫瘍細胞が血管周囲性偽性ロゼットをつくって増殖する、境界明瞭な大脳半球の腫瘍で、周囲脳に浸潤を示さない。

❷半数以上に囊胞形成を認める。

❸小児～若年成人に好発。

❹好発部位；大脳半球(主座は、脳表の皮質)

❺組織学的所見；血管周囲性偽性ロゼット

❻遺伝子解析

（ⅰ）X連鎖 α サラセミア・精神遅滞症候群(alpha thalassemia/mental retardation syndrome X-linked；*ATRX*)遺伝子の変異を認める。

（ⅱ）*BRAF-V600E* 遺伝子の変異を認める(38％の症例)。

（ⅲ）*IDH1* 遺伝子の変異はみられない。

❼予後；良好

❽長期生存関連因子(予後良好因子)

（ⅰ）30歳未満

767

（ⅱ）女性

（ⅲ）*BRAF-V600E* 遺伝子の変異を認めない例。

18. びまん性正中膠腫、*H3 K27M* 変異 Diffuse midline glioma, *H3 K27M-mutant*

❶脳の正中線上（視床、脳幹、脊髄など）に発生する浸潤性神経膠腫のうち、Histone H3 の亜型である H3.3 あるいは H3.1 をコードする遺伝子に変異が認められるものをいう。

❷浸潤性神経膠腫の一亜系で、小児に発生するびまん性内在性橋神経膠腫（diffuse intrinsic pontine glioma；DIPG）が本疾患の代表。

❸髄液播種を約 40％に認める。

❹小児に好発するが、成人にもみられる。

❺好発部位

（ⅰ）全体

ⓐ橋に最も多い。

ⓑ以下、視床、脊髄の順。

（ⅱ）年代別

ⓐ小児➡脳幹に多い。

ⓑ成人➡視床と小脳に多い。

❻組織像はさまざまであるが、典型例は浸潤性星細胞腫の形態を示す。

❼WHO Grade Ⅳ

❽遺伝子解析

（ⅰ）Histone *H3 K27M* 遺伝子の変異を大多数に認める。

（ⅱ）*TP53* 遺伝子変異（過剰発現）が約 50％にみられる(Hawkins ら，2016)。

（ⅲ）頻度は低いが、X 連鎖 α サラセミア・精神遅滞症候群（*ATRX*）遺伝子の欠失を認める。

（ⅳ）*BRAF-V600E* 遺伝子の変異は認められない。

（ⅴ）*IDH1* 遺伝子の変異は認められない。

❾予後は不良。

19. 髄芽腫 Medulloblastoma

❶小脳に発生する小型で未分化な細胞からなる腫瘍で、小児の代表的な悪性腫瘍。

❷従来、単に髄芽腫と呼ばれていた髄芽腫は古典型髄芽腫（classic medulloblastoma）と呼ばれ、髄芽腫全体の 72％を占める。

❸髄腔内播種をきたす頻度が高い。

❹MRI 拡散強調画像；髄芽腫では著明な高信号となり、上衣腫との鑑別に有用。

❺放射線や化学療法剤に感受性が高い。

❻遺伝学的分類と特徴

（ⅰ）WNT（Wingless）活性化髄芽腫

ⓐ髄芽腫の中では最も少ない。

　　　ⓑ好発年齢；4〜17 歳で、3 歳以下には稀。

　　　ⓒ性別；女性に多い。

　　　ⓓ好発部位；小脳橋角部や Luschka 孔。

　　　ⓔ組織型；ほとんどすべて古典型髄芽腫。

　　　ⓕ予後；非常に良好。

　（ⅱ）SHH（Sonic hedgehog）活性化髄芽腫

　　　ⓐ髄芽腫の中では 2 番目に多い。

　　　ⓑ好発年齢；乳幼児および 16 歳以上の成人。

　　　ⓒ性別；やや男性に多い。

　　　ⓓ好発部位；幼児では正中、10 歳代と成人では小脳半球。

　　　ⓔ*TP53* 遺伝子に変異のあるものと *TP53* 遺伝子に変異のない野生型とがある。

　　　ⓕDesmoplasitc/nodular medulloblastoma（線維形成性/結節性髄芽腫）は、ほぼ 100% SHH
　　　　群に属する。

　　　ⓖ予後；中間であるが、成人例の方が予後はよい。

　（ⅲ）Group 3 髄芽腫

　　　ⓐ好発年齢；小児期（7〜17 歳）に多い。

　　　ⓑ性別；男性に多い。

　　　ⓒ好発部位；正中（第 4 脳室）

　　　ⓓ乳幼児例では発症時（診断時）に 40〜50% の頻度で髄液播種を認める。

　　　ⓔ組織学的に、Large cell/anaplastic cell（大細胞/退形成性細胞）の比率が高い。

　　　ⓕ予後；予後は最も悪い。

　（ⅳ）Group 4 髄芽腫

　　　ⓐ髄芽腫の中では最も多い。

　　　ⓑ好発年齢；幼児・学童期に多い。

　　　ⓒ性別；男性に多い。

　　　ⓓ好発部位；正中（第 4 脳室）

　　　ⓔ放射線治療の効果が最も得られている群。

　　　ⓕ予後；中間。しかし、乳幼児では予後不良。

❼組織学的分類と特徴

　（ⅰ）古典型髄芽腫

　　　ⓐ従来、単に髄芽腫と呼ばれていたもの。

　　　ⓑ髄芽腫全体の 72% を占め最も多い。

　　　ⓒ4 つの遺伝子型（WNT、SHH、Group 3、Group 4）のすべてに認められる。

　　　ⓓ好発年齢；小児期に多い。

　　　ⓔ好発部位；小脳虫部

　（ⅱ）線維形成性/結節性髄芽腫

　　　ⓐ古典型髄芽腫の中に、増殖能の高い腫瘍細胞と豊富な細網線維（reticulin）が、淡明な島状
　　　　の構造（pale island）を取り囲むものをいう。

ⓑ従来、線維形成性髄芽腫（desmoplasitc medulloblastoma）と呼ばれていたもの。

　　　ⓒ早期からの髄膜への顕著な局所浸潤と、種々の程度の網状線維形成が特徴。

　　　ⓓほぼ全例が SHH 型。

　　　ⓔ好発年齢；小児期と成人期の二峰性。

　　　ⓕ好発部位；小脳半球外側部

　　　ⓖ組織学的には第 9 番染色体長腕の欠失と相関している。

　　　ⓗ予後；古典的髄芽腫より良好。

（iii）高度結節性髄芽腫

　　　ⓐ髄芽腫のうち、顕著な結節状構造を呈するものをいう。

　　　ⓑ線維形成性・結節性髄芽腫と近縁の腫瘍型であるが、本腫瘍では、結節性成分が組織像の優位を占め、腫瘍細胞の神経細胞系分化が進んでいる。

　　　ⓒ好発年齢；2 歳以下の乳幼児に発生。

　　　ⓓ好発部位；小脳虫部

　　　ⓔ予後；良好

（iv）大細胞/退形成性髄芽腫

　　　ⓐ高度退形成や大細胞の特徴を示す領域が優勢な胎児性腫瘍。

　　　ⓑGroup 3 と SHH 活性化型に高頻度にみられる。

　　　ⓒ好発年齢；どの年齢層にも発生する。

　　　ⓓ好発部位；小脳や脳幹背側部。

　　　ⓔ予後；不良

（ⅴ）髄芽筋芽腫

　　　ⓐ髄芽腫要素に加えて、紡錘形や円形の横紋筋芽細胞や横紋筋細胞を認めるものをいう。

　　　ⓑ好発年齢；小児

　　　ⓒ好発部位；小脳虫部や第 4 脳室。

　　　ⓓ予後；不良

（ⅵ）メラニン性髄芽腫

　　　ⓐ髄芽腫要素に加えて、Melanin を含有する未分化な小型細胞あるいは大型の上皮様細胞を認めるものをいう。

　　　ⓑ広範に髄膜に浸潤する傾向がある。

　　　ⓒ大多数に髄腔内播種や転移を認める。

　　　ⓓ好発年齢；小児

　　　ⓔ好発部位；小脳虫部

　　　ⓕ組織学的には、Desmoplastic/nodular medulloblastoma（線維形成性/結節性髄芽腫）の像をとることが多い。

　　　ⓖ極めて悪性で、予後は不良。

第 4 章／便利編

20. 多層ロゼット性胎児性腫瘍、*C19MC* 異状 Embryonal tumour with multi-layered rosettes（ETMR）, *C19MC*-altered

❶多層性ロゼットの出現する極めて悪性度の高い中枢神経系胎児性腫瘍で、第 19 番染色体長碗に遺伝子座がある *C19MC*（oncogenic microRNA cluster）の異常を伴う。

❷4 歳未満の小児に多いが、大多数は 2 歳までの間に発症する。

❸大脳半球に好発する。

❹しばしば、髄膜播種や頭蓋外への伸展を認める。

❺組織学的所見

（ⅰ）小型の未分化な腫瘍細胞のびまん性増殖からなる領域と、神経細胞を含む豊富なニューロピル様線維性基質からなる領域とがある。

（ⅱ）上衣芽腫ロゼット（ependymoblstic rosette）を認める。

❻予後；極めて不良。

21. 非定型奇形腫様/ラブドイド腫瘍 Atypical teratoid/rhabdoid tumor（AT/RT）

❶ラブドイド細胞（rhabdoid cell）を構成要素とする悪性の中枢神経系胎児性腫瘍。

❷中枢神経系胎児性腫瘍の中でも極めて悪性の腫瘍。

❸進行は極めて早く、早期に播種する。

❹ほとんどが 3 歳以下に発症する（平均発症年齢；2 歳）。

❺男児に多い。

❻大脳半球や後頭蓋窩（小脳半球、小脳橋角部や脳幹）に発生。

➡後頭蓋窩発生例は 2 歳未満に多い。

❼組織学的所見

➡ラブドイド細胞の出現が特徴。

❽遺伝子解析

➡*SMARCB1*（*SNF5/INI1*）癌抑制遺伝子の欠失や突然変異（75％）を認める。

❾予後；極めて不良。

22. 髄上皮腫 Medulloepithelioma

❶神経管あるいは原始髄板を構成する原始髄上皮に類似する組織像を有する腫瘍。

❷本腫瘍は、上衣芽腫やニューロピルと真性ロゼットに富む胎児性腫瘍と単一の遺伝子変異をもつ腫瘍であり、今回の改訂で、「多層ロゼット性胎児性腫瘍、*C19MC* 異状」に包括された。

❸組織学的に本腫瘍と診断されたが、*C19MC* 異常のみられない場合や分子遺伝子学的検索が行われていなかった場合には、"その他の中枢神経系胎児性腫瘍"の 1 つとして、「髄上皮腫」という名前が残された。

❹好発年齢；3 歳以下の小児に多い。

❺性別；やや女児に多い。

❻好発部位；大脳半球の脳室周囲に多い。

❼予後；極めて不良。

23. 嗅神経芽腫 Olfactory neuroblastoma

❶咽頭上部（鼻中隔の上 1/3）や篩板近傍の嗅粘膜上皮の感覚神経細胞から発生する悪性腫瘍（頭蓋外の末梢神経系腫瘍）。

❷好発年齢；どの年齢層にも発生する。

❸局所浸潤が強く、緩徐ながら周囲組織を破壊しながら発育する。

❹比較的血管に富む腫瘍。

❺蝶形骨洞を侵すことはめったにない。

❻予後に最も影響を及ぼす因子は組織像（悪性度）。

❼遠隔転移部位；肺や骨。

24. 中枢神経系神経芽腫 Central nervous system neuroblastoma

❶最も未熟な形態である神経芽細胞（neuroblast）より発生し、脳原発のもの。

❷画像上、腫瘍の大きさに比べて周囲の浮腫像が乏しい。

❸半数に、嚢胞を伴う。

❹しばしば、石灰化、出血や壊死巣を認める。

❺髄腔内播種の頻度が高い。

❻生後 4 週から 20 歳代を中心に発生するが、5 歳以下が大多数。

❼大脳半球のどの部位にも発生するが、深部白質で脳室近傍に好発する。

❽組織学的所見

（ⅰ）腫瘍細胞は細胞質に乏しく、いわゆる'Blue tumor'の像を呈する。

（ⅱ）Homer Wright rosette を認める。

❾WHO Grade Ⅳ

❿予後；一般に、不良。

25. 髄膜腫 Meningioma

❶成人、女性に多い。

❷好発部位；大脳円蓋部に最も多い。

❸頭部エックス線単純撮影；血管溝の拡大、石灰化や骨増殖像。

❹栄養血管；大部分は外頸動脈。

❺脳血管造影；腫瘍陰影やサンバースト像。

❻亜型

（ⅰ）微小嚢胞性髄膜腫 Microcystic meningioma

ⓐ顕微鏡学的に腫瘍細胞による微小囊胞、あるいは空胞形成が著明な髄膜腫。

ⓑちなみに、髄膜腫で、大きな囊胞をもつ腫瘍を Cystic meningioma というが、それとは別のもの。

（ⅱ）**分泌性髄膜腫 Secretary meningioma**

ⓐ細胞内に円形の好酸性の硝子様封入体を豊富に認める髄膜細胞性、あるいは移行性の髄膜腫をいう。

ⓑ著明な脳浮腫を認める。

➡腫瘍の大きさに比し脳浮腫が強いのが特徴。

ⓒ末梢血液所見

➡血中の CEA（carcinoembryonic antigen）値が上昇することがある。

ⓓ組織学的所見；好酸性の封入体（偽砂腫体 pseudopsammoma body）を認める。

ⓔ免疫組織化学的所見

➡EMA（epithelial membrane antigen）は多くの髄膜腫で陽性であるが、CEA と Cytokeratin は本疾患のみに陽性。

（ⅲ）**リンパ球形質細胞豊富性髄膜腫 Lymphoplasmacyte-rich type meningioma**

ⓐ髄膜腫細胞の集団に極めて多数のリンパ球や形質細胞が浸潤しているもの。

ⓑ半数に、著明な脳浮腫像を認める。

ⓒ通常、末梢血液所見の異常を伴う（高γグロブリン血症）。

ⓓ多発性が多い。

ⓔ組織像；髄膜細胞型が多い。

（ⅳ）**化生性髄膜腫 Metaplastic meningioma**

➡髄膜腫が局所的に間葉細胞に化生し、骨、軟骨、粘液などを形成するものをいう。

（ⅴ）**脊索腫様髄膜腫 Chordoid meningioma**

ⓐ脊索腫に類似した組織像を呈する髄膜腫をいう。

➡すなわち、粘液基質を背景に好酸性胞体をもつ細胞が索状あるいは肉柱状に増殖。

ⓑ脊索腫のように細胞内に空胞はない。

ⓒ播種傾向が強い。

ⓓ性差はない。

ⓔ腫瘍周囲に強い浮腫を伴う。

ⓕ通常、末梢血液所見の異常を伴う。

㋐鉄剤抵抗性の低色素性小球性貧血。

㋑免疫グロブリン異常

ⓖWHO Grade Ⅱ

ⓗCastleman 病を合併することがあるが、小児発症例に限られる。

ⓘCastleman 病は、本疾患（髄膜腫）の治療により消失する。

（ⅵ）**明細胞髄膜腫 Clear cell meningioma**

ⓐ腫瘍細胞体が明るく抜けている髄膜腫。

㋐明るく抜けた部分は Glycogen 顆粒が存在している部分。

㋑Glycogen 顆粒が組織固定の際に抜け落ちたために、細胞体が明るく見える。

ⓑ播種傾向があり、1/4 にみられる。

ⓒ好発年齢；幅広い年齢層に認められるが、若い年齢層(平均；29 歳)に多い傾向がある。

ⓓ性差はない。

ⓔ好発部位

㋐脊髄に最も多い。

㋑次いで、小脳橋角部。

ⓕWhorl 形成などの髄膜腫の特徴的な所見を欠く。

ⓖWHO Grade Ⅱ

ⓗ組織学的には良性であるが、頭蓋内に発生するものは再発することが多い。

（ⅶ）**異型性髄膜腫 Atypical meningioma**

ⓐ高い分裂能を有し、脳実質への浸潤を認める髄膜腫。

ⓑ好発年齢；62 歳(平均年齢)

ⓒ男性に多い。

ⓓWHO Grade Ⅱ

ⓔ予後は退形成性髄膜腫よりよい。

（ⅷ）**乳頭状髄膜腫 Papillary meningioma**

ⓐ細胞密度の高い悪性の髄膜腫で、血管周囲に乳頭状構造をもつもの。

ⓑ好発年齢；小児を含む若年者に多い。

ⓒ女性に多い。

ⓓ脳や骨など周囲組織への浸潤を認めることが多い。

ⓔWHO Grade Ⅲ

ⓕ予後不良

（ⅸ）**ラブドイド髄膜腫 Rhabdoid meningioma**

ⓐRhabdoid cell(類横紋筋細胞)への変化を示す髄膜腫。

ⓑ好発年齢；小児に多い。

ⓒ組織学的所見；好酸性の硝子様封入体を有する。

ⓓWHO Grade Ⅲ

ⓔ予後不良

（ⅹ）**退形成性髄膜腫 Anaplastic meningioma**

ⓐ異型性髄膜腫(atypical meningioma)のうち、悪性所見が明瞭に観察されるもので、かつ 10 視野で 20 個以上の核分裂像を認めるものをいう。

ⓑWHO Grade Ⅲ

ⓒ予後不良

26. 囊胞性髄膜腫 Cystic meningioma

❶肉眼的に捉えうる大きさの囊胞を形成する髄膜腫をいう。

❷好発年齢

➡通常の髄膜腫と比較して、発症のピークはやや若い(平均年齢；47.8 歳)。

第4章／便利編

❸性差はない。

❹好発部位：大脳円蓋部や傍矢状洞部に多い。

27. 悪性髄膜腫 Malignant meningioma

❶悪性髄膜腫とは、組織学的に異型性を示し、臨床的には増殖が速く、摘出後短期間に再発したり、中枢神経系以外に遠隔転移するなどの像を呈するものをいう。

❷男性に多い。

❸ほとんどがテント上に発生➡半数は大脳円蓋部。

❹造影 CT；腫瘍本体より脳表や大脳鎌に沿う伸展像（mushrooming pannus）が観察される。

❺WHO Grade Ⅲ

❻ほとんどが再発する。

28. 特殊な部位の髄膜腫

❶錐体斜台部髄膜腫（petroclival meningioma）

➡内耳孔、三叉神経および顔面・聴神経群より内側に発生し、錐体骨先端部から斜台上部 2/3 の間に付着部を有する小脳橋角部および斜台部髄膜腫をいう。

❷シルビウス裂深部髄膜腫（deep sylvian meningioma）

❸頚静脈孔髄膜腫（meningioma of the jugular foramen）

❹視神経鞘髄膜腫（optic nerve sheath meningioma）

29. 小児の髄膜腫

❶成人例に比して、男性に多い。

❷成人例に比して、側脳室発生例が多い。

❸成人例に比して、硬膜に付着部をもたない髄膜腫（シルビウス裂深部、脳室内、脳実質内髄膜腫）が多い。

❹小児では、Dural tail sign をエックス線 CT や MRI で認めることは少ない。

❺成人例に比して、嚢胞を形成する頻度が高い。

❻多発性の頻度が高い。

30. 偶発性髄膜腫 Incidental meningioma

❶他の疾患や健康診断において、エックス線 CT や MRI で偶然発見されるもので、腫瘍による症状（局所症状や頭蓋内圧亢進症状）が出現していないもの。

❷腫瘍は通常、小さい➡大半は、直径 3 cm 以下。

❸3〜4 年の間に増大を示すのは約 2〜3 割の症例。

❹増殖速度（平均）；2.4 mm/年

775

31. 孤立性線維性腫瘍/血管周皮腫 Solitary fbrous tumor/Hemangiopericytoma

❶髄膜から発生する悪性の充実性腫瘍で、発生部位や形態は髄膜腫に似ている。

❷短紡錘形細胞が高密度に増殖し、樹枝状の細血管に富む単調な像を呈する。

❸成人男性に好発する。

❹大脳鎌部、傍矢状洞部や頭蓋底部に好発する。

❺放射線感受性は高いとされている。

❻組織学的所見

➡枝分かれしている血管（洞様血管）の内腔が拡張し、鹿の角状（staghorn appearance）を呈する。

❼遺伝子解析

➡NGFI-A binding protein 2（*NAB2*）と転写因子 *STAT6* の融合遺伝子がみられる。

❽予後は不良。

❾再発率や転移率は高い。

（ⅰ）全摘出を行えても再発および転移することが多い。

（ⅱ）転移部位；骨に最も多い。

32. 下垂体腺腫 Pituitary adenoma

❶下垂体前葉の腺細胞あるいはその前駆細胞から発生する腫瘍をいう。

❷腺腫別頻度（本邦）

（ⅰ）非機能性腺腫（ホルモン非産生腺腫）が最も多い。

（ⅱ）次いで、GH 産生腺腫。

（ⅲ）PRL 産生腺腫が第3位。

❸分類

（ⅰ）非機能性腺腫（ホルモン非産生腺腫）

ⓐ非機能性下垂体腺腫とは、下垂体腺腫のうち下垂体前葉ホルモンによる過剰症状を呈さないものをいう。

ⓑ免疫組織化学的染色により3つに分けられる。

㋐ゴナドトロピン産生腺腫（gonadotrophic hormone-producing adenoma）

➡頻度としては、最も多い。

㋑ナルセル腺腫（null cell adenoma）

①非機能性下垂体腺腫において、免疫組織化学的染色で下垂体前葉ホルモンと転写因子のすべてが陰性のもの。

②真の非機能性下垂体腺腫。

㋒不顕性下垂体腺腫（silent pituitary adenoma）

➡非機能性腺腫において、手術で摘出した腫瘍細胞の免疫組織化学的染色により、下垂体前葉ホルモン陽性細胞を認めるものをいう。

（ⅱ）ホルモン産生腺腫の種類

ⓐPRL 産生腺腫

　　　ⓑGH 産生腺腫

　　　ⓒACTH 産生腺腫

　　　ⓓTSH 産生腺腫

❹頭部エックス線単純撮影；トルコ鞍の風船状拡大、二重底。

❺種類別の特徴

　（ⅰ）PRL 産生腺腫

　　　ⓐ一般に、腺腫の大きさと血中 RPL 値とは相関する。

　　　ⓑ比較的浸潤傾向の強い腫瘍。

　　　ⓒ他の下垂体腺腫に比して、鞍底の破壊の程度が強い。

　　　ⓓプロラクチンのみを産生する単ホルモン産生（monohormonal）の腫瘍。

　　　ⓔ男性例は巨大腺腫で、鞍上伸展を示すものが多い。

　　　ⓕ女性例では Microadenoma が多い。

　（ⅱ）GH 産生腺腫

　　　ⓐ65％以上が、浸潤性あるいは Macroadenoma。

　　　ⓑ血中 GH 値と腺腫の大きさは、相関しない。

　　　ⓒ早急に減圧を必要とする視力・視野障害をきたすほどの鞍上伸展例は少ない。

　　　ⓓ多ホルモン産生（plurihormonal）の性格を有する。

　　　ⓔ治療により血中 GH 値が正常化しても骨格に生じた変化は戻らない。

　（ⅲ）ACTH 産生腺腫；ほとんどが微小腺腫。

　（ⅳ）TSH 産生腺腫

　　　ⓐほとんどが Macroadenoma。

　　　ⓑ線維性で硬い腫瘍が多い。

　　　ⓒ腺腫内出血の頻度が少ない。

　　　ⓓ末梢血液中の甲状腺ホルモン値が上昇しているにもかかわらず、TSH が高値。

　　　ⓔ腫瘍より分泌される TSH は、通常、TRH によって影響を受けない。

　　　ⓕ増殖が早く、浸潤性で、再発しやすい。

　　　ⓖ多ホルモン産生能を有する。

　　　ⓗ甲状腺機能亢進症状を呈するものが多い。

　（ⅴ）ゴナドトロピン産生腺腫

　　　ⓐMacroadenoma が多い。

　　　ⓑ臨床的には、非産生腺腫として発症する。

　　　ⓒ臨床的に性腺の機能亢進症状はみられない。

　　　ⓓ腺腫内出血の頻度は少ない。

33.　小児の下垂体腺腫

❶種類（Kunwar ら，1999）

　（ⅰ）ほとんどが、ホルモン産生腺腫。

ⓐ思春期前(0〜11 歳)

㋐ ACTH 産生腺腫が最も多い。

㋑次いで、PRL 産生腺腫。

ⓑ思春期(12〜17 歳)

㋐ PRL 産生腺腫が最も多い。

㋑次いで、ACTH 産生腺腫。

ⓒ思春期後(18〜19 歳)

㋐ PRL 産生腺腫が最も多い。

㋑次いで、ACTH 産生腺腫。

（ⅱ）ホルモン非産生腺腫は少ない。

❷性別(Mindermann ら，1995)

（ⅰ）PRL 産生腺腫；女児に多い。

（ⅱ）ACTH 産生腺腫；女児に多い。

（ⅲ）GH 産生腺腫；男児に多い。

❸小児 PRL 産生腺腫の男児例の特徴

（ⅰ）Macroadenoma が多い。

（ⅱ）血中 PRL 値が高値のものが多い。

（ⅲ）術後の血中 PRL 値のコントロールが困難である。

34. 異所性下垂体腺腫 Ectopic pituitary adenoma

❶トルコ鞍内にある正常下垂体組織と解剖学的に連続せず、かつトルコ鞍外に発生する下垂体腺腫をいう。

❷トルコ鞍内の下垂体前葉は正常である。

❸頭蓋外異所性下垂体腺腫では、蝶形骨洞内に発生することが最も多い。

❹腫瘍の種類

（ⅰ）副腎皮質刺激ホルモン(ACTH)産生腺腫が最も多い。

（ⅱ）次いで、乳腺刺激ホルモン(PRL)産生腺腫。

❺性別

（ⅰ）蝶形骨洞内限局例；女性に多い。

（ⅱ）鞍上部発生例；男性に多い。

❻臨床的診断基準

（ⅰ）トルコ鞍内に腫瘍が存在しないこと。

（ⅱ）正常下垂体組織と腫瘍との間に連続性が認められないこと。

（ⅲ）術前の MRI で、トルコ鞍内に異常な信号域や増強所見がみられないこと。

35. 偶発性下垂体腺腫 Pituitary incidentaloma

❶一般的には、脳ドックや他の疾患の精査中(エックス線 CT や MRI)に偶然発見される下垂体

第 4 章／便利編

腺腫をいう。

❷腺腫の種類；ほとんどが、非機能性腺腫。

❸男性に多い。

❹厚生労働科学研究費補助金　難治性疾患等政策研究事業　間脳下垂体機能障害に関する調査研究班による治療方針

（ⅰ）画像診断（主に MRI）上、視神経に接触あるいはこれを圧迫する実質性腫瘍に対しては、経蝶形骨洞手術を行う。

（ⅱ）鞍上伸展がなくとも直径 2 cm 以上の実質性腫瘤に対しては手術を考慮する。

（ⅲ）より小さな実質性腫瘤および嚢胞性腫瘤に対しては経過観察を行う。

❺HE 染色では、嫌色素性腺腫が多い。

36. Thyroid transcription factor-1（TTF-1）陽性トルコ鞍部腫瘍

1）概説

❶下垂体腺腫以外で、神経下垂体（漏斗、下垂体後葉、下垂体茎）に発生する細胞起源が同一と考えられている腫瘍群をいう。

❷この腫瘍群の細胞核内には、正常下垂体後葉の Pituicyte（後葉 Glia 細胞）にある Thyroid transcription factor-1（TTF-1）（甲状腺転写因子 1）がみられる。

❸種類

（ⅰ）トルコ鞍部（神経下垂体）顆粒細胞腫（granular cell tumor of sellar region or the neuro-hypophysis）

（ⅱ）下垂体細胞腫（pituicytoma）

（ⅲ）紡錘形細胞オンコサイトーマ（spindle cell oncocytoma）

2）トルコ鞍部顆粒細胞腫 Granular cell tumor of the sellar region（神経下垂体部顆粒細胞腫 Granular cell tumor of the neurohypophysis）

❶神経下垂体（漏斗、下垂体茎や下垂体後葉）より発生する顆粒細胞を主体とする良性腫瘍。

❷無症候性のものが多い。

❸成人の女性に好発する。

❹漏斗や下垂体茎に好発する。

❺症状

（ⅰ）視力・視野障害が最も多い。

（ⅱ）頭痛は、視力・視野障害に次いで多い。

3）下垂体細胞腫 Pituicytoma

❶神経下垂体原発の紡錘形細胞からなる良性の Glia 系腫瘍。

❷成人の男性に好発する。

❸下垂体茎や下垂体後葉に好発する。

❹症状

779

（ⅰ）視力・視野障害が最も多い。

（ⅱ）頭痛は、視力・視野障害に次いで多い。

❺予後は、全摘出できれば良好。

❻亜全摘出後の再発率は高い。

4）下垂体の紡錘形細胞オンコサイトーマ Spindle cell oncocytoma of pituitary

❶下垂体前葉の支持細胞である濾胞性星状細胞（folliculostellate cell）に由来する良性腫瘍。

❷成人に好発する。

❸ほとんどの例で、鞍上伸展を認める。

❹症状

（ⅰ）視力・視野障害

（ⅱ）下垂体機能低下症状；全身倦怠感や性欲の低下など。

❺予後は良好。

❻再発；不完全摘出後の再発率は高い。

37. 下垂体癌 Pituitary carcinoma

❶Ki-67 陽性率が 3％を超え（＞3％）、免疫組織化学的染色で p53 陽性であり、かつ頭蓋内外に転移や髄腔内播種を認める下垂体前葉の腺細胞由来の悪性腫瘍。

❷Macroadenoma がほとんど。

❸髄腔内播種をきたす。

❹大部分が ACTH 細胞癌（ACTH 産生腺腫）と PRL 細胞癌（PRL 産生腺腫）。

❺転移部位

（ⅰ）全体

ⓐ骨、肝臓、リンパ節や卵巣など。

ⓑ肺転移はめったにみられない。

（ⅱ）各細胞癌の転移部位

ⓐACTH 細胞癌では、肝転移が多い。

ⓑPRL 細胞癌、非機能性の癌では、脳脊髄転移が多い。

❻予後は不良。

38. リンパ球性下垂体炎 Lymphocytic hypophysitis—下垂体の慢性炎症性疾患 Chronic inflammatory lesions of pituitary gland—

1）概説

❶リンパ球性下垂体炎とは、リンパ球や形質細胞の浸潤が下垂体にみられる非感染性の慢性炎症性疾患をいう。

❷分類

（ⅰ）病変部位による分類

ⓐリンパ球性下垂体前葉炎

　➡炎症が前葉に限局しているもの。

ⓑリンパ球性漏斗・下垂体後葉炎

　➡炎症が神経下垂体に限局しているもの。

ⓒリンパ球性汎下垂体炎

　➡炎症が前葉および神経下垂体の両者に認められるもの。

（ⅱ）原発性か否かによる分類

ⓐ原発性

㋐最初から下垂体に炎症がある場合。

㋑発生機序としては自己免疫的な機序が考えられ、自己免疫性下垂体炎（autoimmune hypophysitis）とも呼ばれる。

ⓑ続発性

㋐他の疾患によって引き起こされる下垂体炎をいう。

㋑例えば、

①ラトケ嚢胞、胚細胞腫（Germinoma）や頭蓋咽頭腫などのトルコ鞍近傍の病変に伴う炎症が下垂体に波及。

②全身性疾患（サルコイドーシス、結核や IgG4 関連疾患など）の部分症として、下垂体炎症が生じたもの。

③免疫チェックポイント阻害薬（ヤーボイ®やオプジーボ®など）の使用後の下垂体炎。

❸症状

（ⅰ）炎症により腫大した下垂体組織による周囲組織への圧迫症状（頭痛、視力・視野障害など）。

（ⅱ）炎症による下垂体機能不全症状

ⓐ下垂体前葉機能不全

ⓑ尿崩症

❹治療

（ⅰ）外科的治療（主として経蝶形骨洞手術）

（ⅱ）副腎皮質ステロイド薬の投与。

（ⅲ）ホルモン補充療法

（ⅳ）免疫抑制薬の投与。

2）リンパ球性下垂体前葉炎 Lymphocytic adnohypophysitis

❶リンパ球を主体とする原発性の細胞浸潤が下垂体前葉に限局して認められる非感染性の慢性炎症性疾患。

❷下垂体後葉は侵されない（尿崩症を伴わない）。

❸妊娠や出産に関連して発症する。

　➡妊娠後期と分娩後初期に多い。

❹若い女性に好発。

❺治療

（ⅰ）まず、ホルモン補充療法。
　　ⓐ副腎皮質ステロイド薬(糖質コルチコイド)の投与は必須！
　　　㋐緊急で外科的に減圧を必要とする視力・視野障害のない場合には、まず副腎皮質ステロイド薬の投与を行う。
　　　㋑この治療で効果のない場合には外科的治療(経蝶形骨洞手術)を選択する。
　　ⓑその他、必要に応じて甲状腺ホルモンの補充。
（ⅱ）手術(経蝶形骨洞手術)
　　➡自然寛解例が多いので、必ずしも手術は必要でない。
❻予後
（ⅰ）経蝶形骨洞手術による改善率は低い。
（ⅱ）約半数の症例で、長期間のホルモン補充療法が必要。

３）リンパ球性漏斗・下垂体後葉炎 Lymphocytic infundibulo-neurohypophysitis

❶妊娠・出産に関係なく、リンパ球を主体とする原発性の細胞浸潤が下垂体後葉と漏斗(視床下部)に限局して認められる非感染性の慢性炎症性疾患。
❷特発性中枢性尿崩症の主因と考えられている。
❸下垂体前葉に異常を認めない。
❹リンパ球性下垂体前葉炎のように視力・視野障害をきたすほど大きくなることはない。
❺成人に好発する。
❻性差はない。
❼下垂体前葉機能は保たれていることが多い。
❽尿崩症の症状(多飲、口渇や多尿)で発症する。
❾MRI 単純 T１強調画像
（ⅰ）正常でみられる後葉の高信号の消失。
（ⅱ）下垂体後葉の腫大。
❿治療
（ⅰ）通常、手術を行わないで経過観察。
（ⅱ）酢酸デスモプレシン(desmopressin acetate；DDAVP)の投与。
⓫予後
　　➡約70％の症例で、長期間のホルモン補充療法が必要。

４）リンパ球性汎下垂体炎 Lymphocytic panhypophysitis

❶リンパ球を主体とする原発性の細胞浸潤が下垂体前葉および神経下垂体の両者に認められる非感染性の慢性炎症性疾患。
❷妊娠や出産と無関係。
❸尿崩症に下垂体前葉機能低下症状を伴う。
❹成人の女性に多い。
❺治療
（ⅰ）まず、副腎皮質ステロイド薬を投与。

第 4 章／便利編

（ⅱ）手術；経蝶形骨洞法による生検術。

（ⅲ）ホルモン補充療法➡副腎皮質ステロイド薬、甲状腺ホルモンや酢酸デスモプレシン（DDAVP）の投与。

❻予後；約 70％の症例で、長期間のホルモン補充療法が必要。

39. トルコ鞍空洞症候群 Empty sella syndrome

❶トルコ鞍空洞症候群（empty sella syndrome）とは、トルコ鞍内の空洞が原因でさまざまな臨床症状を呈することをいう。

❷ちなみに、トルコ鞍空洞（empty sella）とは、くも膜下腔がトルコ鞍内へ陥入し、その結果、トルコ鞍内が髄液で満たされ、下垂体が鞍底部に圧迫・菲薄化した状態をいう。

❸成人の肥満女性に多い。

❹症状

（ⅰ）頭蓋内圧亢進に伴う頭痛。

（ⅱ）視力・視野障害

（ⅲ）下垂体機能低下症➡成長ホルモン分泌不全症が最も多い。

❺頭部エックス線単純写真；トルコ鞍の風船状拡大

❻治療

（ⅰ）手術

ⓐ適応例；視力・視野障害例、髄液鼻漏例や頭蓋内圧亢進症状例。

ⓑ開頭し、トルコ鞍内に筋肉片を充填する。

（ⅱ）ホルモン補充療法➡下垂体機能低下症に対して。

40. 頭蓋咽頭腫 Craniopharyngioma

❶胎生期の頭蓋咽頭管の遺残であるラトケ嚢（Rathke's pouch）の扁平上皮細胞から発生する腫瘍をいう。

❷組織学的分類

（ⅰ）エナメル上皮腫型（adamantinomatous type）

ⓐ全年齢でみられるが、小児発生例ではほとんどがこのタイプ。

ⓑ大部分が嚢胞を形成し、石灰化を伴う。

➡嚢胞内には機械油と表現される液体がみられる。

ⓒ正常組織との境界部分で正常脳に食い込んでいるので、完全摘出は困難。

（ⅱ）扁平上皮乳頭型（squamous-papillary type）

ⓐ乳頭型（papillary type）とも呼ばれる。

ⓑ主に成人にみられ、小児には稀。

ⓒ充実性腫瘤を形成。

ⓓ石灰化の頻度は低い。

ⓔエナメル上皮腫型のように、腫瘍が脳内に浸潤する傾向はみられない。

783

➡したがって、全摘出できる可能性が高い。

❸小児にも成人にもみられる(二峰性)。

❹症状

（ⅰ）全体➡頭痛と視野障害が最もよくみられる症状。

（ⅱ）年代別

ⓐ小児

㋐頭蓋内圧亢進症状

㋑成長遅延(低身長)

ⓑ成人

㋐視力・視野障害

㋑陰萎や無月経

㋒精神症状

❺鞍上部と鞍内に存在するものが最も多い。

❻内分泌学的所見；成長ホルモンの低下が最も多い。

❼頭部エックス線単純撮影

（ⅰ）石灰化

（ⅱ）トルコ鞍の皿状拡大。

❽MRI 拡散強調画像

➡高信号

☞ラトケ嚢胞との鑑別点となる。

❾遺伝子解析

（ⅰ）ほとんどの扁平上皮乳頭型で、*BRAF V600E* 遺伝子の変異を認める。

（ⅱ）エナメル上皮腫型では、*CTNNB1* 遺伝子の変異を認める。

❿治療

（ⅰ）外科的治療

（ⅱ）放射線治療

（ⅲ）不足しているホルモンの補充療法。

41. ラトケ嚢胞 Rathke's cleft cyst

❶胎生期のラトケ嚢の遺残から発生する非腫瘍性の上皮性嚢胞疾患で、ラトケ裂隙に粘液が貯留し増大したもの。

❷多くは無症候性。

❸自然縮小することがしばしば認められる。

❹20〜69 歳に多い。

❺女性に多い。

❻嚢胞は下垂体前葉と後葉との間に存在することが多い。

❼症状

（ⅰ）頭痛

第 4 章／便利編

（ⅱ）下垂体機能障害

（ⅲ）視力・視野障害

❽MRI

（ⅰ）T 1 強調画像➡蝋状小結節（等〜高信号を呈する）

（ⅱ）拡散強調画像

➡低信号

　　　🖐頭蓋咽頭腫との鑑別点となる。

（ⅲ）造影 MRI➡通常、嚢胞壁は増強されない。

❾合併疾患；下垂体腺腫を合併することがある。

❿術後の再発率は低くない。

42. 第 3 脳室コロイド嚢胞 Colloid cyst of the third ventricle

❶成人に好発する。

❷エックス線 CT

（ⅰ）単純 CT；高吸収域のことが多い。

（ⅱ）造影 CT；通常、増強されない。

❸MRI

（ⅰ）T 1 強調画像；高信号が多い。

（ⅱ）T 2 強調画像；低信号が多い。

43. シュワン細胞腫（神経鞘腫）

1）概説

❶末梢神経線維を覆っている Schwann 細胞より発生する腫瘍をいう。

❷成人に好発する。

❸ほとんどが感覚神経から発生し、運動神経から発生することは稀。

（ⅰ）感覚神経から発生するものは、Glia-Schwann 鞘移行部から発生する。

（ⅱ）運動神経から発生するものは、移行部から離れた Schwann 細胞で包まれた部分から発生する。

❹種類

（ⅰ）前庭神経鞘腫（聴神経鞘腫）；最も多い。

（ⅱ）三叉神経鞘腫；前庭神経鞘腫に次いで多い。

（ⅲ）顔面神経鞘腫

（ⅳ）頚静脈孔シュワン細胞腫

（ⅴ）眼運動神経系のシュワン細胞腫（動眼神経鞘腫、滑車神経鞘腫および外転神経鞘腫）

（ⅵ）舌下神経鞘腫

（ⅶ）頭蓋内シュワン細胞腫（脳神経に由来しないシュワン細胞腫）

❺治療

（ⅰ）外科的治療

（ⅱ）定位放射線照射（γ-Knife や CyberKnife など）

❻組織学的分類と所見

（ⅰ）Antoni A 型

　➡紡錘形の細胞の核が柵状に配列する（palisading）タイプ。

（ⅱ）Antoni B 型

　ⓐ細胞体の明るい丸い細胞が蜂巣状に、あるいは星状の細胞が網目状に配列するタイプ。

　ⓑ細胞配列が疎で、柵状配列を示さない。

❼予後は良好。

❽腫瘍増大速度➡1.6 mm/年

2）前庭神経鞘腫（聴神経鞘腫）Vestibular neurinoma（Acoustic neurinoma）

❶小脳橋角部腫瘍の中で最も頻度が高い。

❷前庭神経より発生することが多い。

❸症状

（ⅰ）蝸牛神経障害（耳鳴や難聴）が最も多い。

（ⅱ）次いで、前庭神経障害。

（ⅲ）その他、三叉神経障害や顔面神経障害。

❹神経耳科学的検査所見

（ⅰ）後迷路性感音性難聴

（ⅱ）温度眼振試験（caloric test）；反応の低下あるいは消失

（ⅲ）補充現象は陰性。

　➡補充現象とは、一側の感音性難聴がある場合、その耳に入る音の強さを次第に増していくと、正常な耳に比べて異常に強く、時に不快にさえ感じる。この現象を補充現象という。

❺頭部エックス線単純撮影や単純 CT；患側の内耳道の拡大。

3）三叉神経鞘腫 Trigeminal neurinoma（schwannoma）

❶分類と特徴

（ⅰ）神経根型；三叉神経根より発生し、小脳橋角部腫瘍の形をとる。

（ⅱ）ガッセル神経節型

　ⓐガッセル神経節から発生し、腫瘍は中頭蓋窩にあり側頭葉腫瘍の形をとる。

　ⓑこのタイプが多く、半数を占める。

（ⅲ）亜鈴型；Meckel 腔（三叉神経腔）を挟んで、中頭蓋窩と後頭蓋窩の両方にまたがるタイプ。

（ⅳ）末梢型；頭蓋内の三叉神経の分枝（第 1 枝、第 2 枝や第 3 枝）から発生するタイプ。

❷症状

（ⅰ）神経根型

　ⓐ顔面神経麻痺や聴神経障害。

ⓑ脳幹症状や小脳症状。
　（ⅱ）ガッセル神経節型
　　　ⓐ顔面痛
　　　ⓑ動眼・滑車・外転神経麻痺
　　　ⓒ角膜反射の低下。
　（ⅲ）末梢型
　　　ⓐ顔面のしびれや顔面痛。
　　　ⓑ眼球突出、複視や眼瞼下垂など。

4） 顔面神経鞘腫 Facial nerve neurinoma（schwannoma）

❶顔面神経は混合神経であるが、本腫瘍は中間神経（感覚神経）より発生する。

❷発生部位による分類
　（ⅰ）膝神経節部（geniculate portion）
　（ⅱ）鼓室部（tympanic portion）
　（ⅲ）垂直部（vertical portion）
　（ⅳ）小脳橋角部（cerebellopontine angle portion）

❸腫瘍の大きさに比して顔面神経麻痺が強い。

❹ほとんどが側頭骨内で、顔面神経管内に好発する。
　➡顔面神経の垂直部や膝神経節に好発する。

❺症状
　（ⅰ）核下性顔面神経障害（顔面神経麻痺や味覚障害など）
　（ⅱ）聴力障害
　（ⅲ）耳痛

❻外科的治療（摘出術）より顔面神経麻痺は悪化する。

5） 頚静脈孔シュワン細胞腫 Jugular foramen schwannoma

❶舌咽・迷走・副神経は頚静脈孔より一緒に出るので、この部に発生するシュワン細胞腫を一括して頚静脈孔シュワン細胞腫として取り扱う。また、舌咽・迷走・副神経のいずれの脳神経から発生したか同定できない場合が多いので、この場合にも頚静脈孔シュワン細胞腫として扱っている。

❷発生起源
　（ⅰ）舌咽神経、迷走神経および副神経の3神経全体が最も多い。
　（ⅱ）次いで、舌咽神経（単独）が多い。
　（ⅲ）以下、舌咽神経および迷走神経の2神経、迷走神経（単独）、副神経（単独）の順。

❸成人の女性に多い。

❹初発症状
　➡頚静脈孔症候群が初発症状であることは稀で、耳鳴や難聴などの第8脳神経症状で発症することが多い。

❺下位脳神経障害
　（ⅰ）迷走神経障害が最も多い。

（ⅱ）次いで、舌咽神経障害。

6 ） 動眼神経鞘腫 Oculomotor nerve neurinoma（schwannoma）
❶眼運動神経系の中では、最も発生頻度が高い。
❷脳槽部（脚間窩槽）と海綿静脈洞部（傍鞍部）に多い。
❸左側に多い。

7 ） 滑車神経鞘腫 Trochlear nerve neurinoma（schwannoma）
❶ほとんどが脳槽部を走行する滑車神経より発生。
❷右側に多い。

8 ） 外転神経鞘腫 Abducens nerve neurinoma（schwannoma）
❶眼運動神経系の中では、最も発生頻度が低い。
❷発生部位による分類
　（ⅰ）Type 1；腫瘍は、海綿静脈洞や傍鞍部に存在するもの。
　（ⅱ）Type 2；腫瘍は、橋前部（prepontine area）や小脳橋角部に存在するもの。
❸性別
　（ⅰ）Type 1；男性に多い。
　（ⅱ）Type 2；女性に多い。
❹好発部位
　（ⅰ）Type 1 と Type 2 で、発生頻度はほぼ同じ。
　（ⅱ）左右別
　　ⓐType 1；左側に多い。
　　ⓑType 2；左右差なし。
❺タイプ別による症状
　（ⅰ）Type 1；外転神経麻痺が最も多い。
　（ⅱ）Type 2；頭蓋内圧亢進症状（閉塞性水頭症）が最も多い。

9 ） 副神経鞘腫 Accessory nerve neurinoma（schwannoma）
❶副神経鞘腫は脊髄根由来の報告が多い。
❷舌咽神経、迷走神経や副神経より発生するシュワン細胞腫は、その解剖学的位置関係から頸静脈孔シュワン細胞腫[5]参照]とも呼ばれる。

10） 舌下神経鞘腫 Hypoglossal nerve neurinoma（schwannoma）
❶舌下神経鞘腫は Rootlet（根糸）からではなく、Bundle（神経束）となった部分から発生することが多い。
❷発生部位による分類
　（ⅰ）頭蓋内型
　（ⅱ）頭蓋内・頭蓋外型

（ⅲ）頭蓋外型

❸女性に多い。

❹症状➡舌下神経麻痺が最も多い。

11）頭蓋内シュワン細胞腫（脳神経に由来しないシュワン細胞腫）Intracranial schwannoma（Schwannoma not arising from cranial nerves）

❶脳神経と関係なく、頭蓋内に発生するシュワン細胞腫（schwannoma）をいう。

❷発生部位による分類（テント上）

（ⅰ）頭蓋内・脳実質外発生型

➡ほとんどが、前頭蓋底に発生。

（ⅱ）脳実質内発生型

ⓐ脳室と関係なく、また硬膜に付着部をもたない純粋に脳実質内より発生するもの。

ⓑテント上に多く、側頭葉に最も多い。

❸好発年齢

（ⅰ）大多数は、30歳以下の若年者や小児。

（ⅱ）ただし、幼児（infant）には発生しない。

❹男性に多い。

❺症状

（ⅰ）けいれん

（ⅱ）嗅覚障害

（ⅲ）頭痛

（ⅳ）局所症状

44. 頭蓋内胚細胞腫瘍 Intracranial germ cell tumors

1）概説

❶始原生殖細胞（primordial germ cell）に由来する腫瘍をいう。

❷種類と頻度

（ⅰ）Germinoma

ⓐ精祖細胞または卵祖細胞に類似した細胞からなる腫瘍。

ⓑ胚細胞腫瘍の中で最も多い。

（ⅱ）奇形腫

ⓐ胎児の基本的要素の3胚葉成分からなる腫瘍をいう。

ⓑ2番目に多い。

（ⅲ）胎児性癌

➡胎児性成分および胎児外成分（胎盤）の両者への分化能をもつ未分化、未熟な腫瘍。

（ⅳ）絨毛癌

➡栄養胚葉に由来する悪性腫瘍で、胎盤の組織要素である合胞体栄養膜細胞と細胞栄養膜細胞を含む。

（ⅴ）卵黄嚢腫瘍

　　　ⓐ卵黄嚢（york sac）の組織構築に類似する腫瘍。

　　　ⓑ内胚葉洞腫瘍（endodermal sinus tumor）とも呼ばれる。

❸おおよそ、10〜19歳に発生する。

❹男性に多い。

❺発生部位

　（ⅰ）全体

　　　ⓐ松果体部に最も多い。

　　　ⓑ次いで、神経下垂体部。

　（ⅱ）組織別

　　　ⓐGerminoma➡松果体部より神経下垂体部に多い。

　　　ⓑ成熟奇形腫➡神経下垂体部には発生すること極めて稀。

　（ⅲ）部位別；神経下垂体部や基底核部発生例ではGerminomaが多い。

❻2つ以上の組織型を混在している胚細胞腫瘍を混合胚細胞腫瘍という。

　➡Germinomaを混在する率が最も高い。

❼初診時に既に松果体部と神経下垂体部に胚細胞腫瘍を認めるものを、Germ cell tumor with synchronous lesions in the pineal and neurohypophyseal regionsという。

　（ⅰ）尿崩症が初発先行し、松果体腫瘍による水頭症で受診することが多い。

　（ⅱ）男性に圧倒的に多い。

　（ⅲ）組織型；ほとんどがGerminoma。

❽ジャーミノーマに合胞体栄養細胞性巨細胞を伴うものを「合胞体栄養細胞性巨細胞を伴うジャーミノーマ（Germinoma with syncytiotrophoblastic giant cell；STGC）」と呼ぶ。

❾治療

　（ⅰ）成熟奇形腫➡手術による摘出。

　（ⅱ）Germinomaおよびその他の胚細胞腫瘍

　　　ⓐ外科的治療

　　　ⓑ放射線治療

　　　ⓒ化学療法

2） 松果体部の胚細胞腫瘍

❶松果体部腫瘍の中では胚細胞腫瘍が最も多い。

❷性別；男性に多い。

❸Germinomaが最も多い。

　➡Germinomaは、神経下垂体部のものに比べて大きくなるまで嚢胞形成を認めない。

❹症状

　（ⅰ）思春期早発症；男児にみられ、女児にみられることは極めて稀。

　（ⅱ）尿崩症

❺腫瘍マーカー；腫瘍量をよく反映し、治療効果や再発の判定の指標となる。

3）神経下垂体部の胚細胞腫瘍

❶比較的女性に多い。

❷種類

（ⅰ）Germinoma が多い。

（ⅱ）絨毛癌は神経下垂体部には少ない。

（ⅲ）純型成熟奇形腫が神経下垂体部に発生することはない。

❸Germinoma の特徴

（ⅰ）松果体部より神経下垂体部に多い。

（ⅱ）石灰化を認めない。

（ⅲ）嚢胞を伴いやすい。

（ⅳ）大部分は、尿崩症で発症する。

4）基底核・視床部の胚細胞腫瘍

❶Germinoma がほとんど。

❷基底核部よりも視床に発生することが多い。

❸学童期や思春期に好発する。

❹患側の大脳半球の萎縮を伴いやすい。

❺他の部位のものに比べて、腫瘍内出血をきたしやすい。

❻嚢胞を形成しやすい。

❼症状

（ⅰ）徐々に進行する運動麻痺（片麻痺）。

➡初発症状としても最も多い。

（ⅱ）頭蓋内圧亢進症状は稀。

5）原発性トルコ鞍内ジャーミノーマ Primary intrasellar germinoma

❶トルコ鞍内に原発する Germinoma。

❷初発症状➡尿崩症が多い。

❸小児期あるいは若年期に好発する。

❹女性に多い。

❺頭部エックス線単純撮影➡トルコ鞍は正常。

❻MRI 単純 T1 強調画像➡下垂体後葉の高信号がみられない。

6）延髄の胚細胞腫瘍

❶ほとんどが女性。

❷現在のところ、全例、Germinoma。

❸頭蓋内の他の部位の胚細胞腫瘍の好発年齢より、年齢は高い。

❹延髄背側部に発生し、第4脳室や大槽に伸展する。

❺症状

（ⅰ）下位脳神経障害；嚥下障害や嗄声。

（ⅱ）小脳症状

（ⅲ）脳幹下部障害；錐体路症状は伴わない。

（ⅳ）四肢のしびれ

❻予後；良好

❼合併症候群；男性例では Klinefelter 症候群。

45. 松果体部腫瘍

1）概説
❶種類

（ⅰ）胚細胞腫瘍

　ⓐGerminoma；松果体部腫瘍の中では最も多い。

　ⓑ奇形腫

　ⓒ卵黄嚢腫瘍

　ⓓ絨毛癌

　ⓔ胎児性癌

（ⅱ）松果体実質より発生する腫瘍

　ⓐ松果体実質細胞より発生する腫瘍

　　㋐松果体細胞腫

　　㋑中間型松果体実質腫瘍（pineal parenchymal tumor of intermediate differentiation）

　　　➡松果体細胞腫と松果体芽腫の中間型として位置づけられている腫瘍。

　　㋒松果体芽腫

　ⓑ神経膠腫

（ⅲ）その他；髄膜腫、類上皮腫や松果体嚢胞。

❷好発年齢

（ⅰ）胚細胞腫瘍；10〜19 歳に最も多い。

（ⅱ）松果体細胞腫；成人に多い。

（ⅲ）中間型松果体実質腫瘍；すべての年齢層（ピークは若年成人）

（ⅳ）松果体芽腫；15 歳未満の小児期が約半数を占め最も多い。

❸性別；男性に多い。

❹症状

（ⅰ）各腫瘍共通の症状

　ⓐ頭蓋内圧亢進症状

　ⓑArgyll Robertson 徴候

　ⓒParinaud 症候群

（ⅱ）胚細胞腫瘍の症状；思春期早発症や尿崩症。

❺腫瘍マーカー➡各組織型の鑑別点となる。

❻MRI 拡散強調画像➡Germinoma と松果体芽腫は高信号。

第 4 章／便利編

❼治療

（ⅰ）外科的治療

（ⅱ）放射線治療

（ⅲ）化学療法

2 ） Germinoma

❶松果体部腫瘍の中で最も多い。

❷男性に圧倒的に多い。

❸MRI 拡散強調画像

（ⅰ）実質部は高信号。

（ⅱ）拡散強調画像で、Germinoma と松果体芽腫とを鑑別することは困難。

❹治療

（ⅰ）化学療法

（ⅱ）全脳室照射

❺予後は良好。

3 ） 成熟奇形腫 Mature teratoma

❶三胚葉性の分化した種々の組織（骨、筋肉、消化器の上皮、毛、汗腺など）からなる腫瘍。

❷治療➡外科的治療が唯一の治療法で、全摘出術を目指す。

4 ） 胎児性癌 Embryonal carcinoma

❶脳血管造影で腫瘍陰影を認める。

❷予後は不良。

5 ） 絨毛癌 Choriocarcinoma

❶非常に出血しやすい。

❷血清 HCG 値が高値。

❸脳血管造影で腫瘍陰影を認める。

❹予後は不良。

6 ） 卵黄嚢腫瘍 York sac tumor

❶血清 AFP（alpha-fetoprotein）値が高値。

❷予後は不良。

7 ） 松果体細胞腫 Pineocytoma

❶正常な松果体細胞（pineocyte）に類似する細胞からなる腫瘍をいう。

❷松果体実質腫瘍の中では最も多い。

❸成人に好発する。

❹石灰化を認める。

793

❺治療

（ⅰ）外科的治療（全摘出術）

　　➡全摘出できれば、術後、放射線照射などの追加療法は不要。

（ⅱ）定位放射線照射➡残存腫瘍に対して施行。

❻組織学的所見➡松果体細胞腫ロゼットを認めることがある。

❼予後は良好。

8）**中間型松果体実質腫瘍** Pineal parenchymal tumor of intermediate differentiation

❶中程度の分化を示す松果体実質細胞の腫瘍で、松果体細胞腫と松果体芽腫の中間型に位置づけられる腫瘍。

❷嚢胞を伴う。

❸好発年齢のピークは若年成人。

9）**松果体芽腫** Pineoblastoma

❶松果体に発生する未分化な細胞からなる腫瘍をいう。

❷小児期に好発する。

❸男児に多い。

❹MRI 拡散強調画像➡高信号

❺治療

（ⅰ）外科的治療（摘出術）

（ⅱ）放射線治療➡全脳・全脊髄照射

（ⅲ）化学療法

❻組織学的所見

（ⅰ）Homer Wright rosette や Flexner-Wintersteiner rosette を認めることがある。

（ⅱ）Pineocytomatous rosette は欠く。

❼予後は不良。

10）**神経膠腫** Glioma

❶松果体の Glia 細胞から発生する腫瘍をいう。

❷種類➡びまん性星細胞腫、上衣腫や毛様細胞性星細胞腫が多い。

❸発症年齢➡通常の神経膠腫と比べて発症年齢は若い。

❹症状➡水頭症での発症が多い（中脳水道圧迫）。

11）**松果体嚢胞** Pineal cyst

❶松果体部に発生する嚢胞をいう。

❷ほとんどが偶然発見例。

❸症候性のことは極めて稀。

❹20 歳代に好発する。

第4章／便利編

❺症状

（ⅰ）眼球運動障害（中脳被蓋の圧迫による）

（ⅱ）中脳水道の閉塞による水頭症の症状。

❻治療

（ⅰ）通常は経過観察。

（ⅱ）症候性のものに対しては、定位的手術あるいは神経内視鏡による囊胞の穿刺・吸引術。

❼予後は良好。

46. 血管芽腫 Hemangioblastoma

❶小血管と間質細胞(stroma cell)からなる良性腫瘍で、間質細胞が腫瘍細胞。

❷小脳に発生する血管芽腫は Lindau 病とも呼ばれる。

❸散発性（孤発性）に発生する例と von Hippel-Lindau 症候群に合併する家族性のものとがあるが、散発性の方が多い。

❹成人に好発する。

❺小脳発生例では囊胞性が多く、壁在結節(mural nodule)を有する。

　➡これに対して、延髄や第4脳室発生例では充実性が多い。

❻石灰化を呈することはない。

❼好発部位➡小脳半球

❽症状・徴候

（ⅰ）頭蓋内圧亢進症状が最も多い。

（ⅱ）小脳症状で発症するものは少ない。

（ⅲ）血液所見で、時に赤血球増加症（多血症）を認める。

　　ⓐ赤血球増加症は、女性例よりも男性例に圧倒的に多い。

　　ⓑ赤血球増加症は、囊胞状のものより充実性のものに多い。

❾脳血管造影➡壁在結節が腫瘍陰影として描出される。

❿治療

（ⅰ）外科的治療

（ⅱ）放射線治療（通常の放射線治療や定位放射線照射）

⓫予後は良好。

47. 類上皮腫 Epidermoid

❶胎生期遺残組織から発生する非腫瘍性の囊胞性病変。

❷表皮に由来し、皮膚付属器（汗腺、皮脂腺、毛囊など）は含まない。

❸好発年齢；成人

❹好発部位

（ⅰ）類皮腫（類皮囊胞）と異なり、比較的外側部に発生することが多い。

（ⅱ）小脳橋角部に最も多く発生する。

795

❺囊胞を形成し、薄い被膜を有する。

➡囊胞内容は、ケラチンとコレステリンが主成分。

❻石灰化を認める場合には、通常、被膜にみられる。

❼MRI 拡散強調画像；著明な高信号。

48. 類皮腫 Dermoid

❶囊胞壁が皮膚および皮膚付属器（汗腺、皮脂腺や毛嚢）よりなる先天性腫瘍をいう。

❷好発年齢

➡小児から成人まであらゆる年齢層に発生するが、類上皮腫より低年齢層にみられる。

❸好発部位

（ⅰ）頭蓋内では、正中部に好発する。

（ⅱ）テント上では鞍上部、前頭部や側頭部の正中部付近、テント下では、ほとんどが小脳正中部に発生する。

❹囊胞を形成していることが多い。

➡囊胞内容は、毛髪、脂肪性分泌物、汗を混じ、酒粕様。

49. 脊索腫 Chordoma

❶胎生期の脊索遺残組織から発生する腫瘍。

❷白色、半透明でゼラチン様の柔らかい腫瘍。

❸分類

（ⅰ）トルコ鞍脊索腫

（ⅱ）傍鞍部脊索腫

（ⅲ）斜台脊索腫

❹通常、硬膜外に発生し、非常にゆっくり発育する腫瘍。

❺頭蓋底骨内を浸潤性に発育するが、脳内へは浸潤しない。

❻成人の男性に多い。

❼好発部位；斜台が多い。

❽症状・徴候

（ⅰ）自覚症状；複視、頭痛が多い。

（ⅱ）神経症状；外転神経麻痺が最も多い。

❾頭部エックス線単純撮影

（ⅰ）斜台やトルコ鞍の骨破壊像。

（ⅱ）石灰化を認める。

❿MRI 拡散強調画像；高信号

⓫治療

（ⅰ）外科的治療

（ⅱ）放射線治療

⓬組織学的所見➡担空胞細胞（physaliphorous cell）が特徴。

⓭予後は不良。

➡良性腫瘍であるが、骨を破壊しさまざまな方向へ浸潤性に発育するため再発は避けられず、予後は不良。

50. 脳原発悪性リンパ腫 Primary cerebral malignant lymphoma

1）概説

❶95％以上の中枢神経系原発悪性リンパ腫は非ホジキンリンパ腫で、B細胞由来（ほとんどがびまん性大細胞型B細胞リンパ腫）。

❷髄腔内播種をきたす（頻度；30〜40％）。

❸中枢神経系外への転移は稀。

❹脳浮腫や圧排効果（mass effect）は比較的少なく、頭蓋内圧亢進の所見も少ない。

❺好発部位

（ⅰ）テント上に多い。

（ⅱ）円蓋部の大脳皮質や側脳室近傍、すなわち大脳の髄液路（くも膜下腔や脳室）に近接して発生。

❻多発性の頻度が高い（40％）。

❼成人の男性に好発する。

❽末梢血液検査所見

（ⅰ）血清の乳酸脱水素酵素（lactate dehydrogenase；LDH）は病状に応じて変動。

（ⅱ）LDHの高値は予後不良因子。

❾MRI拡散強調画像；高信号

❿治療

（ⅰ）外科的治療（手術による摘出）

（ⅱ）放射線治療

（ⅲ）化学療法➡Methotrexate®大量・Folinate救援療法

（ⅳ）副腎皮質ステロイド薬の単独投与

ⓐステロイド薬は腫瘍に対して感受性を示し縮小効果を認めるが、一過性。

ⓑ術前に（組織診断が確定するまで）投与すべきではない。

➡ただし、脳ヘルニアの危険性がある場合にはその限りではない。

⓫予後は不良。

2）T細胞性非ホジキンリンパ腫

❶髄膜播種や脳表に接した腫瘤形成をみることが多い。

➡したがって、髄液細胞診での陽性率が高い。

❷白血病化しやすく、急速な経過をとりやすい。

❸どの年齢層にも発生するが、B細胞性のものより若い年齢層（40歳代）に好発する。

❹男性に多い。

❺予後は不良。

3）原発性軟膜リンパ腫
❶脳実質内および全身にリンパ腫が存在せず、原発性に脳軟膜にリンパ腫を認めるもの。
❷大多数は、非ホジキンリンパ腫で、B細胞由来。
❸予後は不良。

4）血管内悪性リンパ腫
❶脳内の血管内腔（小動脈、毛細血管、細静脈）でリンパ腫細胞が増大して血管を閉塞し、その領域に虚血病変を形成するものをいう。
❷腫瘍は血管内腔で増殖する。
❸腫瘤を形成しにくい。
❹腫瘍塞栓により種々の神経症状や皮膚症状を呈する。
❺びまん性大細胞型B細胞リンパ腫の亜型（subtype）。
❻末梢血液検査所見
　（ⅰ）血清乳酸脱水素酵素（LDH）；高値
　（ⅱ）可溶性インターロイキン2受容体（soluble interleukin-2 receptor；sIL-2R）；高値
❼MRI
　（ⅰ）梗塞の所見が前景。
　（ⅱ）ほとんどが、多病巣（multifocus）。
❽治療
　（ⅰ）化学療法
　（ⅱ）副腎皮質ステロイド薬の投与。
　　※：放射線治療は施行しない。
❾予後は不良。
❿欧米諸国発生例とアジア地域発生例の相違
　（ⅰ）欧米諸国でみられる典型的な血管内リンパ腫では、神経学的異常や皮膚病変を認める。
　（ⅱ）アジア地域（主に日本）でみられる血管内リンパ腫では、しばしば血球貪食症候群や骨髄障害を伴い、典型例（欧米）でみられる神経学的異常や皮膚病変はめったにみられない。
　　ⓐアジア地域でみられる血管内リンパ腫の症状は、発熱、貧血、血小板減少、肝脾腫、骨髄障害、呼吸障害、血球貪食や播種性血管内凝固症候群。
　　ⓑアジアでみられる血管内リンパ腫は Asian varinat of intravascular lymphomatosis（AIVL）と名づけられている。
　　ⓒアジア地域発生例の臨床経過は非常に早い。

5） AIDS 関連悪性リンパ腫と非 AIDS 悪性リンパ腫（表 4-6）

表 4-6. 非 AIDS 患者と AIDS 患者の中枢神経系原発性悪性リンパ腫の比較（Fine ら, 1993 より作成）

Characteristics & Finding （臨床像と所見）	Immunocompetent patients （非 AIDS 患者）	Patients with AIDS （AIDS 患者）
Male：female（男女比）	1.35：1	7.38：1
Mean age（平均年齢）	55.2 歳	30.8 歳
Initial symptoms（初発症状） 　1．Mental status changes（精神状態の変化）	34.6%	53.3%
2．Seizures（けいれん）	11.2%	26.7%
3．Increased intracranial pressure 　　　（頭蓋内圧亢進症状）	32.4%	14.2%
Ring enhancement（造影 CT でリング状に増強）	0%	52%
Multipe lesions（多発性）	25%	52%
High-grade histology (immunoblastic or small noncleaved cell) （高度悪性の組織像；免疫芽球型や小型非切れ込み核細胞型）	22%	60%
Epstein-Barr virus genomic DNA （Epstein-Barr virus ゲノムの検出）	Few （ほとんどなし）	Almost all （ほとんどすべて）
Survival（生存期間） 　1．no therapy（無治療群）	2.7 カ月	0.9 カ月
2．with treatment（治療群）	18.9 カ月	2.6 カ月

51. 小脳異形成性神経節細胞腫 Dysplastic cerebellar gangliocytoma
（Lhermitte-Duclos 病 Lhermitte-Duclos'disease）

❶片側の小脳半球皮質の顆粒層で、神経細胞が層構造をつくって腫瘍様に増生し、小脳半球回が腫大しているものをいう。

❷好発年齢；20～50 歳がほとんど。

❸好発部位；小脳半球で、左側に多い。

❹症状

（ⅰ）頭蓋内圧亢進症状が最も多い。

（ⅱ）小脳症状

❺MRI

➡高信号と等信号の帯状構造が交互に繰り返しみられる所見、すなわち、Tiger stripe sign（虎の縞模様徴候）が特徴。

❻病理組織学的所見では小脳皮質の分子層が肥厚し、異常な小脳回の形成が認められる。

❼遺伝子・染色体異常

（ⅰ）成人発症例では、すべて、第 10 番染色体長腕上にある癌抑制遺伝子 *PTEN* の突然変異を認める。しかし、小児に発症例では *PTEN* 変異を認めない。

（ⅱ）*PTEN* 遺伝子に突然変異を認める遺伝性疾患を総称して *PTEN* 過誤腫症候群といい、

Lhermitte-Duclos 病や Cowden 病などがある。

❽予後；良好

❾頻度の高い合併奇形

➡巨頭症、巨脳症、水頭症、脊髄空洞症や骨格異常（顔面非対称、多指症、合指症）。

❿関連症候群；Cowden 症候群

52. 神経節細胞腫 Gangliocytoma

❶成熟、分化しているが、異常な神経細胞からなる腫瘍。

❷好発年齢；30 歳以下がほとんど。

❸男性に多い。

❹好発部位；側頭葉に最も多い。

❺症状；難治性てんかん

❻治療；手術が第一選択。

❼合併腫瘍

（ⅰ）円蓋部髄膜腫が多い。

（ⅱ）トルコ鞍内神経節細胞腫では、下垂体腺腫との合併が多い。

53. 神経節膠腫 Ganglioglioma

❶腫瘍性の神経細胞と腫瘍性の Glia 細胞の両者からなる混合腫瘍。

❷本疾患と神経節細胞腫との違いは、本疾患がさまざまな程度の異型性を示す Glia 細胞の増殖を伴っていることである。

❸好発年齢；若年者に多い。

❹囊胞に壁在結節を認めることがある。

❺多くは、大脳半球の表層部に発生する。

❻好発部位

➡側頭葉に最も多い。

☝側頭葉てんかんを生じる脳腫瘍の中では最も多い（増本, 2013）。

❼症状；けいれん

❽治療；手術が第一選択。

❾組織学的所見

➡腫瘍性の神経細胞と Glia 細胞で構成されているが、Glia 細胞はほとんどが星状膠細胞。

❿予後；良好

⓫合併奇形；Down 症候群や脳梁形成不全。

第4章／便利編

54. 線維形成性乳児星細胞腫および線維形成性乳児神経節膠腫 Desmoplastic infantile astrocytoma and Desmoplastic infantile ganglioglioma

❶乳幼児の大脳に発生し、著明な Desmoplasia（線維形成）と嚢胞を伴い、Glia 細胞と神経細胞への分化のみられる腫瘍。

❷大部分は嚢胞成分からなる。

❸好発年齢；1歳6カ月以下の乳幼児がほとんど。

❹好発部位；前頭葉～頭頂葉の表面で、髄膜付近。

❺造影 CT・MRI；髄膜腫のように、硬膜に連続する増強効果を認める。

❻治療；手術が第一選択。

❼予後；良好

55. 胚芽異形成性神経上皮腫瘍 Dysembryoplastic neuroepithelial tumor

❶若年者の難治性てんかん患者にみられる腫瘍性病変のうち、特徴的な病理学的組織所見を呈するものをいう。

❷小児期から若年期の複雑部分発作で発症する。

❸腫瘍に接する頭蓋骨の菲薄化や変形を高率に認める。

❹脳浮腫はみられない。

❺好発年齢；若年者に多く、75％が20歳までに発見される。

❻性別；男性に多い。

❼好発部位

（ⅰ）側頭葉に最も多い。

（ⅱ）皮質表面で、深部白質は侵されない（主座は皮質）。

❽症状；難治性の部分てんかん。

❾治療

（ⅰ）手術が第一選択。

（ⅱ）放射線治療および化学療法は禁忌。

❿組織学的所見

（ⅰ）乏突起膠細胞に類似の細胞と神経細胞が背景の粘液基質の中に存在する所見、すなわち、Specific glioneuronal element が特徴。

（ⅱ）腫瘍に隣接する皮質に形成異常（cortical dysplasia）を認める。

⓫予後；良好

56. ロゼット形成性グリア神経細胞腫瘍 Rosette-forming glioneuronal tumor

❶毛様細胞性星細胞腫様の神経膠腫を背景として、小型の神経細胞がロゼットを形成しながら緩徐に増殖する腫瘍。

❷しばしば、閉塞性水頭症を合併する。

801

❸好発年齢；若年成人に多い。

❹性差はない。

❺好発部位➡テント下に多く発生する。すなわち、第4脳室に最も多く、次いで小脳虫部。

❻症状

（ⅰ）頭蓋内圧亢進症状

（ⅱ）小脳症状

❼治療➡手術が第一選択で、放射線治療や化学療法は、通常、不要。

❽組織学的所見

（ⅰ）腫瘍性格をもつ神経細胞と Glia 細胞の2つの成分からなる。

➡Glia 成分は紡錘形あるいは星形の星状膠細胞からなり、毛様細胞性星細胞腫に類似。

（ⅱ）偽性ロゼットが特徴。

❾予後；良好

57. びまん髄膜性グリア神経細胞腫瘍 Diffuse leptomeningeal glioneuronal tumor

❶びまん性に軟髄膜に広がる Glia 神経細胞性腫瘍で、神経細胞系にも膠細胞系にも分化傾向のある乏突起膠腫様形態を示す腫瘍。

❷好発年齢；小児に好発。

❸男性に多い。

❹好発部位➡頭蓋内では、脳幹周囲の後頭蓋窩と脳底部の髄膜に好発。

❺症状・症候

（ⅰ）頭蓋内圧亢進症状

（ⅱ）髄膜刺激症状

❻CT・MRI

（ⅰ）水頭症の所見

（ⅱ）髄膜がびまん性に造影される。

❼治療

（ⅰ）水頭症に対する治療

（ⅱ）放射線治療

（ⅲ）化学療法

❽組織学的所見➡乏突起膠細胞に似た腫瘍細胞が髄膜を中心にびまん性に増殖。

❾遺伝子・染色体解析

（ⅰ）*BRAF* と *KIAA1549* の融合遺伝子と第1番染色体単腕(1p)の欠失を同時に認めるか、または *BRAF* と *KIAA1549* の融合遺伝子と第1番染色体単腕(1p)/第19番染色体長腕(19q)の共欠失(1p/19q 共欠失)を同時に認める。

（ⅱ）*IDH1* 変異はみられない。

❿予後

（ⅰ）長年にわたって安定しているか、あるいは緩徐に進行。

第4章／便利編

（ⅱ）10年を超えての生存率；約33％

58. 中枢性神経細胞腫 Central neurocytoma

❶神経細胞への分化を示す均一な小型細胞からなる脳室内腫瘍で、組織学的には高分化の良性腫瘍。

❷石灰化や小嚢胞を認める。

❸好発年齢；若年から中年の成人に多い。

❹圧倒的に男性に多い。

❺好発部位；側脳室で、左側に多い。

❻症状；頭痛や頭蓋内圧亢進症状。

❼MRI；充実部に嚢胞が混在する 'Soap bubble(石けん泡)状' の所見を呈する。

❽治療

（ⅰ）手術による全摘出。

（ⅱ）放射線治療

　ⓐ放射線感受性は高い。

　ⓑ術後照射については意見の一致をみていない。

❾組織学的所見

（ⅰ）無細胞と無核の線維状構造が、島状に存在する好酸性線維性無細胞野が特徴。

（ⅱ）組織学的には、高分化の良性腫瘍。

❿予後；良好

59. 脳室外神経細胞腫 Extraventricular neurocytoma

❶脳室から離れた中枢神経系実質内(大脳半球、脳幹や脊髄など)に発生し、形態学的に明らかな神経細胞への分化を示す腫瘍をいう。

❷若年成人に多い。

❸前頭葉と側頭葉に好発する。

❹症状；けいれん

❺治療；外科的治療(手術による摘出)

❻予後は、全摘出例で良好。

❼再発率・増殖能

（ⅰ）中枢性神経細胞腫より再発しやすい。

（ⅱ）中枢性神経細胞腫より増殖能は高い。

60. 傍神経節腫 Paraganglioma

❶傍神経節より生じ、緩徐に進行する富血行性の腫瘍。

❷頭頸部の傍神経節腫は大部分がクローム非親和性で、非分泌性。

803

❸良性腫瘍であるが、局所侵襲性が高い。

❹白人に圧倒的に多い。

❺頭頸部発生例における分類

（ⅰ）頸静脈球腫瘍（glomus jugular tumor）➡頸静脈球に生じるもの。

（ⅱ）鼓室型腫瘍➡鼓室に生じるもの。

（ⅲ）頸静脈鼓室型腫瘍➡頸静脈球と鼓室の両者にまたがるもの。

（ⅳ）頸動脈小体腫瘍（carotid body tumor）➡外頸動脈と内頸動脈の分岐部にある頸動脈小体より生じるもの。

❻中年に多い。

❼症状

（ⅰ）拍動性耳鳴

（ⅱ）難聴

（ⅲ）耳痛

（ⅳ）脳神経障害

❽脳血管造影

（ⅰ）腫瘍陰影を認める。

（ⅱ）栄養血管；上行咽頭動脈、後頭動脈や顎動脈など。

❾治療

（ⅰ）外科的治療➡小病変に対しては、外科的摘出術が第一選択。

（ⅱ）放射線治療

❿頸部リンパ節に転移することが最も多い。

61. 頸静脈グロムス腫瘍（頸静脈球腫瘍）Jugular glomus tumor

❶頸静脈孔近傍で中耳底直下にある頸静脈球の外膜にある頸静脈小体から発生する腫瘍。

❷頸静脈小体から発生する腫瘍のみならず、Arnold 神経や Jacobson 神経の Glomus body から発生するものも頸静脈グロムス腫瘍に含めることがある。

➡その際には、頸静脈小体から発生するものを、特に固有性頸静脈グロムス腫瘍（proper jugular glomus tumor）と呼ぶ。

❸白人に圧倒的に多い。

❹組織学的には良性であるが、頭蓋底を浸潤破壊して発育するため治療が困難。

❺血管に富む腫瘍。

❻成人の女性に多い。

❼第 7 および第 8 脳神経が最も障害されやすい。

❽末梢血液所見➡通常、Norepinephrine や Epinephrine などの Cathecholamine の分泌は認められない。

❾脳血管造影

（ⅰ）著明な腫瘍陰影➡上行咽頭動脈から血液供給を受けることが多い。

（ⅱ）動・静脈短絡による頸静脈の早期造影（early venous drainage）を認める。

第4章／便利編

❿治療

（ⅰ）外科的治療

（ⅱ）放射線治療

62. 原発悪性黒色腫 Primary malignant melanoma

❶異型性の強い Melanocyte（黒色素細胞）の増殖からなる腫瘍で、頭蓋内に原発するもの。

❷Melanin（黒色素）産生の有無による分類

（ⅰ）黒色素性黒色腫（melanotic melanoma）

（ⅱ）無色素性黒色腫（amelanotic melanoma）

❸腫瘍内出血をきたしやすい。

❹頭蓋内悪性黒色腫の多くは転移性で、原発性のものは少ない。

❺MRI

（ⅰ）黒色素性黒色腫；MRI T 1 強調画像で著明な高信号。

（ⅱ）無色素性黒色腫；MRI T 1 強調画像で等、あるいは軽度低信号。

❻免疫組織学的所見

➡HMB-45 が陽性(Bär ら. 1997)。

❼予後は不良。

63. 神経腸嚢胞 Neurenteric cyst

❶呼吸上皮、腸管上皮に類似したムチン産生細胞からなる嚢胞性病変。

❷Enterogenous cyst（腸嚢胞）とも呼ばれる。

❸好発部位➡頭蓋内発生は稀であるが、脳幹前面や小脳橋角部の後頭蓋窩（腹側）の硬膜下腔（くも膜下腔）に好発する。

❹東南アジアに多くみられる。

64. 頭蓋内脂肪腫 Intracranial lipoma

❶真の腫瘍ではなく、原始髄膜の迷入、遺残による先天奇形とされている。

❷成人の男性に多い。

❸好発部位；脳梁が約半数を占め、最も多い。

❹症状

（ⅰ）約半数は無症状。

（ⅱ）症状；てんかん、頭痛、知能障害や半側顔面けいれんなど。

❺頭部エックス線単純撮影；脳梁発生例では、前後像で正中部に透亮像があり、それを囲むように貝殻状、あるいは三日月状の石灰化が左右対称性にみられる。

❻単純 CT➡著明な低吸収域。

❼MRI 単純 T 1 強調画像➡高信号

805

❽手術適応は一般的になく、保存的治療。

❾合併奇形➡脳梁脂肪腫では、約半数に脳梁欠損を合併。

65. 視床下部過誤腫 Hypothalamic hamartoma

❶視床下部過誤腫とは、正常視床下部の腹側灰白質（灰白隆起あるいは乳頭体）に発生する非腫瘍性異所性結節性病変をいう。

❷視床下部の神経細胞と Glia 細胞が、第3脳室の底面から脳表に突出している。

❸小児に好発し、大部分は2歳までに発症する。

❹男児に多い。

❺灰白隆起(tuber cinereum)や乳頭体(mamillary body)に発生する。

❻分類（表 4-7）(Valdueza ら, 1994)

表 4-7. 視床下部過誤腫の分類と治療方針(Valdueza ら, 1994)

	Type I a	Type I b	Type II a	Type II b
大きさ	小～中	小～中	中～大	中～大
付着形態	有茎	有茎	無茎	無茎
付着部位	灰白隆起	乳頭体	灰白隆起/乳頭体	灰白隆起/乳頭体
視床下部の偏位	無	無	軽度	著明
主症状	思春期早発症（または無症状）	思春期早発症（または無症状）	笑いてんかん、全身性および、あるいは他のタイプのてんかん	笑いてんかん、全身性および、あるいは他のタイプのてんかん
治療	●無症状は無治療。 ●思春期早発症例では、長時間作用の LH-RH 誘導体の投与。		●抗てんかん薬の投与。 ●薬剤無効例は手術。	

(1) Type I a および I b
　(i) 視床下部は障害されていない。
　(ii) 笑い発作や行動異常はみられない。
　(iii) 思春期早発症は、通常、小さい過誤腫(Type I a、I b)に生じる。
　(iv) 思春期早発症を呈する Type I a の若年者では、LH-RH 誘導体の長期連用を避けるため、手術を選択する。
　　　➡灰白隆起より茎をもって発育している Type I a では、手術による乳頭体への損傷の危険性が少なく、摘出可能。
(2) Type II
　(i) 大きさは、通常、直径 1.5 cm 以上。
　(ii) 茎をもたず、第3脳室底や乳頭体に拡く接着しているタイプ。
　　　➡笑い発作やけいれんは、乳頭体に拡く接着しているこのタイプにのみ認められる。
　(iii) Type II a では、視床下部底部の明らかな偏位を認めない。
　(iv) Type II b では、第3脳室の明らかな変形・偏位を認める。

❼治療

（i）思春期早発症例

　ⓐまず、長時間作用型の LH-RH(gonadotropin releasing hormone；GnRH)作動薬を投与。

　ⓑLH-RH 作動薬無効例や長期間の治療が必要と考えられる症例に対しては外科的治療を考慮。

（ii）笑い発作やその他のてんかん発作例

　ⓐまず、抗てんかん薬の投与。

第 4 章／便利編

ⓑ抗てんかん薬無効例に対して、外科的治療や定位放射線照射。

❽予後

（ⅰ）灰白隆起に病変があり、思春期早発症を呈する症例では、手術（亜全摘出）により 10〜15 年の生存が得られる。

（ⅱ）けいれんは難治性が多い。

（ⅲ）笑い発作が消失すると、発達障害や行動異常が速やかに改善する。

❾関連症候群；Pallister-Hall 症候群

66. 大孔部腫瘍 Foramen magnum tumor

❶腫瘍が第 2 頚椎（C 2）から大孔部（大後頭孔部）にあるものをいう。

❷上下方向における分類

（ⅰ）Spinocranial type（脊髄頭蓋型）

ⓐ上位頚椎管内に発生し（腫瘍の付着部が大孔より下方にあり）、大孔を通って頭蓋内へ伸展するタイプ。

ⓑシュワン細胞腫（Schwannoma）（神経鞘腫 neurinoma）に多い。

（ⅱ）Craniospinal type（頭蓋脊髄型）

ⓐ後頭蓋窩内に発生し（腫瘍の付着部が大孔より上方にあり）、大孔を通って下方の脊柱管内へ伸展するタイプ。

ⓑ髄膜腫に多い。

❸種類

（ⅰ）髄膜腫が最も多い。

ⓐ腫瘍は、脊髄・延髄の前部や前外側部にあることが多い。

ⓑ初期症状；頚部痛や手の Dysesthesia（異常感覚）。

（ⅱ）シュワン細胞腫

ⓐ髄膜腫に次いで多い。

ⓑほんどは第 2 頚神経から発生する。

ⓒ腫瘍は、脊髄・延髄の側方にあることが多い。

ⓓ初期症状；頚部痛や手の Dysesthesia。

67. 家族性脳腫瘍 Familial brain tumors

❶遺伝性疾患に伴う家族性脳腫瘍

（ⅰ）神経線維腫症 1 型、2 型（Neurofibromatosis type 1, type 2）

➡前庭神経鞘腫（聴神経鞘腫）や髄膜腫。

（ⅱ）von Hipple-Lindau 症候群➡血管芽腫

（ⅲ）結節性硬化症（tuberous sclerosis）➡上衣下巨細胞性星細胞腫（subependymal giant cell astrocytoma）

（ⅳ）Cowden 病➡髄膜腫やシュワン細胞腫。

（ⅴ）Turcot 症候群➡星細胞腫、膠芽腫や髄芽腫。

（ⅵ）多発性内分泌症候群のⅠ型➡下垂体腺腫

❷遺伝性疾患を伴わない家族性脳腫瘍（familial isolated brain tumor）

（ⅰ）脳腫瘍の種類；星細胞腫が最も多い。

（ⅱ）家族間発生；兄弟姉妹（同胞）例が最も多い。

68. 転移性脳腫瘍 Metastatic Brain tumors

❶転移部位

（ⅰ）ほとんどが大脳で、大部分は灰白質と白質との境界部に発育する。

（ⅱ）テント下では、ほとんどが小脳。

❷原発巣（本邦）

（ⅰ）臓器別➡肺癌が最も多く、次いで乳癌。

（ⅱ）組織別➡腺癌が最も多い。

❸転移巣の数

（ⅰ）悪性黒色腫では、ほとんどが多発性。

（ⅱ）消化器系、泌尿器系のものでは単発性が多い。

❹前立腺癌の頭蓋内転移は、硬膜に最も多い。

❺肺癌（小細胞癌）と大腸癌は、他の癌に比べて、後頭蓋窩への転移の頻度は高い。

❻下垂体への転移は、乳癌が最も多い。

69. 下垂体への転移 Metastatic pituitary tumor

❶原発巣（本邦）(Habu ら，2015)

（ⅰ）全体

ⓐ肺癌が最も多い。

ⓑ次いで、乳癌。

（ⅱ）性別

ⓐ男性➡肺癌が最も多い。

ⓑ女性➡乳癌が最も多い。

❷転移部位；後葉に最も多い。

❸下垂体への転移時には、既に半数以上は全身の臓器にも転移している。

70. 脈絡叢への転移 Metastatic choroid plexus tumor

❶腎癌が最も多く、次いで、結腸癌(Kitagawa ら，2013)。

❷転移部位；側脳室三角部の脈絡叢に最も多い。

第 4 章／便利編

71. 髄膜癌腫症 Meningeal carcinomatosis

❶癌細胞（悪性腫瘍細胞）が髄膜（くも膜や軟膜）や脳・脊髄くも膜下腔にびまん性に浸潤するもの。

❷原発巣

（ⅰ）全体

　ⓐ本邦；胃癌が最も多く、次いで肺癌。

　ⓑ欧米；乳癌が最も多く、次いで肺癌と悪性黒色腫。

（ⅱ）組織型➡腺癌がほとんど。

❸性別➡女性に多い。

❹症状・徴候

（ⅰ）脳の障害による症状・徴候➡頭痛が最も多い。

（ⅱ）脳神経症状・徴候➡複視が最も多い。

（ⅲ）脊髄や神経根障害による症状・徴候

❺髄液検査所見

（ⅰ）髄液圧の亢進。

（ⅱ）細胞増多；リンパ球優位

（ⅲ）タンパク量の増加。

（ⅳ）糖量の減少。

❻エックス線 CT

（ⅰ）単純 CT

　ⓐ水頭症による脳室拡大像。

　ⓑ脳底槽や脳溝の狭小化。

（ⅱ）造影 CT

　　➡脳表のくも膜下腔、脳室壁や脳槽が増強される。

❼MRI

（ⅰ）単純 MRI

　ⓐくも膜や脳実質の結節巣。

　ⓑ水頭症（脳室拡大）の所見。

（ⅱ）造影 MRI

　ⓐ造影 MRI は造影 CT より検出率は高い。

　ⓑ脳溝や脳槽が増強される。

　ⓒくも膜や脳実質の結節巣が増強される。

72. 放射線障害

❶遅発性放射線壊死 Delayed radiation necrosis

（ⅰ）放射線治療終了後 6 カ月〜3 年で生じる。

　　➡発生時期のピークは 6 カ月〜2 年。

809

（ⅱ）照射野内で、原発腫瘍と異なる部位の正常組織の不可逆的な壊死巣で、病理学的に確認されたものをいう。

（ⅲ）血管病変を主体とした変化（凝固壊死）である。

❷放射線誘発腫瘍 Radiation-induced brain tumor

（ⅰ）照射前になかった腫瘍が、時期を経て照射部位に一致して発生する腫瘍。

（ⅱ）種類

　ⓐ髄膜腫が最も多い。

　ⓑ以下、膠芽腫や骨肉腫。

（ⅲ）原疾患；トルコ鞍近傍腫瘍と髄芽腫が大半を占める。

（ⅳ）発生しやすい因子

　ⓐ照射時の年齢が若い人。

　ⓑ照射線量の多い人。

73. トルコ鞍（下垂体）近傍病変の鑑別診断

	好発年齢	性別	頭部単純撮影	下垂体前葉機能	CT	MRI
下垂体腺腫	成人	PRLとACTHは女性に多い	トルコ鞍の風船状拡大と二重底	障害	（巨大腺腫） ・単純；等〜軽度高 ・造影；均一に増強	（巨大腺腫） ①単純MRI ・T1、T2；等または高（不均一） ②造影MRI；増強
頭蓋咽頭腫	小児と成人（二峰性）		・トルコ鞍の平皿状拡大 ・石灰化	障害	①単純 ・充実部；等 ・嚢胞部；低 ②造影；充実部や壁が増強	①単純MRI ①T1 ・充実部；低 ・嚢胞部；低〜高 ②T2；高 ③DWI；高 ②造影MRI；増強
鞍結節部髄膜腫	成人	女性に多い	・鞍結節部の骨肥厚 ・Blistering	正常	・単純；高 ・造影；均一に増強	①単純MRI ・T1、T2；等 ②造影MRI；均一に増強
視神経膠腫	小児		・視神経管拡大 ・トルコ鞍がオメガ型またはJ型	正常	・単純；低〜高 ・造影；増強されないものから増強されるものまでさまざま	①単純MRI ①T1；軽度低〜等 ②T2；等 ②造影MRI；増強されないものから増強されるものまでさまざま
神経下垂体部Germinoma	小児から思春期		変化なし	障害	・単純；等〜軽度高 ・造影；増強	①単純MRI ・T1、T2；混合 ②造影MRI；増強
視床下部神経膠腫	小児		変化なし	障害	・単純；低〜混合 ・造影；増強	①単純MRI ①T1；低〜等 ②T2；高 ②造影MRI；増強

	好発年齢	性別	臨床症状・所見	頭部単純撮影	CT	MRI
類上皮腫	成人		トルコ鞍の破壊	正常	・単純；低 ・造影；増強されない	①単純 MRI 　①T1；低(不均一) 　②T2；高(不均一) 　③DWI；著明な高信号 ②造影 MRI；増強されない
トルコ鞍空洞症候群	成人	肥満女性に多い	トルコ鞍の風船状拡大	障害	・単純；低 ・造影；増強されない	①単純 MRI 　①T1；低 　②T2；高 ②造影 MRI；増強されない

PRL；プロラクチン産生腺腫。ACTH；ACTH産生腺腫。DWI；拡散強調画像。

74. 小脳橋角部腫瘍の鑑別診断

	好発年齢	性別	臨床症状・所見	頭部 単純撮影	CT	MRI
前庭神経鞘腫	成人		・耳鳴、難聴 ・カロリックテスト；低下または消失	内耳道の拡大や破壊	・単純；等 ・造影；均一に増強	①単純 　①T1；軽度低〜等 　②T2；高 ②造影；均一に増強
三叉神経鞘腫	成人	女性に多い	・顔面神経麻痺 ・聴神経障害 ・小脳症状	錐体骨先端部の破壊像	・単純；等〜軽度高 ・造影；不均一に増強	①単純 　①T1；低〜等 　②T2；高 ②造影；不均一に増強
髄膜腫	成人	女性に多い	・頭蓋内圧亢進症状が前景 ・聴力は後におかされる。	錐体骨の破壊像あるいは骨増殖像	・単純；等〜高(錐体骨に広く付着) ・造影；均一に増強	①単純 　・T1、T2；等 ②造影；均一に増強
類上皮腫	成人		・顔面痛 ・無菌性髄膜炎 ・片側顔面けいれん	錐体骨先端部や中頭蓋底内側部の破壊像	・単純；低 ・造影；増強されない	①単純 　①T1；低(不均一) 　②T2；高(不均一) 　③DWI；著明な高信号 ②造影；増強されない
上衣腫	小児に多い		・頭蓋内圧亢進症状 ・下位脳神経症状 ・小脳症状	正常	・単純；等 ・造影；増強	①単純 　①T1；等 　②T2；等〜高 ②造影；増強
脈絡叢乳頭腫	高齢者	女性に多い	・聴力障害 ・三叉神経障害 ・顔面神経麻痺 ・小脳症状	正常	・単純；低、等、混合、高吸収域とさまざま ・造影；増強	①単純 　①T1；軽度低〜等(均一) 　②T2；高(不均一) ②造影；均一に増強
星細胞腫	小児〜思春期		・聴力障害 ・小脳症状 ・顔面神経麻痺	正常	・単純；低〜等 ・造影；増強、あるいは増強されない	①単純 　①T1；低〜等 　②T2；高 　③造影；増強、あるいは増強されない

811

Ⅲ. 耳よりな情報編

耳よりな話1 【利き側(lateral dominance)の決定法について】

❶同じ検査項目を3回行って、2回以上使った側を、通常、利き側とする。
❷手、足および眼の利き側の検査(市場, 1982)
　（ⅰ）利き手の検査項目
　　　ⓐボールを力一杯投げる。
　　　ⓑボールをバットで打つ。
　　　ⓒ鉛筆、箸を持つ。
　　　ⓓこまを回す。
　　　ⓔ消しゴムで消す。
　（ⅱ）利き足の検査
　　　ⓐボールを強く蹴る。
　　　ⓑ蹴った方の足が利き足。
　（ⅲ）利き眼の検査
　　　ⓐ直径3cmの円筒をのぞく。
　　　ⓑ使った方の眼が利き眼。
❸利き手の決め方(Kertesz ら, 1981)
　（ⅰ）以下の6項目を質問し、そのうち4項目で利き手を決定する。
　（ⅱ）質問事項
　　　ⓐ字をどちらで書くか。
　　　ⓑどちらでボールを投げるか。
　　　ⓒどちらの手で物を切るか。
　　　ⓓどちらの手で絵を描くか。
　　　ⓔどちらの手で歯ブラシを使うか。
　　　ⓕどちらの手でスプーンを使うか。

耳よりな話2 【脳神経が通過しない脳槽】

❶頸動脈槽(carotid cistern)
❷終板槽(cistern of lamina terminalis)
❸脳梁槽(callosal cistern)
❹Sylvius槽
❺大脳脚槽(crural cistern)
❻中間帆槽(cistern of velum interpositum)
❼上小脳槽(superior cerebellar cistern)
❽大槽(cisterna magna)←ただし、頸神経(C1、C2)は通る。

耳よりな話3 【上行咽頭動脈 Ascending pharyngeal artery が栄養する脳神経】

❶三叉神経節

第 4 章／便利編

❷外転神経

❸舌咽神経

❹迷走神経

❺副神経

❻舌下神経

※：その他、脳神経ではないが、第 3 および第 4 頚神経。

耳よりな話 4 　【Broca 領域と Wernicke 領域とを連絡する線維】

❶Broca 領域（運動性言語中枢）と Wernicke 領域（感覚性言語中枢）とを結ぶ線維は弓状束（arc-uate fasciculus）。

❷弓状束が切断されると伝導性失語症を生じる。

耳よりな話 5 　【小脳脚について】

❶下小脳脚を通る求心路

（ⅰ）前庭小脳路

（ⅱ）オリーブ小脳路

（ⅲ）後脊髄小脳路

（ⅳ）網様体小脳路

❷中小脳脚を通る求心路➡橋小脳路（pontocerebellar tract）

❸上小脳脚

（ⅰ）上小脳脚を通る求心路➡前脊髄小脳路

（ⅱ）遠心路➡小脳核から生じる主な遠心性線維は、上小脳脚を通って反対側の赤核や視床へ行く。

耳よりな話 6 　【補足運動野 Supplementary motor area】

❶運動前野（premotor area；Brodmann's area 6）の一部。

❷前頭葉内側面の一次運動野下肢領域の前方に位置する。

❸視床前腹側核（ventral anterior nucleus；VA）からの連絡がある。

❹両側の前部帯状回と相互に線維連絡がある。

❺症状

（ⅰ）一過性の運動無視（麻痺によらない肢の無使用現象）。

（ⅱ）運動の開始が困難。

（ⅲ）Alien hand sign（113 頁）

（ⅳ）一過性の運動保続。

（ⅴ）発語の減少、自発言語の減少や発語開始困難。

耳よりな話 7 　【内包の動脈支配について】

❶前脚；内側線条体動脈（medial striate artery）と Heubner 動脈。

❷膝および後脚（前 1/3）；レンズ核線条体動脈

❸後脚（後部）；前脈絡叢動脈

耳よりな話 8 【Zinn 腱輪について】

❶Zinn 腱輪の中を通るもの➡動眼神経の上枝と下枝、鼻毛様体神経、外転神経および毛様体神経節に向かう交感神経根。

❷Zinn 腱輪の外を通るもの➡涙腺神経、前頭神経、滑車神経および上眼静脈。

耳よりな話 9 【斜台硬膜の栄養血管】

❶上半部；内頚動脈海綿静脈洞部から分岐する髄膜枝。

❷下半部；上行咽頭動脈からの上行枝と椎骨動脈の髄膜枝。

耳よりな話 10 【内耳道内における顔面神経および第 8 脳神経の位置】

❶後方（頭蓋内）より内耳道をみた場合

（ⅰ）内耳道の上内側に位置するのが、顔面神経。

（ⅱ）内耳道の下内側に位置するのが、蝸牛神経。

（ⅲ）内耳道の上外側に位置するのが、上前庭神経。

（ⅳ）内耳道の下外側に位置するのが、下前庭神経。

❷内耳道

（ⅰ）内耳道は、Transverse crest（横稜）により上方と下方に分けられる。

（ⅱ）内耳道の上方の部分は、Bill's bar（垂直稜 vertical crest）により顔面領域（facial area）と上前庭領域（superior vestibular area）とに分けられる。

耳よりな話 11 【脳腫瘍の血管について】

❶星細胞腫、膠芽腫、上衣腫および髄芽腫➡基本的には**無窓血管**であり、形態学的には BBB を有する正常血管に類似。

❷髄膜腫、前庭神経鞘腫、血管芽腫、悪性リンパ腫、悪性黒色腫、卵黄嚢腫瘍および転移性脳腫瘍➡基本的には**有窓血管**。

耳よりな話 12 【脳腫瘍と頭蓋内出血】

❶脳出血の原因となる脳腫瘍

（ⅰ）原発性脳腫瘍；神経膠腫、髄膜腫、脈絡叢乳頭腫、血管腫や下垂体腺腫。

（ⅱ）転移性脳腫瘍；肺癌、絨毛癌や悪性黒色腫。

❷くも膜下出血を初発症状とする脳腫瘍

（ⅰ）神経膠腫、（ⅱ）下垂体腺腫、（ⅲ）血管性腫瘍

耳よりな話 13 【下垂体卒中について】

❶プロラクチン産生腺腫（prolactinoma）や非機能性腺腫が多い。

❷腫瘍の大きさ、性別との関係については報告者により異なる。

❸誘因

　➡放射線照射、内分泌負荷試験、頭部外傷、妊娠、エストロゲンや Bromocriptine の投与、ピル服用、頭蓋内圧の急激な変化など。

❹発生機序（説）

　（ⅰ）鞍隔膜での門脈系および上下垂体動脈の狭窄。

　（ⅱ）腫瘍血管の脆弱性。

　（ⅲ）腫瘍の虚血性壊死。

❺微小腺腫例での出血は、ピル服用者や妊娠促進ホルモン剤服用者に多い。

❻Bromocriptine 服用患者は、非服用者に比して出血をきたす頻度が有意に高い。

耳よりな話 14 【脳腫瘍と脳動脈瘤の合併】

❶髄膜腫、下垂体腺腫や神経膠腫に多い。

❷下垂体腺腫では、先端肥大症やプロラクチン産生腺腫に多い傾向がある。

❸合併する脳動脈瘤

　（ⅰ）全体➡内頚動脈瘤が最も多い。

　（ⅱ）髄膜腫➡内頚動脈瘤が最も多く、次いで中大脳動脈瘤。

　（ⅲ）下垂体腺腫➡内頚動脈瘤が最も多く、次いで前大脳動脈瘤。

　（ⅳ）神経膠腫➡中大脳動脈瘤が最も多く、次いで内頚動脈瘤。

　（ⅴ）髄膜腫や膠芽腫などの血管に富む腫瘍➡腫瘍の栄養動脈に多くみられる。

❹動脈瘤は、腫瘍と同側に多い。

❺巨大脳動脈瘤の発生は稀。

❻初発症状；脳腫瘍による症状が最も多い（したがって、未破裂のものが多い）。

耳よりな話 15 【Lazarus 徴候について】

❶人工呼吸器をはずした後にみられる上肢の自動運動（脊髄由来）。

❷この運動は下肢にはみられない。

❸Lazarus 徴候は、人工呼吸器をはずして 4〜8 分の間にみられる現象。

❹Lazarus 徴候は、次のような運動からなる。

　（ⅰ）上肢や体幹に鳥肌が出現し、上肢が小刻みに震え始める。

　（ⅱ）30 秒以内に両上肢が肘関節で屈曲し、両手は胸骨部の方に動く。

　（ⅲ）次いで、手が頚、顎にまで動き、両手を胸の前で合わせ、最後に両手が体幹両脇に戻る。

耳よりな話 16 【小脳性無動無言症候群 Cerebellar mutism syndrome】

❶小児の後頭蓋窩腫瘍によることが最も多い。

　（ⅰ）髄芽腫によることが最も多い。

　（ⅱ）以下、嚢胞性星細胞腫、上衣腫の順。

❷腫瘍の大きさ

　（ⅰ）髄芽腫では、腫瘍の大きい例（＞直径 5 cm）に発生しやすい。

　（ⅱ）他の腫瘍では、大きさと相関関係はない。

❸腫瘍の部位➡正中部のものに多い。

❹好発年齢；ほとんどが 10 歳以下の小児（2〜10 歳）。

❺性別➡性差はない。

❻無言症発生までの期間；手術後 0〜6 日（平均 1.7 日）。

❼無言症の持続期間；2 週間〜6 カ月（平均；50 日）

❽障害部位

（ⅰ）解剖学的部位

ⓐ両側の歯状核・上小脳脚、両側の中小脳脚。

ⓑ左小脳半球上面

ⓒ左小脳半球傍虫部

ⓓ小脳虫部、上小脳虫部

ⓔ脳幹；橋被蓋（pontine tegmentum）

ⓕ大脳前頭葉運動前野・補足運動野

（ⅱ）伝導路

➡歯状核視床皮質路（dentato-thalamo-cortical tract）の障害が最も有力。

❾症状

（ⅰ）無言

（ⅱ）無言症の回復後、重篤な構音障害を認める。

➡構音障害は一過性で、1〜3 カ月で完全に回復する。

（ⅲ）意識は清明。

（ⅳ）そのほか；小脳失調や認知機能障害。

❿小児における危険因子（Wibroe ら, 2018）

（ⅰ）正中部発生例

（ⅱ）髄芽腫

（ⅲ）脳幹部腫瘍

耳よりな話 17 【Cerebral salt wasting syndrome と SIADH との鑑別】

➡両者の決定的は相違は、**循環血漿量**にある。すなわち、

❶Cerebral salt wasting syndrome➡循環血漿量の減少。

❷SIADH➡循環血漿量の増加。

耳よりな話 18 【Cowden 症候群の合併疾患について】

❶悪性腫瘍、特に乳癌（女性）。

❷巨脳症（megalencephaly）

❸その他の中枢神経病変

➡異所性灰白質、水頭症、くも膜下出血、動静脈奇形、髄膜腫、シュワン細胞腫や神経線維腫。

耳よりな話 19 【Down 症候群に合併する脳腫瘍】

❶合併する脳腫瘍の中では、胚細胞腫瘍が最も多い。

第 4 章／便利編

（ⅰ）頻度；Down 症候群で脳腫瘍を合併する症例の 43％を占める。

（ⅱ）人種；発生例は、現在のところ、すべてアジア系人種である（杉山, 2008）。

（ⅲ）好発年齢；3～22 歳（平均；10.9 歳）。

（ⅳ）性別；男児に圧倒的に多い。

（ⅴ）発生部位

➡ 通常の胚細胞腫瘍の好発部位と異なり、基底核部に圧倒的に多い。

❷Down 症候群の合併症としては白血病が有名で、高頻度にみられる。

❸中枢神経系の異常として、しばしば小脳片葉小節葉に異所性灰白質（heterotopia）がみられる。

耳よりな話 20 【非ケトン性高浸透圧性糖尿病性昏睡について】

❶著明な高血糖（600 mg/dl 以上）。

❷著明な高浸透圧血漿（350 mOsm/kg 以上）。

❸高度な脱水。

❹ケトーシスやアシドーシスはないか、あっても軽度。

❺血清 Na 値、血中尿素窒素値は上昇していることが多い。

耳よりな話 21 【Klinefelter 症候群の合併疾患や奇形について】

❶白血病などの血液疾患、胚細胞腫瘍や乳癌を合併することが多い。

❷生殖腺外（extragonadal）に発生する胚細胞腫瘍。

（ⅰ）生殖腺外の部位としては、縦隔が最も多く、次いで松果体部。

（ⅱ）頭蓋内胚細胞腫瘍では Germinoma が多く、発生部位としては松果体部や神経下垂体部に多いが、延髄（背側）や大脳半球にもみられる。

❸乳癌

❹奇形；両眼隔離症、第 5 指弯曲など。

❺神経膠腫を合併することは極めて稀（Sasayama ら, 2009）。

耳よりな話 22 【Li-Fraumeni 症候群に合併する脳腫瘍】

❶髄芽腫

❷脈絡叢癌

❸星細胞腫

❹浸潤性正中膠腫

耳よりな話 23 【von Hippel-Lindau 症候群の合併病変について】

❶中枢神経系の血管芽腫（hemangioblastoma）

（ⅰ）小脳に最も多い。

（ⅱ）しばしば、多発性。

❷眼球（網膜の血管芽腫）

（ⅰ）本症候群の半数に、網膜血管芽腫は最初に発現する。

（ⅱ）血管芽腫は網膜の周辺にみられる。

（ⅲ）放置すると、網膜剝離や出血をきたす。

（ⅳ）しばしば、多発性、両側性（半数）で、再発する。

❸腎臓；腎囊胞と腎細胞癌。

❹副腎および傍神経節➡褐色細胞腫（pheochromocytoma）

❺膵臓疾患

（ⅰ）膵臓疾患は、von Hippel-Lindau 症候群の病変の中では最も少ない。

（ⅱ）膵臓疾患の中では膵囊胞が最も多い。

❻副睾丸；囊腺腫（cystadenoma）

耳よりな話24 【von Hippel-Lindau 症候群に伴う小脳血管芽腫の特徴】

❶散発性の小脳血管芽腫より若年発症。

❷多発性の頻度が高い。

❸囊胞性の頻度は、von Hippel-Lindau 症候群例でも散発例でも変わらない。

❹予後；不良

耳よりな話25 【播種する脳腫瘍】

❶松果体芽腫（pineoblastoma）；松果体芽腫全体の 25～33%

❷悪性リンパ腫（malignant lymphoma）；悪性リンパ腫全体の 30～40%

❸髄芽腫（medulloblastoma）；髄芽腫全体の 19%

❹胎児性癌；胎児性癌全体の 40%

耳よりな話26 【脳腫瘍の神経管外転移部位について】

❶全体

（ⅰ）肺および胸膜に最も多い。

（ⅱ）次いで、種々の部位のリンパ節。

❷疾患別

（ⅰ）神経膠腫（膠芽腫や星細胞腫）；肺が最も多く、次いでリンパ節。

（ⅱ）髄芽腫；脊椎およびその他の骨が最も多く、次いでリンパ節。

耳よりな話27 【免疫組織化学的腫瘍マーカー】

➡各腫瘍マーカーが陽性となる脳腫瘍

Glial fibrillary acidic protein（GFAP）	星細胞腫、上衣腫、乏突起膠腫（一部の症例）
S-100 タンパク	シュワン細胞腫（神経鞘腫）、星細胞腫、上衣腫、脈絡叢乳頭腫
Neuron specific eno-lase（NSE）	星細胞腫、乏突起膠腫、上衣腫、神経細胞性腫瘍
Vimentin	髄膜腫、星細胞腫、膠芽腫、上衣腫、脈絡叢乳頭腫、シュワン細胞腫（神経鞘腫）、血管芽腫
Cytokeratin	頭蓋咽頭腫、脊索腫、脈絡叢乳頭腫、上衣腫（一部）、髄膜腫（一部）

Epithelial membrane antigen（EMA）	髄膜腫、脊索腫、脈絡叢乳頭腫、血管周皮腫、星細胞腫、膠芽腫、上衣腫、脈絡叢乳頭腫
Leu 7	乏突起膠腫、シュワン細胞腫（神経鞘腫）、星細胞腫、膠芽腫、神経細胞腫
Synaptophysin	神経細胞腫、神経節細胞腫、神経節膠腫、神経節芽腫、松果体細胞腫、松果体芽腫、髄芽腫
Neurofilament protein （NFP）	上衣下巨細胞性星細胞腫、多形黄色星細胞腫、神経細胞性腫瘍、松果体実質細胞腫瘍

耳よりな話 28 【代表的な脳腫瘍の遺伝子・染色体異常】

❶びまん性星細胞腫

　（ⅰ）イソクエン酸脱水素酵素（isocitrate dehydrogenase；*IDH*）遺伝子の変異。

　（ⅱ）*TP53* の遺伝子変異。

　（ⅲ）X 連鎖 α サラセミア・精神遅滞症候群（alpha thalassemia/mental retardation syndrome X-linked；*ATRX*）遺伝子の変異。

❷毛様細胞性星細胞腫

　（ⅰ）小脳発生例の多くに、*BRAF* と *KIAA1549* の融合遺伝子を認める。

　（ⅱ）*IDH* 遺伝子の変異は認められない。

❸多形黄色星細胞腫

　➡*BRAF-V600E* 遺伝子の変異を認める。

❹膠芽腫

　➡テロメア逆転写酵素（telomerase reverse transcriptase；*TERT*）遺伝子の変異を認める。

❺乏突起膠腫

　（ⅰ）*IDH* 遺伝子の変異に加え、第 1 番染色体単腕（1p）および第 19 番染色体長腕（19q）が共に欠失。

　（ⅱ）テロメア逆転写酵素（*TERT*）遺伝子の変異を認める。

❻上衣腫

　（ⅰ）テント上発生例

　　ⓐ2/3 以上の頻度で、*RELA* と *C11orf95* との融合遺伝子を認める。

　　ⓑ残りの一部の症例では、*YAP1*（Yes-associated protein 1）遺伝子の変異を認める。

　（ⅱ）後頭蓋窩発生例

　　ⓐGroup A；CpG island のメチル化亢進。

　　ⓑGroup B；CpG island メチル化表現型は陰性。

❼髄芽腫

　（ⅰ）Wingless（WNT）シグナル経路や Sonic hedgehog（SHH）シグナル経路の異常が関与。

　（ⅱ）第 9 番染色体長腕の欠失は髄芽腫の 8～18% に認められる。

　（ⅲ）線維形成性/結節性髄芽腫の一部に、第 9 番染色体長腕と第 10 番染色体長腕の対立遺伝子の欠失を認める。

❽びまん性正中膠腫➡Histone *H3 K27M* 遺伝子変異。

❾頭蓋咽頭腫

（ⅰ）扁平上皮乳頭型➡*BRAF V600E* 遺伝子変異

（ⅱ）エナメル上皮腫型➡*CTNNB1* 遺伝子変異

❿血管芽腫［von Hippel-Lindau(VHL)症候群合併例］

（ⅰ）第 3 番染色体短腕(3p25-p26)の欠損が関与。

（ⅱ）第 3 番染色体短腕(3p25-p26)に原因遺伝子(*VHL* 遺伝子)が存在。

⓫多層ロゼット性胎児性腫瘍

➡第 19 番染色体長碗(19q13.42)上にある *C19MC* の異常。

⓬神経線維腫症 Neurofibromatosis

（ⅰ）神経線維腫症 1 型

➡第 17 番染色体長腕上にある *Neurofibromin*。

（ⅱ）神経線維腫症 2 型

➡第 22 番染色体長腕上にある *Merlin*(*Schwannomin*)。

⓭髄膜腫

ⓐ第 1 番染色体、第 14 番染色体や第 22 番染色体に異常を認める。

ⓑNeurofibromatosis 2(*merlin, NF2*)遺伝子の欠失を認める。

➡本遺伝子異常は、異型性および退形成性髄膜腫に多くみられる。

ⓒテロメア逆転写酵素(TERT)プロモーター遺伝子の変異は髄膜腫の悪性化に関与している。

▰▰▰ 耳よりな話29 ▰▰▰ 【MRI 所見について】

❶T 1 強調画像で高信号を呈する病変

（ⅰ）出血(メトヘモグロビン)

（ⅱ）メラニン

（ⅲ）脂肪

（ⅳ）タンパク濃度の高い溶液

（ⅴ）淡い石灰化

❷T 2 強調画像で低信号を呈する病変

（ⅰ）急性期や慢性期の出血

（ⅱ）密な石灰化

（ⅲ）タンパク濃度の高い溶液

（ⅳ）鉄

（ⅴ）密な組織や線維化組織

❸拡散強調画像 Diffusion-weighted imaging(DWI)

（ⅰ）著明な高信号を呈する疾患

ⓐ類上皮腫

ⓑ脊索腫(半数の症例)

ⓒ化膿性脳膿瘍

（ⅱ）高信号を呈する疾患

ⓐ悪性リンパ腫

ⓑ髄芽腫
　　ⓒ松果体芽腫
　　ⓓGerminoma（実質部）
（ⅲ）低信号を呈する疾患
　　ⓐ血管芽腫
　　ⓑ海綿状血管腫

耳よりな話 30　【悪性脳腫瘍の^{1}H-MRS 所見】

❶NAA（N-acetyl-aspartate）が高度減少〜消失。

❷Cho（choline-containing compounds）が高度に増加。

　➡したがって、NAA/Cho 比が低下。

❸Lactate が中等度増加。

耳よりな話 31　【脳腫瘍の SPECT 所見】

❶良性神経膠腫

　➡^{201}Tl SPECT では、早期・後期画像とも集積を示さない。

❷悪性神経膠腫

　➡^{201}Tl SPECT では、早期・後期画像とも集積を示すが、後期画像の方がより鮮明。

❸転移性脳腫瘍、脳原発悪性リンパ腫や頭蓋内胚細胞腫瘍

　➡^{201}Tl SPECT では、高集積を示す。

❹髄膜腫、下垂体腺腫や前庭神経鞘腫（聴神経鞘腫）の良性腫瘍

　➡^{201}Tl SPECT では、高集積を示す。

❺再発腫瘍か放射線壊死かの鑑別

　➡^{201}Tl SPECT の後期画像で高集積を認めれば再発腫瘍。

耳よりな話 32　【脳腫瘍の PET 所見について】

❶^{18}F-FDG では、悪性の脳腫瘍は（膠芽腫、悪性リンパ腫や転移性脳腫瘍など）、正常の灰白質より高集積を示す。

❷^{18}F-FDG-PET は、腫瘍の再発と放射線壊死との鑑別に有用。

　➡^{18}F-FDG の集積を認めた場合には、腫瘍の再発。

❸Methionine-PET では、比較的低悪性度（low grade）の神経膠腫でも集積を認める例が多い。

❹^{11}C-NMSP により、プロラクチン産生腺腫の描出が可能。

耳よりな話 33　【石灰化を呈する脳腫瘍】

❶テント上腫瘍

（ⅰ）頭蓋咽頭腫の頻度が最も高い。

（ⅱ）次いで、乏突起膠腫。

❷テント下腫瘍

（ⅰ）脈絡叢乳頭腫の頻度が最も高い。

821

（ⅱ）次いで、髄膜腫。

耳よりな話 34 【Rosette と発現腫瘍(松谷, 2016)】

❶Homer Wright rosette
（ⅰ）髄芽腫
（ⅱ）松果体芽細胞腫
（ⅲ）神経芽腫
（ⅳ）未分化神経外胚葉性腫瘍(primitive neuroectodermal tumor；PNET)

❷Flexner-Wintersteiner rosette
（ⅰ）網膜芽細胞腫
（ⅱ）松果体芽細胞腫
（ⅲ）髄上皮腫

❸Ependymal rosette(上衣腫ロゼット)
➡上衣腫

❹Pineocytomatous/neurocytic rosette
（ⅰ）松果体細胞腫
（ⅱ）中心性神経細胞腫

❺Perivascular pseudorosette(血管周囲性偽性ロゼット)
（ⅰ）髄芽腫
（ⅱ）上衣腫
（ⅲ）膠芽腫
（ⅳ）中心性神経細胞腫
（ⅴ）未分化神経外胚葉性腫瘍(PNET)

耳よりな話 35 【脳腫瘍の放射線感受性について】

❶感受性の高い腫瘍➡Germinoma、髄芽腫や悪性リンパ腫。
❷感受性は低いが有効とされている腫瘍➡膠芽腫、星細胞腫、上衣腫、下垂体腺腫や頭蓋咽頭腫。

耳よりな話 36 【化学療法剤について】

❶血液脳関門(BBB)を通る薬剤の方が有効。
（ⅰ）一般に、脂溶性薬剤は BBB を通過しやすいが、水溶性薬剤は通過し難い。
（ⅱ）BBB を通過する薬剤
ⓐNitrosourea 系の薬剤
ⓑProcarbazine
ⓒDacarbazine
ⓓTemozolomide
ⓔVincristine(植物アルカロイド)
❷Cell cycle specific drug よりは、Cell cycle non-specific drug の方が有効。
（ⅰ）細胞周期に非特異的な薬剤(cell cycle non-specific drug)は、アルキル化薬(temozolo-

mide、procarbazine や dacarbazine など）、白金製剤や抗腫瘍性抗生物質など。

（ⅱ）細胞周期に特異的な薬剤（cell cycle specific drug）

　　ⓐS 期特異的な薬剤；Cytarabin、6-MP、Methotrexate など。

　　ⓑM 期特異的な薬剤；Vincristine、Vinblastine など。

耳よりな話 37 【抗悪性腫瘍薬の副作用について】

❶ACNU

（ⅰ）骨髄抑制

（ⅱ）汎血球減少

（ⅲ）間質性肺炎

（ⅳ）血管外に漏れると、硬結や壊死をきたす。

❷Methotrexate

（ⅰ）髄腔内投与可能

（ⅱ）髄腔内投与時の副作用；髄膜炎症状、脊髄症や白質脳症。

❸Vincristine

（ⅰ）末梢神経障害；感覚障害と運動障害を生じる。

（ⅱ）骨髄抑制は軽度で臨床上問題となることはない。

（ⅲ）血管外に漏れると、壊死や炎症を起こす。

❹Etoposide

（ⅰ）汎血球減少

（ⅱ）間質性肺炎

❺Bleomycin➡間質性肺炎や肺線維症。

❻Cisplatin

（ⅰ）急性腎不全

（ⅱ）聴力障害（前庭機能障害は出現しないとされている）

❼Fluorouracil（5-FU）

（ⅰ）脱水症状

（ⅱ）腸炎（出血性、壊死性、虚血性など）

（ⅲ）白質脳症（Carmofur 脳症が有名）

❽Interferon-β

（ⅰ）間質性肺炎

（ⅱ）うつ状態や自殺企図。

❾Temozolomide

（ⅰ）骨髄機能抑制（汎血球減少、血小板減少、白血球減少など）

（ⅱ）ニューモシスチス肺炎

（ⅲ）感染症

（ⅳ）間質性肺炎

（ⅴ）脳出血、など。

耳よりな話 38 【第3脳室内腫瘍のアプローチについて】

❶到達法

（ⅰ）Transcallosal approach（経脳梁到達法）

（ⅱ）Transventricular approach（経脳室到達法）

（ⅲ）Subfrontal approach（前頭下到達法）

（ⅳ）Frontotemporal approach（前頭・側頭到達法）

❷合併症

➡Transcallosal approach や Transventricular approach において、Monro 孔の開放に際して脳弓を切断すると健忘症をきたす可能性がある。

📖記銘力障害の選択的障害が特徴であるが、一過性のことが多い。

耳よりな話 39 【経蝶形骨洞手術の合併症について】

❶最も頻度の高い合併症は、尿崩症と髄液鼻漏。

❷その他；新たな視力・視野障害、遅発性低ナトリウム血症、くも膜下出血など。

耳よりな話 40 【小児の原発性脳腫瘍】

❶種類（日本脳腫瘍全国集計, 14 th, 2017 より作成）

（ⅰ）毛様細胞性星細胞腫（pilocytic astrocytoma）が第 1 位。

（ⅱ）次いで、髄芽腫（medulloblastoma）。

（ⅲ）以下、頭蓋咽頭腫、Pure Germinoma（8.2%）*＞、退形成性上衣腫の順。

（*Germ cell tumor を細分類せずに全体として扱うと、Germ cell tumor が第 1 位）

❷性別（日本脳腫瘍全国集計, 14 th, 2017 より作成）

（ⅰ）小児全体では、やや男児に多い。

（ⅱ）乳児では、女児に多い。

（ⅲ）10〜14 歳では、男児に多い。

❸腫瘍の局在（日本脳腫瘍全国集計, 12 th, 2009）

（ⅰ）全体；テント上に多い。

（ⅱ）年齢別

　ⓐ1 歳未満および 8 歳以上➡テント上に多い（13 歳に最も多い）。

　ⓑ2 歳、3 歳、5 歳および 6 歳➡テント上とテント下の発生頻度は、ほぼ同じ。

　ⓒ1 歳、4 歳および 7 歳➡テント下に多い（1 歳に最も多い）。

耳よりな話 41 【乳児（1 歳未満）の脳腫瘍（日本脳腫瘍全国集計, 14 th, 2017 より作成）】

❶種類

（ⅰ）髄芽腫が第 1 位。

（ⅱ）次いで、非定型奇形腫様/ラブドイド腫瘍（atypical teratoid/rhabdoid tumor）と未熟奇形腫（immature teratoma）。

（ⅲ）以下、脈絡叢乳頭腫＝髄膜腫＞膠芽腫＝退形成性上衣腫＝脂肪腫の順。

第４章／便利編

❷性別：女児に多い。

耳よりな話 42 【高齢者（70 歳以上）の脳腫瘍】（日本脳腫瘍全国集計，14 th，2017 より作成）

❶脳腫瘍全体（転移性脳腫瘍を含む）

（ⅰ）転移性脳腫瘍が最も多い。

（ⅱ）次いで、髄膜腫。

（ⅲ）以下、膠芽腫、下垂体腺腫、悪性リンパ腫、シュワン細胞腫（神経鞘腫）の順。

❷原発性脳腫瘍

（ⅰ）髄膜腫が最も多い。

（ⅱ）次いで、膠芽腫。

（ⅲ）以下、下垂体腺腫、悪性リンパ腫、シュワン細胞腫（神経鞘腫）の順。

耳よりな話 43 【WHO Grade Ⅰ の脳腫瘍】

❶毛様細胞性星細胞腫（Pilocytic astrocytoma）

❷上衣下巨細胞性星細胞腫（Subependymal giant cell astrocytoma）

❸脈絡叢乳頭腫（Choroid plexus papilloma）

❹粘液乳頭状上衣腫（Myxopapillary ependymoma）

❺上衣下腫（Subependymoma）

❻血管中心性膠腫（Angiocentric glioma）

❼頭蓋咽頭腫（Craniopharyngioma）

❽髄膜腫（Meningioma）

（ⅰ）髄膜細胞性髄膜腫（Meningothelial meningioma）

（ⅱ）線維性髄膜腫（Fibrous meningioma）

（ⅲ）移行性髄膜腫（Transitional meningioma）

（ⅳ）砂腫性髄膜腫（Psammomatous meningioma）

（ⅴ）血管腫性髄膜腫（Angiomatous meningioma）

（ⅵ）微小嚢胞性髄膜腫（Microcystic meningioma）

（ⅶ）分泌性髄膜腫（Secretary meningioma）

（ⅷ）リンパ球・形質細胞豊富性髄膜腫（Lymphoplasmacyte-rich meningioma）

（ⅸ）化生性髄膜腫（Metaplastic meningioma）

❾トルコ鞍部顆粒細胞腫（Granular cell tumor of the sellar region）〔神経下垂体部顆粒細胞腫（Granular cell tumor of the neurohypophysis）〕

❿下垂体細胞腫（Pituicytoma）

⓫下垂体の紡錘形細胞オンコサイトーマ（Spindle cell oncocytoma of pituitary）

⓬シュワン細胞腫（神経鞘腫）〔Schwannoma（Neurinoma）〕

⓭血管芽腫（Hemangioblastoma）

⓮ロゼット形成性グリア神経細胞腫瘍（Rosette-forming glioneuronal tumor）

⓯神経節細胞腫（Gangliocytoma）

⓰神経節膠腫（Ganglioglioma）

⓱線維形成性乳児神経節膠腫(Desmoplastic infantile ganglioglioma)

⓲胚芽異形成性神経上皮腫瘍(Dysembryoplastic neuroepithelial tumor)

⓳松果体細胞腫(Pineocytoma)

■耳よりな話44■ 【女性に多い脳腫瘍および囊胞性病変など】

❶髄膜腫(Meningioma)

❷プロラクチン(PRL)産生腺腫

❸ACTH 産生腺腫

❹GH・PRL 産生腺腫

❺第3脳室脊索腫様膠腫(Chordoid glioma of third ventricle)

❻舌下神経鞘腫(Hypoglossal nerve neurinoma)

❼頚静脈孔シュワン細胞腫(Jugular foramen schwannoma)

❽頚静脈グロムス腫瘍(Jugular glomus tumor)(頚静脈球腫瘍)

❾延髄の胚細胞腫瘍

❿トルコ鞍内 Germinoma

⓫原発性リンパ球性下垂体前葉炎(Primary lymphocytic adnohypophysitis)

⓬原発性リンパ球性汎下垂体炎(Primary lymphocytic panhypophysitis)

⓭ラトケ囊胞(Rathke's cleft cyst)

⓮原発性トルコ鞍空洞症候群(Primary empty sella syndrome)

⓯松果体囊胞(Pineal cyst)

■耳よりな話45■ 【頭蓋咽頭腫について】

❶エナメル上皮腫型(adamantinomatous type)

（ⅰ）小児例に多い。

（ⅱ）大部分が囊胞を形成。

（ⅲ）石灰化の頻度が高い。

（ⅳ）正常組織との境界部分で正常脳に食い込んでいて、完全摘出が困難。

（ⅴ）間質に Wet keratin を認める。

（ⅵ）$CTNNB1$ 遺伝子変異を認める。

❷扁平上皮乳頭型(squamous-papillary type)(乳頭型 papillary type)

（ⅰ）成人例に多い。

（ⅱ）充実性腫瘤を形成。

（ⅲ）腫瘍が脳内に浸潤する傾向はみられず、脳実質組織に接する部分で膠原線維の増生がみられ、この層で腫瘍を剥離すれば全摘出できる可能性が高い。

（ⅳ）$BRAF\ V600E$ 遺伝子変異を認めることが多い。

❸初発症状

（ⅰ）小児発生例では、頭蓋内圧亢進症状が最も多い。

（ⅱ）成人発生例では、視力障害が最も多い。

❹正常下垂体は正中下方に残存していることが多い。

第4章／便利編

耳よりな話 46 【脈絡叢乳頭腫の栄養動脈について】

❶側脳室発生例

（ⅰ）前脈絡叢動脈（anterior choroidal artery）

（ⅱ）外側後脈絡叢動脈（lateral posterior choroidal artery）

❷第3脳室発生例

（ⅰ）内側後脈絡叢動脈（medial posterior choroidal artery）

（ⅱ）時に、外側後脈絡叢動脈（lateral posterior choroidal artery）。

❸第4脳室発生例

（ⅰ）後下小脳動脈の虫部枝（vermian branch of posterior inferior cerebellar artery）

（ⅱ）時に、上小脳動脈の前中心枝（precentral branch of superior cerebellar artery）。

耳よりな話 47 【テント髄膜腫の栄養動脈について】

❶髄膜下垂体動脈（meningohypophyseal artery）

❷後髄膜動脈（posterior meningeal artery）

❸テント動脈（Bernasconi-Cassinari's artery）

❹後頭動脈（occipital artery）

❺椎骨動脈硬膜枝

耳よりな話 48 【中枢性神経細胞腫の栄養動脈について】

❶中枢性神経細胞腫では、通常、脳血管造影で腫瘍陰影はみられないか、あってもごく軽度。

❷腫瘍陰影が認められる場合の腫瘍への血行路は、以下のとおり。

（ⅰ）内側および外側レンズ核線条体動脈（medial and lateral lenticulostriate artery）

（ⅱ）前および後視床穿通動脈（anterior and posterior thalamoperforating artery）

（ⅲ）視床膝状体動脈（thalamogeniculate artery）

（ⅳ）前および後脈絡叢動脈（anterior and posterior choroidal artery）

耳よりな話 49 【髄芽腫の遺伝学的分類による予後について】

❶WNT（Wingless）活性化髄芽腫の予後➡非常に良好。

❷SHH（Sonic hedgehog）活性化髄芽腫の予後

➡中間であるが、成人例の方が予後はよい。

❸Group 3髄芽腫の予後➡最も悪い。

❹Group 4髄芽腫の予後➡中間。しかし、乳幼児では予後不良。

耳よりな話 50 【髄芽腫の神経管外転移部位について (Kleinman ら，1981)】

❶骨転移が最も多い。

（ⅰ）骨盤が最も多い。

（ⅱ）次いで、大腿骨＞脊椎骨＞肋骨。

※：剖検例では脊椎骨が最も多く、次いで骨盤。

827

❷次いで、リンパ節。
　（ⅰ）頚部リンパ節が最も多い。
　（ⅱ）次いで、腹腔内リンパ節。

耳よりな話 51　【脳幹部神経膠腫について】

❶小児期に多い。
❷橋に最も多く発生する。
❸発育・進展形式
　（ⅰ）脳幹実質内(intrinsic)の浸潤性発育が主。
　　　➡小児では、びまん性実質内(diffuse intrinsic)のものが最も多い。
　（ⅱ）一般に、腫瘍は中脳、橋や延髄の局所にとどまることが多く、中脳から延髄まで脳幹を縦
　　　断するものは極めて稀。
❹初発症状
　（ⅰ）片麻痺や小脳症状による歩行障害。
　（ⅱ）複視
　（ⅲ）嚥下困難や嘔吐を伴う頭痛。
　（ⅳ）構音障害
❺初発脳神経障害では、外転神経麻痺が最も多い(小林ら，1975)。
❻入院時の脳神経障害では、顔面神経障害が最も多い(White，1963)。
❼予後
　（ⅰ）一般に、不良。
　（ⅱ）成人例では、小児例に比べて良好。
　（ⅲ）発生部位では、中脳発生例の予後が最もよく、次いで橋で、延髄発生例が最も悪い。
　（ⅳ）発育形式では、Cervicomedullary（頚髄延髄接合部型）、Dorsally exophytic（背側髄外型）、
　　　および Focal（局所型）なものの予後は良好。

耳よりな話 52　【脳幹部神経膠腫の予後良好因子】

❶小児例の予後良好因子
　（ⅰ）症状の持続期間が長い症例。
　（ⅱ）後方に髄外(posterior exophytic)発育している例や限局例。
　（ⅲ）Neurofibromatosis type 1 の脳幹神経膠腫。
　（ⅳ）単純 CT で石灰化を認める症例。
　（ⅴ）組織学的に低悪性度の症例（特に、毛様細胞性星細胞腫）。
❷成人例の予後良好因子(Guillamo ら，2001)
　（ⅰ）発症年齢が 40 歳未満。
　（ⅱ）Karnofsky performance scale が 70 以上。
　（ⅲ）症状の持続期間が 3 カ月以上。
　（ⅳ）MRI 所見
　　　ⓐ壊死像を認めない症例。

第 4 章／便利編

ⓑ増強効果を認めない症例。

（ⅴ）組織学的に低悪性度の症例。

耳よりな話 53 【びまん性正中膠腫、*H3 K27M* 変異について】

❶小児に発生するびまん性内在性橋神経膠腫（DIPG）が本疾患の代表。

❷髄液播種を約 40％に認める。

❸橋に最も多く発生する。

❹組織像の典型例は、浸潤性星細胞腫の形態を示す。

❺WHO Grade Ⅳ

❻遺伝子解析

（ⅰ）Histone *H3 K27M* 遺伝子の変異を大多数に認める。

（ⅱ）*TP53* 遺伝子変異（過剰発現）を約 50％にみられる（Hawkins ら，2016）。

（ⅲ）頻度は低いが、X 連鎖 α サラセミア・精神遅滞症候群（*ATRX*）遺伝子の欠失を認める。

（ⅳ）*BRAF-V600E* 遺伝子の変異は認められない。

（ⅴ）*IDH1* 遺伝子の変異は認められない。

耳よりな話 54 【乳頭状髄膜腫 Papillary meningioma】

❶悪性の細胞密度の高い髄膜腫で、血管周囲に乳頭状構造をもつ。

❷小児を含む若年の女性に多い。

❸脳や骨など周囲組織への浸潤を認めることが多い。

❹ほとんどがテント上で、円蓋部や傍矢状洞近傍に発生する。

❺免疫組織化学的所見

（ⅰ）EMA（epithelial membrane antigen）；陽性

（ⅱ）Vimentin；陽性

（ⅲ）GFAP；陰性

❻*NF2* 遺伝子異常のあるものが多い。

❼約半数に再発を認めるが、ほとんどが多発性。

❽神経管外転移の頻度は 20〜30％で高い（大部分は肺へ転移）。

耳よりな話 55 【多形黄色星細胞腫 Pleomorphic xanthoastrocytoma】

❶小児と 30 歳以下の若年者に好発する。

❷側頭葉に最も多く、表在性である。

❸しばしば嚢胞を形成し、嚢胞壁に壁在結節を認めることが多い。

❹組織学的所見

（ⅰ）細胞質内に脂肪滴（lipid droplet）を含んだ Xanthoma cell（黄色腫細胞）を認める。

（ⅱ）しばしば好酸性顆粒小体（eosinophilic granular body）を認める。

（ⅲ）巨細胞を認める。

（ⅳ）分裂像や壊死像は極めて少ない。

❺組織像は一見悪性にみえるが、比較的良性の臨床経過をとる。

829

❻遺伝子解析；*BRAF-V600E* 遺伝子の変異を認める。

❼予後は良好。

耳よりな話 56 【胚芽異形成性神経上皮腫瘍 Dysembryoplastic neuroepithelial tumor(DNT)について】

❶若年の男性に多い。

❷側頭葉に最も多い。

❸皮質に主座がある。

❹小児期から若年期の複雑部分発作で発症する。

❺治療は手術が第一選択で、放射線治療および化学療法は禁忌。

❻皮質形成異常(cortical dysplasia)を認める。

耳よりな話 57 【表在性の脳腫瘍とその特徴(Koeller ら，2001 より作成)】

診断名(病名)	好発年齢	好発部位	WHO Grade	備考
神経節膠腫 Ganglioglioma	・30 歳より若い年齢。 ・年齢のピークは 10〜20 歳)	側頭葉	Grade Ⅰ	圧迫所見や周囲に浮腫を伴うことはほとんどない。
線維形成性乳児神経節膠腫* Desmoplastic infantile ganglioglioma	1 歳未満	前頭葉と頭頂葉	Grade Ⅰ	腫瘍周囲の髄膜に増強効果を認める。
神経節細胞腫 Gangliocytoma	小児と若年者	第 3 脳室底部	Grade Ⅰ	・圧迫所見はほとんどない。 ・周囲に浮腫はみられない。
小脳異形成性神経節細胞腫 (Lhermitte-Duclos 病) Dysplastic cerebellar gangliocytoma (Lhermitte-Duclos disease)	若年成人(平均年齢；34 歳)	小脳半球	Grade Ⅰ (腫瘍であれば)	T 2 強調画像で、高信号と等信号が交互にみられる。
多形黄色星細胞腫 Pleomorphic xanthoastrocytoma	思春期や若年成人(平均年齢；26 歳)	側頭葉	Grade Ⅱ	・壁在結節を認める。 ・軟膜が侵される ・腫瘍が存在する部位の頭蓋骨の菲薄化。
胚芽異形成性神経上皮腫瘍 Dysembryoplastic neuroepithelial tumor	20 歳未満	側頭葉 (主座は灰白質)	Grade Ⅰ	・多房性の囊胞を認める。 ・周囲に浮腫はみられない。

> *【線維形成性乳児神経節膠腫 Desmoplastic infantile ganglioglioma】
> ・組織学的に、星状膠細胞(astrocyte)に加え、さまざまな神経細胞形成を伴うものが線維形成性乳児神経節膠腫。
> ・第 3 章 605 頁の「線維形成性乳児星細胞腫および線維形成性乳児神経節膠腫」を参照。

耳よりな話 58 【成長ホルモン産生腺腫の内分泌学的所見】

❶ブドウ糖 75 g 経口負荷試験で血中 GH 値が正常域(0.4 ng/m*l* 未満)に抑制されない。

❷尿中 GH 排泄の増加。

❸TRH 試験や GnRH(LH-RH)試験で、血中 GH は増加する(奇異性上昇)。

第 4 章／便利編

❹Bromocriptine 試験で、血中 GH は低下する（奇異性低下）。

❺血中 IGF-1 の高値。

❻高プロラクチン血症

［耳よりな話 59］【ACTH 産生腺腫の内分泌学的所見】

❶血中の Cortisol および ACTH は正常か高値、および日内変動の消失。

❷24 時間蓄尿中の 17-OHCS（17-hydroxycorticosteroid）は正常か高値。

❸24 時間蓄尿中の遊離 Cortisol は正常か高値。

❹Dexamethazone 抑制試験（内服）

　➡Cushing 病では、Dexamethazone 少量（0.5 mg/day）で Cortisol の分泌は抑制されないが、大量（8 mg/day）では半分以下に抑制される。

❺CRH（corticotropin releasing hormone）負荷試験（静脈注射）

　➡Cushing 病では、CRH 静注後に ACTH 値が前値の 1.5 倍以上となる。

❻Metyrapone 試験（内服）

　➡Cushing 病では、尿中 17-OHCS または血中 ACTH および 11-deoxycortisol は増加する。

❼下錐体静脈洞または海綿静脈洞サンプリング

　➡Cushing 病では、中枢血液（下錐体静脈洞血または海綿静脈洞血）/末梢血液 ACTH 比が 2.0 以上となる。

［耳よりな話 60］【甲状腺ホルモン産生腺腫の内分泌学的所見】

❶血中の甲状腺ホルモン（free T_3、free T_4）値が高値であるにもかかわらず、本来抑制されるはずの TSH が高値。

　➡すなわち、TSH 不均衡分泌症候群が特徴。

❷TRH 刺激試験で TSH が基礎値の 2 倍以上に反応しない。

❸T_3（triiodo thyronine）抑制試験で TSH の抑制を認めない。

❹腫瘍からは TSH のみならず α-subunit の分泌も増加している。

　➡α-subunit/TSH モル比が 1.0 以上。

［耳よりな話 61］【ゴナドトロピン産生腺腫の内分泌学的所見】

❶血中の FSH 値および LH 値は基準値範囲内のことが多い。

❷血中 LH と FSH 値に不均衡がある場合には、本疾患を疑う。

❸LH-RH 負荷試験

　（ⅰ）FSH 頂値が前値の 2 倍未満の低反応。

　（ⅱ）Gonadotropin 陽性例の約半数に、FSH 頂値が LH 頂値を超える反応を示す。

［耳よりな話 62］【下垂体腺腫の治療方針】

❶非機能性下垂体腺腫（ホルモン非産生下垂体腺腫）

　➡内視鏡下あるいは顕微鏡下経蝶形骨洞法による摘出術が第一選択。

❷機能性下垂体腺腫（ホルモン産生下垂体腺腫）

831

（ⅰ）プロラクチン産生腺腫

　　➡薬物療法（ドパミン受容体作動薬）が第一選択。

（ⅱ）成長ホルモン産生腺腫、副腎皮質刺激ホルモン産生腺腫、甲状腺刺激ホルモン産生腺腫、
およびゴナドトロピン産生腺腫

　　➡手術による摘出術（経蝶形骨洞法）が第一選択。

耳よりな話63 【リンパ球性下垂体前葉炎 Lymphocytic adenohypophysitis について】

❶若い女性に特有。

❷妊娠や出産に関連して発症。

❸症状

（ⅰ）頭痛、視力・視野障害

（ⅱ）下垂体前葉機能低下症状

（ⅲ）尿崩症はみられない。

❹好発時期

（ⅰ）妊娠中期および後期

　　➡後期に多い。

（ⅱ）分娩後初期

❺造影 MRI；均一に増強される。

❻治療➡まず、ホルモン補充療法。

❼組織学的所見

（ⅰ）下垂体前葉にリンパ球浸潤やリンパ濾胞を認める。

　　➡浸潤リンパ球は、ほとんどが T リンパ球である。

（ⅱ）巨細胞はみられない。

耳よりな話64 【リンパ球性漏斗・下垂体後葉炎 Lymphocytic infundibulo-neuro-hypophysitis について】

❶下垂体前葉は、MRI や組織学的検査で異常を認めない。

❷成人に好発する。

❸妊娠や出産に関係しない。

❹尿崩症で発症し、下垂体前葉機能低下症状は欠く。

❺MRI

（ⅰ）単純 MRI（T 1 強調画像）；下垂体後葉の高信号の消失。

（ⅱ）造影 MRI；均一に増強される。

❻治療

（ⅰ）通常、手術は行わないで経過観察。

（ⅱ）酢酸デスモプレシン（DDAVP）の投与。

耳よりな話65 【リンパ球性汎下垂体炎 Lymphocytic panhypophysitis について】

❶女性に多い。

第 4 章／便利編

❷妊娠や出産と無関係。

❸尿崩症に下垂体前葉機能低下症状を伴う。

❹症状

　（ⅰ）尿崩症の症状。

　　　　➡多飲、口渇や多尿。

　（ⅱ）下垂体前葉機能低下症状

　　　　➡全身倦怠感、易疲労感、月経異常、不妊や食欲不振など。

　（ⅲ）頭痛

　（ⅳ）高プロラクチン血症による症状➡乳汁漏出や無月経など。

　（ⅴ）視野障害を呈することは、ほとんどない。

❺MRI

　（ⅰ）単純 MRI

　　　ⓐ下垂体および下垂体茎の腫大。

　　　ⓑ下垂体後葉の高信号の消失。

　（ⅱ）造影 MRI；均一に増強される。

❻治療

　（ⅰ）まず、副腎皮質ステロイド薬を投与。

　（ⅱ）経蝶形骨洞法による生検術。

　（ⅲ）不足しているホルモンの補充療法

　　　　➡副腎皮質ステロイド薬、甲状腺ホルモンや酢酸デスモプレシン（DDAVP）の投与。

耳よりな話 66 【嗅神経芽腫 Olfactory neuroblastoma について】

❶どの年齢層にも発生する。

❷局所浸潤が強く、緩徐ながら周囲組織を破壊しながら発育する。

❸めったに蝶形骨洞は侵されない。

❹組織学的所見➡区画された周辺に S-100 タンパク陽性の線維細胞（支持細胞 sustentacular cell）がみられる。

❺免疫組織化学的所見(Finkelstein ら，2000)

　（ⅰ）神経細胞マーカーが陽性。すなわち、

　　　ⓐSynaptophysin；陽性

　　　ⓑNSE（neuron specific enolase）；陽性

　　　ⓒNFP（neurofilament protein）；陽性

　（ⅱ）上皮細胞マーカー（epithelial marker）は陰性。すなわち、

　　　ⓐEpithelial membrane antigen（EMA）；陰性

　　　ⓑCytokeratin；陰性

耳よりな話 67 【視床下部過誤腫 Hypothalamic hamartoma について】

❶内分泌学的検査所見

　（ⅰ）血中の LH 値、FSH 値やテストステロン値が高値。

（ⅱ）下垂体前葉の予備能は保たれていることが多い。

❷MRI

（ⅰ）単純 MRI

ⓐT 1 強調画像；等信号

ⓑT 2 強調画像；等信号あるいは高信号。

（ⅱ）造影 MRI；増強されない。

❸磁気共鳴スペクトロスコピー（MRS）

➡NAA(N-acetyl-aspartate)/Cr(creatine)比は低下。

耳よりな話 68 【脳悪性リンパ腫の髄液所見について】

❶髄液圧の上昇。

❷タンパク量の増加。

❸細胞数の増加。

❹腫瘍細胞（異型細胞）の証明。

❺β_2-microglobulin 値の上昇。

➡この値は臨床経過と一致して変動し、診断や経過観察に有用。

❻Soluble CD 27 高値（←血清の CD 27 は増加しない）。

耳よりな話 69 【AIDS について】

❶AIDS とは、ヒト免疫不全ウイルス 1 型(human immunodeficiency virus type 1；HIV-1)感染者が末期に細胞性免疫不全状態に陥り、その結果、特有の症状（日和見感染、悪性腫瘍や脳症の発生）を呈するようになった状態をいう。

❷カリニ肺炎は、日和見感染における呼吸器感染症の中では最も多い。

❸日和見感染は AIDS の主な死因。

❹Kaposi 肉腫は AIDS における悪性腫瘍の代表。

❺AIDS の合併症

（ⅰ）全体としては、カンジダ口内炎が最も多い。

（ⅱ）AIDS に伴う悪性腫瘍の中では、Kaposi 肉腫が最も多く、次いで悪性リンパ腫。

（ⅲ）AIDS の中枢神経障害

ⓐ全体

①日和見感染である脳トキソプラズマ症が最も多い。

②次いで、HIV の直接感染である亜急性脳炎。

ⓑ非感染性の頭蓋内占拠性病変では、脳原発性悪性リンパ腫が最も多い。

耳よりな話 70 【AIDS に伴う悪性リンパ腫について】

❶好発年齢；31 歳（平均）

❷男性に圧倒的に多い。

❸好発部位

（ⅰ）テント上が大部分で、脳室周囲や基底核に多い。

（ⅱ）非 AIDS 患者に比べて多発性が多い。

❹非 AIDS 患者に比べて髄液播種は少ない。

❺国際分類（WF 分類）で高度悪性群が多い。

❻免疫組織化学的には B 細胞由来で、非ホジキンリンパ腫。

❼予後は極めて不良。

耳よりな話 71 【乳癌の頭蓋内転移について】

❶肺癌に次いで多い。

❷硬膜、軟膜および下垂体に転移しやすい。

（ⅰ）硬膜への転移は、脳転移と同程度に多い。

（ⅱ）髄膜癌腫症の原因として重要で、胃癌や肺癌とともに多い。

❸多発性の頻度が高い。

❹脳への転移例は、閉経前あるいは閉経直後に好発する。

❺原発巣の診断から中枢神経系への診断までの期間が長い（約 4 年）。

❻中枢神経系に転移を有する症例のほとんどに、他臓器に転移巣を認める。

❼頭蓋内硬膜転移例は、脊椎に転移を伴っていることが多い。

耳よりな話 72 【原発性脳腫瘍内への転移について】

❶原発巣

（ⅰ）乳癌が最も多い。

（ⅱ）次いで、肺癌。

❷転移先の脳腫瘍➡髄膜腫が最も多い。

【主要参考文献】

●脳腫瘍全体

(1)青木茂樹(編)：よくわかる MRI. 秀潤社，東京，2003.

(2)Burger PC, Scheithauer BW：Tumors of the central nervous system. AFIP, Washington, 1994.

(3)後藤 稠(編者代表)：最新医学大辞典. 医歯薬出版，東京，1988.

(4)景山直樹，井村裕夫(編)：下垂体腺腫. 医学書院，東京，1986.

(5)Kleihues P, Burger PC, Scheithauer BW：The new WHO classification of brain tumours. Brain Path 3：255-268, 1993.

(6)窪田 惺：脳神経外科ビジュアルノート. 金原出版，東京，2003.

(7)Lee KF, Lin S-R, Schatz NJ：Neuroradiology of juxtasellar mass lesions. CRC Crit Rev Radiol Sci 3：105-169, 1972.

(8)Louis DN, Ohgaki H, Wiestler OD, et al(eds)：WHO classification of tumours of the central nervous system. Revised 4th edition. International agency for research on cancer, Lyon, 2016.

(9)松谷雅生：脳腫瘍. 篠原出版，東京，1996.

(10)松谷雅生：脳腫瘍治療学. 腫瘍自然史と治療成績の分析から. 金芳堂，京都，2016.

(11)中里洋一：改訂された WHO 国際脳腫瘍組織分類[伊藤正男，楢林博太郎(編)：神経科学レビュー6]. 175-189 頁，医学書院，東京，1992.

(12)日本脳腫瘍病理学会(編)：脳腫瘍臨床病理カラーアトラス. 医学書院，東京，1999.

(13)日本脳腫瘍学会(編)，日本脳神経外科学会(監修)：脳腫瘍診療ガイドライン①成人膠芽腫・成人転移性脳腫瘍・中枢神経系原発悪性リンパ腫. 2016 年版. 金原出版，東京，2017.

(14)日本脳神経外科学会・日本病理学会(編)：臨床・病理 脳腫瘍取扱い規約. 臨床と病理カラーアトラス. 金原出版，東京，2010.

(15)脳腫瘍全国統計委員会・日本病理学会(編)：脳腫瘍取扱い規約；臨床と病理カラーアトラス. 金原出版，東京，2002.

(16)太田富雄(総編集)：脳神経外科学 Ⅰ, Ⅱ, Ⅲ. 金芳堂，京都，2016.

(17)高久史麿，矢崎義雄(監修)：治療薬マニュアル 2018. 医学書院，東京，2018.

(18)Takakura K, Sano K, Hojo S, et al：Metastatic tumors of the central nervous system. Igaku-Shoin, Tokyo, 1982.

(19)田崎義昭，斎藤佳雄：ベッドサイドの神経の診かた. 南山堂，東京，2000.

(20)The committee of brain tumor registry of Japan：Report of brain tumor registry of Japan(1969-1993). 10th Edition. Neurol Med Chir Vol. 40(Suppl)，サイメッド・パブリケーションズ，東京，2000.

(21)The committee of brain tumor registry of Japan：Report of brain tumor registry of Japan(1969-1996). 11th Edition. Neurol Med Chir Vol. 43(Suppl)，サイメッド・パブリケーションズ，東京，2003.

(22)The committee of brain tumor registry of Japan：Report of brain tumor registry of Japan(1984-2000). 12th Edition. Neurol Med Chir Vol. 49(Suppl). サイメッド・パブリケーションズ，東京，2009.

(23)The committee of brain tumor registry of Japan：Report of brain tumor registry of Japan(2001-2004). 13th Edition. Neurol Med Chir Vol. 54(Suppl). Medical Tribune Inc, Tokyo, 2014.

(24)The committee of brain tumor registry of Japan：Report of brain tumor registry of Japan(2005-2008). 14th Edition. Neurol Med Chir Vol. 57(Suppl 1). Medical Tribune Inc, Tokyo, 2017.

●脳腫瘍に必要な解剖と機能

(1)馬場元毅：絵でみる脳と神経. 医学書院，東京，2010.

(2)Di Chiro G, Fisher RL, Nelson KB：The jugular foramen. J Neurosurg 21：447-460, 1964.

(3)Djindjian R, Merland J-J：Chapter 2；Cervico-cephalic vascular territories[Djindjian R, Merland J-J：Super-selective arteriography of the external carotid artery]. pp 125-149, Springer, Berlin, 1978.

(4)宜保浩彦，大沢道彦，竹前紀樹，ほか：脳下垂体へ分布する血管；まとめ. Clinical Neuroscience 10：4-5, 1991.

(5)宜保浩彦：斜台腫瘍の局在と手術到達法[佐藤 修(監修)，大井静雄(編著)：神経疾患データブック]. 202-203 頁，中外医学社，東京，1996.

(6)宜保浩彦，外間政信，大沢道彦，ほか：臨床のための脳局所解剖学. 162-163 頁，中外医学社，東京，2002.

(7)後藤文男，天野隆弘：臨床のための神経機能解剖学. 中外医学社，東京，2011.

(8)後藤隆洋：脳の血管，脈絡叢，髄液[橋本一成，山本寅男(編)：人体組織学 8 神経]. 163-178 頁，朝倉書店，東京，1984.

(9)半田 肇(監訳)，花北順哉(訳)：脳神経[神経局在診断. その解剖，生理，臨床]. 文光堂，東京，1983.

(10)半田譲二(訳)：脳室と脳槽[MRI，CT 診断のための頭部・脊椎解剖カラーアトラス]. 185-212 頁，南江堂，東京，1993.

(11)平田幸男(訳)：解剖学アトラス. 原著第 10 版, 文光堂，東京，2013.

(12)平山惠造：神経症候学. 文光堂，東京，1979.

(13)廣瀬 源二郎：迷走神経の走行と機能. Clinical Neuroscience 18(6)：58(676)-59(677), 2000.

(14)本郷一博，大沢道彦，宜保浩彦，ほか：第 3 脳室(1). Clinical Neuroscience 12：712-713, 1994.

(15)堀 映，松村 明：「異所性」下垂体腺腫の起源. No Shinkei Geka 31：1269-1281, 2003.

(16)堀 智勝：Subtemporal approach[脳神経外科手術のための解剖学]. 18-23 頁，メジカルビュー社，東京，1999.

(17)堀口正治，木田雅彦：脳神経[佐藤達夫(監修)：末梢神経解剖学—基礎と発展—]. 60〜92 頁. サイエンス・コミニケーションズ・インターナショナル，東京，1995.

(18)船越健臣：三叉神経の構造と支配領域. Clinical Neuroscience 23(9)：974-977, 2005.

(19)石川 博：下垂体前葉ホルモンの調節ペプチド(3). Clinical Neuroscience 5(4)：10(370)-11(371), 1987.

(20)金柿光憲，三木幸雄，小西淳二：下垂体・松果体・視床下部. 臨床画像 18：830-846, 2002.

(21)金子 丑之助：日本人体解剖學 第三巻. 南山堂，東京，1961.

(22)金子 丑之助：日本人体解剖學 第一巻. 南山堂，東京，1962.

(23)上山博康：Anterior interhemispheric approach のための微小外科解剖；Arachnoid membrane, trabeculae を中心に[山本勇夫(編)：顕微鏡下手術のための脳神経外科解剖Ⅲ；脳槽, 脳裂と脳溝]. 39-49 頁，サイメッド・パブリケーションズ，東京，1991.

(24)笠山宗正：間脳下垂体の腫瘍性病変の内分泌学的検査[生塩之敬，山浦 晶(編)：間脳下垂体の腫瘍性病変]. 6-18 頁，三輪書店，東京，1998.

(25)苅田典生(監修)，松村讓兒(解剖監修)：脳神経[医療情報科学研究所(編)：病気がみえる vol. 7 脳・神経]. 212-245 頁，メディックメディア，東京，2011.

(26)川北幸男，山上 栄(共訳)：機能的神経解剖学. 医歯薬出版，東京，1979.

(27)菊地 茂，大畑 敦，大野俊哉：下部脳神経麻痺症候群. Clinical Neuroscience 25(9)：1048-1051, 2007.

(28)國本雅也：舌咽神経痛. Clinical Neuroscience 18(6)：56(674)-57(675), 2000.

(29)栗坂昌宏，上村賀彦，森 惟明，ほか：Lymphocytic adenohypophysitis の 1 例. Neurol Med Chir(Tokyo)26：167-172, 1986.

(30)黒澤 美枝子：臓器感覚と内臓痛覚［小澤瀧司，福田 康一郎（総編集）：標準生理学．397頁，医学書院，東京，2014．

(31)黒島研美，森若文雄：副神経の解剖と機能．Clinical Neuroscience 18(6)：62(680)-63(681)，2000．

(32)Liliequist B：The anatomy of the subarachnoid cisterns. Acta Radiol 46：61-71, 1956.

(33)真島英信：内臓感覚［真島英信（著）：生理学］．218-222頁，文光堂，東京，2011．

(34)松村讓兒：イラスト解剖学．中外医学社，東京，2003．

(35)Matsuno H, Rhoton AL Jr, Peace D：Microsurgical anatomy of the posterior fossa cisterns. Neurosurgery 23：58-80, 1988.

(36)松野治海，松島俊夫，Rhoton AL Jr：脳幹部腹側面の微小外科解剖［山本勇夫（編）：顕微鏡下手術のための脳神経外科解剖Ⅲ：脳槽，脳裂と脳溝］．105-115頁，サイメッド・パブリケーションズ，東京，1991．

(37)宮嶋雅一，屋田 修，菱井誠人，ほか：Liliequist's membrane の微小解剖［新井 一（編）：顕微鏡下手術のための脳神経外科解剖 XV—機能温存のための脳神経外科解剖—］．161-168頁，サイメッド・パブリケーションズ，東京，2003．

(38)森 悦朗：補足運動野の欠落症状．神経内科 42：107-114，1995．

(39)村井尚之，佐伯直勝：視床下部腫瘍と自律神経障害．Clinical Neuroscience 21(12)：1448-1450，2003．

(40)詠田眞治：屍体大脳標本を用いた側脳室・第3脳室の解剖［吉本智信（編）：顕微鏡下手術のための脳神経外科解剖Ⅷ］．118-133頁，サイメッド・パブリケーションズ，東京，1995．

(41)中井康光：終板器官［橋本一成，山本寅男（編）：人体組織学8神経］．277-28頁，朝倉書店，東京，1984．

(42)新見 嘉兵衛：神経解剖学．朝倉書店，東京，2013．

(43)西澤 茂：海綿静脈洞部腫瘍の摘出と脳神経温存．脳外誌 17(2)：114-121，2008．

(44)野手洋治，寺本 明：トルコ鞍・斜台；手術に必要な機能・解剖［高倉公朋，斎藤 勇，佐藤 潔（編）：頭蓋底］．104-114頁，メジカルビュー社，東京，1997．

(45)大地陸男：内臓痛覚［大地陸男（著）：生理学テキスト］．139-140頁，文光堂，東京，2011．

(46)大熊成夫：視床下部；下垂体系の機能的形態学［景山直樹，井村裕夫（編）：下垂体腺腫］．3-39頁，医学書院，東京，1986．

(47)太田富雄（総編集）：脳神経外科学Ⅰ，Ⅱ，Ⅲ．金芳堂，京都，2016．

(48)岡 一成，橋本隆寿，Rhoton AL Jr：Pterional approach と cisterns［山本勇夫（編）：顕微鏡下手術のための脳神経外科解剖Ⅲ：脳槽，脳裂と脳溝］．3-8頁，サイメッド・パブリケーションズ，東京，1991．

(49)岡村大成，石井鏡二，吉井 致：海綿静脈洞外壁と内腔構造の検討［河瀬 斌（編）：顕微鏡下手術のための脳神経外科解剖Ⅹ；頭蓋底手術のための髄膜構造と発生］．79-85頁，サイメッド・パブリケーションズ，東京，1998．

(50)小野道夫，Yaşargil MG，de Oliveira E，ほか：高位迂回槽への側方経大脳溝・脳室到達法［山本勇夫（編）：顕微鏡下手術のための脳神経外科解剖Ⅲ；脳槽，脳裂と脳溝］．65-74頁，サイメッド・パブリケーションズ，東京，1991．

(51)小澤幸彦：脳室と脳槽［前原忠行（編著）：頭部画像診断学］．9-12頁，中外医学社，東京，1998．

(52)Peele TL：Vagus nerve（Peele TL：The neuroanatomic basis for clinical neurology). pp 219-224, McGraw-Hill, 1977.

(53)Rhoton AL Jr, Buza R：Microsurgical anatomy of the jugular foramen. J Neurosurg 42：541-550, 1975.

(54)佐伯直勝：脳槽と血管・脳神経の微小解剖［佐藤 修（監修），大井静雄（編著）：神経疾患データブック］．118-119頁，中外医学社，東京，1996．

(55)幸 茂男，井上佐一，福田晴行，ほか：Gd-DTPA を用いた正常松果体の矢状断 MR 画像．日本医放会誌 50(12)：1499-1503，1990．

(56)佐藤昭夫，佐伯由香（編）：人体の構造と機能．266頁（内臓感覚：263-264頁），医歯薬出版，東京，2002．

(57)佐藤兆志：正常下垂体と周辺構造の MRI 像．J. UOEH（産業医大誌）13(4)：295-311，1991．

(58)佐藤 香菜子：下垂体・傍鞍部．撮像法のポイント/読影の留意点/正常解剖［青木茂樹，相田典子，井田正博，ほか（編著）：よくわかる脳 MRI．第3版］．134-139頁，学研メディカル秀潤社，東京，2013．

(59)佐藤達夫，佐々木 宏（共訳）：臨床解剖学ノート—中枢神経系編．中央洋書出版部，東京，1989．

(60)佐藤哲二，和気 健二郎：松果体の解剖．Clinical Neuroscience 4(2)：135-139，1986．

(61)瀬口春道：脳の発生［瀬口春道（監訳）：ムーア人体発生学］．488-499頁，医歯薬出版，東京，2001．

(62)赤土 みゆき，井上佑一：脳室と脳槽［前原忠行（編）：脳・脊髄のMRI 正常解剖］．38-45頁，秀潤社，東京，1997．

(63)嶋井和世（監訳）：カーペンター core text 神経解剖学．廣川書店，東京，1987．

(64)Sumida M, Uozumi T, Mukada K, et al：Rathke cleft cysts：Correlation of enhanced MR and surgical findings. AJNR Am J Neuroradiol 15：525-532, 1994.

(65)Takahashi S, Goto K, Fukasawa H, et al；Computed tomography of cerebral infarction along the distribution of the basal perforating arteries. Radiology 155：119-130, 1985.

(66)高橋 裕：GH［平田 結喜緒，山田正三，成瀬光栄（編）：下垂体疾患診療マニュアル．改定第2版］．39-41頁，診断と治療社，東京，2016．

(67)武内重二，半田 肇：第3脳室近傍腫瘍の臨床と CT．にゅーろん社，東京，1983．

(68)田中 雄一郎，青山達郎，市川陽三，ほか：小児下垂体腫瘍．脳神経外科速報 14(8)：783-792，2004．

(69)田崎義昭，斎藤佳雄：ベッドサイドの神経の診かた．南山堂，東京，2000．

(70)寺島俊雄：神経解剖学講義ノート．金芳堂，京都，2013．

(71)常木 和日子：交連下器官，ライスナー線維［橋本一成，山本寅男（編）：人体組織学8神経］．307-314頁，朝倉書店，東京，1984．

(72)上松 あゆ美：小児中枢性内分泌障害のホルモン治療．脳神経外科速報 20(4)：442-447，2010．

(73)山鳥 崇：上衣細胞［橋本一成，山本寅男（編）：人体組織学8神経］．141-149頁，朝倉書店，東京，1984．

(74)山浦 晶，中村孝雄，佐伯直勝：側頭下到達法とその変法［山本勇夫（編）：顕微鏡下手術のための脳神経外科解剖Ⅲ；脳槽，脳裂と脳溝］．96-102頁，サイメッド・パブリケーションズ，東京，1991．

(75)Yaşargil MG, Kasdaglis K, Jain KK, et al：Anatomical observations of the subarachnoid cisterns of the brain during surgery. J Neurosurg 44：298-302, 1976.

●脳腫瘍に必要な病態生理

(1)Al-Anazi A, Hassounah M, Sheikh B, et al：Cerebellar mutism caused by arteriovenous malformation of the vermis. Brit J Neurosurg 15：47-50, 2001.

(2)天野隆史：脳脊髄液系，血液・脳関門の解剖学．日内会誌 85：659-662，1996．

(3)荒木 尚：小児からの臓器提供の諸問題．日医雑誌 146(9)：1775-1778，2011．

(4)浅野伍朗，石原島 繁彦：血液脳関門とその病態．日医大誌 51(2)：6(156)-12(162)，1984．

(5)Catsman-Berrevoets CE, Van Dongen HR, Mulder PGH, et al：Tumour type and size are high risk factors for the syndrome of "cerebellar" mutism and subsequent dysarthria. J Neurol

●主要参考文献

Neurosurg Psychiatry 67：755-757, 1999.

(6)出口芳春，森本一洋：脳へのデリバリー戦略．Drug Delivery System 16(5)：384-394, 2001.

(7)惠谷誠司，高野達哉：内皮細胞の物質透過．血栓止血誌 3(1)：1-11, 1992.

(8)後藤隆洋：脳の血管，脈絡叢，髄液〔橋本一成，山本寅男（編集）：人体組織学 8 神経〕，163-178 頁，朝倉書店，東京，1984.

(9)橋本正明：頭蓋内圧の測定とその今日的意義〔山嶋哲盛，大多真也（編）：髄膜をめぐる諸問題〕，59-73 頁，サイメッド・パブリケーションズ，東京，1997.

(10)細谷健一，高長 ひとみ，大槻純男，ほか：血液脳関門輸送系の分子機構と生理的役割．生体の科学 52(6)：552-562, 2001.

(11)石川三衛：中枢性尿崩症．日本臨床 59(Suppl 8)：51-58, 2001.

(12)石川義弘：血液脳関門〔小澤瀧司，福田 康一郎（総編集）標準生理学〕，663 頁，医学書院，東京，2014.

(13)磯部一郎，祖父江 和哉，小谷野 貴文，ほか：血液・脳関門機能とアストロサイト．Drug Delivery System 11(6)：375-383, 1996.

(14)伊藤梅男：血液脳関門．Clinical Neuroscience 11：1207(23)-1211(27), 1993.

(15)郭 隆璨：血液脳関門〔郭 隆璨（著）：視て学ぶ脳神経外科学〕，34 頁，診断と治療社，東京，1990.

(16)亀山元信：脳血流量（CBF）と脳灌流圧（cerebral perfusion pressure, CPP），PaCO₂および PaO₂の関係〔佐藤 修（監修），大井静雄（編著）：神経疾患データブック〕，66 頁，中外医学社，東京，1996.

(17)神田 隆：血液・脳（神経）関門についての新たな知見．Brain Medical 10(4)：53(389)-58(394), 1998.

(18)神田 隆：神経系のバリアーシステム．山口医学 54(1)：5-11, 2005.

(19)川西昭人，平原一穂，下鶴哲郎，ほか：第 4 脳室上衣腫の 4 例；特に，小脳下部虫部の切開例にみられた mutism の発現に関する考察．小児の脳神経 19：379-384, 1994.

(20)厚東篤生：血液脳関門と脳血管内皮．Clinical Neuroscience 10(7)：64(780)-66(782), 1992.

(21)黒岩敏彦：Cushing 現象．Clinical Neuroscience 20：720, 2002.

(22)前原忠行，勝俣康史：神経放射線学的検査．Clinical Neuroscience 11：1226-1232, 1993.

(23)南田善弘：尿崩症，SIADH．Brain Nursing 12：403-408, 1996.

(24)御手洗 玄洋（総監訳）：ガイトン生理学．805-806 頁〔血液─脳脊髄関門と血液─脳関門〕．エルゼビア・ジャパン，東京，2010.

(25)Møllgård K, Saunders NR：Complex tight junctions of epithelial and of endothelial cells in early foetal brain. J Neurocytol 4(4)：453-468, 1975.

(26)森 和夫：尿崩症．Clinical Neuroscience 4：42-43, 1986.

(27)中井義勝：尿崩症〔土屋 純，國井 鏡，菊池弘明（編）：コ・メディカルのための病態生理アトラス〕．200-201 頁，文光堂，東京，2000.

(28)中山貢一：血液─脳関門 blood-brain barrier〔杉 晴夫（編著）：人体機能生理学〕．429-430 頁，南江堂，東京，2009.

(29)西 克典（訳）：血液─脳脊髄液関門と血液─脳関門〔早川弘一（監訳）：ガイトン臨床生理学〕．788 頁，医学書院，東京，1999.

(30)Nishikawa M, Komiyama M, Sakamoto H, et al：Cerebellar mutism after basilar artery occlusion；Case report. Neurol Med Chir(Tokyo)38：569-573, 1998.

(31)大久保 敏之：Tolosa-Hunt 症候〔青木茂樹，相田典子，井田正博，ほか（編著）：よくわかる脳 MRI．第 3 版〕．166-167 頁，学研メディカル秀潤社，東京，2013.

(32)大槻純男：脳関門輸送の分子機構と脳への DDS．Drug Delivery System 21：102-110, 2006.

(33)大槻純男，堀 里子，寺崎哲也：血液脳関門の薬物透過と排出の分子機構─中枢支援防御システム─．日薬理誌 122：55-64, 2003.

(34)大槻純男，高長 ひとみ，細谷健一，ほか：概説─血液脳関門研究

の最近の進歩．生体の科学 52(6)：532-540, 2001.

(35)小野寺 理：脳小血管病とは何か．臨床神経 51：399-405, 2011.

(36)Peele TL：Blood-Brain Barrier（Peele TL：The neuroanatomic basis for clinical neurology）. pp 69-72, McGraw-Hill, 1977.

(37)佐々木 富男：血液脳関門と脳浮腫〔児玉 南海雄（監修）：標準脳神経外科学〕，161-164 頁，医学書院，東京，2011.

(38)柴田尚武：脳腫瘍と血液脳関門．脳外 20：1135-1147, 1992.

(39)柴田尚武：血液脳関門とその障害〔坪川孝志，高倉公明，菊池晴彦（編）：最新脳神経外科学〕，284-291 頁，朝倉書店，東京，1996.

(40)島 克司：頭蓋内圧と脳灌流圧．Clinical Neuroscience 20(9)：992-994, 2002.

(41)島津 章（研究代表者）：バゾプレシン分泌低下症（中枢性尿崩症）の診断の手引き．厚生労働科学研究費補助金 難治性疾患等政策研究事業（難治性疾患政策研究事業）間脳下垂体機能障害における診療ガイドライン作成に関する研究．平成 28 年度総括研究報告書．37 頁，2017.

(42)執印太郎，寳金清博，西川 亮，ほか：多彩な内分泌異常を生じる遺伝性疾患（多発性内分泌腫瘍症およびフォンヒッペル・リンドウ病）の実態把握と診療標準化の研究班．フォン・ヒッペル・リンドウ（VHL）病診療ガイドライン，1-79 頁，2017 年版．

(43)杉山一彦，栗栖 薫：Medulloblastoma について②─手術と小脳性無言症候群・放射線治療・化学療法─．脳神経外科速報 19(6)：666-675, 2009.

(44)鈴木洋史：血液脳関門・血液脳脊髄液関門における薬物排出輸送系の解析．薬物動態（Xenobio. Metabol. and Dispos.）15(2)：151-158, 2000.

(45)高橋和孝，木内博之，笹嶋寿郎，ほか：視神経路に浮腫を生じた転移性鞍上部腫瘍の 1 例．脳外 31：775-779, 2003.

(46)Takayanagi S, Mukasa A, Nakatomi H, et al：Development of database and genomic medicine for von Hippel-Lindau disease in Japan. Neurol Med Chir(Tokyo)57(2)：59-65, 2017.

(47)竹内浩明，平野朝雄：血液脳関門と脳血管の超微形態．Brain Medical 9：31-36, 1997.

(48)冨田 稔：血液脳関門．神経科学レビュー 1：296-321, 1987.

(49)冨田 稔，武田英孝：血液脳関門．Clinical Neuroscience 21：873-879, 2003.

(50)坪川孝志：脳神経外科疾患の特異な病態〔戸谷重雄（編）：脳神経外科学〕．42-51 頁，南山堂，東京，1996.

(51)上野正樹：血液脳関門障害の機序解明から血管性認知症の予防と治療に向けて．臨床神経 57(3)：95-109, 2017.

(52)van Dongen HR, Catsman-Berrevoets CE, van Mourik M：The syndrome of 'cerebellar' mutism and subsequent dysarthria. Neurology 44：2040-2046, 1994.

(53)若井 晋：血液脳関門，血液脳脊髄関門の発生．脳神経 33(11)：1077-1092, 1981.

(54)Wang MC, Winston KR, Breeze RE：Cerebellar mutism associated with a midbrain cavernous malformation；Case report and review of the literature. J Neurosurg 96：607-610, 2002.

(55)Wibroe M, Rochat P, Juhler M：Cerebellar mutism syndrome and other complications after surgery in the posterior fossa in adults；A prospective study. World Neurosurg 110：e 738-e 746, 2018.

(56)山田穂高，石川三衛：中枢性尿崩症〔平田 結喜緒，山田正三，成瀬光栄（編）：下垂体疾患診療マニュアル．改定第 2 版〕．239-241頁，診断と治療社，東京，2016.

(57)横田裕行：脳死判定の現状─脳死下臓器提供との関連から．Clinical Neuroscience 27(8)：866-869, 2009.

(58)横田裕行（班長）：法的脳死判定マニュアル．ヘルス出版，東京，2011.

(59)横田裕行：脳死下臓器提供の現状と課題．日医雑誌 146(9)：1769-1773, 2011.

●脳腫瘍に関連する症候群・徴候

(1)相川英三：先天異常［遠山正彌，大槻勝紀，中島裕司（編著）：人体発生学］．91-107頁，南山堂，東京，2003．

(2)秋元治朗：Dysplasitic gangliocytoma of cerebellum（Lhermitte-Duclos病）．Clinical Neuroscience 34(7)：742-743，2016．

(3)Akiyama Y, Ikeda J, Ibayashi Y, et al：Lhermitte-Duclos disease with cervical paraspinal arteriovenous fistula. Neurol Med Chir (Tokyo)46(9)：446-449, 2006.

(4)天野隆弘：電解質異常と意識障害．Clinical Neuroscience 20：441-443，2002．

(5)安藤一也：Foville症候群［現代医療編集委員会（編）：症候群］．39-41頁，現代医療社，東京，1979．

(6)荒木　聡：Tolosa-Hunt症候群．小児科診療 72：178，2009．

(7)有馬　寛：1．診断の進歩．1．視床下部─下垂体疾患診断へのアプローチ．2)下垂体後葉．日本内科学会雑誌 101(4)：924-928，2012．

(8)有坂　治，中山有子，藪田敬次郎：ADH異常分泌症候群．小児科診療 57(4)：681-687，1994．

(9)有田和徳，時村　洋，花谷亮典，ほか：視床下部過誤腫の病態と治療．脳外誌 19(4)：296-303，2010．

(10)朝倉英策：新しいDIC診断基準について．モダンメディア 62(5)：4-10，2016．

(11)朝倉英策，林　朋恵，前川実生，ほか：IV．後天性疾患の診断と治療．3．播種性血管内凝固症候群（DIC）．2)DICの治療戦略．日内会誌 98(7)：1640-1647，2009．

(12)馬場克幸，岩本晃明：Klinefelter症候群．日本臨牀 60：614-617，2002．

(13)Berendes E, Walter M, Cullen P, et al：Secretion of brain natriuretic peptide in patients with aneurysmal subarachnoid haemorrhage. Lancet 349：245-249, 1997.

(14)Biesecker LG：Pallister-Hall Syndrome.［Adam MP, Ardinger HH, Pagon RA, et al (eds)：GeneReviews® (Internet)］. University of Washington, Seattle, Washington, 1993-2018, 2000 May 25 [updated 2017 May 18].

(15)Bruneau M, George B：Foramen magnum meningiomas：detailed surgical approaches and technical aspects at Lariboisière Hospital and review of the literature. Neurosurg Rev. 31(1)：19-33, 2008.

(16)Chandra SR, Daryappa MM, Mukheem Mudabbir MA, et al：Pallister-Hall Syndrome. J Pediatr Neurosci 12(3)：276-279, 2017.

(17)Chik K-W, Li C-K, Shing M M-K, et al：Intracranial germ cell tumors in children with and without Down syndrome. J Pediatr Hematol Onclo 21：149-151, 1999.

(18)Choyke PL, Glenn GM, Walther MM, et al：von Hippel-Lindau disease；Genetic, clinical, and imaging features. Radiology 194：629-642, 1995.

(19)Conway JE, Chou D, Clatterbuck RE, et al：Hemangioblastomas of the central nervous system in von Hippel-Lindau syndrome and sporadic disease. Neurosurgery 48：55-63, 2001.

(20)Couch V, Lindor NM, Karnes PS, et al：von Hippel-Lindau disease. Mayo Clin Proc 75：265-272, 2000.

(21)Dale AJD：The cerebellopontine angle syndrome. Med Clin North Am 52：789-795, 1968.

(22)DeJong RN：The neurologic examination, fourth edition. pp127-129(Sympathetic innervation), Harper & Row, Maryland, 1979.

(23)DIC診断基準作成委員会：日本血栓止血学会DIC診断基準暫定案．血栓止血誌 25(5)：629-646，2014．

(24)江口議八郎，重森　稔，杉田保雄，ほか：Turcot症候群（Glioma Polyposis）の1症例．脳外 21：247-250，1993．

(25)Evans DGR, Farndon PA, Burnell LD, et al：The incidence of Gorlin syndrome in 173 consecutive cases of medulloblastoma. Br J Cancer 64：959-961, 1991.

(26)Feinberg TE, Schindler RJ, Flanagan NG, et al：Two alien hand syndromes. Neurology 42：19-24, 1992.

(27)藤井克則，宮下俊之：ヘッジホッグと形態形成─発生生物学から臨床医学への応用─．脳と発達 41(4)：247-252，2009．

(28)藤巻高光：Li-Fraumeni症候群と脳腫瘍．Clinical Neuroscience 36(5)：605-607，2018．

(29)藤原広和：浸透圧性髄鞘融解症．臨床医 29（増刊号）：778-779，2003．

(30)藤原一枝，竹村信彦，土田富穂：Turcot症候群の一例；脳腫瘍を中心として．小児の脳神経 24：35-41，1999．

(31)福原竜治，池田　学，小森憲治郎，ほか：健忘症候群の臨床とその病理．Clinical Neuroscience 21：811-814，2003．

(32)福井俊哉，遠藤邦彦，杉下守弘，ほか：失書を伴わない左手観念運動失行，左手拮抗失行，左手間欠性運動開始困難症を伴った脳梁損傷の1例．神経心理学 27：1073-1080，1987．

(33)福武敏夫：視覚失認と視空間障害．Clinical Neuroscience 21：759-761，2003．

(34)古川哲雄：Bálint症候群．神経内科 37：493-498，1992．

(35)Gorlin RJ：Nevoid basal-cell carcinoma syndrome. Medicine 66：98-113, 1987.

(36)後藤文男（班長）：Tolosa-Hunt症候群診断の手引き［厚生省ウイリス動脈輪閉塞症研究班：昭和56年度研究報告書］．165頁，1982．

(37)後藤文男，福内靖男，田中耕太郎，ほか：Tolosa-Hunt症候群の全国集計；第1報［厚生省ウイリス動脈輪閉塞症研究班：昭和56年度研究報告書（班長：後藤文男）］．51-58頁，1982．

(38)Harrigan MR：Cerebral salt wasting syndrome；A review. Neurosurgery 38：152-160, 1996.

(39)長谷川光広，藤沢弘範，山下純宏：家族性脳腫瘍．Clinical Neuroscience 21：520-522，2003．

(40)長谷川　譲：骨腫．別冊日本臨牀　領域別シリーズ　No.28　神経症候群（第2版）(III)─その他の神経疾患を含めて─．268-270頁，2014．

(41)Hashimoto H, Iida J, Masui K, et al：Recurrent Lhermitte-Duclos disease. Neurol Med Chir(Tokyo)37：692-696, 1997.

(42)Hasle H, Mellemgaard A, Nielsen J, et al：Cancer incidence in men with Klinefelter syndrome. Br J Cancer 71：416-420, 1995.

(43)平田結喜緒：Nelson症候群［平田結喜緒，山田正三，成瀬光栄（編）：下垂体疾患診療マニュアル．改定第2版］．168-170頁，診断と治療社，東京，2016．

(44)平山恵造：Benedikt（ベネディクト）症候群．脳神経 26：78，1974．

(45)平山恵造：Millard-Gubler（ミヤール・ギュブレル）症候群．脳神経 26：725，1974．

(46)平山恵造：Gerstmann（ゲルストマン）症候群．脳神経 27：590，1975．

(47)肥塚直美：III．続発性副腎機能低下症の診断．3．Sheehan症候群．日内会誌 97(4)：752-755，2008．

(48)Hunt WE, Meagher JN, LeFever HE, et al：Painful ophthalmoplegia；Its relation to indolent inflammation of the cavernous sinus. Neurology 11：56-62, 1961.

(49)Hunt WE：Tolosa-Hunt syndrome；one cause of painful ophthalmoplegia. J Neurosurg 44：544-549, 1976.

(50)一ノ瀬誠，阿部雅光，広津辰美，ほか：髄芽腫摘除後の小脳性無言症の1例─経時的SPECTによる発現機序の考察─．脳外誌 6(7)：493-497，1997．

(51)飯田光男：Gerstmann症候群［現代医療編集委員会（編）：症候群］．42-44頁，現代医療社，東京，1979．

(52)池田　学，田辺敬貴：Korsakoff症候群．診断と治療 79：1363-1370，1991．

(53)池添隆之：DIC治療の考え方．日本医事新報 4755：257-258，2015．

●主要参考文献

(54)石橋正太, 竹林晃三, 麻生好正, ほか：低Na血症の病態生理. Dokkyo Journal of Medical Sciences 38(1)：135-142, 2011.

(55)石黒修三, 木村 明, 宗本 滋, ほか：尿中ナトリウム排泄過多による低ナトリウム血症；SIADHとの鑑別点と治療法の違い. 脳外 16：707-711, 1988.

(56)石川三衛：鉱質コルチコイド反応性低ナトリウム血症(MRHE). medicina 40(11)：1918-1919, 2003.

(57)石川三衛：低ナトリウム血症からみたSIADH. 日本医事新報 4629：69-74, 2013.

(58)井関雅子, 宮崎東洋：Tolosa-Hunt症候群[田村 晃, 松谷雅生, 清水輝夫, ほか(編)：EBMに基づく脳神経疾患の基本治療方針. 第4版], 430-432頁, メジカルビュー社, 東京, 2016.

(59)Itoh H, Ohsato K, Yao M, et al：Turcot's syndrome and its mode of inheritance. Gut 20：414-419, 1979.

(60)伊藤英明, 大里敬一, 壬生隆一, ほか：Gardner症候群及びTurcot症候群. 最新医学 36：119-125, 1981.

(61)Itoh H, Hirata K, Ohsato K：Turcot's syndrome and familial adenomatous polyposis associated with brain tumor；review of related literature. Int J Colorect Dis 8：87-94, 1993.

(62)岩朝光利, 土持廣仁, 保田宗郎, ほか：髄膜腫と鑑別が困難であった多発性頭蓋内Rosai-Dorfman diseaseの1例. 脳外誌 16(2)：127-133, 2007.

(63)岩崎泰正：SIADH(ADH不適合分泌症候群)[平田 結喜緒, 山田正三, 成瀬光栄(編)：下垂体疾患診療マニュアル. 改定第2版]. 242-245頁, 診断と治療社, 東京, 2016.

(64)Jefferson G：The saccular aneurysms of the internal carotid artery in the cavernous sinus. Br J Surg 26：267-302, 1938.

(65)Johnston JJ, Olivos-Glander I, Killoran C, et al：Molecular and clinical analyses of Greig cephalopolysyndactyly and Pallister-Hall syndromes：robust phenotype prediction from the type and position of GLI 3 mutations. Am J Hum Genet 76(4)：609-622, 2005.

(66)郭 隆璨：脳神経シンドローム. にゅーろん社, 東京, 1993.

(67)鴨井久司：中枢性塩喪失症候群. Medical Practice 17：1588-1589, 2000.

(68)兼本浩祐, 郷治洋子, 大島智弘：道具の強制使用・他人の手徴候. Clinical Neuroscience 32(1)：90-92, 2014.

(69)方波見 貞行, 福田尚志, 松原史明：Sheehan症候群[平田 結喜緒, 山田正三, 成瀬光栄(編)：下垂体疾患診療マニュアル. 改定第2版]. 184-186頁, 診断と治療社, 東京, 2016.

(70)加藤陽久, 飯嶋 睦, 廣井敦子, ほか：Alien hand syndromeと考えられる飯状を呈した右後大脳動脈領域梗塞の1例. 臨床神経 43(8)：487-490, 2003.

(71)加藤 讓：救急を要する内分泌・代謝疾患. 日本醫事新報 4125：1-5, 2003.

(72)川井 充：大後頭孔症候群. 神経内科 28：128-140, 1988.

(73)河村 満：「他人の手徴候」とその関連徴候. 神経内科 36：555-560, 1992.

(74)川西 裕, 上羽哲也：Cowden症候群. Clinical Neuroscience 36(5)：608-609, 2018.

(75)小林秀俊, 太田明雄, 川田剛裕, ほか：Tolosa-Hunt症候群の再発を認めた2型糖尿病患者の一例. 糖尿病 53(6)：402-405, 2010.

(76)児島邦明, 二川俊二：肝硬変症の重症度分類について. 順天堂医学 45(4)：615-617, 2000.

(77)小長谷 正明, 酒井素子：いわゆる『他人の手徴候』(拮抗失行)を呈した多発性硬化症の1例. Brain and Nerve 59(5)：533-536, 2007.

(78)近藤 喜代太郎：Millard-Gubler症候群[現代医療編集委員会(編)：症候群]. 63頁, 現代医療社, 東京, 1979.

(79)河野 剛：Schwartz-Bartter症候群[現代医療編集委員会(編)：症候群]. 350-352頁, 現代医療社, 東京, 1979.

(80)小山高敏：播種性血管内凝固. 臨床医 27(増刊号)：797-800, 2001.

(81)Lee DK, Kim DG, Choe G, et al：Chordoid meningioma with polyclonal gammanopathy. J Neurosurg 94：122-126, 2001.

(82)Leiguarda R, Starkstein S, Berthier M：Anterior callosal haemorrhage；A partial interhemispheric disconnection syndrome. Brain 112：1019-1037, 1989.

(83)Lu D, Estalilla OC, Manning JT Jr, et al：Sinus histiocytosis with massive lymphadenopathy and malignant lymphoma involving the same lymph node：a report of four cases and review of the literature. Mod Pathol 13(4)：414-419, 2000.

(84)前田行雄, 飴谷敏男, 谷 栄一：不妊症治療中に"Peillon-Racadot" syndromeを呈したProlactinomaの1例. 脳外 7：899-903, 1979.

(85)Makarenko S, Singh N, McDonald PJ：Non-surgical transient cerebellar mutism-case report and systematic review. Childs Nerv Syst, doi. org/10. 1007/s 00381-017-3643-3, 2017.

(86)間中信也：Tolosa-Hunt症候群[田村 晃, 松谷雅生, 清水輝夫(編)：EBMに基づく脳神経疾患の基本治療方針]. 250-252頁, メジカルビュー社, 東京, 2002.

(87)升野光雄：Turcot syndrome. 日本臨床領域別症候群シリーズ 34(part 2)：765-766, 2001.

(88)益沢秀明, 早川 勲, 斎藤寿一, ほか：ADH分泌異常症候群；脳腫瘍術後発生した自験例を中心として. 脳神経 21：1383-1392, 1969.

(89)Matsumura K, Nakasu S, Tanaka T, et al：Intracranial localized Castleman's disease-Case report. Neurol Med Chir(Tokyo) 45(1)：59-65, 2005.

(90)三島貴照, 武藤 多津郎：抗利尿ホルモン不適合分泌症候群(SIADH). Clinical Neuroscience 24(1)：55-57, 2006.

(91)百島祐貴：von Hippel-Lindau病. 臨床医 29(増刊号)：816-817, 2003.

(92)森 悦朗, 山鳥 重：前頭葉内側面損傷と道具の強迫的使用. 精神医学 27：655-660, 1985.

(93)森 悦朗：補足運動野の欠落症状. 神経内科 42：107-114, 1995.

(94)村上 千恵子, 布村仁一, 馬場正之：Klinefelter症候群を伴ったMELAS. 日本臨床 60(Suppl 4)：625-628, 2002.

(95)長島親男, 窪田 惺：頸静脈孔症候群 Jugular foramen syndrome. Clinical Neuroscience 5：1310-1311, 1987.

(96)中川原 儀三, 磨伊正義：Gardner症候群[現代医療編集委員会(編)：症候群]. 226-227頁, 現代医療社, 東京, 1979.

(97)中村博彦：Hippel-Lindau病. Clinical Neuroscience 5：1040-1042, 1987.

(98)中村幸之, 飯田啓二, 玉川杏奈, ほか：鉱質コルチコイド反応性低ナトリウム血症(MRHE)の3例. 日内会誌 103(6)：1382-1384, 2014.

(99)中村泰大：Turcot syndrome(ターコット症候群). 日本臨床 73(増刊号 6)：235-238, 2015.

(100)Nakashima T, Nishimuara Y, Sakai N, et al：Germinoma in cerebral hemisphere associated with Down syndrome. Chil'd Nerv Syst 13：563-566, 1997.

(101)Nelen MR, Padberg GW, Peeters EAJ, et al：Localization of the gene for Cowden disease to chromosome 10 q 22-23. Nat Genet 13：114-116, 1996.

(102)日本頭痛学会新国際頭痛分類普及委員会(編)：トロサ・ハント症候群. 日本頭痛学会誌 31(1)(特集号「国際頭痛分類第2版日本版」)：147-148頁, 2004.

(103)西本 詮, 難波真平, 柳生康徳：Diencephalic syndrome. 脳外 12：211-219, 1984.

(104)西本 詮, 柳生康徳：著明なるいそうと血漿高GHを呈した小児脳腫瘍の1例. 脳外 6：121-129, 1978.

(105)丹羽 徹：Sturge-Weber症候群[青木茂樹, 相田典子, 井田正博, ほか(編著)：よくわかる脳MRI. 第3版]. 386-387頁, 学研メディカル秀潤社, 東京, 2013.

⑩能登谷 晶子, 鈴木重忠, 倉知正佳, ほか：右手に物品の強迫的使用を呈した1例. 失語症研究 5：764-770, 1985.

⑩落合正行, 田中幸一, 楠田 剛, ほか：Pallister-Hall 症候群. 別冊日本臨床. 新領域別症候群シリーズ No. 29. 神経症候群（第2版）(IV)―その他の神経疾患も含めて―. 635-638 頁, 2014.

⑩小田真理：SIADH と cerebral salt wasting syndrome [佐藤 修（監修）, 大井静雄（著）：神経疾患データブック]. 114-115 頁, 中外医学社, 東京, 1996.

⑩小笠原 邦昭, 木内博之, 長嶺義秀, ほか：くも膜下出血後の低 Na 血症；Cerebral salt wasting syndrome と SIADH. 脳外 26：501-505, 1998.

⑩大石一行：便潜血を契機に診断された PTEN 遺伝子変異を認めた Cowden 病の1例. 日臨外会誌 75(5)：1180-1185, 2014.

⑪大石 実, 高須俊明：Jackson 症候群. 日本臨床 45：208, 1987.

⑪大磯 ユタカ：SIADH. 臨床医 27(増刊号)：1765-1768, 2001.

⑪大森庸子, 高橋靖雄：トロンボモジュリン. 日薬理誌 116：283-289, 2000.

⑪大里敬一, 伊藤英明：Turcot 症候群. 外科診療 25：417-419, 1983.

⑪太田富雄（監訳）：低 Na 血症 [グリーンバーグ脳神経外科ハンドブック]. 580-585 頁, 金芳堂, 京都, 2000.

⑪太田富雄, 松谷雅生（編）：脳神経外科学. 460 頁, 金芳堂, 京都, 2000.

⑪Paraf F, Jothy S, Van Meir EG：Brain tumor-polyposis syndrome；Two genetic diseases? J Clin Oncol 15(7)：2744-2758, 1997.

⑪Paulus W, Perry A, Sahm F：Rosai-Dorfman disease [Louis DN, Ohgaki H, Wiestler OD, et al (eds)：WHO classification of tumours of the central nervous system. Revised 4th edition]. pp 282, International agency for research on cancer, Lyon, 2016.

⑪Poussaint TY, Barnes PD, Nichols K, et al：Diencephalic syndrome；Clinical features and imaging findings. AJNR Am J Neuroradiol 18：1499-1505, 1997.

⑫Pugh RNH, Murray-Lyon IM, Dawson JL, et al：Transection of the oesophagus for bleeding oesophageal varices. Brit J Surg 60(8)：646-649, 1973.

⑫Rippe DJ, Edwards MK, D'Amour PG, et al：MR imaging of central pontine myelinolysis. J Comput Assist Tomogr 11：724-726, 1987.

⑫坂田英治：小脳橋角症候群. 日本臨床 40：866-867, 1982.

⑫坂田洋一：播種性血管内凝固 disseminated intravascular coagulation (DIC) [高久史麿, 尾形悦郎（監修）：新臨床内科学]. 1080-1083 頁, 医学書院, 東京, 1999.

⑫Sasayama T, Mizukawa K, Sakagami Y, et al：Glioblastoma multiforme associated with klinefelter syndrome. Neurol Med Chir (Tokyo) 49(11)：532-535, 2009.

⑫佐藤 篤, 櫻田 香, 園田順彦, ほか：頭蓋内および脊柱管内に多発性病変を呈した Rosai-Dorfman disease の1例. No Shinkei Geka 31(11)：1199-1204, 2003.

⑫佐藤 元, 木村 格：Vernet 症候群. 日本臨床 35(春期増刊号)：160-161, 1977.

⑫佐藤達夫, 佐々木 宏（共訳）：臨床解剖学ノート. 中枢神経編. 141-175, 245-277, 282, 283 頁, 中央洋書出版部, 東京, 1989.

⑫里見和夫, 木下良敏, 後藤紘司, ほか："自分の手" 徴候を示した脳梁損傷の2症例. 臨床神経 29：626-632, 1989.

⑫里見和夫, 木下良敏：脳梁離断症候群. 神経内科 34：436-444, 1991.

⑬澤田 武, 尾関啓司, 久保田 英嗣, ほか：Gardner syndrome（ガードナー症候群）. 日本臨床 73(増刊号 6)：125-130, 2015.

⑬島津 章（研究代表者）：バゾプレシン分泌過剰症 (SIADH) の診断と治療の手引き. 厚生労働科学研究費補助金 難治性疾患等政策研究事業（難治性疾患政策研究事業）間脳下垂体機能障害における診療ガイドライン作成に関する研究. 平成 28 年度総括研究報告書. 40-42 頁, 2017.

⑬白石哲也, 田淵和雄, 中原 由紀子：髄芽腫発生の分子機構. 脳外誌 14(6)：368-372, 2005.

⑬社本幹博：血液細胞の Emperipolesis と Phagocytosis との比較検討. 日本臨床細胞学会雑誌 21(3)：488-494, 1982.

⑬庄野禎久, 亀田勝治, 伊藤繁三, ほか：てんかん発作で発症した髄膜病変. 脳外誌 22(3)：231-233, 2013.

⑬Smith KR Jr, Weinburg WA, MacAlister WH：Failure to thrive；The diencephalic syndrome of infancy and childhood. J Neurosurg 23：348-351, 1965.

⑬Smoker WRK, Gentry LR, Yee NK, et al：Vascular lesions of the orbit；More than meets the eye. RadioGraphics 28(1)：185-204, 2008.

⑬杉山一彦：Editorial Comment. ダウン症候群と CNS germ cell tumor. 脳外誌 17(1)：67, 2008.

⑬砂原正男, 中川原 章：Turcot 症候群. 日本臨床 58：1484-1489, 2000.

⑬鈴木雅洲, 平野睦男, 和田裕一：Sheehan 症候群 [現代医療編集委員会（編）：症候群]. 353-356 頁, 現代医療社, 東京, 1979.

⑭Svien HJ, Baker HL, Rivers MH：Jugular foramen syndrome and allied syndromes. Neurology 13：797-809, 1963.

⑭高倉公朋, 寺本 明：神経皮膚症候群と中枢神経系腫瘍. 脳神経 36：36-48, 1984.

⑭玉川 聡：脳梁離断症候群. Clinical Neuroscience 21(7)：823-825, 2003.

⑭Tanabe M, Mizushima M, Anno Y, et al：Intracranial germinoma with Down's syndrome；A case report and review of the literature. Surg Neurol 47：28-31, 1997.

⑭田中 真, 山口晴保, 小松美鳥, ほか：頸静脈孔症候群ならびにその近縁症候群の臨床研究. 神経内科 18：17-25, 1983.

⑭田中康文：拮抗失行およびその類縁症候. 神経進歩 35：1015-1030, 1991.

⑭田中康文：他人の手徴候. 脳神経 48(3)：229-238, 1996.

⑭田崎義昭, 斎藤佳雄：ベッドサイドの神経の診かた. 256-261 頁, 南山堂, 東京, 2000.

⑭楯 玄秀：HEDGEHOG シグナル系とヒトの疾患. 昭和医会誌 62(6)：379-387, 2002.

⑭寺田一志：神経皮膚症候群（母斑症）. 結節性硬化症を除く. 臨床画像 17：96-108, 2001.

⑮徳川耕一, 阿部 弘, 岩崎喜信, ほか：大後頭孔腫瘍. 脳外 14：271-276, 1986.

⑮徳永 昭, 恩田昌彦, 松倉則夫, ほか：Li-Fraumeni 症候群. 日本臨床 53：2797-2802, 1995.

⑮豊倉康夫, 柳沢信夫：Akinetic mutism（無動性無言）. 綜合臨床 16(12)：2570-2581, 1967.

⑮Trey C, Burns DG, Saunders SJ：Treatment of hepatic coma by exchange blood transfusion. N Engl J Med 274(9)：473-481, 1966.

⑮Turcot J, Després J-P, St Pierre F：Malignant tumors of the central nervous system associated with familial polyposis of the colon；Report of two cases. Dis Colon Rectum 2：465-468, 1959.

⑮宇都宮 隆一：von Hippel Lindau 症候群. 日本臨床 40：226-227, 1982.

⑮宇都宮 讓二, 鈴木宏文, 南風原 英夫, ほか：Gardner 症候群. 癌の臨床 18：79-100, 1972.

⑮和田英夫, 下仮屋 雄二, 野田真希：播種性血管内凝固の病態と治療. 日本医事新報 4654：40-45, 2013.

⑮Waga S, Shimizu T, Sakakura M：Diencephalic syndrome of emaciation (Russell's syndrome). Surg Neurol 17：141-146, 1982.

●主要参考文献

⑮⑨若林俊彦：Sinus histiocytosis with massive lymphadenopathy (Rosai-Dorfman disease)について．脳外誌 16(2)：134，2007．

⑯⓪山田兼雄，桝井志保，伊藤浩信，ほか；DIC の診断と最近の治療．小児科臨床 43：957-963，1990．

⑯①山口秀樹，中里雅光：低ナトリウム血症性脳症．日内会誌 105(4)：667-675，2016．

⑯②柳　務，亀山　隆，水野哲也：大後頭孔部腫瘍の症候学．脊椎脊髄 2：17-25，1989．

⑯③八坂　如，篠田宗次，坂井春男，ほか：乳幼児 diencephalic syndrome の 2 例．小児の脳神経 5：7-14，1980．

⑯④安岡庄蔵，高倉公朋：大孔症候群(foramen magnum syndrome)の提唱：大後頭孔近傍腫瘍と奇形について．脳神経 35：1001-1007，1983．

⑯⑤吉田哲雄：無動無言症と失外套症候群．Clinical Neuroscience 11：72-74，1993．

⑯⑥Yuasa H, Tokito S, Tokunaga M：Primary carcinoma of the choroid plexus in Li-Fraumeni syndrome. Neurosurgery 32：131-134, 1993.

⑯⑦湯澤美保，齋藤智之，佐々木 正美，ほか：高齢者に見られる鉱質コルチコイド反応性低ナトリウム血症(MRHE)の一例．ホルモンと臨床 56(春季増刊)：29-32，2008．

⑯⑧著者名記載なし：Bruns 症候群．耳鼻咽喉科 39：1285，1967．

●エントランス

(1)阿部　弘，澤村　豊：斜台部腫瘍の手術[高倉公朋(編)：頭蓋底部の手術]．129-148 頁，現代医療社，東京，1991．

(2)秋元治朗，原岡　襄，會沢勝夫：光線力学的治療—低出力レーザーを用いた悪性脳腫瘍治療の現況と展望(1)．脳神経外科速報 18(5)：601-607，2008．

(3)秋元治朗：Photodynamic therapy. Clinical Neuroscience 31(10)：1195-1197, 2013.

(4)秋元治朗，村垣善浩，丸山隆志，ほか：悪性脳腫瘍に対するレザフィリン®を用いた光線力学的治療～日本初の医薬品・医療機器複合型医師主導治験～．日レ医誌(JJSLSM)34(2)：82-86，2013．

(5)姉川繁敬，林　隆士，鳥越 隆一郎，ほか：卒中発作をきたした脳腫瘍；19 症例の臨床的検討．脳外誌 3：507-514，1994．

(6)青木茂樹：拡散強調画像とは[青木茂樹，阿部　修(編著)：これでわかる拡散 MRI]．14-15 頁，秀潤社，東京，2002．

(7)青木茂樹：ADC の正常値．異常を示す疾患一覧[青木茂樹，阿部 修(編著)：これでわかる拡散 MRI]．20-21 頁，秀潤社，東京，2002．

(8)青木茂樹：T1 強調像の高信号[土屋一洋，青木茂樹(編著)：所見からせまる脳 MRI—系統鑑別診断—]．9-19 頁，秀潤社，東京，2003．

(9)青山英史，白土博樹：Linac surgery. Clinical Neuroscience 21：570-571，2003．

(10)Atlas SW, Grossman RI, Gomori JM, et al：Hemorrhagic intracranial malignant neoplasms：Spin-echo MR imaging. Radiology 164：71-77, 1987.

(11)馬場啓至，笠　伸年，森　和夫，ほか：Diencephalic syndrome および思春期早発症を呈した視床下部腫瘍の 1 例．脳神経 41：1029-1035，1989．

(12)Batzdorf U, Malamud N：The problem of multicentric gliomas. J Neurosurg 20：122-136, 1963.

(13)Bruce DA, Raphaely RC, Goldberg AI, et al：Pathophysiology, treatment and outcome following severe head injury in children. Child's Brain 5：174-191, 1979.

(14)Cianfoni A, Niku S, Imbesi SG：Metabolite findings in tumefactive demyelinating lesions utilizing short echo time proton magnetic resonance spectroscopy. AJNR Am J Neuroradiol 28(2)：272-277, 2007.

(15)Clark VE, Erson-Omay EZ, Serin A, et al：Genomic analysis of non-NF2 meningiomas reveals mutations in TRAF7, KLF4, AKT1, and SMO. Science 339(6123)：1077-1080, 2013.

(16)Collins VP, Loeffler RK, Tivey H：Observations on growth rates of human tumors. AJR 76：988-1000, 1956.

(17)Eagan RT, Moertel CG, Hahn RG, et al：Phase Ⅰ study of a five-day intermittent schedule for 1, 2：5, 6-dianhydrogalactitol(NSC-132313). J Natl Cancer Inst 56：179-181, 1976.

(18)江口恒良：MRS. Clinical Neuroscience 20：1042-1046，2002．

(19)Ellison DW, Eberhart CG, Giangaspero F, et al：Medulloblastoma, histologically defined[Louis DN, Ohgaki H, Wiestler OD, et al (eds)：WHO classification of tumours of the central nervous system. Revised 4th edition]. pp 194-197, International agency for research on cancer, Lyon, 2016.

(20)Feldman Z, Kanter MJ, Robertson CS, et al：Effect of head elevation on intracranial pressure, cerebral perfusion pressure, and cerebral blood flow in head-injured patients. J Neurosurg 76(2)：207-211, 1992.

(21)Feun LG, Stewart DJ, Leavens ME, et al：A phase Ⅱ trial of 1-(2-chloroethyl)-3-(2, 6-dioxo-3-piperidyl)-1-nitrosourea(PCNU, NSC 95466)in recurrent malignant brain tumors. J Neurooncol 1：45-48, 1983.

(22)藤巻高光，小粥正博，北条 俊太郎，ほか：Glioma の補助画像診断；PET 検査の有用性．脳外誌 12：10-15，2003．

(23)藤田勝三，松本　悟：脳腫瘍に合併した脳内出血症例の臨床病理学的検討．脳外 8：929-934，1980．

(24)福岡尚和，上田恭平，堤　久美子，ほか：基礎から始める運動誘発電位モニタリング—脳外科，脊椎・脊髄外科手術—．日臨麻会誌 34(7)：875-884，2014．

(25)福内靖男：グリセロールかマンニトールがよいか？　グリセロールの立場から．Clinical Neuroscience 26：230-231，2008．

(26)Glasauer FE, Yuan RHP：Intracranial tumors with extracranial metastases. J Neurosurg 20：474-498, 1963.

(27)Glass B, Abbott KH：Subarachnoid hemorrhage consequent to intracranial tumors；Review of literature and report of seven cases. AMA Arch Neurol Psychiat 73：369-379, 1955.

(28)五味　玲：小児脳腫瘍の化学療法の最近の進歩．Neuro-Oncology の進歩 21(3)：22-32，2014．

(29)原　浩昭：眼科における腫瘍治療 Update．新潟がんセンター病院医誌 52(1)：52-57，2013．

(30)原田雅史：MR スペクトロスコピーによる脳機能解析．計測と制御 42(5)：426-429，2003．

(31)橋本嘉幸：アポトーシスとは[橋本嘉幸，山田　武(編)：アポトーシスの分子医学]．10-23 頁，羊土社，東京，1995．

(32)Hashimoto R, Ohi K, Yasuda Y, et al：Variants of the RELA gene are associated with schizophrenia and their startle responses. Neuropsychopharmacology 36(9)：1921-1931, 2011.

(33)幡野和男，成田 雄一郎，秋山芳久，ほか：IMRT の臨床応用—現況と展望—．日本放射線技術学会雑誌 57(5)：516-522，2001．

(34)林　浩伸，川口昌彦：運動誘発電位モニタリングにおける安全管理：合併症とその対策．臨床神経生理学 44(6)：486-490，2016．

(35)日向野 修一：神経膠芽腫(多形性膠芽腫)[青木茂樹，阿部　修(編著)：これでわかる拡散 MRI]．188-189 頁，秀潤社，東京，2002．

(36)Hill DL：Microsomal metabolism of triazenylimidazoles. Cancer Res 35：3106-3110, 1975.

(37)平戸純子：最近の分類に基づいたグリオーマ(4)Embryonal glioma. Clinical Neuroscience 20：1096-1097，2002．

(38)平戸純子，中里洋一：脳腫瘍の免疫組織化学．病理と臨床 9：628-634，1991．

(39)廣瀬隆則：WHO 中枢神経系腫瘍分類　改訂第 4 版の概要．病理と臨床 35(5)：402-411，2017．

(40)廣瀬雄一：悪性グリオーマの集学的治療に向けての生物学．脳外誌 19(12)：880-886，2010．

(41)廣瀬雄一，佐野公俊：細胞死：最近の知見．脳神経外科速報 20(1)：72-78，2010．

(42)本郷一博：脳浮腫治療剤の比較［佐藤 修(監修)，大井静夫(編著)：神経疾患データブック］．102頁，中外医学社，東京，1996．

(43)堀野正治(編著)：内分泌・代謝診断．21頁，金芳堂，京都，1983．

(44)星野孝夫：脳腫瘍の cell kinetics．脳外 1：453-459，1973．

(45)市井忠彦：誤りやすい異常脳波．医学書院，東京，1989．

(46)市村幸一，有田英之，成田善孝：遺伝子異常からみた神経膠腫の発生機序．脳外誌 23(7)：532-540，2014．

(47)井田正博：脳腫瘍 WHO 2016—読影のための実践講座—．序説．画像診断 36(13)：1231，2016．

(48)井下尚子，西岡 宏：下垂体腫瘍の予後マーカー．—臨床および病理学的観点から—［平田 結喜緒，山田正三，成瀬光栄(編)：下垂体疾患診療マニュアル．改定第2版］．83-84頁，診断と治療社，東京，2016．

(49)池村雅子：Diffuse midline glioma, H 3 K 27 M-mutant．病理と臨床 35(5)：439-443，2017．

(50)今井昌康，土屋一洋：進歩する神経画像．脳神経外科速報 19(11)：1289-1295，2009．

(51)石亀慶一：T 2 強調像の低信号［土屋一洋，青木茂樹(編著)：所見からせまる脳 MRI—系統鑑別診断—］．21-26頁，秀潤社，東京，2003．

(52)石井尚登，安本幸正，鈴木一成，ほか：脳内出血を繰り返した多発性転移性脳腫瘍の1例．脳外 28：535-539，2000．

(53)Jakubowski J, Kendall B：Coincidental aneurysms with tumours of pituitary origin. J Neurol Neurosurg Psyciatry 41：972-979, 1978．

(54)Jennett B, Teasdale G：Aspects of coma after severe head injury. Lancet 1：878-881, 1977．

(55)Jouvet A, Vasilevic A, Nakazato Y, et al：Pineoblastoma［Louis DN, Ohgaki H, Wiestler OD, et al(eds)：WHO classification of tumours of the central nervous system. Revised 4th edition］. pp 176-179, International agency for research on cancer, Lyon, 2016．

(56)兜 正則，林 実，半田裕二，ほか：脳内出血にて発症した meningioma の2治験例．Neurol Med Chir(Tokyo)27：451-455, 1987．

(57)景山 卓，後藤容子，佐野史絵，ほか：Tumefactie demyelinating lesion で発症し，¹H-magnetic resonance spectroscopy が診断に有用であった小児多発性硬化症の1例．臨床神経 51(9)：688-693，2011．

(58)Kaneko S：A current overview：Photodynamic diagnosis and photodynamic therapy using 5-aminolevulinic acid in Neurosurgery. JJSLSM 29(2)：135-146, 2008．

(59)金子貞男：悪性グリオーマに対する光線力学療法．日レ医誌(JJSLSM) 32(2)：131-138，2011．

(60)金村米博，市村幸一，正札智子，ほか：髄芽腫の分子遺伝学的診断とその標準化．脳外誌 24(7)：436-444，2015．

(61)菅野 洋，山本勇夫：脳腫瘍の遺伝子診断．脳外誌 12：466-476，2003．

(62)Karnofsky DA, Burchenal JH：The clinical evaluation of chemotherapeutic agents in cancer［MacLeod CM(ed)：Evaluation of chemotherapeutic agents］. pp 191-205, Columbia University Press, New York, 1949．

(63)河本俊介，佐々木 富男，松谷雅生，ほか：Gamma knife による定位的放射線照射療法．脳神経 44：205-217，1992．

(64)川口昌彦，林 浩伸，阿部龍一：術中運動機能モニターを成功させるコツ．日臨麻会誌 34(1)：106-116，2014．

(65)Kim DG, Paek SH, Chi JG, et al：Mixed tumour of schwannoma and meningioma components in a patient with NF-2. Acta Neurochir(Wien)139：1061-1065, 1997．

(66)小林隆司：WHO 2016：主な改訂ポイント．画像診断 36(13)：1232-

1234，2016．

(67)Koch R, Scholz M, Nelen MR, et al：Lhermitte-Duclos disease as a component of Cowden's syndrome；Case report and review of the literature. J Neurosurg 90：776-779, 1999．

(68)児玉 耕太郎，徳永武志，小坂信夫，ほか：ギリアデル®脳内留置用剤(Gliadel® 7.7 mg Implant)の開発について．Drug Delivery System 29(1)：78-82，2014．

(69)Kondziolka D, Bernstein M, Resch L, et al：Significance of hemorrhage into brain tumors；clinicopathological study. J Neurosurg 67：852-857, 1987．

(70)Kothbauer P, Jellinger K, Flament H：Primary brain tumour presenting as spontaneous intracerebral haemorrhage. Acta Neurochir 49：35-45, 1979．

(71)Kotsenas AL, Roth TC, Manness WK, et al：Abnormal diffusion-weighted MRI in medulloblastoma：does it reflect small cell histology? Pediatr Radiol 29(7)：524-526, 1999．

(72)河野勝彦，絹田祐司，中谷英幸，ほか：腫瘍の一部が悪性転化したと考えられる大脳鎌髄膜腫の1例．脳外誌 11：536-541，2002．

(73)興梠征典，高橋睦正，生塩之敬：後頭蓋窩腫瘍性病変の画像診断［生塩之敬，山浦 晶(編)：後頭蓋窩病変 I 腫瘍性病変］．6-22頁，三輪書店，東京，1997．

(74)久保田 紀彦，竹内浩明：髄膜性腫瘍の病理．脳外誌 14(12)：761-771，2005．

(75)國塩勝三：脳腫瘍における MIBI-SPECT．脳神経外科速報 15(1)：37-43，2005．

(76)國徳尚子，篠山隆司，中尾光善，ほか：分子生物学実験手法の基礎［生塩之敬，山浦 晶，佐谷秀行(編)：分子細胞生物学］．69-84頁，三輪書店，東京，2001．

(77)桑原武夫，藤津和彦：図説脳神経外科学．26-29頁，南山堂，東京，1984．

(78)Le Rhun E, Taillibert S, Chamberlain MC：Neoplastic meningitis due to lung, breast, and melanoma metastases. Cancer Control 24(1)：22-32, 2017．

(79)Lee M, Kalani MY, Cheshier S, et al：Radiation therapy and CyberKnife radiosurgery in the management of craniopharyngiomas. Neurosurg Focus 24(5)：E 4, 2008．

(80)Little JR, Dial B, Bélanger G：Brain hemorrhage from intracranial tumor. Stroke 10：283-288, 1979．

(81)Louis DN, Ohgaki H, Wiestler OD, et al(eds)：WHO classification of tumours of the central nervous system. Revised 4th edition. International agency for research on cancer, Lyon, 2016．

(82)Lun M, Lok E, Gautam S, et al：The natural history of extracranial metastasis from glioblastoma multiforme. J Neurooncol 105(2)：261-273, 2011．

(83)Mandybur TI：Intracranial hemorrhage caused by metastatic tumors. Neurology 27：650-655, 1977．

(84)Martin F Jr, Lemmen LJ：Calcification in intracranial neoplasms. Arch J Path 28：1107-1131, 1952．

(85)丸木 親，中島啓次，下地武義，ほか：Brain stone の1症例．脳外 12：1441-1445，1984．

(86)政田哲也，長尾省吾：脳腫瘍の PET．脳神経外科速報 14(11)：1087-1094，2004．

(87)増井憲太，小林隆司：放射線診断専門医に必要な脳腫瘍病理．画像診断 36(13)：1235-1244，2016．

(88)松角 宏一郎，天野敏之，吉開俊一，ほか：前頭葉巨大脳石症の1例．脳外誌 10(8)：558-563，2001．

(89)松谷雅生：脳腫瘍；神経膠腫．Karkinos 2：753-761，1989．

(90)松谷雅生：治療方法の意義と合併症［田村 晃，松谷雅生，清水輝夫(編)：EBM に基づく脳神経疾患の基本治療方針］．55-60頁，メジカルビュー社，東京，2002．

●主要参考文献

(91)松谷雅生, 藤巻高光：放射線治療・化学療法［松谷雅生, 田村　晃 (編)：脳神経外科周術期管理のすべて］. 174-198 頁, メジカルビュー社, 東京, 2000.

(92)峯浦一喜, 笹島浩泰, 大和田　敬, ほか：PET. Clinical Neuroscience 20：1033-1036, 2002.

(93)宮城　敦, 前田浩治, 菅原武仁, ほか：三種の原発性脳腫瘍を合併した 1 例. 脳外 23：531-536, 1995.

(94)水島　裕(編)：今日の治療薬(2003 年版). 141 頁, 南江堂, 東京, 2003.

(95)百瀬敏光：脳腫瘍および脳変性疾患の PET. Clinical Neuroscience 13：939-942, 1995.

(96)永根基雄：細胞死と細胞寿命［生塩之敬, 山浦　晶, 佐谷秀行(編)：分子細胞生物学］. 35-47 頁, 三輪書店, 東京, 2001.

(97)永根基雄：脳腫瘍関連遺伝子異常. Clinical Neuroscience 21：518-519, 2003.

(98)長島　正：特殊診断法［松谷雅生, 田村　晃(編)：脳神経外科周術期管理のすべて］. 199-207 頁, メジカルビュー社, 東京, 2000.

(99)Nakaiso M, Uno M, Harada M, et al：Brain abscess and glioblastoma identified by combined proton magnetic resonance spectroscopy and diffusion-weighted magnetic resonance imaging. Neurol Med Chir(Tokyo)42：346-348, 2002.

(100)中村英夫：脳腫瘍に対する抗腫瘍薬. Brain Nursing 20(9)：934-942, 2004.

(101)中村英夫, 倉津純一：悪性脳腫瘍の画像診断. 脳外誌 15(10)：672-679, 2006.

(102)中村威彦, 花北順哉, 諏訪英行：石灰化を伴った転移性脳腫瘍の 1 例. 脳外誌 9：180-184, 2000.

(103)中野善久, 鳥塚莞爾：CT における頭蓋内腫瘍性石灰化. CT 研究 4：187-197, 1982.

(104)成相　直：グリオーマの診断と治療に有用な放射線診断学の進歩. 脳外誌 23(7)：559-568, 2014.

(105)西川　亮(作成者代表)：TTF の適正な使用に関する指針. https://www.jsn-o.com/PDF/TTFnotice_20171016.pdf, 2017.

(106)Nishimura Y, Niiro M, Kanazawa T, et al：Pontine malignant astrocytoma with hemorrhagic onset. Neurol Med Chir(Tokyo) 43：404-408, 2003.

(107)日本脳神経外科学会・日本病理学会(編)：効果判定法(臨床・病理脳腫瘍取扱い規約. 臨床と病理カラーアトラス). 62-64 頁, 金原出版, 東京, 2010

(108)日本脳腫瘍学会(編), 日本脳神経外科学会(監修)：脳腫瘍診療ガイドライン 2019 年版. ①成人脳腫瘍編・②小児脳腫瘍編. 金原出版, 東京, 2019.

(109)新田雅之, 岡田芳和：光でがん細胞をたたく―光線力学療法 (PPD)を用いた悪性脳腫瘍の治療―. Isotope News 707：13-16, 2013.

(110)新田雅之, 小森隆司：WHO2016 脳腫瘍病理分類の概要と課題. 脳外誌 26(11)：782-791, 2017.

(111)脳腫瘍全国統計委員会・日本病理学会(編)：脳腫瘍取扱い規約；臨床と病理カラーアトラス. 61-65 頁, 金原出版, 東京, 2002.

(112)小原壮一, 竹島秀雄：脳腫瘍診断の進歩. Brain Nursing 20：926-933, 2004.

(113)小川敬壽(編)：ステンバース像(図説単純 X 線撮影法). 8 頁, 金原出版, 東京, 1999.

(114)Okamoto K, Ito J, Ishikawa K, et al：Diffusion-weighted echo-planar MR imaging in differenctial diagnosis of brain tumors nad tumor-like conditions. Eur Radiol 10(8)：1342-1350, 2000.

(115)岡本浩一郎：拡散強調画像(DWI)による頭蓋内占拠性病変定性診断. 脳神経外科速報 14(4)：385-390, 2004.

(116)岡本浩一郎, 伊藤寿介, 酒井邦夫：脳腫瘍と拡散画像. 画像診断 20：1232-1239, 2000.

(117)岡村知實, 渡辺　豊, 亀田秀樹, ほか：脳腫瘍と脳動脈瘤の合併；自験 8 例よりの臨床的考察. Neurol Med Chir(Tokyo)21：601-608, 1981.

(118)Oldberg E：Hemorrhage into gliomas；A review of eight hundred and thirty-two consecutive verified cases of glioma. Arch Neurol Psychiat 30：1062-1073, 1933.

(119)太田富雄(総編集)：脳神経外科学. 金芳堂, 京都, 2016.

(120)大山健一, 田原重志, 寺本　明：トルコ鞍病変. Clinical Neuroscience 23(5)：565-567, 2005.

(121)Pajtler KW, Witt H, Sill M, et al：Molecular classification of ependymal tumors across all CNS compartments, histopathological grades, and age groups. Cancer Cell 27(5)：728-743, 2015.

(122)Parker M, Mohankumar KM, Punchihewa C, et al：C 11 orf 95-RELA fusions drive oncogenic NF-κB signalling in ependymoma. Nature 506(7489)：451-455, 2014.

(123)Pia HW, Obrador S, Martin JG：Association of brain tumours and arterial intracranial aneurysms. Acta Neurochir 27：189-204, 1972.

(124)Piccirilli M, Brunetto GM, Rocchi G, et al：Extra central nervous system metastases from cerebral glioblastoma multiforme in elderly patients. Clinico-pathological remarks on our series of seven cases and critical review of the literature. Tumori 94(1)：40-51, 2008.

(125)Plum F, Posner JB：The diagnosis of stupor and coma. Davis, Philadelphia, 1986.

(126)Quadery FA, Okamoto K：Diffusion-weighted MRI of haemangioblastomas and other cerebellar tumours. Neuroradiology 45：212-219, 2003.

(127)Raimondi AJ, Hirschauer J：Head injury in the infant and toddler. Child's Brain 11：12-35, 1984.

(128)Rosner MJ, Coley IB：Cerebral perfusion pressure, intracranial pressure, and head elevation. J Neurosurg 65：636-641, 1986.

(129)Rubinstein LJ：Morphological problems of brain tumors with mixed cell population. Acta Neurochir(Wien)10(Suppl)：141-158, 1964.

(130)斎藤美紀子, 松本　恒, 阪本真弥, ほか：石灰化の程度による MR 信号強度の変化に関する実験的研究. 歯科放射線 44(2)：104-109, 2004.

(131)坂本吉正：脳内出血. 小児外科/小児内科(昭和 53 年別冊)：166-170, 1978.

(132)佐野圭司：脳腫瘍の化学・放射線療法. 神経外科 16(Pt 2)：379-386, 1976.

(133)佐野圭司：脳腫瘍［佐野圭司(編)：新臨床外科全書第 3 巻 脳神経外科・自律神経外科］. 73-145 頁. 金原出版, 東京, 1979.

(134)佐々木　光：グリオーマに対する化学療法―最新のエビデンスを中心に―. 脳外誌 23(7)：547-558, 2014.

(135)佐々木　惇：上衣系腫瘍. 病理と臨床 35(5)：429-433, 2017.

(136)佐々木達也, 西嶌美知春, 鈴木恭一, ほか：脳神経外科手術における電気生理学的モニタリングの要点とピットフォール. 脳外誌 19(1)：14-23, 2010.

(137)佐藤達夫, 佐々木　宏(共訳)：臨床解剖学ノート. 中枢神経編. 283 頁, 中央洋書出版部, 東京, 1989.

(138)芹澤　徹, 樋口佳ш 雄, 小野純一, ほか：寡数個脳転移に対するガンマナイフ単独治療成績―予防的全脳照射は必要か？―. 脳外誌 16(6)：497-502, 2007.

(139)澁谷　誠：髄膜腫の病理と遺伝子異常. Neuro-Oncology の進歩 21(3)：33-41, 2014.

(140)志賀逸夫, 牧野利雄, 原　一夫, ほか：Glomus jugulare tumor；レ線単純撮影による診断. 脳神経 21：1365-1372, 1969.

(141)塩見浩也, 井上武宏, 中村聡明, ほか：CyberKnife. 医学物理 21 (1)：11-16, 2001.

(142)塩見浩也，井上武宏，井上俊彦：サイバーナイフ．Clinical Neuroscience 21：568-569，2003．

(143)Shipp MA, Harrington DP, Anderson JR, et al（The international non-Hodgkin's lymphoma prognostic factors project）：A predictive model for aggressive non-Hodgkin's lymphoma. N Engl J Med 329：987-994, 1993.

(144)白石哲也，田淵和雄，中原 由紀子：髄芽腫発生の分子機構．脳外誌 14(6)：368-372，2005．

(145)Simpson D, Reilly P：Paediatric coma scale. Lancet 2：450, 1982.

(146)Smith DR, Hardman JM, Earle KM：Metastasizing neuroectodermal tumors of the central nervous system. J Neurosurg 31：50-58, 1969.

(147)杉田保雄：限局性星細胞腫．病理と臨床 35(5)：422-428，2017．

(148)杉山一彦，山崎文之，梶原健則，ほか：髄芽腫臨床を理解するための12項目．脳外誌 20(5)：363-371，2011．

(149)杉山達哉，松谷雅生，小倉弘隆，ほか：小児悪性脳腫瘍放射線治療後の血管腫発生．脳外誌 11(6)：425-430，2002．

(150)鈴木 肇（代表）：南山堂医学大辞典．1631頁，南山堂，東京，2002．

(151)田淵和雄：Tumor marker. Clinical Neuroscience 4：22-25，1986．

(152)田淵和雄：脳腫瘍の細胞生物学的特性．脳外 16：919-931，1988．

(153)高橋 宏：体性感覚誘発電位[高倉公明(編)：脳神経外科に必要なモニタリング]．51-64頁，現代医療社，東京，1988．

(154)高野晋吾：傍鞍部腫瘍の病理と臨床[平田 結喜緒，山田正三，成瀬光栄(編)：下垂体疾患診療マニュアル．改訂第2版]．70-74頁，診断と治療社，東京，2016．

(155)武田文和，半田一郎，相羽 正，ほか：Malignant glioma の extraneural metastasis の1剖検例．神経進歩 15：720-730，1971．

(156)田村 晃：グリセロールかマンニトールがよいか？ マンニトールの立場から．Clinical Neuroscience 26：230-231，2008．

(157)田村 勝：脳腫瘍の SPECT. Clinical Neuroscience 13：947-950，1995．

(158)田村 勝，井上 洋，中村 正，ほか：脳出血症状で発症した脳腫瘍例の検討．Neurol Med Chir(Tokyo)25：620-625，1985．

(159)田中伸выс びまん性膠腫．病理と臨床 35(5)：412-421，2017．

(160)田中泰明，竹内一夫，前田隆寛：神経膠腫の石灰化；第1報．脳外 3：219-225，1975．

(161)田崎貴之，奥田武司，岡本邦男，ほか：胸膜に血行性転移した膠芽腫の1例．脳外誌 24(3)：192-197，2015．

(162)寺島慶太：小児悪性脳腫瘍の WHO 分類2016年に基づく治療．脳外誌 26(11)：792-797，2017．

(163)The committee of brain tumor registry of Japan：Report of brain tumor registry of Japan (1969-1993). 10th Edition. Neurol Med Chir Vol. 40(Suppl). サイメッド・パブリケーションズ，東京，2000.

(164)The committee of brain tumor registry of Japan：Report of brain tumor registry of Japan (1984-2000). 12th Edition. Neurol Med Chir Vol. 49(Suppl). サイメッド・パブリケーションズ，東京，2009.

(165)The committee of brain tumor registry of Japan：Report of brain tumor registry of Japan (2005-2008). 14th Edition. Neurol Med Chir Vol. 57(Suppl 1). Medical Tribune Inc, Tokyo, 2017.

(166)徳田佳生，沖 修一，青山秀行，ほか：脳腫瘍に多発性脳動脈瘤を合併した1例．Neurol Med Chir(Tokyo)25：301-305，1985．

(167)築城裕正：細胞周期[生塩之敬，山浦 晶，佐谷秀行(編)：分子生物学]．24-34頁，三輪書店，東京，2001．

(168)露口尚弘，寺川雄三，高見俊宏，ほか：小児脳腫瘍の methionine PET．脳神経外科速報 17(10)：1196-1206，2007．

(169)Urenjak J, Williams SR, Gadian DG, et al：Proton nuclear magnetic resonance spectroscopy unambiguously identifies different neural cell types. J Neurosci 13(3)：981-989, 1993.

(170)Wakai S, Fukushima T, Furihara T, et al：Association of cerebral aneurysm with pituitary adenoma. Surg Neurol 12：503-507, 1979.

(171)Wakai S, Yamakawa K, Manaka S, et al：Spontaneous intracranial hemorrhage caused by brain tumor；Its incidence and clinical significance. Neurosurgery 10：437-444, 1982.

(172)鰐渕 博，門脇弘孝，久保長生，ほか：頭蓋内 collision tumor；Ganglioglioma と meningioma. Neurol Med Chir(Tokyo)28：195-199，1988.

(173)鷲山和雄：悪性脳腫瘍治療後の二次性腫瘍．Clinical Neuroscience 22：12-13，2004．

(174)Weiss L：A metastasizing ependymoma of the cauda equina. Cancer 8：161-171, 1955.

(175)Witt H, Mack SC, Ryzhova M, et al：Delineation of two clinically and molecularly distinct subgroups of posterior fossa ependymoma. Cancer Cell 20(2)：143-157, 2011.

(176)Wong G, Knuckey NW, Gubbay SS：Subarachnoid haemorrhage in children caused by cerebral tumour. J Neurol Neurosurg Psychiatry 46：449-450, 1983.

(177)Xu Y, Shen M, Li Y, et al：The synergic antitumor effects of paclitaxel and temozolomide co-loaded in mPEG-PLGA nanoparticles on glioblastoma cells. Oncotarget 7(15)：20890-20901, 2016.

(178)山本哲哉，上月暎浩，鶴淵隆夫，ほか：悪性脳腫瘍に対する光線力学的療法(PDT)の基礎．脳外誌 25(11)：905-911，2016．

(179)山下純宏：脳腫瘍．日本臨牀 44：538-539，1986．

(180)山崎文之，杉山一彦，栗栖 薫：Single voxel proton MR spectroscopy による脳病変の診断．脳外誌 18(8)：603-608，2009．

(181)吉田優也，東馬康郎，新井政幸，ほか：急性リンパ性白血病の放射線治療後に発生した primitive neuroectodermal tumor の1例．No Shinkei Geka 33(7)：712-722，2005．

(182)吉本幸司，飯原弘二：上衣腫の分子診断と今後の治療方針【テント上・下を2タイプに分類した4型分類が重要】．日本医事新報 4878：56，2017．

(183)善家 喜一郎，福本真也，大田信介，ほか：脳腫瘍に対する放射線治療後に発生した巨大な石灰化髄膜腫の1例．脳外 21：829-832，1993．

(184)Zimmerman RA, Bilaniuk LT：Computed tomography of acute intratumoral hemorrhage. Radiology 135：355-359, 1980.

●神経膠腫

(1)青木茂樹(編著)：よくわかる MRI．秀潤社，東京，2000．

(2)町田 徹：膠芽腫．臨床画像 14：24-28，1998．

(3)松谷雅生：Brain stem glioma の治療と予後．小児の脳神経 2：411-416，1978．

(4)Shaw E, Scheihauer AB, O'Fallon J, et al：Prospective randomized trial of low- versus high-dose radiation therapy in adults with supratentorial low-grade glioma；Initial report of a North central cancer treatment group/Radiation therapy oncology group/Eastern cooperative oncology group study. J Clin Oncol 20：2267-2276, 2002.

(5)渋井 壮一郎：脳腫瘍全国統計による頻度と治療成績[田村 晃，松谷雅生，清水輝夫(編)：EBM に基づく脳神経疾患の基本治療方針]．50-54頁，メジカルビュー社，東京，2002．

(6)渋井 壮一郎：我が國および世界における脳腫瘍の発生に関する疫学的動向．日本臨牀 68(増刊号10)：7-13，2010．

(7)田淵和雄，峯田寿裕：グリアの腫瘍化機序．Clincial Neuroscience 23(2)：206-209，2005．

(8)The committee of brain tumor registry of Japan：Report of brain tumor registry of Japan (1969-1993). 10th Edition. Neurol Med Chir Vol. 40(Suppl). サイメッド・パブリケーションズ，東京，

●主要参考文献

2000.

(9)The committee of brain tumor registry of Japan：Report of brain tumor registry of Japan（1984-2000）. 12th Edition. Neurol Med Chir Vol. 49（Suppl）. サイメッド・パブリケーションズ, 東京, 2009.

(10)The committee of brain tumor registry of Japan：Report of brain

tumor registry of Japan（2005-2008）. 14th Edition. Neurol Med Chir Vol. 57（Suppl 1）. Medical Tribune Inc, Tokyo, 2017.

(11)Yamashita T, Kuwabara T：Estimation of rate growth of malignant brain tumors by computed tomography scanning. Surg Neurol 20：464-470, 1983.

●びまん性星細胞系および乏突起膠細胞系腫瘍，びまん性膠腫，限局性星細胞腫，その他の神経神膠腫─────

(1)阿部 香代子：星細胞系腫瘍，乏突起膠細胞系腫瘍. 画像診断 36（13）：1245-1257, 2016.

(2)Aihara Y, Chiba K, Eguchi S, et al：Pediatric optic pathway/Hypothalamic glioma. Neurol Med Chir（Tokyo）58（1）：1-9, 2018.

(3)Aldape KD, Rosenblum MK, Brat DJ：Astroblastoma〔Louis DN, Ohgaki H, Wiestler OD, et al（eds）：WHO classification of tumours of the central nervous system. Revised 4th edition〕. pp 121-122, International agency for research on cancer, Lyon, 2016.

(4)青木茂樹：毛様細胞性星細胞腫. 臨床画像 14：29-31, 1998.

(5)Arora N, Nair S, Pai R, et al：V-raf murine sarcoma viral oncogene homolog B（BRAF）mutations in hairy cell leukaemia. Indian J Pathol Microbiol 58（1）：62-65, 2015.

(6)Bernard RO, Geddes JF：The incidence of multifocal cerebral gliomas；A histologic study of large hemisphere sections. Cancer 60：1519-1531, 1987.

(7)武家尾 拓司, 中村成夫, 西本 詮, ほか：Pleomorphic xanthoastrocytoma（Kepes）の1症例. 脳外 13：773-777, 1985.

(8)Burger PC, Giangaspero F, Ohgaki H, et al：Gliosarcoma〔Louis DN, Ohgaki H, Wiestler OD, et al（eds）：WHO classification of tumours of the central nervous system. Revised 4th edition〕. pp 48-49, International agency for research on cancer, Lyon, 2016.

(9)Burger PC, Tihan T, Hawkins C, et al：Pilomyxoid astrocytoma〔Louis DN, Ohgaki H, Wiestler OD, et al（eds）：WHO classification of tumours of the central nervous system. Revised 4th edition〕. pp 88-89, International agency for research on cancer, Lyon, 2016.

(10)Burger PC, Jouvet A, Preusser M, et al：Angiocentric glioma〔Louis DN, Ohgaki H, Wiestler OD, et al（eds）：WHO classification of tumours of the central nervous system. Revised 4th edition〕. pp 119-120, International agency for research on cancer, Lyon, 2016.

(11)Chadduck WM, Roycroft D, Brown MW：Multicentric glioma as a cause of multiple cerebral lesions. Neurosurgery 13：170-175, 1983.

(12)Collins VP, Tihan T, VandenBerg SR, et al：Pilocytic astrocytoma〔Louis DN, Ohgaki H, Wiestler OD, et al（eds）：WHO classification of tumours of the central nervous system. Revised 4th edition〕. pp80-88, International agency for research on cancer, Lyon, 2016.

(13)Courville CB：Multiple primary tumors of the brain；Review of the literature and report of twenty-one cases. Am J Cancer 26：703-731, 1936.

(14)遠藤英徳, 隈部俊宏, 昆 博之, ほか：小児小脳膠芽腫の1例. 脳外 30：1325-1329, 2002.

(15)Forsting M, Albert FK, Kunze S, et al：Extirpation of glioblastomas；MR and CT follow-up of residual tumor and regrowth patterns. AJNR 14：77-87, 1993.

(16)Franzini A, Leocata F, Cajola L, et al：Low-grade glial tumors in basal ganglia and thalamus；Natural history and biological reappraisal. Neurosurgery 35：817-821, 1994.

(17)藤井正純, 若林俊彦, 下山芳江：深部前頭葉腫瘍症例. 脳外誌 19（3）：242-249, 2010.

(18)藤原広和：その他の後頭蓋窩腫瘍. 臨床医 29（増刊号）：747-749,

2003.

(19)船田信顕：最近の分類に基づいたグリオーマ(1)星細胞系腫瘍. Clinical Neuroscience 20：744-745, 2002.

(20)Galloway M, Afshar F, Geddes JF：Chordoid glioma：an uncommon tumour of the third ventricle. Brit J Neurosurg 15：147-150, 2001.

(21)Giannini C, Paulus W, Louis DN, et al：Pleomorphic xanthoastroctyoma〔Louis DN, Ohgaki H, Wiestler OD, et al（eds）：WHO classification of tumours of the central nervous system. Revised 4th edition〕. pp 94-97, International agency for research on cancer, Lyon, 2016.

(22)Gillett GR, Symon L：Hypothalamic glioma. Surg Neurol 28：291-300, 1987.

(23)合志清隆, 撫中正博, 山田治行, ほか：von Recklinghausen 病に伴う gliosarcoma の1例. 脳外 20：1195-1198, 1992.

(24)橋本直哉：グリオーマの標準治療と免疫療法. 京府医大誌 125（3）：173-183, 2016.

(25)平戸純子：Pilomyxoid astrocytoma. Clinical Neuroscience 29（4）：378-379, 2011.

(26)平戸純子, 中里洋一：脳腫瘍の免疫組織化学. 病理と臨床 9：628-634, 1991.

(27)廣瀬隆則：WHO 中枢神経系腫瘍分類 改訂第4版の概要. 病理と臨床 35（5）：402-411, 2017.

(28)廣瀬雄一：WHO grade II-III 神経膠腫の遺伝子異常とその生物学的意義. Neuro-Oncology の進歩 23（2）：13. 21, 2016.

(29)廣瀬雄一, 佐野公俊：細胞死：最近の知見. 脳神経外科速報 20（1）：72-78, 2010.

(30)細野純仁, 丸山隆志, 田中雅彦, ほか：診断困難であった成人型毛様細胞性星細胞腫の1例. 脳外誌 20（11）：841-846, 2011.

(31)市村幸一, 有田英之, 成田善孝：遺伝子異常からみた神経膠腫の発生機序. 脳外誌 23（7）：532-540, 2014.

(32)井出光信, 神保 実, 山本昌昭, ほか：Gliosarcoma の1例. 脳外 15：49-54, 1987.

(33)入江隆介, 萩原彰文, 神谷昂平, ほか：その他の星細胞系腫瘍, 神経細胞および混合神経細胞・膠細胞系腫瘍. 画像診断 36（13）：1258-1268, 2016.

(34)石澤圭介, 広瀬隆則：最近の分類に基づいたグリオーマ(2)Oligodendroglioma. Clinical Neuroscience 20：864-865, 2002.

(35)伊東民雄, 尾崎義丸, 佐藤憲市, ほか：Secondary gliosarcoma の臨床病理学的検討. 脳外誌 20（4）：289-298, 2011.

(36)金子貞男：悪性グリオーマに対する光線力学療法. 日レ医誌（JJSLSM）：32（2）：131-138, 2011.

(37)笠井治文, 大重秀行, 塚崎裕司, ほか：軽微な腫瘍内出血を呈した小脳 glioblastoma の1例. 脳外誌 13（10）：706-710, 2004.

(38)川野信之：Pleomorphic xanthoastrocytoma. 病理と臨床 9：604-610, 1991.

(39)川崎史朗, 山本祐司, 角南典生, ほか：結節性硬化症に合併し17年後に急速な再発増大をみた subependymal giant cell astrocytoma（SGCA）の1手術例. 脳神経外科 27：550-556, 1999.

(40)川瀧智之, 佐藤英治, 木内博之, ほか：痙攣で発症した若年性の前頭葉嚢胞性病変. 脳外誌 17（7）：551-554, 2008.

(41)Kepes JJ, Rubinstein LJ, Eng LF：Pleomorphic xanthoastrocytoma：A distinctive meningocerebral glioma of young subjects with

relatively favorable prognosis；A study of 12 cases. Cancer 44：1839-1852, 1979.
(42)木田義久，小林達也，吉田　純，ほか：Pleomorphic xanthoastrocytoma の 1 例．Neurol Med Chir(Tokyo)26：414-419，1986.
(43)木村 有喜男，佐藤 香菜子：Pilomyxoid astrocytoma(PMA)[青木茂樹，相田典子，井田正博，ほか(編著)：よくわかる脳 MRI．第 3 版]．184-185 頁，学研メディカル秀潤社，東京，2013.
(44)北原正和，和田徳男，佐藤智彦：多発性神経膠腫の 2 例．脳外 10：1313-1317，1982.
(45)北岡憲一，阿部　弘，田代邦雄，ほか：Basal epidermoid と trigeminal neurinoma が合併した原発性異種多発性脳腫瘍の 1 例．脳外 14：1243-1248，1986.
(46)小林直紀，豊田昌子：多形黄色星細胞腫．臨床画像 14：32-34，1998.
(47)Kobayashi T, Tsugawa T, Hashizume C, et al：Therapeutic approach to chordoid glioma of the third ventricle—Three case reports and review of the literature—. Neurol Med Chir(Tokyo) 53：249-255, 2013.
(48)児玉 耕太郎，徳永武志，小坂信夫，ほか：ギリアデル®脳内留置用剤(Gliadel® 7.7 mg Implant)の開発について．Drug Delivery System 29(1)：78-82，2014.
(49)Koeller KK, Henry JM：From the archives of the AFIP. Superficial gliomas：Radiologic-Pathologic Correlation. RadioGraphics 21(6)：1533-1556. 2001.
(50)小森隆司：Angiocentric glioma. Clinical Neuroscience 34(8)：856-857, 2016.
(51)久保長生，高倉公朋：グリオーマ(1)Pleomorphic xanthoastrocytoma(PXA)．Clinical Neuroscience 13：638-639，1995.
(52)久保長生，高倉公朋：Subependymal giant cell astrocytoma. Clinical Neuroscience 13：762-763，1995.
(53)久保長生，高倉公朋：グリオーマ(3)Giant cell glioblastoma. Clinical Neuroscience 13：890-891，1995.
(54)Kumar M, Ramakrishnaiah R, Samant R：Angiocentric glioma, a recently added WHO grade-I tumor. Radiol Case Rep 8(4)：782, 2013. doi：10. 2484.
(55)國松　聡：毛様細胞性星細胞腫[青木茂樹，相田典子，井田正博，ほか(編著)：よくわかる脳 MRI．第 3 版]．66-67 頁，学研メディカル秀潤社，東京，2013.
(56)國松　聡：上衣下巨細胞性星細胞腫[青木茂樹，相田典子，井田正博，ほか(編著)：よくわかる脳 MRI．第 3 版]．73 頁，学研メディカル秀潤社，東京，2013.
(57)Lee Y-Y, Van Tassel P, Bruner JM, et al：Juvenile pilocytic astrocytomas；CT and MRI characteristics. AJR 152：1263-1270, 1989.
(58)Lee Y-Y, Van Tassel P：Intracranial oligodendrogliomas；Imaging findings in 35 untreated cases. AJNR 10：119-127, 1989.
(59)Lehman NL, Hattab EM, Mobley BC, et al：Morphological and molecular features of astroblastoma, including BRAFV600E mutations, suggest an ontological relationship to other cortical-based gliomas of children and young adults. Neuro-Oncol 19(1)：31-42, 2017.
(60)Lopes MBS, Wiestler OD, Stemmer-Rachamimov AO, et al：Subependymal giant cell astrocytoma [Louis DN, Ohgaki H, Wiestler OD, et al(eds)：WHO classification of tumours of the central nervous system. Revised 4th edition]. pp 90-93, International agency for research on cancer, Lyon, 2016.
(61)Louis DN, Perry A, Reifenberger G, et al：The 2016 World Health Organization Classification of Tumors of the Central Nervous System：a summary. Acta Neuropathol 131(6)：803-820, 2016.
(62)町田　徹：退形成性星細胞腫．臨床画像 14：20-23，1998.
(63)町田　徹：星細胞腫．臨床画像 14：16-19，1998.
(64)町田　徹：膠芽腫．臨床画像 14：24-28，1998.
(65)前原忠行：星芽腫．臨床画像 14：52-53，1998.
(66)Maiuri F, Stella L, Benvenuti D, et al：Cerebral gliosarcomas；Correlation of computed tomographic findings, surgical aspect, pathological features, and prognosis. Neurosurgery 26：261-267, 1990.
(67)増井憲太，小林隆司：放射線診断専門医に必要な脳腫瘍病理．画像診断 36(13)：1235-1244，2016.
(68)増井憲太：悪性腫瘍の最先端(2)分子生物学的手法と病理診断．東女医大誌 88(2)：43-50，2018.
(69)松田 憲一朗，櫻田　香，毛利　渉，ほか：Isomorphic astrocytoma の 1 例．Brain and Nerve 59(8)：881-886，2007.
(70)松田良介，中村光利，田中祥貴，ほか：BCNU wafer カレントトピックス．脳外誌 25(11)：889-894，2016.
(71)松谷雅生：脳腫瘍．45 頁，84 頁，篠原出版，東京，1996.
(72)松谷雅生：星細胞腫群[田村　晃，松谷雅生，清水輝夫(編)：EBM に基づく脳神経疾患の基本治療方針]．61-67 頁，メジカルビュー社，東京，2002.
(73)松谷雅生：脳腫瘍治療学．腫瘍自然史と治療成績の分析から．263-268 頁，金芳堂，京都，2016.
(74)松山純子，森　照明，堀　重昭，ほか：頭蓋外転移をきたした Gliosarcoma の 1 例．Neurol Med Chir(Tokyo)29：938-943，1989.
(75)三島一彦：悪性神経膠腫の化学療法—最近の話題—．日本醫事新報 4232：89，2005.
(76)三宅啓介，田宮　隆：画像でみる悪性神経膠腫に対するベバシズマブの効果．脳外誌 25(11)：912-921，2016.
(77)宮武伸一：悪性脳腫瘍に対する放射線治療(標準治療と最新動向)．脳外誌 15(1)：10-18，2006.
(78)水口　雅：結節性硬化症．Clinical Neuroscience 23：256-257，2005.
(79)百島祐貴：上衣下巨細胞性星細胞腫．臨床画像 14：35-36，1998.
(80)Morantz RA, Feigin I, Ransohoff J III：Clinical and pathological study of 24 cases of gliosarcoma. J Neurosurg 45：398-408, 1976.
(81)武笠晃太：脳腫瘍におけるヒストン H3 K27M 変異の意義．Neuro-Oncology の進歩 24(19)：7-17，2017.
(82)中瀬裕之，久永　学，岩永秀昭：異なる組織像を示した multicentric glioma の 1 剖検例．脳外 15：1073-1077，1987.
(83)中里洋一：WHO 新分類の問題点[高倉公朋，斎藤　勇，河瀬　斌，ほか(編)：脳神経外科 Advanced Practice 5]．70-75 頁，メジカルビュー社，東京，2002.
(84)中里洋一，金城 佐和子，田中優子：Diffuse astrocytoma の疾患概念と病理学的鑑別診断．脳外誌 18(6)：423-427，2009.
(85)並河　正，楠山洋司：神経管外に転移した gliosarcoma．神経内科 35：522-529，1991.
(86)日本肺癌学会バイオマーカー委員会：肺癌患者における BRAF 遺伝子変異検査の手引き．1-17 頁，2018.
(87)日本脳神経外科学会・日本病理学会(編)：Tumors of neuroepithelial tissue 神経上皮性腫瘍(臨床・病理　脳腫瘍取扱い規約．臨床と病理カラーアトラス．93-113 頁，金原出版，東京，2010.
(88)日本脳腫瘍学会(編)，日本脳神経外科学会(監修)：脳腫瘍診療ガイドライン1成人膠芽腫・成人転移性脳腫瘍・中枢神経系原発悪性リンパ腫．2016 年版．18-21 頁(CQ 2．成人初発膠芽腫に対する放射線治療はどのような意義があるか？)，金原出版，東京，2017.
(89)日本脳腫瘍学会(編)，日本脳神経外科学会(監修)：脳腫瘍診療ガイドライン 2019 年版．1成人脳腫瘍編・2小児脳腫瘍編，37-40 頁(E 血管新生阻害薬)，47-52 頁(B 化学療法)，金原出版，東京，2019.
(90)日本脳腫瘍学会(編)，日本脳神経外科学会(監修)：脳腫瘍診療ガイドライン 2019 年版．1成人脳腫瘍編・2小児脳腫瘍編，43-44 頁[CQ 5．膠芽腫に対する，交流電場腫瘍治療システム(No-

●主要参考文献

voTTF-100A システム）の使用は有効か］．金原出版，東京，2019.

(91) 西川　亮：乏突起膠腫［田村　晃，松谷雅生，清水輝夫（編）：EBM に基づく脳神経疾患の基本治療方針］．68-70 頁，メジカルビュー社，東京，2002.

(92) Nitta H, Hayase H, Moriyama Y, et al：Gliosarcoma of the posterior cranial fossa；MRI findings. Neuroradiology 35：279-280, 1993.

(93) 新田雅之，小森隆司：WHO 2016 脳腫瘍病理分類の概要と課題．脳外誌 26(11)：782-791，2017.

(94) 新田泰三，佐藤　潔：Optico-hypothalamic glioma 16 症例の臨床病理学的検討．脳外 23：217-222，1995.

(95) 野中信仁，倉津純一，三浦義一，ほか：Multicentric glioma の 1 例．Neurol Med Chir（Tokyo）23：751-754，1983.

(96) 脳腫瘍全国統計委員会・日本病理学会（編）：脳腫瘍取扱い規約；臨床と病理カラーアトラス．106 頁，金原出版，東京，2002.

(97) 脳腫瘍全国統計委員会・日本病理学会（編）：脳腫瘍取扱い規約；臨床と病理カラーアトラス．108-111 頁，金原出版，東京，2002.

(98) 小田正哉，笹嶋寿郎，木内博之，ほか：Third ventricular chordoid glioma の 1 手術例．脳外 30：973-979，2002.

(99) Ohgaki H, Kleihues P, Plate KH, et al：Giant cell glioblastoma ［Louis DN, Ohgaki H, Wiestler OD, et al（eds）：WHO classification of tumours of the central nervous system. Revised 4th edition］. pp 46-47, International agency for research on cancer, Lyon, 2016.

(100) Ohgaki H, Kleihues P, von Deimling A, et al：Glioblastoma, IDH-mutant ［Louis DN, Ohgaki H, Wiestler OD, et al （eds）：WHO classification of tumours of the central nervous system. Revised 4th edition］. pp 52-56, International agency for research on cancer, Lyon, 2016.

(101) 大上史朗：悪性神経膠腫に対する BCNU wafer．脳外誌 25(11)：882-888，2016.

(102) 大石一行：便潜血を契機に診断された PTEN 遺伝子変異を認めた Cowder 病の 1 例．日臨外会誌 75(5)：1180-1185，2014.

(103) 岡　秀宏，藤井清孝：神経膠腫：WHO 2007 新分類．脳神経外科速報 20(3)：318-324，2010.

(104) Park BS, Smith SV, Sadaka A, et al：Cerebellopontine angle astrocytoma producing Bruns nystagmus mimicking vestibular schwannoma. Can J Ophthalmol 52(5)：e 181-e 182, 2017.

(105) Reifenberger G, Collins VP, Hartmann C, et al：Oligoastrocytomas, NOS ［Louis DN, Ohgaki H, Wiestler OD, et al（eds）：WHO classification of tumours of the central nervous system. Revised 4th edition］. pp 75-77, International agency for research on cancer, Lyon, 2016.

(106) Reifenberger G, Kros JM, Burger PC, et al：Oligodendroglioma （Kleihues P, Cavenee WK：Pathology and genetics. Tumours of the nervous system), pp 56-61, IARC Press, Lyon, 2000.

(107) Roberson C, Till K：Hypothalamic gliomas in children. J Neurol Neurosurg Psychiat 37：1047-1052, 1974.

(108) 貞本　隆，勇木　清，杉山一彦，ほか：小脳 pleomorphic xanthoastroctyoma の 1 例．脳外誌 16(1)：57-62，2007.

(109) 榊原陽太郎，田口芳雄，内田一好，ほか：高齢者の一側小脳半球に発生した，神経系細胞への分化を伴う pleomorphic xanthoastroctyoma の 1 例．脳外誌 13(7)：520-526，2004.

(110) 齋藤竜太，園田順彦，隈部俊宏，ほか：Glioblastoma：臨床研究と新規治療．脳神経外科速報 20(5)：559-568，2010.

(111) 坂本辰夫，榊原陽太郎，林　龍男，ほか：6 年間の経過で再発をきたした pleomorphic xanthoastrocytoma の 1 例．脳外 23：941-945，1995.

(112) Sanford RA, Laurent JP：Intraventricular tumors of childhood. Cancer 56：1795-1199, 1985.

(113) 佐々木　光：グリオーマに対する化学療法─最新のエビデンスを中心に─．脳外誌 23(7)：547-558，2014.

(114) Schwartzentruber J, Korshunov A, Liu XY, et al：Driver mutations in histone H3.3 and chromatin remodelling genes in paediatric glioblastoma. Nature 482(7384)：226-231, 2012.

(115) Shaw EG, Scheithauer BW, O'Fallon JR, et al：Oligodendrogliomas；Mayo Clinic experience. J Neurosurg 76：428-434, 1992.

(116) 柴原純二：びまん性膠腫 grade II，III. Clinical Neuroscience 29(3)：250-251，2011.

(117) 柴原純二：Angiocentric glioma. Clinical Neuroscience 37(1)：8-9, 2019.

(118) 渋井壮一郎：脳腫瘍全国統計による頻度と治療成績［田村　晃，松谷雅生，清水輝夫（編）：EBM に基づく脳神経疾患の基本治療方針］．50-54 頁，メジカルビュー社，東京，2002.

(119) 澁谷　誠：乏突起膠腫．日本臨牀 68（増刊号 10）：132-136，2010.

(120) Sinson G, Sutton LN, Yachnis AT, et al：Subependymal giant cell astrocytomas in children. Pediatr Neurosurg 20：233-239, 1994.

(121) Solomon A, Perret GE, McCormick WF：Multicentric gliomas of the cerebral and cerebellar hemispheres. J Neurosurg 31：87-93, 1969.

(122) Solomon DA, Wood MD, Tihan T, et al：Diffuse midline gliomas with Histone H 3-K 27 M mutation：A series of 47 cases assessing the spectrum of morphologic variation and associated genetic alterations. Brain Pathol 26(5)：569-580, 2016.

(123) 園田順彦：改訂 WHO 中枢神経系腫瘍分離第 4 版の原点．脳外誌 26(9)：644-649，2017.

(124) 園田順彦，隈部俊宏，齋藤竜太，ほか：小児神経膠腫の治療コンセンサス．脳外誌 21(3)：224-235，2012.

(125) Stupp R, Mason WP, van den Bent MJ, et al：Radiotherapy plus concomitant and adjuvant temozolomide for glioblastoma. N Engl J Med 352(10)：987-996, 2005.

(126) 杉田保雄：限局性星細胞腫．病理と臨床 35(5)：422-428，2017.

(127) 杉山一彦：Editorial Comment. Xanthomatous change と John J. Kepes. 脳外誌 17(7)：555，2008.

(128) 杉山一彦：脳腫瘍分類の歴史と WHO 2016 における神経膠腫診断の重要性．脳外誌 25(7)：542-547，2016.

(129) 隈部昌之，田口治義，黒木一彦，ほか：充実性頭頂葉 pleomorphic xanthoastroctyoma の 1 例．脳外誌 10：671-675，2001.

(130) 田所　衛：Gliosarcoma. Clinical Neuroscience 20：624-625，2002.

(131) Takada S, Iwasaki M, Suzuki H, et al：Angiocentric glioma and surrounding cortical dysplasia manifesting as intractable frontal lobe epilepsy-Case report. Neurol Med Chir（Tokyo）51：522-526, 2011.

(132) 高橋　潤，白畑充章，岸　陽，ほか：天幕上 diffuse astrocytoma の長期予後─悪性転化の危険因子の検討─．脳外誌 18(6)：435-441，2009.

(133) 武田文和，田中壮佑，川渕純一，ほか：多発性神経膠腫．神経外科 16：207-214，1976.

(134) 田村和義，上田順二，藤田重一，ほか：De novo glioblastoma （primary glioblastoma）. Clinical Neuroscience 21：517，2003.

(135) 田中隆一：小脳および第 4 脳室腫瘍［生塩之敬，山浦　晶（編）：後頭蓋窩病変 I．腫瘍性病変］．66-69 頁，三輪書店，東京，1997.

(136) 田中伸哉：びまん性膠腫．病理と臨床 35(5)：412-421，2017.

(137) 田﨑貴之，奥田武司，岡本邦男，ほか：胸膜に血行性転移した膠芽腫の 1 例．脳外誌 24(3)：192-197，2015.

(138) 寺島慶生：小児悪性脳腫瘍の WHO 分類 2016 年に基づく治療．脳外誌 26(11)：792-797，2017.

(139) The committee of brain tumor registry of Japan：Report of brain tumor registry of Japan（1984-2000）. 12th Edition. Neurol Med Chir Vol. 49 (Suppl). サイメッド・パブリケーションズ，東京，

2009.

⑷The committee of brain tumor registry of Japan：Report of brain tumor registry of Japan（2005-2008）. 14th Edition. Neurol Med Chir Vol. 57（Suppl 1）. Medical Tribune Inc, Tokyo, 2017.

⑷植木敬介，岡田義文：Oligodendroglioma の分子生物学的特徴と化学療法. 脳神経外科速報 14（3）：251-257，2004.

⑷von Deimling A, Huse JT, Yan H, et al：Diffuse astrocytoma, IDH-mutant［Louis DN, Ohgaki H, Wiestler OD, et al（eds）：WHO classification of tumours of the central nervous system. Revised 4th edition］. pp 18-23, International agency for research on cancer, Lyon, 2016.

⑷von Deimling A, Huse JT, Yan H, et al：Anaplastic astrocytoma, IDH-mutant［Louis DN, Ohgaki H, Wiestler OD, et al（eds）：WHO classification of tumours of the central nervous system. Revised 4th edition］. pp 24-27, International agency for research on cancer, Lyon, 2016.

⑷若林俊彦：Editorial Comment. 小脳発生多形黄色星状細胞腫（pleomorphic xanthoastroctyoma；PXA）について. 脳外誌 16（1）：63，2007.

●上衣系腫瘍━━━━━━━━━━━━━━

⑴阿部香代子：星細胞系腫瘍，乏突起膠細胞系腫瘍. 画像診断 36（13）：1245-1257，2016.

⑵Afra D, Müller W, Slowik F, et al：Supratentorial lobar ependymomas；Reports on the grading and survival periods in 80 cases, including 46 recurrences. Acta Neurochir（Wien）69：243-251, 1983.

⑶Araki A, Chocholous M, Gojo J, et al：Chromosome 1 q gain and tenascin-C expression are candidate markers to define different risk groups in pediatric posterior fossa ependymoma. Acta Neuropathol Commun 4（1）：88. 2016. doi：10. 1186/s 40478-016-0349-9.

⑷有吉眞理子，白川昌宏：エピジェネティクス制御におけるメチル化 DNA の認識. 生物物理 51（3）：124-127，2011.

⑸Armington WG, Osborn AG, Cubberley DA, et al：Supratentorial ependymoma；CT appearance. Radiology 157：367-372, 1985.

⑹Bouffet E, Foreman N：Chemotherapy for intracranial ependymomas. Child's Nerv Syst 15：563-570, 1999.

⑺Courville CB, Broussalian SL：Plastic ependymomas of the lateral recess. J Neurosurg 18：792-799, 1961.

⑻Duffner PK, Horowitz ME, Krischer JP, et al：Postoperative chemotherapy and delayed radiation in children less than three years of age with malignant brain tumors. N Engl J Med 328：1725-1731, 1993.

⑼Ellison DW, McLendon R, Wiestler OD, et al：Ependymoma［Louis DN, Ohgaki H, Wiestler OD, et al（eds）：WHO classification of tumours of the central nervous system. Revised 4th edition］. pp 106-111, International agency for research on cancer, Lyon, 2016.

⑽Evans AE, Anderson JR, Lefkowitz-Boudreaux HB, et al：Adjuvant chemotherapy of childhood posterior fossa ependymoma；Cranio-spinal irradiation with or without adjuvant CCNU, vincristine, and prednisone；A Childrens Cancer Group study. Med Pediatr Oncol 27：8-14, 1996.

⑾五味玲：小児脳腫瘍の化学療法の最近の進歩. Neuro-Oncology の進歩 21（3）：22-32，2014.

⑿Gornet MK, Buckner JC, Marks RS, et al：Chemotherapy for advanced CNS ependymoma. J Neurooncol 45：61-67, 1999.

⒀Grill J, Le Deley MC, Gambarelli D, et al：Postoperative chemotherapy without irradiation for ependymoma in children under 5 years of age；A multicenter trial of the French society of pediatric oncology. J Clin Oncol 19：1288-1296, 2001.

⒁渡辺学郎，小峰千明，横山貴一，ほか：Diffuse astrocytoma の治療成績とその予後因子. 脳外 31：767-773，2003.

⒁渡邊陽祐，沖修一，右田圭一，ほか：結節性硬化症を伴わない subependymal giant cell astrocytoma. 脳外 31：543-548，2003.

⒁山田正三，相羽正，原満：小脳 glioblastoma multiforme. Neurol Med Chir（Tokyo）26：233-239，1986.

⒁山田俊二：大腸癌における p 53，mdm 2 遺伝子産物発現と PCNA 標識率の臨床病理学的意義. 日本大腸肛門病会誌 49：112-125，1996.

⒁Yamamoto M, Fukushima T, Sakamoto S, et al：Cerebellar gliomas with exophytic growth──Three case reports──. Neurol Med Chir（Tokyo）37（5）：411-415, 1997.

⒂山崎文子，横尾英明：臨床医のための神経病理 再入門. 膠芽腫. Clinical Neuroscience 36（12）：1390-1392，2018.

⒂山崎文之，栗栖薫：ベバシズマブ登場後の悪性神経膠腫治療. 日本医事新報 4745：52，2015.

⒂吉田大蔵：Neuorimaging quiz；嚢胞内に腫瘍性出血をおこした多形黄色星細胞腫. Clinical Neuroscience 21：1201-1202，2003.

⒁林拓郎，宮崎宏道，石山直巳，ほか：稀な画像所見を呈し免疫染色が病理診断に有用であった小脳 clear cell ependymoma の 1 例. No Shinkei Geka 33（11）：1113-1117，2005.

⒂Hashimoto R, Ohi K, Yasuda Y, et al：Variants of the RELA gene are associated with schizophrenia and their startle responses. Neuropsychopharmacology 36（9）：1921-1931, 2011.

⒃橋本亮太，大井一高，山森英長，ほか：中間表現型を用いた統合失調症の遺伝子解析研究；RELA 遺伝子は統合失調症の発症とプレパルス抑制障害に関連する. 日本生物学的精神医学会雑誌 24（1）：63-67，2013.

⒄Ikezaki K, Matsushima T, Inoue T, et al：Correlation of microanatomical localization with postoperative survival in posterior fossa ependymoma. Neurosurgery 32：38-44, 1993.

⒅川野信之：Clear cell ependymoma［日本脳腫瘍病理学会（編）：脳腫瘍臨床病理カラーアトラス］. 41-43 頁, 医学書院, 東京, 1999.

⒆川野信之：最近の分類に基づいたグリオーマ（3）Ependymoma. Clinical Neuroscience 20：980-981，2002.

⒇Kawano N, Yagishita S, Hara M, et al：Pathologic features of ependymoma；Histologic patterns and a review of the literature. Neuropathology 18：1-12, 1998.

(21)Kobata H, Kuroiwa T, Isono N, et al：Tanycytic ependymoma in association with neurofibromatosis type 2. Clin Neuropathol 20：93-100, 2001.

(22)小林直紀，豊田昌子：上衣下腫. 臨床画像 14：44-45，1998.

(23)國松聡：上衣下腫［青木茂樹，相田典子，井田正博，ほか（編著）：よくわかる脳 MRI. 第 3 版］. 77 頁, 学研メディカル秀潤社, 東京，2013.

(24)倉津純一，生塩之敬：上衣腫［生塩之敬，山浦晶（編）：後頭蓋窩病変 I. 腫瘍性病変］. 82-85 頁, 三輪書店, 東京, 1997.

(25)Langford LA, Barré GM：Tanycytic ependymoma. Ultrastruct Pathol 21（2）：135-142, 1997.

(26)Lehman NL, Hattab EM, Mobley BC, et al：Morphological and molecular features of astroblastoma, including BRAFV 600 E mutations, suggest an ontological relationship to other cortical-based gliomas of children and young adults. Neuro-Oncol 19（1）：31-42, 2017.

(27)Lombardi D, Scheithauer BW, Meyer FB, et al：Symptomatic subependymoma；a clinicopathological and flow cytometric study. J Neurosurg 75：583-588, 1991.

(28)Louis DN, Perry A, Reifenberger G, et al：The 2016 World Health

Organization Classification of Tumors of the Central Nervous System：a summary. Acta Neuropathol 131(6)：803-820, 2016.

(29)増井憲太，小林隆司：放射線診断専門医に必要な脳腫瘍病理．画像診断 36(13)：1235-1244，2016.

(30)Matsumura A, Ahyai A, Hori A, et al：Intracerebral subependymomas. Acta Neurochir(Wien)96：15-25, 1989.

(31)松谷雅生：Ependymoma［高倉公朋(監修)，山浦 晶(編)：脳腫瘍］．125-133頁，篠原出版，東京，1996.

(32)松谷雅生：脳腫瘍治療学．腫瘍自然史と治療成績の分析から．377-396頁，金芳堂，京都，2016.

(33)McLendon R, Schiffer D, Rosenblum MK, et al：Subependymoma［Louis DN, Ohgaki H, Wiestler OD, et al(eds)：WHO classification of tumours of the central nervous system. Revised 4th edition］. pp 102-103, International agency for research on cancer, Lyon, 2016.

(34)三木 俊一郎，市村幸一，成田善孝：グリオーマ遺伝子検査の理解の基本と pitfall．脳外誌 26(11)：806-816，2017.

(35)麦倉俊司，金森政之，斉藤竜太：脳室内およびその近傍の腫瘍．画像診断 36(13)：1270-1282，2016.

(36)長嶋達也，河村淳史，山本一樹，ほか：小児悪性脳腫瘍の集学的治療．脳外誌 23(5)：409-417，2014.

(37)Naidich TP, Lin JP, Leeds NE, et al：Primary tumors and other masses of the cerebellum and fourth ventricle；Differential diagnosis by computed tomography. Neuroradiology 14：153-174, 1977.

(38)中井康光：終板器官［橋本一成，山本実男(編)：人体組織学．8．神経］．277-287頁，朝倉書店，東京，1984.

(39)中城登仁，栗坂昌宏，森 惟明：髄芽腫と上衣腫の画像診断上の鑑別点．CT研究 14：321-327，1992.

(40)Nazar GB, Hoffman HJ, Becker LE, et al：Infratentorial ependymomas in childhood；prognostic factors and treatment. J Neurosurg 72：408-417, 1990.

(41)日本脳神経外科学会・日本病理学会(編)：Subependymoma 上衣下腫(臨床・病理 脳腫瘍取扱い規約．臨床と病理カラーアトラス)．105-106頁，金原出版，東京，2010.

(42)新田雅之，小森隆司：WHO2016 脳腫瘍病理分類の概要と課題．脳外誌 26(11)：782-791，2017.

(43)小川勝士：上衣腫．Clinical Neuroscience 4：8-9，1986.

(44)大鐘 潤，塩田邦郎：DNA メチル化からみた哺乳類ゲノムの進化とクローン動物．遺伝(別冊)15：98-105，2002.

(45)大井静夫：小児の脳腫瘍と CT scan(Part 4)；Ependymoma の特徴．CT研究 5：96-102，1983.

(46)岡本 浩一郎：拡散強調像(DWI)による頭蓋内占拠性病変定性診断．脳神経外科速報 14：385-390，2004.

(47)Pajtler KW, Witt H, Sill M, et al：Molecular classification of ependymal tumors across all CNS compartments, histopathological grades, and age groups. Cancer Cell 27(5)：728-743, 2015.

(48)Parker M, Mohankumar KM, Punchihewa C, et al：C 11 orf 95-RELA fusions drive oncogenic NF-κB signalling in ependymoma. Nature 506(7489)：451-455, 2014.

(49)Pietsch T, Wohlers I, Goschzik T, et al：Supratentorial ependy-

momas of childhood carry C 11 orf 95-RELA fusions leading to pathological activation of the NF-κB signaling pathway. Acta Neuropathol 127(4)：609-611, 2014.

(50)Sanford RA, Laurent JP：Intraventricular tumors of childhood. Cancer 56：1795-1199, 1985.

(51)佐々木 惇：上衣系腫瘍．病理と臨床 35(5)：429-433，2017.

(52)澤村 豊：脳室上衣腫［田村 晃，松谷雅生，清水輝夫(編)：EBM に基づく脳神経疾患の基本治療方針］．71-72頁，メジカルビュー社，東京，2002.

(53)Scheithauer BW：Symptomatic subependymoma. J Neurosurg 49：689-696, 1978.

(54)Smyth MD, Horn BN, Russo C, et al：Intracranial ependymoma of childhood；Current management strategies. Pediatr Neurosurg 33：138-150, 2000.

(55)園田順彦：改訂 WHO 中枢神経系腫瘍分離第 4 版の原点．脳外誌 26(9)：644-649，2017.

(56)Spoto GP, Press GA, Hesselink JR, et al：Intracranial ependymoma and subependymoma；MR manifestations. AJNR 11：83-91, 1990.

(57)杉山一彦，栗栖 薫：Medulloblastoma について①―外観・現状・病理分類―．脳神経外科速報 19(3)：292-304，2009.

(58)Swartz JD, Zimmerman RA, Bilaniuk LT：Computed tomography of intracranial ependymomas. Radiology 143：97-101, 1982.

(59)高橋 均：Tanycyte ependymoma. Clinical Neuroscience 21：494-495, 2003.

(60)寺坂俊介，山口 秀：第四脳室(近傍)腫瘍の診断と手術．脳外誌 26(6)：436-443，2017.

(61)The committee of brain tumor registry of Japan：Report of brain tumor registry of Japan(2005-2008). 14th Edition. Neurol Med Chir Vol. 57(Suppl 1). Medical Tribune Inc, Tokyo, 2017.

(62)戸村則昭：比較的まれな脳腫瘍の画像診断．日本医放会誌 62(9)：463-470，2002.

(63)Tortori-Donati P, Fondelli MP, Cama A, et al：Ependymomas of the posterior cranial fossa；CT and MRI findings. Neuroradiology 37：238-243, 1995.

(64)和田敬仁：エピジェネティクスと精神遅滞「ATR-X 症候群」．信州医誌 54(1)：3-9，2006.

(65)Wiestler OD, Schiffer D, Coons SW, et al：Ependymoma［Kleihues P, Cavenee WK(eds)：World Health Organization Classification of Tumours. Pathology and genetics. Tumours of the nervous system］. pp 72-76, IARC Press, Lyon, 2000.

(66)Wippold FJ II, Perry A：Neuropathology for the neuroradiologist；rosettes and pseudorosettes. AJNR Am J Neuroradiol 27(3)：488-492, 2006.

(67)Witt H, Mack SC, Ryzhova M, et al：Delineation of two clinically and molecularly distinct subgroups of posterior fossa ependymoma. Cancer Cell 20(2)：143-157, 2011.

(68)吉本幸司，飯原弘二：上衣腫の分子診断と今後の治療方針【テント上・下を 2 タイプに分類した 4 型分類が重要】．日本医事新報 4878：56，2017.

●脈絡叢に発生する腫瘍(脈絡叢乳頭腫・脈絡叢癌)

(1)Aksoy FG, Gomori JM：Choroid plexus papilloma of foramen of Luschka with multiple recurrences and cystic features. Neuroradiology 41：654-656, 1999.

(2)安東 由喜雄：トランスサイレチン up-to-date．臨床化学 37：375-382，2008.

(3)青木茂樹：脈絡叢乳頭腫．臨床画像 14：48-51，1998.

(4)Arseni C, Constantinescu AI, Dănăilă L, et al：The choroid plexus papillomas. Neurochirurgia 17：121-129, 1974.

(5)Banna M：Angiography of malignant choroid plexus papilloma. Br

J Radiol 44：412-415, 1971.

(6)Bohm E, Strang R：Choroid plexus papillomas. J Neurosurg 18：493-500, 1961.

(7)Bruneau M, George B：Foramen magnum meningiomas；detailed surgical approaches and technical aspects at Lariboisière Hospital and review of the literature. Neurosurg Rev 31(1)：19-33, 2008.

(8)Burger PC, Scheithauer BW：Tumors of the central nervous system. pp 136-142, AFIP, Washington, 1994.

(9)Carpenter DB, Michelsen WJ, Hays AP：Carcinoma of the choroid plexus；Case report. J Neurosurg 56：722-727, 1982.

(10)Coates TL, Hinshaw DB Jr, Peckman N, et al：Pediatric choroid plexus neoplasms；MR, CT, and pathologic correlation. Radiology 173：81-88, 1989.

(11)Costa JM, Ley L, Claramunt E, et al：Choroid plexus papillomas of the III ventricle in infants. Child's Nerv Syst 13：244-249, 1997.

(12)Dohrmann GJ, Collias JC：Choroid plexus carcinoma. J Neurosurg 43：225-232, 1975.

(13)Eisenberg HM, McComb JG, Lorenzo AV：Cerebrospinal fluid overproduction and hydrocephalus associated with choroid plexus papilloma. J Neurosurg 40：381-385, 1974.

(14)Erman T, Göçer Aİ, Erdoğan Ş, et al：Choroid plexus papilloma of bilateral lateral ventricle. Acta Neurochir 145：139-143, 2003.

(15)Fortuna A, Celli P, Ferrante L, et al：A review of papillomas of the third ventricle：One case report. J Neurosurg Sci 23：61-76, 1979.

(16)Girardot C, Boukobza M, Lamoureux J-P, et al：Choroid plexus papillomas of the posterior fossa in adults；MR imaging and gadolinium enhancement；Report of four cases and review of the literature. J Neuroradiol 17：303-318, 1990.

(17)Greene RC：Extraventricular and intra-ventricular papilloma of the choroid plexus. J Neuropath exp Neurol 10：204-207, 1951.

(18)Hammock MK, Milhorat TH, Breckbill DL：Primary choroid plexus of the cerebellopontine angle presenting as brain stem tumor in a child. Child's Brain 2：132-142, 1976.

(19)早川　勲, 藤原一枝, 土田富穂, ほか：脈絡叢癌の1例. 脳外7：815-818, 1979.

(20)林　直人：脈絡叢乳頭腫[青木茂樹, 相田典子, 井田正博, ほか(編著)：よくわかる脳MRI. 第3版]. 78-79頁, 学研メディカル秀潤社, 東京, 2013.

(21)Herren RY：Papilloma of the choroid plexus. Arch Surg 42：758-774, 1941.

(22)Irsutti M, Thorn-Kany M, Arrué P, et al：Suprasellar seeding of a benign choroid plexus papilloma of the fourth ventricle with local recurrence. Neuroradiology 42：657-661, 2000.

(23)Kimura M, Takayasu M, Suzuki Y, et al：Primary choroid plexus papilloma located in the suprasellar region；Case report. Neurosurgery 31：563-566, 1992.

(24)Kitagawa Y, Higuchi F, Abe Y, et al：Metastasis to the choroid plexus from thyroid cancer；Case report. Neurol Med Chir (Tokyo)53(11)：832-836, 2013.

(25)小林達也：脈絡叢乳頭腫. Clinical Neuroscience 7：12-13, 1989.

(26)Louis DN, Perry A, Reifenberger G, et al：The 2016 World Health Organization Classification of Tumors of the Central Nervous System：a summary. Acta Neuropathol 131(6)：803-820, 2016.

(27)牧　豊, 中田義隆, 島崎素吉, ほか：小脳橋角部に発生した原発性脈絡叢乳頭腫. 脳神経 18：717-721, 1966.

(28)Martin N, Pierot L, Sterkers O, et al：Primary choroid plexus papilloma of the cerebellopontine angle；MR imaging. Neuroradiology 31：541-543, 1990.

(29)Matson DD, Crofton FDL：Papilloma of the choroid plexus in childhood. J Neurosurg 17：1002-1027, 1960.

(30)McGirr SJ, Ebersold MJ, Scheithauer BW, et al：Choroid plexus papillomas；long-term follow-up results in a surgically treated series. J Neurosurg 69：843-849, 1988.

(31)McLendon RE, Enterline DS：Papillomas and carcinomas of the choroid plexus [Bigner DD, McLendon RE, Bruner JM (eds)：Russell and Rubinstein's pathology of tumors of the nervous system]. pp 37-50, Arnold, London, 1998.

(32)光山哲滝, 井出光信, 萩原信司, ほか：第4脳室外に発生した脈絡叢乳頭腫の1例. No Shinkei Geka 33(8)：825-829, 2005.

(33)Morello G, Migliavacca F：Primary choroid papillomas in the cerebellopontine angle. J Neurol Neurosurg Psychiatry 27：445-450, 1964.

(34)麦倉俊司, 金森政之, 斉藤竜太：脳室内およびその近傍の腫瘍. 画像診断 36(13)：1270-1282, 2016.

(35)Nakano I, Kondo A, Iwasaki K：Choroid plexus papilloma in the posterior third ventricle；Case report. Neurosurgery 40：1279-1282, 1997.

(36)日本脳神経外科学会・日本病理学会(編)：Choroid plexus tumors 脈絡叢腫瘍(臨床・病理脳腫瘍取扱い規約. 臨床と病理カラーアトラス). 109-111頁, 金原出版, 東京. 2010.

(37)Nomura H, Momma F, Furuichi S, et al：Primary choroid plexus papilloma of the foramen magnum. Neurol Med Chir (Tokyo)37：685-687, 1997.

(38)野下展生, 隈部俊宏, 嘉山孝正, ほか：脈絡叢乳頭腫/乳頭癌7例の検討. No Shinkei Geka 34(1)：73-81, 2006.

(39)Okuyama T, Sohma T, Tsuchita H, et al：Magnetic resonance imaging characteristics of choroid plexus papilloma in the fourth ventricle. Neurol Med Chir (Tokyo)35：442-444, 1995.

(40)Paulus W, Brandner W, Hawkins C, et al：Choroid plexus carcinoma [Louis DN, Ohgaki H, Wiestler OD, et al (eds)：WHO classification of tumours of the central nervous system. Revised 4th edition]. pp 128-129, International agency for research on cancer, Lyon, 2016.

(41)Pencalet P, Sainte-Rose C, Lellouch-Tubiana A, et al：Papilloma and carcinomas of the choroid plexus in children. J Neurosurg 88：521-528, 1998.

(42)Picard C, Copty M, Lavoie G, et al：A primary choroid plexus papilloma of the cerebellopontine anlge. Surg Neurol 12：123-127, 1979.

(43)Piguet V, de Tribolet N：Choroid plexus papilloma of the cerebellopontine angle presenting as a subarachnoid hemorrhage；Case report. Neurosurgery 15：114-116, 1984.

(44)Raimondi AJ, Gutierrez FA：Diagnosis and surgical treatment of choroid plexus papillomas. Child's Brain 1：81-115, 1975.

(45)Robinson RG：Two cerebellar tumours with unusual features. J Neurosurg 12：183-186, 1955.

(46)Rovit RL, Schechter MM, Chodroff P：Choroid plexus papillomas；Observations on radiographic diagnosis. Am J Roentgenol 110：608-617, 1970.

(47)Sameshima T, Tanikawa R, Sugimura T, et al：Choroid plexus papilloma originating in the sella turcica-case report. Neurol Med Chir (Tokyo)50(2)：144-146, 2010.

(48)Scott M：Spontaneous intracerebral hematoma caused by cerebral neoplasms；Report of eight verified cases. J Neurosurg 42：338-342, 1975.

(49)Shinoda J, Kawaguchi M, Matsuhisa T, et al：Choroid plexus carcinoma in infants；Report of two cases and review of the literature. Acta Neurochir (Wien)140：557-563, 1998.

(50)杉山一彦, 栗栖　薫：脈絡叢腫瘍；脈絡叢乳頭腫と脈絡叢癌腫. 日本臨床領域別症候群シリーズ 28(part 3)：57-64, 2000.

(51)津本智幸, 中井易二, 上松右二, ほか：第3脳室後半部に発生した乳児脈絡叢乳頭腫の1例. 脳外 27：673-678, 1999.

(52)Vajtai I, Varga Z, Aguzzi A：MIB-1 immunoreactivity reveals different labelling in low-grade and in malignant epithelial neoplasms of the choroid plexus. Histopathology 29：147-151, 1996.

(53)van Swieten JC, Thomeer RTWM, Vielvoye GJ, et al：Choroid plexus papilloma in the posterior fossa. Surg Neurol 28：129-134,

●主要参考文献

1987.

(54)Wolff JE, Sajedi M, Brant R, et al：Choroid plexus tumours. Br J Cancer 87(10)：1086-1091, 2002.

(55)矢原快太，川 哲二，徳田佳生，ほか：Choroid plexus papilloma の1例：CT，MRI所見についての文献的考察．CT研究 20：119-125，1998．

(56)米倉正大，上ノ郷 真木雄，藤田雄三，ほか：小脳橋角部に発生した脈絡乳頭腫の1症例．脳外6：931-934，1978．

(57)Zhang W：Choroid plexus papilloma of the cerebellopontine angle, with special reference to vertebral angiographic study. Surg Neurol 18：367-371, 1982.

●混合神経膠腫───────────────────

(1)廣瀬隆則：WHO中枢神経系腫瘍分類 改訂第4版の概要．病理と臨床 35(5)：402-411，2017．

(2)Reifenberger G, Collins VP, Hartmann C, et al：Oligoastrocytomas, NOS［Louis DN, Ohgaki H, Wiestler OD, et al(eds)：WHO

classification of tumours of the central nervous system. Revised 4th edition］. pp 75-77, International agency for research on cancer, Lyon, 2016.

●由来不明の神経上皮性腫瘍───────────────

(1)阿部香代子：星細胞系腫瘍，乏突起膠細胞系腫瘍．画像診断 36(13)：1245-1257，2016．

●胎児性腫瘍───────────────────

1）髄芽腫

(1)Abacioglu U, Uzel O, Sengoz M, et al：Medulloblastoma in adults；Treatment results and prognostic factors. Int J Radiation Oncology Biol Phys 54：855-860, 2002.

(2)藍原康雄，鶴田敏久，久保長生，ほか：髄芽腫の予後規定因子─化学療法への応用─．脳神経外科速報 17(12)：1430-437，2007．

(3)荒川秀樹，山口由太郎，沼本知彦，ほか：非典型的MRI所見をとった medulloblastoma の1例．脳外誌 12：534-538，2003．

(4)Chang AW, Tarbell NJ, Black PM, et al：Adult medulloblastoma；Prognostic factors and patterns of relapse. Neurosurgery 47：623-632, 2000.

(5)Chang CH, Housepian EM, Herbert C Jr：An operative staging system and a megavoltage radiotherapeutic technic for cerebellar medulloblastomas. Radiology 93：1351-1359, 1969.

(6)de Carvalho Neto A, Gasparetto EL, Ono SE, et al：Adult cerebellar medulloblastoma；CT and MRI findings in eight cases. Arq Neuropsiquiatr 61：199-203, 2003.

(7)Di Rocco C, Iannelli A, Papacci F, et al：Prognosis of medulloblastoma in infants. Child's Nerv Syst 13：388-396, 1997.

(8)Dolman CL：Melanotic medulloblastoma. Acta Neuropathol 76：528-531, 1988.

(9)Ellison DW, Dalton J, Kocak M, et al：Medulloblastoma：clinicopathological correlates of SHH, WNT, and non-SHH/WNT molecular subgroups. Acta Neuropathol 121(3)：381-396, 2011.

(10)Ellison DW, Eberhart CG, Giangaspero F, et al：Medulloblastoma, histologically defined［Louis DN, Ohgaki H, Wiestler OD, et al(eds)：WHO classification of tumours of the central nervous system. Revised 4th edition］. pp 194-197, International agency for research on cancer, Lyon, 2016.

(11)Ellison DW, Giangaspero F, Eberhart CG, et al：Large cell/anaplastic medulloblastoma［Louis DN, Ohgaki H, Wiestler OD, et al(eds)：WHO classification of tumours of the central nervous system. Revised 4th edition］. p 200, International agency for research on cancer, Lyon, 2016.

(12)Giangaspero F, Ellison DW, Eberhart CG, et al：Medulloblastoma with extensive nodularity［Louis DN, Ohgaki H, Wiestler OD, et al (eds)：WHO classification of tumours of the central nervous system. Revised 4th edition］. pp 198-199, International agency for research on cancer, Lyon, 2016.

(13)五味 玲：小児脳腫瘍の化学療法の最近の進歩．Neuro-Oncology の進歩 21(3)：22-32．2014．

(14)橋本一成：神経絨［後藤 稠(編者代表)：最新医学辞典］．699頁，医歯薬出版，東京，1988．

(15)平戸純子：髄芽腫．日本臨牀 68(増刊号10)：180-183，2010．

(16)平戸純子：胎児性脳腫瘍の鑑別病理診断．Neuro-Oncology の進

歩．21(1)：9-19，2014．

(17)平戸純子：胎児性脳腫瘍．病理と臨床 35(5)：444-452，2017．

(18)廣瀬隆則：WHO中枢神経系腫瘍分類 改訂第4版の概要．病理と臨床 35(5)：402-411，2017．

(19)石田森衛，大林典彦，谷津彩香，ほか：メラノソームの形成・成熟・輸送の仕組み．顕微鏡 48(1)：26-32，2013．

(20)石田陽一，瓦井美津江，田中 卓，ほか：メラニン形成を伴う小脳の髄芽細胞腫様腫瘍．脳神経 31：813-821，1979．

(21)Kalimo H, Haapasalo H：Melanotic medulloblastoma［Kleihues P, Cavenee WK(eds)：World Health Organization Classification of Tumours. Pathology and genetics. Tumours of the nervous system］. p 140, IARC Press, Lyon, 2000.

(22)金村米博，市村幸一，正札智子，ほか：髄芽腫の分子遺伝学的診断とその標準化．脳外誌 24(7)：436-444，2015．

(23)金村米博：分子遺伝学的診断に基づく髄芽腫の治療法選択．脳外誌 25(4)：307-314，2016．

(24)Kijima N, Kanemura Y：Molecular classification of medulloblastoma. Neurol Med Chir(Tokyo)56：687-697, 2016.

(25)Kleinman GM, Hochberg FH, Richardson EP Jr：Systemic metastases from medulloblastoma；Report of two cases and review of the literature. Cancer 48：2296-2309, 1981.

(26)Koci TM, Chiang F, Mehringer CM, et al：Adult cerebellar medulloblastoma；Imaging features with emphasis on MR findings. AJNR 14：929-939, 1993.

(27)倉津純一，生塩之敬：髄芽腫［生塩之敬，山浦 晶(編)：後頭蓋窩病変Ⅰ．腫瘍性病変］．75-81頁．三輪書店，東京，1997．

(28)Leonard JR, Cai DX, Rivet DJ, et al：Large cell/anaplastic medulloblastoma and medullomyoblastomas；clinicopathological and genetic features. J Neurosurg 95：82-88, 2001.

(29)Louis DN, Perry A, Reifenberger G, et al：The 2016 World Health Organization Classification of Tumors of the Central Nervous System：a summary. Acta Neuropathol 131(6)：803-820, 2016.

(30)Louis DN, Ohgaki H, Wiestler OD, et al(eds)：WHO classification of tumours of the central nervous system. Revised 4th edition. International agency for research on cancer, Lyon, 2016.

(31)Maleci A, Cervoni L, Delfini R：Medulloblastoma in children and in adults；a comparative study. Acta Neurochir(Wien)119：62-67, 1992.

(32)Malheiros SMF, Carrete H Jr, Stávale JN, et al：MRI of medulloblastoma in adults. Neuroradiology 45：463-467, 2003.

(33)増井憲太，小林隆司：放射線診断専門医に必要な脳腫瘍病理．画像診断 36(13)：1235-1244，2016．

(34)松谷雅生：脳腫瘍治療学．腫瘍自然史と治療成績の分析から．377-396頁，金芳堂，京都，2016．

(35)麦倉俊司，金森政之，斉藤竜太：脳室内およびその近傍の腫瘍．

画像診断 36(13)：1270-1282，2016.

(36)長嶋達也，河村淳史，山本一樹，ほか：小児悪性脳腫瘍の集学的治療．脳外誌 23(5)：409-417，2014.

(37)Naidich TP, Lin JP, Leeds NE, et al：Primary tumors and other masses of the cerebellum and fourth ventricle；Differential diagnosis by computed tomography. Neuroradiology 14：153-174, 1977.

(38)中里洋一：Medulloblastoma with extensive nodularity. Clinical Neuroscience 29(12)：1334-1335, 2011.

(39)新田雅之，小森隆司：WHO2016脳腫瘍病理分類の概要と課題．脳外誌 26(11)：782-791，2017.

(40)丹羽 徹：特殊な髄芽腫［青木茂樹，相田典子，井田正博，ほか（編著）：よくわかる脳 MRI．第3版］．100-101頁，学研メディカル秀潤社，東京，2013.

(41)脳神経外科学会・日本病理学会（編）：Medulloblastoma 髄芽腫（臨床・病理 脳腫瘍取扱い規約．臨床と病理カラーアトラス）．122-125頁，金原出版，東京，2010.

(42)岡田真樹，三宅啓介，田宮 隆，ほか：小脳腫瘍．脳外誌 17(5)：407-411，2008.

(43)岡本浩一郎：拡散強調像（DWI）による頭蓋内占拠性病変定性診断．脳神経外科速報 14：385-390，2004.

(44)Packer RJ, Gajjar A, Vezina G, et al：Phase III study of craniospinal radiation therapy followed by adjuvant chemotherapy for newly diagnosed average-risk medulloblastoma. J Clin Oncol 24(25)：4202-4208, 2006.

(45)Pietsch T, Ellison DW, Haapasalo H, et al：Desmoplastic/nodular medulloblastoma［Louis DN, Ohgaki H, Wiestler OD, et al（eds）：WHO classification of tumours of the central nervous system. Revised 4th edition］. pp 195-197, International agency for research on cancer, Lyon, 2016.

(46)Rochkind S, Blatt I, Sadeh M, et al：Extracranial metastases of medulloblastoma in adults；literature review. J Neurol Neurosurg Pscyciatry 54：80-86, 1991.

(47)佐々木 惇：上衣系腫瘍．病理と臨床 35(5)：429-433，2017.

(48)佐々木 惇，中里洋一：中枢神経系胎児性脳腫瘍の病理．脳神経外科速報 14(9)：874-882，2004.

(49)渋谷秀行：髄芽腫および PNET［松本 悟，大井静雄（編）：臨床小児脳神経外科学］．482-490頁，医学書院，東京，1992.

(50)佐藤倫子，佐藤博美：髄芽腫．日本臨床領域別症候群シリーズ28（part 3）：114-120，2000.

(51)Sharma MC, Agarwal M, Suri A, et al：A melanotic desmoplastic medulloblastoma；report of a rare case and review of the literature. Brain Tumor Pathol 19：93-96, 2002.

(52)白石哲也，田淵和雄，中原 由紀子：髄芽腫発生の分子機構．脳外誌 14(6)：368-372，2005.

(53)杉山一彦，栗栖 薫：Medulloblastoma について①―外観・現状・病理分類―．脳神経外科速報 19(3)：292-304，2009.

(54)杉山一彦，栗栖 薫：Medulloblastoma について②―手術と小脳性無言症候群・放射線治療・化学療法―．脳神経外科速報 19(6)：666-675，2009.

(55)杉山一彦，山崎文之，梶原佳則，ほか：髄芽腫臨床を理解するための12項目．脳外誌 20(5)：363-371，2011.

(56)園田順彦：改訂 WHO 中枢神経系腫瘍分離第4版の原点．脳外誌 26(9)：644-649，2017.

(57)寺江 聡，宮坂和男：髄芽腫．臨床画像 14：88-92，1998.

(58)寺坂俊介，山口 秀：第四脳室（近傍）腫瘍の診断と手術．脳外誌 26(6)：436-443，2017.

(59)The committee of brain tumor registry of Japan：Report of brain tumor registry of Japan（2005-2008）. 14th Edition. Neurol Med Chir Vol. 57(Suppl 1). Medical Tribune Inc, Tokyo, 2017.

(60)戸村則昭：比較的まれな脳腫瘍の画像診断．日本医放会誌 62(9)：

463-470，2002.

(61)上松右二：中枢神経系原始神経外胚葉腫瘍の病理と臨床．Neuro-Oncology の進歩．21(1)：22-28，2014.

(62)von Koch CS, Gulati M, Aldape K, et al：Familial medulloblastoma；Case report of one family and review of the literature. Neurosurgery 51：227-233, 2002.

(63)Wippold FJ II, Perry A：Neuropathology for the neuroradiologist；rosettes and pseudorosettes. AJNR Am J Neuroradiol 27（3）：488-492, 2006.

(64)Zeltzer PM, Boyett JM, Finlay JL, et al：Metastasis stage, adjuvant treatment, and residual tumor are prognostic factors for medulloblastoma in children；conclusions from the Children's Cancer Group 921 randomized phase III study. J Clin Oncol 17（3）：832-845, 1999.

2）多層ロゼット性胎児性腫瘍 C19MC 異状

(1)平戸純子：胎児性脳腫瘍．病理と臨床 35(5)：444-452，2017.

(2)入江隆介，萩原彰文，神谷昂平，ほか：その他の星細胞系腫瘍，神経細胞および混合神経細胞・膠細胞系腫瘍．画像診断 36(13)：1258-1268，2016.

(3)Korshunov A, Sturm D, Ryzhova M, et al：Embryonal tumor with abundant neuropil and true rosettes（ETANTR）, ependymoblastoma, and medulloepithelioma share molecular similarity and comprise a single clinicopathological entity. Acta Neuropathol 128(2)：279-289, 2014.

(4)Korshunov A, McLendon R, Judkins AR, et al：Embryonal tumour with multilayeed rosettes, C 19 MC-altered［Louis DN, Ohgaki H, Wiestler OD, et al（eds）：WHO classification of tumours of the central nervous system. Revised 4th edition］. pp 201-205, International agency for research on cancer, Lyon, 2016.

(5)増井憲太：悪性腫瘍の最先端(2)分子生物学的手法と病理診断．東女医大誌 88(2)：43-50，2018.

(6)McLendon R, Judkins AR, Eberhart CG, et al：Other CNS embryonal tumours［Louis DN, Ohgaki H, Wiestler OD, et al（eds）：WHO classification of tumours of the central nervous system. Revised 4th edition］. pp 206-208, International agency for research on cancer, Lyon, 2016.

(7)新田雅之，小森隆司：WHO 2016 脳腫瘍病理分類の概要と課題．脳外誌 26(11)：782-791，2017.

(8)園田順彦：改訂 WHO 中枢神経系腫瘍分離第4版の原点．脳外誌 26(9)：644-649，2017.

(9)上松右二：中枢神経系原始神経外胚葉腫瘍の病理と臨床．Neuro-Oncology の進歩．21(1)：22-28，2014.

3）非定型奇形腫様/ラブドイド腫瘍

(1)平戸純子：胎児性脳腫瘍の鑑別病理診断．Neuro-Oncology の進歩．21(1)：9-19，2014.

(2)平戸純子：胎児性脳腫瘍．病理と臨床 35(5)：444-452，2017.

(3)Judkins AR, Eberhart CG, Wesseling P, et al：Atypical teratoid/rhabdoid tumour［Louis DN, Ohgaki H, Wiestler OD, et al（eds）：WHO classification of tumours of the central nervous system. Revised 4th edition］. pp 209-212, International agency for research on cancer, Lyon, 2016.

(4)Kohashi K, Oda Y：Oncogenic roles of SMARCB1/INI1 and its deficient tumors. Cancer Sci 108(4)：547-552, 2017.

(5)増本智彦：Atypical teratoid/rhabdoid tumor（AT/RT）［青木茂樹，相田典子，井田正博，ほか（編著）：よくわかる脳 MRI．第3版］．104-105頁，学研メディカル秀潤社，東京，2013.

(6)Oka H, Scheithauer BW：Clinicopathological characteristics of atypical teratoid/rhabdoid tumor. Neurol Med Chir（Tokyo）39（7）：510-518, 1999.

(7)岡 秀宏，藤井清孝：Atypical teratoid/rhabdoid tumor（AT/RT）.

日本臨牀 68（増刊号 10）：188-192，2010.

(8)岡　秀宏：Atypical teratoid/rhabdoid tumor（AT/RT）の最新知見．Neuro-Oncology の進歩 20（1）：12-16，2013.

(9)日本脳神経外科学会・日本病理学会（編）：Atypical teratoid/rhabdoid tumor 非定型奇形腫様ラブドイド腫瘍（臨床・病理　脳腫瘍取扱い規約．臨床と病理カラーアトラス）．127-129 頁，金原出版，東京，2010.

(10)佐々木　惇，中里洋一：中枢神経系胎児性脳腫瘍の病理．脳神経外科速報 14（9）：874-882，2004.

(11)瀬野敏孝，河本圭司，川口琢也，ほか：INI-1 陽性を来した AT-RT の一例．Neuro-Oncology の進歩 20（1）：60-61，2013.

(12)曽根 美智子，岩井艶子，夫　敬憲，ほか：非定型奇形腫様・ラブドイド腫瘍の診断における fluorescene in situ hybridization を用いた 22 番染色体長腕欠失検索の有用性．IRYO 61（7）：466-471，2007.

4）髄上皮腫

(1)平戸純子：胎児性脳腫瘍．病理と臨床 35（5）：444-452，2017.

(2)入江隆介，萩原彰文，神谷昴平，ほか：その他の星細胞系腫瘍，神経細胞および混合神経細胞・膠細胞系腫瘍．画像診断 36（13）：1258-1268，2016.

(3)McLendon R, Judkins AR, Eberhart CD, et al：Other CNS embryonal tumours［Louis DN, Ohgaki H, Wiestler OD, et al（eds）：WHO classification of tumours of the central nervous system. Revised 4th edition］. pp 206-208, International agency for research on cancer, Lyon, 2016.

(4)Korshunov A, McLendon R, Judkins AR, et al：Embryonal tumour with multilayered rosettes, C 19 MC-alered［Louis DN, Ohgaki H, Wiestler OD, et al（eds）：WHO classification of tumours of the central nervous system. Revised 4th edition］. pp 201-205, International agency for research on cancer, Lyon, 2016.

(5)Korshunov A, Sturm D, Ryzhova M, et al：Embryonal tumor with abundant neuropil and true rosettes（ETANTR）, ependymoblastoma, and medulloepithelioma share molecular similarity and comprise a single clinicopathological entity. Acta Neuropathol 128（2）：279-289, 2014.

(6)日本脳神経外科学会・日本病理学会（編）：Medulloepithelioma 髄上皮腫（臨床・病理　脳腫瘍取扱い規約．臨床と病理カラーアトラス）．126 頁，金原出版，東京，2010.

(7)新田雅之，小森隆司：WHO 2016 脳腫瘍病理分類の概要と課題．

●神経細胞および混合神経細胞・膠細胞系腫瘍

1）総説

(1)Louis DN, OhgaKi H, Wiestler OD, et al（eds）：WHO classification of tumours of the central nervous system. Revised 4th edition. International agency for research on cancer, Lyon, 2016.

(2)廣瀬隆則：WHO 中枢神経系腫瘍分類 改訂第 4 版の概要．病理と臨床 35（5）：402-411，2017.

2）小脳異形成性神経節細胞腫（Lhermitte-Duclos 病）

(1)秋元治朗：Dysplasitic gangliocytoma of cerebellum（Lhermitte-Duclos 病）．Clinical Neuroscience 34（7）：742-743，2016.

(2)Akiyama Y, Ikeda J, Ibayashi Y, et al：Lhermitte-Duclos disease with cervical paraspinal arteriovenous fistula. Neurol Med Chir（Tokyo）46（9）：446-449, 2006.

(3)Ambler M, Pogacar S, Sidman R：Lhermitte-Duclos disease（granule cell hypertrophy of the cerebellum）；Pathological analysis of the first familial cases. J Neuropathol Exp Neurol 28：622-647, 1969.

(4)青木　樹：小脳の異形成性神経節細胞腫．臨床画像 14：61-62，1988.

(5)Eberhart CG, Wiestler OD, Eng C：Dysplastic cerebellar gangliocytoma（Lhermitte-Duclos disease）［Louis DN, Ohgaki H, Wiestler OD, et al（eds）：WHO classification of tumours of the central

脳外誌 26（11）：782-791，2017.

(8)The committee of brain tumor registry of Japan：Report of brain tumor registry of Japan（1984-2000）. 12th Edition. Neurol Med Chir Vol. 49（Suppl）．サイメッド・パブリケーションズ，東京，2009.

5）中枢神経系神経芽腫

(1)Berger MS, Edwards MSB, Wara WM, et al：Primary cerebral neuroblastoma；Long-term follow-up review and therapeutic guidelines. J Neurosrug 59：418-423, 1983.

(2)平戸純子：胎児性脳腫瘍．病理と臨床 35（5）：444-452，2017.

(3)Horten BC, Rubinstein LJ：Primary cerebral neuroblastoma. Brain 99：735-756, 1976.

(4)Korshunov A, Sturm D, Ryzhova M, et al：Embryonal tumor with abundant neuropil and true rosettes（ETANTR）, ependymoblastoma, and medulloepithelioma share molecular similarity and comprise a single clinicopathological entity. Acta Neuropathol 128（2）：279-289, 2014.

(5)日本脳神経外科学会・日本病理学会（編）：CNS primitive neuroectodermal tumor 中枢神経系原始神経外胚葉性腫瘍（臨床・病理 脳腫瘍取扱い規約．臨床と病理カラーアトラス）．125-127 頁，金原出版，東京，2010.

(6)杉山一彦，村上太郎，川本行彦，ほか：7 歳女児に発生した前頭葉腫瘍．脳外誌18（11）：844-849，2009.

(7)田村　勝，村田　稔，川淵純一，ほか：脳底部に発生した原発性 cerebral neuroblastoma の 1 例．Neurol Med Chir（Tokyo）22：668-672，1982.

(8)土屋一洋：神経芽腫．臨床画像 14：80-81，1998.

(9)上松右二：中枢神経系原始神経外胚葉腫瘍の病理と臨床．Neuro-Oncology の進歩．21（1）：22-28，2014.

(10)山下真治，上原久生，新甫武也，ほか：原発性トルコ鞍部神経芽腫の 1 例．脳外誌 20（11）：833-840，2011.

6）中枢神経系原始神経外胚葉性腫瘍（CNS PNET）

(1)廣瀬隆則：WHO 中枢神経系腫瘍分類　改訂第 4 版の概要．病理と臨床 35（5）：402-411，2017.

(2)井田正博：脳腫瘍 WHO 2016―読影のための実践講座―．序説．画像診断 36（13）：1231，2016.

(3)新田雅之，小森隆司：WHO 2016 脳腫瘍病理分類の概要と課題．脳外誌 26（11）：782-791，2017.

nervous system. Revised 4th edition］. pp 142-144, International agency for research on cancer, Lyon, 2016.

(6)Hashimoto H, Iida J, Masui K, et al：Recurrent Lhermitte-Duclos disease. Neurol Med Chir（Tokyo）37：692-696, 1997.

(7)堀口英久，廣瀬隆則：Dysplastic gangliocytoma of the cerebellum（Lhermitte-Duclos 病）．Clinical Neuroscience 21：496-497, 2003.

(8)伊左田 雅史，野首光弘，藤原洋平，ほか：閉塞性水頭症で発症した Lhermitte-Duclos disease の一例．自治医科大学紀要 36：113-117，2013.

(9)磯部尚幸，沖　修一，村上太郎，ほか：Lhermitte-Duclos disease との併発が疑われた atypical meningioma の 1 例．No Shinkei Geka 33（12）：1229-1235，2005.

(10)Koch R, Scholz M, Nelen MR, et al：Lhermitte-Duclos disease as a component of Cowden's syndrome；Case report and review of the literature. J Neurosurg 90：776-779, 1999.

(11)Koeller KK, Henry JM：From the archives of the AFIP. Superficial gliomas；Radiologic-Pathologic Correlation. RadioGraphics 21（6）：1533-1556. 2001.

(12)近藤玲子，深谷　卓：小脳の Dysplastic gangliocytoma の一症例．耳鼻臨床 78（5）：629-636，1985.

(13)前田裕子：Lhermitte-Duclos 病［青木茂樹，相田典子，井田正博，

ほか（編著）：よくわかる脳 MRI．第 3 版］．84-85 頁，学研メディカル秀潤社，東京，2013.

(14)Milbouw G, Born JD, Martin M, et al：Clinical and radiological aspects of dysplastic gangliocytoma (Lhermitte-Duclos disease)；A report of two cases with review of the literature. Neurosurgery 22：124-128, 1988.

(15)Nowak DA, Trost HA：Lhermitte-Duclos disease (dysplastic cerebellar gangliocytoma)；a malformation, hamartoma or neoplasm? Acta Neurol Scand 105：137-145, 2002.

(16)大石一行：便潜血を契機に診断された *PTEN* 遺伝子変異を認めた Cowden 病の 1 例．日臨外会誌 75(5)：1180-1185，2014.

(17)太田富雄，松谷雅生（編）脳神経外科学．534-535 頁，金芳堂，京都，2000.

(18)戸村則昭：比較的まれな脳腫瘍の画像診断．日本医放会誌 62(9)：463-470，2002.

(19)Vantomme N, Van Calenbergh F, Goffin J, et al：Lhermitte-Duclos disease is a clinical manifestation of Cowden's syndrome. Surg Neurol 56：201-205, 2001.

(20)Wells GB, Lasner TM, Yousem DM, et al：Lhermitte-Duclos disease and Cowden's syndrome in an adolescent patient. J Neurosurg 81：133-136, 1994.

(21)Williams DW III, Elster AD, Ginsberg LE, et al：Recurrent Lhermitte-Duclos disease；Report of two cases and association with Cowden's disease. AJNR 13：287-290, 1992.

3）神経節細胞腫

(1)Capper D, Becker AL, Giannini C, et al：Gangliocytoma [Louis DN, Ohgaki H, Wiestler OD, et al (eds)：WHO classification of tumours of the central nervous system. Revised 4th edition]. pp 136-137, International agency for research on cancer, Lyon, 2016.

(2)Koeller KK, Henry JM：From the archives of the AFIP. Superficial gliomas；Radiologic-pathologic correlation. RadioGraphics 21 (6)：1533-1556. 2001.

(3)小森隆司：最近の分類に基づいたグリオーマ (5) Glioneuronal tumor. Clinical Neuroscience 20：1224-1225，2002.

(4)小阪英幸，和田秀隆，不破　功，ほか：神経節細胞腫．Neurol Med Chir (Tokyo) 24：257-264，1984.

(5)水野正明：神経節細胞腫．日本臨床領域別症候群シリーズ 28 (Pt 3)：71-72，2000.

(6)岡　秀宏，藤井清孝：神経膠腫；WHO 2007 新分類．脳神経外科速報 20(3)：318-324，2010.

(7)Sherazi ZA：Gangliocytoma-Magnetic resonance imaging characteristic. Singapore Med J 39：373-375, 1998.

(8)白尾敏之，藤井正美，秋村龍夫，ほか：難治性てんかん発作を呈した gangliocytoma の 1 手術例．脳外誌 9：190-195，2000.

(9)田鹿安彦，久保長生，竹下幹彦，ほか：Intrasellar gangliocytoma と pituitary adenoma の合併例．脳外 17：1181-1186，1989.

4）神経節膠腫

(1)Becker AJ, Wiestler OD, Figarella-Branger D, et al：Ganglioglioma [Louis DN, Ohgaki H, Wiestler OD, et al (eds)：WHO classification of tumours of the central nervous system. Revised 4th edition]. pp 138-141, International agency for research on cancer, Lyon, 2016.

(2)Castillo M, Davis PC, Takei Y, et al：Intracranial ganglioglioma；MR, CT, and clinical findings in 18 patients. AJNR 11：109-114, 1990.

(3)Haddad SF, Moore SA, Menezes AH, et al：Ganglioglioma；13 years of experience. Neurosurgery 31：171-178, 1992.

(4)入江隆介，萩原彰文，神谷昂平，ほか：その他の星細胞系腫瘍，神経細胞および混合神経細胞・膠細胞系腫瘍．画像診断 36(13)：1258-1268，2016.

(5)廣瀬隆則，石澤圭介：Neuronal and mixed neuronal-glial tumor の病理．脳神経外科速報 14(6)：556-562，2004.

(6)影治照喜，原田雅史，廣瀬隆則：側頭葉腫瘍．脳外誌 15(12)：847-850，2006.

(7)川瀧智之，佐藤英治，木内博之，ほか：痙攣で発症した若年性の前頭葉囊胞性病変．脳外誌 17(7)：551-554，2008.

(8)木下康之，木矢克造，佐藤秀樹，ほか：囊胞成分を主体とした小脳 ganglioglioma の 1 例．脳外 30：503-507，2002.

(9)Koeller KK, Henry JM：From the archives of the AFIP. Superficial gliomas；Radiologic-pathologic correlation. RadioGraphics 21 (6)：1533-1556. 2001.

(10)Krouwer HGJ, Davis RL, McDermott MW, et al：Gangliogliomas；a clinicopathological study of 25 cases and review of the literature. J Neuro-Oncol 17：139-154, 1993.

(11)隈部俊宏，金森政之，永松謙一，ほか：Diffuse astrocytoma に対する手術療法．脳外誌 18(6)：428-434，2009.

(12)増本智彦：神経節膠腫［青木茂樹，相田典子，井田正博，ほか（編著）：よくわかる脳 MRI．第 3 版］．82-83 頁，学研メディカル秀潤社，東京，2013.

(13)百島祐貴：神経節細胞腫と神経節膠腫．臨床画像 14：58-60，1998.

(14)Shin JH, Lee HK, Khang SK, et al：Neuronal tumors of the central nervous system；Radiologic findings and pathologic correlation. RadioGraphics 22：1177-1189, 2002.

(15)Silver JM, Rawlings CE III, Rossitch E Jr, et al：Ganglioglioma；A clinical study with long-term follow-up. Surg Neurol 35：261-266, 1991.

(16)The committee of brain tumor registry of Japan：Report of brain tumor registry of Japan (2005-2008). 14th Edition. Neurol Med Chir Vol. 57 (Suppl 1). Medical Tribune Inc, Tokyo, 2017.

5）線維形成性乳児星細胞腫および線維形成性乳児神経節膠腫

(1)青木茂樹：線維形成性乳児神経節膠腫．臨床画像 14：63-64，1998.

(2)別府高明，小笠原 邦昭，小川　彰，ほか：小児の大脳表在性腫瘍．脳外誌 16(11)：869-872，2007.

(3)廣瀬隆則，石澤圭介：Neuronal and mixed neuronal-glial tumor の病理．脳神経外科速報 14(6)：556-562，2004.

(4)中里洋一：Desmoplastic infantile astrocytoma. Clinical Neuroscience 21：500-501，2003.

(5)丹羽　徹：DIG/DIA desmoplastic infantile ganglioglioma (DIG)/desmoplastic infantile astrocytoma (DIA)［青木茂樹，相田典子，井田正博，ほか（編著）：よくわかる脳 MRI．第 3 版］．90-91 頁，学研メディカル秀潤社，東京，2013.

(6)田所　衛，小澤智子，阿部光文，ほか：Desmoplastic infantile ganglioglioma の 1 例．脳腫瘍病理 11：93-98，1994.

(7)戸村則昭：比較的まれな脳腫瘍の画像診断．日本医放会誌 62：463-470，2002.

(8)VandenBerg SR, May EE, Rubinstein LJ, et al：Desmoplastic supratentorial neuroepithelial tumors of infancy with divergent differentiation potential ("desmoplastic infantile gangliogliomas"). J Neurosurg 66：58-71, 1987.

(9)Zuccaro G, Taratuto AL, Monges J：Intracranial neoplasms during the first year of life. Surg Neurol 26：29-36, 1986.

6）胚芽異型性神経上皮腫瘍 (DNT)

(1)浅野英司，鈴木博義，社本　博，ほか：Dysembryoplastic neuroepithelial tumor (DNT) の病理像；難治性てんかん手術 5 例における検討．脳外 27：541-547，1999.

(2)Daumas-Duport C, Scheithauer BW, Chodkiewicz J-P, et al：Dysembryoplastic neuroepithelial tumor；A surgically curable tumor of young patients with intractable partial seizures；Report of thirty-nine cases. Neurosurgery 23：545-556, 1988.

(3)橋詰清隆，田中達也，代田　剛，ほか：Dysembryoplastic neuroepithelial tumor（DNT）の画像所見，病理所見の特徴．脳外 22：743-748，1994．

(4)廣瀬隆則，石澤圭介：Neuronal and mixed neuronal-glial tumor の病理．脳神経外科速報 14(6)：556-562，2004．

(5)入江隆介，萩原彰文，神谷昂平，ほか：その他の星細胞系腫瘍，神経細胞および混合神経細胞・膠細胞系腫瘍．画像診断 36(13)：1258-1268，2016．

(6)関貫聖二，坂東一彦，曽我哲郎，ほか：Neurofibromatosis type 1 を合併した dysembryoplastic nuroepithelial tumor の 1 例．脳外 24：183-188，1996．

(7)Koeller KK, Henry JM：From the archives of the AFIP. Superficial gliomas：Radiologic-pathologic correlation. RadioGraphics 21(6)：1533-1556. 2001.

(8)小森隆司：最近の分類に基づいたグリオーマ（5）Glioneuronal tumor. Clinical Neuroscience 20：1224-1225，2002．

(9)Louis DN, Perry A, Reifenberger G, et al：The 2016 World Health Organization Classification of Tumors of the Central Nervous System：a summary. Acta Neuropathol 131(6)：803-820, 2016.

(10)増本智彦：Dysembryoplastic neuroepithelial tumor（DNT）［青木茂樹，相田典子，井田正博，ほか（編著）：よくわかる脳 MRI．第 3 版］．88-89 頁，学研メディカル秀潤社，東京，2013．

(11)Ostertun B, Wolf HK, Campos MG, et al：Dysembryoplastic neuroepithelial tumors；MR and CT evaluation. AJNR Am J Neuroradiol 17：419-430, 1996.

(12)寺江 聡，宮坂和男：胚芽異形成性神経上皮腫瘍．臨床画像 14：65-68，1998．

(13)戸村則昭：比較的まれな脳腫瘍の画像診断．日本医放会誌 62(9)：463-470，2002．

7）ロゼット形成性グリア神経細胞腫瘍

(1)入江隆介，萩原彰文，神谷昂平，ほか：その他の星細胞系腫瘍，神経細胞および混合神経細胞・膠細胞系腫瘍．画像診断 36(13)：1258-1268，2016．

(2)Louis DN, Perry A, Reifenberger G, et al：The 2016 World Health Organization Classification of Tumors of the Central Nervous System：a summary. Acta Neuropathol 131(6)：803-820, 2016.

(3)脳神経外科学会・日本病理学会（編）：Rosette-forming glioneuronal tumor ロゼット形成性グリア神経細胞腫瘍（臨床・病理 脳腫瘍取扱い規約．臨床と病理カラーアトラス）．118-119 頁，金原出版，東京，2010

(4)増本智彦：その他の混合神経細胞・膠細胞系腫瘍［青木茂樹，相田典子，井田正博，ほか（編著）：よくわかる脳 MRI．第 3 版］．92-93 頁，学研メディカル秀潤社，東京，2013．

(5)Schlamann A, von Bueren AO, Hagel C, et al：An individual patient data meta-analysis on characteristics and outcome of patients with papillary glioneuronal tumor, rosette glioneuronal tumor with neuropil-like islands and rosette forming glioneuronal tumor of the fourth ventricle. PLoS One 9(7)：e 101211, 2014.

(6)Yang C, Fang J, Li G, et al：Histopathological, molecular, clinical and radiological characterization of rosette-forming glioneuronal tumor in the central nervous system. Oncotarget 8(65)：109175-109190, 2017.

8）びまん髄膜性グリア神経細胞腫瘍

(1)廣瀬隆則：WHO 中枢神経系腫瘍分類 改訂第 4 版の概要．病理と臨床 35(5)：402-411，2017．

(2)入江隆介，萩原彰文，神谷昂平，ほか：その他の星細胞系腫瘍，神経細胞および混合神経細胞・膠細胞系腫瘍．画像診断 36(13)：1258-1268，2016．

(3)Lyle MR, Dolia JN, Fratkin J, et al：Newly Identified Characteristics and Suggestions for Diagnosis and Treatment of Diffuse Leptomeningeal Glioneuronal/Neuroepithelial Tumors. A Case

Report and Review of the Literature. Clin Neurol Opne 2(1)：2329048 X 14567531, 2015.

(4)Reifenberger G, Rodriguez F, Burger PC, et al：Diffuse leptomeningeal glioneuronal tumour［Louis DN, Ohgaki H, Wiestler OD, et al(eds)：WHO classification of tumours of the central nervous system. Revised 4th edition］. pp 152-155, International agency for research on cancer, Lyon, 2016.

(5)寺島慶太：小児悪性脳腫瘍の WHO 分類 2016 年に基づく治療．脳外誌 26(11)：792-797，2017．

9）中枢性神経細胞腫

(1)Cobery ST, Noren G, Friehs GM, et al：Gamma knife surgery for treatment of central neurocytoma. J Neurosurg 94：327-330, 2001.

(2)Eng DY, DeMonte R, Ginsberg L, et al：Craniospinal dissemination of central neurocytoma. J Neurosurg 86：547-552, 1997.

(3)藤巻高光：Central neurocytoma［田村 晃，松谷雅生，清水輝夫（編）：EBM に基づく脳神経疾患の基本治療方針］．96-99 頁，メジカルビュー社，東京，2002．

(4)Goergen SK, Gonzales MF, McLean CA：Intraventricular neurocytoma；Radiologic features and review of the literature. Radiology 182：787-792, 1992.

(5)廣瀬隆則，石澤圭介：Neuronal and mixed neuronal-glial tumor の病理．脳神経外科速報 14(6)：556-562，2004．

(6)Kim DG, Chi JG, Park SH, et al：Intraventricular neurocytoma；clinicopathological analysis of seven cases. J Neurosurg 76：759-765, 1992.

(7)Louis DN, Perry A, Reifenberger G, et al：The 2016 World Health Organization Classification of Tumors of the Central Nervous System：a summary. Acta Neuropathol 131(6)：803-820, 2016.

(8)増本智彦：中枢性神経細胞腫［青木茂樹，相田典子，井田正博，ほか（編著）：よくわかる脳 MRI．第 3 版］．86-88 頁，学研メディカル秀潤社，東京，2013．

(9)Matsunaga S, Shuto T, Suenaga J, et al：Gamma knife radiosurgery for central neurocytomas. Neurol Med Chir（Tokyo）. 50(2)：107-112；disucussion 112-113, 2010.

(10)峯浦一喜：Central neurocytoma．脳外 28：583-597，2000．

(11)日本脳神経外科学会・日本病理学会（編）：Central neurocytoma 中枢性神経細胞腫（臨床・病理 脳腫瘍取扱い規約．臨床と病理カラーアトラス）．116-117 頁，180-181 頁，金原出版，東京，2010．

(12)Nishio S, Takeshita I, Kaneko Y：Cerebral neurocytoma；A new subset of benign neuronal tumors of the cerebrum. Cancer 70：529-537, 1992.

(13)Nishio S, Tashima T, Takeshita I, et al：Intraventricular neurocytoma；clinicopathological features of six cases. J Neurosurg 68：665-670, 1988.

(14)大久保 敏之：正中部神経細胞腫．臨床画像 14：69-72，1998．

(15)杉田保雄，重森 稔，田口 明，ほか：Central neurocytoma の MRI 所見．CT 研究 15：139-146，1993．

(16)Terakawa Y, Tsuruno T, Ishibashi K, et al：Central neurocytoma presenting with massive hemorrhage leading to coma-case report. Neurol Med Chir（Tokyo）50(2)：139-143, 2010.

(17)戸村則昭：比較的まれな脳腫瘍の画像診断．日本医放会誌 62(9)：463-470，2002．

(18)Tortori-Donati P, Fondelli MP, Rossi A, et al：Extraventricular neurocytoma with ganglionic differentiation associated with complex partial seizures. AJNR Am J Neuroradiol 20：724-727, 1999.

(19)辻田 喜比古，長嶋和郎，高倉公朋：Central neurocytoma（primary intraventricular differentiated neuroblastoma）の臨床病理学的研究．脳神経 41：547-558．1989．

(20)Yaşargil MG, von Ammon K, von Deimling A, et al：Central

neurocytoma；histopathological variants and therapeutic approaches. J Neurosurg 76：32-37, 1992.

10）脳室外神経細胞腫

(1)Ferreol E, Sawaya R, de Courten-Myers GM：Primary cerebral neuroblastoma(neurocytoma)in adults. J Neurooncol 7(2)：121-128, 1989.

(2)伊古田勇人，横尾英明：Extraventricular neurocytoma. Clinical Neuroscience 32(9)：970-971, 2014.

(3)日本脳神経外科学会・日本病理学会（編）：Extraventricular neurocytoma 脳室外神経細胞腫（臨床・病理　脳腫瘍取扱い規約．臨床と病理カラーアトラス）．117-118頁，金原出版，東京，2010.

(4)岡　秀宏，藤井清孝：神経膠腫：WHO 2007 新分類．脳神経外科速報 20(3)：318-324，2010.

●脳幹部神経膠腫

(1)Albright AL, Guthkelch AN, Packer RJ, et al：Prognostic factors in pediatric brain-stem gliomas. J Neurosurg 65：751-755, 1986.

(2)Albright AL, Packer RJ, Zimmerman R, et al：Magnetic resonance scans should replace biopsies for the diagnosis of diffuse brain stem gliomas；A report from the children's cancer group. Neurosurgery 33：1026-1030, 1993.

(3)Barkovich AJ, Krischer J, Kun LE, et al：Brain stem gliomas；A classification system based on magnetic resonance imaging. Pediatr Neurosurg 16：73-83, 1990-91.

(4)Cohen ME, Duffner PK, Heffner RR, et al：Prognostic factors in brainstem gliomas. Neurology 36：602-605, 1986.

(5)Donahue B, Allen J, Siffert J, et al：Patterns of recurrence in brain stem gliomas；Evidence for craniospinal dissemination. Int J Radiation Oncology Biol Phys 40：677-680, 1998.

(6)Epstein FJ, Farmer J-P：Brain-stem glioma growth patterns. J Neurosurg 78：408-412, 1993.

(7)Farmer J-P, Montes JL, Freeman CR, et al：Brainstem gliomas. Pediatr Neurosurg 34：206-214, 2001.

(8)Frazier JL, Lee J, Thomale UW, et al：Treatment of diffuse intrinsic brainstem gliomas；failed approaches and future strategies. J Neurosurg Pediatr 3(4)：259-269, 2009.

(9)Guillamo J-S, Doz F, Delattre J-Y：Brain stem gliomas. Curr Opin Neurol 14：711-715, 2001.

(10)Guillamo J-S, Monjour A, Taillandier L, et al：Brainstem gliomas in adults；prognostic factors and classification. Brain 124：2528-2539, 2001.

(11)原　充弘，竹内一夫：脳幹 glioma の症状．脳神経 27：483-489，1975.

(12)市川智継，松本健五，近間正典，ほか：天幕上に発症早期より髄膜播種を呈した脳幹部神経膠腫の1例．脳神経 44：941-945, 1992.

(13)池村雅子：Diffuse midline glioma, H3 K27M-mutant. 病理と臨床 35(5)：439-443，2017.

(14)Kaplan AM, Albright AL, Zimmerman RA, et al：Brainstem gliomas in children. Pediatr Neurosurg 24：185-192, 1996.

(15)小林啓志，外山学，植木幸明：脳幹グリオーマによる多発性脳神経麻痺．脳神経内科 3：429-435，1975.

●びまん性正中膠腫

(1)Hawkins C, Ellison DW, Sturm D：Diffuse midline glioma, H3K27M-mutant [Louis DN, Ohgaki H, Wiestler OD, et al(eds)：WHO classification of tumours of the central nervous system. Revised 4th edition]. pp 57-59, International agency for research on cancer, Lyon, 2016.

(2)Hochart A, Escande F, Rocourt N, et al：Long survival in a child with a mutated K27 M-H 3. 3 pilocytic astrocytoma. Ann Clin Transl Neurol 2(4)：439-443, 2015.

11）傍神経節腫

(1)Brandner S, Soffer D, Stratakis CA, et al：Paraganglioma [Louis DN, Ohgaki H, Wiestler OD, et al(eds)：WHO classification of tumours of the central nervous system. Revised 4th edition]. pp 164-167, International agency for research on cancer, Lyon, 2016.

(2)日本脳神経外科学会・日本病理学会（編）：Paraganglioma 傍神経節腫（臨床・病理　脳腫瘍取扱い規約．臨床と病理カラーアトラス）．119頁，金原出版，東京，2010.

(3)尾尻博也：傍神経節腫瘍(paraganglioma)の画像所見と臨床．耳展 47(2)：130-134，2004.

(4)Soffer D, Scheithauer BW：Paraganglioma [Kleihues P, Cavenee WK（eds）：WHO classification of tumours. Pathology and genetics. Tumours of the nervous system]. pp 112-114, IARC Press, Lyon, 2000.

(16)黒岩敏彦（監訳）：脳幹部グリオーマ [グリーンバーグ脳神経外科ハンドブック]．550-552頁，金芳堂，京都，2002.

(17)Landolfi JC, Thaler HT, DeAngelis LM：Adult brainstem gliomas. Neurology 51：1136-1139, 1998.

(18)松谷雅生：Brain stem glioma の治療と予後．小児の脳神経 2：411-416，1978.

(19)松谷雅生，黒岩敏彦，太田富雄：脳幹神経膠腫 [太田富雄，松谷雅生（編）：脳神経外科学]．500-505頁，金芳堂，京都，2000.

(20)根来　真，小林達也，景山直樹，ほか：Brain stem glioma に対する CT scan 及び metrizamide CT cisternography の有用性．CT 研究 2：213-219，1980.

(21)西尾俊嗣，福井仁士：脳幹部神経膠腫（高倉公明監修：悪性神経膠腫），109-119頁，現代医療社，東京，1989.

(22)Pollack IF, Hoffman HJ, Humphreys RP, et al：The long-term outcome after surgical treatment of dorsally exophytic brainstem gliomas. J Neurosurg 78：859-863, 1993.

(23)Sarwar M, Batnitzky S, Mannie M, et al：Anterior pontomensencephalic vein and basilar artery in exophytic brainstem glioma. Radiology 124：403-407, 1977.

(24)Stroink AR, Hoffman HJ, Hendrick EB, et al：Diagnosis and management of pediatric brain-stem gliomas. J Neurosurg 65：745-750, 1986.

(25)田村　勝，相羽　正，武田文和，ほか：脳幹原発腫瘍．脳神経 31：913-918，1979.

(26)田中隆一：脳幹 glioma [松本　悟，大井静雄（編）：臨床小児脳神経外科学]．520-534頁，医学書院，東京，1992.

(27)The committee of brain tumor registry of Japan：Report of brain tumor registry of Japan(1984-2000). 12th Edition. Neurol Med Chir Vol. 49(Suppl). サイメッド・パブリケーションズ，東京，2009.

(28)Tokuriki Y, Handa H, Yamashita J, et al：Brainstem glioma；An analysis of 85 cases. Acta Neurochir(Wien)79：67-73, 1986.

(29)吉田雄樹，北上　明，菊地康文，ほか：中脳視蓋部グリオーマの2手術例の検討．脳外 23：705-709，1995.

(30)White HH：Brain stem tumors occurring in adults. Neurology 13：292-300, 1963.

(3)池村雅子：Diffuse midline glioma, H 3 K 27 M-mutant. 病理と臨床 35(5)：439-443，2017.

(4)三木俊一郎，市村幸一，成田善孝：グリオーマ遺伝子検査の理解の基本と pitfall. 脳外誌 26(11)：806-816，2017.

(5)武笠晃太：脳腫瘍におけるヒストン H 3 K 27 M 変異の意義．Neuro-Oncology の進歩 24(19：7-17，2017.

(6)新田雅之，小森隆司：WHO 2016 脳腫瘍病理分類の概要と課題．脳外誌 26(11)：782-791，2017.

(7)Orillac C, Thomas C, Dastagirzada Y, et al：Pilocytic astrocytoma and glioneuronal tumor with histone H 3 K 27 M mutation. Acta Neuropathol Commun 4(1)：84, 2016.

(8)Solomon DA, Wood MD, Tihan T, et al：Diffuse Midline Gliomas with Histone H 3-K 27 M Mutation：A Series of 47 Cases Assessing the Spectrum of Morphologic Variation and Associated Genetic Alterations. Brain Pathol 26(5)：569-580, 2016.

(9)園田順彦，隈部俊宏，齋藤竜太，ほか：小児神経膠腫の治療コンセンサス．脳外誌 21(3)：224-235．2012.

(10)高橋　弘：脳幹網様体に関る腫瘍．Clinical Neuroscience 25(4)：469-466．2007.

(11)寺島慶太：小児悪性脳腫瘍の WHO 分類 2016 年に基づく治療．脳外誌 26(11)：792-797．2017.

●髄膜腫

(1)Alguacil-Garcia A, Pettigrew NM, Sima AAF：Secretory meningioma；A distinct subtype of meningioma. Am J Surg Pathol 10：102-111, 1986.

(2)Al-Mefty O, Fox JL, Smith RR：Petrosal approach for petroclival meningiomas. Neurosurgery 22：510-517, 1988.

(3)Alper MG：Management of primary optic nerve meningiomas：Current status-Therapy in controversy. J Clin Neuro-opthalmol 1：101-117, 1981.

(4)Alvarez F, Roda JM, Romero MR, et al：Malignant and atypical meningiomas；A reappraisal of clinical, histological, and computed tomographic features. Neurosurgery 20：688-694, 1987.

(5)Arai H, Beppu T, Wada T, et al：Pathological analyses of early recurrence and malignant transformation in meningiomas. Brain Tumor Pathol 15：37-40, 1998.

(6)Bakar B：Jugular foramen meningiomas：review of the major surgical series. Neurol Med Chir(Tokyo)50(2)：89-97, 2010.

(7)Barbaro NM, Gutin PH, Wilson CB, et al：Radiation therapy in the treatment of partially resected meningiomas. Neurosurgery 20：525-528, 1987.

(8)Bassiouni H, Hunold A, Asgari S, et al：Tentorial meningiomas：clinical results in 81 patients treated microsurgically. Neurosurgery 55(1)：108-118, 2004.

(9)Bricolo AP, Turazzi S, Talacchi A, et al：Micorsurgical removal of petroclival meningiomas；A report of 33 patients. Neurosurgery 31：813-828, 1992.

(10)Bruneau M, George B：Foramen magnum meningiomas：detailed surgical approaches and technical aspects at Lariboisière Hospital and review of the literature. Neurosurg Rev. 31(1)：19-33, 2008.

(11)Cabezudo JM, Vaquero J, García-de-Sola R, et al：Meningioma of the anterior part of the third ventricle. Acta Neurochir 56：219-231, 1981.

(12)Carlotti CG Jr, Neder L, Colli BO, et al：Clear cell meningioma of the fourth ventricle. Am J Surg Pathol 27：131-135, 2003.

(13)Carpeggiani P, Crisi G, Trevisan C：MRI of intracranial meningiomas；correlations with histology and physical consistency. Neuroradiology 35：532-536, 1993.

(14)Cerdá-Nicholás M, Lopez-Gines C, Perez-Bacete M, et al：Histologically benign metastatic meningioma；morphological and cytogenetic study. J Neurosurg 98：194-198, 2003.

(15)Chan RC, Thompson GB：Morbidity, mortality, and quality of life following surgery for intracranial meningiomas. J Neurosurg 60：52-60, 1984.

(16)Chen TC, Zee C-S, Miller CA, et al：Magnetic resonance imaging and pathological correlates of meningiomas. Neurosurgery 31：1015-1022, 1992.

(17)Chozick BS, Reinert SE, Greenblatt SH：Incidence of seizures after surgery for supratentorial meningiomas；a modern analysis. J Neurosurg 84：382-386, 1996.

(18)Chung SB, Kim CY, Park CK, et al：Falx meningiomas；surgical results and lessons learned from 68 cases. J Korean Neurosurg Soc 42(4)：276-280, 2007.

(19)Ciric I, Landau B：Tentorial and posterior cranial fossa meningiomas；Operative results and long-term follow-up；Experience with twenty-six cases. Surg Neurol 39：530-537, 1993.

(20)Clark VE, Erson-Omay EZ, Serin A, et al：Genomic analysis of non-NF 2 meningiomas reveals mutations in TRAF 7, KLF 4, AKT 1, and SMO. Science 339(6123)：1077-1080, 2013.

(21)Çolakoğlu N, Demirtas E, Oktar N, et al：Secretory meningiomas. J Neuro-Oncol 62：233-241, 2003.

(22)Connell PP, Macdonald RL, Mansur DB, et al：Tumor size predicts control of benign meningiomas treated with radiotherapy. Neurosurgery 44：1194-1200, 1999.

(23)Couce ME, Aker FV, Scheithauer BW：Choroid meningioma；A clinicopathologic study of 42 cases. Am J Surg Pathol 24：899-905, 2000.

(24)Cushing H, Eisenhardt L：Meningiomas. Part one & two, Hafner, New York, 1969.

(25)Domenicucci M, Santoro A, D'Osvaldo DH, et al：Multiple intracranial meningiomas. J Neurosurg 70：41-44, 1989.

(26)Drake JM, Hendrick EB, Becker LE, et al：Intracranial meningiomas in children. Pediat Neurosci 12：134-139, 1985-86.

(27)Elster AD, Challa VR, Gilbert TH, et al：Meningiomas；MR and histopathologic features. Radiology 170：857-862, 1989.

(28)Eustacchio S, Trummer M, Fuchs I, et al：Preservation of cranial nerve function following gamma knife radiosurgery fro benign skull base meningiomas；Experience in 121 patients with follow-up of 5 to 9. 8 years. Acta Neurochir 84(Suppl)：71-76, 2002.

(29)Firsching RP, Fisher A, Peters R, et al：Growth rate of incidental meningiomas. J Neurosurg 73：545-547, 1990.

(30)George AJ, Russell EJ, Kricheff II：White matter buckling；CT sign of extraaxial intracranial mass. AJR 135：1031-1036, 1980.

(31)宜保浩彦，小林茂昭，横尾　昭：小脳橋角部腫瘍―聴神経鞘腫を中心にして―．高倉公朋(監)：頭蓋底部の手術，83-96 頁，現代医療社，東京，1991.

(32)Goldsher D, Litt AW, Pinto RS, et al：Dural "tail" associated with meningiomas on Gd-DTPA-enhanced MR images；Characteristics, differential diagnostic value, and possible implications for treatment. Radiology 176：447-450, 1990.

(33)Goldsmith BJ, Wara WM, Wilson CB, et al：Postoperative irradiation for subtotally resected meningiomas. J Neurosurg 80：195-201, 1994.

(34)Guidetti B, Ciappetta P, Domenicucci M：Tentorial meningiomas：surgical experience with 61 cases and long-term results. J Neurosurg 69(2)：183-187, 1988.

(35)Hakim R, Alexander E III, Loeffler JS, et al：Results of linear accelerator-based radiosurgery for intracranial meningiomas. Neurosurgery 42：446-454, 1998.

(36)Hakuba A, Nishimura S, Mishima Y, et al：Foramen magnum tumors；Report of 21 cases. Neurol Med Chir(Tokyo)22：563-576, 1982.

(37)羽柴哲夫，丸野元彦，橋本直哉，ほか：無症候性髄膜腫治療におけるデータベースの活用．脳神経外科速報 15(12)：1143-1149．2005.

(38)Helle TL, Conley FK：Haemorrhage associated with meningio-

(39)ma；a case report and review of the literature. J Neurol Neurosurg Psychiatry 43：725-729, 1980.

(39)Herz DA, Shapiro K, Shulman K：Intracranial meningiomas of infancy, childhood and adolescence. Child's brain 7：43-56, 1980.

(40)平尾正人，岡　伸夫，平島　豊，ほか：Deep sylvian meningioma の 1 治験例．脳外 14：1471-1478, 1986.

(41)平戸純子：腫瘍（3）髄膜腫．脳外 31：562-569, 2003.

(42)Hojo H, Abe M：Rhabdoid papillary meningioma. Am J Surg Pathol 25：964-969, 2001.

(43)保格宏務，長島梧郎，鈴木龍太，ほか：Sphenoidal ridge clear cell meningioma の 1 例；増殖能に関する免疫組織学的検討．脳外誌 10：358-363, 2001.

(44)Im S-H, Wang K-C, Kim S-K, et al：Childhood meningioma；unusual location, atypical radiological findings, and favorable treatment outcome. Child's Nerv Syst 17：656-662, 2001.

(45)岩井謙育，山中一浩，森川俊枝，ほか：Radiosurgery 時代の無症候性髄膜腫に対する治療．No Shinkei Geka 31：891-897, 2003.

(46)Jääskeläinen J, Haltia M, Laasonen E, et al：The growth rate of intracranial meningiomas and its relation to histology；An analysis of 43 patients. Surg Neurol 24：165-172, 1985.

(47)Jääskeläinen J, Haltia M, Servo A：Atypical and anaplastic meningiomas；Radiology, surgery, radiotherapy, and outcome. Surg Neurol 25：233-242, 1986.

(48)Jakobiec FA, Depot MJ, Kennerdell JS, et al：Combined clinical and computed tomographic diagnosis of orbital glioma and meningioma. Ophthalmology 91：137-155, 1984.

(49)Jellinger K, Slowik F：Histological subtypes and prognostic problems in meningiomas. J Neurol 208：279-298, 1975.

(50)Jung H-W, Yoo H, Paek SH, et al：Long-term outcome and growth rate of subtotally resected petroclival meningiomas；Experience with 38 cases. Neurosurgery 46：567-575, 2000.

(51)兜　正則，林　実，半田裕二，ほか：脳内出血にて発症した meningioma の 2 治験例．Neurol Med Chir（Tokyo）27：451-455, 1987.

(52)梶原佳則，児玉安紀，堀田卓宏，ほか：Chordoid meningioma の 1 例．脳外 27：947-951, 1999.

(53)Karasick JL, Mullan SF：A survey of metastatic meningioma. J Neurosurg 40：206-212, 1974.

(54)樫村博史，別府高明，和田　司，ほか：Meningioma en plaque の 1 例；73 例の文献的考察．脳外 25：1097-1100, 1997.

(55)Katayama S, Fukuhara T, Wani T, et al：Cystic lymphoplasmacyte-rich meningioma；Case report. Neurol Med Chir（Tokyo）37：275-278, 1997.

(56)川本行彦，沖　修一，三上貴司，ほか：無症候性髄膜腫の治療方針．脳外誌 8：453-458, 1999.

(57)Kepes JJ, Chen W Y-K, Connors MH, et al："Chordoid" meningeal tumors in young individuals with peritumoral lymphoplasmacellular infiltrates causing systemic manifestations of the Castleman syndrome；A report of seven cases. Cancer 62：391-406, 1988.

(58)木田義久，小林達也，田中孝幸，ほか：海綿静脈洞髄膜腫のガンマナイフ治療．脳外 24：529-533, 1996.

(59)Kim KS, Rogers LF, Goldblatt D：CT features of hyperostosing meningioma en plaque. AJR 149：1017-1023, 1987.

(60)水野本　均，岩崎喜信，中川　翼，ほか：髄膜腫の頭蓋外転移；2 例報告と文献的考察．脳外 10：319-326, 1982.

(61)Kobayashi T, Kida Y, Mori Y：Long-term results of stereotactic gamma radiosurgery of meningiomas. Surg Neurol 55：325-331, 2001.

(62)河内正人，生塩之敬：髄膜腫［田村　晃，松谷雅生，清水輝夫（編）：EBM に基づく脳神経疾患の基本治療方針］．100-103 頁，メジカ

ルビュー社，東京，2002.

(63)Kohli CM, Crouch RL：Meningioma with intracerebral hematoma. Neurosurgery 15：237-240, 1984.

(64)小島　精，和賀志郎，伊藤浩二，ほか：悪性髄膜腫の検討．脳外 18：939-946, 1990.

(65)近藤　威，栗原英治，甲村英二：けいれん発作で発見された微小嚢胞性髄膜腫．脳神経 54：624-625, 2002.

(66)Kondziolka D, Levy EI, Niranjan A, et al：Long-term outcomes after meningioma radiosurgery；physician and patient perspectives. J Neurosurg 91：44-50, 1999.

(67)河野勝彦，絹田祐司，中谷英幸，ほか：腫瘍の一部が悪性転化したと考えられる大脳鎌髄膜腫の 1 例．脳外誌 11：536-541, 2002.

(68)久保田 紀彦：髄膜腫・髄膜腫瘍の病理と臨床［山嶋哲盛，木多真也（編）：髄膜をめぐる諸問題］．125-137 頁，サイメッド・パブリケーションズ，東京，1997.

(69)久保田紀彦，竹内浩明：髄膜性腫瘍の病理．脳外誌 14（12）：761-771, 2005.

(70)Kubota Y, Ueda T, Kagawa Y, et al：Microcystic meningioma without enhancement on neuroimaging；Case report. Neurol Med Chir（Tokyo）37：407-410, 1997.

(71)Kuratsu J, Kochi M, Ushio Y：Incidence and clinical features of asymptomatic meningiomas. J Neurosurg 92：766-770, 2000.

(72)倉津純一：無症候性髄膜腫．Clinical Neuroscience 22（12）：1458-1459, 2004.

(73)Lee KF：The diagnostic value of hyperostosis in midline subfrontal meningioma；An analysis of 66 cases. Radiology 119：121-130, 1976.

(74)Lee DK, Kim DG, Choe G, et al：Chordoid meningioma with polyclonal gammanopathy. J Neurosurg 94：122-126, 2001.

(75)Lee KF, Whiteley WH, Schatz NJ, et al：Juxtasellar hyperostosis of non-meningiomatous origin. J Neurosurg 44：571-579, 1976.

(76)Lirng JF, Enterline DS, Tien RD, et al：MRI of papillary meningiomas in children. Pediatr Radiol 25（Suppl 1）：S 9-S 13, 1995.

(77)Loiseau H, Pedespan J-M, Vital A, et al：Lymphoplasmacyte-rich meningioma in a child. J Neurosurg 83：1075-1079, 1995.

(78)Louis DN, Perry A, Reifenberger G, et al：The 2016 World Health Organization Classification of Tumors of the Central Nervous System：a summary. Acta Neuropathol 131（6）：803-820, 2016.

(79)Ludwin SK, Rubinstein LJ, Russell DS：Papillary meningioma；A malignant variant of meningioma. Cancer 36：1363-1373, 1975.

(80)Mahmood A, Qureshi NH, Malik GM：Intracranial meningiomas；Analysis of recurrence after surgical treatment. Acta Neurochir（Wien）126：53-58, 1994.

(81)Maier H, Wanschitz J, Sedivy R, et al：Proliferation and DNA fragmentation in meningioma subtypes. Neuropathol appl Neurobiol 23：496-506, 1997.

(82)Maroon JC, Kennerdell JS, Brillman J：Tumors of the orbit ［Wilkins RH, Rengachary SS（eds）：Neurosurgery Vol.Ⅰ］．pp 1481-1493, McGraw-Hill, New York, 1996.

(83)Mastronardi L, Ferrante L, Qasho R, et al：Intracranial meningiomas in the 9th decade of life；A retrospective study of 17 surgical cases. Neurosurgery 36：270-274, 1995.

(84)松本茂男，山本豊城，伴　貞彦：側頭葉てんかんで発症した deep sylvian meningioma の 1 例．脳神経 47：503-508, 1995.

(85)松本伸治，桑村圭一，上川秀士，ほか：第 4 脳室底下半部に播種した大脳鎌悪性髄膜腫の 1 例．脳外誌 8：670-674, 1999.

(86)松野　彰：無症候性脳腫瘍．Clinical Neuroscience 21：523, 2003.

(87)松谷雅生：Ⅳ．髄膜腫［高倉公朋（監修），山浦　晶（編集）：New Lecture 3　脳腫瘍］．133-154 頁，篠原出版，東京，1988.

(88)松谷雅生：無症候性髄膜腫の手術適応．脳神経 53：327-330, 2001.

●主要参考文献

(89)松島俊夫，木下和夫，沼口雄治，ほか：囊胞性髄膜腫の1例．脳外 6：167-171，1978.

(90)Michaud J, Gagné F：Microcystic meningioma；Clinicopathologic report of eight cases. Arch Pathol Lab Med 107：75-80, 1983.

(91)Mirimanoff RO, Dosoretz DE, Linggood RM, et al：Meningioma；analysis of recurrence and progression following neurosurgical resection. J Neurosurg 62：18-24, 1985.

(92)美津島　穣，渡辺高志：無症候性左前頭円蓋部髄膜腫の1例；WAIS-R による術前術後評価と改善について．脳神経 52：335-340，2000.

(93)光山哲滝，糟谷英俊，久保長生，ほか：1歳8カ月の左シルビウス裂内髄膜腫．脳外 28：459-464，2000.

(94)宮田 伊知郎，津野和幸，正岡哲也，ほか：Atypical な CT 像を示した髄膜腫の1例．脳外 17：297-300，1989.

(95)Molony TB, Brackmann DE, Lo WWM：Meningioma of the jugular foramen. Otolaryngol Head Neck Surg 106：128-136, 1992.

(96)森　墾：髄膜腫．臨床医 29(増刊号)：727-729，2003.

(97)森 鑑二，有田憲生：無症候性脳腫瘍．日医雑誌 136(4)：705-709，2007.

(98)森 信太郎，石原博文，曽我部 貴士，ほか：Deep sylvian meningioma の1例．脳外 5：385-392，1977.

(99)森 美雅，渋谷正人，杉田 虔一郎，ほか：Deep sylvian meningioma の1小児例．脳外 22：1147-1151，1994.

(100)森下暁二，近藤 威，江原一雅，ほか：進行性に MIB-1 index の上昇を示した papillary meningioma の1例．脳外誌 11：530-535，2002.

(101)Morita A, Coffey RJ, Foote RJ, et al：Risk of injury to cranial nerves after gamma knife radiosurgery for skull base meningiomas；experience in 88 patients. J Neurosurg 90：42-49, 1999.

(102)麦倉俊司，金森政之，斉藤竜太：脳室内およびその近傍の腫瘍．画像診断 36(13)：1270-1282，2016.

(103)中居康展，谷中清之，井口雅晴，ほか：頭皮下腫瘤を形成した多発性骨髄腫の1例；腫瘍診断における Dural Tail Sign の意義について．脳外 27：67-71，1999.

(104)中村英夫，矢野茂敏，倉津純一：髄膜腫の自然歴．脳外誌 24(8)：506-512，2015.

(105)中尾直之，久保謙二，森脇 宏：くも膜下出血で発症した蝶形骨縁髄膜腫；その出血機序についての考察．脳神経 43：589-592，1991.

(106)Nakasu S, Hirano A, Shimura T, et al：Incidental meningiomas in autopsy study. Surg Neurol 27：319-322, 1987.

(107)Nakasu S, Nakajima M, Matsumura K, et al：Meningioma；Proliferating potential and clinicoradiological features. Neurosurgery 37：1049-1055, 1995.

(108)中塚博貴，大上史朗，大田信介，ほか：初回手術より4カ月の経過で悪性転化した髄膜腫の1例．脳外 31：181-186，2003.

(109)Nauta HJW, Tucker WS, Horsey WJ, et al：Xanthochromic cysts associated with meningioma. J Neurol Neurosurg Psychiatry 42：529-535, 1979.

(110)New PFJ, Hasselink JR, O'Carroll CP, et al：Malignant meningiomas；CT and histologic criteria, including a new CT sign. AJNR 3：267-276, 1982.

(111)日本脳神経外科学会・日本病理学会(編)：Meningioma 髄膜腫(臨床・病理 脳腫瘍取扱い規約．臨床と病理カラーアトラス)．136-141頁，金原出版，東京，2010.

(112)Nishio S, Morioka T, Suzuki S, et al：Secretory meningioma；clinicopathologic features of eight cases. J Clin Neurosci 8：335-339, 2001.

(113)Nishizaki T, Kamiryo T, Fujisawa H, et al：Prognostic implications of meningiomas in the elderly (over 70 years old) in the era of magnetic resonance imaging. Acta Neurochir(Wien) 126：59-62, 1994.

(114)脳ドックの新ガイドライン作成委員会(編)：脳ドックのガイドライン 2014(改訂第4版)．無症候性脳腫瘍および腫瘍様病変(脳ドックのガイドライン 2014 改訂第4版)，89-91頁，響文社，札幌，2014.

(115)脳腫瘍全国統計委員会・日本病理学会(編)：Malignant meningioma 悪性髄膜腫(脳腫瘍取扱い規約―臨床と病理カラーアトラス―)．278-280頁，金原出版，東京，2002.

(116)Nutting C, Brada M, Brazil L, et al：Radiotherapy in the treatment of benign meningioma of the skull base. J Neurosurg 90：823-827, 1999.

(117)尾金一民，鈴木重明：側脳室髄膜腫[山浦　晶(総編集)：脳神経外科学大系．第7巻．脳腫瘍 II(専門編集：河瀬 斌)]．84-97頁，中山書店，東京，2004.

(118)大畑建治，原 充弘：錐体斜台部髄膜腫．脳外 30：1159-1171，2002.

(119)大畑建治：Editorial Comment. 頭蓋骨変形を示した円蓋部板状髄膜腫の1例．脳外誌 23(5)：440，2014.

(120)岡本 浩一郎：髄膜腫[青木茂樹，阿部 修(編著)：これでわかる拡散 MRI]．秀潤社，東京，194-195頁，2002.

(121)Olivero WC, Lister JR, Elwood PW：The natural history and growth rate of asymptomatic meningiomas；a review of 60 patients. J Neurosurg 83：222-224, 1995.

(122)Olmsted WW, McGee TP：Prognosis in meningioma through evaluation of skull bone patterns. Radiology 123：375-377, 1977.

(123)小野田 公夫，今井周治，若尾哲夫，ほか：頭蓋骨に主座を置き術前に肺転移をきたしていた meningioma の1例．Neurol Med Chir(Tokyo) 25：306-310，1985.

(124)織田哲至，阿美古 征生，青木秀夫：Vacuolated component を持った髄膜腫．Neurol Med Chir(Tokyo) 25：479-483，1985.

(125)Perilongo G, Sutton LN, Goldwein JW, et al：Childhood meningiomas. Pediatr Neurosurg 18：16-23, 1992.

(126)Perry A, Scheithauer BW, Stafford SL, et al："Rhabdoid" meningioma. Am J Surg Pathol 22：1482-1490, 1998.

(127)Perry A, Louis DN, Budka H, et al：Meningioma [Louis DN, Ohgaki H, Wiestler OD, et al (eds)：WHO classification of tumours of the central nervous system. Revised 4th edition]. pp 232-245, International agency for research on cancer, Lyon, 2016.

(128)Probst-Cousin S, Villagran-Lillo R, Lahl R, et al：Secretary meningioma；Clinical, histologic, and immunohistochemical findings in 31 cases. Cancer 79：2003-2015, 1997.

(129)Rohringer M, Sutherland GR, Louw DE, et al：Incidence and clinicopathological features of meningioma. J Neurosurg 71：665-672, 1989.

(130)Rubinstein AB, Shalit MN, Cohen ML, et al：Radiation-induced cerebral meningioma；a recognizable entity. J Neurosurg 61：966-971, 1984.

(131)Saito A, Nakazato Y, Yoshii Y, et al：Anaplastic meningioma with papillary, rhabdoid, and epithelial features. Brain Tumor Pathol 18：155-159, 2001.

(132)阪上義雄，工藤弘志，河村淳史，ほか：腫瘍内出血で発症した microcystic meningioma の1例．脳外誌 7：648-652，1998.

(133)Salpietro FM, Alafaci C, Lucerna S, et al：Peritumoral edema in meningiomas；Microsurgical observations of different brain tumor interfaces related to computed tomography. Neurosurgery 35：638-642, 1994.

(134)Sanabria EAM, Ehara K, Tamaki N：Surgical experience with skull base approaches for foramen magnum meningioma. Neurol Med Chir(Tokyo) 42：472-480, 2002.

(135)Sano K, Wakai S, Ochiai C, et al：Characteristics of intracranial meningiomas in childhood. Child's Brain 8：98-106, 1981.

(132)笹森 由美子，井上道夫，高橋 八三郎，ほか：特異な画像所見を呈した Cystic meningioma. 脳神経外科速報 14(11)：1114-1119, 2004.

(133)佐山一郎，伊藤 善太郎，大田英則，ほか：Incidental meningioma. 脳外 10：761-767，1982.

(134)Sekhar LN, Jannetta PJ, Maroon JC：Tentorial meningiomas；Surgical management and results. Neurosurgery 14(3)：268-275, 1984.

(135)関谷徹治，真鍋 宏，岩淵 隆，ほか：髄膜腫付着部に連続する硬膜のエンハンスメント；MRI 画像とその組織学的所見について．脳外 20：1063-1068，1992.

(136)赤土 みゆき，竹本和正，井上佑一，ほか：頭蓋内髄膜腫の MRI. 日本医放会誌 47：27-36，1987.

(137)Sheporaitis LA, Osborn AG, Smirniotopoulos JG, et al：Radiologic-pathologic correlation；Intracranial meningioma. AJNR 13：29-37, 1992.

(138)澁谷 誠：髄膜腫の病理と遺伝子異常．Neuro-Oncology の進歩 21(3)：33-41，2014.

(139)Shimbo D, Kato T, Takeda M, et al：Intraparenchymal meningioma in a child. Neurol Med Chir(Tokyo)51：793-797, 2011.

(140)Shimoji K, Yasuma Y, Mori K, et al：Unique radiological appearance of a microcystic meningioma. Acta Neurochir(Wien) 141：1119-1121, 1999.

(141)塩屋 斉，菊地顕次，須田良孝，ほか：特異な画像を呈した微小嚢胞性髄膜腫の 1 例．脳外 27：569-575，1999.

(142)Shitara S, Nitta N, Fukami T, et al：Tuberculum sellae meningioma causing progressive visual impairment during pregnancy. Case report. Neurol Med Chir(Tokyo)52(8)：607-611, 2012.

(143)Shukla D, Behari S, Jaiswal AK, et al：Tentorial meningiomas；operative nuances and perioperative management dilemmas. Acta Neurochir(Wien)151(9)：1037-51, 2009.

(144)Simpson D：The recurrence of intracranial meningiomas after surgical treatment. J Neurol Neurosurg Psychiatry 20：22-39, 1957.

(145)Soffer D, Pittaluga S, Feiner M, et al：Intracranial meningiomas following low-dose irradiation to the head. J Neurosurg 59：1048-1053, 1983.

(146)Stafford SL, Perry A, Suman VJ, et al：Primarily resected meningiomas；Outcome and prognostic factors in 581 Mayo Clinic patients, 1978 through 1988. Mayo Clin Proc 73：936-942, 1998.

(147)Subach BR, Lunsford LD, Kondziolka D, et al：Management of petroclival meningiomas by stereotactic radiosurgery. Neurosurgery 42：437-445, 1998.

(148)杉山一彦：Editorial Comment．虎柄のウサギ—髄膜腫の病理亜型のまとめ—．脳外誌 17(3)：253．2008.

(149)Sumida M, Uozumi T, Yamanaka M, et al：Displacement of the normal pituitary gland by sellar and juxtasellar tumours；surgical-MRI correlation and use in differential diagnosis. Neuroradiology 36(5)：372-375, 1994.

(150)高井洋樹，松村浩平，平井 聡，ほか：著明な頭蓋骨変形をきたした髄膜腫の 1 例．脳外誌 23(5)：435-439，2014.

(151)竹内一夫：頭蓋内石灰化像．156-168 頁，医学書院，東京，1973.

(152)田村 勝，川淵純一，井上 洋，ほか：髄膜腫の術後遠隔成績；腫瘍悪性変化と再発の関連性について．Neurol Med Chir(Tokyo)19：411-419, 1979.

(153)田村 勝，中村 正，小野伸夫，ほか：髄膜腫遠隔転移例の臨床病理学的検討．脳腫瘍病理 7：39-47，1990.

(154)田村 勝：悪性メニンジオーマとその治療．Clinical Neuroscience 9：327-329，1991.

(155)Taylor BW Jr, Marcus RB Jr, Friedman WA, et al：The meningioma controversy；Postoperative radiation therapy. Int J Radiation Oncology Biol Phys 15：299-304, 1988.

(156)The committee of brain tumor registry of Japan：Report of brain tumor registry of Japan(1969-1993). 10th Edition. Neurol Med Chir Vol. 40(Suppl). サイメッド・パブリケーションズ，東京，2000.

(157)The committee of brain tumor registry of Japan：Report of brain tumor registry of Japan(1984-2000). 12th Edition. Neurol Med Chir Vol. 49(Suppl). サイメッド・パブリケーションズ，東京，2009.

(158)The committee of brain tumor registry of Japan：Report of brain tumor registry of Japan(2005-2008). 14th Edition. Neurol Med Chir Vol. 57(Suppl 1). Medical Tribune Inc, Tokyo, 2017.

(159)Thomas HG, Dolman CL, Berry K：Malignant meningioma；clinical and pathological features. J Neurosurg 55：929-934, 1981.

(160)友金祐介，新光 阿以子，藤田重一，ほか：著明な脳浮腫を伴った secretory meningioma の 1 例．脳外誌 15(11)：778-783，2006.

(161)Tsunoda S, Takeshima T, Sakaki T, et al：Secretary meningioma with elevated serum carcinoembryonic antigen level. Surg Neurol 37：415-418, 1994.

(162)Turgut M, Özcan OE, Bertan V：Meningiomas in childhood and adolescence；a report of 13 cases and review of the literature. Brit J Neurosurg 11：501-507, 1997.

(163)上出廷治，鰐渕昌彦，野中 雅，ほか：脳幹実質に浮腫性変化をともなった petroclival meningioma の特殊性．脳外 24：841-847, 1996.

(164)Valavanis A, Schubiger O, Hayek J, et al：CT of meningiomas on the posterior surface of the petrous bone. Neuroradiology 22：111-121, 1981.

(165)Van Havenbergh, Carvalho G, Tatagiba M, et al：Natural history of petroclival meningiomas. Neurosurgery 52：55-64, 2003.

(166)和賀志郎，松田昌之，半田 肇，ほか：多発性髄膜腫 Multiple meningiomas. 脳神経 24：393-402，1972.

(167)Wakai S, Yamakawa K, Manaka S, et al：Spontaneous intracranial hemorrhage caused by brain tumor；Its incidence and clinical significance. Neurosurgery 10：437-444, 1982.

(168)Wang DJ, Zheng MZ, Gong Y, et al：Papillary meningioma；clinical and histopathological observations. Int J Clin Exp Pathol 6(5)：878-888, 2013.

(169)Wiggli U, Oberson R：Pneumosinus dilatans and hyperostosis；Early signs of meningiomas of the anterior chiasmatic angle. Neuroradiology 8：217-221, 1975.

(170)Wilms G, Lammens M, Marchal G, et al：Prominent dural enhancement adjacent to nonmeningiomatous malignant lesions on contrast-enhanced MR images. AJNR 12：761-764, 1991.

(171)山口文雄：Neuroimaging Quiz；悪性髄膜腫．Clinical Neuroscience 20：1063-1064，2002.

(172)山口文雄：Neuroimaging Quize. Clinical Neuroscience 22(2)：1449-1450, 2004.

(173)Yamaki T, Ikeda T, Sakamoto Y, et al：Lymphoplamacyte-rich meningioma with clinical resemblance to inflammatory pseudotumor. J Neurosurg 86：898-904, 1997.

(174)Yano H, Shinoda J, Hara A, et al：Chordoid meningioma. Brain Tumor Pathol 17：153-157, 2000.

(175)横山俊一，倉津純一：乳頭状髄膜腫．日本臨床領域別症候群シリーズ 28(pt 3)：137-138，2000.

(176)吉田一成：頭蓋底髄膜腫に対する手術戦略．脳神経外科速報 14(10)：981-987，2004.

(177)吉田一成，河瀬 斌：頭蓋底髄膜腫の手術戦略．脳外誌 13(6)：

⒀ 433-440, 2004.

⒂吉田一成, 河瀬 斌：頭蓋底髄膜腫の手術. 脳外誌 16(6)：464-469, 2007.

⒃吉岡宏幸, 川哲二, 加藤幸雄, ほか：脳内出血で発症し急激な転帰をとった髄膜腫の1例. 脳外 23：79-84, 1995.

⒄吉岡直紀：小脳橋角部, その他の腫瘍［青木茂樹, 相田典子, 井田正博, ほか（編著）：よくわかる脳 MRI. 第3版］. 220-221頁. 学研メディカル秀潤社, 東京, 2013.

⒅Zee CS, Chen T, Hinton DR, et al：Magnetic resonance imaging

●下垂体疾患（リンパ球性下垂体炎, 偶発性下垂体腺腫, トルコ鞍空洞症候群を含む）

⑴阿部琢巳：リンパ球性下垂体炎（自己免疫性視床下部下垂体炎）. 東京都医師会雑誌 64(3)：5(207)-11(213), 2011.

⑵Abe T, Matsumoto K, Sanno N, et al：Lymphocytic hypophysitis；Case report. Neurosurgery 36：1016-1019, 1995.

⑶Abs R, Verhelst J, Maiter D, et al：Cabergoline in the treatment of acromegaly：a study in 64 patients. J Clin Endocrinol Metab 83(2)：374-378, 1998.

⑷足立好司：Granular cell tumor. Clinical Neuroscience 21：510-511, 2003.

⑸Ahmed SR, Aiello DP, Page R, et al：Necrotizing infundibulo-hypophysitis；A unique syndrome of diabetes insipidus and hypopituitarism. J Clin Endocrinol Metab 76：1499-1504, 1993.

⑹会田敏光, 阿部 弘, 馬渕正二, ほか：分娩後に自然消失した下垂体腫瘤の1例. Neurol Med Chir(Tokyo) 24：789-793, 1984.

⑺赤嶺壮一, 宮本恒彦, 杉浦康仁, ほか：MIB-1 labeling index 高値を示した小児 prolactinoma の1例. 脳外 28：547-553, 2000.

⑻秋元治朗, 名倉正利, 小野寺 良久：囊胞を伴った異所性下垂体腺腫の1例. 脳神経 47(11)：1092-1097, 1995.

⑼天野耕作, 川俣貴一, 林 基弘, ほか：下垂体癌3例の治療経過. 日本内分泌学会雑誌 87(Suppl)：82-84, 2011.

⑽青野敏博, 塩路武徳, 倉智敬一：乳汁漏出無月経症候群. 最新医学 32：895-901, 1977.

⑾青野敏博, 小池浩司, 倉智敬一：Galactorrhea-amenorrhea syndrome の診断. 綜合臨牀 29：267-278, 1980.

⑿Arafah BM：Reversible hypopituitarism in patients with large nonfunctioning pituitary adenomas. J Clin Endocrinol Metab 62：1173-1179, 1986.

⒀有田和徳, 栗栖 薫, 富永 篤：プロラクチノーマ［生塩之敬, 山浦 晶（編）：間脳下垂体の腫瘍性病変］. 80-91頁. 三輪書店, 東京, 1998.

⒁有田和徳, 魚住 徹, 富永 篤：下垂体腫瘍, 非機能性下垂体腺腫［高倉公朋（編）：間脳・下垂体］. 82-95頁. メジカルビュー社, 東京, 1999.

⒂有田和徳, 湯之上 俊二, 富永 篤, ほか：先端肥大症. 脳外誌 16(9)：678-685, 2007.

⒃有田憲生, 森 信太郎：GH 産生腺腫［生塩之敬, 山浦 晶（編）：間脳下垂体の腫瘍性病変］. 60-68頁. 三輪書店, 東京, 1998.

⒄Beressi N, Cohen R, Beressi J-P, et al：Pseudotumoral lymphocytic hypophysitis successfully treated by corticosteroid alone；First case report. Neurosurgery 35：505-508, 1994.

⒅Brandão RA, Braga MH, de Souza AA, et al：Pituicytoma. Surg Neurol Int 1：79, 2010.

⒆Brat DJ, Wesseling P, Fuller GN, et al：Pituicytoma［Louis DN, Ohgaki H, Wiestler OD, et al (eds)：WHO classification of tumours of the central nervous system. Revised 4th edition］. pp 332-333, International agency for research on cancer, Lyon, 2016.

⒇Breen P, Flickinger JC, Kondziolka D, et al：Radiotherapy for nonfunctional pituitary adenoma；analysis of long-term tumor control. J Neurosurg 89：933-938, 1998.

㉑Bush ZM, Longtine JA, Cunningham T, et al：Temozolomide

of cystic meningiomas and its surgical implications. Neurosurgery 36：482-488, 1995.

⒅Zimmerman RD, Fleming DA, Saint-Loius LA, et al：Magnetic resonance imaging of meningomas. AJNR 6：149-157, 1985.

⒆Zorludemir S, Scheithauer BW, Hirose T, et al：Clear cell meningioma；A clinicopathologic study of a potentially aggressive variant of meningioma. Am J Surg Pathol 19：493-505, 1995.

⒇Zülch KJ, Mennel HD：Malignant meningiomas. Advances in Neurosurgery 2：3-11, 1975.

treatment for aggressive pituitary tumors；correlation of clinical outcome with O(6)-methylguanine methyltransferase(MGMT) promoter methylation and expression. J Clin Endocrinol Metab 95(11)：E 280-E 290, 2010.

㉒Cardoso ER, Peterson EW：Pituitary apoplexy；A review. Neurosurgery 14：363-373, 1984.

㉓Caron PJ, Bevan JS, Petersenn S, et al：Tumor shrinkage with lanreotide Autogel 120 mg as primary therapy in acromegaly；results of a prospective multicenter clinical trial. J Clin Endocrinol Metab 99(4)：1282-1290, 2014.

㉔Caturegli P, Newschaffer C, Olivi A, et al：Autoimmune hypophysitis. Endocr Rev 26(5)：599-614, 2005.

㉕Chakrabortty S, Oi S, Yamaguchi M, et al：Growth hormone-producing pituitary adenomas；MR characteristics and pre- and postoperative evaluation. Neurol Med Chir(Tokyo) 33(2)：81-85, 1993.

㉖Chanson P, Borson-Chazot F, Kuhn JM, et al：Control of IGF-I levels with titrated dosing of lanreotide Autogel over 48 weeks in patients with acromegaly. Clin Endocrinol(Oxf) 69(2)：299-305, 2008.

㉗千原和夫（主任研究者）：中枢性思春期早発症の診断の手引き（平成15年度版. 別表1追加). 厚生労働科学研究費補助金 難治性疾患克服研究事業 間脳下垂体機能障害に関する調査研究. 平成17年度総括・分担研究報告書. 133-134頁, 2006.

㉘千原和夫（主任研究者）：クッシング病の診断と治療の手引き（平成18年度改訂). 厚生労働科学研究費補助金 難治性疾患克服研究事業 間脳下垂体機能障害に関する調査研究. 平成18年度総括・分担研究報告書. 130-132頁, 2007.

㉙Chu J, Yang Z, Meng Q, et al：Pituicytoma；case report and literature review. Br J Radiol 84：e 55-e 57, 2011.

㉚Cone L, Srinivasan M, Romanul FCA：Granular cell tumor (Choristoma)of the neurohypophysis；Two cases and a review of the literature. AJNR 11：403-406, 1990.

㉛Cooper O, Ben-Shlomo A, Bonert V, et al：Silent corticogonadotroph adenomas；clinical and cellular characteristics and long-term outcomes. Horm Cancer 1(2)：80-92, 2010.

㉜Cosman F, Post KD, Holub DA, et al：Lymphocytic hypophysitis；Report of 3 new cases and review of the literature. Medicine 68：240-256, 1989.

㉝Covington MF, Chin SS, Osborn AG：Pituicytoma, spindle cell oncocytoma, and granular cell tumor；clarification and meta-analysis of the world literature since 1893. AJNR Am J Neuroradiol 32(11)：2067-2072, 2011.

㉞Cusick JF, Haughton VM, Hagen TC：Radiological assessment of intrasellar prolactin-secreting tumors. Neurosurgery 6：376-379, 1980.

㉟Custodio PJP, Jho DH, Pu C, et al：Spindle Cell Oncocytoma of the pituitary presenting with severe hyponatremia. AACE Clinical Case Rep 2(3)：e 237-e 243, 2016.

㊱De Menis E, Visentin A, Billeci D, et al：Pituitary adenomas in childhood and adolescence；Clinical analysis of 10 cases. J Endocrinol Invest 24：92-97, 2001.

(37)Elster AD：Cranial magnetic resonance imaging. Churchill Livingstone, New York, 1988.

(38)Elster AD：Imaging of the sella；Anatomy and pathology. Semin Ultrasound CT MR 14：182-194, 1993.

(39)Faje A：Hypophysitis；Evaluation and Management. Clin Diabetes Endocrinol 6；2：15, 2016.

(40)Fernández-Balsells MM, Murad MH, Barwise A, et al：Natural history of nonfunctioning pituitary adenomas and incidentalomas；a systematic review and metaanalysis. J Clin Endocrinol Metab 96(4)：905-912, 2011.

(41)Freda PU, Beckers AM, Katznelson L, et al：Pituitary incidentaloma；an endocrine society clinical practice guideline. J Clin Endocrinol Metab 96(4)：894-904, 2011.

(42)藤尾信吾, 有田和徳：非機能性下垂体腺腫［ゴナドトロピン産生下垂体腺腫］［平田 結喜緒, 山田正三, 成瀬光栄（編）：下垂体疾患診療マニュアル. 改定第2版］. 171-173頁, 診断と治療社, 東京, 2016.

(43)Fujisawa I, Asato R, Okumura R, et al：Magnetic resonance imaging of neurohypophyseal germinomas. Cancer 68：1009-1014, 1991.

(44)Fujisawa H, Tohma Y, Muramatsu N, et al：Spindle cell oncocytoma of the adenohypophysis with marked hypervascularity. Case report. Neurol Med Chir(Tokyo)52(8)：594-598, 2012.

(45)福田 いずみ, 高野 加寿恵：先端巨大症の早期診断と治療. 日本医事新報 4483：54-58, 2010.

(46)福原紀章, 後藤広昌, 井下尚子, ほか：サブクリニカルクッシング病を呈した Crooke cell adenoma の1例. 日本内分泌学会雑誌 88(Suppl)：5-7, 2012.

(47)福原紀章, 井下尚子, 岡田満男, ほか：Silent TSH secreting pituitary adenoma. 日本内分泌学会雑誌 92(Suppl)：3-5, 2016.

(48)福原紀章, 山田正三：下垂体手術：①機能性下垂体腺腫［平田 結喜緒, 山田正三, 成瀬光栄（編）：下垂体疾患診療マニュアル. 改定第2版］. 106-107頁, 診断と治療社, 東京, 2016.

(49)福原紀章：TSH産生下垂体腺腫［平田 結喜緒, 山田正三, 成瀬光栄（編）：下垂体疾患診療マニュアル. 改定第2版］. 176-178頁, 診断と治療社, 東京, 2016.

(50)Fuller GN, Brat DJ, Wesseling P, et al：Graular cell tumour of the sellar region［Louis DN, Ohgaki H, Wiestler OD, et al(eds)：WHO classification of tumours of the central nervous system. Revised 4th edition］. pp 329-331, International agency for research on cancer, Lyon, 2016.

(51)船田信廣：腫瘍(4)末梢神経腫瘍, 下垂体腫瘍, 頭蓋咽頭腫および上皮性嚢胞性病変. 脳外 31：683-690, 2003.

(52)Gibbs WN, Monuki ES, Linskey ME, et al：Pituicytoma：diagnostic features on selective carotid angiography and MR imaging. AJNR Am J Neuroradiol 27(8)：1639-1642, 2006.

(53)Giustina A, Barkan A, Casanueva FF, et al：Criteria for cure of acromegaly；A consensus statement. J Clin Endocrinol Metab 85：526-529, 2000.

(54)Giustina A, Chanson P, Bronstein MD, et al：A consensus on criteria for cure of acromegaly. J Clin Endocrinol Metab 95(7)：3141-3148, 2010.

(55)Gutenberg A, Caturegli P, Metz I, et al：Necrotizing infundibulohypophysitis；an entity too rare to be true? Pituitary 15(2)：202-208, 2012.

(56)Hagiwara A, Inoue Y, Wakasa K, et al：Comparison of growth hormone-producing and non-growth hormone-producing pituitary adenomas；imaging characteristics and pathologic correlation. Radiology 228(2)：533-538, 2003.

(57)Hamnvik OP, Laury AR, Laws ER Jr, et al：Lymphocytic hypophysitis with diabetes insipidus in a young man. Nat Rev Endocrinol 6(8)：464-470, 2010.

(58)Han F, Gao L, Wang Y, Jin Y, et a：Clinical and imaging features of granular cell tumor of the neurohypophysis；A retrospective analysis. Medicine(Baltimore)97(9)：e 9745, 2018.

(59)Harris AG：Somatostatin and somatostatin analogues；pharmacokinetics and pharmacodynamic effects. Gut 35(Suppl 3)：S 1-4, 1994.

(60)長谷川 洋, 北野昌彦, 山下 晋, ほか：Suprasellar granular cell tumor の1例. Neuro-Onclogy の進歩 23(3)：25-30, 2016.

(61)Hashimoto K, Takao T, Makino S：Lymphocytic adenohypophysitis and lymphocytic infundibuloneurohypophysitis. Endocr J 44(1)：1-10, 1997.

(62)橋本浩三, 七宮 和歌子, 高尾俊弘：自己免疫性下垂体炎の病態. 内分泌・糖尿病科 9(6)：534-540, 1999.

(63)Hata N, Inoue T, Katsuta T, et al：Ectopic pituitary adenoma in the cavernous sinus causing oculomotor nerve paresis. Neurol Med Chir(Tokyo)43：399-403, 2003.

(64)畑山 徹, 岩渕 隆, 石井正三, ほか：Plurihormonal adenoma の1例. 脳外 22：755-760, 1994.

(65)平田 結喜緒：ACTH 依存性クッシング症候群―診断と治療の進歩. 日本医事新報 4459：41-49, 2009.

(66)平田 結喜緒：下垂体疾患の治療―内科から―［平田 結喜緒, 山田正三, 成瀬光栄（編）：下垂体疾患診療マニュアル. 改定第2版］. 2-4頁, 診断と治療社, 東京, 2016.

(67)平田 結喜緒：免疫チェックポイント阻害薬と下垂体炎［平田 結喜緒, 山田正三, 成瀬光栄（編）：下垂体疾患診療マニュアル. 改定第2版］. 266-268頁, 診断と治療社, 東京, 2016.

(68)Hirohata T, Ishii Y, Matsuno A：Treatment of pituitary carcinomas and atypical pituitary adenomas；a review. Neurol Med Chir(Tokyo)54(12)：966-973, 2014.

(69)廣畑倫生, 松野 彰：異型性下垂体腺腫, 下垂体癌. ホルモンと臨床 60(10)：801-808, 2012.

(70)北条雅人, 後藤正憲, 宮本 亨：下垂体卒中. 日本内分泌学会雑誌 86(Suppl)：25-26, 2010.

(71)北条雅人, 宮本 亨：下垂体卒中［平田 結喜緒, 山田正三, 成瀬光栄（編）：下垂体疾患診療マニュアル. 改定第2版］. 198-199頁, 診断と治療社, 東京, 2016.

(72)堀 映, 松村 明：「異所性」下垂体腺腫の起源. No Shinkei Geka 31：1269-1281, 2003.

(73)堀 倫子, 竹下 彰, 田口 学, ほか：非機能性下垂体腺腫と術前診断された silent prolactinoma の2例. 日本内分泌学会雑誌 85(Suppl)：14-16, 2009.

(74)池田秀敏：TSH およびゴナドトロピン産生腫瘍［生塩之敬, 山浦晶（編）：間脳下垂体の腫瘍性病変］. 92-96頁, 三輪書店, 東京, 1998.

(75)池本秀康, 友金祐介, 藤田重一, ほか：TSH産生微小下垂体腺腫の2例. 脳外誌 14(3)：150-157, 2005.

(76)井村裕夫：特発性尿崩症の病因としてのリンパ球性漏斗下垂体神経葉炎：新しい疾患概念の提唱. 日内会誌 91(4)：1140-1144, 2002.

(77)Imura H, Nakao K, Shimatsu A, et al：Lymphocytic infundibuloneurohypophysitis as a cause of central diabetes insipidus. N Engl J Med 329：683-689, 1993.

(78)井野元 智恵, 長村義之：下垂体疾患の診療―内分泌病理から―［平田 結喜緒, 山田正三, 成瀬光栄（編）：下垂体疾患診療マニュアル. 改定第2版］. 9-11頁, 診断と治療社, 東京, 2016.

(79)井野元 智恵, 長村義之：下垂体腺腫の病理と分類［平田 結喜緒, 山田正三, 成瀬光栄（編）：下垂体疾患診療マニュアル. 改定第2

●主要参考文献

版］．65-69頁，診断と治療社，東京，2016.

(80)石井雄道，田原重志，寺本　明：下垂体偶発腫瘍［平田　結喜緒，山田正三，成瀬光栄（編）：下垂体疾患診療マニュアル．改定第2版］．216-218頁，診断と治療社，東京，2016.

(81)石川　真由美，上芝　元，芳野　原：クッシング症候群の早期診断．日本医事新報4208：1-7，2004.

(82)Ito K, Mukawa J, Miyagi K, et al：Lymphocytic adenohypophysitis with sudden onset of diabetes insipidus in menopausal female. Neurol Med Chir(Tokyo)32：346-350, 1992.

(83)岩井謙育：プロラクチン産生下垂体腺腫の治療成績；その予後決定因子について．阪市医誌38：803-818，1989.

(84)岩井謙育，山中一浩，石黒友也，ほか：男性プロラクチン産生腫の治療成績．脳外30：1285-1292，2002.

(85)岩井謙育，山中一浩，吉村政樹，ほか：Radiosurgery時代の頭蓋咽頭腫に対する治療方針と治療成績．日本内分泌学会雑誌87（Suppl）：54-56，2011.

(86)泉山　肇：empty sella症候群［平田　結喜緒，山田正三，成瀬光栄（編）：下垂体疾患診療マニュアル．改定第2版］．200-201頁，診断と治療社，東京，2016.

(87)景山直樹：下垂体腫瘍の臨床．協同医書出版社，東京，1964.

(88)景山直樹：下垂体外科の歴史．脳神経54：565-573，2002.

(89)蔭山和則，大門　眞：Subclinical Cushing病とsilent corticotroph adenoma［平田　結喜緒，山田正三，成瀬光栄（編）：下垂体疾患診療マニュアル．改定第2版］．161-162頁，診断と治療社，東京，2016.

(90)蔭山和則，二川原　健，大門　眞：2. Cushing症候群．日内会誌103（4）：832-840，2014.

(91)Kanter SL, Mickle JP, Hunter SB, et al：Pituitary adenomas in pediatric patients；Are they more invasive? Pediat Neurosci 12：202-204, 1985-86.

(92)片上秀喜：リンパ球性下垂体炎―前葉炎を中心に―［平田　結喜緒，山田正三，成瀬光栄（編）：下垂体疾患診療マニュアル．改定第2版］．187-191頁，診断と治療社，東京，2016.

(93)片上秀喜：【下垂体前葉機能低下症】リンパ球性下垂体炎．medicina 53（13）：2122-2128，2016.

(94)嘉藤邦彦，平井伸治，深谷展行，ほか：小児プロラクチノーマの1例．小児の脳神経17：441-445，1992.

(95)加藤　譲，村上宜男，越村邦夫，ほか：下垂体腫瘍の薬物療法［生塩之敬，山浦　晶（編）：間脳下垂体の腫瘍性病変］．97-105頁，三輪書店，東京，1998.

(96)加藤　譲（主任研究者）：偶発的下垂体腫瘍（インシデンタローマ）（平成13年度）．厚生労働省科学研究費補助金　難治性疾患克服研究事業　間脳下垂体機能障害に関する調査研究班．57頁，2002.

(97)川　茂幸：IgG4関連疾患．信州医誌60（4）：193-200，2012.

(98)Kimura S, Hara Y, Pineau T, et al：The T/ebp null mouse：thyroid-specific enhancer-binding protein is essential for the organogenesis of the thyroid, lung, ventral forebrain, and pituitary. Genes Dev 10(1)：60-69, 1996.

(99)木村豪雄，福島武雄，相川　博，ほか：小児下垂体卒中の1例．小児の脳神経14：57-62，1989.

(100)Knosp E, Steiner E, Kitz K, et al：Pituitary adenomas with invasion of the cavernous sinus space；A magnetic resonance imaging classification compared with surgical findings. Neurosurgery 33：610-618, 1993.

(101)小林達也：下垂体腫瘍に対するガンマナイフ治療［生塩之敬，山浦晶（編）：間脳下垂体の腫瘍性病変］．106-116頁，三輪書店，東京，1998.

(102)小松文成，阪元　政三郎，林　修司，ほか：石灰化を伴うTSH産生下垂体腺腫の1例．脳外誌13：39-43，2004.

(103)Kunwar S, Wilson CB：Pediatric pituitary adenomas. J Clin

Endocrinol Metab 84：4385-4389, 1999.

(104)栗坂昌宏，森　惟明，Tindall GT, ほか：脳下垂体腺腫の石灰沈着．脳神経38：1187-1195，1986.

(105)栗坂昌宏，上村賀彦，森　惟明，ほか：Lymphocytic adenohypophysitisの1例．Neurol Med Chir(Tokyo)26：167-172, 1986.

(106)栗坂昌宏：下垂体後葉に発生する腫瘍［生塩之敬，山浦　晶（編）：間脳下垂体の腫瘍性病変］．149-166頁，三輪書店，東京，1998.

(107)黒崎雅道，渡辺高志，堀　智勝：非機能性腺腫［生塩之敬，山浦　晶（編）：間脳下垂体の腫瘍性病変］．54-59頁，三輪書店，東京，1998.

(108)黒崎雅道：下垂体疾患の画像検査―3T MRI画像を中心に―［平田　結喜緒，山田正三，成瀬光栄（編）：下垂体疾患診療マニュアル．改定第2版］．90-94頁，診断と治療社，東京，2016.

(109)桑山明夫：先端巨大症，巨人症（外科から）［景山直樹，井村裕夫（編）：下垂体腺腫］．187-200頁，医学書院，東京，1986.

(110)Lafferty AR, Chrousos GP：Pituitary tumors in children and adolescents. J Clin Endocrinol Metab 84：4317-4323, 1999.

(111)Landolt AM, Haller D, Lomax N, et al：Stereotactic radiosurgery for recurrent surgically treated acromegaly；comparison with fractionated radiotherapy. J Neurosurg 88：1002-1008, 1998.

(112)Landolt AM, Lomax N：Gamma knife radiosurgery for prolactionmas. J Neurosurg(Suppl 3)93：14-18, 2000.

(113)Laws ER Jr, Fode NC, Randall RV, et al：Pregnancy following transsphenoidal resection of prolactin-secreting pituitary tumors. J Neurosurg 58：685-688, 1983.

(114)Lee CC, Vance ML, Xu Z, et al：Stereotactic radiosurgery for acromegaly. J Clin Endocrinol Metab 99(4)：1273-1281, 2014.

(115)Lee J-H, Laws ER Jr, Guthrie BL, et al：Lymphocytic hypophysitis；Occurrence in two men. Neurosurgery 34：159-163, 1994.

(116)Lee MS, Pless M：Apoplectic lymphocytic hypophysitis；Case report. J Neurosurg 98：183-185, 2003.

(117)Leong KS, Foy PM, Swift AC, et al：CSF rhinorrhoea following treatment with dopamine agonists for massive invasive prolactinomas. Clin Endocrinol 52：43-49, 2000.

(118)Levine SN, Benzel EC, Fowler MR, et al：Lymphocytic adenohypophysitis；Clinical, radiological, and magnetic resonance imaging characterization. Neurosurgery 22：937-941, 1988.

(119)Lloyd RT, Kovacs K, Young WF Jr, et al：Pituitary tumours. Introduction［DeLellis RA, Lloyd RV, Heitz PU, et al (eds)：Pathology & genetics. Tumours of endocrine organs］．pp 10-13, Lyon, IARC Press, 2004.

(120)Louis DN, Perry A, Reifenberger G, et al：The 2016 World Health Organization Classification of Tumors of the Central Nervous System；a summary. Acta Neuropathol 131(6)：803-820, 2016.

(121)Luse SA, Kernohan JW：Granular-cell tumors of the stalk and posterior lobe of the pituitary gland. Cancer 8：616-622, 1955.

(122)Magyar DM, Marshall JR：Pituitary tumors and pregnancy. Am J Obstet Gynecol 132：739-751, 1978.

(123)Mark L, Pech P, Daniels D, et al：The pituitary fossa；A correlative anatomic and MR study. Radiology 153：453-457, 1984.

(124)松野　彰：無症候性脳腫瘍．Clinical Neuroscience 21：523, 2003.

(125)松野　彰，山田正三，有田和徳，ほか：下垂体癌とそのテモゾロマイド治療に関する全国調査．日本内分泌学会雑誌87(Suppl)：85-86，2011.

(126)松野　彰：下垂体腺腫［太田富雄（総編集）：脳神経外科学II］．1730-1761頁，金芳堂，京都，2016.

(127)松野　彰，廣畑倫生：下垂体癌と異型性下垂体腺腫［平田　結喜緒，山田正三，成瀬光栄（編）：下垂体疾患診療マニュアル　改訂第2版］．219-221頁，診断と治療者，東京，2016.

(128)松谷雅生：脳腫瘍．209-243頁，篠原出版，東京，1996.

(129)松谷雅生，黒岩敏彦，太田富雄：下垂体腺腫［太田富雄，松谷雅生

（編）：脳神経外科学］．574-615 頁，金芳堂，京都，2000.

(130)Matsuura I, Saeki N, Kubota M, et al：Infarction followed by hemorrhage in pituitary adenoma due to endocrine stimulation test. Endocr J 48(4)：493-498, 2001.

(131)Mayson SE, Snyder PJ：Silent(clinically nonfiuctioning)pituitary adenomas. J Neurooncol 117：429-436, 2014.

(132)McCutcheon IE, Weintraub BD, Oldfield EH：Surgical treatment of thyrotropin-secreting pituitary adenomas. J Neurosurg 73：674-683, 1990.

(133)Mehta AE, Reyes FI, Faiman C：Primary radiotherapy of prolactinomas；Eight-to 15-year follow-up. Am J Med 83：49-58, 1987.

(134)Melmed S, Jackson I, Kleinberg D, et al：Current treatment guidelines for acromegaly. J Clin Endocrinol Metab 83：2646-2652, 1998.

(135)Melmed S, Casanueva FF, Hoffman AR, et al：Diagnosis and treatment of hyperprolactinemia：an Endocrine Society clinical practice guideline. J Clin Endocrinol Metab 96(2)：273-288, 2011.

(136)三原　太，吉浦　敬，松角 宏一郎：トルコ鞍近傍腫瘍の鑑別診断．Clinical Neuroscience 25(11)：1284-1285，2007.

(137)三上貴司，魚住　徹，山中正美，ほか：Lymphocytic adenohypophysitis と考えられた 1 例；MRI 所見を中心として．脳外 17：871-876，1989.

(138)Miki Y, Matsuo M, Nishizawa S, et al：Pituitary adenomas and normal pituitary tissue；Enhancement patterns on gadopentetate-enhanced MR imaging. Radiology 177：35-38, 1990.

(139)Miki Y, Asato R, Okumura R, et al：Anterior pituitary gland in pregnancy；Hyperintensity at MR. Radiology 187：229-231, 1993.

(140)Mindermann T, Wilson CB：Pediatric pituitary adenomas. Neurosurgery 36：259-269, 1995.

(141)宮城航一，新垣辰也，伊藤壱裕，ほか：新疾患概念としての lymphocytic infundibulo-hypophysitis with diabetes insipidus の提唱；症例報告と文献的考察．脳外 25：169-175，1997.

(142)宮町敬吉，阿部　弘，金子貞男，ほか：鞍上部進展を示した小児下垂体腺腫の 1 例．小児の脳神経 10：87-91，1985.

(143)宮之原　修，楠元和博，朝倉哲彦，ほか：若年者男性 prolactinoma の 1 例．脳外 21：361-366，1993.

(144)Mohr G, Hardy J：Hemorrhage, necrosis, and apoplexy in pituitary adenomas. Surg Neurol 18：181-189, 1982.

(145)Molitch ME：Pathologic hyperprolactinemia. Endocrinol Metab Clin North Am 21：877-901, 1992.

(146)Molitch ME：Pituitary incidentalomas. Endocr Metab Clin North Am 26：725-740, 1997.

(147)Morgange-Ramos I, Regis J, Dufour H, et al：Gamma-knife surgery for secreting pituitary adenomas. Acta Neurochir(Wien) 140：437-443, 1998.

(148)Mu Q, Yu J, Qu L, et al：Spindle cell oncocytoma of the adenohypophysis：two case reports and a review of the literature. Mol Med Rep 12(1)：871-876, 2015.

(149)永谷哲也：小児下垂体腺腫 [寺本　明，長村義光（編）；下垂体腫瘍のすべて]．263-266 頁，医学書院，東京，2009.

(150)中尾 佳奈子，成瀬光栄：下垂体腫瘍の症候 [平田 結喜緒，山田正三，成瀬光栄（編）：下垂体疾患診療マニュアル．改定第 2 版]．75-76 頁，診断と治療社，東京，2016.

(151)中里洋一：間脳・下垂体腫瘍の病理 [高倉公朋（編）：間脳・下垂体]．46-53 頁，メジカルビュー社，東京，1999.

(152)Nakasu Y, Nakasu S, Saito A, et al：Pituicytoma. Two case reports. Neurol Med Chir(Tokyo)46(3)：152-156, 2006.

(153)二川原　健，須田俊宏：Cushing 症候群．Clinical Neuroscience 24(1)：48-49，2006.

(154)西　　徹，生塩之敬，三浦正毅：下垂体炎 [生塩之敬，山浦　晶（編）：間脳下垂体の腫瘍性病変]．158-166 頁，三輪書店，東京，1998.

(155)西岡　宏：トルコ鞍部グリオーマ（下垂体神経膠腫）[平田 結喜緒，山田正三，成瀬光栄（編）：下垂体疾患診療マニュアル．改定第 2 版]．224-226 頁，診断と治療社，東京，2016.

(156)Nishioka H, Inoshita N, Sano T, et al：Correlation between histological subtypes and MRI findings in clinically nonfunctioning pituitary adenomas. Endocr Pathol 23：151-156, 2012.

(157)Nishioka H, Ito H, Sano T, et al：Two cases of lymphocytic hypophysitis presenting with diabetes insipidus；A variant of lymphocytic infundibulo-neurohypophysitis. Surg Neurol 46：285-291, 1996.

(158)西岡　宏，卯木　智，渋谷　誠，ほか：治療に難渋している Cushing 病（Crooke's cell adenoma）の 1 例．日本内分泌学会雑誌 85(Suppl)：7-9，2009.

(159)Ntali G, Capatina C, Grossman A, et al：Clinical review：Functioning gonadotroph adenomas. J Clin Endocrinol Metab 99(12)：4423-4433, 2014.

(160)Nussbaum CE, Okawara S, Jacobs LS：Lymphocytic hypophysitis with involvement of the cavernous sinus and hypothalamus. Neurosurgery 28：440-444, 1991.

(161)Nyquist P, Laws ER Jr, Elliot E：Novel features of tumors that secrete both growth hormone and prolactin in acromegaly. Neurosurgery 35：179-184, 1994.

(162)Ogawa Y, Niizuma K, Mugikura S, et al：Ischemic pituitary adenoma apoplexy-Clinical appearance and prognosis after surgical intervention. Clin Neurol Neurosurg 148：142-146, 2016.

(163)Ogiwara H, Dubner S, Shafizadeh S, et al：Spindle cell oncocytoma of the pituitary and pituicytoma：Two tumors mimicking pituitary adenoma. Surg Neurol Int 2：116, 2011.

(164)大島洋一，小野昌美，森本　聡，ほか：カベルゴリン無効のプロラクチン産生下垂体癌の一例．日本内分泌学会雑誌 90(Suppl)：28-30，2014.

(165)太田富雄（総編集）：脳神経外科学 II，金芳堂，京都，2006.

(166)大山健一，石井雄道，田原重志，ほか：脳下垂体腫瘍に対する治療戦略のアップデート．耳展 53(3)：191-198，2010.

(167)大山健一，石井雄道，松野　彰：TSH 産生下垂体腺腫．Clinical Neuroscience 35(4)：452-454，2017.

(168)沖　隆：Cushing 病 [平田 結喜緒，山田正三，成瀬光栄（編）：下垂体疾患診療マニュアル．改定第 2 版]．156-160 頁，診断と治療社，東京，2016.．

(169)Onesti ST, Wisniewski T, Post KD：Clinical versus subclinical pituitary apoplexy；Presentation, surgical management, and outcome in 21 patients. Neurosurgery 26：980-986, 1990.

(170)小野昌美，三木伸泰：プロラクチノーマ．Clinical Neuroscience 35(4)：438-442，2017.

(171)長村義之，井野元 智恵，松野　彰，ほか：下垂体癌．Clinical Neuroscience 31(11)：1240-1241，2013.

(172)Osman M, Wild A：Spindle Cell Oncocytoma of the anterior pituitary presenting with an acute clinical course due to intraventricular hemorrhage. A case report and review of literature. Am J Case Rep 18：894-901, 2017.

(173)Parent AD, Bebin J, Smith RR：Incidental pituitary adenomas. J Neurosurg 54：228-231, 1981.

(174)Park SJ, Chang YH, Yang NR, et al：Granular cell tumor in the pituitary stalk：a case report. Brain Tumor Res Treat 3(1)：60-63, 2015.

(175)Patil CG, Lad SP, Harsh GR, et al：National trends, complications, and outcomes following transsphenoidal surgery for

Cushing's disease from 1993 to 2002. Neurosurg Focus 23(3)：E 7, 2007.

(176)Pernicone PJ, Scheithauer BW, Sebo TJ, et al：Pituitary carcinoma：a clinicopathologic study of 15 cases. Cancer 79(4)：804-812, 1997.

(177)Petrovich Z, Yu C, Giannotta SL, et al：Gamma knife radiosurgery for pituitary adenoma；Early results. Neurosurgery 53：51-61, 2003.

(178)Piccirilli M, Maiola V, Salvati M, et al：Granular cell tumor of the neurohypophysis：a single-institution experience. Tumori 100(4)：e 160 e-e 164, 2014.

(179)Ragel BT, Couldwell WT：Pituitary carcinoma：a review of the literature. Neurosurg Focus 16(4)：E 7, 2004.

(180)Richmond IL, Wilson CB：Pituitary adenomas in childhood and adolescence. J Neurosurg. 49：163-168, 1978.

(181)Rishi A, Sharma MC, Sarkar C, et al：A clinicopathological and immunohistochemical study of clinically non-functioning pituitary adenomas：a single institutional experience. Neurol India 58(3)：418-423, 2010.

(182)Rogg JM, Tung GA, Anderson G, et al：Pituitary apoplexy；early detection with diffusion-weighted MR imaging. AJNR Am J Neuroradiol 23(7)：1240-1245, 2002.

(183)Roppolo HMN, Latchaw RE, Meyer JD, et al：Normal pituitary gland；1. Microscopic anatomy-CT correlation. AJNR 4：927-935, 1983.

(184)Ross DA, Wilson CB：Results of transsphenoidal microsurgery for growth hormone-secreting pituitary adenoma in a series of 214 patients. J Neurosurg 68：854-867, 1988.

(185)Rutkowski MJ, Alward RM, Chen R, et al：Atypical pituitary adenoma：a clinicopathologic case series. J Neurosurg 128(4)：1058-1065, 2018.

(186)榊原 陽太郎, 関野宏明, 田口芳雄, ほか：片側眼球突出にて発症したプロラクチン産生異所性下垂体腺腫の1例. 脳外 30：623-628, 2002.

(187)山王 なほ子, 長村義之, 松野 彰, ほか：下垂体腺腫における細胞診―免疫組織化学の細胞診への応用―. 日本臨床細胞学会雑誌 34(1)：111-115, 1995.

(188)Sanno N, Oyama K, Tahara S, et al：A survey of pituitary incidentaloma in Japan. Eur J Endocrinol 149：123-127, 2003.

(189)Sanno N, Tahara S, Yoshida Y, et al：Ectopic corticotroph adenoma in the cavernous sinus；Case report. Neurosurgery 45：914-918, 1999.

(190)山王直子, 寺本 明：ACTH 産生腺腫[生塩之敬, 山浦 晶(編)：間脳下垂体の腫瘍性病変]. 69-79 頁, 三輪書店. 東京, 1998.

(191)山王直子, 寺本 明：下垂体腺腫[田村 晃, 松谷雅生, 清水輝夫(編)：EBM に基づく脳神経疾患の基本治療方針]. 104-109 頁, メジカルビュー社. 東京, 2002.

(192)山王直子, 寺本 明：脳下垂体腫瘍とホルモン. 脳神経外科速報 13：951-958, 2003.

(193)山王直子, 寺本 明, 稲田健一, ほか：Gonadotropin 産生腺腫の免疫組織学的および臨床内分泌学的検討. 脳神経 44：745-753, 1992.

(194)佐野壽昭, 堀口英久, 山田正三：下垂体腺腫の病理. 脳外誌 14(1)：10-17, 2005.

(195)佐々木 輝夫, 荒井啓史, 阿部深雪, ほか：鼻側半盲を呈した鞍上部異所性下垂体腺腫の1例. 脳外誌 12：124-128, 2003.

(196)佐藤健吾：放射線治療[平田 結喜緒, 山田正三, 成瀬光栄(編)：下垂体疾患診療マニュアル. 改定第2版]. 127-131 頁, 診断と治療社. 東京, 2016.

(197)佐藤健吾, 野村 竜太郎, 鈴木一郎, ほか：非機能生下垂体腺腫に

対する Cyberknife での少数回分割定位照射の治療成績. 日本内分泌学会雑誌 87(Suppl)：52-53, 2011.

(198)Sato N, Sze G, Endo K：Hypophysitis；Endocrinologic and dynamic MR findings. AJNR Am J Neuroradiol 19：439-444, 1998.

(199)Seki T, Yasuda A, Yamaoka T, et al：Variant of lymphocytic infundibulo-neurohypophysitis presenting with unique clinical and radiological features. Tokai J Exp Clin Med 37(4)：126-132, 2012.

(200)関谷 透, 杉本寿美子, 福田 安, ほか：下垂体の磁気共鳴像. NMR 医学 4：99-106, 1984.

(201)Shah B, Lipper MH, Laws ER, et al：Posterior pituitary astrocytoma：a rare tumor of the neurohypophysis：a case report. AJNR Am J Neuroradiol 26(7)：1858-1861, 2005.

(202)Sheehan JP, Starke RM, Mathieu D, et al：Gamma Knife radiosurgery for the management of nonfunctioning pituitary adenomas：a multicenter study. J Neurosurg 119(2)：446-456, 2013.

(203)Shim JH, Song YJ, Kim DC, et al：Silent adenomas of pituitary gland：It's immunohistochemical features and clinical characteristics. J Korean Neurosurg Soc 40(5)：330-335, 2006.

(204)島津 章：IgG 4 関連(漏斗)下垂体炎[平田 結喜緒, 山田正三, 成瀬光栄(編)：下垂体疾患診療マニュアル. 改定第2版]. 192-194 頁, 診断と治療社. 東京, 2016.

(205)島津 章(研究代表者)：先端巨大症および下垂体性巨人症の診断の手引き. 厚生労働科学研究費補助金 難治性疾患等政策研究事業(難治性疾患政策研究事業) 間脳下垂体機能障害における診療ガイドライン作成に関する研究. 平成 28 年度総括研究報告書. 21-23 頁, 2017.

(206)島津 章(研究代表者)：先端巨大症および下垂体性巨人症の治療の手引き. 厚生労働科学研究費補助金 難治性疾患等政策研究事業(難治性疾患政策研究事業) 間脳下垂体機能障害における診療ガイドライン作成に関する研究. 平成 28 年度総括研究報告書. 24-26 頁, 2017.

(207)島津 章(研究代表者)：クッシング病/サブクリニカルクッシング病の診断の手引き. 厚生労働科学研究費補助金 難治性疾患等政策研究事業(難治性疾患政策研究事業) 間脳下垂体機能障害における診療ガイドライン作成に関する研究. 平成 28 年度総括研究報告書. 27-29 頁, 2017.

(208)島津 章(研究代表者)：クッシング病の治療の手引き. 厚生労働科学研究費補助金 難治性疾患等政策研究事業(難治性疾患政策研究事業) 間脳下垂体機能障害における診療ガイドライン作成に関する研究. 平成 28 年度総括研究報告書. 30-32 頁, 2017.

(209)島津 章(研究代表者)：PRL 分泌過剰症の治療の手引き. 厚生労働科学研究費補助金 難治性疾患等政策研究事業(難治性疾患政策研究事業) 間脳下垂体機能障害における診療ガイドライン作成に関する研究. 平成 28 年度総括研究報告書. 35-36 頁, 2017.

(210)島津 章(研究代表者)：下垂体ゴナドトロピン産生腫瘍の診断の手引き. 厚生労働科学研究費補助金 難治性疾患等政策研究事業(難治性疾患政策研究事業) 間脳下垂体機能障害における診療ガイドライン作成に関する研究. 平成 28 年度総括研究報告書. 43 頁, 2017.

(211)島津 章(研究代表者)：下垂体 TSH 産生腫瘍の診断の手引き. 厚生労働科学研究費補助金 難治性疾患等政策研究事業(難治性疾患政策研究事業) 間脳下垂体機能障害における診療ガイドライン作成に関する研究. 平成 28 年度総括研究報告書. 44-45 頁, 2017.

(212)島津 章(研究代表者)：偶発的下垂体腫瘍(インシデンタローマ)の診断と治療の手引き. 厚生労働科学研究費補助金 難治性疾患等政策研究事業(難治性疾患政策研究事業) 間脳下垂体機能障害における診療ガイドライン作成に関する研究. 平成 28 年度総括研究報告書. 69 頁, 2017.

213)島津　章（研究代表者）：自己免疫性視床下部下垂体炎の診断の手引き．厚生労働科学研究費補助金 難治性疾患等政策研究事業（難治性疾患政策研究事業）間脳下垂体機能障害における診療ガイドライン作成に関する研究．平成28年度総括研究報告書．70-74頁，2017.

214)島津　章（研究代表者）：自己免疫性視床下部下垂体炎の治療の手引き．厚生労働科学研究費補助金 難治性疾患等政策研究事業（難治性疾患政策研究事業）間脳下垂体機能障害における診療ガイドライン作成に関する研究．平成28年度総括研究報告書．76頁，2017.

215)Shimatsu A, Teramoto A, Hizuka N, et al：Efficacy, safety, and pharmacokinetics of sustained-release lanreotide（lanreotide Autogel）in Japanese patients with acromegaly or pituitary gigantism. Endocr J 60（5）：651-663. 2013.

216)清水弘行，森　昌晴：下垂体巨大症・末端巨大症．臨床医 27：836（1746）-841（1751），2001.

217)志賀逸夫：下垂体腺腫の画像診断．神経内科 24：339-348，1986.

218)白根礼造：Editor's Comment（秋山幸功著 Case 16：巨大下垂体腫瘍の1例に対する Editor's Comment）．脳神経外科速報 17（12）：1451，2007.

219)Shucart WA：Implications of very high serum prolactin levels associated with pituitary tumors. J Neurosurg 52：226-228, 1980.

220)杉原　仁：プロラクチノーマ[平田 結喜緒，山田正三，成瀬光栄（編）：下垂体疾患診療マニュアル．改定第2版]．149-152頁，診断と治療社，東京，2016.

221)椙村益久：リンパ球性漏斗下垂体後葉炎[平田 結喜緒，山田正三，成瀬光栄（編）：下垂体疾患診療マニュアル．改定第2版]．251-252頁，診断と治療社，東京，2016.

222)Sumida M, Uozumi T, Yamanaka M, et al：Displacement of the normal pituitary gland by sellar and juxtasellar tumours：surgical-MRI correlation and use in differential diagnosis. Neuroradiology 36（5）：372-375, 1994.

223)立木美香，田上哲也：下垂体機能検査[平田 結喜緒，山田正三，成瀬光栄（編）：下垂体疾患診療マニュアル．改定第2版]．85-87頁，診断と治療社，東京，2016.

224)高橋　裕：先端巨大症[平田 結喜緒，山田正三，成瀬光栄（編）：下垂体疾患診療マニュアル．改定第2版]．132-135頁，診断と治療社，東京，2016.

225)高野幸路：下垂体疾患の薬物療法[平田 結喜緒，山田正三，成瀬光栄（編）：下垂体疾患診療マニュアル．改定第2版]．121-126頁，診断と治療社，東京，2016.

226)高野晋吾：傍鞍部腫瘍の病理と臨床[平田 結喜緒，山田正三，成瀬光栄（編）：下垂体疾患診療マニュアル．改定第2版]．70-74頁，診断と治療社，東京，2016.

227)武内重二：ホルモン非分泌性腺腫およびまれなホルモン産生腺腫[高倉公朋（監修）：下垂体部・第3脳室腫瘍]．133-141頁，現代医療社，東京，1989.

228)田邊純嘉，端　和夫：MR angiography の原理と撮像法．脳卒中の外科 22（3）：161-167，1994.

229)田中 雄一郎，青山達郎，市川陽三，ほか：小児下垂体腫瘍．脳神経外科速報 14（8）：783-792，2004.

230)田中庸子，郷家久道，河原田　尚，ほか：下唇に発生した骨軟骨性分離腫の1例．日本口腔外科学会雑誌 62（3）：120-123，2016.

231)巽　圭太：高プロラクチン血症[平田 結喜緒，山田正三，成瀬光栄（編）：下垂体疾患診療マニュアル．改定第2版]．153-155頁，診断と治療社，東京，2016.

232)Tatsuoka H, Inano S, Hamamoto Y, et al：Male gonadotroph adenoma：report of three cases and a review of the literature. Intern Med 52（11）：1199-1202, 2013.

233)帝人ファーマ株式会社：ソマチュリン皮下注120mg 医薬品製造

販売承認事項一部変更承認申請．2.7 臨床概要 2.7.1 生物薬剤学試験及び関連する分析法．2017.
http://www.pmda.go.jp/drugs/2017/P 20170620002/470310000_22400 AMX 00736_G 100_1.pdf

234)寺本　明：下垂体 microadenoma とプロラクチン：とくにその外科的対応．臨婦産 41：25-28，1987.

235)寺本　明：脳下垂体腺腫1：プロラクチン産生腺腫[高倉公朋（監修）：下垂体部・第3脳室腫瘍]．95-103頁，現代医療社，東京，1989.

236)寺本　明：経蝶形骨手術[阿部　弘，菊池晴彦，田中隆一，ほか（編）：脳神経外科疾患の手術と適応Ⅰ]．157-173頁，朝倉書店，東京，1993.

237)寺本　明：経蝶形骨下垂体手術の合併症．No Shinkei Geka 31：1165-1176，2003.

238)The committee of brain tumor registry of Japan：Report of brain tumor registry of Japan（1969-1993）. 10th Edition. Neurol Med Chir Vol. 40（Suppl）. サイメッド・パブリケーションズ，東京，2000.

239)The committee of brain tumor registry of Japan：Report of brain tumor registry of Japan（1984-2000）. 12th Edition. Neurol Med Chir Vol. 49（Suppl）. サイメッド・パブリケーションズ，東京，2009.

240)The committee of brain tumor registry of Japan：Report of brain tumor registry of Japan（2005-2008）. 14th Edition. Neurol Med Chir Vol. 57（Suppl 1）. Medical Tribune Inc, Tokyo, 2017.

241)東條克能：先端肥大症の内科的治療：最近の進歩．脳外誌 16（9）：686-698，2007.

242)東條克能：先端巨大症と巨人症．Clinical Neuroscience 35（4）：447-451，2017.

243)富永　篤：下垂体および下垂体近傍腫瘍に対する内視鏡下経鼻的経蝶形骨洞手術．脳外誌 20（10）：741-748，2011.

244)富永　篤，木下康之，栗栖　薫：先端巨大症の治療戦略．脳外誌 24（8）：521-527，2015.

245)富永　篤，木下康之，栗栖　薫：下垂体腫瘍に対する手術適応．脳外誌 25（8）：637-645，2016.

246)富永　篤，木下康之，碓井　智，ほか：下垂体腺腫に対する薬物療法―現状と課題―．脳外誌 22（2）：101-108，2013.

247)登坂雅彦：クッシング病．Clinical Neuroscience 35（4）：443-446，2017.

248)Trainer PJ, Drake WM, Katznelson L, et al：Treatment of acromegaly with the growth hormone-receptor antagonist pegvisomant. N Engl J Med 342：1171-1176, 2000.

249)坪井雅弘，芦立　久，三好康之，ほか：蝶形骨洞内に限局した異所性下垂体腺腫の1例．脳外 27：1007-1011，1999.

250)角田　朗，和田美弦，工藤純夫，ほか：TSH 産生微小下垂体腺腫：1治験例と103文献例．脳外誌 2：249-256，1993.

251)内山雄介，田中法瑞，安部等思，ほか：トルコ鞍近傍に発生する腫瘍（上）．日本医事新報 4489：69-72，2010.

252)Ueda R, Katayama M, Yoshida K, et al：Suprasellar peri-infundibular ectopic prolactinoma. Neurol Med Chir（Tokyo）43：51-54, 2003.

253)上松 あゆ美：小児中枢性内分泌障害のホルモン治療．脳神経外科速報 20（4）：442-447，2010.

254)魚住　徹，森　信太郎：Hyperprolactinemia（1）．神経外科 20：1075-1079，1980.

255)魚住　徹，森　信太郎：Hyperprolactinemia（2）．神経外科 20：1173-1182，1980.

256)Van Havenbergh T, Robberecht W, Wilms G, et al：Lymphocytic infundibulohypophysitis presenting in the postpartum period：Case report. Surg Neurol 46：280-284, 1996.

●主要参考文献

(257)Wada Y, Hamamoto Y, Nakamura Y, et al：Lymphocytic panhypophysitis：its clinical features in Japanese cases. Jpn Clin Med 2：15-20, 2011.

(258)Wakai S, Fukushima T, Teramoto A, et al：Pituitary apoplexy；its incidence and clinical significance. J Neurosurg 55：187-193, 1981.

(259)Wiener SN, Rzeszotarski MS, Droege RT, et al：Measurement of pituitary gland height with MR imaging. AJNR 6：717-722, 1985.

(260)Wilson CB：A decade of pituitary microsurgery；The Herbert Olivecrona lecture. J Neurosurg 61：814-833, 1984.

(261)Wolpert SM, Molitch ME, Goldman JA, et al：Size, shape, and appearance of the normal female pituitary gland. AJNR 5：263-267, 1984.

(262)Wolpert SM, Osborne M, Anderson M, et al：The bright pituitary gland-A normal MR appearance in infancy. AJNR 9：1-3, 1988.

(263)Wright RL, Ojemann RG, Drew JH：Hemorrhage into pituitary adenomata；Report of two cases with spontaneous recovery. Arch Neurol 12：326-331, 1965.

(264)Xie J, Silverman JF, Pu C, et al：Spindle cell oncocytoma of adenohypophysis：Cytogenetics and β-catenin findings with pathology differential diagnosis and review of the literature. Human Pathology：Case Reports 9：71-75, 2017.

(265)山田正三：ACTH 産生腫瘍［山浦　晶（総編集）；脳神経外科学大系．第 7 巻．脳腫瘍 II（専門編集：河瀬　斌）］．278-288 頁，中山書店，東京，2004.

(266)山田正三：ゴナドトロピン産生腫瘍［山浦　晶（総編集）；脳神経外科学大系．第 7 巻．脳腫瘍 II（専門編集：河瀬　斌）］．296-301 頁，中山書店，東京，2004.

(267)山田正三；下垂体手術：④海綿静脈洞浸潤性下垂体腺腫［平田 結喜緒，山田正三，成瀬光栄（編）：下垂体疾患診療マニュアル．改定第 2 版］．115-118 頁，診断と治療社，東京，2016.

(268)山口　卓，笹嶋寿郎，高橋和孝，ほか：石灰化を伴った pleomorphic TSH-producing pituitary adenoma の 1 例．No Shinkei Geka 32（9）：961-967，2004.

(269)山中正美，魚住　徹，迫田勝明，ほか：正常下垂体の MRI：下垂体微小腺腫との鑑別に関して．CT 研究 8：543-550，1986.

(270)柳町徳春：リンパ球性下垂体炎．臨床医 29（増刊号）：766-768，2003.

(271)Yang X, Liu X, Li W, et al：Pituicytoma：A report of three cases and literature review. Oncol Lett 12（5）：3417-3422, 2016.

(272)吉富健志：Empty sella 症候群の視野［若倉雅登（編）：新図説臨床眼科講座第 8 巻．神経眼科］．58-59 頁，メジカルビュー社，東京，1999.

(273)Yousem DM, Arrington JA, Zinreich SJ, et al：Pituitary adenomas；Possible role of bromocriptine in intratumoral hemorrhage. Radiology 170：239-243, 1989.

●頭蓋咽頭腫

(1)Ahmadi J, Destian S, Apuzzo MLJ, et al：Cystic fluid in craniopharyngiomas；MR imaging and quantitative analysis. Radiology 182：783-785, 1992.

(2)浅野孝雄：Craniopharyngioma［高倉公明（編）：間脳・下垂体］．122-133 頁，メジカルビュー社，東京，1999.

(3)Cavalheiro S, Di Rocco C, Valenzuela S, et al：Craniopharyngiomas；intratumoral chemotherapy with interferon-alpha；a multicenter preliminary study with 60 cases. Neurosurg Focus 28（4）：E 12, 2010.

(4)Chung WY, Pan DHC, Shiau CY, et al：Gamma knife radiosurgery for craniopharyngiomas. J Neurosurg（Suppl 3）93：47-56, 2000.

(5)Combs SE, Thilmann C, Huber PE, et al：Achievement of long-term local control in patients with craniopharyngiomas using high precision stereotactic radiotherapy. Cancer 109（11）：2308-2314, 2007.

(6)Dastoli PA, Nicácio JM, Silva NS, et al：Cystic craniopharyngioma；intratumoral chemotherapy with alpha interferon. Arq Neuropsiquiatr 69（1）：50-55, 2011.

(7)Fahlbusch R, Honegger J, Paulus W, et al：Surgical treatment of craniopharyngiomas；experience with 168 patients. J Neurosurg 90：237-250, 1999.

(8)Gopalan R, Dassoulas K, Rainey J, et al：Evaluation of the role of Gamma Knife surgery in the treatment of craniopharyngiomas. Neurosurg Focus 24（5）：E 5, 2008.

(9)Halac I, Zimmerman D：Endocrine manifestations of craniopharyngioma. Childs Nerv Syst 21（8-9）：640-648, 2005.

(10)Holmer H, Ekman B, Björk J, et al：Hypothalamic involvement predicts cardiovascular risk in adults with childhood onset craniopharyngioma on long-term GH therapy. Eur J Endocrinol 161（5）：671-679, 2009.

(11)影治照喜，松崎和仁，永廣信治：頭蓋咽頭腫の最新知見．脳神経外科速報 18（8）：1001-1008，2008.

(12)川原信隆：側脳室・第三脳室腫瘍．Clinical Neuroscience 30（4）：458-461, 2012.

(13)小林達也，中根藤七，景山直樹：頭蓋咽頭腫に対する経蝶形骨洞；頭蓋内合併症．小児の脳神経 11：453-459，1986.

(14)小林達也：頭蓋咽頭腫（含ラトケ嚢胞）［高倉公明（監修）：下垂体部・第 3 脳室腫瘍］．143-151 頁，現代医療社，東京，1989.

(15)黒崎雅道：下垂体疾患の画像検査―3 T MRI 画像を中心に―［平田結喜緒，山田正三，成瀬光栄（編）：下垂体疾患診療マニュアル．改定第 2 版］．90-94 頁，診断と治療社，東京，2016.

(16)Lee M, Kalani MY, Cheshier S, et al：Radiation therapy and CyberKnife radiosurgery in the management of craniopharyngiomas. Neurosurg Focus 24（5）：E 4, 2008.

(17)Louis DN, Perry A, Reifenberger G, et al：The 2016 World Health Organization Classification of Tumors of the Central Nervous System；a summary. Acta Neuropathol 131（6）：803-820, 2016.

(18)前原忠行，若林 千恵子：画像診断［高倉公明（編）：間脳・下垂体］．54-67 頁，メジカルビュー社，東京，1999.

(19)Mapstone TB：Craniopharyngiomas in children. Contemporary Neurosurgery 20：1-6, 1998.

(20)松谷雅生（著）：脳腫瘍．259-265 頁，篠原出版，東京，1996.

(21)三原　太，吉浦　敬，松角宏一郎：トルコ鞍近傍腫瘍の鑑別診断．Clinical Neuroscience 25（11）：1284-1285，2007.

(22)長澤史朗，武内重二，山下純宏，ほか；頭蓋咽頭腫 33 例の CT 像．脳外 11：1279-1285，1983.

(23)岡　秀宏：頭蓋咽頭腫［平田 結喜緒，山田正三，成瀬光栄（編）：下垂体疾患診療マニュアル．改定第 2 版］．227-230 頁，診断と治療社，東京，2016.

(24)佐伯直勝：頭蓋咽頭腫［田村　晃，松谷雅生，清水輝夫（編）：EBM に基づく脳神経疾患の基本治療方針］．115-116 頁，メジカルビュー社，東京，2002.

(25)酒井圭一，田中 雄一郎，本郷一博，ほか：小児頭蓋咽頭腫の治療経験．No Shinkei Geka 32（4）：345-353，2004.

(26)Sartoretti-Schefer S, Wichmann W, Aguzzi A, et al：MR differentiation of adamantinous and squamous-papillary craniopharyngioma. AJNR Am J Neuroradiol 18：77-87, 1997.

(27)Steinbok P, Hukin J：Intracystic treatments for craniopharyngioma. Neurosurg Focus 28（4）：E 13, 2010.

(28)Sumida M, Uozumi T, Yamanaka M, et al：Displacement of the normal pituitary gland by sellar and juxtasellar tumours；surgical-

MRI correlation and use in differential diagnosis. Neuroradiology 36(5)：372-375, 1994.

(29)高野晋吾：傍鞍部腫瘍の病理と臨床［平田 結喜緒，山田正三，成瀬光栄（編）：下垂体疾患診療マニュアル．改定第2版］．70-74頁，診断と治療社，東京，2016.

(30)田宮 隆，岡田真樹，三宅啓介，ほか：小児頭蓋咽頭腫の治療と長期予後．脳外誌 20(5)：351-362，2011.

(31)田中聖子，柳瀬敏彦，高柳涼一，ほか：汎下垂体機能低下症を呈した Rathke's cleft cyst の一例．日内分泌会誌 70(6)：555-562，1994.

(32)富永 篤，木下康之，栗栖 薫：下垂体腫瘍に対する手術適応．脳外誌 25(8)：637-645，2016.

(33)継 仁，井上 亨，鍋島一樹，ほか：脳神経外科医のための，頭蓋咽頭腫の病理から見た臨床①．脳神経外科速報 19(10)：1146-1151，2009.

(34)継 仁，井上 亨，鍋島一樹，ほか：脳神経外科医のための，

頭蓋咽頭腫の病理から見た臨床②．脳神経外科速報 19(11)：1277-1284，2009.

(35)内山雄介，田中法瑞，安部等思，ほか：トルコ鞍近傍に発生する腫瘍（上）．日本医事新報 4489：69-72，2010.

(36)上松 あゆ美：小児中枢性内分泌障害のホルモン治療．脳神経外科速報 20(4)：442-447，2010.

(37)上村昭博，大内敏宏：その他の傍鞍部腫瘍；頭蓋咽頭腫．臨床医 29(増刊号)：736-737，2003.

(38)Yaşargil MG, Curcic M, Kis M, et al：Total removal of craniopharyngiomas. J Neurosurg 73：3-11, 1990.

(39)横山徹爾：下垂体疾患の疫学と予後［平田 結喜緒，山田正三，成瀬光栄（編）：下垂体疾患診療マニュアル．改定第2版］．52-56頁，診断と治療社，東京，2016.

(40)吉本幸司，飯原弘二：頭蓋咽頭腫におけるドライバー遺伝子変異と標的療法の可能性．日本医事新報 4897：49，2018.

● 血管芽腫

(1)Arber DA, Orazi A, Hasserjian R, et al：The 2016 revision to the World Health Organization classification of myeloid neoplasms and acute leukemia. Blood 127(20)：2391-2405, 2016.

(2)Constans J-P, Meder F, Maiuri F, et al：Posterior fossa hemangioblastomas. Surg Neurol 25：269-275, 1986.

(3)Elster AD, Arthur DW：Intracranial hemangioblastomas；CT and MR findings. J Comput Assist Tomogr 12：736-739, 1988.

(4)Fukushima T, Sakamoto S, Iwaasa M, et al：Intramedullary hemangioblastoma of the medulla oblongata-two case reports and review of the literature. Neurol Med Chir(Tokyo)38(8)：489-498, 1998.

(5)Ganti SR, Silver AJ, Hilal SK, et al：Computed tomography of cerebellar hemangioblastoma. J Comput Assist Tomogr 6：912-919, 1982.

(6)Goyal N, Agrawal D, Singla R, et al：Stereotactic radiosurgery in hemangioblastoma：Experience over 14 years. J Neurosci Rural Pract 7(1)：23-27, 2016.

(7)林 直人：血管芽腫［青木茂樹，相田典子，井田正博，ほか（編著）：よくわかる脳 MRI．第3版］．114-115頁，学研メディカル秀潤社，東京，2013.

(8)Lee SR, Sanches J, Mark AS, et al：Posterior fossa hemangio-blastomas；MR imaging. Radiology. 171(2)：463-468, 1989.

(9)三浦恭定：多血症．Clinical Neuroscience 6：52-53，1988.

(10)麦倉俊司，金森政之，斉藤竜太：脳室内およびその近傍の腫瘍．画像診断 36(13)：1270-1282，2016.

(11)中里洋一：脳腫瘍の新 WHO 分類．No Shinkei Geka 36(6)：473-

491，2008.

(12)日本脳神経外科学会・日本病理学会（編）：Hemangioblastoma 血管芽腫（臨床・病理 脳腫瘍取扱い規約．臨床と病理カラーアトラス）．193-194頁，金原出版，東京，2010.

(13)西川 亮：血管芽腫［田村 晃，松谷雅生，清水輝夫（編）：EBM に基づく脳神経疾患の基本治療方針］．86-87頁，メジカルビュー社，東京，2002.

(14)岡本 浩一郎：拡散強調像（DWI）による頭蓋内占拠性病変定性診断．脳神経外科速報 14：385-390，2004.

(15)Plate KH, Aldape KD, Vortmeyer AO, et al：Haemangioblastoma ［Louis DN, Ohgaki H, Wiestler OD, et al(eds)：WHO classification of tumours of the central nervous system. Revised 4th edition］．pp 254-257, International agency for research on cancer, Lyon, 2016.

(16)Puataweepong P, Dhanachai M, Hansasuta A, et al：The clinical outcome of intracranial hemangioblastomas treated with linac-based stereotactic radiosurgery and radiotherapy. J Radiat Res 55(4)：761-768, 2014.

(17)隅田昌之，田口治義，江口国輝，ほか：全摘した 20 年後に多発性に再発した小脳血管芽腫の1例．No Shinkei Geka 32(3)：263-268，2004.

(18)浦部晶夫，高久史麿：Hemangioblastoma と erythropoietin．Clinical Neuroscience 5：1044-1045，1987.

(19)Waldmann TA, Levin EH, Baldwin M：The association of polycythemia with a cerebellar hemangioblastoma. Amer J Med 31：318-324, 1961.

● 視床下部過誤腫

(1)Albright AL, Lee PA：Neurosurgical treatment of hypothalamic hamartomas causing precoccious puberty. J Neurosurg 78：77-82, 1993.

(2)Arita K, Ikawa F, Kurisu K, et al：The relationship between magnetic resonance imaging findings and clinical manifestations of hypothalamic hamartoma. J Neurosurg 91：212-220, 1999.

(3)Arita K, Kurisu K, Kiura Y, et al：Hypothalamic hamartoma. Neurol Med Chir(Tokyo)45(5)：221-231, 2005.

(4)有田和徳，時村 洋，花谷亮典，ほか：視床下部過誤腫の病態と治療．脳外誌 19(4)：296-303，2010.

(5)千原和夫（主任研究者）：中枢性思春期早発症の診断の手引き（平成 15 年度版．別表 1 追加）．厚生労働科学研究費補助金 難治性疾患克服研究事業 間脳下垂体機能障害に関する調査研究．平成 17 年度総括・分担研究報告書．133-134頁，2006.

(6)藤巻高光：過誤腫［田村 晃，松谷雅生，清水輝夫（編）：EBM に基づく脳神経疾患の基本治療方針］．93-95頁，メジカルビュー社，

東京，2002.

(7)Hibi I, Fujiwara K：Precocious puberty of cerebral origin；A cooperative study in Japan. Prog exp Tumor Res 30：224-238, 1987.

(8)Hochman HI, Judge DM, Reichlin S：Precocious puberty and hypothalamic hamartoma. Pediatrics 67：236-244, 1981.

(9)亀山茂樹：視床下部過誤腫の治療法選択．日本医事新報 4777：60，2015.

(10)金柿光憲，三木幸雄，小西淳二：下垂体・松果体・視床下部．臨床画像 18：830-846，2002.

(11)Kato K, Yamane F, Hayashi M, et al：Hypothalamic hamartoma associated with anterior paraclinoid aneurysm of the internal carotid artery. Neurol Med Chir(Tokyo)46(10)：491-494, 2006.

(12)森 和夫：視床下部性思春期早発症；その I．脳外 12：1113-1117，1984.

(13)永木 茂，大澤 真木子：視床下部過誤腫：てんかん性笑い発作．日本臨床領域別症候群シリーズ 37(part 6)：356-359，2002.

●主要参考文献

(14)新多　寿，山下純宏：視床下部過誤腫［生塩之敬，山浦　晶（編）：間脳下垂体の腫瘍性病変］．144-148 頁，三輪書店，東京，1998.

(15)小川加奈，最上 友紀子，利川寛美，ほか：視床下部過誤腫の 6 症例の検討：頭部 MRI 所見と臨床症状．脳と発達 46（6）：419-423，2014.

(16)高野晋吾：傍鞍部腫瘍の病理と臨床［平田 結喜緒，山田正三，成瀬光栄（編）：下垂体疾患診療マニュアル．改定第 2 版］．70-74 頁，診断と治療社，東京，2016.

(17)Takeuchi J, Handa H, Miki Y, et al：Precocious puberty due to a hypothalamic hamartoma. Surg Neurol 11：456-460, 1979.

(18)田代　隆，会田敏光，杉本信志，ほか：思春期早発症を呈した視床下部神経膠腫の 1 症例．脳外 20：61-65，1992.

(19)Valdueza JM, Cristante L, Dammann O, et al：Hypothalamic hamartomas；With special reference to gelastic epilepsy and surgery. Neurosurgery 34：949-958, 1994.

(20)渡辺尚志，榎本貴夫，上村和也，ほか：視床下部過誤腫の部分摘出が有効であった笑い発作．脳外 26：923-928，1998.

(21)Yamaguchi S, Suzuki SO, Matsuo Y, et al：Large hypothalamic hamartoma with calcification and cystic components in an adult-Case report-. Neurol Med Chir（Tokyo）50（6）：495-498, 2010.

(22)山根文孝，落合　卓，林　基弘，ほか：視床下部過誤腫．Clinical Neuroscience 22：1276-1279，2004.

●松果体部腫瘍

(1)Chang SM, Lillis-Hearne PK, Larson DA, et al：Pineoblastoma in adults. Neurosurgery 37：383-391, 1995.

(2)Chiechi MV, Smirniotopoulos JG, Mena H：Pineal parenchymal tumors：CT and MR features. J Comput Assist Tomogr 19：509-517, 1995.

(3)千原和夫（主任研究者）：中枢性思春期早発症の診断の手引き（平成 15 年度版，別表 1 追加）．厚生労働科学研究費補助金 難治性疾患克服研究事業 間脳下垂体機能障害に関する調査研究．平成 17 年度総括・分担研究報告書．133-134 頁，2006.

(4)DeMonte F, Zelby AS, Al-Mefty O：Hearing impairment resulting from a pineal region meningioma. Neurosurgery 32：665-668, 1993.

(5)Fujita A, Asada M, Saitoh M, et al：Pineoblastoma showing unusual ventricular extension in a young adult. Neurol Med Chir（Tokyo）39：612-616, 1999.

(6)藤巻高光，中込忠好，松谷雅生：頭蓋内 Germ cell tumor の画像診断．Clinical Neuroscience 25（3）：350-352，2007.

(7)藤巻高光：松果体部腫瘍［太田富雄（総編集）：脳神経外科学 II］．1603-1609 頁，金芳堂，京都，2016.

(8)Ganti SR, Hilal SK, Stein BM, et al：CT of pineal region tumors. AJNR 7：97-104, 1986.

(9)Hibi I, Fujiwara K：Precocious puberty of cerebral origin；A cooperative study in Japan. Prog exp Tumor Res 30：224-238, 1987.

(10)日比逸郎：真性思春期早発症［井村裕夫，尾形悦郎，高久史麿，ほか（編）：最新内科学大系．第 12 巻間脳・下垂体疾患］．189-199 頁，中山書店，東京，1993.

(11)平田陽子，井上　亨，安部　洋，ほか：閉塞性水頭症をきたした松果体囊胞の 1 例．神経内視鏡による囊胞開放術の有用性．脳外誌 18（8）：609-613，2009.

(12)Jooma R, Kendall BE：Diagnosis and management of pineal tumors. J Neurosurg 58：654-665, 1983.

(13)Jouvet A, Vasilevic A, Nakazato Y, et al：Pineoblastoma［Louis DN, Ohgaki H, Wiestler OD, et al（eds）：WHO classification of tumours of the central nervous system. Revised 4th edition］. pp 176-179, International agency for research on cancer, Lyon, 2016.

(14)兜　正則，林　実，河野寛一，ほか：上方注視麻痺を呈した非腫瘍性 Pineal cyst の 1 治療例．脳外 15：335-338，1987.

(15)門田善仁，平井俊範：松果体部腫瘍．画像診断 36（13）：1284-1293，2016.

(16)Kilgore DP, Strother CM, Starshak RJ, et al：Pineal germinoma；MR imaging. Radiology 158：435-438, 1986.

(17)Kobayashi T, Kida Y, Mori Y：Stereotactic gamma radiosurgery for pineal and related tumors. J Neuro-Oncol 54：301-309, 2001.

(18)Korogi Y, Takahashi M, Ushio Y：MRI of pineal region tumors. J Neuro-Oncol 54：251-261, 2001.

(19)熊西敏郎：松果体腫瘍の病理．Clinical Neuroscience 4：60-63，1986.

(20)Lee JY, Wakabayashi T, Yoshida J：Management and survival of pineoblastoma；an analysis of 34 adults from the brain tumor registry of Japan. Neurol Med Chir（Tokyo）45（3）：132-142, 2005.

(21)Louis DN：WHO classification and grading of tumours of the central nervous system［Louis DN, Ohgaki H, Wiestler OD, et al（eds）：WHO classification of tumours of the central nervous system. Revised 4th edition］. pp 12-13, International agency for research on cancer, Lyon, 2016.

(22)Louis DN, Perry A, Reifenberger G, et al：The 2016 World Health Organization Classification of Tumors of the Central Nervous System：a summary. Acta Neuropathol 131（6）：803-820, 2016.

(23)Marmourian AC, Towfighi J：Pineal cysts；MR imaging. AJNR 7：1081-1086, 1986.

(24)松谷雅生：松果体細胞腫［田村　晃，松谷雅生，清水輝夫（編）：EBM に基づく脳神経疾患の基本治療方針］．88-90 頁，メジカルビュー社，東京，2002.

(25)松谷雅生：脳腫瘍治療学．腫瘍自然史と治療成績の分析から．377-396 頁，金芳堂，京都，2016.

(26)森　和夫：視床下部性思春期早発症；その II．脳外 12：1231-1237，1984.

(27)Mori R, Nakajima M, Sakai H, et al：Pineal germinoma with a prominent epithelioid cell granuloma component：case report. Neurol Med Chir（Tokyo）48（12）：573-575, 2008.

(28)Nakagawa H, Iwasaki S, Kichikawa K, et al：MR imaging of pineocytoma；Report of two cases. AJNR 11：195-198, 1990.

(29)中村英夫：胚細胞腫瘍［平田 結喜緒，山田正三，成瀬光栄（編）：下垂体疾患診療マニュアル．改定第 2 版］．231-235 頁，診断と治療社，東京，2016.

(30)中里洋一：改訂された脳腫瘍 WHO 分類．Brain and Nerve 60（1）：59-77，2008.

(31)西川　宏：Side Memo. germinoma は胚細胞腫か，それとも胚腫か？［平田 結喜緒，山田正三，成瀬光栄（編）：下垂体疾患診療マニュアル．改定第 2 版］．235 頁，診断と治療社，東京，2016.

(32)大久保 敏之：松果体（芽）細胞腫．臨床画像 14：76-79，1998.

(33)大久保 敏之：松果体細胞腫瘍［青木茂樹（編著）：よくわかる脳 MRI］．62-63 頁，秀潤社，東京，2000.

(34)岡本 浩一郎：拡散強調画像（DWI）による頭蓋内占拠性病変定性診断．脳神経外科速報 14（4）：385-390，2004.

(35)Pietsch T, Wohlers I, Goschzik T, et al：Supratentorial ependymomas of childhood carry C 11 orf 95-RELA fusions leading to pathological activation of the NF-κB signaling pathway. Acta Neuropathol 127（4）：609-611, 2014.

(36)劉　清隆，崔　翔栄：松果体部腫瘍．臨床医 29：738-740，2003.

(37)幸　茂男，井上佑一，福田晴行，ほか：Gd-DTPA を用いた正常松果体の矢状断 MR 画像．日本医放会誌 50（12）：1499-1503，1990.

(38)嵯峨 伊佐子，佐々木　光，吉田一成，ほか：成人女性の松果体部腫瘍．脳外誌 19（10）：780-784，2010.

(39)Sakata K, Yamada H, Sakai N, et al：Extraneural metastasis of pineal tumor. Surg Neurol 3：49-54, 1975.

(40)Sartor K：MR imaging of the skull and brain. pp 289-295, Springer, Berlin, 1992.

(41)佐々木 惇：松果体部腫瘍の病理診断. Neuro-Oncology の進歩 21(1)：1-8, 2014.

(42)佐々木 惇：上衣系腫瘍. 病理と臨床 35(5)：429-433, 2017.

(43)澤村 豊：嚢胞性病変；pineal cyst［田村 晃, 松谷雅生, 清水輝夫（編）：EBM に基づく脳神経疾患の基本治療方針］. 140-141 頁, メジカルビュー社, 東京, 2002.

(44)Sawamura Y, Ikeda J, Ozawa M, et al：Magnetic resonance images reveal a high incidence of asymptomatic pineal cysts in young women. Neurosurgery 37：11-16, 1995.

(45)関谷徹治, 鈴木重晴, 岩淵 隆：Pineal cyst；その画像診断と治療方針について. 脳外 22：715-721, 1994.

(46)Smirniotopoulos JG, Rusbing EJ, Mena H：Pineal region masses；Differential diagnosis. RadioGraphics 12：577-596, 1992.

(47)杉山一彦, 魚住 徹, 木矢克造, ほか：Pineocytoma 4 症例の臨床病理学的検討. 脳外 20：383-390, 1992.

(48)諏訪誠三, 立花克彦：中枢性思春期早発症早発症の診断. ホルモンと臨床 32：33-39, 1984.

(49)高橋陸正, 新里仁哲：頭蓋単純撮影と脳血管造影. Clinical Neu-

●頭蓋内胚細胞腫瘍（神経下垂体部を含む）────────

(1)足立好司：Neuroimaging Quiz／トルコ鞍部発生胚細胞腫 germinoma. Clinical Neuroscience 21：951-952, 2003.

(2)Akai T, Iizuka H, Kadoya S, et al：Extraneural metastasis of intracranial germinoma with syncytiotrophoblastic giant cells. Neurol Med Chir(Tokyo)38：574-577, 1998.

(3)有田和徳, 魚住 徹, 桑原 敏, ほか：下垂体腫瘍との鑑別が困難であったトルコ鞍部 Germinoma の 1 例. 脳外 19：1073-1077, 1991.

(4)有田憲生, 生塩之敬, 早川 徹, ほか：頭蓋内原発 germ cell tumor. 脳外 7：465-474, 1979.

(5)藤巻高光, 中込忠好, 松谷雅生：頭蓋内 Germ cell tumor の画像診断. Clinical Neuroscience 25(3)：350-352, 2007.

(6)Fujiwara K, Uenohara H, Suzuki H, et al：Intracranial geminoma with syncytiotrophoblastic giant cells in the cerebellopontine angle；Case report. Neurol Med Chir(Tokyo)42：132-136, 2002.

(7)Higano S, Takahasi S, Ishii K, et al：Germinoma originating in the basal ganglia and thalamus；MR and CT evaluation. AJNR Am J Neuroradiol 15：1435-1441, 1994.

(8)井原達夫, 小柳 泉, 杉本信志, ほか：頭蓋内原発 endodermal sinus tumor の頭蓋内・脊髄転移例. Neurol Med Chir(Tokyo)26：501-509, 1986.

(9)稲村孝紀, 西尾俊嗣, 池崎清信, ほか：Germinoma 手術の脊髄播種. 小児の脳神経 25：132-135, 2000.

(10)石井映章, 中込忠好, 成田考而, ほか：副腎皮質ホルモン剤により縮小したと考えられる頭蓋内 germinoma の 1 例. 脳外誌 9(10)：684-690, 2000.

(11)Jennings MT, Gelman R, Hochberg F：Intracranial germ-cell tumors；natural history and pathogenesis. J Neurosurg 63：155-167, 1985.

(12)門田昌仁, 平井俊範：松果体部腫瘍. 画像診断 36(13)：1284-1293, 2016.

(13)笠毛静也, 朝倉哲彦, 中村克己, ほか：鞍上部胚細胞性腫瘍の CT および MRI 所見. 小児の脳神経 17：179-184, 1992.

(14)Kidooka M, Okada T, Nakajima M, et al：Intra-and suprasellar germinoma mimicking a pituitary adenoma. Neurol Med Chir(Tokyo)35：96-99, 1995.

(15)Kim DI, Yoon PH, Ryu YH, et al：MRI of germinomas arising from the basal ganglia and thalamus. Neuroradiology 40：507-511, 1998.

(50)roscience 4：48-50, 1986.

(50)田代 隆, 会田敏光, 杉本信志, ほか：思春期早発症を呈した視床下部神経膠腫の 1 症例. 脳外 20：61-65, 1992.

(51)The committee of brain tumor registry of Japan：Report of brain tumor registry of Japan(1969-1996). 11th Edition. Neurol Med Chir Vol. 43(Suppl). サイメッド・パブリケーションズ, 東京, 2003.

(52)The committee of brain tumor registry of Japan：Report of brain tumor registry of Japan(1984-2000). 12th Edition. Neurol Med Chir Vol. 49(Suppl). サイメッド・パブリケーションズ, 東京, 2009.

(53)Tien RD, Barkovich AJ, Edwards MSB：MR imaging of pineal tumors. AJNR 11：557-565, 1990.

(54)卯津羅 雅彦, 篠宮秀友, 古屋 優, ほか：原因不明のくも膜下出血後に腫瘍増大を観察し得た pineocytoma の 1 例. 脳外誌 6：119-123, 1997.

(55)吉田大蔵：Neuroimaging Quiz. 診断 Germinoma with granulomatous inflammation. Clinical Neuroscience 22(8)：967-968, 2004.

(56)Zee C-S, Segall H, Apuzzo M, et al：MR imaging of pineal region neoplasms. J Comput Assist Tomogr 15：56-63, 1991.

(16)小林清市, 古城信人, 宮城 潤, ほか：大脳基底核部に発生した embryonal carcinoma の 1 例. 小児の脳神経 10：283-288, 1985.

(17)隈部俊宏, 日下康子, 城倉英史, ほか：化学療法単独で治療した頭蓋内胚腫の再発. 脳外 30：935-942, 2002.

(18)熊西敏郎：松果体腫瘍の病理. Clinical Neuroscience 4：60-63, 1986.

(19)草剪博昭, 池田幸穂, 高橋 弘, ほか：血中 alpha-fetoprotein 値が高値を示した大脳基底核部 germ cell tumor の 1 例. 小児の脳神経 17：51-54, 1992.

(20)Liang L, Korogi Y, Sugahara T, et al：MRI of intracranial germ-cell tumours. Neuroradiology 44：382-388, 2002.

(21)松角康彦, 阿部 弘, 田中隆一, ほか：頭蓋内悪性 germ cell tumor に対する cisplatin-vinblastine-bleomycin 3 者併用療法(PVB 療法)；第Ⅱ相試験. 癌の臨床 32：1387-1393, 1986.

(22)松谷雅生：鞍上部 germ cell tumor の手術. Clinical Neuroscience 7：794-795, 1988.

(23)松谷雅生：脳腫瘍の組織診断アトラス. 脳外 20：837-841, 1992.

(24)松谷雅生：脳腫瘍. 281-304 頁, 篠原出版, 東京, 1996.

(25)Matsutani M, Sano K, Takakura K, et al：Primary intracranial germ cell tumors；a clinical analysis of 153 histologically verified cases. J Neurosurg 86：446-455, 1997.

(26)松谷雅生：胚細胞腫瘍［生塩之敬, 山浦 晶（編）：間脳下垂体の腫瘍性病変］. 125-133 頁, 三輪書店, 東京, 1998.

(27)Muroi A, Takano S, Fukushima T, et al：Intracranial germinoma manifesting as cavernous sinus syndrome─Case report─. Neurol Med Chir(Tokyo)52(10)：754-756, 2012.

(28)Nakajima H, Iwai Y, Yamanaka K, et al：Primary intracranial germinoma in the medulla oblongata. Surg Neurol 53：448-451, 2000.

(29)Nakajima T, Nishimura Y, Sakai N, et al：Germinoma in cerebral hemsphere associated with Down syndrome. Child's Nerv Syst 13：563-566, 1997.

(30)中村英夫：脳腫瘍に対する抗腫瘍薬. Brain Nursing 20(9)：934-942, 2004.

(31)中村英夫：胚細胞腫瘍［平田 結喜緒, 山田正三, 成瀬光栄（編）：下垂体疾患診療マニュアル. 改定第 2 版］. 231-235 頁, 診断と治療社, 東京, 2016.

(32)西川 宏：Side Memo. germinoma は胚細胞腫か, それとも胚腫か？［平田 結喜緒, 山田正三, 成瀬光栄（編）：下垂体疾患診療

●主要参考文献

マニュアル．改定第2版]．235頁．診断と治療社．東京．2016.

(33)西川　亮：頭蓋内胚細胞腫瘍の最新知見．脳神経外科速報16(2)：129-135，2006.

(34)西川　亮：中枢神経胚細胞腫瘍治療の基本方針．脳外誌15(3)：171-176，2006.

(35)西川　亮：頭蓋内胚細胞腫の治療．脳外誌24(7)：45-451，2015.

(36)西川　亮，中里洋一，市村幸一：胚細胞腫［太田富雄（総編集）：脳神経外科学Ⅱ]．1612-1627頁．金芳堂，京都，2016.

(37)Okamoto K, Ito J, Ishikawa K, et al：Atrophy of the basal ganglia as the initial diagnostic sign of germinoma in the basal ganglia. Neuroradiology 44：389-394, 2002.

(38)奥口　卓，和田　司，吉田雄樹，ほか：Intrasellar pure germinoma の1例．脳外28：263-267，2000.

(39)笠　伸年，安永暁生，柴田尚武，ほか：基底核部胚細胞腫3例の検討；MRI所見を中心に．小児の脳神経24：19-24，1999.

(40)佐伯直勝：胚細胞性腫瘍［山浦　晶，佐伯直勝，山上岩男，ほか：脳神経外科学．日本医事新報4114(37-48頁)]．日本医事新報4114：42-43，2003.

(41)佐々木　惇：松果体部腫瘍の病理診断．Neuro-Oncology の進歩21(1)：1-8，2014.

(42)佐藤倫子，佐藤博美，中川嘉洋，ほか：腫瘍性出血をきたした頭蓋内原発 choriocarcinoma の1例．Neurol Med Chir(Tokyo)23：896-901，1993.

(43)Soejima T, Takeshita I, Yamamoto H, et al：Computed tomography of germinomas in basal ganglia and thalamus. Neuroradiology 29：366-370, 1987.

(44)園田順彦，金森政之，隈部俊宏，ほか：出血発症の松果体部腫瘍．脳外誌17(1)：62-66，2008.

(45)園田順彦，隈部俊宏，齋藤竜太，ほか：頭蓋内胚細胞性の集学的治療の現状と長期成績．脳外誌20(5)：372-378，2011.

(46)杉山一彦，有田和徳，栗栖　薫：頭蓋内胚細胞性腫瘍の今；1990年以降の文献を中心とした考察．脳神経外科速報13：31-40，2003.

(47)Sugiyama K, Uozumi T, Goishi J, et al：Germinoma of the medulla oblongata. Neurol Med Chir(Tokyo)34：291-294, 1994.

(48)Sugiyama K, Uozumi T, Kiya K, et al：Intracranial germ-cell tumor with synchronous lesions in the pineal and suprasellar regions；Report of six cases and review of the literature. Surg Neurol 38：114-120, 1992.

(49)Sumida M, Uozumi T, Yamanaka M, et al：Displacement of the normal pituitary gland by sellar and juxtasellar tumours；surgical-MRI correlation and use in differential diagnosis. Neuroradiology 36(5)：372-375, 1994.

(50)田鹿妙子，青木信彦，水谷　弘，ほか：小脳半球 endodermal sinus tumor の1例．小児の脳神経13：225-228，1988.

(51)高野晋吾：傍鞍部腫瘍の病理と臨床［平田　結喜緒，山田正三，成瀬光栄（編）：下垂体疾患診療マニュアル．改定第2版]．70-74頁．診断と治療社，東京，2016.

(52)Tamaki N, Lin T, Shirataki K, et al：Germ cell tumors of the thalamus and the basal ganglia. Child's Nerv Syst 6：3-7, 1990.

(53)Tanabe M, Mizushima M, Anno Y, et al：Intracranial germinoma with Down's syndrome；a case report and review of the literature. Surg Neurol 47：28-31, 1997.

(54)田中　雄一郎，青山達郎，市川陽三，ほか：小児下垂体腫瘍．脳神経外科速報14(8)：783-792，2004.

(55)Tashiro T, Yoshida J, Wakabayashi T, et al：Primary intracranial germinoma involving the medulla oblongata. Neurol Med Chir(Tokyo)33：251-254, 1993.

(56)田副　誠，宮上光祐，坪井孝志：腫瘍発生部位よりみた胚細胞性腫瘍のCT上の特異性．CT研究13：471-478，1991.

(57)The committee of brain tumor registry of Japan：Report of brain tumor registry of Japan(1969-1993). 10th Edition. Neurol Med Chir Vol. 40(Suppl)．サイメッド・パブリケーションズ，東京，2000.

(58)The committee of brain tumor registry of Japan：Report of brain tumor registry of Japan(1984-2000). 12th Edition. Neurol Med Chir Vol. 49(Suppl)．サイメッド・パブリケーションズ，東京，2009.

(59)The committee of brain tumor registry of Japan：Report of brain tumor registry of Japan(2005-2008). 14th Edition. Neurol Med Chir Vol. 57(Suppl 1). Medical Tribune Inc, Tokyo, 2017.

(60)Tomura N, Takahashi S, Kato K, et al：Germ cell tumors of the central nervous system originating from non-pineal regions；CT and MR features. Comput Med Imaging Graph 24：269-276, 2000.

(61)Utsuki S, Oka H, Tanizaki Y, et al：Radiological features of germinoma arising from atypical locations. Neurol Med Chir(Tokyo)45(5)：268-271, 2005.

(62)山田　弘，今村　健，坂井　昇，ほか：大脳基底核部原発 germinoma．脳神経32：387-392，1980.

(63)山下正文，高木忠博，平川俊彦，ほか：Intrasellar germinoma の1例．小児の脳神経10：275-281，1985.

(64)Yasue M, Tanaka H, Nakajima M, et al：Germ cell tumors of the basal ganglia and thalamus. Pediatr Neurosurg 19：121-126, 1993.

(65)Yonezawa H, Shinsato Y, Obara S, et al：Germinoma with syncytiotrophoblastic giant cells arising in the corpus callosum. Neurol Med Chir(Tokyo)50(7)：588-591, 2010.

(66)由良茂貴，代田　剛，苫米地　正之，ほか：肺転移をきたした頭蓋内原発 embryonal carcinoma の1例；Cisplatin を含む化学療法の検討．小児の脳神経11：207-213，1986.

● シュワン細胞腫（神経鞘腫）

(1)阿部琢巳，岩田隆信，嶋津基彦，ほか：滑車神経麻痺の2例．脳外22：371-375，1994.

(2)Asaoka K, Sawamura Y, Murai H, et al：Schwannoma of the oculomotor nerve；A case report with consideration of the surgical treatment. Neurosurgery 45：630-634, 1999.

(3)Bakar B：Jugular foramen meningiomas；review of the major surgical series. Neurol Med Chir(Tokyo)50(2)：89-97, 2010.

(4)Bederson JB, von Ammon K, Wichmann WW, et al：Conservative treatment of patients with acoustic tumors. Neurosurgery 28：646-651, 1991.

(5)Beskonakli E, Çayli S, Turgut M, et al：Intraparenchymal schwannomas of the central nervous system；an additional case report and review. Neurosurg Rev 20：139-144, 1997.

(6)Bridger MWM, Farkashidy J：The distribution of neuroglia and schwann cells in the 8 th nerve of man. J Laryngol Otol 94：1353-1362, 1980.

(7)Casadei GP, Komori T, Scheithauer BW, et al：Intracranial parenchymal schwannoma；A clinicopathological and neuroimaging study of nine cases. J Neurosurg 79：217-222, 1993.

(8)Celli P, Ferrante L, Acqui M, et al：Neurinoma of the third, fourth, and sixth cranial nerves；A survey and report of a new fourth nerve case. Surg Neurol 38：216-224, 1992.

(9)Christoferson LA, Leech RW, Grossman M：Intracranial neurilemoma of the spinal accessory nerve. Surg Neurol 18：18-20, 1982.

(10)Chung SY, Kim DI, Lee BH, et al：Facial nerve schwannoma；CT and MR findings. Yonsei Med J 39：148-153, 1998.

(11)Ezura M, Ikeda H, Ogawa A, et al：Intracerebral schwannoma；Case report. Neurosurgery 30：97-100, 1992.

(12)Frerebeau Ph, Benezech J, Uziel A, et al：Hearing preservation after acoustic neurinoma operation. Neurosurgery 21：197-200,

1987.

(13)藤田晃司, 野崎和彦, 永田 泉, ほか：舌下神経鞘腫の1例. 脳外 22：775-779, 1994.

(14)福岡誠二：聴神経腫瘍をどう扱うか？ ガンマナイフによる定位放射線治療の立場から. Clinical Neuroscience 25(4)：486, 2007.

(15)舟生勇人, 嘉山孝正, 櫻田 香, ほか：中頭蓋窩硬膜より発生した intracranial schwannoma の稀な1例. 脳外 31：789-793, 2003.

(16)Gardner G, Robertson JH：Hearing preservation in unilateral acoustic neuroma surgery. Ann Otol Rhinol Laryngol 97：55-66, 1988.

(17)宜保浩彦, 小林茂昭, 横尾 昭：小脳橋角部腫瘍；聴神経鞘腫を中心にして[高倉公朋(監修)：頭蓋底部の手術]. 83-96 頁, 現代医療社, 東京, 1991.

(18)Ginsberg F, Peyster RG, Rose WS, et al：Sixth nerve schwannoma；MR and CT demonstration. J Comput Assist Tomogr 12：482-484, 1988.

(19)Haga Y, Shoji H, Oguro K, et al：Intracerebral schwannoma；Case report. Neurol Med Chir(Tokyo)37：551-555, 1997.

(20)Hakuba A, Hashi K, Fujitani K, et al：Jugular foramen neurinomas. Surg Neurol 11：83-94, 1979.

(21)Hatakeyama H, Saito K, Nagatani T, et al：Schwannoma in the crural cistern removal without permanent functional deficits. Neurol Med Chir(Tokyo)43：95-99, 2003.

(22)Ho KL：Schwannoma of the trochlear nerve. J Neurosurg 55：132-135, 1981.

(23)堀本長治, 馬場啓至, 河野輝昭, ほか：中頭蓋窩に進展し, 特徴ある CT 所見を示した顔面神経鞘腫の1例. 脳外 15：1133-1138, 1987.

(24)Hoshi M, Yoshida K, Ogawa K, et al：Hypoglossal neurinoma；Two case reports. Neurol Med Chir(Tokyo)40：489-493, 2000.

(25)House JW, Brackmann DE：Facial nerve grading system. Otolaryngol Head Neck Surg 93：146-147, 1985.

(26)Huang C-F, Kondziolka D, Flickinger JC, et al：Stereotactic radiosurgery for trigeminal schwannomas. Neurosurgery 45：11-16, 1999.

(27)Huang PP, Zagzag D, Benjamin V：Intracranial schwannoma presenting as a subfrontal tumor；Case report. Neurosurgery 40：194-197, 1997.

(28)市川昭道, 田中隆一, 松村健一郎, ほか：中頭蓋窩に発育・進展した顔面神経鞘腫の3例. CT 研究 8：209-218, 1986.

(29)Isamat F, Bartumeus F, Miranda AM, et al：Neurinomas of the facial nerve. J Neurosurg 43：608-613, 1975.

(30)石山隆三, 坂井春男, 岡崎亘裕, ほか：頸静脈孔神経鞘腫の1例. 脳外 3：1015-1021, 1975.

(31)磯野直史, 田村陽史, 黒岩敏彦, ほか：顔面神経鞘腫に対する手術・定位放射線外科の併用療法. 脳外 30：735-739, 2002.

(32)伊東民雄, 中川原 譲二, 福岡誠二, ほか：頸静脈孔神経鞘腫に対する治療戦略—腫瘍進展に基づいた手術アプローチの選択とガンマナイフの併用—. 脳外誌 15(8)：564-571, 2006.

(33)Jackowski A, Weiner G, O'Reilly G：Trochlear nerve schwannomas；a case report and literature review. Brit J Neurosurg 8：219-223, 1994.

(34)神崎 仁, 小川 郁, 松永達雄：聴神経鞘腫における聴力保存の基礎と臨床. 耳鼻臨床 89：285-295, 1996.

(35)Katsumata Y, Maehara T, Noda M, et al：Neurinoma of the oculomotor nerve；CT and MR features. J Comput Assist Tomogr 14：658-661, 1990.

(36)川原信隆：前庭神経鞘腫に対する治療の動向. 日本医事新報 4768：52, 2015.

(37)Khoo HM, Taki T：Periventricular intraparenchymal schwannoma-Case report. Neurol Med Chir(Tokyo)52(8)：603-607, 2012.

(38)木田義久, 長谷川 俊典, 加藤丈典：顔面神経鞘腫のガンマナイフ治療—腫瘍コントロールと機能予後—. 脳外誌 23(3)：232-239, 2014.

(39)Kohama M, Murakami K, Endo T, et al：Surgical and histological observations of trochlear neurinoma—Case report—. Neurol Med Chir(Tokyo)49(5)：217-220, 2009.

(40)小松伸郎, 桜井芳明, 森 照明, ほか：Trigeminal neurinoma の10例. Neurol Med Chir(Tokyo)19：187-193, 1979.

(41)Komatsuzaki A, Tsunoda A：Nerve origin of the acoustic neuroma. J Laryngol Otol, 115(5)：376-379, 2001.

(42)甲村英二：聴神経腫瘍をどう扱うか？ 手術の立場から. Clinical Neuroscience 25(4)：487, 2007.

(43)Kondziolka D, Lunsford LD, McLaughlin MR, et al：Long-term outcomes after radiosurgery for acoustic neuromas. N Engl J Med 339：1426-1433, 1998.

(44)Koos WT, Day JD, Matula C, et al：Neurotopographic considerations in the microsurgical treatment of small acoustic neurinomas. J Neurosurg 88(3)：506-512, 1998.

(45)倉光 徹, 清木義勝, 柴田家門, ほか：頭蓋内舌下神経鞘腫の1例. 脳外 14：1463-1469, 1986.

(46)Lesoin F, Rousseaux M, Villette L, et al：Neurinomas of the trigeminal nerve. Acta Neurochir(Wien)82：118-122, 1986.

(47)Lingawi SS：Oculomotor nerve schwannoma；MRI appearance. Clin Imag 24：86-88, 2000.

(48)Louis DN, Perry A, Reifenberger G, et al：The 2016 World Health Organization Classification of Tumors of the Central Nervous System：a summary. Acta Neuropathol 131(6)：803-820, 2016.

(49)Martinez R, Vaquero J, Cabezudo J, et al：Neurinomas of the jugular foramen in children；Report of two cases. J Neurosurg 54：693-695, 1981.

(50)Matthies C, Samii M：Management of 1000 vestibular schwannomas(Acoustic neuromas)；Clinical presentation. Neurosurgery 40：1-10, 1997.

(51)松下展久, 新野清人, 成瀬桂史, ほか：腫瘍内出血で発症した副神経鞘腫の1例. 脳外誌 14(8)：512-516, 2005.

(52)McCormick PC, Bello JA, Post KD：Trigeminal schwannoma；Surgical series of 14 cases with review of the literature. J Neurosurg 69：850-860, 1988.

(53)箕倉清宏, 石黒友也, 金 安明, ほか：嗅溝部神経鞘腫の1例. 脳外誌 15(2)：128-132, 2006.

(54)Muthukumar N, Kondziolka D, Lunsfold LD, et al：Stereotactic radiosurgery for jugular foramen schwannomas. Surg Neurol 52：172-179, 1999.

(55)Nakamura M, Carvalho GA, Samii M：Abducens nerve schwannoma；A case report and review of the literature. Surg Neurol 57：183-189, 2002.

(56)新村眞人：Recklinghausen 病；自験 150 例および本邦報告例について(4). 皮膚臨床 15：973-982, 1973.

(57)Odake G：Intracranial hypoglossal neurinoma with extracranial extension；Review and case report. Neurosurgery 24：583-587, 1989.

(58)大畑建治：斜台錐体部髄外腫瘍[生塩之敬, 山浦 晶(編)：後頭蓋窩病変 I 腫瘍性病変]. 32-45 頁, 三輪書店, 東京, 1997.

(59)岡本 浩一郎：総論[青木茂樹, 阿部 修(編著)：これでわかる拡散 MRI]. 180-183 頁, 秀潤社, 東京, 2002.

(60)奥野修三, 榊 壽右：三叉神経第2枝より生じた頭蓋内神経鞘腫の1例. No Shinkei Geka 33(7)：709-715, 2005.

(61)Ono N, Inoue H, Naganuma H, et al：Germ cell tumor in the basal ganglia；Immunohistochemical demonstration of α-fetoprotein,

●主要参考文献

human chorionic gonadotropin, and carcinoembryonic antigen. Surg Neurol 25：495-500, 1986.

(62)小野田 恵介，土本正治，勝間田 篤，ほか：外転神経シュワン細胞腫の1手術例．脳外誌 12(9)：637-641．2003．

(63)大吉達樹，平原一穂，新納正毅，ほか：腫瘍内出血で発症した海綿静脈洞部三叉神経鞘腫の1例．脳外 22：175-178，1994.

(64)Rosenblum B, Davis R, Camins M：Middle fossa facial schwannoma removed via the intracranial extradural approach；Case report and review of the literature. Neurosurgery 21：739-741, 1987.

(65)Saito H, Boxter A：Undiagnosed intratemporal facial nerve neurilemomas. Arch Otolaryngol 95：415-419, 1972.

(66)Samii M, Babu RP, Tatagiba M, et al：Surgical treatment of jugular foramen schwannomas. J Neurosurg 82：924-932, 1995.

(67)Samii M, Matthies C：Management of 1000 vestibular schwannomas (acoustic neuromas)；The facial nerve-preservation and restitution of function. Neurosurgery 40：684-695, 1997.

(68)Samii M, Migliori MM, Tatagiba M, et al：Surgical treatment of trigeminal schwannomas. J Neurosurg 82：711-718, 1995.

(69)Sampath P, Holliday MJ, Brem H, et al：Facial nerve injury in acoustic neuroma (vestibular schwannoma) surgery；etiology and prevention. J Neurosurg 87：60-66, 1997.

(70)Santoreneos S, Hanieh A, Jorgensen RE：Trochlear nerve schwannomas occurring in patients without neurofibromatosis；Case report and review of the literature. Neurosurgery 41：282-287, 1997.

(71)Sarma S, Sekhar LN, Schessel DA：Nonvestibular schwannomas of the brain；A 7-year experience. Neurosurgery 50：437-449, 2002.

(72)Sato M, Kanai N, Fukushima Y, et al：Hypoglossal neurinoma extending intra-and extracranially；Case report. Surg Neurol 45：172-175, 1996.

(73)佐藤晴彦，財津 寧，山本清二：Intracranial subfrontal schwannoma の1例；放射線学的特徴について．脳外誌 8：539-543, 1999.

(74)Schisano G, Olivecrona H：Neurinomas of the Gasserian ganglion and trigeminal root. J Neurosurg 17：306-322, 1960.

(75)嶋田守男，林 三進：頸静脈孔神経鞘腫．臨床画像 14：1183-1184, 1998.

(76)申 正樹，入江恵子，藤原 敬，ほか：副神経神経鞘腫の1例.

脳外 23：723-726，1995.

(77)城山 雄二郎，阿美古 征生，青木秀夫，ほか：頸静脈孔近傍神経鞘腫の4例．脳外 16：313-319．1988．

(78)Silverstein H, McDaniel A, Norrell H, et al：Hearing preservation after acoustic neuroma surgery with intraoperative direct eighth cranial nerve monitoring；Part II；A classification of resuts. Otolaryngol Head Neck Surg 95：285-291, 1986.

(79)Slattery WH III, Brackmann DE：Hearing preservation and restoration in CPA tumor surgery. Neurosurgery Quarterly 7：169-182, 1997.

(80)菅原 厚，古和田 正悦．西野克寛，ほか：頸静脈孔神経鞘腫の1手術例．脳外 9：829-833．1981．

(81)Symon L, Cheesman AD, Kawauchi M, et al：Neurinomas of the facial nerve；a report of 12 cases. Brit J Neurosurg 7：13-22, 1993.

(82)竹崎達也，木村 浩，植村 正三郎，ほか：副神経鞘腫の1例．脳神経外科速報 15(2)：179-184．2005．

(83)Tatebayashi K, Tanaka Y, Numata H, et al：Schwannoma of the spinal accessory nerve in the cisterna magna. Surg Neurol 59：217-222, 2003.

(84)The committee of brain tumor registry of Japan：Report of brain tumor registry of Japan (1969-1993). 10th Edition. Neurol Med Chir Vol. 40 (Suppl). サイメッド・パブリケーションズ，東京，2000.

(85)Tung H, Chen T, Weiss MH：Sixth nerve schwannomas. J Neurosurg 75：638-641, 1991.

(86)卯津羅 雅彦，篠宮秀友，古屋 優，ほか：原因不明のくも膜下出血後に腫瘍増大を観察し得た pineocytoma の1例．脳外誌 6：119-123．1997．

(87)渡辺克成．佐々木 富雄：神経鞘腫[田村 晃，松谷雅生，清水輝夫（編）：EBM に基づく脳神経疾患の基本治療方針]．110-114 頁，メジカルビュー社．東京．2002．

(88)吉田一成，河瀬 斌：三叉神経鞘腫．脳外 27：407-416．1999．

(89)吉岡直紀：聴神経腫瘍[青木茂樹，相田典子，井田正博，ほか（編著）：よくわかる脳 MRI．第3版]．194-195 頁．学研メディカル秀潤社．東京．2013．

(90)吉岡直紀：三叉神経・頸静脈孔・その他の神経鞘腫[青木茂樹，相田典子，井田正博，ほか（編著）：よくわかる脳 MRI．第3版]．196-197 頁．学研メディカル秀潤社．東京．2013．

●脊索腫

(1)Al-Mefty O, Borba LAB：Skull base chordoma；a management challenge. J Neurosurg 86：182-189, 1997.

(2)Burger PC, Makek M, Kleihues P：Tissue polypeptide antigen staining of the chordoma and notochordal remnants. Acta Neuropathol 70(3-4)：269-272, 1986.

(3)Dahlin DC, MacCarty C：Chordoma. Cancer 5：1170-1178, 1952.

(4)Danziger J, Allen KL, Bloch S：Intracranial chordomas. Clin Radiol 25：309-316, 1974.

(5)Falconer MA, Bailey IC, Duchen LW：Surgical treatment of chordoma and chondroma of the skull base. J Neurosurg 29：261-275, 1968.

(6)Favre J, Deruaz J-P, Uske A, et al：Skull base chordomas；presentation of six cases and review of the literature. J Clin Neuroscience 1：7-18, 1994.

(7)Forsyth PA, Cascino TL, Shaw EG, et al：Intracranial chordomas；Clinicopathological and prognostic study of 51 cases. J Neurosurg 78：741-747, 1993.

(8)藤巻高光：脊索腫[田村 晃．松谷雅生，清水輝夫（編）：EBM に基づく脳神経疾患の基本治療方針]．121-125 頁，メジカルビュー社．東京．2002．

(9)Gay E, Sekhar LN, Rubinstein E, et al：Chordoma and chondrosarcomas of the cranial base；Results and follow-up of 60 patients. Neurosurgery 36：887-897, 1995.

(10)Heffelfinger MJ, Dahlin DC, MacCarty CS, et al：Chordomas and cartilaginous tumors at the skull base. Cancer 32：410-420, 1973.

(11)平沢 浩，須藤健助，伊藤裕子，ほか：脊索腫2例の細胞像．日本臨牀細胞学会雑誌 34(4)：716-721．1995．

(12)稲垣裕敬，阿武雄一，堀 智勝，ほか：斜台部脊索腫の1幼児例；症例および文献的考察．脳外 20：809-813．1992．

(13)門田紘輝，笹平正廣，浜田博文．ほか：頭蓋内脊索腫の1例．脳外 8：173-179．1980．

(14)Kaneko Y, Sato Y, Iwaki T, et al：Chordoma in early childhood；A clinicopathological study. Neurosurgery 29：442-446, 1991.

(15)Kendall BE, Lee BCP：Cranial chordomas. Br J Radiol 50：687-698, 1977.

(16)Krayenbühl H, Yasargil MG：Cranial chordomas. Progr neurol Surg 6：380-434, 1975.

(17)久保田 紀彦：髄膜腫・髄膜腫瘍の病理と臨床[山嶋哲盛，木多真也（編）：髄膜をめぐる諸問題]．125-137 頁．サイメッド・パブリケーションズ．東京．1997．

(18)Mapstone TB, Kaufman B, Ratcheson RA：Intradural chordoma without bone involvement：nuclear magnetic resonance(NMR) appearance. J Neurosurg 59：535-537, 1983.

(19)溝江純悦，長谷川 安彭差，辻井博彦：頭蓋底脳腫瘍に対する粒子線治療．Clinical Neuroscience 27：342-343，2009.

(20)森川政夫，中原栄子，中塚裕之，ほか：脊索腫の免疫細胞化学的検討．日本臨淋細胞学会雑誌 28(4)：516-521，1989.

(21)Muthukumar N, Kondziolka D, Lunsford LD, et al：Stereotactic radiosurgery for chordoma and chondrosarcoma；Further experiences. Int J Radiation Oncology Biol Phys 41：387-392, 1998.

(22)岡本 浩一郎，伊藤寿介，酒井邦夫：脳腫瘍と拡散画像．画像診断 20(11)：1232-1239，2000.

(23)Sze G, Uichanco LS III, Brant-Zawadzki MN, et al：Chordomas；MR imaging. Radiology 166：187-191, 1988.

(24)高橋立夫，桑山明夫，小林達也，ほか：トルコ鞍部および傍鞍部

脊索腫に対する経蝶形骨洞手術．Neurol Med Chir(Tokyo)22：141-146，1982.

(25)Tomlinson FH, Scheithauer BW, Forsythe PA, et al：Sarcomatous transformation in cranial chordoma. Neurosurgery 31：13-18, 1992.

(26)Utne JR, Pugh DG：The roentgenologic aspects of chordoma. Amer J Roentgenol 74：593-608, 1955.

(27)Wolfman NT, Boehnke M：The use of coronal sections in evaluating lesions of the sellar and parasellar regions. J Comput Assist Tomogr 2：308-313, 1978.

(28)山家健一，金沢 敬之介，上島 治，ほか：頭蓋底に発生せる脊索腫の1例と本邦の文献的観察．奈良医誌 14：241-248，1963.

(29)由比文顕，朝倉哲彦，友杉哲三，ほか：骨破壊を伴わない斜台部脊索腫の1例．脳外 14：547-552，1986.

●悪性黒色腫━━━━━━━━━━━━━━━━━━━━━━━

(1)Atlas SW, Grossman RI, Gomori JM, et al：MR imaging of intracranial metastatic melanoma. J Comput Assist Tomogr 11：577-582, 1987.

(2)Bär H, Schlote W：Malignant melanoma in the CNS, subtyping and immunocytochemistry. Clin Neuropathol 16：337-345, 1997.

(3)Berman C, Reintgen D：Radiologic imaging in malignant melanoma；A review. Seminars Surg Oncol 9：232-238, 1993.

(4)松本健五，小野恭祐，伊藤隆彦，ほか：脳転移をきたした悪性黒色腫の1例；CT，MRI像の検討．CT研究 14：183-188，1992.

(5)野手洋治：Neuroimaging Quiz．診断．悪性黒色腫の頭蓋内転移による腫瘍内出血．Clinical Neuroscience 23(8)：939-940，2005.

(6)砂田壮一，伊達裕昭，佐藤政教，ほか：原発巣不明の頭蓋内無色

素性黒色腫の1例．脳神経 33：201-205，1986.

(7)田渕和雄：頭蓋内黒色腫．Clinical Neuroscience 8：366-367, 1990.

(8)高野尚治，斎藤元良，村田 晃一郎，ほか：原発性頭蓋内悪性黒色腫の1例．脳外 20：1211-1215，1992.

(9)The committee of brain tumor registry of Japan：Report of brain tumor registry of Japan(1984-2000). 12th Edition. Neurol Med Chir Vol. 49(Suppl)．サイメッド・パブリケーションズ，東京，2009.

(10)Watanabe M, Nakao Y, Yamamoto T, et al：Intra-axial brainstem malignant melanoma mimicking cavernous angioma—Case report—. Neurol Med Chir(Tokyo)48(11)：519-521, 2008.

●類上皮腫・類皮腫━━━━━━━━━━━━━━━━━━━━

(1)Bitar SR, Selhorst JB, Archer CR：Epidermoid-induced pulsating eye. Ann Ophthalmol 25：45-49, 1993.

(2)Davidson SI, Small JM：Malignant change in an intracranial epidermoid. J Neurol Neurosurg Psychiatry 23：176-178, 1960.

(3)De Klerk DJJ, Spence J：Chemical meningitis with intracranial tumours. S Afr Med J 48：131-135, 1974.

(4)Fleming JFR, Botterell EH：Cranial dermoid and epidermoid tumors. Surg Gynec Obst 109：403-411, 1959.

(5)藤巻高光：類皮腫・類上皮腫[田村 晃，松谷雅生，清水輝夫(編)：EBMに基づく脳神経疾患の基本治療方針]．117-120頁，メジカルビュー社，東京，2002.

(6)Horowitz BL, Chari MV, James R, et al：MR of intracranial epidermoid tumors；correlation of in vivo imaging with in vitro ^{13}C spectroscopy. AJNR 11：299-302, 1990.

(7)伊藤義広，賀来素之，児玉万典，ほか：CT scanにて high density を示す epidermoid とその化学組成．脳外 8：645-648，1980.

(8)木田義久，吉本真之，長谷川 俊典，ほか：類上皮腫に対するガンマナイフ治療．No Shinkei Geka 34(4)：375-381，2006.

(9)Konovalov AN, Spallone A, Pitzkhelauri DI：Pineal epidermoid cysts；diagnosis and management. J Neurosurg 91：370-374, 1999.

(10)Logue V, Till K：Posterior fossa dermoid cysts with special reference to intracranial infection. J Neurol Neurosurg Psychiat 15(1)：1-12, 1952.

(11)Lunardi P, Missori P, Gagliardi FM, et al：Dermoid cysts of the posterior cranial fossa in children；Report of nine cases and review of the literature. Surg Neurol 34：39-42, 1990.

(12)松田 功，菊池晴彦，古瀬清次，ほか：左小脳半球外側に発生した dermoid の1例．脳外 4：597-604，1976.

(13)長島親男，坂口 新，高浜素秀，ほか：CTで diffuse high density と一過性反復性動揺視を示した小脳橋角部類上皮腫．脳外 9：

851-859，1981.

(14)中塚博貴，松原一郎：Diploic epidermoid cyst の1例．画像診断を中心に．脳外 31(1)：57-61，2003.

(15)大橋威雄，島村 裕，三宅幾男，ほか：中枢神経系の類表皮腫，類皮腫．脳外 5：585-592，1977.

(16)岡本 浩一郎：拡散強調像(DWI)による頭蓋内占拠性病変定性診断．脳神経外科速報 14：385-390，2004.

(17)Samii M, Tatagiba M, Piquer J, et al：Surgical treatment of epidermoid cysts of the cerebellopontine angle. J Neurosurg 84：14-19, 1996.

(18)杉山一彦：Editorial Comment. Dermoid cyst の臨床病理学的な位置—arachnoid cyst/epidermoid cyst/teratoma との鑑別—．脳外誌 18(1)：69，2009.

(19)鈴木 肇(代表)：南山堂医学大辞典．1315頁，南山堂，東京，2002.

(20)Tampieri D, Melanson D, Ethier R：MR imaging of epidermoid cysts. AJNR 10：351-356, 1989.

(21)The committee of brain tumor registry of Japan：Report of brain tumor registry of Japan(1984-2000). 12th Edition. Neurol Med Chir Vol. 49(Suppl)．サイメッド・パブリケーションズ，東京，2009.

(22)Tsuruda JS, Chew WM, Mosele ME, et al：Diffusion-weighted MR imaging of the brain；value of differentiating between extraaxial cysts and epidermoid tumors. AJNR 11：925-931, 1990.

(23)Tytus JS, Pennybacker J：Pearly tumours in relation to the central nervous system. J Neurol Neurosurg Psychiatry 19：241-259, 1956.

(24)Vion-Dury J, Vincentelli F, Jiddane M, et al：MR imaging of epidermoid cysts. Neuroradiology 29：333-338, 1987.

(25)山本正昭，岡 一成，福島武雄，ほか：頭蓋内 epidermoid の CT および MRI．CT研究 14：217-224，1992.

(26)山下純宏：Epidermoid and dermoid cyst [日本脳腫瘍病理研究会

●主要参考文献

（編）：脳腫瘍臨床病理カラーアトラス］．120-121 頁．医学書院，東京．1988.

(27)吉岡直紀：類上皮腫（類表皮嚢腫）［青木茂樹，相田典子，井田正博，ほか（編著）：よくわかる脳 MRI．第 3 版］．200-201 頁．学研メ

ディカル秀潤社．東京．2013.

(28)Yuh WTC, Barloon TJ, Jacoby CG, et al：MR of fourth-ventricular epidermoid tumors. AJNR 9：794-796, 1988.

●孤立性線維性腫瘍/血管周皮腫

(1)Ecker RD, March WR, Pollock BE, et al：Hemangiopericytoma in the central nervous system；treatment, pathological features, and long-term follow up in 38 patients. J Neurosurg 98：1182-1187, 2003.

(2)Giannini C, Rushing EJ, Hainfellner JA, et al：Solitary fibrous tumor/haemangiopericytoma [Louis DN, Ohgaki H, Wiestler OD, et al(eds)：WHO classification of tumours of the central nervous system. Revised 4th edition. International agency for research on cancer], p 249-254, Lyon, 2016.

(3)Guthrie BL, Ebersold MJ, Scheithauer BW, et al：Meningeal hemangiopericytoma；Hisotpathological features, treatment, and long-term follow-up of 44 cases. Neurosurgery 25：514-522, 1989.

(4)平戸純子：Hemangiopericytoma. Clinical Neuroscience 30(8)：860-861, 2012.

(5)伊東民雄，尾崎義丸：小脳テントに発生した巨大腫瘍．脳外誌 16(9)：723-727，2007.

(6)Jääskeläinen J, Servo A, Haltia M, et al：Intracranial hemangiopericytoma；Radiology, surgery, radiotherapy, and outcome in 21 patients. Surg Neurol 23：227-236, 1985.

(7)久保田 紀彦：髄膜腫・髄膜腫瘍の病理と臨床［山嶋哲盛，木多真也（編）：髄膜をめぐる諸問題］．125-137 頁．サイメッド・パブリケーションズ．東京．1997.

(8)久保田 紀彦，竹内浩明：髄膜性腫瘍の病理．脳外誌 14(12)：761-771，2005.

(9)Louis DN, Perry A, Reifenberger G, et al：The 2016 World Health Organization Classification of Tumors of the Central Nervous System；a summary. Acta Neuropathol 131(6)：803-820, 2016.

(10)増井憲太，小林隆司：放射線診断専門医に必要な脳腫瘍病理．画像診断 36(13)：1235-1244，2016.

(11)新田雅之，小森隆司：WHO 2016 脳腫瘍病理分類の概要と課題．脳外誌 26(11)：782-791，2017.

(12)志村俊郎：Neuroimaging Quiz；Hemangiopericytoma. Clinical Neuroscinece 19：1187-1188, 2001.

(13)白井 和歌子，徳光直樹，佐古和廣，ほか．脳内出血にて発症した横静脈洞部 Hemangiopericytoma の 1 例．No Shinkei Geka 33(9)：895-900，2005.

(14)Soyuer S, Chang EL, Selek U, et al：Intracranial meningeal hemangiopericytoma；the role of radiotherapy；report of 29 cases and review of the literature. Cancer 100(7)：1491-1497, 2004.

(15)Suzuki H, Haga Y, Oguro K, et al：Intracranial hemangiopericytoma with extracranial metastasis occurring after 22 years. Neurol Med Chir(Tokyo)42：297-300, 2002.

(16)Suzuki S, Wanifuchi H, Shimizu T, et al：Hemangiopericytoma in the lateral ventricle—Case report—. Neurol Med Chir(Tokyo)49(11)：520-523, 2009.

(17)渡谷岳行：孤立性線維性腫瘍および血管外皮腫［青木茂樹，相田典子，井田正博，ほか（編著）：よくわかる脳 MRI．第 3 版］．110-111 頁．学研メディカル秀潤社．東京．2013.

●頭蓋内脂肪腫

(1)Donati F, Vassella F, Kaiser G, et al：Intracranial lipomas. Neuropediatrics 23：32-38, 1992.

(2)藤巻高光：頭蓋内脂肪腫［田村 晃，松谷雅生，清水輝夫（編）：EBM に基づく脳神経疾患の基本治療方針］．91-92 頁．メジカルビュー社．東京．2002.

(3)林 隆士，倉本進賢，高木繁幸：前頭部皮下脂肪腫を伴う脳梁脂肪腫の 1 例．脳と発達 13：369-373，1981.

(4)Nikaido Y, Imanishi M, Monobe T：Lipoma in the quadrigeminal cistern；Case report. Neurol Med Chir(Tokyo)35：175-178, 1995.

(5)清水恵司，近藤 孝，岩田吉一，ほか：脳梁脂肪腫の 1 手術例．脳外 7：1179-1183，1979.

(6)Yock DH Jr：Choroid plexus lipomas associated with lipoma of the corpus callosum. J Comput Assist Tomogr 4：678-682, 1980.

●悪性リンパ腫

(1)Abrey LE, DeAngelis LM, Yahalom J：Long-term survival in primary CNS lymphoma. J Clin Oncol 16：859-863, 1998.

(2)青山達郎，関口泰之，八子武裕，ほか：繰り返す脳梗塞で発症し開頭生検によって確定診断に至った血管内リンパ腫の 1 例．脳外誌 21(4)：342-347，2012.

(3)有田憲生：中枢神経系原発性悪性リンパ腫の治療．脳外誌 13(6)：441-447，2004.

(4)Beristain X, Azzarelli B：The neurological masquerade of intravascular lymphomatosis. Arch Neurol 59(3)：439-443, 2002.

(5)Blay J-Y, Conroy T, Chevreau C, et al：High-dose methotrexate for the treatment of primary cerebral lymphomas；Analysis of survival and late neurologic toxicity in a retrospective series. J Clin Oncol 16：864-871, 1998.

(6)Cheson BD, Horning SJ, Coiffier B, et al：Report of an international workshop to standardize response criteria for non-Hodgkin's lymphomas. J Clin Oncol 17：1244-1253, 1999.

(7)Choi JS, Nam D-H, Ko YH, et al：Primary central nervous system lymphoma in Korea；Comparison of B-and T-cell lymphoma. Am J Surg Pathol 27：919-928, 2003.

(8)DeAngelis LM, Yahalom J, Thaler HT, et al：Combined modality therapy for primary CNS lymphoma. J Clin Oncol 10：635-643, 1992.

(9)Ferreri AJ, Campo E, Seymour JF, et al：Intravascular lymphoma；clinical presentation, natural history, management and prognostic factors in a series of 38 cases, with special emphasis on the 'cutaneous variant'. Br J Haematol 127(2)：173-183, 2004.

(10)Fredericks RK, Walker FO, Elster A, et al：Angiotropic intravascular large-cell lymphoma (malignant angioendotheliomatosis)；Report of a case and review of the literature. Surg Neurol 35：218-223, 1991.

(11)藤原裕矢，高橋直嗣，古藤 洋，ほか：末梢血可溶性インターロイキン 2 レセプター（sIL-2 R）が著明高値を示した結核性胸膜炎の 1 例．日呼吸会誌 42(2)：191-194，2004.

(12)Gabbai AA, Hochberg FH, Linggood RM, et al：High-dose methotrexate for non-AIDS primary central nervous system lymphoma；Report of 13 cases. J Neurosurg 70：190-194, 1989.

(13)Glass J, Gruber ML, Cher L, et al：Preirradiation methotrexate chemotherapy of primary central nervous system lymphoma；long-term outcome. J Neurosurg 81：188-195, 1994.

(14)原田広信，大西丘倫：中枢神経系悪性リンパ腫．Clinical Neuroscience 25(1)：110-111，2007.

(15)Harris NL, Jaffe ES, Stein H, et al：A revised European-American classification of lymphoid neoplasms；A proposal from the international lymphoma study group. Blood 84：1361-1392, 1994.

(16)Hasenclever D, Diehl V：A prognostic score for advanced Hodgkin's disease. N Engl J Med 339：1506-1514, 1998.

(17)早川　徹，平賀章壽，青笹克之：CNS 悪性リンパ腫の CT と MRI：症例呈示 [高倉公朋（監修），山浦　晶（編）：中枢神経系悪性リンパ腫]．141-157 頁，篠原出版，東京，1994.

(18)林　英樹，角田圭司，寶子丸　稔：Intravascular lymphomatosis の 1 例．脳外誌 13：545-549，2004.

(19)Hiraga S, Arita N, Ohnishi T, et al：Rapid infusion of high-dose methotrexate resulting in enhanced penetration into cerebrospinal fluid and intensified tumor response in primary central nervous system lymphomas. J Neurosurg 91：221-230, 1999.

(20)平野朝雄，水澤英洋：AIDS の神経病理．Clinical Neuroscience 6：44-47，1988.

(21)廣瀬雄一：診断困難な希少疾患に対する脳生検の有用性．脳外誌 21（4）：348，2012.

(22)Hochberg FH, Miller DC：Primary central nervous system lymphoma. J Neurosurg 68：835-853, 1988.

(23)堀田知光：悪性リンパ腫の最近の治療．日本醫事新報 4104：1-11，2002.

(24)伊丹　純：中枢神経系原発悪性リンパ腫（PCNSL）の推奨される治療．日本医事新報 4846：61，2017.

(25)伊藤清佳，五十棲 孝裕，木戸園　実，ほか：15 歳発症の大脳原発悪性リンパ腫の 1 例．脳神経外科速報 19（11）：1310-1305，2009.

(26)伊豆津 宏二：悪性リンパ腫診療の基本事項．内科 90：403-407，2002.

(27)Jitpratoom P, Yuckpan P, Sitthinamsuwan P, et al：Progressive multifocal cerebral infarction from intravascular large B cell lymphoma presenting in a man；a case report. J Med Case Rep 5（1）：24, 2011.

(28)菊池昌弘：新しい WHO 分類による悪性リンパ腫分類について．日本リンパ網内系学会雑誌 38：281-289，1999.

(29)Kim H-J, Ha C-H, Jeon BS：Primary leptomeningeal lymphoma with long-term survival；a case report. J Neuro-Oncol 48：47-49, 2000.

(30)木下朝博：予後因子・予後予測モデル．日内会誌 90：988-991，2001.

(31)北島弘之，福原資郎：病期診断および全身状態（performance status）の評価 [平野正美，飛内賢正（編）：悪性リンパ腫治療マニュアル]．22-26 頁，南江堂，東京，1998.

(32)喜多嶋 康一：悪性リンパ腫 [高久史麿，尾形悦郎（監修）：新臨床内科学，第 7 版]．1041-1051 頁，医学書院，東京，1999.

(33)久保長生：頭蓋内原発性悪性リンパ腫．Clinical Neuroscience 20：12-13，2002.

(34)黒岩敏彦，青木　淳：悪性リンパ腫．Clinical Neuroscince 25（11）：1247-1249，2007.

(35)鍬先 なな子，庄司紘史：AIDS と中枢神経系の日和見感染．Clinical Neuroscience 6：58-61，1988.

(36)Lachance DH, O'Neill BP, Macdonald DR, et al：Primary leptomeningeal lymphoma；Report of 9 cases, diagnosis with immunocytochemical analysis, and review of the literature. Neurology 41：95-100, 1991.

(37)Lee Y-Y, Bruner JM, Van Tassel P, et al：Primary central nervous system lymphoma；CT and pathologic correlation. AJR 147：747-752, 1986.

(38)Le Rhun E, Taillibert S, Chamberlain MC：Neoplastic meningitis due to lung, breast, and melanoma metastases. Cancer Control 24（1）：22-32, 2017.

(39)Liow K, Asmar P, Liow M, et al：Intravascular lymphomatosis；Contribution of cerebral MRI findings to diagnosis. J Neuroimaging 10：116-118, 2000.

(40)Lister TA, Crowther D, Sutcliffe SB, et al：Report of a Committee convened to discuss the evaluation and staging of patients with Hodgkin's disease；Cotswolds meeting. J Clin Oncol 7：1630-1636, 1989.

(41)Liu D, Schelper RL, Carter DA, et al：Primary central nervous system cytotoxic/suppressor T-cell lymphoma；Report of a unique case and review of the literature. Am J Surg Pathol 27：682-688, 2003.

(42)三方淳男：中枢神経系の悪性リンパ腫．病理と臨床 4：506-513，1986.

(43)三浦 偉久男：悪性リンパ腫．臨床医 27：1685-1695，2001.

(44)森　瑩：悪性リンパ腫．臨床医 29（増刊号）：730-731，2003.

(45)村上 佳菜子，野口智幸，田嶋　強：中枢神経系原発悪性リンパ腫．画像診断 36（13）：1294-1302，2016.

(46)Murase S, Saio M, Takenaka K, et al：Increased levels of CSF soluble CD 27 in patients with primary central nervous system lymphoma. Cancer Lett 132：181-186, 1998.

(47)Murase T, Nakamura S, Kawauchi K, et al：An Asian variant of intravascular large B-cell lymphoma：clinical, pathological and cytogenetic approaches to diffuse large B-cell lymphoma associated with haemophagocytic syndrome. Br J Haematol 111（3）：826-834, 2000.

(48)村瀬卓平，中村栄男：Intravascular lymphoma と Asian variant．内科 90：517-521，2002.

(49)Murray K, Kun L, Cox J：Primary malignant lymphoma of the central nervous system；Results of treatment of 11 cases and review of the literature. J Neurosurg 65：600-607, 1986.

(50)中村栄男，鈴木律朗，梶本和義，ほか：B 細胞悪性リンパ腫の病理と分子病態．内科 90：394-402，2002.

(51)難波紘二，板垣哲郎：非ホジキンリンパ腫の国際分類 [阿部正和，尾前照雄，河合忠一（編集主幹）：内科 Mook. No. 17，悪性リンパ腫]．32-44 頁，金原出版，東京，1982.

(52)成瀬昭二，小竹源也，藤本正人，ほか：頭蓋内悪性リンパ腫の CT．CT 研究 1：101-110，1978.

(53)日本脳神経外科学会・日本病理学会（編）：Primary central nervous system lymphoma 中枢神経系原発悪性リンパ腫（臨床・病理 脳腫瘍取扱い規約．臨床と病理カラーアトラス）．258-264 頁，金原出版，東京，2010.

(54)日本脳腫瘍学会（編），日本脳神経外科学会（監修）：脳腫瘍診療ガイドライン①成人膠芽腫・成人転移性脳腫瘍・中枢神経系原発悪性リンパ腫．2016 年版．97-128 頁（中枢神経系原発悪性リンパ腫），金原出版，東京，2017.

(55)新田泰三，春日千夏，安本幸正，ほか：頭蓋内原発悪性リンパ腫（CNS-NHL）21 症例の臨床病理学的検討．脳外 22：827-832，1994.

(56)小椋 美知則：Hodgkin 病．臨床医 25：1836-1840，1999.

(57)大西丘倫：中枢神経系原発悪性リンパ腫．内科 90：478-482, 2002.

(58)大西丘倫：悪性リンパ腫 [田村　晃，松谷雅生，清水輝夫（編）：EBM に基づく脳神経疾患の基本治療方針]．77-80 頁，メジカルビュー社，東京，2002.

(59)大島孝一：新 WHO 分類の特徴と問題点．内科 90：409-415, 2002.

(60)尾山　淳，太田和雄：予後を左右する因子 [阿部正和，尾前照雄，河合忠一（編集主幹）：内科 Mook. No. 17，悪性リンパ腫]．207-214 頁，金原出版，東京，1982.

(61)Ponzoni M, Ferreri AJ, Campo E, et al：Definition, diagnosis, and management of intravascular large B-cell lymphoma；proposals and perspectives from an international consensus meeting. J Clin Oncol 25（21）：3168-3173, 2007.

(62)Sawataishi J, Mineura K, Sasajima T, et al：Effects of radiotherapy determined by ^{11}C-methyl-L-methionine positron emission tomography in patients with primary cerebral malignant lymphoma. Neuroradiology 34：517-519, 1992.

(63)Shimada K, Matsue K, Yamamoto K, et al：Retrospective analysis of intravascular large B-cell lymphoma treated with rituximab-containing chemotherapy as reported by the IVL study group in Japan. J Clin Oncol 26(19)：3189-3195, 2008.

(64)Shipp MA, Harrington DP, Anderson JR, et al(The international non-Hodgkin's lymphoma prognostic factors project)：A predictive model for aggressive non-Hodgkin's lymphoma. N Engl J Med 329：987-994, 1993.

(65)須知泰山：非ホジキンリンパ腫の新病理組織分類[阿部正和, 尾前照雄, 河合忠一(編集主幹)：内科 Mook. No. 17, 悪性リンパ腫]. 21-31頁, 金原出版, 東京, 1982.

(66)須知泰山, 本告 匡, 長谷川 かをり, ほか：節外性リンパ腫の病理学的特徴. 病理と臨床 4：475-479, 1986.

(67)杉山一彦, 富永 篤, アマティア VJ：全脳室壁のびまん性造影病変. 脳外誌 16(2)：141-144, 2007.

(68)Takeshita M, Kubo O, Tajika Y, et al：Primary central nervous system T-cell lymphoma. Neurol Med Chir(Tokyo)39：452-458, 1999.

(69)The committee of brain tumor registry of Japan：Report of brain tumor registry of Japan(1969-1993). 10th Edition. Neurol Med Chir Vol. 40(Suppl). サイメッド・パブリケーションズ, 東京, 2000.

(70)飛内賢正：予後推測および治療選択指針としての病理分類[平野正美, 飛内賢正(編)：悪性リンパ腫治療マニュアル]. 16-21頁, 南江堂, 東京, 1998.

(71)土屋一洋：脳原発悪性リンパ腫の画像診断. 臨床画像 18：726-735, 2002.

(72)Williams RL, Meltzer CC, Smirniotopoulos JG, et al：Cerebral MR imaging in intravascular lymphomatosis. AJNR Am J Neuroradiol 19：427-431, 1998.

(73)山口光晴, 上田行彦, 金井秀樹, ほか：多彩な症状を呈し, 脳梗塞様画像の出現・消退を繰り返した例. 脳神経外科速報 13：141-142, 2003.

(74)山口素子, 北 堅吉：悪性リンパ腫[井村裕夫(編集主幹)：わかりやすい内科学]. 277-280頁, 文光堂, 東京, 2002.

(75)吉本幸司, 飯原弘二：中枢神経系原発悪性リンパ腫に対する治療アップデート. 日本医事新報 4894：52, 2018.

●後天性免疫不全症候群と中枢神経系合併症────────

(1)Alves ÓL：Current management of primary cerebral lymphoma. Neurosurgery Quarterly 8：71-87, 1998.

(2)Fine HA, Mayer RJ：：Primary central nervous system lymphoma. Ann Intern Med 119：1093-1104, 1993.

(3)Helweg-Larsen S, Jakobsen J, Boesen F, et al：Neurological complications and concomitants of AIDS. Acta Neurol Scand 74：467-474, 1986.

(4)堀内一宏, 矢部一郎, 田島康敬, ほか：特異的画像所見を示し IgG avidity index と nested PCR にて診断したトキソプラズマ脳症の1例. 臨床神経 50(4)：252-256, 2010.

(5)岸田修二：IV. 重要な神経系の感染症. 7. AIDS における神経系感染症. 日内会誌 85(5)：725-730, 1996.

(6)小柳義夫：エイズ脳症の発症機構. 日本臨牀免疫学会会誌 17(6)：785-788, 1994.

(7)松田静治：急増する HIV 感染者. 日経メディカル 460：127-129, 2006.

(8)森 塋：悪性リンパ腫. 臨床医 29(増刊号)：730-731, 2003.

(9)森 茂郎：IV. 特殊な病態. 2. HIV 感染症における悪性リンパ

腫(AIDS リンパ腫). 日内会誌 83(6)：954-957, 1994.

(10)村上 佳菜子, 野口智幸, 田嶋 強：中枢神経系原発悪性リンパ腫. 画像診断 36(13)：1294-1302, 2016.

(11)大西丘倫：悪性リンパ腫(田村 晃, 松谷雅生, 清水輝夫編：EBM に基づく脳神経疾患の基本治療方針), 77-80頁, メジカルビュー社, 東京, 2002.

(12)高橋浩文, 松本孝夫：AIDS の臨床症状. Clinical Neuroscience 6：24-27, 1988.

(13)柳町徳春：トキソプラズマ脳炎[青木茂樹, 相田典子, 井田正博, ほか(編著)：よくわかる脳 MRI. 第3版], 672-673頁, 学研メディカル秀潤社, 東京, 2013.

(14)頼高朝子, 岸田修二：Acquired immunodeficiency syndrome (AIDS)にみられる脳疾患. 臨床医 29(増刊号)：758-761, 2003.

(15)Ziegler JL, Beckstead JA, Volberding PA, et al：Non-Hodgkin's lymphoma in 90 homosexual men. Relation to generalized lymphadenopathy and the acquired immunodeficiency syndrome. N Engl J Med 311：565-570, 1984.

●嗅神経芽腫────────────────────────

(1)Elkon D, Hightower SI, Lim ML, et al：Esthesioneuroblastoma. Cancer 44：1087-1094, 1979.

(2)Finkelstein SD, Hirose T, Vandenberg SR：Olfactory neuroblastoma [Kleihues P, Cavenee WK(eds)：World Health Organization Classification of Tumours. Pathology and genetics. Tumours of the nervous system]. pp 150-152, IARC Press, Lyon, 2000.

(3)Kadish S, Goodman M, Wang CC：Olfactory neuroblastoma；A clinical analysis of 17 cases. Cancer 37：1571-1576, 1976.

(4)Li C, Yousem DM, Hayden RE, et al：Olfactory neuroblastoma；MR evaluation. AJNR 14：1167-1171, 1993.

(5)Morita A, Ebersold MJ, Olsen KD, et al：Esthesioneuroblastoma；Prognosis and management. Neurosurgery 32：706-715, 1993.

(6)中里洋一：改訂された脳腫瘍 WHO 分類. Brain and Nerve 60 (1)：59-77, 2008.

(7)中里洋一：脳腫瘍の新 WHO 分類. No Shinkei Geka 36(6)：473-491, 2008.

(8)脳腫瘍全国統計委員会・日本病理学会(編)：脳腫瘍取扱い規約；臨床と病理カラーアトラス. 171-172頁, 金原出版, 東京, 2002.

(9)大久保 敏之：嗅神経芽細胞腫. 臨床画像 14：72-74, 1998.

(10)富永悌二, 藤原 悟, 小田辺一紀, ほか：頭蓋内転移により発症した嗅神経芽腫の1例. 脳外 13：735-740, 1985.

(11)Woodhead P, Lloyd GAS：Olfactory neuroblastoma；imaging by magnetic resonance, CT and conventional techniques. Clin Otolaryngol 13：387-394, 1988.

●家族性脳腫瘍────────────────────────

(1)Aita JA：Genetic aspects of tumors of the nervous system. Nebraska State Med J 53：121-124, 1968.

(2)藍沢茂雄, 菊池 泰, 二階堂 孝：腎病変と結節性硬化症. 病理と臨床 15：112-117, 1997.

(3)Aoyama I, Kondo A, Ogawa H, et al：Germinoma in siblings. Surg Neurol 41：313-317, 1994.

(4)Benlian P, Giraud S, Lahlou N, et al：Familial acromegaly；a specific clinical entity-Further evidence from the genetic study of a three-generation family. Eur J Endocrinol 133：451-456, 1995.

(5)DiPaolo DP, Zimmerman RA, Rorke LB, et al：Neurofibromatosis type 1；Pathologic substrate of high-signal-intensity foci in the brain. Radiology 195：721-724, 1995.

(6)船田信顕：腫瘍(4)末梢神経腫瘍，下垂体腫瘍，頭蓋咽頭腫および上皮性嚢胞性病変．脳外 31：683-690，2003．

(7)Gutmann DH, Aylsworth A, Carey JC, et al：The diagnostic evaluation and multidisciplinary management of neurofibromatosis 1 and neurofibromatosis 2. JAMA 278：51-57, 1997.

(8)半田譲二，小山素麿：神経線維腫症．脳外 9：439-452，1981．

(9)原 徹男，岡本 幸一郎，近藤達也，ほか：3. 神経線維腫症（Neurofibromatosis）．脳神経 51：17-31，1999．

(10)早野敏郎，酒井文和，藤村香織，ほか：多発性内分泌腫瘍症およびカルチノイド腫瘍．臨床画像 18：898-907，2002．

(11)氷室 博，小林栄喜，河野 宏，ほか：下垂体腺腫の家族発生．脳外 4：371-377，1976．

(12)樋野興夫：Phacomatosis の研究の現状．病理と臨床 15：96-99，1997．

(13)堀野正治(編著)：内分泌・代謝診断．67 頁，金芳堂，京都，1983．

(14)金田真理，吉川邦彦：皮膚病変と結節性硬化症．病理と臨床 15：118-123，1997．

(15)加賀貴久，若林俊彦，吉田 純，ほか：急速な腫瘍増大を観察した subependymal giant cell astrocytoma の 1 例．脳外誌 3：335-338，1994．

(16)川合謙介：脳室病変とてんかん．Clinical Neuroscience 30(4)：447-449, 2012．

(17)久保俊朗：神経皮膚症候群［高倉公朋(監修)：小児脳神経外科］．59-68 頁，現代医療社，東京，1992．

(18)倉田清子：神経線維腫症 2 型．日本臨床 59(増刊号 8)：660-665，2001．

(19)黒住和彦，田淵 章，小野恭裕，ほか：Neurofibromatosis type 1 に合併した下垂体腺腫の 1 例．脳外 30：741-745，2002．

(20)Linskey ME, Lunsford LD, Flickinger JC：Tumor control after stereotactic radiosurgery in neurofibromatosis patients with bilateral acoustic tumors. Neurosurgery 31：829-839, 1992.

(21)Malmer B, Henriksson R, Grönberg H：Familial brain tumours-Genetics or environment? A nationwide cohort study of cancer risk in spouses and first-degree relatives of brain tumour patients. Int J Cancer 106：260-263, 2003.

(22)松野 彰，寺本 明，長村義之：下垂体腺腫．Clinical Neuroscience 28(12)：1426-1428，2010．

(23)松谷雅生：遺伝性脳腫瘍［高倉公朋(監修)，山浦 晶(編)：脳腫瘍］．386-391 頁，篠原出版，東京，1996．

(24)松谷雅生，黒岩敏彦，太田富雄：遺伝性脳腫瘍［太田富雄，松谷雅生(編)：脳神経外科学］．457-460 頁，金芳堂，京都，2000．

(25)水口 雅，高嶋幸男：中枢神経病変と結節性硬化症．病理と臨床 15：100-104，1997．

(26)水口 雅：結節性硬化症(TS)．日本臨床(別冊)領域別症候群シリーズ 28(神経症候群III)：495-497，2000．

(27)Moschovi M, Sotiris Y, Prodromou N, et al：Familial medulloblastoma. Pediatr Hematol Oncol 15：421-424, 1998.

(28)Nabbout R, Santos M, Rolland Y, et al：Early diagnosis of subependymal giant cell astrocytoma in children with tuberous sclerosis. J Neurol Neurosurg Psychiatry 66：370-375, 1999.

(29)内藤春子，二瓶健次：神経線維腫症 1 型．日本臨床(別冊)領域別症候群シリーズ 28(神経症候群III)：488-491，2000．

(30)National Institutes of Health consensus development conference：Neurofibromatosis；Conference statement. Arch Neurol 45：575-578, 1988.

(31)National Institutes of Health consensus development conference statement on acoustic neuroma, December 11-13, 1991. Arch Neurol 51：201-207, 1994.

(32)新村眞人：Recklinghausen 病．日本臨床 50(増刊号)：168-175，1992．

(33)西川 亮：Neurofibromatosis［田村 晃，松谷雅生，清水輝夫(編)：EBM に基づく脳神経疾患の基本治療方針］．126-127 頁，メジカルビュー社，東京，2002．

(34)西川 亮：von Hippel-Lindau 病［田村 晃，松谷雅生，清水輝夫(編)：EBM に基づく脳神経疾患の基本治療方針］．128-129 頁，メジカルビュー社，東京，2002．

(35)西川 亮：Tuberous sclerosis［田村 晃，松谷雅生，清水輝夫(編)：EBM に基づく脳神経疾患の基本治療方針］．130-131 頁，メジカルビュー社，東京，2002．

(36)太田浩嗣，橋本昌典，浦崎 永一郎，ほか：頸部内頸動脈低形成を伴った neurofibromatosis type I の 1 例．脳神経 54：1003-1006，2002．

(37)Otsuka G, Saito K, Nagatani T, et al：Age at symptom onset and long-term survival in patients with neurofibromatosis Type 2. J Neurosurg 99(3)：480-483, 2003.

(38)Purohit BS, Vargas MI, Ailianou A, et al：Orbital tumours and tumour-like lesions：exploring the armamentarium of multiparametric imaging. Insights Imaging 7(1)：43-68, 2016.

(39)Riccardi VM：Von Recklinghausen neurofibromatosis. N Engl J Med 305：1617-1627, 1981.

(40)Roach ES, Gomez MR, Northrup H：Tuberous sclerosis complex consensus conference；Revised clinical diagnostic criteria. J Child Neurol 13：624-628, 1998.

(41)齋藤 清，吉田 純：神経線維腫症 2 型聴神経鞘腫の治療方針．脳外誌 13(6)：427-432，2004．

(42)酒井昭典：神経線維腫症 1 型(Recklinghausen 病)．日本臨床 58：1426-1429，2000．

(43)佐谷秀行，竹島秀雄，荒木令江，ほか：髄膜腫の分子生物学的研究［山嶋哲盛，木多真也(編)：髄膜をめぐる諸問題］．138-142 頁，サイメッド・パブリケーションズ，東京，1997．

(44)関 要次郎：神経線維腫症第 2 型の画像診断．Clinical Neuroscience 27(10)：1176-1177，2009．

(45)設楽信行：脳腫瘍と遺伝形質；脳腫瘍と phakomatoses．脳神経 40：825-832，1988．

(46)鈴木眞一：多発性内分泌腫瘍症 1 型(MEN 1：multiple endocrine neoplasia type 1). Clinical Neuroscience 35(4)：459-461，2017．

(47)Tailor TD, Gupta D, Dalley RW, et al：Orbital Neoplasms in Adults：Clinical, radiologic, and pathologic review. RadioGraphics 33(6)：1739-1758, 2013.

(48)高倉公朋，寺本 明：神経皮膚症候群と中枢神経系腫瘍．脳神経 36：36-48，1984．

(49)高安正和，渋谷正人，金森雅彦，ほか：結節性硬化症に伴う subependymal giant cell tumor の免疫組織学的研究．脳外 14：975-979，1986．

(50)田嶋公子：母斑症［井村裕夫，尾形悦郎，高久史麿，ほか(編)：最新内科学大系第 72 巻；脳脊髄の腫瘍，外傷，奇形，脊椎異常］．263-277 頁，中山書店，東京，1996．

(51)寺田一志：神経皮膚症候群(母斑症)．結節性硬化症を除く．臨床画像 17：96-108，2001．

(52)寺本 明：Recklinghausen 病と脳腫瘍．Clinical Neuroscience 5：64-67，1987．

(53)堤 義之：結節性硬化症．臨床医 29(増刊号)：812-813，2003．

(54)生塩之敬，吉峰俊樹：Tuberous sclerosis と脳腫瘍．Clinical Neuroscience 5：1046-1048，1987．

(55)Yamamoto K, Yamada K, Nakahara T, et al：Rapid regrowth of solitary subependymal giant cell astrocytoma. Neurol Med Chir (Tokyo)42：224-227, 2002.

(56)山中千恵，藤岡敬己，岡田芳和，ほか：髄膜腫と聴神経腫瘍が兄弟姉妹に発生した 2 家系．脳神経 36：957-968，1984．

(57)吉本勝彦，斎藤史郎：家族性下垂体腫瘍．日本臨床 53：2691-2696，

●主要参考文献

1995.

●無症候性脳腫瘍

(1)松野　彰：無症候性脳腫瘍．Clinical Neuroscience 21：523, 2003.

(2)森　鑑二, 有田憲生：無症候性脳腫瘍．日医雑誌 136(4)：705-709, 2007.

(3)Onizuka M, Suyama K, Shibayama A, et al：Asymptomatic brain tumor detected at brain check-up. Neurol Med Chir(Tokyo)41：431-435, 2001.

●小児の脳腫瘍

(1)Borba LAB, Al-Mefty O, Mrak RE, et al：Cranial chordomas in children and adolescents. J Neurosurg 84：584-591, 1996.

(2)Gold EB, Leviton A, Lopez R, et al：The role of family history in risk of childhood brain tumors. Cancer 73：1302-1311, 1994.

(3)Jellinger K, Sunder-Plassmann M：Connatal intracranial tumours. Neuropädiatrie 4：46-63, 1973.

(4)賀川幸英, 宮上光祐, 坪川孝志, ほか：生後 2 歳までに発症した乳幼児脳腫瘍；12 例の CT 像の分析を中心に．CT 研究 8：173-182, 1986.

(5)Lapras C, Patet JD, Lapras Ch Jr, et al：Cerebellar astrocytomas in childhood. Child's Nerv Syst 2：55-59, 1986.

(6)増井憲太：悪性腫瘍の最先端 (2)分子生物学的手法と病理診断．東女医大誌 88(2)：43-50, 2018.

(7)松澤和人, 大井静雄：小児 low-grade astrocytoma に対する放射線療法．小児の脳神経 21：215-223, 1996.

(8)中村博彦, 高倉公朋：新生児の先天性脳腫瘍．Clinical Neuro-

science 5：323-325, 1987.

(9)佐藤倫子, 坂本敬三：新生児脳腫瘍の 1 治験例．脳外 6：1225-1230, 1978.

(10)Schwartzentruber J, Korshunov A, Liu XY, et al：Driver mutations in histone H3.3 and chromatin remodelling genes in paediatric glioblastoma. Nature 482(7384)：226-231, 2012.

(11)田中雄一郎, 青山達郎, 市川陽三, ほか：小児下垂体腫瘍．脳神経外科速報 14(8)：783-792, 2004.

(12)The committee of brain tumor registry of Japan：Report of brain tumor registry of Japan(1984-2000). 12th Edition. Neurol Med Chir Vol. 49(Suppl). サイメッド・パブリケーションズ, 東京, 2009.

(13)The committee of brain tumor registry of Japan：Report of brain tumor registry of Japan(2005-2008). 14th Edition. Neurol Med Chir Vol. 57(Suppl 1). Medical Tribune Inc, Tokyo, 2017.

●高齢者の脳腫瘍

(1)小林　秀：悪性リンパ腫．Clinical Neuroscience 19：1051-1053, 2001.

(2)河内正人, 生塩之敬：高齢者の特徴．Clinical Neuroscience 19：1034-1036, 2001.

(3)Kuratsu J, Ushio Y：Epidemiological study of primary intracranial tumors；a regional survey in Kumamoto Prefecture in the southern part of Japan. J Neurosurg 84：946-950, 1996.

(4)Mastronardi L, Ferrante L, Qasho R, et al：Intracranial meningiomas in the 9th decade of life：A retrospective study of 17 surgical cases. Neurosurgery 36：270-274, 1995.

(5)Nishizawa S, Yokoyama T, Yokota N, et al：Preoperative hyponatremia as a clinical characteristic in elderly patients with

large pituitary tumor. Neurol Med Chir(Tokyo)40(5)：249-255, 2000.

(6)野村和弘, 渋井壮一郎：グリオーマ．Clinical Neuroscience 19：1042-1044, 2001.

(7)佐々木光：グリオーマに対する化学療法―最新のエビデンスを中心に―．脳外誌 23(7)：547-558, 2014.

(8)田原重志, 山王直子, 寺本明：下垂体腺腫．Clinical Neuroscience 19：1048-1050, 2001.

(9)The committee of brain tumor registry of Japan：Report of brain tumor registry of Japan(2005-2008). 14th Edition. Neurol Med Chir Vol. 57(Suppl 1). Medical Tribune Inc, Tokyo, 2017.

●部位別の脳腫瘍

(1)阿部　弘：大後頭孔腫瘍の手術．脊椎脊髄 2：219-228, 1989.

(2)Aihara Y, Chiba K, Eguchi S, et al：Pediatric optic pathway/Hypothalamic glioma. Neurol Med Chir(Tokyo)58(1)：1-9, 2018.

(3)Al-Mefty O, Teixeira A：Complex tumors of the glomus jugulare：criteria, treatment, and outcome. J Neurosurg 97：1356-1366, 2002.

(4)Alper MG：Management of primary optic nerve meningioma：Current status-Therapy in controversy. J Clin Neuro-ophthalmol 1：101-117, 1981.

(5)Bakar B：Jugular foramen meningiomas：review of the major surgical series. Neurol Med Chir(Tokyo)50(2)：89-97, 2010.

(6)Beutler AS, Hsiang JK, Moorhouse DF, et al：Pilocytic astrocytoma presenting as an extra-axial tumor in the cerebellopontine angle：Case report. Neurosurgery 37：125-128, 1995.

(7)Bilaniuk LT, Atlas SW, Zimmerman RA：Magnetic resonance imaging of the orbit. Radiol Clin North Am 25：509-528, 1987.

(8)Bloch O, Sun M, Kaur G, et al：Fractionated radiotherapy for optic nerve sheath meningiomas. J Clin Neurosci 19(9)：1210-1215, 2012.

(9)Bruneau M, George B：Foramen magnum meningiomas：detailed surgical approaches and technical aspects at Lariboisière Hospital and review of the literature. Neurosurg Rev. 31(1)：19-33, 2008.

(10)Darsaut TE, Lanzino G, Lopes MB, et al：An introductory

overview of orbital tumors. Neurosurg Focus 10(5)：1-9, 2001.

(11)Dutton JJ：Optic nerve sheath meningiomas. Surv Ophthalmol 37(3)：167-183, 1992.

(12)Eddleman CS, Liu JK：Optic nerve sheath meningioma：current diagnosis and treatment. Neurosurg Focus 23(5)：E 4, 2007.

(13)El-Kalliny M, van Loveren H, Keller JT, et al：Tumors of the lateral wall of the cavernous sinus. J Neurosurg 77：508-514, 1992.

(14)Eustacchio S, Trummer M, Unger F, et al：The role of gamma knife radiosurgery in the management of glomus jugulare tumours. Acta Neurochir 84(Suppl)：91-97, 2002.

(15)Franzini A, Leocata F, Cajola L, et al：Low-grade glial tumors in basal ganglia and thalamus：Natural history and biological reappraisal. Neurosurgery 35：817-821, 1994.

(16)福井伸二, 宮澤隆仁, 大川英徳, ほか：頸静脈孔神経鞘腫の 1 例；95 例の文献的考察．脳外 25：47-51, 1997.

(17)Galloway M, Afshar F, Geddes JF：Chordoid glioma：an uncommon tumour of the third ventricle. Brit J Neurosurg 15：147-150, 2001.

(18)後藤浩：視神経腫瘍．眼科 52(10)(臨増)：1576-1579, 2010.

(19)Hakuba A, Hashi K, Fujitani K, et al：Jugular foramen neurinomas. Surg Neurol 11：83-94, 1979.

(20)花北順哉：大孔部腫瘍 [生塩之敬, 山浦晶(編)：後頭蓋窩病変 Ⅰ 腫瘍性病変]．56-65 頁, 三輪書店, 東京, 1997.

(21)Hemat EM：Characterization of orbital masses by diffusion-

weighted Magnetic Resonance Imaging (DWI) and Apparent Diffusion Coefficient (ADC) value. Egypt J Radiol Nucl Med : http://dx.doi.org.10.1016/j.ejrnm.2016.10.003
(22)日山博文, 久保長生, 中島 宏, ほか : 視交叉から両側の後方視神経路にかけて発生した cyst を伴う視神経膠腫の 1 例. 脳外 20 : 1199-1204, 1992.
(23)堀野正治(編著) : MIL 内分泌・代謝診断. 164-168 頁, 金芳堂, 京都, 1983.
(24)寳子丸 稔 : 大孔部腫瘍の外科的治療. 脳外誌 17(4) : 299-310, 2008.
(25)石井 清, 松橋俊夫, 高橋昭喜 : 頭蓋底腫瘍. 画像診断 18 : 510-519, 1998.
(26)Iwasaki K, Kondo A, Takahashi JB, et al : Intraventricular craniopharyngioma ; Report of two cases and review of the literature. Surg Neurol 38 : 294-301, 1992.
(27)Jakobiec FA, Depot MJ, Kennerdell JS, et al : Combined clinical and computed tomographic diagnosis of orbital glioma and meningioma. Ophthalmology 91 : 137-155, 1984.
(28)Jelinek J, Smirniotopoulos JG, Parisi JE, et al : Lateral ventricular neoplasms of the brain ; Differential diagnosis based on clinical, CT, and MR findings. AJNR 11 : 567-574, 1990.
(29)景山甚郷 : 褐色細胞腫[土屋 純, 國井 鏡, 菊地弘明(編) : コ・メディカルのための病態生理アトラス]. 212 頁, 文光堂, 東京, 2000.
(30)Kanamalla US : The optic nerve tram-track sign. Radiology 227 : 718-719, 2003.
(31)Khan SN, Sepahdari AR : Orbital masses : CT and MRI of common vascular lesions, benign tumors, and malignancies. Saudi J Ophthalmol 26(4) : 373-383, 2012.
(32)木田義久, 小林達也, 田中孝幸, ほか : Radiosurgery を併用した, 頸静脈孔腫瘍の新しい治療戦略. 脳外 23 : 671-675, 1995.
(33)切替一郎, 野村恭也 : 新耳鼻咽喉科学. 145-146 頁, 東京, 南山堂, 1983.
(34)Kralik SF, Kersten R, Glastonbury CM : Evaluation of orbital disorders and cranial nerve innervation of the extraocular muscles. Magn Reson Imaging Clin N Am 20(3) : 413-434, 2012.
(35)Kramer W : Glomus jugulare tumours [Vinken PJ, Bruyn GW (eds) : Handbook Clinical Neurology. Vol. 18 Tumors of the brain and skull, Part III]. pp 435-455, North-Holland Publishing Company, Amsterdam, 1975.
(36)Liang L, Korogi Y, Sugahara T, et al : MRI of intracranial germ-cell tumours. Neuroradiology 44 : 382-388, 2002.
(37)Liu D, Xu D, Zhang Z, et al : Long-term results of Gamma Knife surgery for optic nerve sheath meningioma. J Neurosurg 113 (Suppl) : 28-33, 2010.
(38)Marchetti M, Bianchi S, Milanesi I, et al : Multisession radiosurgery for optic nerve sheath meningiomas--an effective option : preliminary results of a single-center experience. Neurosurgery 69(5) : 1116-1123, 2011.
(39)Maroon JC, Abla AA : Tumors of the orbit [Youmans JR (ed) : Neurological Surgery. Vol. 4]. pp 2882-2892, WB Saunders, Philadelphia, 1996.
(40)Maroon JC, Kennerdell JS, Brillman J : Tumors of the orbit [Wilkins RH, Rengachary SS (eds) : Neurosurgery Vol. I]. pp 1481-1493, McGraw-Hill, New York, 1996.
(41)Martinez R, Vaquero J, Cabezudo J, et al : Neurinomas of the jugular foramen in children. Report of two cases. J Neurosurg 54 : 693-695, 1981.
(42)松下展久, 新野清人, 成瀬桂史, ほか : 腫瘍内出血で発症した副神経鞘腫の 1 例. 脳外誌 14(8) : 512-516, 2005.
(43)Möller A, Hatam A, Olivecrona H : The differential diagnosis of pontine angle meningioma and acoustic neuroma with computed tomography. Neuroradiology 17(1) : 21-23, 1978.
(44)武笠晃丈, 永田和哉, 谷岡大輔, ほか : Stereotaxic needle biopsy 後に tract に沿って広範な播種をきたした視床 glioblastoma の 1 例. 脳外誌 10(3) : 185-189, 2001.
(45)中村博彦 : 脳腫瘍 5 ; 視神経グリオーマ[高倉公朋(監修) : 小児脳神経外科]. 49-56 頁, 現代医療社, 東京, 1992.
(46) 中州 敏 : Chordoid glioma of the 3 rd ventricle. Clinical Neuroscience 21 : 498-499, 2003.
(47)Nishio S, Morioka T, Suzuki S, et al : Thalamic gliomas ; A clinicopathologic analysis of 20 cases with reference to patient age. Acta Neurochir (Wien) 139 : 336-342, 1997.
(48)西尾俊嗣, 森岡隆人, 福井仁士 : Glioma [高倉公朋(編) : 間脳・下垂体]. 140-149 頁, メジカルビュー社, 東京, 1999.
(49)小田正哉, 笹嶋寿郎, 木内博之, ほか : Third ventricular chordoid glioma の 1 手術例. 脳外 30 : 973-979, 2002.
(50)太田富男(監訳) : グリーンバーグ脳神経外科ハンドブック. 367-372 頁, 金芳堂, 京都, 2000.
(51)尾尻博也 : 傍神経節腫瘍(paraganglioma)の画像所見と臨床. 耳展 47(2) : 130-134, 2004
(52)恩田 清, 田中隆一 : グリオーマ[生塩之敬, 山浦 晶(編) : 間脳下垂体の腫瘍性病変]. 134-143 頁, 三輪書店, 東京, 1998.
(53)Özek MM, Türe U : Surgical approach to thalamic tumors. Child's Nerv Syst 18 : 450-456, 2002.
(54)Pacelli R, Cella L, Conson M, et al : Fractionated stereotactic radiation therapy for orbital optic nerve sheath meningioma—a single institution experience and a short review of the literature. J Radiat Res 52(1) : 82-87, 2011.
(55)Perilongo G, Opocher E, Viscardi E : Optic, hypothalamic, and thalamic tumors [Aminoff MJ, Boller F, Swaab DF (eds) : Handbook of Clinical Neurology Vol. 105. Neuro-Onclolgy]. pp 607-613, Elsevier, Edinburgh, 2012.
(56)Pomper MG, Passe TJ, Burger PC, et al : Chordoid glioma ; A neoplasm unique to the hypothalamus and anterior third ventricle. AJNR Am J Neuroradiol 22 : 464-469, 2001.
(57)Purohit BS, Vargas MI, Ailianou A, et al : Orbital tumours and tumour-like lesions : exploring the armamentarium of multiparametric imaging. Insights Imaging 7(1) : 43-68, 2016.
(58)Rao AA, Naheedy JH, Chen JY, et al : A clinical update and radiologic review of pediatric orbital and ocular tumors. J Oncol 2013 ; 2013 : 975908. Epub 2013 Mar 12.
(59)Roberson C, Till K : Hypothalamic gliomas in children. J Neurol Neurosurg Psychiat 37 : 1047-1052, 1974.
(60)Romanelli P, Wowra B, Muacevic A : Multisession CyberKnife radiosurgery for optic nerve sheath meningiomas. Neurosurg Focus 23(6) : E 11, 2007.
(61)Saeed P, Blank LE, Selva D, et al : Primary radiotherapy in progressive optic nerve sheath meningiomas : a long-term follow-up study. Br J Ophthalmol 94(5) : 564-568. 2010.
(62)坂倉 正, 牧田泰正, 鍋島祥男, ほか : 多発性転移をきたした glomus jugulare chemodectoma の 1 例. Neurol Med Chir (Tokyo) 26 : 701-705, 1986.
(63)佐々木 富男 : 頸静脈孔近傍部腫瘍の手術. 脳外 22 : 1111-1118, 1994.
(64)佐々木 富男 : 頸静脈孔腫瘍[生塩之敬, 山浦 晶(編) : 後頭蓋窩病変 I . 腫瘍性病変]. 46-55 頁, 三輪書店, 東京, 1997.
(65)Samii M, Babu RP, Tatagiba M, et al : Surgical treatment of jugular foramen schwannomas. J Neurosurg 82 : 924-932, 1995.
(66)Savoiardo M, Harwood-Nash DC, Tadmor R, et al : Gliomas of the intracranial anterior optic pathways in children. Radiology

●主要参考文献

138：601-610，1981．

(67)Shapey J, Sabin HI, Danesh-Meyer HV, et al：Diagnosis and management of optic nerve sheath meningiomas. J Clin Neurosci 20(8)：1045-1056, 2013.

(68)城倉英史，吉本高志：海綿静脈洞部腫瘍に対するガンマナイフ療法の意義．脳外誌8：403-412，1999．

(69)園田順彦，隈部俊宏，齋藤竜太，ほか：小児神経膠腫の治療コンセンサス．脳外誌21(3)：224-235，2012．

(70)Steinbok P：Optic pathway tumors in children. J Chin Med Assoc 66：4-12, 2003.

(71)杉田虔一郎，景山直樹：視神経視交叉膠腫の長期予後；幼児型と小児型の分類．小児の脳神経2：97-103，1977．

(72)Sumida M, Uozumi T, Yamanaka M, et al：Displacement of the normal pituitary gland by sellar and juxtasellar tumours；surgical-MRI correlation and use in differential diagnosis. Neuroradiology 36(5)：372-375, 1994.

(73)Tailor TD, Gupta D, Dalley RW, et al：Orbital Neoplasms in Adults；Clinical, radiologic, and pathologic review. RadioGraphics 33(6)：1739-1758, 2013.

(74)Takada Y, Ohno K, Tamaki M, et al：Cerebellopontine angle pilocytic astrocytoma mimicking acoustic schwannoma. Neuroradiology 41：949-950, 1999.

(75)高野晋吾：傍鞍部腫瘍の病理と臨床[平田結喜緒，山田正三，成瀬光栄(編)：下垂体疾患診療マニュアル．改定第2版]，70-74頁，診断と治療社，東京，2016．

(76)Taphoorn MJB, de Vries-Knoppert WAEJ, Ponssen H, et al：Malignant optic glioma in adults. J Neurosurg 70：277-279, 1989.

(77)寺島慶太：小児悪性脳腫瘍のWHO分類2016年に基づく治療．脳外誌26(11)：792-797，2017．

(78) The committee of brain tumor registry of Japan：Report of brain tumor registry of Japan(1984-2000). 12th Edition. Neurol Med Chir Vol. 49(Suppl)．サイメッド・パブリケーションズ，東京，2009．

(79)Tien RD：Intraventricular mass lesions of the brain；CT and MR findings. AJR 157：1283-1290, 1991.

(80)利波久雄，山本達：眼窩のMRI[多田信平(編)：頭頸部の画像診断(新編)]．60-67頁，秀潤社，東京，1996．

(81)上田晃之，清水和朗，高桑浩，ほか：カテコラミン産生グロムス腫瘍の1例．日内会誌91：731-733，2002．

(82)宇塚岳夫，岡本浩一郎，藤井幸彦：手術に役立つ局所画像診断．脳神経外科速報19(12)：1380-1386，2009．

(83)卯津羅雅彦，篠宮秀友，古屋優，ほか：原因不明のくも膜下出血後に腫瘍増大を観察し得たpineocytomaの1例．脳外誌6：119-123，1997．

(84)Wajima D, Iida J, Nishi N：Third ventricular meningioma-case report. Neurol Med Chir(Tokyo)51(1)：75-78, 2011.

(85)Xu D, Liu D, Zhang Z, et al：Gamma Knife surgery in the management of orbital tumors. J Neurosurg 113(Suppl)：34-38, 2010.

(86)Yamamoto M, Fukushima T, Sakamoto S, et al：Cerebellar gliomas with exophytic growth；Three case reports. Neurol Med Chir(Tokyo)37：411-415, 1997.

(87)山下真治，上原久生，新甫武也，ほか：原発性トルコ鞍部神経芽腫の1例．脳外誌20(11)：833-840，2011．

(88)Yasuoka S, Okazaki H, Daube JR, et al：Foramen magnum tumors；Analysis of 57 cases of benign extramedullary tumors. J Neurosurg 49：828-838, 1978.

(89)吉田和秀，前田一彦，鈴木正志，ほか：頸動脈小体腫瘍の3症例．日耳鼻105：759-762，2002．

(90)吉岡健啓：頸静脈糸球体腫瘍[青木茂樹(編)：よくわかるMRI]．126-127頁，秀潤社，東京，2003．

(91)Zhang N, Pan L, Dai JZ, et al：Gamma knife radiosurgery for jugular foramen schwannomas. J Neurosurg(Suppl 5)97：456-458, 2002.

(92)Zuccaro G, Sosa F, Cuccia V, et al：Lateral ventricle tumors in children；a series of 54 cases. Child's Nerv Syst 15：774-785, 1999.

●囊胞および腫瘍類似病変(ラトケ囊胞を含む)

(1)Abe K, Oyama K, Mori K, et al：Neurenteric cyst of the craniocervical junction. Neurol Med Chir(Tokyo)39：875-880, 1999.

(2)有田和徳，富永篤，栗栖薫：ラトケ囊胞．脳神経外科速報13：1163-1171，2003．

(3)朝本俊司，杉山弘行，土居浩，ほか：左前頭葉endodermal cystの1例．脳神経51：520-523，1999．

(4)Bejjani GK, Wright DC, Schessel D, et al：Endodermal cysts of the posterior fossa. J Neurosurg 89：326-335, 1998.

(5)Desai KI, Nadkarni TD, Muzumdar DP, et al：Surgical management of colloid cyst of the third ventricle；A study of 105 cases. Surg Neurol 57：295-304, 2002.

(6)Eguchi K, Uozumi T, Arita K, et al：Pituitary function in patients with Rathke's cleft cyst；significance of surgical management. Endocr J 41(5)：535-540, 1994.

(7)Eynon-Lewis NJ, Kitchen N, Scaravilli F, et al：Nuerenteric cyst of the cerebellopontine angle. Neurosurgery 42：655-658, 1998.

(8)Fan J, Peng Y, Qi S, et al：Individualized surgical strategies for Rathke cleft cyst based on cyst location. J Neurosurg 119(6)：1437-1446, 2013.

(9)Friede RL, Yaşargil MG：Supratentorial intracerebral epithelial (ependymal) cysts；review, case reports, and fine structure. J Neurol Neurosurg Psychiat 40：127-137, 1977.

(10)札幌博義，阿美古征正，山下哲男，ほか：Symptomatic Rathke's cleft cystのCT像．CT研究8：189-194，1986．

(11)Graziani N, Dufour H, Figarella-Branger D, et al：Do the suprasellar neurenteric cyst, the Rathke cleft cyst and the colloid cyst constitute a same entity? Acta Neurochir(Wien)133：174-180, 1995.

(12)Hayashi Y, Tachibana O, Muramatsu N, et al：Rathke cleft cyst；MR and biomedical analysis of cyst content. J Comput Assist Tomogr 23：34-38, 1999.

(13)池田直廉，若林伸一，鳥山英之，ほか：後頭蓋窩に発生したneurenteric cystの1例．脳外誌12：617-622，2003．

(14)石井喬，山崎達輔，田中順一，ほか：Rathke's cleft cystの3例．脳外15：451-456，1987．

(15)川原信隆：側脳室・第三脳室腫瘍．Clinical Neuroscience 30(4)：458-461, 2012.

(16)欅篤，平野朝雄，Llena JF：中枢神経系内に発生した上皮性囊腫の鑑別とその組織起源について．脳神経41：411-418，1989．

(17)小林達也，吉田純，景山直樹：短期間に再発したRathke's cleft cyst．脳外6：437-444，1978．

(18)Kucharczyk W, Peck WW, Kelly WM, et al：Rathke cleft cysts；CT, MR imaging, and pathologic features. Radiology 165：491-495, 1987.

(19)丸岩光，寺崎瑞彦，宮城知也，ほか：四丘体部choroidal epithelial cystの1例．脳外24：1113-1117，1996．

(20)宮上光祐，笠原英司，宮崎修平，ほか：Arachnoid cystとepithelial cyst；光顕，電子顕微鏡的検討．脳神経43：545-553，1991．

(21)Miyagi A, Iwasaki M, Shibuya T, et al：Pituitary adenoma combined with Rathke's cleft cyst. Neurol Med Chir(Tokyo)33：643-650, 1993.

(22)森本正，金子美紀子，西川亮，ほか：Ependymal cystの1

例．脳外 14：351-356，1986．

(23)本橋　蔵，亀山元信，今泉茂樹，ほか：右前頭円蓋部 epithelial cyst の1例：名称の混乱と統一への考察．脳外 29：857-862, 2001.

(24)中川摂子，川口 正二郎，阿部雅光，ほか：術前診断に diffusion image が有用であった小脳橋角部 endodermal cyst の1症例．脳外 27：475-480, 1999.

(25)Naylor MF, Scheithauer BW, Forbes GS, et al：Rathke cleft cysts；CT, MR, and pathology of 23 cases. J Comput Assist Tomogr 19：853-859, 1995.

(26)西岡　宏：Rathke 囊胞［平田 結喜緒，山田正三，成瀬光栄（編）：下垂体疾患診療マニュアル．改定第2版］．202-204 頁，診断と治療社，東京，2016.

(27)Nitta M, Symon L：Colloid cysts of the third ventricle；A review of 36 cases. Acta Neurochir 76：99-104, 1985.

(28)丹羽 潤，田邊純嘉，伊林至洋，ほか：ラトケ囊胞の臨床病理学的検討；MRI における囊胞壁のエンハンス効果と病理組織所見の関連について．脳外 24：125-133, 1996.

(29)Pollock BE, Huston J III：Natural history of asymptomatic colloid cysts of the third ventricle. J Neurosurg 91：364-369, 1999.

(30)齋藤 清：頭蓋咽頭腫とラトケ囊胞［生塩之敬，山浦 晶（編）：間脳下垂体の腫瘍性病変］．117-124 頁，三輪書店，東京，1998.

(31)Sanford RA, Laurent JP：Intraventricular tumors of childhood. Cancer 56：1795-1199, 1985.

(32)澤村 豊：囊胞性病変；Rathke's Cleft［田村　晃，松谷雅生，清水輝夫（編）：EBM に基づく脳神経疾患の基本治療方針］．138 頁，メジカルビュー社，東京，2002.

(33)澤村 豊，白土博樹：囊胞性病変；colloid cyst of the third ventricle［田村　晃，松谷雅生，清水輝夫（編）：EBM に基づく脳神経疾患の基本治療方針］．139 頁，メジカルビュー社，東京，2002.

(34)清水匡一，丹羽 潤，松村道樹，ほか：脳幹前面に発生した endodermal cyst の1症例．脳外 24：1135-1138, 1996.

(35)塩川芳昭，寺本 明，真柳佳昭，ほか：Rathke's cleft cyst の CT. CT 研究 8：45-51, 1986.

(36)Steinberg GK, Koenig GH, Golden JB：Symptomatic Rathke's cleft cysts. J Neurosurg 56：290-295, 1982.

(37)Sumida M, Uozumi T, Mukada K, et al：Rathke cleft cysts；Correlation of enhanced MR and surgical findings. AJNR Am J Neuroradiol 15：525-532, 1994.

(38)Sumida M, Uozumi T, Yamanaka M, et al：Displacement of the normal pituitary gland by sellar and juxtasellar tumours；surgical-MRI correlation and use in differential diagnosis. Neuroradiology 36(5)：372-375, 1994.

(39)Sumida M, Arita K, Migita K, et al：Concomitant pituitary adenoma and Rathke's cleft cyst. Neuroradiology 43：755-759, 2001.

(40)立花 修：ラトケ囊胞の病理，画像診断と外科的治療―最新の知見―．Neuro-Oncology の進歩．22(2)：12-21, 2015.

(41)高橋 潤，北条雅人，西川智文，ほか：汎下垂体機能低下症を伴ったラトケ囊胞の周囲下垂体組織における炎症性変化．脳外誌 13(8)：565-571, 2004.

(42)田邊純嘉，上出廷治，端　和夫：ラトケ囊胞の MRI 所見；囊胞内容液と MR 信号強度との関係．CT 研究 17：27-32, 1995.

(43)田中聖子，柳瀬敏彦，高柳涼一，ほか：汎下垂体機能低下症を呈した Rathke's cleft cyst の一例．日内分泌会誌 70(6)：555-562, 1994.

(44)Tanei T, Fukui K, Kato T, et al：Colloid(enterogenous)cyst in the frontal lobe―Case report―. Neurol Med Chir(Tokyo)46(8)：401-404, 2006.

(45)富永 篤，木下康之，栗栖 薫：下垂体腫瘍に対する手術適応．脳外誌 25(8)：637-645, 2016.

(46)Voelker JL, Campbell RL, Muller J：Clinical, radiographic, and pathological features of symptomatic Rathke's cleft cysts. J Neurosurg 74：535-544, 1991.

(47)渡谷岳行：コロイド囊胞［青木茂樹，相田典子，井田正博，ほか（編著）：よくわかる脳 MRI．第3版］．132-133 頁，学研メディカル秀潤社，東京，2013.

● 転移性腫瘍 ────────────────────

(1)足立好司：Neuroimaging Quiz．診断 Metastatic tumor to the pituitary gland(rectal adenocarcinoma origin)．Clinical Neuroscience 23(4)：459-460, 2005.

(2)Alva NS, Alva S：Brain metastasis from prostate carcinoma；Antemortem recognition and outcome after treatment. Cancer 89：706-707, 2000.

(3)Arbit E, Wronski M：The treatment of brain metastasis. Neurosurgery Quarterly 5：1-17, 1995.

(4)Balm M, Hammack J：Leptomeningeal carcinomatosis. Presenting features and prognostic factors. Arch Neurol 53(7)：626-632, 1996.

(5)Carrier DA, Mawad ME, Kirkpatrick, et al：Metastatic adenocarcinoma to the brain；MR with pathologic correlation. AJNR Am J Neuroradiol 15：155-159, 1994.

(6)Chang S-C, Lai P-H, Chen W-L, et al：Diffusion-weighted MRI features of brain abscess and cystic or necrotic brain tumors comparison with conventional MRI. J Clin Imaging 26：227-236, 2002.

(7)Demopoulos A：Leptomeningeal metastases. Current Neurology and Neuroscience Reports 4(3)：196-204, 2004.

(8)Diener-West M, Dobbins TM, Phillips TL, et al：Identification of an optimal subgroup for treatment evaluation of patients with brain metastases using RTOG study 7916. Int J Radiation Oncology Biol Phys 16：669-673, 1989.

(9)Egelhoff JC, Ross JS, Modic MT, et al：MR imaging of metastatic GI adenocarcinoma in brain. AJNR 13：1221-1224, 1992.

(10)Fervenza FC, Wolanskyj AP, Eklund HE, et al：Brain metastasis；An unusual complication from prostatic adenocarcinoma. Mayo Clin Proc 75：79-82, 2000.

(11)Flickinger JC, Kondziolka D, Lunsford LD, et al：A multi-institutional experience with stereotactic radiosurgery for solitary brain metastasis. Int J Radiation Oncology Biol Phys 28：797-802, 1994.

(12)藤尾信吾，有田和徳：転移性下垂体腫瘍［平田 結喜緒，山田正三，成瀬光栄（編）：下垂体疾患診療マニュアル．改定第2版］．222-223 頁，診断と治療社，東京，2016.

(13)Habu M, Tokimura H, Hirano H, et al：Pituitary metastases；current practice in Japan. J Neurosurg 123(4)：998-1007, 2015.

(14)日根野 晃代，池田修一：髄膜癌腫症．Clinical Neuroscience 29(6)：716-717, 2011.

(15)平野朝雄，北条 俊太郎：中枢神経における転移性腫瘍について：第1部．脳外8：509-518, 1980.

(16)平野朝雄，北条 俊太郎：中枢神経における転移性腫瘍について：第2部．脳外8：599-603, 1980.

(17)Huang AJ, Huang KE, Page BR, et al：Risk factors for leptomeningeal carcinomatosis in patients with brain metastases who have previously undergone stereotactic radiosurgery. J Neurooncol 120(1)：163-169. 2014.

(18)石川幹男，山本悌司：乳がんと神経障害．Clinical Neuroscience 15：868-871, 1997.

(19)井澤正博：転移性脳腫瘍．Clinical Neuroscience 19：1039-1041, 2001.

●主要参考文献

(20)唐澤秀治, 内藤博道, 杉山 健, ほか：腎癌摘出後 11 年を経て発症した脳転移の 1 例. 脳外誌 3：446-450, 1994.

(21)加藤 功, 白土博樹, 鈴木 恵士郎, ほか：転移性脳腫瘍に対する直線加速器による定位的放射線照射. 脳外 24：1003-1009, 1996.

(22)Kilpatrick TR Jr, Pankey GA：Low spinal fluid sugar in meningeal carcinomatosis. Arch Intern Med 117：658-660, 1966.

(23)Kitagawa Y, Higuchi F, Abe Y, et al：Metastasis to the choroid plexus from thyroid cancer：Case report. Neurol Med Chir (Tokyo)53(11)：832-836, 2013.

(24)小林達也, 木田義久, 吉田 純, ほか：CT 時代における肺癌脳転移の診断と治療. Neurol Med Chir(Tokyo)22：446-452, 1982.

(25)久保長生：転移性脳腫瘍. Clinical Neuroscience 25(11)：1250-1253, 2007.

(26)倉津純一, 松角康彦, 野中信仁, ほか：大腸癌の脳転移に関する検討. CT 研究 6：543-547, 1984.

(27)黒木一彦, 田口治義, 隅田昌之, ほか：腎摘出後 10 年以上を経て脳転移した腎細胞癌の 2 例. 脳外 27：89-93, 1999.

(28)Le Rhun E, Taillibert S, Chamberlain MC：Carcinomatous meningitis：Leptomeningeal metastases in solid tumors. Surg Neurol Int 4(Suppl 4)：S 265-S 288, 2013.

(29)Le Rhun E, Taillibert S, Chamberlain MC：Neoplastic meningitis due to lung, breast, and melanoma metastases. Cancer Control 24(1)：22-32, 2017.

(30)Le Rhun E, Weller M, Brandsma D, et al：EANO-ESMO clinical practice guidelines for diagnosis, treatment and follow-up of patients with leptomeningeal metastasis from solid tumours. Ann Oncol 28(suppl 4)：iv 84-iv 99, 2017.

(31)松原光伸, 大生定義, 西崎 統, ほか：直腸癌の下垂体転移. 神経内科 25：379-386, 1986.

(32)松谷雅生：脳転移の治療：肺癌脳転移を中心として. 外科治療 63：150-154, 1990.

(33)松谷雅生：脳腫瘍. 333-347 頁, 篠原出版, 東京, 1996.

(34)McCutcheon IE, Eng DY, Logothetis CJ：Brain metastasis from prostate carcinoma. Cancer 86：2301-2311, 1999.

(35)McWilliams RR, Giannini C, Hay ID, et al：Management of brain metastases from thyroid carcinoma：a study of 16 pathologically confirmed cases over 25 years. Cancer 98(2)：356-362, 2003.

(36)南 英利, 金川賢司, 渡邊美博, ほか：前立腺癌の脳転移に対してガンマナイフが有効であった 1 症例. 泌尿紀要 47：333-336, 2001.

(37)水野 誠, 朝倉 健, 中島重良, ほか：脈絡叢に限局性転移を示した腎細胞癌の 1 症例. 脳外 20：469-474, 1992.

(38)森田明夫, 福島孝徳, 宮崎 伸一郎, ほか：転移性下垂体腫瘍. Neurol Med Chir(Tokyo)27：436-442, 1987.

(39)Murai T, Ogino H, Manabe Y, et al：Fractionated stereotactic radiotherapy using CyberKnife for the treatment of large brain metastases：a dose escalation study. Clin Oncol 26(3)：151-158, 2014.

(40)中原 荘, 野中信仁, 木下和夫, ほか：絨毛上皮腫脳転移による脳動脈瘤形成とくも膜下出血. 脳外 3：777-782, 1975.

(41)中島弘之, 安達淳一, 西川 亮, ほか：MRI の T 2 強調画像にて低信号を示した転移性脳腫瘍. 脳外誌 11：695-698, 2002.

(42)中嶋浩二, 大石敦宣, 糸井 博：嚢胞形成を認めた食道癌原発転移性脳腫瘍の 1 例. 脳外誌 19(11)：850-855, 2010.

(43)中村博彦：転移性脳腫瘍. Clinical Neuroscience 19：596, 2001.

(44)日本脳腫瘍学会(編), 日本脳神経外科学会(監修)：脳腫瘍診療ガイドライン①成人膠芽腫・成人転移性脳腫瘍・中枢神経系原発悪性リンパ腫. 2016 年版. 53-96 頁(成人転移性脳腫瘍), 金原出版, 東京, 2017.

(45)西川 亮：転移性脳腫瘍[田村 晃, 松谷雅生, 清水輝夫(編)：EBM に基づく脳神経疾患の基本治療方針]. 132-137 頁, メジカ

(46)野村和弘：転移性腫瘍 [高倉公朋(編)：間脳・下垂体]. 150-153 頁, メジカルビュー社, 東京, 1999.

(47)野村和弘：転移性脳腫瘍の疫学. 脳外誌 12：323-329, 2003.

(48)Nussbaum ES, Djalilian HR, Cho KH, et al：Brain metastases. Histology, multiplicity, surgery, and survival. Cancer 78(8)：1781-1788, 1996.

(49)大越教夫：癌性髄膜炎. Clinical Neuroscience 21：913-916, 2003.

(50)大村健二, 金平永二, 佐々木 正寿, ほか：胃癌原発の髄膜癌腫症の 1 例―本邦報告(202 例)の検討―. 外科診療 30：1578-1581, 1988.

(51)Patchell RA, Tibbs PA, Walsh JW, et al：A randomized trial of surgery in the treatment of single metastases to the brain. N Engl J Med 322：494-500, 1990.

(52)坂田隆一, 大岩泰之, 新村 富士夫, ほか：食道癌の脳転移. 脳外 13：647-651, 1985.

(53)里見佳昭：腎癌の治療の現況と今後の課題. 日泌尿会誌 81：1-13, 1990.

(54)Schouten LJ, Rutten J, Huveneers HA, et al：Incidence of brain metastases in a cohort of patients with carcinoma of the breast, colon, kidney, and lung and melanoma. Cancer 94(10)：2698-2705, 2002.

(55)渋井 壮一郎, 西川 亮, 野村和弘：腎癌脳転移の治療成績の検討. 脳外 18：935-938, 1990.

(56)Sperduto PW, Kased N, Roberge D, et al：Summary report on the graded prognostic assessment：an accurate and facile diagnosis-specific tool to estimate survival for patients with brain metastases. J Clin Oncol 30(4)：419-425, 2012.

(57)Stadnik TW, Chaskis C, Michotte A, et al：Diffusion-weighted MR imaging of intracerebral masses：Comparison with conventional MR imaging and histologic findings. AJNR Am J Neuroraiol 22：969-976, 2001.

(58)末武敬司, 新谷俊幸, 竹田正之：腎細胞癌の脈絡叢転移. 脳外誌 3：436-441, 1994.

(59)杉山 聡, 佐藤智彦, 小川 彰, ほか：Choriocarcinoma 脳転移例の 1 手術例. 脳外 11：439-443, 1983.

(60)鈴村和義, 小池明彦, 小島 卓, ほか：胃癌による髄膜癌腫症 4 例の臨床的検討. 日本外科系連合学会雑誌 2584)：657-662, 2000.

(61)高橋 昭, 西垣恵光, 臼井孝則, ほか：Diffuse metastatic leptomeningeal carcinomatosis：Bronchiolo-alveolar carcinoma を原発とする 1 例と本邦 93 例の分析. 最新医学 25：2212-2222, 1970.

(62)高橋 遍, 木下 平, 小西 大, ほか：胃癌術後 2 年目に視力低下にて発症した髄膜癌腫症の 1 例. 日消外会誌 42(2)：154-159, 2009.

(63)Tanimoto M, Tatsumi S, Tominaga S, et al：Choroid plexus metastasis of lung carcinoma. Neurol Med Chir(Tokyo)31：152-155, 1991.

(64)田岡俊昭：転移性脳腫瘍. 画像診断 36(13)：1303-1313, 2016.

(65)The committee of brain tumor registry of Japan：Report of brain tumor registry of Japan(2005-2008). 14th Edition. Neurol Med Chir Vol. 57(Suppl 1). Medical Tribune Inc, Tokyo, 2017.

(66)藤堂具紀, 野口 信, 間中信生, ほか：頭蓋内出血で発症した転移性肝癌の 2 例. 脳神経 40：919-924, 1988.

(67)Tsukada Y, Fouad A, Pickren JW, et al：Central nervous system metastasis from breast carcinoma. Cancer 52：2349-2354, 1983.

(68)津坂和文, 田代邦雄：髄膜癌腫症. Clinical Neuroscience 15：852-853, 1997.

(69)上村昭博, 大内敏宏：転移性脳腫瘍. 臨床医 29(増刊号)：732-733, 2003.

(70)臼井孝則：絨毛上皮腫の脳転移に関する研究. 臨床神経 11：462-

469, 1971.

(71)Vaughan HG Jr, Howard RG：Intracranial hemorrhage due to metastatic chorionepithelioma. Neurology 12：771-777, 1962.

(72)Wasserstrom WR, Glass JP, Posner JB：Diagnosis and treatment of leptomeningeal metastases from solid tumors：experience with 90 patients. Cancer 49(4)：759-772, 1982.

(73)渡辺孝男, 森 照明, 北原正和, ほか：転移性脳腫瘍および転移性頭蓋骨腫瘍の CT 像. Neurol Med Chir(Tokyo)22：283-290, 1982.

(74)Wroński M, Arbit E, Burt M, et al：Survival after surgical treatment of brain metastases from lung cancer；a follow-up study of 231 patients treated between 1976 and 1991. J Neurosurg 83：605-616, 1995.

(75)八幡訓史, 井上佑一：脳転移. 臨床画像 11：8-16, 1995.

(76)山口実菜, 川堀健一, 杉山美帆, ほか：甲状腺濾胞癌転移による蝶

●放射線障害

(1)Al-Mefty O, Kersh JE, Routh A, et al：The long-term side effects of radiation therapy for benign brain tumors in adults. J Neurosurg 73：502-512, 1990.

(2)Beyer RA, Paden P, Sobel DF, et al：Moyamoya pattern of vascular occlusion after radiotherapy for glioma of the optic chiasm. Neurology 36：1173-1178, 1986.

(3)Brada M, Ford D, Ashley S, et al：Risk of second brain tumour after conservative surgery and radiotherapy for pituitary adenoma. Br Med J 304：1343-1346, 1992.

(4)Buchpiguel CA, Alavi JB, Alavi A, et al：PET versus SPECT in distinguishing radiation necrosis from tumor recurrence in the brain. J Nucl Med 36：159-164, 1995.

(5)Cahan WG, Woodard HQ, Higinbotham NL, et al：Sarcoma arising in irradiated bone：Report of eleven cases. Cancer 1：3-29, 1948.

(6)Cantini R, Burchianti M, Fabrini MG, et al：Postirradiation meningioma. Child's Nerv Syst 3：382-384, 1987.

(7)Caturegli P, Newschaffer C, Olivi A, et al：Autoimmune hypophysitis. Endocr Rev 26(5)：599-614, 2005.

(8)Curnes JT, Laster DW, Ball MR, et al：MRI of radiation injury to the brain. AJR 147：119-124, 1986.

(9)Duffner PK, Cohen ME, Thomas PRM, et al：The long-term effects of cranial irradiation on the central nervous system. Cancer 56：1841-1846, 1985.

(10)藤井 卓, 三隅修三, 柴崎 尚, ほか：遅発性放射線障害の治療；下垂体腺腫症例に対する長期ステロイド療法の検討から. 脳外 16：241-247, 1988.

(11)Guy J, Mancuso A, Beck R, et al：Radiation-induced optic neuropathy；a magnetic resonance imaging study. J Neurosurg 74：426-432, 1991.

(12)Harrison MJ, Wolfe DE, Lau T-S, et al：Radiation-induced meningiomas；experience at the Mount Sinai hospital and review of the literature. J Neurosurg 75：564-574, 1991.

(13)橋本浩三, 七宮和歌子, 高尾俊弘：自己免疫性下垂体炎の病態. 内分泌・糖尿病科 9(6)：534-540, 1999.

(14)平田幸男(訳)：解剖学アトラス. 原著第 10 版, 504 頁, 文光堂, 東京, 2013.

(15)池田宏也, 金井信博, 神川喜代男：脳腫瘍を疑わせた放射線脳壊死の 2 症例. 脳外 4：1205-1211, 1976.

(16)石橋安彦, 岡田 仁, 峯浦一喜, ほか：脳主幹動脈の血管変化を伴った radiation necrosis の 1 例. 脳外 10：337-341, 1982.

(17)Kamada K, Houkin K, Abe H, et al：Differentiation of cerebral radiation necrosis from tumor recurrence by proton magnetic resonance spectroscopy. Neurol Med Chir(Tokyo)37：250-256, 1997.

形骨洞腫瘍の 1 例. 日本内分泌学会雑誌 87(Suppl)87-89, 2011.

(77)山本纖子：胃・大腸のがんと神経障害. Clinical Neuroscience 15：861-864, 1997.

(78)山崎信吾, 伊藤梅男, 富田博樹, ほか：腫瘍細胞髄腔播種の CT 像. CT 研究 8：53-58, 1986.

(79)淀縄昌彦, 田中壮佑, 河野和幸, ほか：甲状腺癌の脳転移. Neurol Med Chir(Tokyo)27：995-999, 1987.

(80)Yokoyama T, Yoshino A, Katayama Y, et al：Metastatic pituitary tumor from renal cell carcinoma treated by fractionated stereotactic radiotherapy. Neurol Med Chir(Tokyo)44：47-52, 2004.

(81)湯川宏胤, 久保直彦, 木戸口 順, ほか：頭蓋内髄膜腫に転移した乳癌の 1 例. 脳外誌 21(8)：638-642, 2012.

(82)湯之上俊二, 藤尾信吾, 羽生未佳, ほか：転移性下垂体腫瘍. 日本内分泌学会雑誌 85(Suppl)：28-29, 2009.

(18)片上秀喜：1. 診断の進歩. 1. 視床下部―下垂体疾患診断へのアプローチ. 1)下垂体前葉. 日本内科学会雑誌 101(4)：913-923, 2012.

(19)川崎 剛：放射線障害対策[端和夫(監修)：脳神経外科臨床マニュアル]. 917-926 頁, シュプリンガー・フェアラーク東京, 東京, 2001.

(20)Kestle JRW, Hoffman HJ, Mock AR：Moyamoya phenomenon after radiation for optic glioma. J Neurosurg 79：32-35, 1993.

(21)Kline LB, Kim JY, Ceballos R：Radiation optic neuropathy. Ophthalmology 92：1118-1126, 1985.

(22)京井喜久男, 桐野義則, 榊 寿右, ほか：脳腫瘍の放射線治療と cerebrovasculopathy. 脳外 17：163-170, 1989.

(23)Lampert PW, Davis RL：Delayed effects of radiation on the human central nervous system；"Early" and "late" delayed reactions. Neurology 14：912-917, 1964.

(24)Leber KA, Berglöff J, Pendl G：Dose-response tolerance of the visual pathways and cranial nerves of the cavernous sinus to stereotactic radiosurgery. J Neurosurg 88：43-50, 1998.

(25)Lee M, Kalani MY, Cheshier S, et al：Radiation therapy and CyberKnife radiosurgery in the management of craniopharyngiomas. Neurosurg Focus 24(5)：E 4, 2008.

(26)Mack EE, Wilson CB：Meningioma induced by high-dose cranial irradiation. J Neurosurg 79：28-31, 1993.

(27)松谷雅生：脳の放射線障害. 脳神経 39：694-696, 1987.

(28)松谷雅生：脳の放射線障害. 医学のあゆみ 144：714-716, 1988.

(29)松谷雅生, 黒岩敏彦, 太田富雄：脳腫瘍放射線治療後の脳障害[太田富雄, 松谷雅生(編)：脳神経外科学]. 540-542 頁, 金芳堂, 京都, 2000.

(30)村上信哉, 森岡隆人, 西尾俊嗣, ほか：硬膜より発生した放射線誘発平滑筋肉腫の 1 例. 脳外 25：1049-1053, 1997.

(31)内藤春子, 小泉信彦, 二瓶健次, ほか：放射線照射による脳血管障害：悪性リンパ腫の中大脳動脈閉塞例. 小児科臨床 35：97-101, 1982.

(32)Nakajima T, Kumabe T, Kanamori M, et al：Differential diagnosis between radiation necrosis and glioma progression using sequential proton magnetic resonance spectroscopy and methionine positron emission tomography. Neurol Med Chir(Tokyo)49(9)：394-401, 2009.

(33)中里洋一：遅発性放射線壊死. Clinical Neuroscience 17：484-485, 1999.

(34)Nishizawa S, Ryu H, Yokoyama T, et al：Post-irradiation vasculopathy of inracranial major arteries in children；Report of two cases. Neurol Med Chir(Tokyo)31：336-341, 1991.

(35)Norwood CW, Kelly DL Jr, Davis CH Jr, et al：Irradiation-induced mesodermal tumors of the central nervous system；Report of two meningiomas following X-ray treatment for gliomas. Surg

Neruol 2：161-164, 1974.

(36)小川　彰，和田徳男，手戸　透，ほか：脳の放射線壊死．Neurol Med Chir（Tokyo）19：367-372，1979.

(37)Okamoto S, Handa H, Yamashita J, et al：Post-irradiation brain tumors. Neurol Med Chir（Tokyo）25：528-533, 1985.

(38)Piatt JH Jr, Blue JM, Schold SC Jr, et al：Glioblastoma multiforme after radiotherapy for acromegaly. Neurosurgery 13：85-89, 1983.

(39)Radcliffe J, Packer RJ, Atkins TE, et al：Three-and four-year cognitive outcome in children with noncortical brain tumors treated with whole-brain radiotherapy. Ann Neurol 32：551-554, 1992.

(40)Rappaport ZH, Loven D, Ben-Aharon U：Radiation-induced cerebellar glioblastoma multiforme subsequent to treatment of an astrocytoma of the cervical spinal cord. Neurosurgery 29：606-608, 1991.

(41)Rizzoli H, Pagnanelli DM：Treatment of delayed radiation necrosis of the brain：A clinical observation. J Neurosurg 60：589-594, 1984.

(42)Ron E, Modan B, Boice JD Jr, et al：Tumors of the brain and nervous system after radiotherapy in childhood. N Engl J Med 319：1033-1039, 1988.

(43)佐山節子，中野今治：放射線治療と神経障害．Clinical Neuroscience 15：885-887，1997.

(44)Schwartz RB, Carvalho PA, Alexander III E, et al：Radiation necrosis vs high-grade recurrent glioma；Differentiation by using dual-isotope SPECT with ^{201}Tl and ^{99m}Tc-HMPAO. AJNR 12：1187-1192, 1991.

(45)白井敏雄：小脳の組織発生［小川和朗，鈴木昭男，清寺　眞，ほか（編）：人体組織学 8 神経］．315-325 頁，朝倉書店，東京，1984.

(46)城山 雄二郎，秋村龍夫，井原　博，ほか：放射線治療後に CT 所見上，興味深い変化を呈した 1 例；特に radiation necrosis について．CT 研究 7：457-463，1985.

(47)Snyder PJ, Fowble BF, Schatz NJ, et al：Hypopituitarism following radiation therapy of pituitary adenomas. Am J Med 81：457-462, 1986.

(48)Takeuchi J, Hanakita J, Abe M, et al：Brain necrosis after repeated radiotherapy. Surg Neurol 5：89-93, 1976.

(49)田中俊一，鈴木友雄：放射線障害防止法の新技術基準に基づく光子の線量当量の計算方法①―遮蔽計算における空気吸収線量から線量当量への換算方法―．Radioisotopes 38：90-100，1989.

(50)立林恭子，田草川　豊，藤巻高光，ほか：Symptomatic pituitary metastasis に対するサイバーナイフによる multisession radiosurgery. 脳神経外科速報 17(8)：971-975，2007.

(51)Tsang RW, Laperriere NJ, Simpson WJ, et al：Glioma arising after radiation therapy for pituitary adenoma. Cancer 72：2227-2233, 1993.

(52)辻山義光：星状細胞［辻山義光（編）：神経グリア］．141-152 頁，医学書院，東京，1977.

(53)鷲山和雄：悪性脳腫瘍治療後の二次性腫瘍．Clinical Neuroscience 22：12-13, 2004.

(54)山田　猛，吉良潤一：放射線白質脳症．日本臨床（別冊）領域別症候群シリーズ 27（神経症候群 II）：434-437，1999.

(55)八巻稔明，佟　志勇：脳腫瘍の性質診断［端　和夫（監修）：脳神経外科臨床マニュアル］．849-864 頁，シュプリンガー・フェアラーク東京，東京，2001.

(56)山下純宏，半田　肇，宗光博文，ほか：放射線治療後にみられる両側大脳基底核石灰化について．Neurol Med Chir（Tokyo）18（Part II）：851-856，1978.

●脳腫瘍と鑑別困難な脱髄疾患

(1)秋山英之，柳沢　曜，山本浩隆，ほか：悪性脳腫瘍に類似した所見を呈した多発性硬化症の 1 小児例．No Shinkei Geka 33(10)：1007-1012，2005.

(2)Cha S, Pierce S, Knopp EA, et al：Dynamic contrast-enhanced T2*-weighted MR imaging of tumefactive demyelinating lesions. AJNR Am J Neuroradiol 22(6)：1109-1116, 2001.

(3)Cianfoni A, Niku S, Imbesi SG：Metabolite findings in tumefactive demyelinating lesions utilizing short echo time proton magnetic resonance spectroscopy. AJNR Am J Neuroradiol 28(2)：272-277, 2007.

(4)Given CA 2 nd, Stevens BS, Lee C：The MRI appearance of tumefactive demyelinating lesions. Am J Roentgenol 182(1)：195-199, 2004.

(5)半田譲二：症例 54．痴呆，けいれんを示した中年男性［長島親男，濱口勝彦，高倉公朋（編）：脳神経外科ケーススタディー］．308-312 頁，医学書院，東京，1988.

(6)長谷川　洋，尾藤昭二，越野 兼太郎，ほか：側頭部腫瘍と鑑別が困難であった急性再発性散在性脳脊髄炎の 1 例．脳外 22：185-188，1994.

(7)Imoto H, Nishizaki T, Nogami K, et al：Neuro-Behçet's disease manifesting as a neoplasm-like lesion；Case report. Neurol Med Chir（Tokyo）42：406-409, 2002.

(8)石川耕平，佐藤憲市，伊東民雄，ほか：悪性グリオーマが疑われた tumefactive multiple sclerosis の 1 例．脳外誌 26(9)：688-693，2017.

(9)景山　卓，後藤容子，佐野史絵，ほか：Tumefactie demyelinating lesion で発症し，^{1}H-magnetic resonance spectroscopy が診断に有用であった小児多発性硬化症の 1 例．臨床神経 51(9)：688-693，2011.

(10)Kim DS, Na DG, Kim KH, et al：Distinguishing tumefactive demyelinating lesions from glioma or central nervous system lymphoma：added value of unenhanced CT compared with conventional contrast-enhanced MR imaging. Radiology 251(2)：467-475, 2009.

(11)Kiriyama T, Kataoka H, Taoka T, et al：Characteristic neuroimaging in patients with tumefactive demyelinating lesions exceeding 30 mm. J Neuroimaging 21(2)：e 69-77, 2011.

(12)Lucchinetti CF, Gavrilova RH, Metz I, et al：Clinical and radiographic spectrum of pathologically confirmed tumefactive multiple sclerosis. Brain 131(Pt 7)：1759-1775, 2008.

(13)真島久和，伊藤　剛，小山典久：Tumefactive demyelinating lesion を呈し発症した小児多発性硬化症の 1 例．臨床神経 57(2)：88-91，2017.

(14)Masdeu JC, Quinto C, Olivera C, et al：Open-ring imaging sign；Highly specific for atypical brain demyelination. Neurology 54：1427-1433, 2000.

(15)Masu K, Beppu T, Fujiwara S, et al：Proton magnetic resonance spectroscopy and diffusion-weighted imaging of tumefactive demyelinating plaque. Neurol Med Chir（Tokyo）49(9)：430-433, 2009.

(16)三木幸雄：多発性硬化症(1) multiple sclerosis（MS）［青木茂樹，相田典子，井田正博，ほか（編著）：よくわかる脳 MRI．第 3 版］．486-489 頁，学研メディカル秀潤社，東京，2013.

(17)三木幸雄：多発性硬化症(2)腫瘤様に見える脱髄疾患［青木茂樹，相田典子，井田正博，ほか（編著）：よくわかる脳 MRI．第 3 版］．490-492 頁，学研メディカル秀潤社，東京，2013.

(18)村上 佳菜子，野口智幸，田嶋　強：中枢神経系原発悪性リンパ腫．画像診断 36(13)：1294-1302，2016.

(19)岡本浩昌，高瀬幸徳，吉田光一，ほか：悪性脳腫瘍と鑑別を要した急性限局性脱髄病変．脳外誌 13：54-59，2004.

(20)Otsuka S, Nakatsu S, Matsumoto S, et al：Multiple sclerosis simulating brain tumor on computed tomography. J Comput Assist Tomogr 13：674-678, 1989.

(21)崔　朝理，三木幸雄：CT/MRI による診断的有用性．1-3．脱髄疾患の画像診断．日獨医報 59(2)：55-72，2014.

(22)Saindane AM, Cha S, Law M, et al：Proton MR spectroscopy of tumefactive demyelinating lesions. AJNR Am J Neuroradiol 23：1378-1386, 2002.

(23)新甫武也，内之倉 俊朗，横上聖貴，ほか：原発性脳腫瘍との鑑別

●便利編（各章で取り上げた項目の引用文献については紙面の関係で割愛）

(1)Brunnstrom S：Motor testing procedures in hemplegia. Phys Ther 46：357-375, 1966.

(2)Brunnstrom S：Movement therapy in hemplegia. pp 7-55, Harper & Row, Philadelphia, 1970.

(3)千葉康洋：片麻痺機能テスト（Brunnstrom）［佐藤　修（監修），大井静雄（編著）：神経疾患データブック］．135-136 頁，中外医学社，東京，1996.

(4)長谷川 恒雄：脳梗塞患者のリハビリテーション；機能評価とリハビリテーションの進め方．日本臨床 51(上巻)：505-515，1993.

(5)平井信義，佐々木 綾子，原田 冨士子：「利き手」など lateral dominance に関する文献的考察．小児の精神と神経 2：113-125，1962.

(6)堀　智勝，井上幸哉：第 3 脳室内腫瘍［阿部　弘，菊池晴彦，田中隆一，ほか（編）：脳神経外科疾患の手術と適応Ⅰ］．251-265 頁，朝倉書店，東京，1993.

(7)市場尚文：小児における手・足・目の利き側に関する研究；脳障害との関連について．脳と発達 14：370-378，1982.

(8)金井　泉，金井正光：臨床検査法提要．金原出版，東京，2002.

(9)Kertesz A, Sheppard A：The epidemiology of aphasic and cognitive impairment in stroke；Age, sex, aphasia type and laterality differences. Brain 104：117-128, 1981.

に苦慮した tumefactive multiple sclerosis の 1 例．脳外誌 21(8)：625-629，2012.

(24)土屋一洋：多発性硬化症．日本医師会雑誌特別号 121：S 96-S 97，1999.

(25)土屋一洋：急性散在性脳脊髄炎．日本医師会雑誌特別号 121：S 98-S 99，1999.

(26)山田昌興，山田　創，中口　博，ほか：Tumefactive multiple sclerosis の 1 例．脳外誌 21(5)：427-432，2012.

(27)山本麻子：急性散在性脳脊髄炎［青木茂樹，相田典子，井田正博，ほか（編著）：よくわかる脳 MRI．第 3 版］．494-495 頁，学研メディカル秀潤社，東京，2013.

(10)Koeller KK, Henry JM：From the archives of the AFIP. Superficial gliomas；Radiologic-Pathologic Correlation. RadioGraphics 21(6)：1533-1556. 2001.

(11)高血圧性脳出血の外科的治療に関する Grading 作製委員会：高血圧性脳出血の外科的治療に関する Grading 作製委員会からの報告［半田　肇，佐野圭司（監修），端　和夫，斉藤　勇（編）：高血圧性脳内血腫の外科治療．第 4 回 The Mt. Fuji Workshop on CVD 講演集］．153 頁，小玉株式会社出版部，東京，1986.

(12)Kunwar S, Wilson CB：Pediatric pituitary adenomas. J Clin Endocrinol Metab 84：4385-4389, 1999.

(13)Mahoney FI, Barthel DW：Functional evaluation；The Barthel index. Maryland St Med J 14：61-65, 1965.

(14)松谷雅生（著）：脳腫瘍治療学．腫瘍自然史と治療成績の分析から．377-396 頁，金芳堂，京都，2016.

(15)松澤　正（著）：理学療法評価学．第 2 版．182-205 頁（片麻痺運動機能検査），金原出版，東京，2005.

(16)Mindermann T, Wilson CB：Pediatric pituitary adenomas. Neurosurgery 36：259-269, 1995.

(17)佐久間 穣爾，松村　秩（訳）：Signe Brunnstrom 片麻痺の運動療法．7-62 頁，医歯薬出版，東京，1988.

(18)武富由雄：Barthel index. 理学療法 7：134-135，1990.

和文索引

あ

アーガイル ロバートソン徴候 61
アジア 血管内リンパ腫 635
アバスチン 173
アブミ骨筋神経 7
アポトーシス **156**,174
アルキル化薬 172
アルゴン・デ カスティーヨ症候群 305
アントニー A 型 380
悪性
—— 神経膠腫 180
—— 髄膜腫 523
—— 脳幹内神経膠腫 495
悪性型 251
悪性奇形腫 404
悪性黒色腫 452.**547**
悪性リンパ腫
——, AIDS 関連 638
——, 高齢者 660
——, 脳原発 426
圧波 41
鞍外伸展 286
鞍結節 23
鞍結節部 髄膜腫 272
鞍上槽 16
鞍上部 342
—— 髄膜腫 252.272
—— 脈絡叢乳頭腫 479

い

イソクエン酸脱水素酵素 132
インスリン様成長因子 30.311
インターロイキン 2 受容体, 可溶性 428
胃癌 447
異型性 523
—— 下垂体腺腫 284
—— 髄膜腫 543
異所性 下垂体腺腫 554

異所性 ジャーミノーマ 594
移行型 249
意識障害評価法
——, 小児 137
——, 成人 136
意識レベル評価法 136
遺伝子 154
遺伝子変異
——, BRAF V 600 E 340
——, CTNNB 1 340
板状型 髄膜腫 271
一次性 膠芽腫 197

う

ウエーバー症候群 126
迂回槽 17
渦巻形成 249
運動核 4
運動根 5
運動誘発電位 166

え

エカルディー症候群 61
エナメル上皮腫型 333.339
エピジェネティクス 222
壊死 156
壊死性
—— 下垂体炎 568
—— リンパ球性漏斗・下垂体後葉炎 575
栄養血管, 髄膜腫 518
延髄 胚細胞腫瘍 595
延髄根 14
延髄前槽 18
延髄槽 18
塩分喪失症候群, 中枢性 65

お

オクトレオチド 314
オンコサイトーマ 563
黄色 星細胞腫 214

黄色腫性下垂体炎 568
黄体形成ホルモン 31
温度眼振試験 383

か

カーテン徴候 121
ガードナー症候群 74
カーノハン圧痕 46
カウデン症候群 67
カポジ肉腫 636
カリニ肺炎 636
ガッセル神経節 4
ガルサン症候群 73
下顎神経 7
下交代性片麻痺 100
下垂体 24
—— の石灰化 288
下垂体炎 568
——, IgG4 関連 568
——, 壊死性 568
——, 黄色腫性 568
——, 形質細胞性 568
——, 肉芽腫性 568
——, リンパ球性 568
下垂体窩 23
下垂体癌 284.**329**
下垂体茎 26
下垂体細胞腫 559.**561**
下垂体腫瘍, 転移性 715
下錐体静脈洞血, 選択的 321
下垂体腺腫 284
——, ACTH 産生 553
——, GH 産生 553
——, 異型性 284
——, 異所性 554
——, 偶発性 556
——, 甲状腺刺激ホルモン産生 324
——, 高齢者 659
——, ゴナドトロピン産生 326
——, 小児 551
——, 浸潤性 284

——, 成長ホルモン産生　310, 553
——, 成長ホルモン分泌　310
——, 性腺刺激ホルモン産生　326
——, 多ホルモン産生　285
——, 乳腺刺激ホルモン産生　304
——, 非機能性　298, 553
——, プロラクチン産生　304, 552
——, 不顕性　298
——, 副腎皮質刺激ホルモン産生　319, 553
——, ホルモン非産生　298
——, 無症候性　556
下垂体前葉機能低下症状　301
下垂体前葉ホルモン　29
下垂体卒中　288
下垂体柄　26
化学感受体腫　686
化生性髄膜腫　539
可塑性上衣腫　222, 223
可溶性インターロイキン2受容体　428
家族性
——　腫瘍症候群　89
——　大腸腺腫症　74
——　脳腫瘍　697
過換気療法　176
過誤腫, 視床下部　649
蝸牛神経　9
顆粒細胞筋芽腫　559
顆粒細胞腫　559
海綿静脈洞　20
海綿静脈洞血　321
海綿静脈洞症候群　87
海綿静脈洞部腫瘍　677
解剖学的障壁　486
外転神経鞘腫　585
鉤形握り　758
拡散強調画像　159
核間性眼筋麻痺　101
滑車神経鞘腫　584
褐色細胞腫　686
肝癌　448
完全不顕性腺腫　299

間欠性律動性デルタ活動　165
間質細胞　409
間質性浮腫　44
間脳症候群　88
眼運動神経系シュワン細胞腫　582
眼窩尖端症候群　72
眼神経　6
癌性髄膜炎　718
顔面神経　7
顔面神経機能評価　389
顔面神経鞘腫　580

き

キアリ・フロンメル症候群　305
キャッスルマン病　63
ギリアデル　172, **195**
利き側　812
奇形腫　363, 394, 403
——, 成熟　370, **394, 403**
——, 未熟　394, 404
基底核胚細胞腫瘍　591
基底細胞母斑症候群　76
機械油　332
機能性高プロラクチン血症　305
偽柵状配列　202
偽性ロゼット, 血管周囲性　228
疑核　11
拮抗失行　115
脚間槽　18
逆転写　182
逆転写酵素　182
吸着介在型トランスサイトーシス　49
急性
——　頭蓋内圧亢進症状　139
——　副腎不全症　337
球状核　39
嗅溝髄膜腫　273
嗅神経芽腫　514
嗅槽　16
巨細胞　膠芽腫　457
巨細胞性　星細胞腫　217
巨人症　310
巨大腺腫　286
虚血性浮腫　44

強度変調放射線治療　170
橋
——　神経膠腫　495
——　髄鞘崩壊　96
橋外　髄鞘崩壊　96
橋小脳　38
橋前槽　18
橋槽　18

く

くも膜下槽　15
クッシング症候群, ACTH依存性　321
クッシング病, サブクリニカル　321
クラインフェルター症候群　90
クルーケ硝子様変性　323
グリオーマ　180
グリセオール　177
グルタミン　161
グルタミン酸　161
グロムス腫瘍　686
偶発性
——　下垂体腺腫　556
——　髄膜腫　528
——　脳腫瘍　714
群発性呼吸　139

け

ゲルストマン症候群　76
形質細胞性下垂体炎　568
茎突咽頭筋　10
経細胞輸送　48
頚静脈球腫瘍　686, 687
頚静脈グロムス腫瘍　687
頚静脈孔　22
——　シュワン細胞腫　681
——　髄膜腫　533
頚静脈孔撮影　158
頚静脈孔腫瘍　681
頚静脈孔症候群　121
頚髄・延髄　神経膠腫　495
頚動脈小体腫瘍　687
頚動脈槽　16
血液脳関門　46

血管芽腫　409
血管原性浮腫　43
血管腫瘍型　249
血管周囲性偽性ロゼット　228
血管周皮腫　280
血管中心性膠腫　471
血管内リンパ腫　632
　——，アジア　635
結節性硬化症　217.**705**
嫌色素性腺腫　286
限局性星細胞腫　210
原形質性星細胞腫　185
原始神経外胚葉性腫瘍，中枢神経
　系　246
原小脳　38
原線維性星細胞腫　185
原発性
　——　膠芽腫　197
　——　髄膜腫　272
　——　トルコ鞍空洞症候群　75

こ

コリン含有物質　161
コルサコフ症候群　97
コレ・シカール症候群　67
コロイド囊胞，第3脳室　361
ゴーリン・ゴルツ症候群　76
ゴナドトロピン産生下垂体腺腫
　326
ゴナドトロピン腺腫，不顕性
　327
古小脳　38
古典型髄芽腫　502
固有顔面神経　8
孤立性線維性腫瘍　280
鼓索神経　8
鼓室小体腫瘍　687
五角槽　16
甲状腺癌　448
甲状腺機能亢進症状　324
甲状腺刺激ホルモン　30
甲状腺刺激ホルモン産生　下垂体
　腺腫　324
甲状腺刺激ホルモン産生腺腫，不
　顕性　299
甲状腺転写因子　558

甲状腺ホルモン製剤　337
好塩基性
　——　細胞　27
　——　腺腫　286
好酸性顆粒小体　212
好酸性幹細胞腺腫　285
好酸性細胞　27
好酸性腺腫　286
好色素性腺腫　286
好色素性細胞　27
光線力学的療法　174
交流電場治療システム　175
抗利尿ホルモン　31
抗利尿ホルモン分泌異常症候群
　91
後生遺伝　222
後天性免疫不全症候群　636
後頭蓋窩
　——　髄膜腫　275
　——　類皮囊胞　354
後方髄外/頚髄・延髄部神経膠腫
　493
後葉　27
後葉細胞　559
高悪性度神経膠腫　180
高度結節性髄芽腫　503
高プロラクチン血症　305
　——，機能性　305
高齢者
　——　悪性リンパ腫　660
　——　下垂体腺腫　659
　——　神経膠腫　658
　——　髄膜腫　658
　——　脳腫瘍　657
硬膜裾野徴候　258
硬膜内存索腫　422
鉤ヘルニア　45
鉱質コルチコイド反応性低ナトリ
　ウム血症　99
膠芽腫　197.456.457
　——，一次性　197
　——，巨細胞　457
　——，原発性　197
　——，小脳　456
　——，続発性　197
　——，二次性　197
膠腫，血管中心性　471

膠肉腫　458
合胞体栄養細胞性巨細胞　ジャー
　ミノーマ　401.595
合胞体型　249
国際分類　623
国際予後指数　626
黒色腫
　——，黒色素性　547
　——，無色素性　547
黒色素性　黒色腫　547
骨形成性髄膜腫　250
骨腫　272
混合腫瘍　149
混合胚細胞腫瘍　394

さ

サイフォン部の開大　290
サブクリニカル　クッシング病
　321
サンバースト像　255
左右識別障害　76
砂腫型　249
砂腫体　249
挫傷性浮腫　44
細胞間隙輸送　48
細胞死　156
細胞周期　155
細胞周期特異性薬　171
細胞周期非特異性薬　172
細胞毒性浮腫　44
最小組織耐容線量　169
最大組織耐容線量　169
皿状拡大　158
三叉神経　3
　——　運動核　4
　——　運動根　5
　——　主感覚核　4
　——　主知覚核　4
　——　脊髄路核　4
　——　知覚根　6
　——　中脳路核　4
三叉神経鞘腫　390
三叉神経節　4

iii

し

シーハン症候群　108
シュヴァルツ・バーター症候群　91
シュワン細胞腫　379
　　――，眼運動神経系　582
　　――，頚静脈孔　681
　　――，脳神経に由来しない　588
シルビウス裂深部髄膜腫　533
ジャーミノーマ　394
　　――，異所性　594
　　――，合胞体栄養細胞性巨細胞　595
　　――，小脳橋角部　595
　　――，神経下垂体部　341
　　――，トルコ鞍内　593
ジャクソン症候群　86
支持細胞　516
四丘体槽　17
始原生殖細胞　393
使用行動　116
思春期早発症　364, 367, 652
　　――，視床下部性　368
脂肪腫，頭蓋内　423
視覚性運動失調　62
視覚性注意障害　62
視交叉症候群　110
視交叉槽　16
視床　34
　　――　胚細胞腫瘍　591
視床下部　36
　　――　過誤腫　649
視床下部腫瘍　674
視床下部性　思春期早発症　368
視床腫瘍　673
視神経　3
視神経膠腫　661
視神経鞘髄膜腫　668
歯状核　39
自動調節能　42
持続性吸息呼吸　139
磁気共鳴画像　159
磁気共鳴スペクトロスコピー　160

鹿の角状　282
軸後性　103
軸中性　103
失外套症候群　110
失計算　76
室間孔　19
室頂核　39
失書　76
失調性呼吸　139
斜台　23
　　――　脊索腫　416
斜台部　髄膜腫　278
手指失認　76
主感覚核　4
主知覚核　4
受動拡散　48
受容体介在型トランスサイトーシス　49
腫大性脱髄病変　742
腫瘍周囲浮腫　44
腫瘍治療電場　175
腫瘍電場療法　175
腫瘍内出血　140
腫瘍マーカー　152
腫瘍容積倍加時間　531
終板槽　16
絨毛癌　363, 394, 406, 451
小児
　　――　ACTH 産生下垂体腺腫　553
　　――　GH 産生下垂体腺腫　553
　　――　意識障害評価法　137
　　――　下垂体腺腫　551
　　――　小脳星細胞腫　645
　　――　髄膜腫　518
　　――　成長ホルモン産生下垂体腺腫　553
　　――　脊索腫　647
　　――　脳幹部神経膠腫　492
　　――　脳腫瘍　643
　　――　非機能性下垂体腺腫　553
　　――　副腎皮質刺激ホルモン産生下垂体腺腫　553
　　――　プロラクチン産生下垂体腺腫　552

小児昏睡尺度　137
小脳　37
　　――　膠芽腫　456
　　――　髄膜腫　275
　　――　星細胞腫　645
　　――　胚細胞腫瘍　594
　　――　脈絡叢乳頭腫　479
小脳異形成性神経節細胞腫　597
小脳円蓋部　髄膜腫　275
小脳延髄槽　18
小脳核　39
小脳橋角部　111, 679
　　――　ジャーミノーマ　595
　　――　髄膜腫　275
　　――　胚細胞腫瘍　594
　　――　脈絡叢乳頭腫　477
　　――　類上皮腫　351
小脳橋角部腫瘍　679
小脳橋角部症候群　111, 391
小脳橋槽　18
小脳性無言症候群　56
小脳星細胞腫，小児　645
小脳扁桃ヘルニア　45
松果体　37
松果体芽細胞腫　374
松果体芽腫　363, 374
松果体細胞腫　363, 371
　　――　ロゼット　372
松果体嚢胞　377
松果体部腫瘍　363
松果体部類上皮腫　352
症候性ラトケ嚢胞　356
衝突腫瘍　149
上衣下巨細胞性星細胞腫　707
上衣下結節　707
上衣下腫　464
上衣下星細胞腫　217
上衣腫　221
　　――，伸長細胞性　462
　　――，退形成性　466
　　――，乳頭状　461
　　――，粘液乳頭状　463
　　――，明細胞　461
上衣嚢胞　738
上衣ロゼット　227
上顎神経　6
上眼窩裂　86

索　引

上眼窩裂症候群　86
上行性テント切痕ヘルニア　45
上交代性片麻痺　126
上小脳槽　18
食道癌　446
植物状態　56
伸長細胞　463
伸長細胞性上衣腫　462
神経下垂体　27
神経下垂体部
　　――　顆粒細胞腫　559
　　――　ジャーミノーマ　341
　　――　胚細胞腫瘍　345
神経芽腫, 中枢神経系　246
神経管外転移　148,545
神経膠腫　180,376
　　――, 悪性　180
　　――, 橋　495
　　――, 頚髄・延髄　495
　　――, 高悪性度　180
　　――, 高齢者　658
　　――, 中脳蓋　497
　　――, 低悪性度　180
　　――, 脳幹　484
　　――, びまん性　182
　　――, 良性　180
神経細胞腫
　　――, 大脳　618
　　――, 中枢性　614
　　――, 脳室外　618
神経鞘腫　379
神経節膠腫　601
神経節細胞腫　600
　　――, 小脳異形成性　597
神経線維腫　379
神経線維腫症　697
神経線維腫症 1 型　698
神経線維腫症 2 型　701
神経腸嚢胞　741
神経特異エノラーゼ　152
浸潤性下垂体腺腫　284
真性ロゼット　227,228
新小脳　38
新生児　脳腫瘍　644
腎癌　449

す

スタージ・ウエーバー症候群
　　112
ステンバース撮影　158
水牛様脂肪沈着　319
水頭症性浮腫　44
水疱状骨変化　254
錐体斜台部髄膜腫　531
錐体内耳道撮影　158
錐体路　31
髄芽筋芽腫　505
髄芽腫　236
　　――, group 3　238
　　――, group 4　239
　　――, SHH 活性化　238
　　――, WNT 活性化　238
　　――, 古典型　502
　　――, 高度結節性　503
　　――, 線維形成性/結節性　502
　　――, 大細胞/退形成性　505
　　――, メラニン性　506
　　――, メラニン性分化　506
髄腔内播種　147,489
髄上皮腫　512
髄鞘崩壊
　　――, 橋　96
　　――, 橋外　96
髄膜癌腫症　718
髄膜細胞型　249
髄膜腫　248
　　――　栄養血管　518
　　――, NF2 遺伝子異常を示さな
　　い　263
　　――, NF2 遺伝子欠失性　263
　　――, 悪性　523
　　――, 鞍結節部　272
　　――, 鞍上部　272
　　――, 異型性　543
　　――, 板状型　271
　　――, 化生性　539
　　――, 嗅溝　273
　　――, 偶発性　528
　　――, 頚静脈孔　533
　　――, 原発性　272
　　――, 原発性頭蓋骨内　272

　　――, 後頭蓋窩　275
　　――, 高齢者　658
　　――, 骨形成性　250
　　――, シルビウス裂深部　533
　　――, 斜台部　278
　　――, 小児　518
　　――, 小脳　275
　　――, 小脳円蓋部　275
　　――, 小脳橋角部　275
　　――, 錐体斜台部　531
　　――, 脊索腫様　539
　　――, 多発性　521
　　――, 退形成性　545
　　――, 大孔部　278
　　――, 大脳円蓋部　267
　　――, 大脳鎌　268
　　――, 蝶形骨縁　269
　　――, テント　277
　　――, 軟骨形成性　250
　　――, 乳頭状　543
　　――, 脳室内　273
　　――, 嚢胞性　522
　　――, 微小嚢胞性　535
　　――, 分泌性　536
　　――, 傍矢状洞　269
　　――, 無症候性　528
　　――, 明細胞　541
　　――, ラブドイド　544
　　――, リンパ球形質細胞豊富性
　　538
　　――, 類粘液性　250

せ

生命徴候　136
成熟奇形腫　370,394,403
成人
　　――　意識障害評価法　136
　　――　脳幹部神経膠腫　492
成人男性　プロラクチン産生腺腫
　　554
成長ホルモン　29
　　――　補充療法　337
成長ホルモン産生　下垂体腺腫
　　310,553
成長ホルモン産生下垂体腺腫, 小
　　児　553

v

成長ホルモン産生腺腫，不顕性　299
成長ホルモン分泌　下垂体腺腫　310
性腺刺激ホルモン　31
性腺刺激ホルモン産生　下垂体腺腫　326
性腺刺激ホルモン産生腺腫，不顕性　300, 327
星芽腫　472
星細胞腫
　――，黄色　214
　――，巨細胞性　217
　――，原形質性　185
　――，原線維性　185
　――，小脳　645
　――，上衣下　217
　――，多形　214
　――，退形成性　193
　――，びまん性　184
　――，肥胖細胞性　185, **455**
　――，毛様細胞性　210
　――，毛様類粘液性　213
精神性注視麻痺　62
赤核症候群　62
脊索　416
脊索腫
　――，硬膜内　422
　――，斜台　416
　――，小児　647
　――，トルコ鞍　416
　――，頭蓋内　416, 422
　――，軟骨性　420
　――，傍鞍部　416
脊索腫様膠腫，第3脳室　469
脊索腫様髄膜腫　539
脊髄根　14
脊髄小脳　38
脊髄頭蓋型　279, 691
脊髄路核　4
節外性リンパ腫　426
節外臓器　426
赤血球増加症　411
舌咽神経　9
舌下神経　14
舌下神経鞘腫　587
先端肥大症　310

先天性脳腫瘍　644
染色体異常　154
染色体断端　182
栓状核　39
腺下垂体　26
線維型　249
線維形成性/結節性髄芽腫　502
線維形成性乳児神経節膠腫　605
線維形成性乳児星細胞腫　605
線維性骨形成異常症　272
線維性腺腫　328
選択的下錐体静脈洞血　321
全身状態　167
前庭小脳　38
前庭神経　9
前庭神経鞘腫　381
前頭部間欠性律動性デルタ活動　165
前葉　26
前立腺癌　450

ソマトスタチン　29
ソマトスタチンアナログ製剤　314
ソマトメジン　30
ソマトメジンC　311
早朝頭痛　140
総腱輪　86
臓器感覚　13
側脳室　19
側脳室内腫瘍　693
続発性膠芽腫　197

た

ターコット症候群　119
ダウン症候群　70
ダビデの星　16
他人の手徴候　113
多形星細胞腫　214
多形デルタ波　165
多血症　411
多構造腺腫　285
多層ロゼット性胎児性腫瘍　507
多中心性脳腫瘍　150

多発性髄膜腫　521
多発性内分泌腫瘍症候群　711
多発性内分泌腫瘍症候群Ⅰ型　711
多発性内分泌腫瘍症候群Ⅱ型　712
多発性脳腫瘍　150
多分化能　346
多ホルモン産生　下垂体腺腫　285
代謝拮抗薬　172
対光近見反射解離　61
対向つまみ　758
体性感覚誘発電位　166
体表面積のノモグラム　750
胎児性癌　363, 371, **394, 405**
胎児性腫瘍　502
胎児性脳腫瘍　236
退形成　193
退形成性
　――　上衣腫　466
　――　髄膜腫　545
　――　星細胞腫　193
　――　乏突起膠腫　208
大孔　69
大孔症候群　69
大孔部腫瘍　690
大孔部髄膜腫　278
大孔部脈絡叢乳頭腫　478
大孔ヘルニア　45
大後頭孔症候群　69
大細胞/退形成性　髄芽腫　505
大錐体神経　7
大槽　18
大腸癌　447
大脳円蓋部髄膜腫　267
大脳鎌髄膜腫　268
大脳鎌テント接合部型　277
大脳脚槽　17
大脳神経細胞腫　618
第3脳室　19
　――　コロイド嚢胞　361
　――　脊索腫様膠腫　469
第3脳室内腫瘍　695
第4脳室　20
第8脳神経鞘腫　381
脱髄疾患　746

索引

脱髄病変，腫大性 742
球握り 758
担空胞細胞 420
単一構造腺腫 285
単一フォトン断層撮影 162
単一律動デルタ波 165
単純拡散 48
淡明島 503

ち

チェーン・ストークス呼吸 139
チャイルド・ピュー分類 80
知覚根 6
遅発性放射線壊死 724
中間型松果体実質腫瘍 363, 373
中間神経 8
中間帆槽 17
中間葉 26
中心性経テント切痕ヘルニア 45
中心性肥満 319
中枢血液／末梢血液の ACTH 320
中枢神経系
　―― 原始神経外胚葉性腫瘍 246
　―― 神経芽腫 246
中枢性
　―― 塩分喪失症候群 65
　―― 神経細胞腫 614
　―― 尿崩症 58
中枢性神経原性過換気 139
中枢性髄鞘 382
中枢性難聴 364
中脳蓋
　―― 限局性神経膠腫 493
　―― 神経膠腫 497
中脳路核 4
重複腫瘍 149
蝶型 197
蝶形骨縁　髄膜腫 269
聴神経 9
聴神経鞘腫 381

つ

筒握り 758

て

テリオン 270
テロメア 182
テロメア逆転写酵素 182
テロメラーゼ 182
テント髄膜腫 277
デュレー出血 46
デルタ活動 165
　――，間欠性律動性 165
　――，前頭部間欠性律動性 165
低悪性度
　―― 神経膠腫 180
　―― びまん性脳幹内神経膠腫 495
低ナトリウム血症 67
定位手術的照射 169
定位放射線照射 169
定位放射線治療 169
転移 147
　――，神経管外 148, 545
　――，頭蓋外 148, 545
　――，脈絡叢 717
転移性
　―― 下垂体腫瘍 715
　―― 脳腫瘍 436, 715
転移性腫瘍，脈絡叢 481
転写 182
電車線路所見 670

と

トキソプラスマ症 641
トラウトマン三角 168
トランスサイトーシス 49
　――，吸着介在型 49
　――，受容体介在型 49
トルコ鞍 23, 157
　―― 脊索腫 416
トルコ鞍空洞 577
トルコ鞍空洞症候群 577
　――，原発性 75
　――，二次性 75
トルコ鞍内　ジャーミノーマ 593

トロサ・ハント症候群 116
糖尿病性眼筋麻痺 119
頭蓋咽頭管 25
頭蓋咽頭腫 332
頭蓋外転移 148, 545
頭蓋骨内髄膜腫 272
頭蓋脊髄型 279, 691
頭蓋底腫瘍 696
頭蓋内
　―― 脂肪腫 423
　―― 脊索腫 416, 422
　―― 胚細胞腫瘍 393
頭蓋内圧 40
頭蓋内圧亢進 40
頭蓋内圧亢進症状
　――，急性 139
　――，慢性 140
洞様型 296
動眼神経鞘腫 583
道具の強迫的使用 114
虎の縞模様徴候 598

な

ナルセル腺腫 298, 300
内耳神経 9
内臓痛覚 13
内側縦束症候群 101
内胚葉洞腫瘍 394, 407
内胚葉囊胞 739
内包 33
軟骨形成性髄膜腫 250
軟骨性脊索腫 420
軟膜リンパ腫 631

に

ニューロピル 504
二次性
　―― 膠芽腫 197
　―― 腫瘍 151
　―― トルコ鞍空洞症候群 75
二重底 157
二相性組織像 212
日本式昏睡尺度 136
　――，乳幼児 138
肉芽腫性下垂体炎 568

vii

日常生活動作　759
乳癌　445
乳酸　162
乳児脳腫瘍　644
乳汁漏出・無月経症候群　305
乳腺刺激ホルモン　30
乳腺刺激ホルモン産生下垂体腺腫　304
乳腺刺激ホルモン産生腺腫，不顕性　300
乳腺成長ホルモン分泌細胞腺腫　285
乳頭型　296, 333, 340
乳頭状
　―― 上衣腫　461
　―― 髄膜腫　543
乳頭毛様体短絡静脈　670
乳幼児日本式昏睡尺度　138
尿崩症，中枢性　58
鶏小屋の金網像　207
人形の目試験　104

ね

ネルソン症候群　101
粘液乳頭状上衣腫　463

の

飲み込み小胞　46
能動輸送　50
脳圧下降剤　176
脳幹神経膠腫　484
脳幹内神経膠腫，悪性　495
脳幹部神経膠腫　**484**, 678
　――，小児　492
　――，成人　492
脳灌流圧　42
脳顔面血管腫症　112
脳原発悪性リンパ腫　426
脳三叉神経血管腫症　112
脳死　51
脳室　19
脳室外
　―― 神経細胞腫　618
　―― 脈絡叢乳頭腫　232, **476**
脳室周囲器官群　50

脳室内
　―― 腫瘍　693
　――髄膜腫　273
　――脈絡叢乳頭腫　231
　――類上皮腫　352
脳腫瘍
　――，家族性　697
　――，偶発性　714
　――，高齢者　657
　――，小児　643
　――，新生児　644
　――，先天性　644
　――，転移性　436, 715
　――，乳児　644
　――，無症候性　714
脳腫瘍関連遺伝子　154
脳神経に由来しないシュワン細胞腫　588
脳神経汎半側麻痺症候群　73
脳石　146
脳槽　15
脳底槽　15
脳波　165
脳浮腫　43
脳ヘルニア　44
脳梁槽　16
脳梁胚細胞腫瘍　594
囊胞性髄膜腫　522

は

バーネット症候群　121
バーリント症候群　62
バイタルサイン　136
バゾプレシン分泌過剰症　91
パリスター・ホール症候群　102
パリノー症候群　104
播種，髄腔内　147
播種性壊死性脳症　727
播種性血管内凝固症候群　77
肺癌　444
肺細胞腫瘍　363
　―― 延髄　595
　――，基底核　591
　――，視床　591
　――，小脳　594
　――，小脳橋角部　594

　――，神経下垂体部　345
　――，頭蓋内　393
　――，脳梁　594
胚芽異形成性神経上皮腫瘍　607
胚細胞腫　394
胚腫　394
倍加時間　180
　――，腫瘍容積　531
白質脳症　727
花輪型　198, 200
反回神経　12
反跳現象　177
半球間離断症候群　106
半球内離断症候群　106
半月神経節　4
晩発性神経障害　432

ひ

びまん型　296
びまん髄膜性グリア神経細胞腫瘍　613
びまん性
　―― 神経膠腫　182
　―― 星細胞腫　184
びまん性正中膠腫　499
びまん性星細胞腫　184, 455
びまん性脳幹内在性神経膠腫　493
びまん性脳幹内神経膠腫，低悪性度　495
ヒストン　499
ビラレ症候群　122
ピアノ演奏様指　70
日和見感染　636
皮質核路　32
皮質結節　707
皮質脊髄路　31
皮膚洞　354, 355
非機能性下垂体腺腫　298, 553
　――，小児　553
非クロム親和性傍神経節腫　686
非ケトン性高浸透圧性糖尿病性昏睡　83
非定型奇形腫様/ラブドイド腫瘍　508
非ホジキン病　622

非ホジキンリンパ腫，T 細胞性 630
肥胖細胞性星細胞腫 185,455
微小腺腫 286
微小嚢胞性髄膜腫 535
鼻腔神経芽細胞腫 514
病期分類，ホジキン病 625
平皿状拡大 334

ふ

フォア症候群 88
フォーブズ・オールブライト症候群 305
フォスター　ケネディー症候群 71
フォビュ症候群 72
フォン・ヒッペル・リンダウ症候群 122
フレーリッヒ症候群 72
ブルヌビーユ病 705
ブルンス眼振 382
ブルンス症候群 63
ブルンストローム 757
プラトー波 41
プリングル病 705
プルキンエ 38
プログラム細胞死 156
プロラクチノーマ 304
プロラクチン産生　下垂体腺腫 304,552
プロラクチン産生下垂体腺腫，小児 552
プロラクチン産生腺腫，成人男性 554
不均衡 TSH 分泌症候群 325
不顕性
　── 下垂体腺腫 298
　── ゴナドトロピン腺腫 327
　── 甲状腺刺激ホルモン産生腺腫 299
　── 成長ホルモン産生腺腫 299
　── 性腺刺激ホルモン産生腺腫 300,327
　── 乳腺刺激ホルモン産生腺

腫 300
　── 副腎皮質刺激ホルモン産生腺腫 299
風船状拡大 157
副神経 13
　── 延髄根 14
　── 脊髄根 14
副神経鞘腫 586
副腎クリーゼ 337
副腎皮質刺激ホルモン 30
副腎皮質刺激ホルモン産生下垂体腺腫 319,553
　──，小児 553
副腎皮質刺激ホルモン産生腺腫，不顕性 299
副腎皮質刺激ホルモン分泌腺腫 319
噴射性嘔吐 140
分子標的治療薬 173
分泌性髄膜腫 536
分離腫 559

へ

ベネディクト症候群 62
ベバシズマブ 173
ペイプス回路 97
ペーロン・ラカド症候群 105
ペグビソマント 315
閉鎖帯 46
片麻痺回復評価法 757
辺縁線 157
扁平上皮乳頭型 333,340

ほ

ホイト・スペンサー徴候 670
ホーマー　ライト rosette 243
ホジキン病 622
ホジキン病　病期分類 625
ホルネル症候群 84
ホルモン非産生下垂体腺腫 298
ポケット形成 290
ポジトロン断層撮影 163
補充現象 383
補充療法，成長ホルモン 337
補足運動野 34,813

放射線壊死，遅発性 724
放射線障害 722
放射線照射後もやもや現象 732
放射線誘発腫瘍 732
蜂窩構造 207
乏突起膠腫 205
　──，退形成性 208
乏突起星細胞腫 475
紡錘形細胞オンコサイトーマ 563
傍鞍部脊索腫 416
傍三叉神経症候群 391
傍矢状洞髄膜腫 269
傍神経節腫 **619**,686
傍トルコ鞍部類上皮腫 352
膨大細胞 301
膨大細胞腫 301

ま

マーリン 702
マンニトール 177
末梢性髄鞘 382
慢性頭蓋内圧亢進症状 140

み

ミヤール・ギュブレール症候群 100
未熟奇形腫 394,404
密着結合 46
脈絡叢
　── 転移 717
　── 転移性腫瘍 481
脈絡叢癌 479
脈絡叢乳頭腫 231
　──，鞍上部 479
　──，小脳 479
　──，小脳橋角部 477
　──，大孔部 478
　──，脳室外 232,**476**
　──，脳室内 231

む

無呼吸テスト 55
無色素性黒色腫 547

無症候性
　　── 下垂体腺腫　556
　　── 髄膜腫　528
　　── 脳腫瘍　714
無動性無言症　111

め

メチオニン　164
メチラポン試験　320
メッケル腔　5
メラニン性髄芽腫　506
メラニン性分化髄芽腫　506
目玉焼き像　207
明細胞
　　── 腫瘍　461
　　── 上衣腫　461
　　── 髄膜腫　541

も

もやもや現象，放射線照射後　732
モンロー・ケリー・バロウズ仮説　43
モンロー・ケリー法則　43
毛様細胞性星細胞腫　210
毛様頬粘液性星細胞腫　213
門脈　28

や

ヤコフレフ回路　97
野生型　132

ゆ

輸送担体　48
有痛性眼筋麻痺　116
誘発腫瘍，放射線　732
融合遺伝子　154

よ

横つかみ　758

ら

ラザロ徴候　55
ラッセル症候群　88
ラトケ嚢　25
ラトケ嚢胞　25, 356
　　──，症候性　356
ラトケ裂隙　25
ラブドイド
　　── 細胞　510
　　── 髄膜腫　544
ランレオチド　314
卵黄嚢腫瘍　363, 394, 407
卵胞刺激ホルモン　31

り

リ・フロメニ症候群　98
リバウンド現象　177
リリキスト膜　15
リング開口徴候　743
リング状増強効果　158
リンパ球形質細胞豊富性　髄膜腫　538
リンパ球性下垂体炎　565, 568
リンパ球性下垂体前葉炎　569
リンパ球性汎下垂体炎　575
リンパ球性漏斗・下垂体後葉炎　573
　　──，壊死性　575
リンパ腫，節外性　426
離断症候群　106
良性神経膠腫　180
臨床的不顕性腺腫　299

る

頬横紋筋細胞　545
類上皮腫　346
　　──，小脳橋角部　351
　　──，松果体部　352
　　──，脳室内　352
　　──，傍トルコ鞍部　352
類上皮囊胞　346
類粘液性髄膜腫　250
類皮腫　353
類皮囊胞　353
　　──，後頭蓋窩　354

れ

レーダー症候群　105
レール様石灰化　112
レルミット・ダクロス病　597
連合暗点　110

ろ

ローゼンタール　212
ロサイ・ドルフマン病　106
ロゼット　228
　　──，松果体細胞腫　372
　　──，上衣　227
　　──，真性　227, 228
ロゼット形成性グリア神経細胞腫瘍　610
漏斗　26
漏斗茎　26
漏斗腫　559
蝋状小結節　357
六角槽　16

わ

ワニの涙症候群　125

欧文索引

β-catenin　341
γ-Knife　170
δ波　165

ω型トルコ鞍　158

^{1}H-MRS　160

2語音同時聴取テスト　106
^{11}C-Met　164
^{18}F-FDG　164

索　引

¹⁸F-fluorophenylalanine　164
¹⁸F-Phe　164
¹⁸Fluorine-fluorodeoxyglucose　164

A

abducens nerve neurinoma　585
abducens nerve schwannoma　585
acalculia　76
accessory nerve　13
accessory nerve neurinoma　586
accessory nerve schwannoma　586
acidophil adenoma　286
acidophil cell　27
acidophil stem cell adenoma　285
acoustic nerve　9
acoustic neurinoma　381
acquired immunodeficiency syndrome　636
acromegaly　310
ACTH　30
ACTH 依存性　クッシング症候群　321
ACTH 細胞癌　329
ACTH 産生下垂体腺腫　553
　——, 小児　553
ACTH 分泌低下症状　301
ACTH producing　pituitary adenoma　319
ACTH producing pituitary adenoma　children　553
active transport　50
activity of daily living　759
adamantinomatous type　333, 339
adenohypophysis　26
adenomatous polyposis coli 関連ポリポーシス　74
ADH　31
ADL　759
adrenal crisis　337
adrenocorticotropic hormone　30
adrenocorticotropic hormone producing pituitary adenoma　319

adrenocorticotropic hormone producing pituitary adenoma children　553
adsorptive mediated transcytosis　49
adult male prolactinoma　554
adult type　210
after radiation, moyamoya phenomenon　732
agraphia　76
Aicardi 症候群　61
AIDS　636
AIDS 関連悪性リンパ腫　637, 638
AIDS-related malignant lymphoma　637,638
akinetic mutism　111
alien hand sign　113
alkylating agent　172
ambient cistern　17
ambiguus nucleus　11
amelanotic melanoma　547
anaplasia　193
anaplastic
　——, astrocytoma　193
　——, ependymoma　466
　——, meningioma　545
　——, oliogdentroglioma　208
anatomical barrier　486
angiocentric glioma　471
angiomatous type　249
Ann Arbor 病期分類　625
annulus tendines of Zinn　87
anterior lobe　26
antidiuretic hormone　31
antimetabolite　172
Antoni A 型　380
Antoni B 型　380
apallic syndrome　110
APC 関連ポリポーシス　74
apneustic breathing　139
apoptosis　156,174
archicerebellum　38
Argonz-del Castillo 症候群　305
Argyll Robertson 徴候　**61**,364
Arnold 神経　687
astroblastoma　472

astroctytoma
　——, gemistocytic　455
　——, anaplastic　193
　——, diffuse　184
　——, fibrillary　185
　——, gemistocytic　185
　——, giant cell　217
　——, pilocytic　210
　——, pilomyxoid　213
　——, protoplasmic　185
　——, subependymal　217
asymptomatic brain tumor　714
asymptomatic meningioma　528
asymptomatic pituitary adenoma　556
AT/RT　508
ataxic breathing　139
atypical　523
　—— meningioma　543
　—— pituitary adenoma　284
atypical teratoid/rhabdoid tumor　508
autoregulation　42
Avastin　173
A 波　41

B

B 波　41
Bálint 症候群　62
ballooning　157
Barthel 指数　753
Barthel index　753
basal cell nevus syndrome　76
basal cistern　15
basal ganglia, germ cell tumor　591
basophil adenoma　286
basophil cell　27
BBB　46
Benedikt 症候群　62
benign glioma　180
Bergmann's glia　723
bevacizumab　173
biphasic pattern　212
black epidermoid　349
bleomycin　339

xi

blepharoplast 227
blistering 254
blood-brain barrier 46
blue cell tumor 243
Bourneville 病 705
BRAF V 600 E 遺伝子変異 340
brain death 51
brain edema 43
brain stem glioma **484**,678
brain stone 146
brain tumor
　——, asymptomatic 714
　——, congenital 644
　——, familiar 697
　——, incidental 714
　——, metastatic 436,715
brain tumor children 643
brain tumor elderly 657
breast cancer 445
broad base sign 419
Brunnstrom's recovery stage 757
Bruns 眼振 382
Bruns 症候群 63
buffalo hump 319
butterfly shape 197

C 波 41
C-P angle 111,679
callosal cistern 16
caloric test 383
candle-guttering 707
capping sign 419
CARE 療法 247,369
carotid body tumor 687
carotid cistern 16
cartilaginous meningioma 250
Castleman 病 63
cavernous sinus 20
cavernous sinus syndrome 87
cavernous sinus tumor 677
cell cycle 155
cell cycle non-specific drug 172
cell cycle specific drug 171
central deafness 364

central nervous system neuroblastoma 246
central neurogenic hyperventilation 139
central obesity 319
central transtentorial herniation 45
central diabetes insipidus 58
central neurocytoma 614
cerebellar astrocytoma, pediatric 645
cerebellar convexity meningioma 275
cerebellar glioblastoma 456
cerebellar meningioma 275
cerebellar mutism syndrome 56
cerebello-pontine angle 111,679
　——, choroid plexus papilloma 477
　——, germ cell tumor 594
　—— meingioma 275
cerebello-pontine angle syndrome 111
cerebello-pontine angle tumor 679
cerebello-pontine cistern 18
cerebellomedullary cistern 18
cerebellopontine angle
　——, epidermoid 351
　——, germinoma 595
cerebellum 37
　——, germ cell tumor 594
cerebral convexity meningioma 267
cerebral herniation 44
cerebral neurocytoma 618
cerebral perfusion pressure 42
cerebral salt wasting syndrome 65
cerebral ventricle 19
cerebrospinal fluid, dissemination 147
cervicomedullary glioma 495
chemodectoma 686
Cheyne-Stokes 呼吸 139
Chiari-Frommel 症候群 305
chiasmatic cistern 16

chicken wire pattern 207
Child-Pugh 分類 80
children
　——, ACTH producing pituitary adenoma 553
　——, adrenocorticotropic hormone producing pituitary adenoma 553
　——, brain tumor 643
　——, GH producing pituitary adenoma 553
　——, growth hormone producing pituitary adenoma 553
　——, non-functioning pituitary adenoma 553
　——, prolactinoma 552
children's coma score 138
cho 161
choline-containing compound 161
chondroid chordoma 420
CHOP 療法 431
chordoid glioma third ventricle 469
chordoid meningioma 539
chordoma
　——, chondroid 420
　——, clival 416
　——, intracranial **416**,422
　——, intradural 422
　——, parasellar 416
　——, pediatric 647
　——, sellar 416
choriocarcinoma 363,394,**406**,451
choristoma 559
choroid plexus carcinoma 479
choroid plexus papilloma 231
　——, extraventricular 232,476
　——, intracerebellar 479
　——, intraventricular 231
choroid plexus papilloma cerebello-pontine angle 477
choroid plexus papilloma foramen magnum 478
choroid plexus papilloma supra-

sellar region 479
choroid plexus tumor, metastatic 481, 717
chromophil adenoma 286
chromophilic cell 27
chromophobe adenoma 286
circumventricular organ 50
cistern of velum interpositum 17
cisterna magna 18
classic medulloblastoma 502
clear cell ependymoma 461
clear cell meningioma 541
clear cell tumor 461
clincally silent adenoma 299
clival chordoma 416
clival meingioma 278
clivus 23
cluster breathing 139
CNS neuroblastoma 246
CNS primitive neuroectodermal tumor 246
cochlear nerve 9
Collet-Sicard 症候群 67
collision tumor 149
colloid cyst the third ventricle 361
common tendinous ring 86
compulsive manipulation of tool 114
congenital brain tumor 644
corpus callosum, germ cell tumor 594
cortical tuber 707
corticospinal tract 31
corticotroph adenoma 319
——, silent 299
corticotropin releasing hormone 負荷試験 320
Cotswolds 分類 626
Cowden 症候群 67
CpG island 223
CPP 42
craniopharyngioma 332
craniospinal type 279, 691
CRH 負荷試験 320
crocodile tears syndrome 125

crooke cell adenoma 323, 324
crooke hyaline change 323
crooke 変性 323
crural cistern 17
CSF cleft sign 258
CTNNB1 遺伝子変異 340
Cushing response 42
Cushing 現象 42
Cushing 症候群 319
Cushing 反応 42
Cushing 病 319
——, subclinical 299
CyberKnife 170
cylindrical grasp 758
cystic meningioma 522
cytokeratin 152
cytotoxic edema 44

de novo gliobastoma 197
deep sylvian meningioma 533
delayed radiation necrosis 724
demyelinating lesions, tumefactive 742
dentate nucleus 39
dermal sinus 355
dermoid 353
dermoid cyst 353
desmoplasitc/nodular medulloblastoma 502
desmoplastic infantile astrocytoma 605
desmoplastic infantile ganglioglioma 605
dexamethazone 抑制試験 320
DIA/DIG 605
diabetes insipidus, central 58
diagonistic dyspraxia 115
DIC 77
dichotic listening test 106
diencephalic leaf 15
diencephalic syndrome 88
diffuse astrocytoma 184, 455
diffuse glioma 182
diffuse intrinsic glioma 493
——, low-grade 495

diffuse leptomeningeal glioneuronal tumor 613
diffuse midline glioma 499
diffuse type 296
diffusion-weighted imaging 159
disconnection syndrome 106
disseminated intravascular coagulation 77
disseminated necrotizing leukoencephalopathy 727
dissemination cerebrospinal fluid 147
DNT 607
doll's eye test 104
double floor 157
double tumor 149
doubling time 180
Down 症候群 70
dural tail sign 258
Duret 出血 46
DWI 159
dysembryoplastic neuroepithelial tumor 607
dysplastic cerebellar gangliocytoma 597

Eastern Cooperative Oncology Group performance status 168
ECOG performance status 168
ectopic germinoma 594
ectopic pituitary adenoma 554
EEG 165
elderly, brain tumor 657
electroencephalogram 165
EMA 152
emboliform nucleus 39
embryonal brain tumor 236
embryonal carcinoma 363, 371, **394, 405**
embryonal tumors 502
embryonal tumor with multilayered rosettes 507
empty sella 577
empty sella syndrome 577

xiii

———, primary 75

———, secondary 75

en plaque meningioma 271

endodermal cyst 739

endodermal sinus tumor 394, 407

eosinophil adenoma 286

eosinophilic granular body 212

ependymal cyst 738

ependymal rosette 227

ependymoma 221

———, anaplastic 466

———, clear cell 461

———, myxopapillary 463

———, papillary 461

———, tanycytic 462

epidermoid 346

———, black 349

———, intraventricular 352

———, pineal 352

———, white 349

epidermoid cerebellopontine angle 351

epidermoid cyst 346

epidermoid parasellar region 352

epigenetics 222

epithelial membrane antigen 152

erythrocytemia 411

esophageal carcinoma 446

esthesioneuroblastoma 514

ETMR 507

extensive nodularity, medulloblastoma 503

extracranial metastasis 148

extracranial metastasis meningioma 545

extraneural metastasis 148

extranodular lymphoma 426

extrapontine myelinolysis 96

extrasellar extension 286

extraventricular choroid plexus papilloma 232, 476

extraventricular neurocytoma 618

F

facial nerve 7

facial nerve neurinoma 580

facial nerve schwannoma 580

falcotentorial type 277

falx meningioma 268

familial adenomatous polyposis 74

familiar tumor syndrome 89

familiar brain tumor 697

fastigial nucleus 39

fibrillary astrocytoma 185

fibroblastic type 249

fibrous adenoma 328

fibrous dysplasia 272

fibrous type 249

finger agnosia 76

FIRDA 165

flare sign 258

Flexner-Wintersteiner rosette 375

floating neuron 609

flocculonodular lobe 38

focal tectal glioma 493

Foix 症候群 88

follicle stimulating hormone 31

foramen magnum

——— meningioma 278

———, choroid plexus papilloma 478

foramen magnum syndrome 69

foramen magnum tumor 690

foraminal herniation 45

Forbes-Albright 症候群 305

Foster Kennedy 症候群 71

fourth ventricle 20

Foville 症候群 72

fried egg appearance 207

Fröhlich 症候群 72

frontal intermittent rhytmic delta activity 165

FSH 31

G

G 1 phase 155

G 1 期 155

G 2 phase 155

G 2 期 155

galactorrhea-amenorrhea syndrome 305

gangliocytoma 600

———, dysplastic cerebellar 597

ganglioglioma 601

ganglion type 390

Garcin 症候群 73

Gardner 症候群 74

garland shape 198, 200

Gasserian ganglion 4

Gasser 神経節型 390

gastric cancer 447

GCS 136

gemistocytic astrocytoma 185, 455

germ cell tumor 363

———, intracranial 393

germ cell tumor basal ganglia 591

germ cell tumor cerebello-pontine angle 594

germ cell tumor cerebellum 594

germ cell tumor corpus callosum 594

germ cell tumor medulla oblongata 595

germ cell tumor neurohypohyseal region 345

germ cell tumor thalamus 591

germinoma 363, 369, 394, 400

———, 合胞体栄養細胞性巨細胞 401

———, ectopic 594

———, HCG 産生 401

———, intrasellar 593

———, neurohypophyseal 341

germinoma cerebellopontine angle 595

xiv

索　引

germinoma syncytiotrophoblastic giant cell　401, 595
Gerstmann 症候群　76
GFAP　152
GH　29
GH and PRL producing adenoma　318
GH producing pituitary adenoma children　553
GH 分泌低下症状　301
GH・PRL 産生腺腫　318
GH-PRL 混合細胞腺腫　285
GH 産生下垂体腺腫　553
　——, 小児　553
giant cell astrocytoma　217
giant cell glioblastoma　457
gigantism　310
Glasgow coma scale　136
Gliadel　172, 195
glial fibrillary acidic protein　152
glioblastoma　197, 456
　——, cerebellar　456
　——, *de novo*　197
　——, giant cell　457
　——, primary　197
　——, secondary　197
glioma　180, 376
　——, angiocentric　471
　——, benign　180
　——, brain stem　484
　——, cervicomedullary　495
　——, diffuse　182
　——, high grade　180
　——, low grade　180
　——, malignant　180
　——, pontine　495
　——, tectal　497
gliosarcoma　458
Gln　161
globose nucleus　39
glomus body　687
glomus tumor　686
glomus tympanicum tumor　687
glossopharyngeal nerve　9
Glu　161
glutamate　161
glutamine　161

Glyceol　177
glycoprotein 産生腺腫　324
gonadotroph adenoma, silent　300
gonadotroph cell adenoma, silent　327
gonadotropic hormone-producing pituitary adenoma　326
gonadotropin　31
gonadotropin 分泌低下症状　301
Gorlin-Goltz 症候群　76
granular cell myoblastoma　559
granular cell tumor　559
granulomatous hypophysitis　568
group 3 髄芽腫　238
group 4 髄芽腫　239
growing teratoma syndrome　405
growth hormone　29
growth hormone producing pituitary adenoma children　553
growth hormone-producing pituitary adenoma　310

H3 K27M 変異　499
hamartin　706
hamartoma, hypothalamic　649
HCG 産生 germinoma　401
hemangioblastoma　409
hemangiopericytoma　280
hemiplegia alternans superior　126
hepatoma　448
high grade glioma　180
histone　499
HIV 感染者　636
HMB-45　506, 549
Hodgkin's disease　622
Hodgkin 細胞　622
Homer Wright rosette　243
honeycomb appearance　207
hook grasp　758
Horner 症候群　84
House-Brackmann　389
Hoyt-Spencer sign　670

Hoyt-Spencer 徴候　670
human melanin black-45　506
hydrocephalic edema　44
hyperthyroidism　324
hypoglossal nerve　14
hypoglossal nerve neurinoma　587
hypoglossal nerve schwannoma　587
hypophysial stalk　26
hypophysis　24
hypophysitis　568
　——, necrotizing　568
　——, granulomatous　568
　——, IgG4-related　568
　——, lymphocytic　568
　——, plasmacytic　568
　——, xanthomatous　568
hypothalamic tumor　674
hypothalamic hamartoma　649
hypothalamus　36

ICE 療法　399
ICP　40
IDH　132
IGF-1　30, 311
IgG4 関連 下垂体炎　568
IgG4 関連疾患　566
IgG4-related hypophysitis　568
IICP　40
immature teratoma　394, 404
IMRT　170
inappropriate secretion of TSH　325
incidental brain tumor　714
incidental meningioma　528
incidental pituitary adenoma　556
incidentaloma, pituitary　556
increased intracranial pressure　40
infundibular stalk　26
infundibular stem　26
infundibuloma　559
insulin-like growth factor-1　30,

xv

311
intensity modulation radiotherapy 170
interferon-α 339
interleukin-2 receptor, soluble 428
intermediate nerve 8
intermittent rhytmic delta activity 165
internal capsule 33
internuclear ophthalmoplegia 101
interpeduncular cistern 18
interstitial edema 44
intracerebellar choroid plexus papilloma 479
intracranial chordoma **416**, 422
intracranial germ cell tumor 393
intracranial lipoma 423
intracranial pressure 40
intradural chordoma 422
intrasellar germinoma 593
intravascular lymphoma 632
intraventricular choroid plexus papilloma 231
intraventricular epidermoid 352
intraventricular meningioma 273
intraventricular tumor 693
intrinsic gliomas, malignant 495
invasive pituitary adenoma 284
IRDA 165
ischemic edema 44
isocitrate dehydrogenase 132

Jackson 症候群 86
Jacobson 神経 687
Japan coma scale 136
JCS 136
jugular foramen 22
―― schwannoma 681
――, meningioma 533
jugular foramen syndrome 121
jugular foramen tumor 681

jugular glomus tumor 687
junction scotoma 110
juvenile type 210
J 型トルコ鞍 158

Kaposi 肉腫 636
Karnofsky's performance scale 167
Kernohan 圧痕 46
Ki-67 labelling index 153
Klinefelter 症候群 90
Korsakoff 症候群 97

L-methyl-^{11}C-methionine 164
Lac 162
Lactate 162
lactotroph adenoma, silent 300
lamina terminalis cistern 16
lanreotide 314
large bowel cancer 447
large cell/anaplastic medulloblastoma 505
late neurologic toxicity 432
lateral dominance 812
lateral prehension 758
lateral ventricle 19
lateral ventricular tumor 693
Lazarus 徴候 55
leptomeningeal lymphoma 631
Leu 7 152
leukoencephalopathy 727
LH 31
Lhermitte-Duclos' disease 597
Lhermitte-Duclos 病 597
Li-Fraumeni 症候群 98
light-near dissociation 61
Liliequist membrane 15
Liliequist 膜 15
Lindau 病 **122**, 409
lipoma, intracranial 423
low grade glioma 180
low-grade diffuse intrinsic gliomas 495

LSG 分類 625
lung cancer 444
luteinizing hormone 31
lymphocytic adenohypophysitis 569
lymphocytic hypophysitis 565
lymphocytic infundibulo-neurohypophysitis 573
――, necrotizing 575
lymphocytic panhypophysitis 575
lymphocytic hypophysitis 568
lymphoma-leukemia Study group 分類 625
lymphoma, extranodular 426
lymphoplasmacyte-rich meningioma 538

M 期 156
macroadenoma 286
magnetic resonance image 159
magnetic resonance spectroscopy 160
malignant lymphoma
――, AIDS-related 638
――, primary cerebral 426
malignant melanoma 452, **547**
malignant teratoma 404
malignant type 251
malignant glioma 180
malignant intrinsic gliomas 495
malignant meningioma 523, 545
mammosomatotroph cell adenoma 285
Mannitol 177
mature teratoma 370, **394**, 403
Meckel 腔 5
medial longitudinal fasciculus syndrome 101
medulla oblongata, germ cell tumor 595
medullary cistern 18
medulloblastoma 236
――, classic 502
――, desmoplasitc/nodular

502
——, large cell/anaplastic 505
——, melanotic 506
medulloblastoma extensive nodularity 503
medulloblastoma melanotic differentiation 506
medulloblastoma myogenic differentiation 505
medulloepithelioma 512
medullomyoblastoma 505
meingioma
——, cerebello-pontine angle 275
——, clival 278
melanoma
——, amelanotic 547
——, melanotic 547
melanotic differentiation, medulloblastoma 506
melanotic medulloblastoma 506
melanotic melanoma 547
MEN syndrome 711
meningeal carcinomatosis 718
meningeal tail sign 258
meningioma 248
——, anaplastic 545
——, asymptomatic 528
——, atypical 543
——, cartilaginous 250
——, cerebellar convexity 275
——, cerebral convexity 267
——, chordoid 539
——, clear cell 541
——, cystic 522
——, deep sylvian 533
——, en plaque 271
——, extracranial metastasis 545
——, falx 268
——, foramen magnum 278
——, incidental 528
——, intraventricular 273
——, lymphoplasmacyte-rich 538

——, malignant 523,545
——, metaplastic 539
——, microcystic 535
——, multiple 521
——, myxoid 250
——, NF2 deleted 263
——, Non-NF2 deleted 263
——, olfactory groove 273
——, osseous 250
——, papillary 543
——, parasagittal 269
——, petroclival 531
——, posterior fossa 275
——, premeatal 275
——, primary intraosseous 272
——, retromeatal 276
——, rhabdoid 544
——, secretory 536
——, sphenoidal ridge 269
——, suprasellar 272
——, tentorial 277
——, tuberculum sellae 272
meningitis carcinomatosa 718
meningothelial type 249
meningioma jugular foramen 533
MEP 166
——, myogenic 167
——, spinal 167
merlin 263,702
mesencephalic leaf 15
metaplastic meningioma 539
metastasis 147
metastatic brain tumor 436,715
metastatic choroid plexus tumor 481,717
metastatic pituitary tumor 715
methionine 164
Methotrexate 大量・folinate 救援療法 430
metyrapone 試験 320
MGMT 204
MIB-1 index 153
microadenoma 286
microcystic meningioma 535
middle lobe 26

Millard-Gubler 症候群 100
mineral corticoid-responsive hyponatremia of the elderly 99
mIns 161
Mirimanoff 265
mitosis phase 156
mixed germ cell tumor 394
mixed GH cell-PRL cell adenoma 285
mixed tumor 149
MLF 症候群 101
monomorphous adenoma 285
monorhythmic delta wave 165
Monro-Kellie doctorine 43
Monro-Kellie-Burrows hypothesis 43
Monro 孔 19
morning headache 140
motor evoked potential 166
motor oil 332
moyamoya phenomenon after radiation 732
MRHE 99
MRI 159
MRS 160
multicentric brain tumor 150
multiple brain tumor 150
multiple endocrine neoplasia syndrome 711
multiple meningioma 521
multipotency 346
my hand sign 113
myelinolysis
——, extrapontine 96
——, pontine 96
Myo-Inositol 161
myogenic differentiation, medulloblastoma 505
myogenic MEP 167
myxoid meningioma 250
myxopapillary ependymoma 463

N

N-acetyl-aspartate 160
NAA 160

xvii

National Cancer Institute 分類　624
NCI 分類　624
necrosis　156
necrotizing hypophysitis　568
necrotizing lymphocytic infundi-bulo-neurohypophysitis　575
Nelson 症候群　101
neocerebellum　38
neurenteric cyst　741
neurinoma　379
neuroblastoma
　——, central nervous system　246
　——, CNS　246
　——, olfactory　514
neurocytoma
　——, central　614
　——, cerebral　618
　——, extraventricular　618
neurofibroma　379
neurofibromatosis　697
neurofibromatosis type 1　698
neurofibromatosis type 2　701
neurofibromin　263, 699
neurofilament protein　152
neurohypophyseal region, germ cell tumor　345
neurohypophyseal germinoma　341
neurohypophysis　27
neuronspecific enolase　152
neuropil　504
nevoid basal cell carcinoma syndrome　76
NF2 deleted meningioma　263
NF2 遺伝子異常を示さない髄膜腫　263
NF2 遺伝子欠失性髄膜腫　263
NFP　152
non-functioning pituitary adenoma　298
　——　children　553
non-Hodgkin lymphoma, T-cell　630
non-Hodgkin's disease　622
non-NF2 deleted meningioma 263
nonchromaffin paraganglioma　686
nonketotic hyperosmolar diabetic coma　83
notochord　416
Novalis　170
NSE　152
null cell adenoma　298, **300**
null-cell　300

octreotide　314
oculomotor foramen　87
oculomotor nerve neurinoma　583
oculomotor nerve schwannoma　583
olfactory cistern　16
olfactory groove meningioma　273
olfactory neuroblastoma　514
oligoastrocytoma　475
oligodendroglioma　205
　——, anaplastic　208
oncocyte　301
oncocytoma　301
open ring sign　743
opening siphon　290
optic chiasm syndrome　110
optic glioma　661
optic nerve　3
optic nerve sheath meningioma　668
optociliary shunt vein　670
orbital apex syndrome　72
osseous meningioma　250
osteoma　272
oxytocin　31

paediatric coma scale　137
painful ophthalmoplegiea　116
pale island　503
paleocerebellum　38
Pallister-Hall 症候群　102
palmer prehension　758
Papez 回路　97
papillary type　296, 333, 340
papillary ependymoma　461
papillary meningioma　543
paraganglioma　**619**, 686
parasagittal meningioma　269
parasellar region, epidermoid　352
parasellar chordoma　416
paratrigeminal syndrome　391
Parinaud 症候群　**104**, 364
passive diffusion　48
PDT　174
pediatric cerebellar astrocytoma　645
pediatric chordoma　647
pediatric pituitary adenoma　551
pegvisomant　315
Peillon-Racadot 症候群　105
pentagon　16
performance status　167
perinuclear halo　207
peritumoral edema　44
perivascular pseudorosette　228
PET　163
petroclival meningioma　531
pheochromocytoma　686
photodyanamic therapy　174
PHTS　599
physaliphorous cell　420
piano-playing finger　70
pilocytic astrocytoma　210
pilomyxoid astrocytoma　213
pineal body　37
pineal cyst　377
pineal parenchymal tumor of intermediate differentiation　363, **373**
pineal region tumor　363
pineal epidermoid　352
pineoblastoma　363, **374**
pineocytoma　363, **371**
pineocytomatous rosette　372
pinocytic vesicle　46
pituicyte　559

pituicytoma 559,**561**

pituitary adenoma 284

———, ACTH producing 319

———, adrenocorticotropic hormone producing 319

———, asymptomatic 556

———, atypical 284

———, ectopic 554

———, gonadotropic hormone-producing 326

———, growth hormone-producing 310

———, incidental 556

———, invasive 284

———, non-functioning 298

———, pediatric 551

———, plurihormonal 285

———, PRL-producing 304

———, prolactin-producing 304

———, silent 298

———, somatotroph 310

———, thyroid stimulating hormone producing 324

———, TSH producing 324

pituitary apoplexy 288

pituitary carcinoma 284

pituitary carcinoma 329

pituitary fossa 23

pituitary gland 24

pituitary stalk 26

pituitary stone 288

pituitary tumor, metastatic 715

pituitary incidentaloma 556

plasmacytic hypophysitis 568

plastic ependymoma 222,223

plateau 波 41

pleomorphic xanthoastrocytoma 214

plurihormonal pituitary adenoma 285

plurimorphous adenoma 285

PNET 246

pocket formation 290

polycytemia 411

polymorphous delta wave 165

pontine cistern 18

pontine glioma 495

pontine myelinolysis 96

porcher 撮影法 158

portal vessel 28

positron emission computed tomography 163

postaxial 103

posterior exophytic/cervicomedullary gliomas 493

posterior fossa meningioma 275

posterior lobe 27

precocious puberty 364,**367**,**652**

premeatal meningioma 275

premedullary cistern 18

prepontine cistern 18

pressure wave 41

primary cerebral malignant lymphoma 426

primary empty sella syndrome 75

primary glioblastoma 197

primary intraosseous meningioma 272

primary meningioma 272

primitive neuroectodermal tumor, CNS 246

primordial germ cell 393

Pringle 病 705

PRL 30

PRL-producing pituitary adenoma 304

PRL 細胞癌 329

programmed cell death 156

projectile vomiting 140

prolactinoma 304

———, adult male 554

prolactinoma, silent 300

——— children 552

prolactin 30

prolactin-producing pituitary adenoma 304

prolactin 分泌低下症状 301

proliferating pool cell 171

prostate carcinoma 450

protoplasmic astrocytoma 185

psammoma body 249

psammomatous type 249

pseudopalisading 202

pseudorosette, perivascular 228

PTEN hamartoma tumor syndrome 599

PTEN 遺伝子 68

PTEN 過誤腫症候群 68,599

pterion 270

Purkinje 38

pyramidal tract 31

Q

quadrigeminal cistern 17

R

radiation necrosis, delayed 724

radiation-induced brain injury 722

radiation-induced tumor 732

Raeder 症候群 105,391

railroad track calcification 112

Rathke's cleft 25

Rathke's cleft cyst 25,356

———, symptomatic 356

Rathke's pouch 25

REAL 分類 622

rebound phenomenon 177

receptor mediated transcytosis 49

recruitment phenomenon 383

recurrent laryngeal nerve 12

Reed-Sternberg 細胞 622

RELA 229

renal carcinoma 449

retromeatal meningoma 276

revised European-American Lymphoma 分類 622

RGNT 610

rhabdoid cell **510**,545

rhabdoid meningioma 544

right-left disorientation 76

ring enhancement 158

Rinne 試験 383

Rosai-Dorfman 病 106

xix

Rosenthal fiber　212
Rosenthal 線維　212
rosette　228
　──，ホーマー　ライト　243
　──，ependymal　227
　──，Flexner-Wintersteiner　375
　──，Homer Wright　243
　──，pineocytomatous　372
　──，true　227，228
rosette-forming glioneuronal tumor　610
Russell's syndrome　88

S

S 期　155
S-100 タンパク　152
salt and pepper appearance　620
salt wasting syndrome, cerebral　65
saucer-like configuration　158
saucer-like sella　334
Scherer's secondary structure　204
Schiller-Duval body　408
schwannoma　379
　──，jugular foramen　681
schwannomin　702
Schwartz-Bartter 症候群　91
second tumor　151
secondary empty sella syndrome　75
secondary glioblastoma　197
secretory meningioma　536
sella turcica　23
sellar chordoma　416
semilunar ganlion　4
SEP　166
Sheehan 症候群　108
SHH　236
SHH 活性化髄芽腫　238
SIADH　91
signe de la main étrangère　113
sIL-2 R　428
silent corticotroph adenoma　299
silent gonadotroph adenoma　300
silent gonadotroph cell adenoma　327
silent lactotroph adenoma　300
silent pituitary adenoma　298
silent prolacinoma　300
silent somatotroph adenoma　299
silent thyrotroph adenoma　299
silent TSH adenoma　299
simple diffusion　48
Simpson　264
single photon emission computed tomography　162
sinusoid type　296
Sipple 症候群　711
skull base tumor　696
solitary fbrous tumor　280
soluble interleukin-2 receptor　428
somatomedin　30
somatomedin C　311
somatosensory evoked potential　166
somatostatin　29
somatotroph adenoma, silent　299
somatotroph pituitary adenoma　310
sonic hedgehog　236
specific glioneuronal element　609
SPECT　162
sphenoidal ridge meningioma　269
spherical grasp　758
spinal MEP　167
spindle cell oncocytoma　563
spinocranial type　279，691
squamous-papillary type　333，340
SRS　169
SRT　169
staghorn appearance　282
Stenvers 撮影　158
stereotactic irradiation　169
stereotactic radiosurgery　169
stereotactic radiotherapy　169
STGC　401
STI　169
stroma cell　409
Sturge-Weber 症候群　112
stylopharyngeal muscle　10
subarachnoidal cistern　15
subclinical Ccushing 病　299
subependymal giant cell astrocytoma　707
subependymal nodule　707
subependymal astrocytoma　217
subependymoma　464
sun-burst appearance　255
superior cerebellar cistern　18
superior orbital fissure　86
superior orbital fissure syndrome　86
supplementary motor area　34，813
suprasellar　342
suprasellar cistern　16
suprasellar meningioma　252
suprasellar region, choroid plexus papilloma　479
suprasellar meningioma　272
sustentacular cell　516
Sylvian cistern　17
Sylvius 槽　17
symptomatic Rathke's cleft cyst　356
synaptophysin　152
syncytial type　249
syncytiotrophoblastic giant cell, germinoma　401，595
syndrome of inappropriate secretion of antidiuretic hormone　91
synthesis phase　155

T

T 細胞性　非ホジキンリンパ腫　630
T-cell non-Hodgkin lymphoma　630
tanycyte　463

tanycytic ependymoma 462
tectal glioma 497
telomerase 182
telomerase reverse transcriptase 182
telomere 182
tentorial edge meningioma 277
tentorial meningioma 277
teratocarcinoma 405
teratoma 363,394,403
——, immature 394,404
——, mature 370,394,403
TERT 182
thalamic tumor 673
thalamus 34
——, germ cell tumor 591
third ventricle 19
——, colloid cyst 361
——, chordoid glioma 469
third ventricular tumor 695
thyroid cancer 448
thyroid stimulating hormone 30
thyroid stimulating hormone producing pituitary adenoma 324
thyroid transcription factor-1 陽性トルコ鞍部腫瘍 558
thyrotroph adenoma, silent 299
tiger stripe sign 598
tight junction 46
Tolosa-Hunt 症候群 116
tonsillar herniation 45
totaly silent adenoma 299
toxoplasmosis 641
tram-track sign 670
transcellular transport 48
transcytosis 49
transitional type 249
transporter 48
Trautmann's triangle 168
Trautmann 三角 168
trigeminal ganglion 4
trigeminal nerve 3

trigeminal neurinoma 390
trochlear nerve neurinoma 584
trochlear nerve schwannoma 584
true rosette 227,228
TSH 30
TSH producing pituitary adenoma 324
TSH 産生腺腫 324
TSH 分泌低下症状 301
TSH adenoma, silent 299
TTF 175
TTF-1 陽性トルコ鞍部腫瘍 558
tuberculum sella 23
tuberculum sellae meningioma 272
tuberin 706
tuberous sclerosis 217,705
tumefactive demyelinating lesions 742
tumor, radiation-induced 732
tumor marker 152
tumor treatment fields 175
Turcot 症候群 119

UBO 700
uncal herniation 45
unidentified bright object 700
upward tentorial herniation 45
utilization behavior 116

vasogenic edema 43
vasopressin 31
vegetative state 56
VENP 療法 431
Vernet 症候群 121
vestibular nerve 9
vestibular neurinoma 381

vestibulocochlear nerve 9
Villaret 症候群 122
vimentin 152
vital sign 136
von Hippel-Lindau 症候群 122
von Hippel 病 122
von Recklinghausen 病 697

waxy nodule 357
Weber 試験 383
Weber 症候群 126
Wermer 症候群 711
wet keratin 339
WF 分類 623
white matter buckling sign 255
white epidermoid 349
whorl formation 249
whorl 形成 249
WHO 分類 132
wingless 236
WNT 236
WNT 活性化髄芽腫 238

xanthoastrocytoma, pleomorphic 214
xanthomatous hypophysitis 568

Yakovlev 回路 97
york sac tumor 363,394,407

Zinn 腱輪 87
zona occluda 46

究める 脳腫瘍

ISBN978-4-907095-54-3 C3047

令和元年 10 月 15 日　第 1 版発行

著 ――― 窪　田　　惺

発 行 者 ――― 山　本　美　惠　子

印 刷 所 ――― 三　報　社　印　刷 株式会社

発 行 所 ――― 株式会社 ぱーそん書房

〒101-0062　東京都千代田区神田駿河台 2-4-4 (5 F)
電話 (03) 5283-7009 (代表) /Fax (03) 5283-7010

Printed in Japan

Ⓒ KUBOTA Satoru, 2019

・本書の複製権・翻訳権・上映権・譲渡権・公衆送信権（送信可能化権を含む）は
　株式会社ぱーそん書房が保有します.

・ JCOPY ＜出版者著作権管理機構　委託出版物＞
　本書の無断複製は著作権法上での例外を除き禁じられています. 複製される場合
　には, その都度事前に出版者著作権管理機構（電話 03-5244-5088, FAX 03-5244-
　5089, e-mail：info@jcopy.or.jp）の許諾を得て下さい.